HANDBUCH DER NORMALEN UND PATHOLOGISCHEN PHYSIOLOGIE

MIT BERÜCKSICHTIGUNG DER EXPERIMENTELLEN PHARMAKOLOGIE

HERAUSGEGEBEN VON

A. BETHE · G. v. BERGMANN
G. EMBDEN · A. ELLINGER†

FRANKFURT A. M.

ZWEITER BAND

ATMUNG

(B/I. AUFNAHME UND ABGABE GASFÖRMIGER STOFFE)

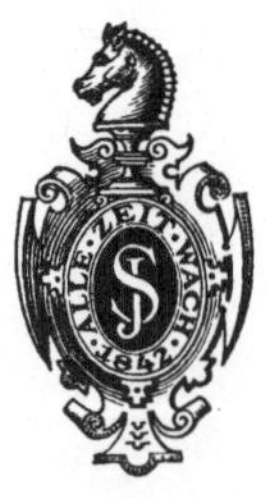

SPRINGER-VERLAG BERLIN HEIDELBERG GMBH

1925

ATMUNG
AUFNAHME UND ABGABE GASFÖRMIGER STOFFE

BEARBEITET VON

K. AMERSBACH · G. BAYER · A. BETHE · A. BRUNNER
W. FELIX · F. FLURY · A. GEIGEL · W. HEUBNER
L. HOFBAUER · G. LILJESTRAND · O. RENNER
F. ROHRER · F. SAUERBRUCH · E. v. SKRAMLIK
R. STAEHELIN

MIT 122 ABBILDUNGEN

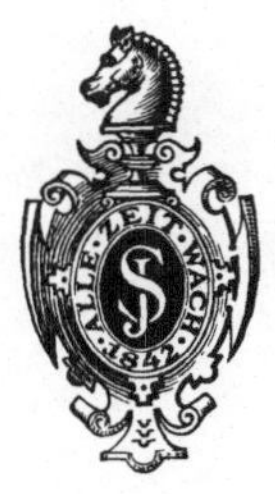

SPRINGER-VERLAG BERLIN HEIDELBERG GMBH
1925

ISBN 978-3-642-89146-5   ISBN 978-3-642-91002-9 (eBook)
DOI 10.1007/978-3-642-91002-9

ALLE RECHTE, INSBESONDERE DAS DER ÜBERSETZUNG
IN FREMDE SPRACHEN, VORBEHALTEN.
COPYRIGHT 1925 BY SPRINGER-VERLAG BERLIN HEIDELBERG
URSPRÜNGLICH ERSCHIENEN BEI JULIUS SPRINGER IN BERLIN 1925
SOFTCOVER REPRINT OF THE HARDCOVER 1ST EDITION 1925

Zur Beachtung!

Das Vorwort ist dem zuerst erscheinenden zweiten Bande nur l o s e beigegeben worden, da es beim ersten Bande wiederholt werden wird.

Vorwort.

Es ist der Wagemut eines deutschen Verlegers, von dem die Anregung zu diesem Werk ausging, dessen zweiten Band wir heute (als ersterscheinenden) herausgeben und dem die weiteren schnell folgen sollen[1]. Herr FERDINAND SPRINGER hat uns zwar vor eine schöne und reizvolle, aber auch unendlich schwere Aufgabe gestellt, und manchmal hat sich unter der redaktionellen Arbeit der Wunsch geregt, wir könnten diese Bürde auf andere Schultern legen, wenn auch der Verlag uns an Arbeit abnahm, was er konnte, und unsere Wünsche, besonders auch in bezug auf Umfang und Ausstattung, in weitestem Maße erfüllte.

22 Jahre liegen zwischen dem Erscheinen des letzten Bandes von HERMANNS Handbuch der Physiologie (1883) und der Herausgabe des ersten Bandes von NAGELS „Handbuch der Physiologie des Menschen" (1905); 1910 erschien dessen letzter Band. Nach weiteren 15 Jahren wieder das Wissen der Zeit zusammenzufassen, mag berechtigt erscheinen; ja die Frage ist aufzuwerfen, ob bei der überwältigenden Zunahme wissenschaftlicher Produktion überhaupt noch mit Erfolg von neuem ein Querschnitt durch unser Wissen zu legen ist.

Und dennoch geht unser Ziel weiter! Nicht nur die normale Physiologie soll im neu erscheinenden Werke behandelt werden, sondern auch die Pathologie und Pharmakologie, soweit sie pathologische Physiologie — oder richtiger vielleicht — funktionelle Pathologie sind, sollen mit ihr zu einem einheitlichen Ganzen zusammengefaßt werden. Das liegt im Sinne einer Zeit, in der die Wechselwirkungen zwischen physiologischem Denken und klinischer Arbeit so rege geworden sind, daß es müßig erscheint, danach zu fragen, wieviel die Physiologie der Klinik, wieviel die Klinik der Physiologie zu danken hat. Nichts liegt uns freilich ferner, als in der Klinik lediglich die Projektion biologischer Forschung und Denkweise auf den kranken Menschen zu sehen.

Weiterhin schien uns aber vieles nicht nur aus der vergleichenden Physiologie der wirbellosen Tiere, sondern auch aus der Physiologie der Pflanzen für das Verständnis der Vorgänge im Organismus der höheren Tiere *so* wichtig, daß wir unseren Arbeitsplan auch nach dieser Richtung hin ausgebaut haben. Auch vor psychologischen Ergebnissen wollten wir nicht Halt machen, wenn wir uns auch beschränkt haben auf das, was in die Grenzgebiete zwischen Physiologie der Sinnesorgane und des Zentralnervensystems einerseits und experimentelle Psychologie andererseits fällt.

In der Anordnung des Stoffes haben wir uns nach Möglichkeit von dem anatomischen Einteilungsprinzip freigemacht, das noch so vielfach die Physiologie von *den* Zeiten her beherrscht, in denen die Lehre von den Funktionen

---

[1] Die einzelnen Bände erscheinen nicht der Reihe nach; vielmehr werden diejenigen Bände zuerst gedruckt, von denen alle Beiträge eingelaufen sind. Im Satz befinden sich Band VIII, 1. Hälfte (Muskelphysiologie) und Band XVII (dritter Band der Correlationen). Demnächst wird mit dem Satz von Band VII (Blutzirkulation), Band XI (kleine Sinnesorgane und Labyrinth) und Band XIV (Fortpflanzung) begonnen werden.

eine Tochter der morphologischen Betrachtungsweise war. Die Funktion wird als Prinzip der Anordnung in den Vordergrund gestellt, ähnlich wie das, unabhängig von uns, der so früh uns entrissene BRAUS in seinem Lehrbuch der Anatomie versucht hat. Wie unser Einteilungsplan zeigt, scheint die Loslösung von morphologischen Prinzipien uns aber durchaus noch nicht restlos möglich, ja nicht einmal überall richtig.

Den ersten 14 Bänden, welche der Besprechung der Einzelfunktionen gewidmet sind, sollen 3 Bände folgen, denen wir die Überschrift „Correlationen" gegeben haben. Hier soll auf den verschiedensten Gebieten der Zusammenhang der Einzelorgane und ihrer Funktion zu den großen, das Leben des Individuums beherrschenden Funktionseinheiten synthetisch zusammengefügt werden. Während wir auf der einen Seite den Organismus gleichsam in Stücke zerreißen und spezialistisch die Erscheinungen in jedem Einzelteil zu ergründen bestrebt sind, wird hier der Versuch gemacht, aus den Bausteinen das Ganze zusammenzusetzen.

Unsere Zeit will auch in der Wissenschaft durch allen — heut wie immer — unvermeidbaren Spezialismus hindurch vordringen zum allgemeinen Ganzen.

Im angedeuteten Sinne ein Handbuch herauszugeben, war für einen Einzelnen unmöglich, und so wurden aus dem ursprünglich einen Herausgeber vier, die die Aufgabe übernahmen, obwohl sie ihnen fast nicht zu bewältigen schien. An BETHES Seite traten daher v. BERGMANN, EMBDEN und ELLINGER als Mitherausgeber. Aus dieser Gemeinschaft wurde ALEXANDER ELLINGER am 26. Juli 1923 zu unserem Schmerz herausgerissen.

Unsere Zuversicht, daß es vielleicht doch gelingen möge, ein solch großes Werk zu einem gedeihlichen Ende zu führen, wurde gestärkt, als wir bei unseren zahlreichen Mitarbeitern so viel Verständnis für das gesetzte Ziel fanden. Zu ihrem größten Teil gehören sie dem deutschen Sprachgebiet an, aber dankenswerterweise haben sich auch einige Forscher aus fremden Sprachgebieten in den Dienst der Aufgabe gestellt.

Dem Entgegenkommen aller unserer Mitarbeiter schulden wir es dankbar, wenn so kurze Zeit nach Beginn der Arbeit ein Werk erscheinen darf, das fast die gesamten, naturwissenschaftlich faßbaren Lebenserscheinungen zu einem Ganzen vereinigen möchte, alles das, was im weitesten Sinne Biologie ist.

Frankfurt a. M., im Februar 1925.

A. BETHE · G. v. BERGMANN · G. EMBDEN.

Der Tod, der in diesen drei letzten Jahren eine so reiche Ernte unter den Gelehrten gehalten hat und so manchen mitten aus seiner besten Schaffensperiode herausnahm, hat auch in die Reihe der Mitarbeiter unseres Handbuchs empfindliche und schwer auszufüllende Lücken gerissen. Es starben von unseren Mitarbeitern:

LEO ADLER

HEINRICH BORUTTAU

SIEGFRIED GARTEN

RUDOLF GOTTLIEB

CARL HART

CARL V. HESS

HANS KOELLNER

PAUL MATHES

ARNOLD PICK

EMIL REISS

ROBERT TIGERSTEDT.

Von diesen haben L. ADLER, C. V. HESS, H. KOELLNER und A. PICK ihren Beitrag noch vor ihrem Tode vollenden können. Es gereicht uns zur Ehre, diese letzten Arbeiten der Verstorbenen in unserem Handbuch veröffentlichen zu dürfen.

Inhaltsverzeichnis.

Seite

Allgemeines und Vergleichendes. Von Geheimrat Professor Dr. ALBRECHT BETHE-Frankfurt a. M. Mit 6 Abbildungen 1
Wandlungen des Begriffs der Atmung und Definitionen 1
Wesen der Atmung 6
Äußere und innere Atmung 8
Die verschiedenen respiratorischen Oberflächen 10
Gaswechsel, Körpermaße und respiratorische Oberfläche 14
Die Ventilationseinrichtungen 16
Atemreflexe 27
Ursachen der Atembewegungen (Atemreize) 29
Die Atemzentren 35
Nachtrag (zu S. 20) 36

Anatomie der Atmungsorgane. Von Professor Dr. WALTHER FELIX - Zürich. Mit 17 Abbildungen 37
Die Brusthöhlenwände 37
Der Aufbau des Brustkorbes 38
Zusammenfassung über Bau und Bewegung des Brustkorbes 52
Die untere Wand der Brusthöhle, das Zwerchfell 53
Die Wand der Brustraumspitze 57
Die bewegenden Kräfte der Brustwand 57
Einatmung, Brustwand, Brustfelle und Lunge 62
Die Ausatmung 67
Die Hilfsausatmer 68

Physiologie der Atembewegung. Von Privatdozent Dr. FRITZ ROHRER-Clavadel-Davos. Mit 9 Abbildungen 70
I. Einleitung 70
  a) Bedeutung der Atembewegung für die Atemfunktion 70
  b) Richtungen der Untersuchung der Atembewegung 71
  c) Aufbau des Atembewegungsvorganges 71
  d) Zusammenhang der Atemkräfte 73
  e) Topographie der Atembewegung 76
  f) Atemphysiologisch wichtige Flächengrößen der Atemorgane 77
II. Ablauf der Atembewegung 78
  a) Frequenz, Atemtiefe, Minutenleistung 78
  b) Volumverhältnisse der Atemorgane 80
    1. Statische Dehnungslagen (Ruhelagen des Atemsystems) 80
    2. Dynamische Dehnungslagen. Bewegungslagen des Atemsystems 81
  c) Zeitlicher und räumlicher Verlauf der Atembewegung 86
    1. Bewegungskurven der Körperwand und Volumkurve 86
    2. Atemtypus und bewegende Muskelkräfte 88
    3. Bewegungsgeschwindigkeit der Luft in den Atemwegen 91
III. Kinematik der Atemorgane 92
IV. Statik der Atemorgane 92
  a) Die statischen Atemkräfte 92
    1. Passive Kräfte 92
    2. Aktive Kräfte 94
    3. Messung der statischen Atemkräfte 95

Seite

b) Statische Kräfte der Lunge 95
   1. Elastische Eigenschaften der Lunge als Ganzes 96
   2. Topographische Verteilung der elastischen Eigenschaften in der Lunge . 98
   3. Elastische Beanspruchung der Lunge im Brustraum 98
c) Zusammenhang der statischen Kräfte von Brustinhalt und Brusthöhlenwandung 101
   1. Summenwert der passiven Atemkräfte bei wechselnder Dehnungslage . 101
   2. Die passiven statischen Kräfte der Brusthöhlenumgebung 102
   3. Aktive Atemkräfte und Summenwert der passiven und aktiven Atemkräfte 103
d) Die an der Gesamtoberfläche der Brusthöhle wirkenden Kräfte 104
e) Einfluß der statischen Kräfte auf die Formverhältnisse der Brusthöhlenwandung 105
   1. Wirkung der Lunge auf die Brusthöhlenwand 105
   2. Wirkung der statischen Kräfte der Brusthöhlenwandung 106

V. Dynamik der Atembewegung 108
a) Dynamische Atemkräfte 108
   1. Der Strömungswiderstand in den Atemwegen 108
   2. Die dynamischen Widerstandskräfte in Lunge und Brustwand 111
b) Die Veränderung der Druckwerte an verschiedenen Stellen der Atemorgane
   im Verlauf der Atembewegung 112
   1. Kurve der pneumatischen Druckänderung 113
   2. Pleuradruckkurve 114
   3. Abdominaldruckkurve 115
c) Topographische Verhältnisse der Atemkräfte bei der Atembewegung . . . 115
   1. Topographie des Luftströmungsvorganges in den Atemwegen 115
   2. Topographie des Pleuradruckes 118
   3. Topographie der respiratorischen Druckschwankungen im Abdomen . . 118
d) Dynamische Verhältnisse der Körperhöhlen bei veränderten mechanischen
   Bedingungen 118
   1. Einlagerung fremder Medien 118
   2. Ausbreitung äußerer und innerer Druckschwankungen in den Körperhöhlen 118
   3. Künstliche Atmung 119
e) Einfluß der dynamischen Verhältnisse auf die Dehnungslage und den Ablauf
   der Atembewegung 120

VI. Energetik der Atmung 120
a) Bestimmung der Atemarbeit 121
   1. Indirekte Bestimmung aus dem Stoffwechsel 121
   2. Bestimmung der Abhängigkeit der Atemleistung von wechselnden Umständen 121
   3. Messung der mechanischen Atemarbeit in den Atemorganen 122
   4. Berechnung der mechanischen Atemarbeit 122
b) Rückwirkung der Atemarbeit auf den Verlauf der Atembewegung 124

VII. Funktionelle und plastische Anpassung der Atemorgane 126
a) Funktionelle Anpassung der Atemorgane 126
b) Plastische Anpassung der Atemorgane 126

VIII. Schluß 126
   Nachtrag 1, zu S. 91 127
   Nachtrag 2, zu S. 116 127

Die Physiologie der Luftwege. Von Professor Dr. EMIL VON SKRAMLIK-Freiburg/Br.
Mit 15 Abbildungen 128

I. Physiologie der äußeren Nase, der Nasenhöhlen und ihrer Nebenhöhlen 129
A. Die Vorhöfe zur Nase 129
B. Die Nasenhöhlen 134
   1. Die Funktion der Nasenschleimhaut, der Schleimdrüsen und der in der
   Schleimhaut vorhandenen Sinneswerkzeuge 134
   2. Die Funktion der Schwellkörper 138
   3. Das Organon naso-vomerale Jacobsoni 140
C. Die Nebenhöhlen der Nase 143
D. Nasale Reflexwirkungen 144
E. Die Nase als Atemweg 150
   1. Stromgeschwindigkeit und Verlauf der Stromlinien in der Nasenhöhle . 150

Seite
2. Der Luftaustausch und die Nebenhöhlen 157
3. Die Veränderung der Luft beim Durchstreichen durch die Nasenhöhlen 159
F. Die Nasenhöhle als Tränenweg 161

II. Die Mundhöhle als Atemweg 161
III. Physiologie des Schlundkopfes 163
1. Die Funktion der Schleimhaut 164
2. Die Leistungen des Bewegungsapparates 171
3. Der Weg der Atemluft durch den Schlundkopf 174
IV. Der Kehlkopf als Atmungsorgan 175
1. Die Funktion der Schleimhaut, der Drüsen, sowie der in der Schleimhaut
befindlichen Sinneswerkzeuge 175
2. Die respiratorischen Bewegungen des Kehlkopfes 176
3. Die Kehlkopfreflexe 178
Die Beobachtung des Kehlkopfes im Leben 181
V. Physiologie der Luftröhre und der Bronchien 182
1. Die Funktion der Schleimhaut des Tracheobronchialbaumes 184
2. Beweglichkeit von Luftröhre und Bronchien 185
3. Die Luftröhre und die Bronchien als Atmungswege 187

Chemismus des Lungengaswechsels. Von Professor Dr. G. LILJESTRAND-Stockholm.
Mit 4 Abbildungen 190
Die Inspirationsluft 190
Die Expirationsluft 193
Der schädliche Raum der Atemwege 198
Die Alveolarluft 201
Methodisches. Allgemeine Vorbemerkungen 201
Die alveolare Kohlensäurespannung und die chemische Regulation der Atmung 204
Schwankungen der Alveolarluft unter physiologischen Verhältnissen . . . 208
Die Gasspannungen des Lungenblutes 215
Mechanismus des Gasaustausches durch die Lungen 219
Die Gasdiffusion durch die Lungen 223

Regulation der Atmung. Von Professor Dr. GUSTAV BAYER-Innsbruck. Mit 11 Ab-
bildungen 230
I. Das Atemzentrum 230
Die anatomische Lokalisation des bulbären Atemzentrums 230
Existenz eines Expirationszentrums 233
Das spinale Atemzentrum 234
II. Periphere Innervation der Atmungsapparate 236
Motorische Innervation der Atemmuskeln 236
Sensible Innervation der Atmungsorgane 237
Innervation der Bronchialmuskulatur 237
III. Die Automatik des Atemzentrums und seine Erregung 239
Die Reizbildung im Atemzentrum 239
Abhängigkeit der Reizbildung von der Blutbeschaffenheit 241
IV. Reflektorische Beeinflussung der Atmung 246
1. Vagusreflexe 246
2. Von Hirnnerven ausgehende Atemreflexe (mit Ausschluß der Vagusreflexe) 250
3. Atemreflexe von spinalen Nerven und vom Sympathicus 252
4. Beeinflussung der Atmung von höheren Gehirnpartien aus 254
V. Atmungsregulation bei abnormen Atmungszuständen 256
A. Dyspnöe 256
1. Arbeitsdyspnöe 257
Änderung der Atemmechanik bei der Arbeit 257
Ursachen der Arbeitsdyspnöe 257
2. Kardiale Dyspnöe 259
Änderung der Atemmechanik und des Gaswechsels bei kardialer
Dyspnöe 259
Ursachen der kardialen Dyspnöe 260
3. Dyspnöe bei Nephritis 262
4. Hyperpnöe bei Sauerstoffmangel 264
Bergkrankheit 268
5. Dyspnöe infolge erhöhten Kohlensäuregehalts der Einatmungsluft . . . 271

Seite

    6. Wärmetachypnöe 272
        Die Atmung im Fieber 275
    7. Stenosendyspnöe 276
  B. Apnöe 277
      Fötale Apnöe 282
      Winterschlafapnöe 283
      Schluckapnöe 283
      Durch Pharmaka hervorgerufene Apnöe 284

Lungengeräusche. Von Professor Dr. RICHARD GEIGEL-Würzburg 285

  Atemgeräusche 286
  Krankhafte Abänderungen der Atmungsgeräusche 294
  Nebengeräusche 301
  Husten 301
  Rasselgeräusche 302
  Reibegeräusche 304

Patho-Physiologie der Luftwege. Von Professor Dr. K. AMERSBACH-Freiburg.
  Mit 12 Abbildungen 307
  I. Nase und Nasennebenhöhlen 308
    A. Störungen der Durchlässigkeit für den Atemluftstrom 308
      Blutungen aus der Nase 312
    B. Störungen der Sekretion 312
      Tränensekretion 315
    C. Störungen der Sensibilität und der Reflexe 315
      Nebenhöhlen der Nase 317
  II. Rachen 319
    A. Nasenrachenraum 319
      a) Störungen der Wegsamkeit 319
      b) Störungen der Sekretion 320
      c) Störungen der Innervation 321
      d) Untersuchung des Nasenrachenraumes 321
      e) Mundatmung 321
    B. Mundrachen 323
      a) Störungen der Wegsamkeit 323
      b) Störungen der Sensibilität 323
      c) Funktionsstörungen des adenoiden Rachenringes 324
  III. Kehlkopf 325
    A. Untersuchungsmethoden 325
      Direkte Methoden 327
    B. Störungen der Wegsamkeit 328
    C. Anomalien der Sekretion 330
    D. Störungen der Innervation 330
      a) Sensible Innervation 330
      b) Motorische Innervation 331
  IV. Luftröhre und Bronchien 333
    A. Direkte Tracheo-Bronchoskopie 333
    B. Störungen der Wegsamkeit 334
    C. Störungen der Sekretion 335
    D. Störungen der Innervation 336

Pathologische Physiologie der Atmung. (Mit Ausnahme der oberen Luftwege.)
  Von Dozent Dr. LUDWIG HOFBAUER-Wien. Mit 41 Abbildungen 337
  Einleitung 337
  Störungen der äußeren Atmung 346
  Folgen der Störungen der Atembewegung 367
  Atemstörungen als pathogenetische Komponente 406
  Beeinflussung der respiratorischen Funktion durch Erkrankungen des Atem-
    apparates 413
  Störungen der respiratorischen Funktion als Folge von Stoffwechselerkrankungen 427
  Störungen der Innervation 431

Operative Verkleinerung der Lunge. Von Privatdozent Dr. A. BRUNNER und
  Geheimrat Dr. F. SAUERBRUCH-München. Mit 5 Abbildungen 441
  Kleinste, zum Leben notwendige Lungenmenge 441
  Rückwirkungen der Lungenverkleinerung 443

Seite
Verschiedene Formen der Lungenverkleinerung 446
   1. Die künstliche Zwerchfellatmung 448
   2. Die extrapleurale Thorakoplastik 450
   3. Die extrapleurale Pneumolyse 453

Pharmakologie der Atmung. Von Professor Dr. GUSTAV BAYER-Innsbruck . . . 455
  I. Pharmakologie des Atemzentrums 455
    Methodik der pharmakologischen Untersuchungen zentral atmungsbeein-
     flussender Stoffe 455
    Anorganische Stoffe, welche das Atemzentrum beeinflussen 456
    Organische Stoffe, welche auf das Atemzentrum wirken. Narkotica der
     Morphinreihe 458
    Alkaloide, welchen eine zentrale Atemwirkung zugeschrieben wird 460
    Glykoside mit zentraler Atemwirkung 463
    Einfluß der Hypnotica der Alkohol-Chloroformgruppe auf das Atemzentrum 463
    Bitterstoffe und andere organische Substanzen 465
    Tierische Gifte 467
  II. Pharmakologische Beeinflussung der Bronchialmuskulatur . . . 467
  III. Zur Pharmakologie der Atemmuskulatur 470
  IV. Pharmakologische Beeinflussung der Sekretionsvorgänge in den
    Atemwegen. (Zur Pharmakologie der Expektorantien.) 471

Durchlässigkeit der Lunge für fremde Stoffe. Von Professor Dr. W. HEUBNER-
  Göttingen 473
    I. Resorption von Flüssigkeit überhaupt 473
    II. Resorption gelöster Substanzen 475
    III. Resorption von Ammoniak 479
  Grundlagen der Inhalationstherapie 481
    I. Gase und Dämpfe 482
    II. Nebel und Rauch 483
  Durchlässigkeit der Lunge für Luft (Stickstoff) 485

Gasvergiftungen. Von Professor Dr. FERDINAND FLURY-Würzburg. Mit 2 Abbildungen 487
    Beeinflussung des Atemzentrums 490
    Innere Atmung 491
    Einteilung der Gase 494
  Die Vergiftung durch Reizgase 494
    I. Phosgen 494
    II. Andere Reizgase 503
    Gasförmige Nervengifte 507
    Gasförmige Blutgifte 512

Staubinhalation. Von Professor Dr. R. STAEHELIN-Basel 515
    I. Die physiologische Staubinhalation 516
    II. Staubinhalationskrankheiten 523

Atmungsvorrichtungen bei Pflanzen. Von Professor Dr. O. RENNER-Jena 540

Sachverzeichnis 543

Allgemeines und Vergleichendes.

Von

ALBRECHT BETHE
Frankfurt a. M.

Mit 6 Abbildungen.

Zusammenfassende Darstellungen.

BERT, P.: Leçons sur la physiologie comparée de la respiration. Paris 1870. — BAGLIONI, S.: Zur vergleichenden Physiologie der Atembewegungen der Wirbeltiere. Ergebn. d. Physiol. Bd. 9, S. 90—137. 1910 u. Bd. 11, S. 526. 1911. — HESSE, R.: Atmung, in HESSE-DOFFLEIN: Tierbau und Tierleben. Bd. 1, S. 355—400. Teubner 1910. — WINTERSTEIN, H. und E. BABÁK: Die Atmung, in Wintersteins Handb. d. vergl. Physiol. Bd. 1, II. Jena 1921.

Wandlungen des Begriffs der Atmung und Definitionen.

„Ohne Atmung existiert kein Leben", schreibt VERWORN[1]). Manchen Autoren sind sogar Atmung und Leben identische Begriffe. Bei anderen aber ist die Atmung nur ein physikalischer Prozeß, der zwar für die meisten Organismen unentbehrlich, aber mit den eigentlichen Lebensvorgängen nicht unlöslich verknüpft ist. Jeder setzt bei dem anderen als selbstverständlich voraus, daß er seine Auffassung über das, was unter Atmung zu verstehen ist, teilt, und so entstehen vielfach Mißverständnisse. Daher erscheint es nicht unnütz, die verschiedenen Definitionen nebeneinander zu stellen.

Von jeher versteht man im gewöhnlichen Sprachgebrauch unter Atmung ($\dot{\alpha}\nu\alpha\pi\nu o\acute{\eta}$, respiratio) die an höheren und auch an vielen niederen Tieren leicht sichtbaren *Ventilationsbewegungen*, und selbst der Physiologe meint nicht, wenn er von einem Sterbenden sagt, „er hat zu atmen aufgehört", daß nun etwa seine Oxydationen oder gar alle Stoffwechselvorgänge erloschen sind. Er stellt sich vielmehr auf den Boden der volkstümlichen Definition, die auch in der Wissenschaft die herrschende blieb, bis man anfing, den Zwecken dieser Ventilationsbewegungen mit experimentellen Methoden nachzuspüren[2]). Eigentlich erst durch die Entdeckungen LAVOISIERS [1777 u. f.[3])] geriet der Begriff der Atmung ins Schwanken; er wurde erweitert und von dem Prozeß des Austauschs von Luft oder lufthaltigen Wassers übertragen auf die Prozesse, die sich im Inneren an diesen Gasen abspielen, und schließlich auf solche, bei denen dem Gaswechsel keine oder nur eine unter-

---

[1]) VERWORN, M.: Allgem. Physiol. 4. Aufl. S. 153. 1903.
[2]) BORUTTAU, H.: Versuch einer kritischen Geschichte der Atmungstheorien. Arch. d. Geschichte d. Med. Bd. 2, S. 301. 1909. — FOSTER, M.: Lectures on the history of physiology etc. Cambridge 1901.
[3]) Oeuvres de Lavoisier. Paris 1864.

geordnete Rolle zukommt. Es ist dieselbe Begriffsverschiebung, die so vielfach
bei der Benutzung von Vulgärworten in der Sprache der Wissenschaft zutage tritt.
Aber während z. B. in der Physik das Wort „Kraft" oder „Elastizität", begriff-
lich genau definiert, nur noch in seinem neuen Sinn gebraucht wird, versteht in
der Physiologie fast jeder unter Atmung etwas Verschiedenes. Alle Zwischen-
stufen zwischen dem sinngemäß einfachsten, nämlich dem physikalischen Prozeß
des Gasaustauschs und der Tätigkeit seiner Hilfsapparate, und dem abgeleiteten und fast rein chemischen Sinne, nämlich einer nahezu vollständigen
Identifizierung mit dem Stoffwechsel, sind im Gebrauch. Ja, man findet manchmal bei demselben Autor das Wort „Atmung" bald in diesem, bald in jenem
Sinne angewandt.

Hier einige Beispiele: Bei VALENTIN[1]) und den meisten seiner Zeitgenossen
ist die Atmung der Austausch der Gase in der Lunge. In den nächsten Jahrzehnten tritt die Unterscheidung in äußere und innere Atmung auf. (Von wem
sie herrührt, kann ich nicht angeben. Um 1870 findet sie sich schon ganz allgemein [HERMANN[2]), BERT[3]), COLLIN[4])]). ZUNTZ[5]) definiert in Hermanns Handbuch (als Niederschlag der Ansicht der meisten damaligen Autoren) die *äußere*
Atmung als den Gasaustausch zwischen Luft (bzw. Wasser) und Blut und die
innere Atmung als die Gasdiffusion zwischen Blut und Gewebe. Wenn bei
diesen Autoren von „Chemie der Atmung" gesprochen wird, so sind damit nicht
die inneren Vorgänge der Gewebe gemeint, sondern die Bindungsverhältnisse
des Sauerstoffs und der Kohlensäure im Blut. Ähnliche Definitionen finden sich
bis in die letzte Zeit bei ROSENTHAL[6]), TIGERSTEDT[7]), JOHANNSON[8]) und auch
bei sonst recht chemisch eingestellten Autoren [HÖBER[9]) und v. FÜRTH[10])],
nur daß bisweilen noch der Begriff „Gewebsatmung" oder „Zellatmung" als
synonym mit der — jedoch physikalisch aufgefaßten — „inneren Atmung"
aufgeführt wird.

Seitdem vor nun schon 86 Jahren die Ansicht LAVOISIERS, daß bereits die
äußere Atmung (speziell die Lungenatmung) ein *chemisch*-biologischer Prozeß
sei, durch MAGNUS[11]) widerlegt ist, bestehen über das Wesen dieser als eines
physikalischen Vorganges kaum noch Meinungsverschiedenheiten. Zwar wurde
später wieder besonders durch BOHR[12]) ein beträchtlicher Teil der Oxydationsprozesse der Säuger in die Lungen hineinverlegt und für die Sauerstoffaufnahme
durch die Lungen eine Zeitlang von BOHR[13]), HALDANE und anderen eine Mitbeteiligung sekretorischer Vorgänge angenommen, aber diese Lehren haben sich
nicht durchsetzen können[14]).

Anders bei der *inneren* Atmung. Hier haben sich zahlreiche Autoren auf
den Standpunkt gestellt, daß sie nicht nur in dem Transport der Gase in die

---

[1]) VALENTIN, G.: Lehrb. d. Physiol. d. Menschen Bd. I, S. 510. 1847.

[2]) HERMANN, L.: Grundriß der Physiologie. 1. Aufl. S. 148. Berlin 1872.

[3]) BERT, PAUL: Leçons sur la physiologie comparée de la respiration. Paris 1870, und
La pression barométrique. Paris 1870.

[4]) COLLIN: Traité de physiologie comparée des animaux. II, S. 241. Paris 1875.

[5]) ZUNTZ, N.: Hermanns Handb. d. Physiol. Bd. 4, S. 2. 1882.

[6]) ROSENTHAL, J.: Allgem. Physiol. S. 375. 1901.

[7]) TIGERSTEDT, R.: Lehrb. d. Physiol. 10. Aufl., S. 393. 1923.

[8]) JOHANNSON, J.: in Zuntz-Loewys Lehrb. d. Physiol. S. 414. Leipzig 1913.

[9]) HÖBER, R.: Lehrb. d. Physiol. 2. Aufl. S. 95 u. 98. 1920.

[10]) FÜRTH, O. v.: Vergl. chem. Physiol. S. 112. Jena 1902.

[11]) MAGNUS, R.: Poggendorfs Ann. d. Physik Bd. 40, S. 583. 1837.

[12]) BOHR, CHR.: Nagels Handb. d. Physiol. Bd. 1, S. 187 u. f. 1909.

[13]) BOHR, CHR.: Nagels Handb. d. Physiol. Bd. 1, S. 142 u. f. 1909.

[14]) Siehe LILJESTRAND: Dieses Handbuch Bd. 2, S. 219 und WINTERSTEIN, H.: Handb.
d. vergleich. Physiol. Bd. 1, II, S. 256. 1921.

Protoplasten und aus ihnen heraus bestände, sondern daß die ganzen Prozesse der Sauerstoffumlagerung und der Kohlensäurebildung (eventuell auch anderer Gase) der inneren Atmung zuzurechnen seien. Klar ist diese Ansicht wohl zuerst von TRAUBE[1]) geäußert worden, indem er die Gewebe der einzelnen Organe als „eigentlichen Herd des chemischen Prozesses der Respiration" bezeichnete. Hier werden zum erstenmal die Worte „Oxydationsferment" und „Reduktionsferment" geprägt und die ersteren Fermente als die *eigentlichen Träger der Atmung* unter Beteiligung des freien Sauerstoffs, die letzteren als verantwortlich für die der Atmung *verwandten Gärungsprozesse* bezeichnet, indem sie durch Reduktion an einer Stelle des Moleküls Sauerstoff für die Oxydation an anderer Stelle freimachen, also entsprechend modernsten Auffassungen oxydo-reduktive Umlagerungen des Sauerstoffs bewirken. Ähnlich ist auch bei BUNGE[2]), BOHR[3]) und vielen anderen die innere Atmung ein chemischer Prozeß, und LOEB[4]) bezeichnet die Atmung direkt als einen katalytischen Vorgang.

Vielleicht am weitesten in der Benutzung eines abgeleiteten Begriffs der Atmung gehen wohl einige Botaniker, für die begreiflicherweise die äußere Atmung nur eine geringe Bedeutung besitzt. So sagt PFEFFER[5]):

„Der alte Satz: Ohne Atmung kein Leben, besteht indessen zu Recht, wenn man, wie es hier geschieht, *als Atmung den auf die Gewinnung der allgemeinen Betriebsenergie gerichteten Stoffwechsel bezeichnet.* Je nachdem diese Betriebsenergie mit oder ohne Angreifen des freien Sauerstoffs gewonnen wird, hat man dann Sauerstoffatmung (aerobe Atmung) und Spaltungsatmung (anaerobe Atmung, intramolekulare Atmung) zu unterscheiden."

Ähnlich spricht sich auch JOST[6]) aus, indem er Atmung und Dissimilation geradezu identifiziert. Allerdings läßt er auch eine andere Definition zu, bei der nur der Teil der Dissimilation als Atmung bezeichnet wird, welcher auf die Bildung von Kohlensäure und Wasser aus organischen Substanzen hinzielt.

Die Aufnahme und Abgabe gasförmiger Substanzen spielt in diesen Definitionen gar keine Rolle mehr. Im besonderen wird der Austausch der Gase bei der Assimilation der Pflanzen nicht unter die Atmung einbezogen, sondern zu ihr in einen bewußten Gegensatz gestellt. Für denjenigen, der in der Atmung den physikalischen Vorgang des Austausches von Gasen sieht, muß dies befremdlich sein, denn er wird den O_2-Export und CO_2-Import bei der Assimilation der Pflanzen genau so gut zur Atmung hinzurechnen, wie den umgekehrten Vorgang bei den „dissimilatorischen" Prozessen. In der Tat geschieht dies auch von seiten mancher Botaniker und vieler Tierphysiologen, wobei dann von normaler Atmung im Dunkeln und inverser Atmung im Hellen gesprochen wird, bei der die photosynthetische Sauerstoffabgabe den Sauerstoffverbrauch der Abbauprozesse überdeckt. Die Botaniker der neueren Zeit rechnen aber in ihrer Mehrzahl zur Atmung nur den dissimilatorischen Gaswechsel, während sie im Gegensatz dazu bei der Photosynthese von einem „*assimilatorischen Gaswechsel*" sprechen.

An die Vorstellungen von TRAUBE und PFEFFER schließen sich eng diejenigen von WARBURG, MEYERHOF, TUNBERG, LIPSCHITZ[7]) und anderen neueren

---

[1]) TRAUBE, M.: 1858 und 1878 in: Gesammelte Abhandlungen. S. 68 u. 384. Berlin 1899. Einige Vorgänger TRAUBES sind bei BORUTTAU (S. 1) zitiert.
[2]) BUNGE, G. v.: Lehrb. d. physiol. u. pathol. Chem. 4. Aufl. S. 258. 1898.
[3]) BOHR, CHR.: Nagels Handb. d. Physiol. Bd. 1, S. 182. 1909.
[4]) LOEB, J.: Vorlesungen über die Dynamik der Lebenserscheinungen. S. 30. Leipzig 1906.
[5]) PFEFFER, W.: Pflanzenphysiologie. 2. Aufl. Bd. 1, S. 523. Leipzig 1897.
[6]) JOST, L.: Vorlesungen über Pflanzenphysiologie S. 312. Jena 1904.
[7]) Betreffs der zugrunde liegenden Tatsachen siehe den Artikel von LIPSCHITZ in Bd. 1 und 5 dieses Handbuchs.

Forschern an, welche die Atmung ganz von der chemischen Seite betrachten und von „Atmungsfermenten" und „Atmungskörpern" innerhalb der Zellen sprechen und deren Funktion nach der Loslösung aus dem Zellverband zu ergründen suchen. So groß auch die Fortschritte sind, die auf diesem Gebiete gemacht wurden, so muß es doch in Frage gestellt werden, ob es zweckmäßig ist, sich in der *Definition der Atmung so weit vom ursprünglichen Sinn zu entfernen.* Das, was hier in Wirklichkeit studiert wird, läßt sich mit den Worten Oxydation, Spaltung, Reduktion usw. viel klarer umschreiben als mit dem allzu vieldeutigen Wort „Atmung". In der Tat gibt es auch Autoren, wie z. B. Abderhalden und Pütter, die diese prägnanten Worte fast ausschließlich benutzen und in deren Werken über den *chemischen* Betrieb der Organismen man wirklich suchen muß, um dem Wort „Atmung" zu begegnen.

Das Wort Atmung aus der physiologischen Literatur zu verbannen, liegt natürlich kein Grund vor, aber bei der Vielgestaltigkeit der Definitionen erscheint es an der Zeit, ihm wieder einen einheitlichen Sinn zu geben, und das kann nur der ursprüngliche, nämlich der Vorgang des Austausches oder auch des einseitigen Transports „gasförmiger" Substanzen sein. Wenn Traube[1]) einmal in bezug auf das Atmungsproblem sagt: „Wahrlich, die Geschichte des Sauerstoffs, sie umfaßt die Geschichte des organischen Lebens!" so klingt das sehr bestechend, aber man könnte getrost an die Stelle des „Sauerstoffs" „Kohlenstoff" setzen und würde noch weniger etwas Falsches behaupten. *Wissenschaftliche Bezeichnungen müssen eindeutig und scharf umrissen sein.* Setzt man bei der Atmung die Grenzen zu weit, dann fließt dieser Begriff unmerklich in den des Lebens über, und wir müssen neue Kunstworte bilden, um uns verständigen zu können.

Bei jeder Klärung des Atembegriffes wird man davon ausgehen müssen, daß derselbe vom Tier hergenommen ist, daß also die Verhältnisse der höheren Tiere zugrunde zu legen sind. Hier ist ohne Zweifel das Wesentliche die Zuführung von Sauerstoff und die Fortschaffung von Kohlensäure. Andere Gase, die irgendwie unter normalen oder abnormen Verhältnissen in den Stoffwechsel von Tieren oder Pflanzen eingreifen können (Stickstoff, Ammoniak, Schwefelwasserstoff, Methan, Kohlenoxyd, Phosgen usw.), in den Atembegriff mit hinein zu beziehen, wie dies bisweilen geschehen ist, hieße „Gasaustausch" und „Atmung" identifizieren. Es wäre ein sehr äußerliches Verfahren, wenn man von den Stoffen, die importiert (resorbiert) und exportiert (secerniert) werden, diejenigen zusammenfassen würde, die „zufällig" unter gewissen Umständen in gasförmigem Zustand auftreten können. Auch *Sauerstoff und Kohlensäure spielen* doch in *gasförmigem Zustand nur bei Luftatmern,* und auch hier nur ganz in der Peripherie, *eine Rolle. Bei allen Wasseratmern und beim inneren Betrieb der Luftatmer sind sie in Wasser gelöst, so daß sie an und für sich keine Sonderstellung gegenüber anderen gelösten Substanzen beanspruchen können.* Wären nicht bei vielen Tieren ganz besondere Einrichtungen für die Zufuhr von Sauerstoff und die Abführung von Kohlensäure vorhanden — ein Teil wird nebenher immer noch auf anderen, nicht ausschließlich für diesen Zweck eingerichteten Wegen transportiert —, dann würde man nie auf den Gedanken gekommen sein, dem Import und Export dieser beiden Substanzen eine Ausnahmestellung vor anderen lebenswichtigen, löslichen Substanzen einzuräumen.

Daß man sich in der Regel bei der sogenannten äußeren Atmung auf den Sauerstoff und die Kohlensäure beschränkt, ist auch nur dadurch zu verstehen,

---

[1]) Traube, M.: Gesammelte Abhandlungen S. 180. Berlin 1899.

daß beim höheren Tier die Lungen bzw. die Kiemen die hauptsächlichsten Ein-
und Ausgangspforten dieser Substanzen sind. Man kann also denen nicht Recht
geben, welche alles, was die Oxydationsprozesse im Organismus angeht, unter
Atmung zusammenfassen wollen, denn hier wird ja allgemein von den Oxyda-
tionsprodukten nur die Kohlensäure ins Auge gefaßt; es fehlt vor allem das
Wasser und dann andere Oxydationsprodukte, wie z. B. die Essigsäure und
Oxalsäure, die bei manchen Organismen als Endprodukt der Oxydation zur
Ausscheidung gelangen.

Es sind wohl Gedankengänge dieser Art gewesen, die manche Autoren dazu
veranlaßt haben, den Prozeß der Atmung auf die Aufnahme des Sauerstoffs
zu beschränken und die Kohlensäureausscheidung den Exkretionsprozessen zuzurechnen. Eine solche Auffassung ist aber mit der ganzen historischen Entwicklung und mit den Beobachtungen am höheren Tier nicht gut vereinbar.
Man wird daher gut tun, sich bei einer strengen Definition weder an eine physikalische Theorie (ausgehend von dem unter gewissen Umständen gasförmigen
Zustand der in Frage kommenden Substanzen) noch an eine chemische Theorie
(oxydativer Stoffwechsel) zu klammern, sondern auf Grund der Beobachtungen
an höheren Tieren feststellen: *Atmung ist die Zuführung von Sauerstoff bis zu
den Stellen seiner Verwertung und die Abfuhr von Kohlensäure von den Stellen ihrer
Entstehung bis zur Entfernung aus dem Gesamtorganismus.*

In dieser Definition ist die Atmung als reiner Transportvorgang aufgefaßt
und in Übereinstimmung mit sehr vielen Autoren auch der neueren Zeit wieder
auf ihren ursprünglichen Sinn zurückgebracht. Alles, was die eigentlichen Stoffwechselvorgänge angeht und was so häufig mit dem bereits in einem anderen
Sinne vergebenen Ausdruck „innere Atmung" bezeichnet worden ist, wird
zweckmäßigerweise in anderer Weise bezeichnet werden müssen, wenn Mißverständnisse ausgeschlossen werden sollen. Mindestens müßte die Bezeichnung
„chemische Atmung" gewählt werden, aber es wäre wohl zweckmäßiger, einen
ganz neuen Ausdruck zu prägen. Vielleicht würde diesem Bedürfnis das Wort
„*Bioxie*" genügen.

Wird die Atmung nur als Transport von Sauerstoff und Kohlensäure aufgefaßt, so kommen bei gleichzeitigem Transport beider Substanzen zwei Fälle
in Frage: der Transport von Sauerstoff nach innen und von Kohlensäure nach
außen (Tiere und Pflanzen) und umgekehrt (autotrophe Pflanzen während der
Assimilation und Gaswechsel bei abnorm niedrigem O_2-Druck und hohem CO_2-
Druck im Außenmedium). Diese zweite Form kann natürlich, wie das oft geschehen ist, als inverse Atmung benannt werden; vielleicht ist es aber bei Pflanzen
zweckmäßig, wie das von seiten der meisten Botaniker geschieht, hier den Ausdruck Atmung ganz fallen zu lassen und von „*assimilatorischem Gaswechsel*"
zu sprechen. Dagegen wird man die Bezeichnung „*inverse Atmung*" für den
Gaswechsel im Darm höherer Tiere mit starker Darmflora beibehalten. Andererseits wird es aber nicht zu vermeiden sein, von einer *einseitigen Atmung*
da zu reden, wo kein Sauerstoff importiert, wohl aber Kohlensäure exportiert
wird, wie das am ausgesprochensten bei vielen Gärungsprozessen der Fall ist.
Dies erscheint nach der vielfach, besonders in der Tierphysiologie, üblichen Definition der Gärung als eines Spaltungsprozesses befremdend. Diese Definition
der Gärung ist ja aber an vielen Stellen durch den praktischen Gebrauch des
Wortes durchlöchert [Essigsäuregärung[1]) ist z. B. ein ausgesprochen oxydativer
Vorgang]. Wir werden jedenfalls dort nicht umhin können, auch die Gärungs-
kohlensäure mit zur Atmung zu rechnen, wo abgespaltene CO_2 neben oxydativ

---

[1]) BENEKE, W.: Bau und Leben der Bakterien. S. 439. Leipzig 1912.

erzeugter auftritt, weil sie gar nicht von ihr zu trennen ist und mit ihr zusammen bestimmt wird. Wie es eine einseitige CO_2-Atmung gibt, so kann auch fast reine einseitige Sauerstoffatmung vorkommen; dafür spricht das Verhalten der Essigsäurebakterien, welche bei Anwesenheit genügender Alkoholmengen fast keine CO_2 auszuscheiden scheinen.

Wesen der Atmung.

Wenn wir als Atmung nur den Transport von Sauerstoff zu den Stätten des Verbrauchs und von Kohlensäure von den Stätten der Entstehung nach der Umgebung des Organismus ansehen, so handelt es sich um ein verhältnismäßig einfaches Problem, das im wesentlichen physikalischer Natur ist, indem sich jede der beiden Substanzen von den Orten höheren Druckes zu den Orten niedrigen Druckes hinbegibt. Da im allgemeinen unter *normalen* Außenbedingungen der Sauerstoffdruck im äußeren Medium größer ist als im inneren und es sich bei der Kohlensäure umgekehrt verhält, so wird der erstere importiert, die letztere exportiert. Hierbei ist es gleichgültig, ob das Außenmedium in einer Gasatmosphäre oder aus einer wässerigen Lösung besteht, da die Gastension einer Flüssigkeit bei bestehendem Gleichgewicht neben der Temperatur nur von dem Druck des Gases in dem darüberstehenden Gasraum abhängig ist[1]). Hierdurch wird es auch verständlich, daß sich die von Tieren und chlorophyllfreien Pfanzen belebten Gewässer immer selbsttätig von CO_2 reinigen und mit Sauerstoff neu beladen. (Dieser „Reinigungsvorgang" wird durch die Gegenwart autotropher Pflanzen unterstützt.)

In einem homogenen und unbewegten Flüssigkeitsmedium findet die Ausbreitung der Gase nur durch Diffusion statt, indem die Zunahme bzw. Abnahme in zwei benachbarten Schichten proportional der Differenz der Konzentrationen ist[2]). Mechanische Durchmischung kann diesen Vorgang unübersichtlich machen und wesentlich fördern, aber nicht aufheben. Dabei kommt jeder gelösten Substanz, also auch jedem Gase, in der Flüssigkeit ein mit der Temperatur zunehmender Proportionalitätsfaktor (Diffusionskoeffizient D) zu. Inhomogene Medien (kolloidale Sole und Gele) sind noch wenig untersucht, aber nach den wenigen vorliegenden Untersuchungen wird in diesen der Diffusionskoeffizient gegenüber dem reinen Lösungsmittel vermindert[3]). Eine Veränderung wird auch durch Beimischung nichtkolloidaler Anelektrolyten und Elektrolyten herbeigeführt[4]). Schließlich ist es sehr wahrscheinlich, daß an jeder Phasengrenze und an den Grenzen von Membranen, die mit dem Lösungsmittel durchtränkt sind, zu den einfachen Vorgängen der Hydrodiffusion neue Kräfte hinzukommen, welche wahrscheinlich in Oberflächenkräften (vielleicht capillarelektrischen) bestehen und meist verlangsamend, unter Umständen aber auch fördernd wirken können[5]). Diese Beeinflussung scheint sich allerdings nur bei Elektrolyten geltend zu machen und würde daher im Falle der Atmung nur die Kohlensäure treffen. Wenn auch der Konzentrationsausgleich durch Membranen wie bei der Hydrodiffusion vom Konzentrationsgefälle abhängig ist, so handelt es sich doch nicht wie bei dieser um ein einfaches Proportionalitätsverhältnis, sondern um eine verwickeltere Funktion. Hierzu kommt noch, daß schon allein dadurch, daß innerhalb des Organismus häufig sauerstoffbindende Substanzen (Hämoglobin usw.) und immer mit Kohlensäure in eine Gleichgewichtsreaktion eintretende Ver-

---

[1]) Über die bei verschiedenem (Partiar-) Druck und verschiedener Temperatur in Wasser adsorbierten Mengen der wichtigsten Gase finden sich Angaben in LANDOLT-BÖRNSTEIN: 5. Aufl. 1923; siehe auch H. WINTERSTEIN: Handb. d. vergleich. Physiol. Bd. 1, II, S. 3 u. f. 1921.

[2]) Hieraus ergibt sich die bekannte FICKsche Diffusionsformel $dS = D \cdot q \dfrac{dc}{dx} \cdot dt$, worin S die übergehende Substanzmenge, q den Querschnitt und dc/dx das Konzentrationsgefälle bedeutet.

[3]) MEYER, K.: Hofmeisters Beitr. Bd. 7, S. 393. 1906. — OEHOLM, W. L.: Meddelanden, kg. Vetenskapsacad. Nobelinst. Bd. 2, Nr. 30. 1913. — HERZOG, R. und A. POLOTZKY: Zeitschr. f. physikal. Chem. Bd. 87, S. 449. 1914.

[4]) ARHENIUS, Sv.: Zeitschr. f. physikal. Chem. Bd. 10, S. 51. 1892.

[5]) BETHE, A. u. H. und Y. TERADA: Zeitschr. f. physikal. Chem. Bd. 112, S. 250. 1924.

bindungen (Eiweißkörper, Carbonate usw.) vorhanden sind, Bedingungen geschaffen werden, die den Prozeß der Diffusion wesentlich komplizieren. Auch schon aus diesem Grunde wird es an der Grenze des reinen Lösungsmittels, also des Wassers bei Wasseratmern, und des lebenden Gewebes zum mindesten zu einem Sprung des Diffusionskoeffizienten kommen müssen, wenn nicht noch größere Komplikationen vorliegen.

Aus den genannten Gründen erscheint es verfrüht, den Vorgang des Austausches der Atemgase zwischen Umgebung und Organismus oder zwischen Blut und Gewebe als einen *einfachen* Diffusionsprozeß anzusehen, der sich etwa auf Grund der Diffusionsgesetze berechnen ließe. Über die Versuche, die von HÜFNER, BOHR, ZUNTZ und LOEWY und besonders von A. und M. KROGH nach dieser Richtung gemacht sind, wird von LILJESTRAND[1]) ausführlich berichtet. Die Resultate sind vorläufig noch zu ungenau, um kleine Abweichungen von dem erwarteten mit Sicherheit feststellen zu können[2]). Die jetzt fast allgemein herrschende Ansicht, daß der Gaswechsel nichts anderes als ein gewöhnlicher Diffusionsvorgang sei, besteht insofern zu Recht, als die treibende Kraft wohl sicher eine Funktion der Partiardrucke der Gase im inneren Medium und Außenmedium ist. Diese Funktion kann aber nicht ganz einfacher Natur sein, weil die Medien verschiedener Natur sind und Grenzflächen eingeschaltet sind. Daß es sich im *wesentlichen* bei der Atmung um einen Diffusionsvorgang handelt, soll nicht abgestritten werden; aber dieser Prozeß ist vermutlich durch andere Vorgänge physikalisch-chemischer Natur kompliziert.

Hieran wird dadurch nichts geändert, daß häufig chemische Vorgänge, die aber nicht vitaler Natur sind, auf dem Wege des O_2- und CO_2-Transports eingeschaltet sind. Gemeint ist hier die Bindung von O_2 an Blutfarbstoffe und von CO_2 an Eiweißkörper und Alkalien. Die Gegenwart solcher chemischer Vehikel ist wohl im wesentlichen vom Standpunkt der Transportökonomie und der Reaktionsstabilität zu verstehen. Das, was an den respiratorischen Oberflächen mit dem Außenmedium und an den Geweben mit dem Zellinnern in Wechselbeziehungen tritt, sind nicht diese Verbindungen selbst, sondern aller Wahrscheinlichkeit nach die von ihnen abdissoziierten und im Plasma freigelösten Gase. Der eigentliche Austausch ist also auch hier ein modifizierter Diffusionsvorgang.

Eine Zeitlang schien es sehr wahrscheinlich, daß neben dem physikalisch-chemischen Prozeß noch *sekretorische* Vorgänge bei der Atmung einhergingen. BOHR, HALDANE u. a. stützten sich dabei vor allem auf — zum Teil sehr ingeniös erdachte — Versuche an Säugetieren, welche dartun sollten, daß unter Umständen vor allem Sauerstoff entgegen dem Partiardruckgefälle in das Blut aufgenommen werden könnte. Spätere Untersuchungen mit verfeinerten Methoden, besonders die von A. KROGH[3]), haben aber gezeigt, daß hierfür keine genügenden Beweise vorliegen. Nur HALDANE scheint diese Anschauung noch nicht ganz aufgegeben zu haben. Über die ganze Frage wird weiter unten von LILJESTRAND eingehend berichtet.

Daß eine Sekretion von Gasen durch Zelltätigkeit an und für sich möglich ist, kann nicht bestritten werden (Protozoen, Schwimmblase der Siphonophoren und Fische, ge-

---

[1]) LILJESTRAND, G.: Dieses Handbuch Bd. 2, S. 225.

[2]) Für den analogen Fall der Abwanderung anderer gelöster Substanzen aus dem Blut in die Gewebe glaubt E. FREY (Pflügers Arch. f. d. ges. Physiol. Bd. 177, S. 110. 1919) festgestellt zu haben, daß es sich um einen einfachen Diffusionsvorgang handelte. Trotz der sehr befriedigenden Übereinstimmung zwischen Theorie und Versuch muß doch daran gezweifelt werden, daß hier schon eine endgültige Lösung des Problems vorliegt.

[3]) KROGH, A.: Skandinav. Arch. f. Physiol. Bd. 23, S. 248. 1910.

[4]) Dieser Band S. 219

schlossenes Tracheensystem mancher im Wasser lebenden Insektenlarven usw.)[1]). In allen diesen Fällen handelt es sich um Abscheidung variabler Mengen von Sauerstoff, Kohlensäure und Stickstoff in gasförmigem Zustande aus wässeriger Lösung, eine Erscheinung, die unter den obwaltenden Verhältnissen nur durch eine Zelltätigkeit zu erklären ist. In der Tat sind in den meisten Fällen, soweit sie Metazoen angehen, auch charakteristische Drüsenzellen nachgewiesen. Mit Ausnahme der geschlossenen Tracheensysteme haben aber alle diese Einrichtungen nichts mit der Atmung zu tun. Es handelt sich fast ausschließlich um hydrostatische Apparate. Bei den genannten Tracheaten sind die Verhältnisse noch nicht genügend geklärt. Jedenfalls scheint es sich hier um einen Spezialfall zu handeln.

Im allgemeinen gilt es heute als anerkannte Tatsache, daß beim Austausch der Atmungsgase zwischen Zelle (bzw. komplexem Organismus) und Umgebung vitale Tätigkeiten *keine* Rolle spielen.

Äußere und innere Atmung.

Ist die Oberfläche eines Organismus groß im Vergleich zu seiner Masse — handelt es sich also um einzelne Zellen, kleine Zellhaufen oder um größere Komplexe mit flächenhafter Ausbreitung —, so genügen die physikalischen Kräfte, die, wie erwähnt, im wesentlichen in Diffusionsvorgängen bestehen, vollkommen, um den Gasaustausch zu bewerkstelligen. Aber auch hier treten häufig schon andere, wohl meist *akzidentelle Mechanismen* in den Dienst der Atmung: Bewegungen des ganzen Organismus im umgebenden Medium, Bewegungen einzelner Teile der Oberfläche (Tentakeln, Extremitäten, Cilien usw.), Protoplasmaströmungen, rhythmische Bewegungen contractiler Vakuolen usw. Der eigentliche „Zweck" dieser Einrichtungen wird meist auf einem anderen Gebiete liegen (Nahrungsaufnahme, Exkretion nichtgasförmiger Stoffwechselprodukte und anderes), aber es ist selbstverständlich, daß sie die Geschwindigkeit des Gasaustauschs durch die Oberflächenmembranen beschleunigen werden, da das Konzentrationsgefälle durch jede Strömung im inneren und äußeren Medium vergrößert wird[2]).

Die Tatsache, daß bei manchen Rhizopoden, Infusorien, Rotatorien usw. Sauerstoffmangel die Bewegungen der Pseudopodien, der contractilen Vakuolen oder der Flimmerhaare zunächst beschleunigt, kann nicht ohne weiteres in dem Sinne gedeutet werden, daß diese Bewegungen unmittelbar Atemzwecken dienen, wie das von manchen Seiten geschehen ist[3]). Dieser Schluß ist deswegen nicht bindend, weil Sauerstoffmangel ziemlich allgemein eine Steigerung der Erregbarkeit hervorruft (siehe auch weiter unten S. 17).

Überschreitet die Masse eines Organismus eine gewisse Größe und ist dieselbe zu gleicher Zeit auf einen kleineren Raum konzentriert, dann wird einmal die Oberfläche im Verhältnis zur Masse zu gering und andererseits der Weg von der Oberfläche zu den im Inneren gelegenen Teilen zu weit, um ohne besondere Hilfsmechanismen eine einigermaßen gleichmäßige Sauerstoffversorgung und Kohlensäureabfuhr zu ermöglichen. In den Oberflächenschichten würde für beides genügend gesorgt sein; je weiter aber die Teile in der Tiefe liegen, um so mehr würden sie Not leiden. Um hier Abhilfe zu schaffen, hat die Natur zwei, bei allen größeren Tieren nebeneinander auftretende Einrichtungen getroffen: starke *Oberflächenvergrößerung* und *Durchmischung der die Gewebe umspülenden Flüssigkeit* (Coelomflüssigkeit, Blut und Lymphe). Die erstere muß die Oberfläche mit der Masse, entsprechend der Lebhaftigkeit des Stoffwechsels, in das richtige Verhältnis bringen, die letztere dafür sorgen, daß im ganzen Körper

---

[1]) Eine ausführliche und kritische Besprechung aller Tatsachen bei WINTERSTEIN und BABÁK: Handb. d. vergleich. Physiol. Bd. 1, II, S. 41, 43, 120, 161. u. 265. 1921.

[2]) Über die zugrunde liegenden Gesetzmäßigkeiten siehe A. u. H. BETHE und Y. TERADA: Zeitschr. f. physikal. Chem. Bd. 112, S. 250. 1924.

[3]) Literatur hierüber bei BABÁK, E: in Wintersteins Handb. d. vergleich. Physiol. Bd. 1, II, S. 265 u. f.

eine annähernd gleichmäßige Gasspannung herrscht. So wird der *Transport der Atemgase* eine der *wichtigsten Aufgaben der Zirkulation.*

Eine ausgiebige Vergrößerung der Oberfläche bei einem in der Hauptmasse gedrungenen Organisnus bleibt ohne Zirkulation für die Atmung zwecklos, wenn die Oberflächenvergrößerung lokaler Natur ist. Sie kann aber auch bei recht voluminösen Organismen allein ausreichen, wenn sie sich überallhin in die Gewebe erstreckt, sie ganz durchsetzt. Das einzige Beispiel hierfür liefern die von einem vielverzweigten Kanalsystem durchzogenen Spongien (Schwämme), in welchen dauernd das Seewasser durch Flimmerbewegungen in Strömung gehalten wird. Als analogen Fall bei Luftatmern kann man die Tracheaten ansehen, die zwar eine Zirkulation besitzen, welche aber wohl vorzugsweise dem Transport von Nahrungssubstanzen und nichtflüchtigen Exkretstoffen dient.

Bei nicht sehr massereichen und nicht zu gedrungen gebauten Schleimhauttieren von relativ trägem Stoffwechsel kann andererseits eine spezifische Oberflächenvergrößerung fehlen, wenn für genügende Bewegungen der Körperflüssigkeiten gesorgt ist. Das scheint für eine ganze Reihe von Würmern und Echinodermen zuzutreffen. Selbst bei manchen Wirbeltieren (Fröschen) kann bei nicht zu hohen Temperaturen das Leben lange Zeit erhalten bleiben, wenn man ihnen die spezifischen Atmungsoberflächen (die Lungen) fortnimmt (Spalanzani), während die Unterbindung der Zirkulation schnell zum Tode führt. Hier reicht der Gasaustausch durch die Körperhaut noch aus, um den Bedarf zu decken, während die Bewegung der Körperflüssigkeiten zur Befriedigung des Atembedürfnisses der Gewebe unbedingt nötig ist. Bei allen größeren Tieren, besonders solchen mit lebhaftem Stoffwechsel, ist aber das Zusammenwirken spezifischer Atemoberflächen und bewegter Körperflüssigkeit unerläßlich. Die äußere Körperoberfläche würde auch bei den kleinsten Säugern und Vögeln nicht annähernd dem Atembedürfnis genügen können, selbst wenn sie aus gut durchlässiger Schleimhaut bestände.

Als *primäre Atmung* wird man den Gasaustausch des einzelnen Protoplasten ansehen müssen, wie er uns in reinster Form bei den Protisten entgegentritt. Jede Anhäufung von Zellen bringt schon sekundäre Prozesse mit sich, durch die Sauerstoff von der äußeren Umgrenzung des Organismus zu den Zellen und Kohlensäure von hier zur Gesamtoberfläche geführt wird. Die primäre Atmung bleibt auch hier der Gasaustausch der Einzelzellen, während man alle Vorgänge, die beim Transport der Gase zu den Zellen und von den Zellen fort beteiligt sind, unter dem Namen der *sekundären Atmung* zusammenfassen kann. Hierhin würde also bei höheren Tieren der Austausch der Gase durch die verschiedenen Oberflächen, ihr Transport durch das Blut, ihre Diffusion durch die Gefäßwand und durch die Intercellularflüssigkeit bis an die Zellen zu rechnen sein. Dieser Ausdruck ist bisher nicht gebräuchlich, er erscheint aber zweckmäßig. Dagegen wird allgemein *der* Teilprozeß dieser sekundären Atmungsvorgänge mit einem besonderen Namen belegt, der sich an den äußeren Oberflächen (der Haut, den Lungen, den Kiemen usw.) abspielt. Man spricht bei dem Austausch von Sauerstoff und Kohlensäure zwischen Außenmedium und Körperflüssigkeit durch die respiratorischen Oberflächen hindurch sinngemäß von *äußerer Atmung* und bezeichnet im Gegensatz dazu den Austausch der Gase an den Gewebszellen, also das, was vorher auch als primäre Atmung gekennzeichnet wurde, als *innere Atmung.* Für die dazwischenliegenden Transportvorgänge sind keine besonderen Ausdrücke eingebürgert und vielleicht auch entbehrlich. Bei allen solitär lebenden Protoplasten würden demnach äußere und innere Atmung zusammenfallen.

So sind die Begriffe scharf umrissen, und Unklarheiten entstehen erst dann, wenn man den Begriff der inneren Atmung auf das chemische Geschehen im Inneren der Zellen ausdehnt, wie das so sehr häufig geschehen ist.

Die innere Atmung in dem bezeichneten Sinne bietet, wie es scheint, überall die gleichen Verhältnisse; über sie ist also kaum etwas weiteres zu sagen. Alle Komplikationen, die sich bei höheren Tieren zeigen und einer besonderen, vergleichenden Behandlung bedürfen, beziehen sich auf die äußere Atmung.

Die verschiedenen respiratorischen Oberflächen.

Jede für O_2 und CO_2 permeable, äußere Oberfläche muß notwendigerweise bei der äußeren Atmung eine Rolle spielen. Wie groß diese Rolle ist, wird von der Ausdehnung der Fläche im Verhältnis zur Masse des Körpers und von der Größe ihrer Permeabilität abhängig sein. Man wird hier wieder zwischen *primären* und *sekundären respiratorischen Oberflächen* unterscheiden können, je nachdem, ob es sich um äußere Grenzflächen handelt, die für andere Funktionen notwendig sind und nur nebenher auch der Atmung dienen (äußere Körperoberfläche mit allen ihren der Lokomotion, der Rezeption von Reizen und dem Schutz dienenden Auswüchsen und Einstülpungen sowie die Oberfläche des gesamten Digestionskanals), oder ob sie nach ihrem ganzen anatomischen Bau und ihrer Funktionsweise speziell für Atmungszwecke angepaßt zu sein scheinen (Kiemen, Lungen usw.). Eine gewisse Vorsicht in der Deutung von Ausstülpungen und Einstülpungen als spezifische Respirationsapparate wird immerhin angebracht sein. Besonders bei wirbellosen Tieren (Würmern, Echinodermen) haben die Ansichten der Zoologen über manche Organe in dieser Beziehung mehrfach gewechselt.

Da eine äußere Schleimhautbedeckung des Körpers als der ursprüngliche Zustand angesehen werden kann und da Schleimhäute in der Regel für O_2 und CO_2 gut durchgängig sind, so ist die Rolle der äußeren Körperdecke als primäres Atmungsorgan etwas von vornherein Gegebenes. Überall da aber, wo die Durchlässigkeit der Haut durch starke Verhornung, Chitinisierung oder Kalkausscheidung sehr vermindert ist, kommt die äußere Körperdecke als Atmungsorgan nur noch in geringem Maße in Frage[1]). Diese Funktion ist hier durch besondere Anpassungen zurückgedrängt, die im Dienste des Schutzes gegen äußere mechanische Schädigungen und gegen Wasserverdunstung stehen.

Je größer die Masse des Tieres wird, um so weniger wird die Haut — auch bei großer Durchlässigkeit — ohne besondere Oberflächenvergrößerungen ausreichen, um das Atmungsbedürfnis zu decken. Wenn also schon sekundäre respiratorische Oberflächen notwendig werden, so kann um so eher die Haut diese Funktion mehr oder weniger ganz einstellen. Denn das ist von vornherein klar: Eine weitgehende Oberflächenvergrößerung der Außendecke bei Zunahme der Körpermasse würde bei der notwendigen Zartheit der Oberfläche zu einer hochgradigen Verletzbarkeit führen und bei Luftatmern wegen der großen Verdunstungsverluste ganz ausgeschlossen sein. Wir finden daher der Atmung dienende *Oberflächenvergrößerungen* der *äußeren Haut ausschließlich* bei *Wassertieren* und auch hier nur bei relativ kleinen Tieren, wo die Ausdehnung solcher Anhänge nur gering zu sein braucht. Aber auch dann stehen sie selten frei (z. B. Kiemenbüschel des Axolotl und mancher Anneliden), sondern sie sind in irgendeiner Weise, z. B. durch Deckplatten, geschützt (Kiemen an den Pedes spurii

---

[1]) Nach Pütter (Vergleichende Physiologie S. 313. Jena 1911) soll allerdings die Durchlässigkeit der Haut beim Menschen, auf die Flächeneinheit berechnet, nur 3,5mal geringer sein als die der Lunge.

vieler niederer Arthropoden). Alle *ausgedehnten sekundären Atmungsflächen* sind mehr oder weniger in die *Tiefe gelagert* (Kiemen der decapoden Krebse, der Muscheln, Cephalopoden und Fische, Luftlungen und Wasserlungen usw.), wodurch ein beträchtlicher, aber manchmal doch unvollkommener Schutz dieser zarten Gebilde vor zufälligen Verletzungen und Abgefressenwerden von seiten anderer Tiere geschaffen wird.

Mit der Nahrung wird überall entweder Luft oder O_2-reiches und CO_2-armes Wasser verschluckt. Der Sauerstoff wird nahezu bis zum Ausgleich mit dem Partiardruck des umgrenzenden Gewebes, das auf der anderen Seite von relativ O_2-reichem Blut umspült wird, von diesem ausgenutzt; und ebenso kann Kohlensäure zunächst *in* den Darmkanal übergehen. Gegenüber der Sauerstoffzehrung und der Kohlensäurebildung (durch Oxydationen und Spaltungen) von seiten der fast nirgends fehlenden Hefen- und Bakterienflora ist aber die O_2-Kapazität des Darminhalts und seine Aufnahmefähigkeit für CO_2 verhältnismäßig gering. Infolgedessen ist bald die CO_2-Tension des Darminhalts größer, die O_2-Tension geringer als im umgebenden Gewebe, so daß nun gewissermaßen eine *inverse Atmung* eintritt. (Neben CO_2 gehen noch andere bei der Fäulnis und Gärung entstehende Gase — Methan, Schwefelwasserstoff, Wasserstoff usw. — zum Teil in das Blut über, um mit der Kohlensäure an anderen respiratorischen Oberflächen ausgeschieden zu werden). — Nur in besonderen Fällen sind die Luft- oder Wassermengen [z. B. beim Schlammpeitzger (Cobitis)[1]], die verschluckt oder durch rhythmische Tätigkeit in den Enddarm (bei einigen Echinodermen, Rotatorien und Anneliden) aufgenommen und von hier wieder ausgestoßen werden, so groß, daß ein wirklicher Gewinn für den Organismus daraus entsteht. Wir haben es also in solchen Fällen, was die Gesamtbilanz anbetrifft, mit einer *Atmung des Digestionskanals* (Darmatmung) *im positiven Sinne* zu tun.

Bisweilen kann durch diese *Darmatmung* das Atembedürfnis vollkommen gedeckt werden, in anderen Fällen spielt sie nur eine akzessorische Rolle. In manchen Fällen sind besondere morphologische Strukturen bei Darmatmern nicht vorhanden. Die Darmoberfläche spielt dann keine andere Rolle wie das äußere Tegument. Sind aber besondere Oberflächenvergrößerungen, starke Vascularisierung und Ventilationseinrichtungen vorhanden (wie z. B. bei Cobitis), so handelt es sich um sekundäre Atemapparate. In besonderem Maße wird dies für die mächtigen Gebilde der „Wasserlungen" gelten, die bei Holothurien der Kloake als Seitendivertikel angeschlossen sind, ähnlich wie die Luftlungen bei luftatmenden Wirbeltieren dem Vorderdarm.

So wie in der Regel die Darmflora (und auch im Darm lebende, tierische Parasiten) dem Wirt Sauerstoff entzieht und seinem Blut Kohlensäure (und andere Gase) zur Ausscheidung durch andere Oberflächen zuführt, so kommen andererseits symbiotische, grüne oder braune Pflanzenzellen (Zoochlorellen) in den Geweben mancher Tiere vor (besonders bei Hydra und einigen Actinien), welche die Atmung des Wirtes unterstützen, indem sie von ihm produzierte CO_2 bei Lichteinwirkung im Assimilationsprozeß fortschaffen und ihm O_2 zuführen[2]).

Die Mannigfaltigkeit der sekundären Atemeinrichtungen ist so außerordentlich groß, daß auf Einzelheiten hier nicht eingegangen werden kann. Sie sind in WINTERSTEINS Handbuch durch BABÁK ausführlich und übersichtlich geschildert. Ich habe aber versucht, in der Tabelle 1 die wichtigsten Daten zusammenzustellen. Vor allem soll man aus derselben mit einem Blick ersehen können, wie manche Einrichtungen auf einen oder wenige Stämme oder Klassen beschränkt sind, während andere sehr verbreitet sind, und daß ferner in vielen Fällen mehrere Einrichtungen nebeneinander eine wichtige Rolle spielen, während bei anderen Tieren die Atmung nahezu auf ein einziges Mittel angewiesen ist.

---

[1]) ERMANN: Literatur bei BABÁK: Biol. Zentralbl. Bd. 27, S. 697. 1907.

[2]) GEDDES (1882): Literatur und eingehende Versuche bei W. TRENDELENBURG: Arch. f. (Anat. u.) Physiol. 1909, S. 42.

Tabelle 1. Übersicht über die Atmungseinrichtungen im Tierreich.

a. = aktiv „ventiliert“, p. = passiv tätig. Die Zahl der Kreuze (+) soll andeuten, wie hoch ungefähr die Rolle in der gesamten Atembilanz anzuschlagen ist. Eingeklammerte ( ) Zeichen geben an, daß nicht bei allen Arten vorhanden.

Tierstamm (bzw. Klasse usw.)	Haut (ohne spezifische Differenzierung)	Kiemen (zylindrische oder verzweigte Ausstülpungen der äußeren Haut, f. = frei, v. = verdeckt, F. = Falten [evtl. gegitterte] und Einstülpungen d. Haut, D = Ausstülpungen bzw. Gitterbildungen am bzw. im Anschluß an den Vorderdarm)	Verdauungskanal (Darmatmung) G. = als Ganzes, M. = Mundhöhle, E. = Enddarm, W.L. = „Wasserlungen“ (verzweigte Seitendivertikel)	Kanalsysteme, welche den ganzen Körper durchziehen, mit Wasser gefüllt	mit Luft gefüllt. Tracheen	Luftlungen, Hohlräume in Anschluß an den Vorderdarm = L.; Hautduplikaturen oder Einstülpungen = H
Poriferen (Schwämme)	+			+++		
Coelenteraten, Asteroideen, Crinoiden . .	++++	(F. ?)	(G. +)			
Echinoideen	+++		(E. a. +)	(?)		
Holothurioideen . . .	++		W.L. a. +++			
Vermes (mit Ausschluß d. meisten Anneliden) u. kleine Molusken . .	++++					
Anneliden (mit Ausnahmen)	+++	(f. p. ++)	(E. a. + od. G. +			
Molusken	++	(F. a. ++)				(H. a. ++)
Crustaceen: Copepoden, Ostracoden, Cirripedien, Mysiden (und Milben)	++++	(F. p. +)				
Branchiopoden . . .	++		G. a. ++			
Isopoden	(+?)	(p. +++)				(H. p. +++
Stomatopoden, Decapoden	(+?)	v. a. ++++	(E. a. +)			(H. p. +++
Tracheaten (außer jungen Larven und Milben) .	(+)				++++	
Tunicaten	++	D. v. a. +++				
Pisces (im allgemeinen)	+	D. v. a. ++++	(M. a.)			
Cobitis (und einige andere)	++	D. v. a. ++	G. a. +++			
Kletterfische und Dipnoer	+	D. v. a. +++				L. a. +++
*Amphibien*larven u. wenige adulte Formen .	+++	f. (v) a. ++	(M. a. +)			
Amphibien, übrige . .	+++		M. a. +			L. a. +++
Reptilien, Vögel, Säuger	(+?)		(G. negativ)			L. a. ++++

Erläuterungen und Einzelheiten zur Tabelle 1: Unter Kiemen und Lungen werden nach rein funktionellen Gesichtspunkten morphologisch sehr verschiedenartige Gebilde zusammengefaßt. (Auch die Orte, an denen sie sitzen, sind außerordentlich verschieden. Zum Teil handelt es sich um Gebilde, deren Funktion als Atmungsorgan durchaus nicht ganz feststeht.) So sind die Kiemen bei den Tunicaten ein gegitterter Teil des Vorderdarmes, bei den Molusken kammartig ausgestaltete Hautfalten in der Mantelhöhle, bei den Anneliden zylindrische oder büschelförmige Anhänge in der Mundgegend oder an den Parapodien, bei den Crustaceen fransenartige Anhänge der Beine usw., aber auch hier spielen in manchen Fällen Hautduplikaturen die Rolle von Kiemen (Mysiden). Andererseits finden sich bei luftatmenden Molusken Hauteinstülpungen, deren Wand stark vascularisiert ist und die funktionell dieselbe Rolle spielen wie die Lungen der Wirbeltiere, mit ihnen aber sonst nichts zu tun haben. Dasselbe gilt von den als „Lungen“ bezeichneten Wänden der Kiemenhöhle, der fakultativ oder dauernd luftatmenden Crustaceen, auf deren Innenseite dünnhäutige Oberflächenvergrößerungen angebracht sind. — Bei kleineren Arten gehen oft sekundäre Atemeinrichtungen wieder verloren, die Nahverwandte besitzen, weil hier die Hautatmung genügt; so bei kleinen Molusken die Kiemen, bei kleineren Tracheaten (z. B. Milben) die Tracheen. Auch bei Jugendformen, solange sie klein sind, reicht die Hautatmung hin.

Gegenseitige Vertretbarkeit der Atemapparate: Wo mehrere Atemeinrichtungen vorhanden sind, sind ihre Träger meist nicht auf ihre gleichzeitige Funktion angewiesen; sie können vielmehr gewöhnlich füreinander eintreten oder einer die Funktion des anderen mit übernehmen. Selbstverständlich ist dies bei Tieren, die zu gewissen Zeiten im Wasser, zu anderen an der Luft leben, Tiere, die zugleich Kiemen und „Lungen" besitzen, wie fakultative Landkrabben, Kletterfische, Dipnoer usw.

Diejenigen Crustaceen, welche keine „Lungen" besitzen, können z. T. mit ihren Kiemen auch an der Luft atmen. Es ist dies bei denen der Fall, die in der Gezeitengrenze leben (wie z. B. bei Carcinus und Homarus) oder gelegentlich ans Land gehen (Astacus). Die meisten im tieferen Wasser lebenden Formen (z. B. Palämon) gehen dagegen an der Luft ziemlich schnell zugrunde. Ähnlich verhält es sich bei vielen Lamellibranchiaten (Muscheln) und besonders bei Knochen- und Knorpelfischen, bei denen nur wenige Arten längere Zeit außerhalb des Wassers leben können. Diese Tatsache erschien früher verwunderlich, da die Kiemen bei ihrer großen Oberfläche an der Luft erst recht imstande sein müßten, das Atembedürfnis zu decken. Man hat aber gefunden, daß überall da, wo Erstickung eintritt, die Kiemenblättchen miteinander verkleben, wodurch die Oberfläche stark verkleinert wird. (Unter erhöhtem O_2-Druck reicht auch diese verringerte Oberfläche noch aus.) Bei einigen der erwähnten Krebse, welche (bei genügender Feuchtigkeit) längere Zeit an der Luft aushalten (Carcinus, Astacus), haben die Kiemen eine größere Steifigkeit, so daß nur die feineren Blättchen verkleben, die Gesamtoberfläche aber offenbar noch genügend groß bleibt. Ob bei *den* Fischen, die einige Zeit an der Luft aushalten, etwas Ähnliches vorkommt, oder ob hier andere Momente (bessere Hautdurchlässigkeit, z. B. beim Aal) maßgebend ist, scheint bisher nicht untersucht zu sein.

Viele Fische kommen bei ungenügendem O_2-Gehalt (bisweilen auch bei zu großem CO_2-Gehalt) des Wassers an die Oberfläche und „schnappen" Luft. Nach WINTERSTEIN[1]) handelt es sich darum, daß sie die Luft mit Wasser im Mund durchschütteln und dann dieses durch die Kiemen austreiben. (Ähnlich deutet WINTERSTEIN bei Holothurien die Aufnahme von Luft durch den Anus, nur daß hier die Wasserlunge an die Stelle der Kiemen tritt.) Es handelt sich danach hierbei um eine „Notluftatmung", wobei aber das Wasser das Atemmedium und die Kiemen die Atemfläche bleiben. Es ist jedoch nicht von der Hand zu weisen, daß auch die Mundhöhlenschleimhaut selbst eine Rolle spielt (wie auch bei manchen Amphibien), besonders da bei manchen Fischen (Cobitis, Schlammpeitzger) die geschnappte Luft in den Darm getrieben und nach weitgehender Ausnutzung durch den Anus ausgetrieben wird. Nach CALUGAREANU[2]) wird beim Schlammpeitzger die Atmung bei gutem Wasser allein durch Kiemen und Haut besorgt; bei schlechterem Wasser kommt die Darmatmung hinzu, und bei sehr schlechtem Wasser wird das Sauerstoffbedürfnis fast ausschließlich durch den Darm gedeckt. Hier handelt es sich also um ein weitgehendes Vikariieren unter physiologischen Verhältnissen.

Bei vielen Tieren, die gleichzeitig Kiemen- und Hautatmung betätigen, können ohne wesentlichen Schaden die Kiemen ganz oder teilweise abgeschnitten werden, wie sie ja auch gelegentlich durch Abgefressenwerden in Verlust geraten, ohne daß ihre Besitzer dabei wesentlich Schaden nehmen (Anneliden, Proteus, Kaulquappen usw.). Hier reicht die Hautatmung schon allein unter normalen Verhältnissen aus.

Am genauesten sind die Anteile der einzelnen respiratorischen Flächen und ihre gegenseitige Vertretbarkeit beim Frosch untersucht. Hier kommen in Frage: die Atmung durch die Lungen, durch die äußere Haut und durch die Schleimhaut der Mundhöhle und des Pharynx. Weder die Ausschaltung der Lungen allein (durch Untertauchen unter Wasser, Curarisierung, Lungen-

---

[1]) WINTERSTEIN, H.: Pflügers Arch. f. d. ges. Physiol. Bd. 125, S. 73. 1908.
[2]) CALUGAREANU, D.: Pflügers Arch. f. d. ges. Physiol. Bd. 118, S. 42 u. Bd. 120, S. 425. 1907. Die Hauptmenge der Kohlensäure soll nach diesem Autor durch die Haut ausgeschieden werden.

exstirpation oder Verstopfen der Nasenlöcher) noch die Ausschaltung der Haut (durch Untertauchen in Öl bis zu den Nasenlöchern usw.) führt bei mittleren Temperaturen baldige Erstickung herbei. Wohl aber ersticken Frösche schnell, wenn beide Atemmöglichkeiten zugleich genommen werden [Spalanzani, Berg[1]), Klug[2]), Krogh[3]) u. a.]. Die Mundhöhlenatmung, welcher beim Frosch besonders durch Marcaci[4]) eine große Wichtigkeit zugeschrieben wurde, tritt an Bedeutung jedenfalls weit gegen die beiden anderen Mittel zurück, falls sie überhaupt hier eine irgendwie wesentliche Rolle spielen sollte. (Bei anderen Amphibien scheint ihre Bedeutung größer zu sein [Winterstein[5])]).

Nach den sehr eingehenden Gaswechseluntersuchungen von Krogh[3]), bei denen O_2 und CO_2 für Haut und Lunge getrennt untersucht wurden, ist es aber durchaus nicht gleichgültig, ob der Frosch mit beiden Apparaten oder mit einem allein atmet. Durch die Lungen wird normalerweise vorwiegend O_2 aufgenommen und wenig CO_2 abgegeben, während durch die Haut wenig O_2 aufgenommen und viel CO_2 ausgeschieden wird. (Der respiratorische Quotient für die Lunge betrug bei Rana fusca 0,43, für die Haut aber nur 2,48.) Es erklärt sich dies nach Winterstein[6]) dadurch, daß die CO_2 in der Lunge gegen einen verhältnismäßig viel höheren CO_2-Druck erfolgen muß als in der Haut, wo der Austausch, direkt gegen' die an CO_2 sehr arme Luft vor sich geht. — Ferner ist die Größe der Hautatmung, besonders in bezug auf die O_2-Aufnahme, ziemlich konstant, während die Lungenatmung im Frühjahr ein starkes Maximum aufweist.

Gaswechsel, Körpermasse und respiratorische Oberfläche.

Der Sauerstoffverbrauch ist, wie besonders die vergleichenden Untersuchungen Rubners an Säugetieren gezeigt haben, nicht proportional der Masse. Dagegen besteht in manchen Fällen eine einfache Beziehung zwischen Sauerstoffverbrauch und *Körper*oberfläche [Rubnersches Oberflächengesetz[7])], die allerdings besonders bei jungen Tieren im Verhältnis zu ausgewachsenen derselben Art, aber auch bei ausgewachsenen Tieren verschiedener Arten oft starke Ausnahmen zeigt. So berechnet Pütter[8]) (allerdings auf Grund nicht ganz überzeugender Überlegungen), daß der Stoffumsatz, bezogen auf die Körperfläche, bei verschiedenen Säugetieren in den Grenzen 1 : 6,65 variiert. Recht gute

---

[1]) Berg, W.: Dissert. Dorpat 1868, zitiert nach Winterstein.

[2]) Klug, F.: Arch. f. Anat. u. Physiol. 1884.

[3]) Krogh, A.: Skandinav. Arch. f. Physiologie Bd. 23, S. 179 u. 298. 1910.

[4]) Marcaci: Arch. ital. de Biologie Bd. 21, S. 1. 1894; Atti della società Toscana (Pisa) Bd. 13, S. 322. 1894.

[5]) Winterstein, H.: Arch. f. (Anat. u.) Physiol. 1900, Suppl. 177.

[6]) Winterstein: Handb. d. vergleich. Physiol. Bd. 1, II, S. 258 u. f. (speziell S. 260). Winterstein setzt hier in sehr anschaulicher Weise die *Vorteile der Luftatmung vor der Wasseratmung* auseinander und tritt damit Irrtümern und entgegengesetzten Ansichten entgegen: Nur unter den günstigsten Umständen ist der O_2-Druck im Wasser ebenso groß wie in der angrenzenden Luft. Es kommt aber mehr auf die absoluten O_2-Mengen an, und die sind in gleichen Volumina in Luft etwa 30 mal größer als im Wasser. Ferner ist der Diffusionskoeffizient für O_2 in Luft größer als im Wasser. Auf diese Momente führt Winterstein die Tatsache zurück, daß es keine wasseratmenden Warmblüter gibt. Die Verhältnisse der CO_2-Abgabe sind allerdings im Wasser günstiger. Einmal ist der Diffusionskoeffizient im Wasser für CO_2 wesentlich höher als für O_2, und zweitens haben die meisten Gewässer einen gewissen Alkaligehalt, so daß Änderungen der CO_2-Menge nur geringe Änderungen des CO_2-Drucks bewirken. Hieraus erklärt es sich auch, daß Tiere, wie der Schlammpeitzger, die zugleich Luft und Wasser atmen, hierbei O_2 überwiegend aus der Luft aufnehmen, die CO_2 dagegen fast ausschließlich an das Wasser abgeben.

[7]) Siehe dieses Handbuch Bd. 5. Außerdem Tigerstedt in Nagels Handb. d. Physiol. Bd. 1, S. 469. 1909 und A. Krogh: The respiratory exchange in animals and men. Monographs on biochemistry. S. 133. London 1916.

[8]) Pütter, A.: Zeitschr. f. allg. Physiol. Bd. 12, S. 200. 1911.

Übereinstimmung fand er dagegen beim Vergleich junger und alter Tiere bei einigen Kaltblütern (Tabelle 2). Zwischen verschiedenen Tierarten ergaben sich aber auch hier erhebliche Differenzen. PÜTTER hat sich daher bemüht, eine andere Beziehung, nämlich zwischen *respiratorischer* Oberfläche und Stoffverbrauch bzw. der Größe des O_2-Verbrauches, festzustellen.

Tabelle 2. **Körperoberfläche und Sauerstoffverbrauch nach PÜTTER[1].**

Tierart	O_2-Verbrauch pro Tier und Stunde in mg	Verhältnis		
		der Massen	der Flächen	des O_2-Verbrauchs
Heliastes (Fisch) . .	0,12	1	1	1
„ „ . .	0,60	10,1	4,68	5
„ „ . .	2,60	70,0	17	21,6
Scorpaena (Fisch) .	7,05	1	1	1
„ „ .	64,0	32,2	10,1	9,1
Kaulquappe	0,27	1	1	1
Frosch	8,40	23,4	37,8	31,0

Eine solche Beziehung kann natürlich, wie PÜTTER[2] selbst angibt, nur dann bestehen, wenn die Größe des O_2-Konsums durch die Menge des durch die respiratorischen Oberflächen importierten Sauerstoffs begrenzt wird, der O_2-Import also gegenüber dem Verbrauch durch die Gewebe der langsamere Prozeß ist. Er hält diese Bedingung aber in recht weiten Grenzen für zutreffend und kommt zu dem Resultat, daß der — der Form nach schon oft benutzte —

Quotient $\dfrac{\sqrt{F}}{\sqrt[3]{V}}$ („Kiemengröße“, „Lungengröße“ oder dort, wo mehrere respiratorische Oberflächen zugleich in Frage kommen, „Flächengröße“) eine für die Tierart charakteristische Konstante ergibt, wobei F aber nicht die Körperoberfläche, sondern die Größe der respiratorischen Flächen in Quadratzentimeter, V das Volum des Organismus in Kubikzentimeter bedeutet[3] (Tabelle 3).

Tabelle 3. **Scorpaena[4].**

Länge in mm	Kiemenoberfläche in qcm	„Kiemengröße“ $\dfrac{\sqrt{F}}{\sqrt[3]{V}}$
95	49	2,28
134	100	2,28
177	140	2,17
242	261	2,10

Diese Zahlen sollen aber auch bis zu einem gewissen Grade bei verschiedenen Tieren miteinander übereinstimmen (siehe Tabelle 4).

Bei manchen Molusken, bei denen die Kiemen nur klein sind, findet PÜTTER, daß er bei Hinzunahme der Haut wieder auf eine zu den anderen passende „Flächengröße“ kommt. So ist bei Chromodoris die „Kiemengröße“ nur 0,52, bei Aplysia nur 0,96, aber unter Hinzunahme der Haut kommt er auf eine „Flächengröße“ von 2,47 resp. 2,95[5].

So interessant diese Berechnungen sind, so wird man mit WINTERSTEIN[6] ihrer Bedeutung doch gewisse Bedenken entgegenstellen dürfen, besonders wenn

<hr>

[1] PÜTTER, A.: Vergleichende Physiologie S. 162. Jena 1911.
[2] PÜTTER, A.: Vergleichende Physiologie S. 154 u. f. Jena 1911.
[3] PÜTTER, A.: Vergleichende Physiologie S. 312 u. f. Jena 1911.
[4] PÜTTER, A.: Zeitschr. f. allg. Physiol. Bd. 12, S. 210. 1911.
[5] PÜTTER, A.: a. a. O. S. 316.
[6] WINTERSTEIN, H.: Handb. d. vergleich. Physiol. Bd. 1, II, S. 138 u. 263.

sie auch auf höhere Tiere ausgedehnt werden, wie dies PÜTTER tut: Ein unmittelbarer Vergleich der respiratorischen Oberflächen ist, abgesehen von der Ungenauigkeit ihrer Bestimmung, deshalb nicht zulässig, weil ihre Durchlässigkeit sicher (wie auch PÜTTER selbst erwähnt) recht verschieden ist, es also

Tabelle 4[1]).

Art	Gewicht in g	Kiemenoberfläche in qcm	„Kiemengröße"	Kiemenfläche in qcm pro g
Fische:				
Carassus	10	16,96	1,92	1,70
Maena	19	42,0	2,42	2,22
Scorpaena	29	49,0	2,28	1,69
Scyllium	86	158,0	2,84	1,86
Scorpaena	452	261,0	2,10	0,58
Labrus	608	646,0	3,25	1,06
Crustaceen:				
Palaemon	0,95	5,0	4,90	5,25
Hyas	30	40,8	2,05	1,36
Astacus	20	60,7	2,88	3,04
Molusken:				
Lima	6,2	55,6	4,06	9,0
Murex	9,0	21,0	2,20	2,33
Sepia	193	165,2	2,2	0,85

auf die Flächengröße allein nicht ankommt. Ferner: Bei den Tieren mit vollkommenen Atemeinrichtungen wird die Größe des O_2-Verbrauchs in weiten Grenzen nicht von der Größe der respiratorischen Oberfläche bestimmt, sondern von der Größe des O_2-Bedürfnisses der Gewebe. Wenn der äußere O_2-Druck nicht *allzusehr* herabgesetzt wird, ist der Sauerstoffverbrauch bei recht verschiedenem O_2-Druck praktisch gleich. Das gilt nicht nur für Warmblüter, sondern auch bis zu einem gewissen Grade, wie HENZE[2]) gezeigt hat, für Tiere mit großer und dünner Oberfläche (z. B. Medusen) und solche mit guten sekundären Atemeinrichtungen (Molusken, Crustaceen, Fische). Nur bei massigen Tieren mit mangelhaften Atemapparaten (Actinien, Sipunculus) stieg der O_2-Verbrauch mit dem O_2-Druck. Nur hier kann vermutlich die Atemfläche den O_2-Verbrauch bestimmen. — Hieran wird dadurch wohl nichts geändert, daß sich die Beziehungen zwischen Sauerstoffdruck und Sauerstoffverbrauch nach PÜTTER[3]) theoretisch durch eine Exponentialformel ausdrücken lassen.

Die Ventilationseinrichtungen.

Es ist häufig aus der Tatsache, daß irgendwelche Körperanhänge bei O_2-Mangel oder CO_2-Überfluß lebhafter bewegt werden als sonst, der Schluß gezogen worden, daß es sich hier um besondere Atemeinrichtungen handeln müsse. Dasselbe geschah bei den rhythmischen Bewegungen contractiler Vakuolen, „Exkretionsorganen" von Würmern und anderen beweglichen und nach außen mündenden Organen im Inneren von Metazoen. Dieser Schluß ist natürlich nicht bindend. Solche Bewegungen können im Dienste anderer Funktionen

---

[1]) PÜTTER, A.: Vergleichende Physiologie S. 315 u. 316. Jena 1911.
[2]) HENZE: Biochem. Zeitschr. Bd. 26, S. 255. 1910.
[3]) PÜTTER, A.: Pflügers Arch. f. d. ges. Physiol. Bd. 168, S. 491. 1917. Die allgemeine Formel ist: $y = B[1 - e^{-k(p-c)}]$, worin y den Sauerstoffverbrauch beim Druck p, B den Verbrauch beim Druck ∞ und c den Minimaldruck, bei dem noch O_2 verbraucht wird, bezeichnet. Bei Tieren mit guten Respirationsorganen ist y schon bei relativ niederen Drucken rechnerisch nahezu gleich B. Die Annahmen über die Größe von c scheinen, soweit keine experimentellen Daten vorliegen, etwas willkürlich.

stehen, und ihre unter den genannten Bedingungen eintretende Beschleunigung braucht nichts weiter zu sein als der Ausdruck einer ziemlich allgemeinen Gesetzlichkeit, daß nämlich schlechte Sauerstoffversorgung auf viele biologische Vorgänge, besonders auf die nervös geregelten, zunächst eine erregende Wirkung ausübt. Das gilt auch für Vorgänge, die mit der äußeren Atmung wenigstens direkt bestimmt nichts zu tun haben, wie die Bewegungen des Darms[1]), die Reflexe des isolierten Rückenmarks[2]) usw. Ein solcher Befund ist um so weniger beweisend, als O_2-Mangel und CO_2-Überfluß durchaus nicht bei allen Tieren geeignet sind, die Tätigkeit zweifelloser, sekundärer Atemapparate zu beschleunigen.

Da jede Oberfläche, die durchlässig ist, auch der Atmung dienen kann, so wird ihre Ausnutzung für Respirationszwecke günstiger werden, sowie das sie bespülende Wasser oder die an sie angrenzende Luftschicht in Bewegung gehalten wird. So wird schließlich jede Bewegung einer solchen Oberfläche oder eine Bewegung von Körperteilen in ihrer Nähe und auch die Bewegung des ganzen Körpers den Gaswechsel unterstützen. Um eigentliche Atembewegungen handelt es sich aber nur dann, wenn wir uns die Bewegungen nur unter dem Gesichtspunkte des Zweckes der Wasser- oder Lufterneuerung vorstellen können (dauernde Strudelbewegungen der Exopoditen der zweiten Maxille bei dekapoden Krebsen, Atembewegungen vieler Insekten, der Fische usw.).

Manche *echte Atembewegungen* dienen, wenn sie verstärkt auftreten, auch *lokomotorischen Zwecken.* So führen die Cephalopoden (Tintenfische), wenn sie ruhig dasitzen, rhythmische Zusammenziehungen des Mantels aus, durch die das Atemwasser durch die Mantelspalte herein- und zum Trichter herausbefördert und so an den in der Mantelhöhle gelegenen Kiemen vorbeigeführt wird. Dieselben Bewegungen, nur wesentlich verstärkt, macht das Tier beim Schwimmen, wobei es sich durch den Rückstoß nach rückwärts bewegt. Hierdurch wird zugleich dem erhöhten Atembedürfnis in einfacher Weise Genüge getan.

Auch bei vielen anderen Tieren wird zu gleicher Zeit mit dem Ansteigen des O_2-Bedürfnisses durch lokomotorische Körperbewegung die Ventilation automatisch verbessert. Das trifft naturgemäß zunächst für alle reinen Hautatmer zu, aber auch für andere. So wird bei den Dekapoden der von hinten nach vorn durch die Kiementaschen gerichtete Wasserstrom beschleunigt, wenn sie sich durch Schwanzschläge nach rückwärts fortschnellen. Bei *den* Muscheln, die durch Schalenschläge zu schwimmen vermögen, wird ebenfalls beim Schwimmen gleichzeitig eine sehr viel bessere Wasserversorgung der Kiemen bewirkt, welche sonst durch Flimmerbewegung von seiten der Mantelflächen und z. T. durch langsames und geringfügiges Öffnen und Schließen der Schalen besorgt wird. Bei manchen anderen Tieren hören die eigentlichen Atembewegungen während der Lokomotion auf. So sistieren, wie es scheint, die rhythmischen Bewegungen der Pedes spurii, an denen die Kiemen sitzen, bei Squilla während des Schwimmens durch Schwanzschläge; desgleichen wird angegeben, daß die Vögel ihre Atembewegungen beim Fliegen einstellen (siehe weiter unten S. 25). In beiden Fällen müßte auf andere Weise für genügende Ventilation gesorgt werden.

Die speziellen Ventilationseinrichtungen der *kiemenatmenden* Tiere, soweit sie überhaupt besondere Atembewegungen ausführen, bieten vergleichendphysiologisch kein allzu großes Interesse[3]).

---

[1]) MAYER, S.: Über ein Gesetz terminaler Nervensubstanzen. Sitzungsber. d. Akad. Wien, Mathem.-naturw. Kl. III Bd. 81, S. 121. 1880.

[2]) BETHE, A.: Ergebn. d. Physiol. Bd. 5, S. 250 u. Festschr. f. Rosenthal S. 231. Leipzig: Thieme 1906. Hier weitere Literatur. Siehe auch MATHISON: Journ. of physiol. Bd. 41. 1910; Bd. 42. 1911 und ROAF: ebd. Bd. 43. 1912.

[3]) Die Mannigfaltigkeit der Bewegungen, welche ausgeführt werden, um einen Wasserstrom den Kiemen zuzuführen oder diese selbst im Wasser hin und her zu bewegen, ist so groß, daß auf Einzelheiten hier nicht eingegangen werden kann. Über alles dies geben die Zusammenfassungen von BABÁK und von HESSE ausführliche Auskunft. Die z. T. recht komplizierten Ventilationseinrichtungen der Fische sind auch von BAGLIONI in den Ergebn. d. Physiol. Bd. 9, S. 90—137. 1910 dargestellt.

Anders ist es bei der Atmung durch *Tracheen,* die wir auf einen einzigen Unterstamm des Tierreiches, die Tracheaten, beschränkt finden[1]). Diese lufthaltigen Röhrensysteme, die den ganzen Tierkörper in immer feiner werdenden Capillaren durchziehen, können mit der Außenwelt durch die Stigmen kommunizieren, sie können aber auch, wie das bei vielen im Wasser lebenden Insektenlarven der Fall ist, geschlossen sein. Bei den Tieren mit offenem Tracheensystem gibt es sehr viele, besonders die größeren Arten, bei denen Atembewegungen zur Beobachtung kommen: mehr oder weniger rhythmische, hebende und senkende Bewegungen des Hinterleibes (Abdomen), die besonders eingehend von BABÁK[2]) untersucht worden sind.

Die von LANDOIS vertretene Ansicht, daß die Verschlußeinrichtungen der Stigmen für die Lufterneuerung in den Tracheen eine besondere Rolle spielen, indem diese am Anfang der Exspiration verschlossen würden und dadurch die vorher eingeatmete Luft in die feineren Stämme hineingepreßt würde, wird von BABÁK abgelehnt. Dies geschieht besonders aus dem Grunde, weil solche Verschlußeinrichtungen durchaus nicht bei allen Insekten mit aktiven Ventilationsbewegungen vorhanden sind. Auch die mechanischen Verhältnisse sind der LANDOISschen Deutung nicht besonders günstig, da der Vorderkörper sehr fest gepanzert ist. Bei eröffnetem Thoraxpanzer, also nach Fortfall des Gegendrucks, sieht man allerdings bei größeren Insekten jedesmal mit der Exspiration den Blutspiegel sich vordrängen und bei der Inspiration zurücksinken. Daraus lassen sich aber keine Schlüsse für die Verhältnisse bei geschlossenem Thorax ziehen.

Bei kleineren Insekten, Arachniden usw. werden aber aktive Atembewegungen vermißt. Hier könnten nur, wenn auch in geringem Maße, die Bewegnngen der Glieder beim Laufen, der Flügel beim Fliegen und sonstige Körperbewegungen (Herzschlag) indirekt den Gasaustausch zwischen Tracheen und Außenluft unterstützen. Es lag daher nahe, in diesen Fällen den Luftwechsel im wesentlichen der *Diffusion* zuzuschreiben, wogegen sich aber die meisten Zoologen und Physiologen wegen der außerordentlichen Enge und Länge der Tracheen sträubten.

Neuerdings hat KROGH[3]) diese Frage einer experimentellen Untersuchung unterworfen. Auf Grund anregender, theoretischer Erwägungen und klarer Versuche kommt er zu dem Resultat, daß bei *den* Tieren, bei denen Atembewegungen nicht festzustellen sind, die Diffusion in der Tat genügt, um das Sauerstoffbedürfnis zu decken (Arachniden, Myriapoden, die meisten Insektenlarven und wahrscheinlich alle Puppen).

Bei größeren Insekten mit gut sichtbaren aktiven Atembewegungen (speziell untersucht wurden Dytiscuslarven) muß unterschieden werden zwischen den „Respirationstracheen", die leicht kompressibel sind, und den zylindrischen, steiferen „Diffusionstracheen". Nur in den ersteren findet eine aktive Ventilation statt, die aber recht bedeutend ist. Die Respirationstracheen haben eine Kapazität von etwa $^2/_3$ der Totalkapazität, und sie erneuern bei normaler Respiration wieder ungefähr $^2/_3$ ihrer Luft. In den feineren Seitenzweigen (Diffusionstracheen) geschieht der Wechsel wie bei *den* Tracheaten, die keine aktiven Atembewegungen ausführen, nur durch Diffusion[4]).

---

[1]) Hier sind Tracheaten im morphologischen Sinne gemeint. Im physikalischen Sinne kommen Tracheen, d. h. der Atmung dienende, feine Luftkanäle, noch bei den Landasseln (Porcellio usw.) vor. Sie sind hier aber auf bestimmte Körperteile (Beinanhänge) beschränkt. Ebenso kann man bei der Lunge der Vögel von einem lokalen Tracheensystem sprechen (siehe weiter unten).

[2]) BABÁK, E.: Pflügers Arch. f. d. ges. Physiol. Bd. 147, S. 349. 1912; ders. in Wintersteins Handbuch Bd. 1, II, S. 382 u. f.

[3]) KROGH, A.: Tracheenrespiration. Pflügers Arch. f. d. ges. Physiol. Bd. 197, S. 95 bis 120. 1919.

[4]) Nach KROGH dienen die Tracheen hauptsächlich der Sauerstoffaufnahme, während die Kohlensäure zum größten Teil durch die Haut ausgeschieden würde. Nach v. BUDDENBROCK und v. ROHR ist dies nicht allgemein richtig. (Berlin. klin. Wochenschr. Jg. 58, S. 1003. 1921; Pflügers Arch. f. d. ges. Physiol. Bd. 194, S. 218. 1922.)

KROGH macht in diesem Zusammenhang darauf aufmerksam, daß sehr große Tracheenatmer nicht existieren könnten und in der Tat auch nie existiert hätten, weil diese Art der Atmung, bei der die Gasdiffusion in engen Röhren eine so große Rolle spielte, der Volumzunahme bald eine Grenze setzte. Man wird dies allerdings nur mit Einschränkung hinnehmen dürfen: Das Prinzip der Tracheenatmung, die Atemluft in gasförmigem Zustande durch fein verästelte Röhren direkt bis an die Stellen des Sauerstoffverbrauchs und der Kohlensäurebildung hinzubringen, erscheint an sich nicht unzweckmäßig. Es würde auch bei großem Körpervolum eine hinreichende Ventilation ermöglichen, wenn die feineren Tracheen nicht blind endeten oder in anastomosierende Endnetze ausliefen, sondern sich wieder wie die Blutcapillaren zu stärkeren, nach außen mündenden Röhren vereinigen und von einem einseitig gerichteten Luftstrom durchzogen würden. Durch Einfügung von Aufnahmereservoiren und von Klappen nach Art des Blutgefäßsystems höherer Tiere und geeignete Steuerung der Atembewegungen wäre dies zu erreichen. Bei den Tracheaten ist etwas Derartiges nicht bekannt. Wohl aber liegen nach neueren Forschungen bei der Lunge der Vögel Verhältnisse vor, welche in diesem Sinne gedeutet werden könnten.

Das eben geschilderte Prinzip, das Atemmedium auf *verschiedenen* Wegen ein- und austreten zu lassen und dasselbe so nur in *einer* Richtung an den respiratorischen Oberflächen vorbeizuführen, finden wir bei wasseratmenden Tieren sehr häufig (Dekapoden, Tunicaten, Fische, Kaulquappen), bei den luftatmenden Tieren dagegen nirgends. Hier wird die Luft bei der Inspiration durch dieselbe Öffnung aufgenommen, durch die sie bei der Exspiration den Körper wieder verläßt. Da der Rezipient für die Luft meist sackförmig ist (Amphibien, Reptilien und Säuger) und sich nie vollkommen entleert, so stehen die in seiner Wand gelegenen respiratorischen Oberflächen nicht unter besonders günstigen Austauschbedingungen. Eine Ausnahme bilden in dieser Beziehung nur die Vögel (siehe weiter unten). Hier liegt also ein Prinzip vor, das man mit dem der *Kolbenspritze* vergleichen kann, bei der die Flüssigkeit auf demselben Wege eingesogen und ausgespritzt wird. Dementsprechend kann man die bei den Tunicaten und Fischen vorliegende Anordnung mit einer *Pumpe* oder einem *Blasebalg* vergleichen, bei welchen unter Einschaltung von Ventilen die Flüssigkeit oder Luft von einer Seite her eingesogen und nach der anderen Seite ausgeworfen wird.

Das Blasebalgprinzip ist in gewissen Punkten bei der Luftatmung der *Amphibien* von den Fischen her beibehalten, aber in scheinbar recht unvorteilhafter Weise für den neuen Zweck ausgebaut worden. Am genauesten sind hier die Verhältnisse beim Frosch untersucht [GAUPP[1]), BAGLIONI[2]), GRAHAM BROWN[3]) und andere]:

Luft wird durch die mit Klappen versehenen Nasenlöcher vermittelst rhythmischer Bewegungen des Mundbodens in die Mundhöhle aufgenommen (Kehlbewegungen). Von Zeit zu Zeit schließen sich die Nasenlöcher unter gleichzeitiger Öffnung des Kehlkopfeingangs (Atemritze), wobei durch Kontraktion der Bauchmuskeln ein Teil der in den Lungen vorhandenen Luft in die Mundhöhle ausgepreßt wird (Exspiration). Eine unmittelbar daran anschließende Kontraktion der die Mund- und Rachenhöhle umkleidenden Muskeln treibt dieses Gemisch guter und verbrauchter Luft teilweise wieder in die Lungen hinein (Inspiration), worauf sich die Atemritze wieder schließt und der Prozeß unter Ausspülung der Mundhöhle mit frischer Luft von neuem beginnt. Es handelt sich also um ein Verschlucken der Luft. Die Mundhöhle wirkt im ersten Akt als Saugpumpe, im zweiten Akt verhält sie sich passiv, beim dritten Akt wirkt sie als Druckpumpe, um die in ihr enthaltene Luft in

---

[1]) GAUPP, E.: Arch. f. (Anat. u.) Physiol. 1896, S. 239 u. Anatomie des Frosches Bd. 3, S. 164—205. 1904.

[2]) BAGLIONI, S.: Arch. f. (Anat. u.) Physiol. 1900, Suppl. S. 33; Ergebn. d. Physiol. Bd. 11, S. 536. 1911.

[3]) GRAHAM BROWN, T.: Pflüg. Arch. Bd. 130, S. 193. 1909.

die Lunge hineinzutreiben. Ein Mittel, den Thorax aktiv zu erweitern, steht dem Frosch nicht zur Verfügung, wohl aber kann er durch Vermittlung der Bauchmuskeln aktiv die Luft aus der Lunge auspressen. Auch die Elastizität der Lungen unterstützt die Exspiration passiv. Die Eröffnung der Atemritze scheint manchmal Schwierigkeiten zu bereiten, besonders bei Verklebung der Nasenlöcher, wonach sich die Tiere oft ganz mit Luft aufpumpen, indem sie Luft unter Öffnung des Mundes in die Mundhöhle aufnehmen und in die Lungen pressen (BAGLIONI). Es wird dies so gedeutet, daß das Spiel der Nasenlöcher und der Atemritze miteinander gekoppelt sind. Bei Auslösung des Quakreflexes kann aber auch dann noch die Luft aus den Lungen entweichen. — Ganz geklärt erscheint der Mechanismus noch nicht. Über die Muskeln *in* der Lunge von Amphibien und ihre Reflexe liegen eingehende Versuche von CARLSON und LUCKHARTD[1]) vor.

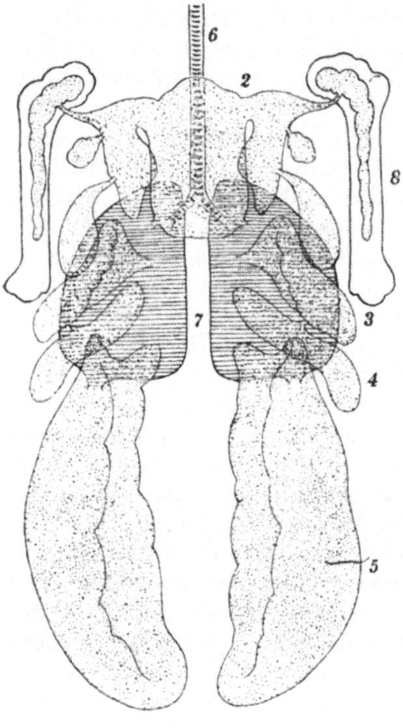

Die Ventilationseinrichtungen der *Reptilien* nähern sich schon sehr denen der Säuger. Bei Schlangen und Eidechsen gestatten die Bewegungen der Rippen ausgiebige Erweiterung und Verengerung des Thorax. Bei den Schildkröten, deren Brust und Bauchraum von einem festen Panzer umgeben ist und welche bewegliche Rippen nicht besitzen, scheinen im wesentlichen Bewegungen des Schultergürtels die Inspiration zu bewirken, während die Exspiration dem Beckenboden zugeschrieben wird [SIEFERT[2])]. Bemerkenswert ist, daß bei den Reptilien reichlich glatte (und nach FANO auch quergestreifte) Muskeln in den Lungen vorhanden sind, welche sich rhythmisch zusammenziehen und dadurch das Lungenvolum aktiv verkleinern können. Ihre Bedeutung ist besonders durch FANO und FASOLA[3]) und durch FRANÇOIS-FRANCK[4]) untersucht worden. Am besten sind die Bewegungen dieser Lungenmuskeln nach Ausschaltung der äußeren Atemmuskeln zu beobachten. Innerviert werden sie von der Medulla oblongata auf dem Wege der Vagi.

Abb. 1. Schema der Luftsäcke der Taube. 2 Interclavicularsack, 3 vorderer u. 4 hinterer thorakaler Sack, 5 abdominaler Sack, 6 Luftröhre, 7 Lunge, 8 Oberarm. (Nach C. HEIDER, aus Hesse-Dofflein.)

Nach SIEFERT[5]) wurde LANGENDORF durch solche Eigenbewegungen der Lunge getäuscht, als er den Eidechsen spinale Atemzentren zuschrieb, weil er nach hoher Durchtrennung des Rückenmarks noch langsame Bewegungen des Brustkorbes beobachtete. Diese bleiben nach SIEFERT bestehen, wenn das Rückenmark ausgebohrt wird, andrerseits erlöschen sie nach FRANÇOIS-FRANCK, wenn die Vagi durchschnitten werden.

Trotz vieler Bemühungen ist der *Atemmechanismus der Vögel* noch recht wenig geklärt. Obwohl die Vögel einen sehr hohen Stoffwechsel haben, so sind doch ihre Lungen verhältnismäßig klein [im Durchschnitt sollen sie nur $^1/_{180}$

---

[1]) CARLSON, A. S. u. A. B. LUCKHARDT: Americ. journ. of physiol. Bd. 54. 1920 und Bd. 55. 1921. Siehe den Nachtrag auf S. 36.

[2]) SIEFERT, E.: Pflügers Arch. f. d. ges. Physiol. Bd. 64, S. 321. 1896. Hier auch die ältere Literatur, ebenso bei S. BAGLIONI: Ergebn. d. Physiol. Bd. 11, S. 547. 1911 u. BABAK: a. a. O.

[3]) FANO, G. u. G. FASOLA: Arch. per le scienze med. Bd. 17, S. 431. 1893.

[4]) FRANÇOIS-FRANCK, CH.: Cpt. rend. des séances de la soc. de biol. Bd. 59, II, S. 68 u. 167. 1907.

[5]) SIEFERT, E.: a. a. O. S. 402.

des Körpergewichts haben, SIEFERT[1])] und ihre Atembewegungen (gegenüber Säugetieren) an Zahl gering [nach P. BERT[2]) macht der Kasuar 2—3, Marabu 4, Kondor 6, Huhn 12, Taube 30 Atembewegungen in der Minute; demgegenüber führt der Löwe 10, Hund 15, Rind 15—18, Antilope 22, Ratte 100—200 Atembewegungen in der Minute aus]. Eine andere auffallende Tatsache ist, daß Vögel auch nach langen Flugleistungen, die man mit einem großen Sauerstoffverbrauch verbunden ansehen muß, nicht dyspnoisch gefunden werden, während dies bei Säugern nach schnellem Laufen stets der Fall ist. Nur dann, wenn Vögel in einem engen Raume herumzuflattern gezwungen werden, zeigen sie Anzeichen einer deutlichen Dyspnoe.

Der Bau des Respirationsapparates der Vögel weicht von dem aller anderen luftatmenden Wirbeltiere ab. Die kleinen sehr massigen und hochroten Lungen sind fest zwischen die Rippen und Wirbelsäule eingekeilt und mit diesen Knochenteilen verwachsen. Sie sind kaum befähigt Volumänderungen vorzunehmen. Höchstens könnten solche mit den Rippenbewegungen erfolgen, aber dann sind sie jedenfalls sehr klein. Die aus der Aufspaltung der Trachea hervorgehenden Bronchien gehen zwar zum Teil in die Lungen über, indem sie sich hier vielfach verzweigen, zu einem anderen Teil stellen sie aber direkt oder indirekt *breite* Kommunikationen zu den großen *Luftsäcken* her, die

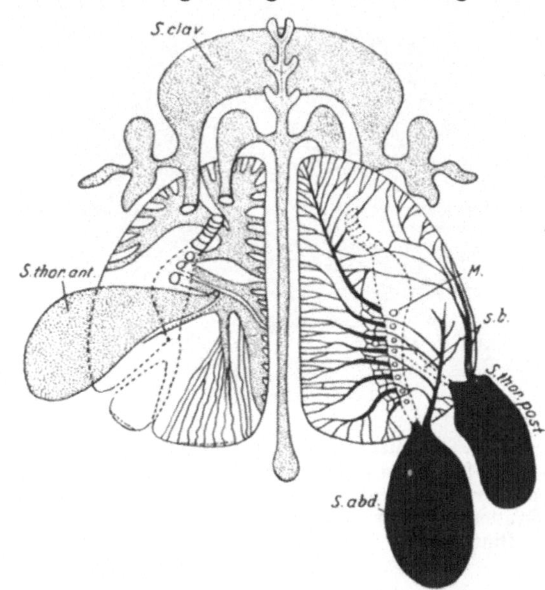

Abb. 2. Schematische Darstellung der Taubenlunge nach BRANDES. Ansicht von der Bauchseite. Links ventrale Oberfläche mit System der Ventrobronchien, rechts dorsale Teile mit System der Dorsobronchien und Saccobronchien.

teilweise im Thorax, teilweise im Abdomen gelegen sind (Abb. 1). Bei jeder Erweiterung oder Verengerung des Thorax wird daher, wenn keine besonderen Steuereinrichtungen vorhanden sind, *der Hauptteil des Luftstromes durch die Luftsäcke, aber nicht durch die Lungen hindurchstreichen.* Die Luftsäcke kommen aber, entgegen früheren Annahmen, als respiratorische Oberfläche gar nicht in Frage, da sie außerordentlich wenig vascularisiert sind [BAER[3]) und andere] und ihre Gesamtoberfläche nicht einmal die der Körperoberfläche erreicht.

Während man früher immer als selbstverständlich angenommen hatte, daß die Bronchiolen nach Analogie der Säugetierlunge in Alveolen übergingen oder wenigstens blind endigten, hat sich besonders durch die Untersuchungen von GUIDO FISCHER[4]) und FR. E. SCHULZE[5]) gezeigt, daß dies nicht der Fall ist,

[1]) SIEFERT, E.: Pflügers Arch. f. d. ges. Physiol. Bd. 64, S. 439—506 [456] 1896; hier auch ältere Literatur.
[2]) BERT, P.: Leçons sur la physiologie comparée de la respiration S. 393, Paris 1870.
[3]) BAER, MAX: Anatomie und Physiologie der Atemwerkzeuge bei den Vögeln. Dissert. Tübingen 1896 u. Zeitschr. f. wiss. Zool. Bd. 61, S. 421. 1896.
[4]) FISCHER, GUIDO: Der Bronchialbaum der Vögel. Zoologica. H. 45. Stuttgart 1905.
[5]) SCHULZE, F. E.: Verhandl. VIII. internat. Zool.-Kongreß Graz 1910, S. 446.

daß sie vielmehr in feine, miteinander anatomosierende *Luftcapillaren* übergehen. Das Verhältnis dieser Capillaren zu den Bronchien ist nun bereits recht
kompliziert: Von dem Mesobronchium (*M* in Abb. 2 und 4), das die Fortsetzung
des Hauptbronchus (*H. Br.*, Abb. 4) darstellt, gehen in das Lungengewebe zwei
Arten von Bronchien hinein, die Dorsobronchien (*D. Br.*), die sich auf der dorsalen Oberfläche der Lunge verzweigen, und die Ventrobronchien (*V. Br.*),
welche sich auf der ventralen Oberfläche ausbreiten. Beide Kanalsysteme sind
durch senkrechte Röhren, die schon lange unter dem Namen Lungenpfeifen
bekannt sind, miteinander verbunden (*P.*, Abb. 4). Von den Lungenpfeifen
gehen nun nach den Seiten feinere Bronchiolen aus, welche sich zu Capillaren auflösen, die unter-einander anastomosieren (Abb. 3).

Zu den schon SAPPEY (1847) bekannten Dorso- und Ventrobronchien ist ein neues System größerer Bronchien durch die Untersuchungen von F. E. SCHULZE[1] hinzugekommen, die er mit dem Namen Saccobronchien belegt hat, weil sie, vom hinteren thorakalen und vom abdominalen Luftsack ausgehend, in die hinteren und lateralen Lungenteile hineinziehen und sich hier mit den basalen Teilen der Dorsobronchien verbinden, was besonders durch Untersuchungen von BRANDES[2] bestätigt wurde (Abb. 2, rechter Teil, und Abb. 4, *s. b.*).

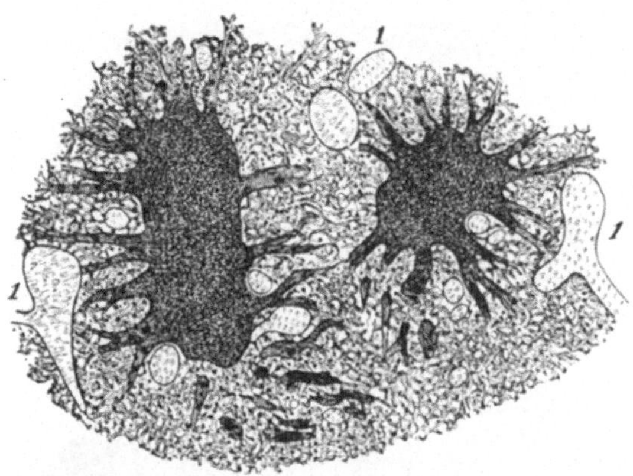

Abb. 3. Schnitt durch eine Vogellunge, bei der
die Luftwege injiziert sind. Es sind zwei Lungenpfeifen getroffen, deren Verästelungen durch ein
System feinster Luftcapillaren verbunden sind.
1 Blutgefäße. (Nach G. FISCHER. Aus Hesse u.
Dofflein: Tierbau und Tierleben I.)

Solange man diese Verhältnisse nicht kannte und solange man annahm,
daß die Atmung der Vögel nach dem Prinzip der Säugeratmung erfolge, so lange
mußte es unverständlich erscheinen, wie dem starken Sauerstoffbedürfnis der
Vögel durch ihren Atemapparat Genüge getan werden könne. Wenn die Luft
bei den Atembewegungen einfach hin und zurück flutete, wie dies selbst
F. E. SCHULZE trotz genauerer Kenntnis des anatomischen Baues noch annahm, dann würde eine einigermaßen ausgiebige Ventilation der Lunge unmöglich sein. Die Luft würde sich fast ausschließlich zwischen den Luftsäcken
und dem Außenraum hin und her bewegen. Daß dabei ein nennenswerter Luftwechsel in den Lungenpfeifen, ja auch nur in den gröberen Bronchien stattfände, ist fast ausgeschlossen. Die eigentliche respiratorische Oberfläche wird
ja aber nicht einmal durch die Lungenpfeifen repräsentiert, sondern die Luftcapillaren, die sich auf das innigste mit den reichen Blutcapillaren durchmischen,
sind als solche anzusehen.

Noch unverständlicher wurde die Atmung durch die wiederholt beschriebene
Tatsache, daß die Atmung ohne wesentliche Dyspnoeerscheinungen weitergeht,
wenn einzelne Luftsäcke eröffnet werden, und daß nach Verschluß der Trachea
durch einen Luftsack (am besten durch den subclaviculären bei Öffnung seines
in den Humerus ziehenden Seitendivertikels, HUNTER 1774) in genügender
Weise ein- und ausgeatmet werden kann. Sind Humerus und Trachea offen,

[1] SCHULZE, F. E.: Verhandl. VIII. internat. Zool.-Kongreß Graz 1910. S. 446.
[2] BRANDES, G.: Pflügers Arch. f. d. ges. Physiol. Bd. 203, S. 492. 1924.

so kann man Luft in kontinuierlichem Strom auf dem einen oder dem anderen Wege hindurchblasen, ohne daß Dyspnoeerscheinungen auftreten. Bei schwachem Strom atmet das Tier ruhig weiter, und nur beim Wechsel der Richtung tritt, wie ich mich mit ALFRED SCHWARTZ in unveröffentlichten Versuchen überzeugte, Unruhe ein. Bei stärkerem Durchblasen kommt es zu einer oft beschriebenen Apnoe, auf deren Ursachen später einzugehen sein wird[1]). Man kann dieselbe, wie wir oft sahen, durch Stunden aufrechterhalten; besonders, wenn reiner Sauerstoff verwendet und der Druck gerade ausreichend gewählt wird, bleiben die Tiere vollkommen ruhig und zeigen keine Andeutungen von Cyanose. Hierbei müßte aber die Luft, wenn keine Steuereinrichtungen vorhanden sind, fast vollkommen an dem eigentlichen Lungengewebe vorbeistreichen. Es müssen daher *irgendwelche Einrichtungen vorhanden sein*, welche die Luft zwingen, *bestimmte Wege in der Lunge zu gehen*, und zwar so, daß sie die Lungenpfeifen passieren muß. Wie dies gedacht werden kann, hat zum erstenmal BRANDES[2]) gezeigt.

BRANDES geht von der zuerst von PERRAULT (1666) aufgestellten, später besonders von SAPPAY (1847) und zuletzt von SIEFERT (1896)[3]) verfochtenen Ansicht aus, daß sich die extrathorakalen (und zwar in erster Linie der S. abdominalis und der S. thorac. post.) und die intrathorakalen

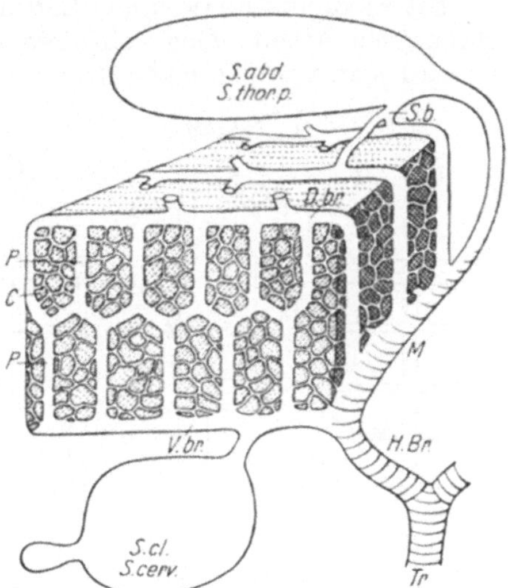

Abb. 4 Schema der Luftwege der Vögel. Es ist dargestellt ein Stück Lunge (schraffiert) und je ein Repräsentant der hinteren und vorderen Luftsäcke.

Luftsäcke antagonistisch verhalten. Bei der Inspiration sollen sich nur die letzteren füllen, die ersteren dagegen entleeren; umgekehrt bei der Exspiration. Ferner benutzt er die von FISCHER und besonders von F. E. SCHULZE gemachte Beobachtung, daß sich an den Bronchien, vor allem am Eingang zu den Luftsäcken, starke Ringmuskulatur befindet und daß auch die Parabronchien Ringmuskeln in der Nähe des Lumens besitzen. Die ersteren läßt er der Steuerung des Luftstromes dienen, während er in den letzteren eine Art Rührwerk erblickt. Der Luftstrom soll nun so geleitet werden, daß er bei der einen Phase der Atmung aus den hinteren Luftsäcken durch die Lungen nach außen streicht, bei der anderen Phase aber aus den vorderen Luftsäcken. In der jeweils entgegengesetzten Phase können sich die Säcke wieder durch Vermittlung ihrer großen Bronchien aus der Trachea mit frischer Luft füllen. Hier wird also eine Vorstellung der älteren französischen Autoren wieder aufgenommen, daß der Lunge sowohl bei der Inspiration wie bei der Exspiration unverbrauchte Luft zugeführt wird, nur mit dem Unterschied, daß diese die Luftwege in der Lunge als abgeschlossen ansehen und keine Steuervorrichtungen annehmen, welche die Luft verhindern, den bequemeren Weg zu nehmen. Leider hat sich BRANDES in der vorliegenden Arbeit über manche Punkte noch nicht im einzelnen ausgesprochen, so daß man ein ganz klares Bild nicht erhält.

---

[1]) Siehe S. 34.
[2]) BRANDES, G.: Pflügers Arch. f. d. ges. Physiol. Bd. 203, S. 492. 1924.
[3]) SIEFERT, E.: Pflügers Arch. f. d. ges. Physiol. Bd. 64, S. 167. 1896. Hier eingehende Besprechung der älteren Arbeiten; ebenso bei BAER.

Nun scheint es aber nach den Versuchen von BAER[1]), FRANÇOIS-FRANCK[2]) und VICTOROW[3]) gesichert, daß die Lehre von der antagonistischen Wirkung der Luftsäcke unrichtig ist. BAER hat die Atmung gleichzeitig von einem intrathorakalen, einem extrathorakalen Luftsack und dem Sternum registriert und stets synchrone und *gleichgerichtete* Bewegungen erhalten. Mit dem gleichen Resultat hat FRANÇOIS-FRANCK *alle* Luftsäcke untersucht, offenbar ohne Kenntnis der BAERschen Arbeit. Obgleich diese Versuche nur an der Taube angestellt sind, so wird man von denselben doch zunächst bei den weiteren Betrachtungen aus-

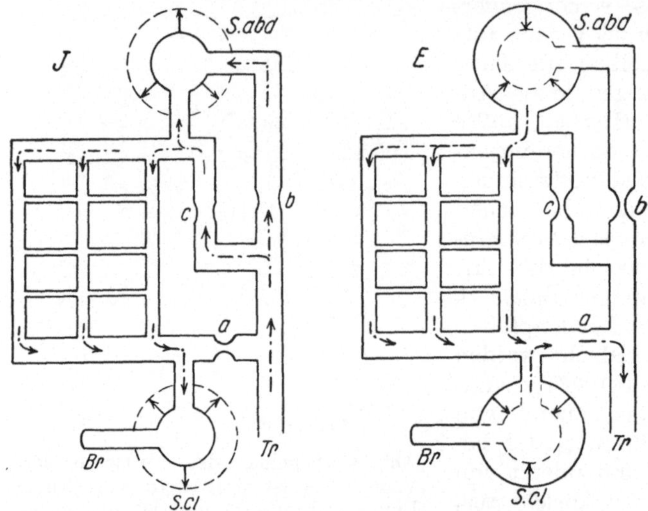

Abb. 5. Schema der vermutlichen Steuerung in der Vogellunge. *J:* Inspiration. *E:* Exspiration.

gehen müssen. (Auch BRANDES erwägt die Frage, wie die Atmung bei fehlendem Antagonismus zu denken wäre, und kommt auch hier zu Steuerungsmöglichkeiten, die aber nur angedeutet werden.)

Mir scheint eine plausible Erklärung des Atemmechanismus der Vögel durch das in Abb. 5 dargestellte Schema gegeben, welches sich an das Schema der anatomischen Verhältnisse der Abb. 4 eng anlehnt und die Gedankengänge von BRANDES benutzt. Bei der Inspiration (Abb. 5, *J.*) erweitern sich gleichzeitig die hinteren und vorderen Luftsäcke, die hinteren (repräsentiert durch den Sac. abd.), indem sie unmittelbar die Luft aus der Trachea schöpfen, die vorderen (repräsentiert durch den Sac. clavic.), indem die Luft unter Drosselung an der Stelle *a* gezwungen wird durch die Lungenpfeifen zu ziehen. Bei der Exspiration (Abb. 5, *E*) stellen sich die Ventile um, indem bei *b* und *c* gedrosselt und *a* freigegeben wird. Dann wird die verbrauchte Luft aus den vorderen Luftsäcken direkt in die Trachea entweichen, die frische Luft aus den hinteren aber indirekt, indem sie durch die Saccobronchien in die Dorsobronchien tritt und — durch die Lungenpfeifen — in derselben Richtung wie bei der Inspiration in die Ventrobronchien übergeht.

Wird der Seitendivertikel des Sac. clav., der in den Humerus hineingeht, bei *Br.* geöffnet und Luft *von der Trachea* durchgedrückt, so braucht sich nichts zu ändern. Die Atembewegungen können bleiben wie vorher. Wird der Strom stärker, so daß Apnoe eintritt, so ist für genügende Ventilation gesorgt, sowie die Steuerung in Inspirationsstellung stehen bleibt. Wird die Luft in umgekehrter Richtung vom Humerus aus durchgeleitet, dann muß ebenfalls die Inspirationsstellung beibehalten werden, die Luft zieht aber jetzt in abnormer Richtung durch die Lungenpfeifen hindurch. Hierauf könnte man die Unruhe zurückführen, die stets bei Wechsel der Richtung auftritt.

<hr>

[1]) BAER, M.: Zeitschr. f. wiss. Zool. Bd. 61, S. 420. 1896.
[2]) FRANÇOIS-FRANCK, M.: Cpt rend. des séances de la soc. de biol. Bd. 58, II, S. 174 u. 308. 1906.
[3]) VICTOROW: Pflügers Arch. f. d. ges. Physiol. Bd. 126, S. 300. 1909.

Die *Ventilation der Lungenpfeifen* ist bei einer so gedachten Steuerung *vollkommen*. Eine Ventilation der Capillaren, welche die Pfeifen untereinander verbinden (Abb. 3 u. 4), würde aber ausbleiben. Hier wird in der Hauptsache die *Diffusion* eintreten müssen, die auch bei den kurzen zurückzulegenden Wegen ausreichen dürfte, wie dies Krogh[1]) für die Tracheen gezeigt hat. Unterstützend werden Kontraktionen der vorher erwähnten Ringmuskulatur der Parabronchien wirken können, vor allem aber auch die Rippenbewegungen, welche ohne Zweifel besonders die zwischen sie eingekeilten Teile der dorsalen Lungenfläche bei der Exspiration zusammenpressen[2]).

Dieses „Ausdrücken" der Lunge durch die Rippenbewegungen (nach Art eines Schwammes) im Verein mit der Wirkung der inneren Lungenmuskeln wird man auch dafür verantwortlich machen müssen, daß auch ohne Luftsäcke das Atembedürfnis noch einigermaßen befriedigt werden kann. Wie Siefert[2]) und Victorow[3]) gezeigt haben, kann man bei der Taube alle Luftsäcke weit eröffnen und die Lunge ganz freilegen, ohne daß das Tier schnell erstickt. Es wird nur stark dyspnoisch und cyanotisch, aber es atmet noch lange Zeit fort. Es erscheint aber verfehlt, aus dieser Tatsache, wie Siefert dies tut, den Schluß zu ziehen, daß auch bei der normalen Atmung nur diese Ausdrückung der Lungen, welche sich beim Nachlassen des Drucks wieder mit Luft vollsaugen würden, für den Luftwechsel in der Lunge in Frage kommt. *Mit* Luftsäcken ist eben die Taube nicht dyspnoisch, und je mehr Kommunikationen mit der Außenluft man herstellt, um so mehr stellt sich Atemnot ein. Siefert hat auch nicht beachtet, daß man Vögel lange Zeit ohne Anzeichen von Cyanose apnoisch halten kann, wenn man Luft von der Trachea einbläst und durch den Humerus austreten läßt. Die Tiere müßten aber zweifellos schnell ersticken, wenn zur Ventilation der Lunge *Rippenbewegungen nötig wären.* Die Volumänderungen der Lunge, die ihr durch die Rippenbewegungen aufgezwungen werden, können auch nur sehr gering sein und könnten daher schwerlich eine genügende Ventilation bewirken.

Daß das Atembedürfnis der Vögel beim *Ruderflug* steigen muß, kann keinem Zweifel unterliegen. Aber schon frühzeitig haben sich Bedenken dagegen erhoben, daß die Vögel beim Fliegen überhaupt die normalen Atembewegungen ausführen können (Campana). Marey und ebenso P. Bert kamen dann auf die gewiß plausible Idee, daß sich der Brustkorb synchron mit den Flügelschlägen erweiterte (beim Heben der Flügel) und verengerte (beim Schlagen nach unten). Marey[4]) versuchte dies auch zu beweisen, indem er in die Trachea der Taube eine Kanüle einband und mittels eines Schlauches mit einer Mareyschen Kapsel verband. Hierbei zeigte sich in der Tat das von ihm erwartete Resultat. Baer[5]) führt gegen diesen Versuch aber an, daß es sich dabei wahrscheinlich um Druckschwankungen handelte, die durch Pendelbewegungen des langen Schlauches hervorgerufen würden (?). Er hält es vielmehr für sicher, daß *Atembewegungen nicht ausgeführt werden könnten,* weil die Flugbewegungen eine *Feststellung* des ganzen Thorax verlangten. Kleine Druckschwankungen im Thorax sollen nach seiner Ansicht wohl durch die Arbeit der Flugmuskeln entstehen können, im wesentlichen will er aber das Atembedürfnis dadurch befriedigt sehen, daß der gegen das Tier gerichtete Luftstrom die Lungen aufblähe. Daß ein von vorn auf die Nasenlöcher gerichteter Luftstrom diese Wirkung haben kann, hat er

---

1) Krogh: Zitiert S. 18.

2) Siehe E. Siefert: Pflügers Arch. f. d. ges. Physiol. Bd. 64, S. 474. 1896.

3) Victorow: Zitiert S. 24. — Nach Victorow ist anzunehmen, daß die Luftsäcke nebenher auch als Kühlapparat dienen.

4) Marey, E. S.: Le vol des oiseaux S. 89. Paris 1890.

5) Baer, M.: Zitiert S. 24.

an Vogelleichen bewiesen. Er übersieht aber vollkommen, daß dies nur zu einem
stationären Zustand führen kann, während die Atmung einen dauernden Luft*wechsel*
verlangt. Man könnte sich diesen wohl dadurch herbeigeführt denken, daß die
Tiere von Zeit zu Zeit die eingeblasene Luft durch Kontraktionen der Bauchmuskeln wieder ausstoßen; aber es erscheint gar nicht notwendig, derartige An-
nahmen zu machen, und es ist nicht recht verständlich, daß viele der neueren Autoren den Annahmen BAERS gefolgt sind. Daß es sich hier nur um eine *An-nahme* handelt, hat auch BABÁK ausgesprochen, und ich kann nicht einsehen, warum eine Fest-stellung des ganzen Thorax beim Fliegen notwendig sein soll.

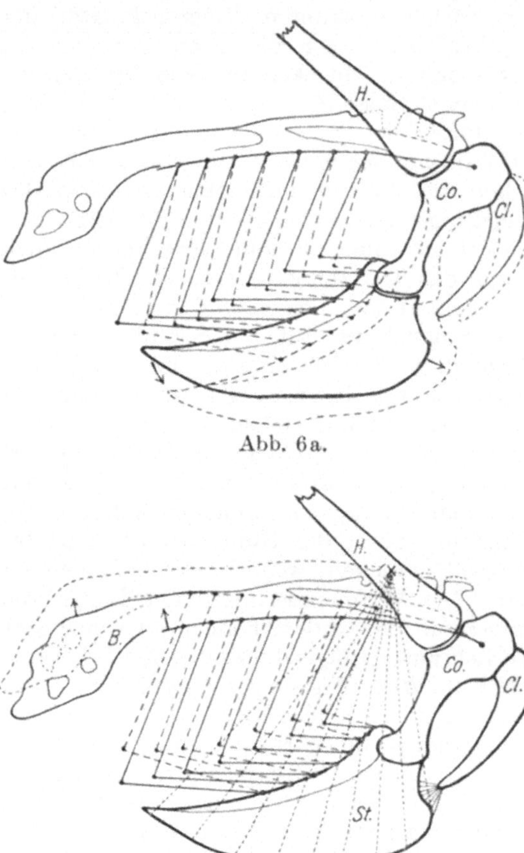

Abb. 6a.

Abb. 6b.

Abb. 6a und 6b. Schema der Bewegungen des
Brustkorbes der Vögel beim Atmen. 6a: Bei fest-
gestelltem Becken (im Stehen). 6b: Bei festge-
stelltem Brustbein (beim Liegen auf der Sternum
und beim Fliegen).

Beim Sitzen auf dem Boden atmen allerdings die Vögel so, daß die Wirbelsäule als einigermaßen feststehend betrachtet werden kann, und daß sich im Verhält-nis zu ihr das Sternum um den Kopf des Coracoids als Dreh-punkt bewegt. Ebenso ist es, wenn der Vogel auf dem Rücken liegt. Fixiert man ihn aber mit dem Bauch nach unten auf dem Taubenhalter, so daß er auf dem Kamm des Sternums, wie das Schiff auf seinem Kiel, liegt, dann sind die Wirbelsäule und das Becken der bewegliche Teil und werden beim Atmen gehoben und gesenkt. Ebenso kann es beim Fliegen in der Luft sein. Diese Verhältnisse illustriert die Abb. 6a u. b. Der ganze Vogel-körper ist ja beim Fliegen im Schultergelenk gewissermaßen aufgehängt. Coracoid, Sternum und Furcula sind aber durch Bänder fest gegeneinander ver-steift, so daß der Zug der mäch-tigen Brustmuskeln (in der Abb. 6b punktiert angedeutet) voll auf den
Humerus wirken kann. Eine Bewegung der Wirbelsäule und des Beckens als
Ganzes gegen das Sternum um den Kopf des Coracoids als Drehpunkt ist
dann noch unter der Einwirkung der Rippenmuskeln durchaus möglich[1]).

Ehe nicht ein sicherer Beweis dafür geliefert ist, daß aktive Atembewegungen
beim Fliegen fehlen, wird man das Wahrscheinlichere annehmen, daß nämlich

---

[1]) Ähnliche Ansichten scheint bereits SOUM geäußert zu haben. MÜLLER machte darauf
aufmerksam, daß die Lerche beim Aufsteigen singt, wozu ein Luftwechsel nötig ist. Hinzu-
zufügen wäre, daß auch andere Vögel beim Fliegen Töne von sich geben (Krähen, Grün-
specht, viele Raubvögel usw.).

die normalen Atembewegungen weiterlaufen. Diese mögen, das erscheint durchaus plausibel, mit den Flügelbewegungen synchron sein. Auch andere Tiere stellen oft Beziehungen zwischen dem Rhythmus der Körperbewegungen und dem der Atembewegungen her.

Nicht ohne Interesse ist der Gedanke von HESSE[1]), daß durch den Gegenstrom der Luft beim Fliegen eine Luftverdichtung in der Lunge stattfindet und daß dadurch die Atmung der Vögel in großen Höhen erleichtert wird.

Atemreflexe.

Gemeinsam bei wohl allen Tieren, welche aktive Atembewegungen ausführen, gleichgültig ob sie Wasser- oder Luftatmer sind, findet man einen mehr oder weniger langen *Atemstillstand*, wenn dem Atemmedium *reizende Substanzen* beigefügt oder Reize in der Umgebung der Atemöffnungen gesetzt werden. Bei luftatmenden Wirbeltieren treten derartige Reaktionen auf, wenn man der Atemluft Tabakrauch, Staub, Chlor, Brom, Säuredämpfe, Äther usw. zusetzt, bei Wasseratmern (Dekapoden, Tunicaten, Cephalopoden, Fischen usw.), wenn dem Atemwasser z. B. Säuren, Chloroform oder Phenol zugesetzt wird oder wenn ein Fremdkörper bei der Inspiration mit in den Atemraum hineingerissen wird. Berührungen in der Nähe der Einströmungsöffnung haben oft ähnliche Wirkungen.

Dieser Atemstillstand ist meist ausgesprochen *exspiratorischer* Natur und kann sich zu heftigen Reinigungsreaktionen steigern. So zeigen z. B. *Ascidien* bei Berührung in der Nähe der Siphonen, noch deutlicher bei Reizung ihrer Innenfläche oder bei Zuströmenlassen chemisch reizender Substanzen einen Ejektionsreflex, indem sich der ganze Hautmuskelschlauch unter Verschluß des Oralsiphos stark zusammenzieht, so daß das Wasser aus dem Analsipho ausgeworfen wird[2]). Bei *Dekapoden*-Krebsen kann sich der normalerweise von hinten nach vorne gerichtete Strom des Atemwassers für kurze Zeit umkehren, wenn das Wasser verunreinigt ist [BOHN[3])], um auf diese Weise Fremdkörper wieder auszuwerfen. Bei Krabbenarten, die sich im Sande eingraben und nur den Kopf herausstrecken, fand GARSTANG[4]) einen von vorne nach hinten gerichteten Atemstrom, solange sie im Sande sitzen, wodurch ein Eintritt von Sand in die Kiemenhöhle verhindert wird. Wenn sie nachts im freien Wasser herumwandern, ist der Atemstrom wie bei anderen Dekapoden von hinten nach vorne gerichtet. — Führt man einem *Haifisch* im Atemwasser Säuren, Phenol, Strychnin oder andere reizende Substanzen zu, so tritt der „Speireflex" ein, indem das im Mund befindliche Wasser nicht wie sonst durch die Kiemenöffnungen, sondern durch den Mund ausgeworfen wird, eine sehr zweckmäßige Reaktion, da die schädlichen Substanzen nicht in Berührung mit den empfindlichen Kiemen kommen[5]). Es ist eine ähnliche Bewegungskombination, wie sie auch beim Erbrechen der Tiere zur Beobachtung gelangt. Andere Fische zeigen ähnliche Reaktionen[6]). Der Speireflex der Haifische, wie auch der sich daran anschließende Atemstillstand, der meist mit einem anfänglichen Herzstillstand verbunden ist, werden fast ausschließlich durch den Vagus vermittelt (BETHE; nach unveröffentlichten Versuchen).

Charakteristisch für luftatmende Tiere [mit Ausnahme der Schwimmkäfer[7])] ist die *Sistierung der Atmung beim Untertauchen* unter Wasser. Wir finden sie nicht nur bei Tieren, die ins Wasser zu gehen und unterzutauchen gewöhnt sind (Culicidenlarven, Krokodilen, Fröschen, Tauchvögeln, tauchenden Säugern), sondern auch bei Tieren, die spontan nicht ins Wasser gehen, wie z. B.

---

[1]) HESSE, R.: Tierbau und Tierleben S. 387.
[2]) LOEB, J.: Unters. z. physiol. Morph. d. Tiere. II. Würzburg 1892; JORDAN, H.: Zeitschr. f. allg. Physiol. Bd. 7, S. 86—135. 1907; POLIMANTI, O.: Arch. f. (Anat. u.) Physiol. Suppl. 1910, S. 39.
[3]) BOHN, G.: Cpt. rend. Bd. 125. 1897.
[4]) GARSTANG, W.: Journ. marine biol. assoc. London Bd. 4, S. 223. 1896 (nach BABÁK).
[5]) SCHÖNLEIN, K. u. V. WILLEM: Zeitschr. f. Biol. Bd. 32, S. 511. 1895.
[6]) BAGLIONI, S.: Ergebn. d. Physiol. Bd. 9, S. 90. 1910.
[7]) Diese atmen nach dem Untertauchen aus dem Luftvorrat, den sie vorher unter die Flügeldecken aufgenommen haben.

bei Laufkäfern und Hühnern. Bei vielen nicht tauchenden Tieren kommt eine
Berührung der Atemöffnungen mit Wasser beim Trinken vor, so daß hier der
Reflex notwendig ist, um eine Aspiration von Wasser zu verhindern. Tiere,
welche ihre Atemöffnungen nicht in der Nähe des Mundes haben (Insekten),
werden ihn aber ebenfalls nötig haben, da sie ja gelegentlich ins Wasser fallen.

Bei den ganz auf den zeitweisen Aufenthalt unter Wasser angewiesenen
Tieren tritt nicht nur ein Atemstillstand ein, sondern das Eindringen von Wasser
wird durch besondere Verschlußeinrichtungen, welche sich bei der Berührung
mit Wasser betätigen, unmöglich gemacht (Nilpferde, Seehunde usw.). Alle
diese Tiere sind mit der vorher aufgenommenen Luft sparsam, indem sie sie
bei sich behalten und möglichst wenig Bewegungen ausführen. Nicht auf das
Wasser angepaßte Tiere lassen dagegen, wohl um das Eindringen von Wasser
möglichst zu verhindern, Luft ausströmen und machen heftige und unruhige
Körperbewegungen. Dies ist einer der Gründe, weswegen Tauchsäuger und
Tauchvögel soviel länger unter Wasser aushalten als andere. Nach P. Bert[1]),
der diesen Fragen auch vergleichend eine große Aufmerksamkeit gewidmet hat,
bleibt eine Ente beim passiven Untertauchen unter Wasser dauernd oder
wenigstens für viele Minuten ruhig und stirbt erst nach 11—15 Minuten,
während ein Huhn unter den gleichen Umständen heftige Erregung zeigt und
schon nach etwa 3 Minuten zugrunde geht. (Schwalben und andere kleine
Vögel schon nach weniger als 1 Minute.)

Eine genauere und zusammenfassende Untersuchung über den Atemstillstand beim Untertauchen haben Swale und Cameron[2]) an verschiedenen luftatmenden Wirbeltieren unternommen. Sie kommen zu dem Resultat, daß der
Reflex überall von der Nasenschleimhaut aus ausgelöst werden kann. Bei
Durchschneidung der die Nase innervierenden Nerven fällt der Reflex, der sonst
beim Benetzen der Nase eintritt, fort. Sicher ist aber in vielen Fällen auch die
weitere Umgebung der Respirationsöffnungen, wenn auch nicht im selben Maße,
empfindlich. Die eigentlichen Wassertiere können bis an die Respirationsöffnungen ins Wasser tauchen, ohne daß die Atmung aufhört (Culicidenlarven,
Krokodile, Nilpferde usw.), während bei vielen anderen Tieren der Atemstillstand, wenn auch nur für kurze Zeit, eintritt, wenn weiter entfernte Körperstellen ins Wasser gebracht werden, beim Kaninchen oft schon, wenn es nur
mit den Beinen ins Wasser kommt.

Sehr weit verbreitet finden sich auch die zuerst von Hering und Breuer[3])
beschriebenen Reflexe, welche einerseits bei gewaltsamer Zuführung von einem
Übermaß des Atemmediums, andererseits bei plötzlicher Entziehung desselben
auftreten. Bei den von diesen Autoren untersuchten Säugern handelt es sich
hierbei um Aufblähung der Lunge, die *inspirations-hemmend* und *exspirations-
fördernd* wirkt, und um Aussaugen der Lunge, welche ihrerseits die Exspiration
hemmt und eine Inspiration hervorruft. Mit der Eleganz und Sicherheit, wie
dieser Nachweis bei Säugern möglich ist, indem der Effekt unmittelbar von den
Atemmuskeln aufgeschrieben werden kann, ist er allerdings bei vielen anderen
Tieren nicht zu erbringen; wohl aber ist das Prinzip sehr häufig erkennbar. So
wird bei *Tauben* nach Siefert[4]) eine Einblasung von Luft in die Trachea mit
einer heftigen Exspiration, eine Aussaugung der Luft mit einer sofortigen Inspiration beantwortet.

---

[1]) Bert, P.: Physiol. comp. de la respiration S. 526. Paris 1870.
[2]) Swale, V. u. Cameron: Journ. of comp. neurol. Bd. 31, S. 283. 1920.
[3]) Hering, E. u. R. Breuer: Sitzungsber. d. Akad. Wien, Mathem.-naturw. Kl. II,
Bd. 58, II, S. 909. 1868.
[4]) Siefert, E.: Pflügers Arch. f. d. ges. Physiol. Bd. 64, S. 497. 1896.

Wenn man bei Haifischen künstliche Respiration einleitet, indem man einen dünnen Schlauch durch die Spritzlöcher zieht und einen kontinuierlichen Wasserstrom in die Mundhöhle treten läßt, so stellen sich bei genügender Durchströmung regelmäßige Bewegungen ein. Läßt man das Wasser aber zu stark strömen, so treten heftige Exspirationen ein, welche sich bis zu dem oben bereits erwähnten Speireflex steigern können[1]. Eine plötzliche, vorübergehende Steigerung des Wasserdrucks wird mit einer stärkeren Exspiration beantwortet, plötzliches kurzes Anhalten des Wasserzulaufs mit deutlicher Inspirationsbewegung. Ähnliches ist bei Cephalopoden und Tunicaten zu beobachten, denen in derselben Weise Seewasser durch die Mantelspalte bzw. den Oralsipho zugeführt wird.

Diese Reaktionen leiten bereits direkt zu den peripheren Atemreizen und so zu den Ursachen der Atembewegungen über.

Bei den unteren Klassen der Wirbeltiere wie auch bei den Wirbellosen, soweit sie eigene Ventilationsbewegungen ausführen, sind außer den erwähnten noch zahlreiche andere Atemreflexe bekannt. Es würde aber zu sehr in Details führen, sie hier zu erwähnen (siehe BABÁK).

Ursachen der Atembewegungen (Atemreize).

Von den Säugetieren sind uns 3 Faktoren bekannt, die im wesentlichen bestimmend für die rhythmischen Atembewegungen zu sein scheinen: a) der Kohlensäuregehalt — oder besser der Säuregrad — des Blutes bzw. des Atemzentrums; b) der Grad der Sauerstoffsättigung; und c) periphere Reize, welche hier im wesentlichen von der Lunge selbst ausgehen und bei jeder Atembewegung durch die Bewegung selbst immer wieder neu erzeugt werden.

Voraussetzung der Aktion dieser „Atemreize" ist natürlich, daß die ganze Organisation des Atemapparates schon so beschaffen ist, daß sie in der bezeichneten Weise wirken können. Alle Bedingungen zu nennen, welche sonst noch erfüllt werden müssen, um die Funktion zu ermöglichen, und so im Sinn der Konditionalisten den Prozeß vollständig zu beschreiben, ist zur Zeit ein Ding der Unmöglichkeit.

Der langjährige Streit, ob bei den Säugern der Kohlensäuregehalt des Blutes oder die mehr oder weniger große Sauerstoffsättigung das Ausschlaggebende sei, ist für diese Tiere nun schon längere Zeit dahingehend entschieden, daß das eigentliche Agens die Kohlensäure ist, und daß der Sauerstoffgehalt nur modifizierend einwirkt, so daß gleichzeitiger Sauerstoffmangel gewissermaßen als Sensibilisator für die Wirksamkeit der ersteren tätig ist. Eine vollständige Einmütigkeit darüber, ob die Kohlensäure hierbei spezifisch wirksam ist, oder ob es nur auf den Gehalt an aktiven H-Ionen ankommt (WINTERSTEIN u. a.), hat sich allerdings bisher noch nicht herbeiführen lassen. Hierüber wird in den speziellen Kapiteln[2] berichtet werden; aber im allgemeinen gilt doch die Ansicht WINTERSTEINS als gesichert.

Vergleichend physiologisch ergibt sich aber ein ganz anderes Bild, und es besteht Grund zu der Annahme, daß die Natur in bezug auf die Anregung der Atembewegungen recht verschiedene Wege eingeschlagen hat.

Schon bei den übrigen Vertebraten spielt offenbar der aktuelle H-Ionengehalt des Blutes (bzw. sein Kohlensäuregehalt) nicht überall die Rolle, die ihr bei den Säugern zuzukommen scheint. Je weiter wir in der Entwicklungsreihe hinabsteigen, *um so mehr tritt die Bedeutung* des Kohlensäuregehalts zurück und die *der Sauerstoffsättigung in den Vordergrund,* soweit nicht sogar periphere Ursachen die Führerrolle übernehmen. Bei den wirbellosen Tieren sind nur wenige Fälle bekannt, in denen der Kohlensäuregehalt des Blutes, also dessen Acidität, als Atemreiz sicher nachgewiesen ist, während sehr oft der Nachweis gelang, daß Sauerstoffmangel die Atmung beschleunigt, Sauerstoffüberfluß aber Apnöe hervorruft. Bei fast allen diesen Tieren wirkt eine Behinderung der CO_2-Abgabe durch Zusatz variierter Mengen CO_2 zum Atem-

---

[1]) SCHÖNLEIN u. WILLEM: a. a. O. (S. 27).
[2]) BAYER, in diesem Band und WINTERSTEIN: Dieses Handbuch Bd. 17.

medium *nur narkotisch*, indem sowohl die Atembewegungen an Zahl abnehmen und schließlich aufhören, als auch die Reflexe herabgesetzt werden und bei größeren Mengen zum Erlöschen kommen.

Bei den Versuchen mit Kohlensäure muß zwischen Reizwirkungen, die peripher eintreten, und solchen, die zentral ansetzen, unterschieden werden. Die ersteren treten sofort bei der Einwirkung des CO_2-haltigen Mediums auf, während die letzteren eine größere Latenz zeigen. Dadurch, daß dies nicht immer genügend unterschieden wurde, sind manche irrtümliche Angaben in der Literatur hervorgerufen. Ferner ist zu bedenken, daß die absolute Vermehrung des CO_2-Gehalts im Atemwasser die Acidität nur in gewissen Grenzen steigert, während die spezifisch narkotische Wirkung kontinuierlich zunehmen muß. Große CO_2-Dosen können daher leicht zu falschen Resultaten führen und können möglicherweise einen vorhandenen Einfluß gesteigerter C_H verdecken.

Wirbellose Tiere: Eine sichere Anregung des Atemrhythmus *durch Kohlensäure* ist bei wirbellosen Tieren *bei Medusen*[1]) *und bei Squilla mantis*[2]) (dem Heuschreckenkrebs) nachgewiesen. Bei Medusen kann man allerdings darüber im Zweifel sein, ob die rhythmischen Bewegungen des Schirmes mit der Atmung etwas zu tun haben; es ist dies aber von vielen Seiten angenommen worden (zuerst wohl von EIMER). Hier hat BETHE bereits 1909 den Nachweis geführt, daß die CO_2 dabei nicht spezifisch wirksam ist, sondern im wesentlichen durch Vermehrung der freien H-Ionen. Die Vermehrung der H-Ionen spielt bei der Frequenzsteigerung der Schirmbewegungen keine andere Rolle als manche andere Ionen, deren Vermehrung im Seewasser ebenfalls Beschleunigung des Rhythmus hervorruft (Ca^{++}, SO_4^{--}). (Verminderung der H-Ionen bzw. Vermehrung der OH-Ionen bewirkt entsprechende Herabsetzung der Schlagfrequenz und schließlich Stillstand, also gewissermaßen Apnoe. Dieselbe Wirkung übt aber von den Ionen des Seewassers auch das Mg^{++}-Ion aus.) Ähnliche Wirkungen von Salzionen sind auch von höheren Tieren bekannt. Da aber die Menge der Salzionen mit dem Gasstoffwechsel nicht oder nur in sehr geringem Maße schwankt, so spielen diese Ionen für die normale Atemrhythmik keine Rolle. Immerhin mußte auf die ganz ähnliche Wirkung anderer Ionen des normalen Milieus hingewiesen werden, da auch sie für die Erregbarkeit der Atemzentren von großer Wichtigkeit sind und mit zu den Bedingungen ihrer Funktion gehören.

Bemerkenswert ist, daß bei Squilla, wo CO_2 atemsteigernd wirkt, Sauerstoffmangel keine Vermehrung der Atembewegungen hervorruft (MATULA). *Im Gegensatz dazu wird bei den meisten anderen wirbellosen Tieren eine anhaltende Atemsteigerung durch CO_2 vermißt, während Sauerstoffmangel häufig den Rhythmus beschleunigt* und die Amplitude erhöht, Sauerstoffüberfluß aber Frequenzverminderung und Apnöe hervorruft. Besonders genau sind diese Verhältnisse bei Insekten und Insektenlarven durch BABÁK[3]) und seine Mitarbeiter untersucht. Ähnliche, aber wohl nicht immer einwandfreie Angaben liegen aber auch für einige Würmer, Branchiopoden, Dekapoden und Mollusken vor. Wo Vermehrung der Kohlensäure im Atemmedium nicht von vornherein depressiv wirkt, hat sie im allgemeinen nur eine vorübergehende, wahrscheinlich auf *peripheren* Erregungen beruhende Steigerung der Atemfrequenz zur Folge, die durch sehr langsame CO_2-Anreicherung vermieden werden kann.

Bei den Cephalopoden, den höchststehenden unter den Mollusken, hat sich bisher weder ein fördernder Einfluß des Sauerstoffmangels noch der Kohlensäureanreicherung nachweisen lassen. Nach FRÉDERICQ[4]) bewirkt sowohl Kom-

---

[1]) BETHE, A.: Allgem. Anatomie und Physiologie des Nervensystems S. 421. Leipzig 1903; u. Pflügers Arch. f. d. ges. Physiol. Bd. 127, S. 259. 1909.

[2]) MATULA, J.: Pflügers Arch. f. d. ges. Physiol. Bd. 144, S. 115. 1912.

[3]) BABÁK, E. u. O. FOUSTKA: Pflügers Arch. f. d. ges. Physiol. Bd. 119, S. 530. 1907; BABAK, E.: Pflügers Arch. f. d. ges. Physiol. Bd. 147, S. 349. 1912.

[4]) FRÉDERICQ, L.: Arch. de zool. exp. et gén. 1878, S. 566.

pression der Kopfarterie wie auch Atmung in ausgekochtem Seewasser nur eine *Verlangsamung* der Atembewegungen, und POLIMANTI[1]) konnte weder durch Sauerstoffmangel noch durch Zuleitung von Kohlensäure Dyspnöe erzeugen, vielmehr trat sehr bald Verlangsamung der Atembewegungen ein, welche bei Kohlensäurezuleitung durch heftige Abwehrbewegungen (peripherischen Ursprungs) unterbrochen wurde. Die bisherigen und zum Teil recht eingehenden Untersuchungen an Cephalopoden lassen es vorläufig als sehr wahrscheinlich erscheinen, daß die Atembewegungen *von der Blutbeschaffenheit unabhängig* sind, und daß für diese Tiere als *Erzeuger und Aufrechterhalter der Atembewegungen periphere Momente in Frage kommen.* In diesem Sinne sprechen auch die besonders durch v. UEXKÜLL[2]) genauer studierten Atemreflexe: Leise Berührung der Kiemen ruft Inspiration, schwache Reizung des Mantelrandes Exspiration hervor. Jede Inspiration soll durch Erweiterung der Mantelspalte eine Exspiration, jede Exspiration durch den Druckreiz auf die Kiemen eine Inspiration bewirken, nach Art der *Selbststeuerung* von HERING und BREUER. Es müßte allerdings daneben noch irgendein kontinuierlicher Reiz angenommen werden, welcher die Atmung, wenn sie einmal zum Stillstand gekommen ist, wie das z. B. durch starke Reize möglich ist, wieder in Gang setzt. Wo dieser steckt, ist bisher noch unbekannt, möglich, daß er im Wasser selbst gelegen ist. Möglich auch, daß ein kontinuierlicher Reiz fehlt und daß die Wiederingangsetzung der Atmung durch irgendeine gelegentliche Bewegung bewirkt wird, ähnlich den Verhältnissen bei Rhizostoma (Meduse). Schneidet man einer solchen alle Randkörper bis auf einen ab, so dauern die Bewegungen fort; sie sistieren aber, wenn man die Schwingungen des erhaltenen Randkörpers zum Stillstand bringt. Stößt man ihn an, so beginnt der Rhythmus von neuem [v. UEXKÜLL[3])].

Die Annahme einer peripheren Anregung der Atembewegungen ist für die Xiphosuren (Limulus, Moluckenkrebs) durch HYDE[4]) gemacht worden. Bei diesen konnte ein irgendwie wesentlicher Einfluß der Atemgase nicht nachgewiesen werden; weder durch O_2-Mangel noch durch CO_2 kann die Atmung in deutlicher Weise beschleunigt werden, und Sauerstoffsättigung des Wassers gibt keine Apnöe. Daher wird als eigentlicher Atemreiz der Kontakt mit dem Wasser angesehen, wofür auch einige andere direkte Momente sprechen.

Wirbeltiere: Auch bei einigen Wirbeltieren scheinen manche Tatsachen dafür zu sprechen, daß *periphere Reize die wesentlichste Ursache der Atembewegungen darstellen* und daß ihnen gegenüber die Blutreize an Bedeutung zurückstehen oder überhaupt keine Rolle spielen. Annahmen dieser Art waren besonders bei Selachiern (Haifischen) und Amphibien gemacht worden; aber es fehlt auch für diese Tiere nicht an gegenteiligen Ansichten.

SCHÖNLEIN und WILLEM[5]) haben gezeigt, daß Selachier (Scyllium) bei künstlicher Atmung durch einen in die Spritzlöcher geleiteten Wasserstrom die Zahl der aktiven Atembewegungen vermehren, wenn der Zufluß des Wassers schneller erfolgt, und sie vermindern, wenn das Wasser langsam zufließt. Hört der Wasserzustrom auf, so hören auch die Atembewegungen auf. Ebenso hört ein Hai für lange Zeit zu atmen auf, wenn man ihn aus dem Wasser herausnimmt. Hieraus wurde geschlossen, daß nach Art der Selbststeuerung die Füllung der Mundhöhle mit Wasser die Exspiration anregt, die Entleerung aber die In-

---

[1]) POLIMANTI, O.: Arch. f. (Anat. u.) Physiol. 1912, S. 53.

[2]) UEXKÜLL, J. v.: Zeitschr. f. Biol. Bd. 28, S. 550. 1891 u. Bd. 31, S. 584. 1895. Siehe auch F. B. HOFMANN: Pflügers Arch. f. d. ges. Physiol. Bd. 118, S. 375. 1907.

[3]) UEXKÜLL, J. v.: Mitt. zool. Station Neapel Bd. 14, S. 620. 1901.

[4]) HYDE, IDA: Journ. of morphol. Bd. 9. 1894 u. Americ. journ. of physiol. Bd. 16. S. 368. 1906.

[5]) SCHÖNLEIN, K. u. V. WILLEM: Zeitschr. f. Biol. Bd. 32, S. 511. 1895.

spiration. Später hat dann BETHE[1]) bei den gleichen Tieren beobachtet, daß Sauerstoffmangel keine Vermehrung, sondern sehr bald eine Verminderung der Atembewegungen hervorruft, und gefunden, daß Sauerstoffüberfluß die Zahl der Atembewegungen nicht beeinflußt, und daß Kohlensäurezuführung nur depressiv (narkotisch) wirkt. Anästhesierung der Mundschleimhaut durch Cocain brachte aber allmählich die Atmung zum Stillstand, und zwar zu einer Zeit, wo noch von anderen Körperstellen aus Reflexe des ganzen Tieres und auch des Kiemenkorbes hervorgerufen werden konnten. Dies sprach dafür, daß die Blutbeschaffenheit unwesentlich ist, und daß der eigentliche Atemreiz durch den Kontakt der Mundschleimhaut mit dem Wasser dargestellt wird, wobei aber jede Atemphase wieder wesentlich für das Zustandekommen der nächsten sein würde.

Diese Arbeiten haben eine große Zahl anderer nach sich gezogen, welche zum Teil den Zweck verfolgen, die geschilderten Beobachtungen als unvollständig oder falsch zu erweisen und so den gemachten Schlüssen den Boden zu entziehen. Soweit diese Gegenversuche nicht auch an Haien angestellt sind, können sie die angeregte Frage nicht wesentlich berühren[2]). Hierhin gehören die Cocainversuche von WESTERLUND[3]) an einem Süßwasser-Knochenfisch (Karausche), aus denen hervorgeht, daß bei diesem die Atembewegungen noch fortdauern, wenn die Kiemen bereits ganz unempfindlich geworden sind. Aber auch die von VAN RYNBERK[4]) und ISHIHARA[5]) mit Cocain an verschiedenen Selachiern angestellten Versuche haben die Beobachtungen BETHES nicht bestätigt. In einem Versuch fand zwar ISHIHARA ein ähnliches Ergebnis wie BETHE (Stillstand der Atmung bei Unempfindlichkeit der Kiemen, aber erhaltener Reflexerregbarkeit), in anderen aber gingen die Atembewegungen noch fort, nachdem die Kiemenhöhle mit Cocain bepinselt und vollkommene Unempfindlichkeit derselben eingetreten war. Diesen Versuchen kommt aber deshalb keine allzu große Beweiskraft zu, weil nicht die ganze Mundhöhle anästhesiert wurde. Auch die Versuche von VAN RYNBERK beweisen gegenüber den positiven Befunden BETHES nichts Sicheres, da zur Zeit des Atemstillstandes schon alle Reflexe erloschen waren. Hier sind also neue Versuche am Platze.

Eine *Beeinflussung der Atemtätigkeit der Selachier durch Sauerstoffmangel, Sauerstoffüberschuß und Kohlensäureanreicherung* in dem uns bei höheren Tieren geläufigen Sinne *wurde von allen Nachuntersuchern mit Ausnahme von* BAGLIONI[6]) *vermißt.*

O_2-Mangel rief weder in den Versuchen von VAN RYNBERK noch in den von ISHIHARA Dyspnoe hervor, sondern nur allmähliches Versiegen der Atembewegungen. Ebenso gab CO_2-Überschuß keine Dyspnoe, sondern langsame Narkose. Höchstens treten anfängliche Erregungszustände auf, die sicher peripherer Natur sind. Dagegen fand BAGLIONI an *ungefesselten* Haien bei O_2-Mangel dyspnoische Erscheinungen und führt die negativen Resultate anderer auf die Fesselung zurück. Auch hier müßten neue Versuche gemacht werden, da es unwahrscheinlich erscheint, daß durch bloße Fesselung eine so hochgradige Dyspnoe eintritt, daß eine weitere Vermehrung der Atemfrequenz unmöglich ist, um so mehr als in BETHES Erwärmungsversuchen an gefesselten Haien eine sehr starke *Wärmepolypnoe* auftrat, wie sie später auch von BAGLIONI am ungefesselten Tier beschrieben wurde.

---

[1]) BETHE, A.: Allgem. Anatomie und Physiologie des Nervensystems. S. 393. Leipzig 1903. — SCHÖNLEIN und WILLEM hatten bereits beobachtet, daß ausgekochtes Seewasser keine Dyspnoe hervorruft.

[2]) Von den meisten Gegnern wird angenommen, daß BETHE seine Schlüsse von den Haifischen auf *alle* Fische habe übertragen wollen. Es rührt dies wohl daher, daß BETHE manchmal „Haie", manchmal „Fische (Haie)", manchmal nur „Fische" geschrieben hat. Aus dem Zusammenhang geht aber wohl ziemlich deutlich hervor, daß *nur* seine Versuchstiere gemeint waren.

[3]) WESTERLUND, A.: Skandinav. Arch. f. Physiol. Bd. 18, S. 263. 1906.

[4]) RYNBERK, G. v.: Rendic. d. R. Accad. d. Lincei Bd. 14. 1905.

[5]) ISHIHAWA, M.: Zentralbl. f. Physiol. Bd. 20, S. 157. 1906.

[6]) BAGLIONI, S.: Ergebn. d. Physiol. Bd. 9, S. 108. 1910. Hier weitere Literatur.

Demnach scheint es mir noch immer wahrscheinlich, daß die unmittelbare Ursache der Atembewegungen der untersuchten Selachier im wesentlichen peripherer Natur ist, und daß zentrale Reize eine untergeordnete oder gar keine Rolle spielen. Auch BAGLIONI räumt den peripheren Ursachen immerhin noch eine beträchtliche Rolle ein, obwohl er als wesentlichsten Regulator die Sauerstoffsättigung ansieht und die Verlangsamung und schließliche Sistierung der Atembewegungen bei ungenügendem Wasserzufluß auf Hemmung zurückführt. BABÁK[1]) dagegen ist geneigt, eine zentrale Automatie anzunehmen, die jedoch durch periphere, vor allem aber durch Blutreize reguliert wird.

Eine im wesentlichen periphere Auslösung der Atembewegungen hat bei Tieren, die im Meer mit seinen sehr gleichmäßigen Bedingungen leben und die einen relativ geringen Stoffwechsel haben, an und für sich nichts Unwahrscheinliches. Deswegen ist es möglich, daß sich auch unter den Knochenfischen des Meeres Vertreter finden, für die der Blutreiz nicht oder nur sehr wenig in Frage kommt. Dafür sprechen manche Befunde. — Ganz anders liegen die Verhältnisse für die *Fische des süßen Wassers*, in welchem die Sauerstoffsättigung und der Kohlensäuregehalt sehr großen Schwankungen unterworfen ist. Jedenfalls kann aber auch bei diesen *der* Reiz, der bei den höheren Wirbeltieren so dominiert, die Kohlensäure, keine Rolle spielen, denn alle neueren Beobachter berichten übereinstimmend, daß *Knochenfische* sowohl des Meeres wie des Süßwassers (geradeso wie die Knorpelfische) *keine CO_2-Dyspnoe zeigen* [WESTERLUND, ISHIHARA, BETHE, KUIPER[2]), BABÁK u. a.].

Auch die *Sauerstoffmangeldyspnoe* ist bei manchen Knochenfischen wenig ausgesprochen, während sie in anderen Fällen deutlich hervortritt, aber meist mit *sehr langer Latenz*. In den Versuchen von WESTERLUND an der Karausche tritt sie erst 1—3 Stunden nach der Sauerstoffentziehung ein, in den nicht akuten Versuchen WINTERSTEINS[3]) am Weißfisch nach noch längerer Zeit. Auch in den Versuchen BAGLIONIS war die Latenz groß. Nur bei den Versuchen von ISHIHARA an Knochenfischen des Meeres und in denen von BABÁK und DĚDEK[4]) an Flußfischen (besonders an Cobitis) trat sie nach einigen Minuten auf. Die Bedeutung des Sauerstoffmangelreizes für die Atmung wird einem aber bei all *den* Fischen, bei denen erst nach längerer Sauerstoffentziehung „Dyspnoe" auftritt, sehr gering erscheinen müssen, wenn man berücksichtigt, daß beim Gründling (Gobio fluviatilis) die Atemfrequenz noch unverändert ist, wenn bereits auf die Sauerstoffentziehung eine beträchtliche allgemeine Erhöhung der Reflexerregbarkeit eingetreten ist [BETHE[5])]. Hier ist also die Empfindlichkeit der Rückenmarkszentren gegenüber dem Sauerstoffmangel wesentlich größer als die der vielleicht auch sauerstoffempfindlichen Atemzentren. — Bemerkenswert ist auch, daß bei den meisten Fischen eine Verminderung der Atemtätigkeit durch Sauerstoffüberfluß vermißt wurde; nur bei Cobitis haben BABÁK und DĚDEK unter guter O_2-Zuleitung Verlangsamung der Atmung und Cheyne-Stokes, manchmal auch Apnoe gefunden.

Auch bei den *Amphibien* (untersucht wurden meist nur Frösche) ist der Einfluß der Blutbeschaffenheit auf die Atemgröße noch recht zweifelhaft. Übereinstimmung herrscht bei allen Autoren darin, daß CO_2 *niemals eine echte Dyspnoe hervorruft*. Geringe Konzentrationen lassen die Atmung unbeeinflußt; höhere Konzentrationen verlangsamen die Atmung und rufen nur am Anfang

---

[1]) BABÁK: in Wintersteins Handbuch S. 654.
[2]) KUIPER: Pflügers Arch. f. d. ges. Physiol. Bd. 117, S. 1. 1907.
[3]) WINTERSTEIN, H.: Pflügers Arch. f. d. ges. Physiol. Bd. 125, S. 73. 1908.
[4]) BABÁK u. B. DĚDEK: Pflügers Arch. f. d. ges. Physiol. Bd. 119, S. 483. 1907.
[5]) BETHE, A.: Festschr. f. ROSENTHAL S. 235. Leipzig 1906.

Erregungserscheinungen hervor, die wohl sicher peripherer Natur sind[1]). Die meisten Autoren haben auch bei Atmung indifferenter Gase (N_2, H_2) und bei Verblutung oder nach Lungenherausnahme (v. WITTICH) keine dyspnoischen Erscheinungen beobachtet. Daher wird von WINTERSTEIN, BETHE, PARI, NIKO- LAIDES und anderen das wesentliche Moment für die Atmung in Reizen gesucht, die nicht zentral angreifen, ohne daß sie allerdings für die periphere Bedingtheit strikte Beweise anführen können. Nach den Untersuchungen von BABÁK[2]) liegen die Verhältnisse aber noch anders: Alle früheren Autoren hatten die Atmung aus den Kehlbewegungen beurteilt. BABÁK fand in Übereinstimmung mit denselben die Kehlatmung nach Abklemmen der Aorta, Abschneiden der Herzspitze und ähnlichen Eingriffen vermindert, *dagegen die Zahl der Füllungen und Entleerungen der Lunge vermehrt.* Er nimmt daher 2 Atemzentren, eines der Kehlatmung und eines der Lungenatmung, an, von denen das letztere bei Erstickung wirklich dyspnoische Erscheinungen zeigt, das erstere aber zu einer Verminderung seiner Tätigkeit neigt. Diese antagonistische Beeinflussung zweier Prozesse, die demselben Ziele dienen sollen, hat etwas Widerspruchvolles an sich, so daß auch hier weitere Aufklärungen nötig erscheinen.

Bei den *Vögeln* liegen, wie es scheint, die Verhältnisse schon ähnlich wie bei den Säugern[3]). Jede Behinderung der Atmung, ebenso die Verblutung, ruft deutliche Dyspnoe hervor. Bei den meisten Vögeln kann auch sowohl durch freie Atmung von indifferenten Gasen oder von kohlensäurehaltiger Luft Stei- gerung der Atemfrequenz bewirkt werden. Eine interessante Ausnahme bilden aber die *Tauchvögel* (untersucht wurden Enten), bei denen nach ORB und WAT- SON[4]) Kohlensäure weder in geringen noch in hohen Konzentrationen Dyspnoe (sondern nur Verlangsamung) hervorruft, während Sauerstoffmangel sie zu bewirken imstande ist. Die Tauchvögel würden sich also in bezug auf den Atem- reiz vielen wirbellosen Tieren (besonders den Insekten), manchen Knochenfischen und vielleicht auch den Amphibien anschließen.

Auch bei anderen Vögeln ist von manchen Autoren [LUCIANI[5]), TREVES[6]), FOA[7]) u. a.] davor gewarnt worden, die Beteiligung der Blutreize zu überschätzen. Die meisten Atemexperimente sind an Tauben, Hühnern und Truthähnen bei künstlicher Atmung von der Trachea aus vorgenommen, indem man die Luft aus dem Humerus oder den Abdominalsäcken wieder austreten ließ. Bei diesem Verfahren tritt aber sehr leicht eine Apnoe spuria durch Hemmung vom Vagus (und anderen beteiligten Nerven) aus ein, welche nach FOA und eigenen Beobach- tungen selbst dann bestehen bleiben kann, wenn das Blut beim Durchleiten von Wasserstoff sehr venös geworden ist. Geschieht das Durchblasen mit Luft, der so viel CO_2 beigegeben ist, daß bei freier Atmung eine leichte Beschleunigung eintritt, so tritt doch Apnoe ein (FOA). Bei Durchleitung von Luft fand FOA das Blut während der Apnoe nicht besser arterialisiert als bei normaler (freier) Atmung, so daß er eine Apnoe vera bestreiten zu müssen glaubt. Hierzu ver- anlaßte ihn auch sein Befund, daß die Apnoe nach Durchschneidung der Vagi ausbleibt, während GROBER[8]) sie danach noch auftreten sah.

---

[1]) Literatur bei BABÁK: S. 761; ferner H. WINTERSTEIN: Arch. f. (Anat. u.) Physiol. Suppl. 1900, S. 177; A. BETHE: Festschr. f. ROSENTHAL S. 242. Leipzig 1906.

[2]) BABÁK, E.: Pflügers Arch. f. d. ges. Physiol. Bd. 153, S. 441 u. Bd. 154, S. 66. 1913.

[3]) Betreffs der Reptilien siehe Th. LUMSDEN: Journ. of physiol. Bd. 58, S. 259. 1924.

[4]) ORB, J. B. u. A. WATSON: Journ. of physiol. Bd. 46, S. 337. 1913.

[5]) LUCIANI: Lehrbuch der Physiologie. (Deutsche Übersetzung von Prof. BAGLIONI und Prof. WINTERSTEIN.) Bd. 1, S. 407. 1905.

[6]) TREVES, L.: Arch. di fisiol. Bd. 2, S. 185—206. 1905.

[7]) FOA, C.: Arch. ital. di biol. Bd. 55, S. 412. 1911.

[8]) GROBER, J. A.: Pflügers Arch. f. d. ges. Physiol. Bd. 76, S. 427. 1899.

Unveröffentlichte Versuche von mir und ALFRED SCHWARTZ (1908) scheinen aber die Möglichkeit einer Apnoe vera zu beweisen. Leitet man bei Tauben ein Luft-Sauerstoffgemisch oder reinen Sauerstoff von der Trachea bei eröffnetem Humerus durch den Körper, so kann man für längere Zeit bei richtigem Druck eine vollkommene Ruhe des Tieres ohne jede Atembewegung erzielen. Wird aber CO_2 in verschiedenem Verhältnis beigemischt, so wird bald ein Punkt erreicht, bei dem die Atembewegungen wieder beginnen und sich bei weiterer Steigerung der Konzentration zur Dyspnoe steigern. Bei solchen Gemischen war es nicht möglich, durch *langsam* vermehrten Durchfluß die Apnoe wiederherzustellen. (Plötzliche Druckvermehrung, wie sie die meisten Autoren anwandten, kann auch jetzt noch eine Apnoe herbeiführen, die allerdings unechter Natur sein dürfte.) Das spricht dafür, daß CO_2 hier der wesentliche Atemreiz ist. Ähnliche Beobachtungen hat, wie ich mündlichen Mitteilungen verdanke, auch H. v. RECKLINGHAUSEN gemacht und in gleicher Weise gedeutet.

Die Atemzentren.

Bei den meisten Tieren, die Atembewegungen ausführen, sind eine ganze Anzahl von Muskelgruppen an denselben beteiligt. Bei den segmentalgebauten Tieren gehören diese verschiedenen Segmenten an. Es hat daher von vornherein etwas Wahrscheinliches, daß *ursprünglich jedes Segment eine gewisse Selbständigkeit* auch in bezug auf die Atembewegungen besitzt. Die Erfahrung hat aber besonders bei den höheren Tieren schon lange gezeigt, daß die Atembewegungen mit einem Schlag von einer Stelle aus (Lebensknoten) zum Stillstand gebracht werden können. LANGENDORFF[1]) und andere haben sich bemüht, auch bei höheren Tieren den Nachweis zu führen, daß diese Stelle nur ein allgemeines Koordinationszentrum der Atmung ist, das gewissermaßen durch seine besonders leichte Erregbarkeit (wie die Sinusgegend am Herzen) den Takt angibt. Werden die abhängigen, weniger erregbaren Zentren vom Hauptzentrum abgetrennt und unter günstige Bedingungen gesetzt, d. h. durch Erstickung gereizt, so sollen sie ihre rhythmischen Fähigkeiten zeigen [siehe auch LOEB[2])]. Die von LANGENDORFF angeführten Beweise sind durch spätere Untersucher nicht bestätigt worden, zum Teil vielleicht deshalb nicht, weil sie wohl trotz besserer Methodik [reizlose Ausschaltung durch Kälte, TRENDELENBURG[3])] die notwendigen Bedingungen für das Inkrafttreten der tieferenAtemzentren (starke Erstickung) nicht in genügender Weise schufen. Die Frage, wie es bei höheren Tieren sich verhält, harrt noch einer endgültigen Entscheidung.

Vergleichend physiologisch kann aber an der Richtigkeit der LANGENDORFF-LOEBschen Auffassung nicht gezweifelt werden. Bei Insekten z. B. führen sowohl die vorderen wie die hinteren Segmente noch rhythmische Atembewegungen aus, wenn die Ganglienkette im Abdomen unterbrochen wird[4]). Das gleiche konnte HYDE[5]) bei Limulus (Moluckenkrebs) nachweisen, indem sie die Kette der Abdominalganglien, von denen die Kiemenfüße innerviert werden, quer durchschnitt. Auch ein halbes Ganglion kann hier die rhythmischen Bewegungen des zugehörigen Kiemenfußes aufrechterhalten. Selbst noch bei manchen Fischen können nach querer Durchtrennung der Medulla Atem-

---

[1]) LANGENDORFF, O.: Arch. f. (Anat. u.) Physiol. 1880, S. 518 u. 1893, S. 397—416.
[2]) LOEB, J.: Pflügers Arch. f. d. ges. Physiol. Bd. 96, S. 536. 1903.
[3]) TRENDELENBURG, W.: Pflügers Arch. f. d. ges. Physiol. Bd. 133, S. 305 u. Bd. 135, S. 469. 1910.
[4]) Literatur bei BABÁK, S. 425.
[5]) HYDE, IDA: Americ. journ. of physiol. Bd. 16, S. 368—377. 1906.

bewegungen sowohl vor wie hinter der Schnittstelle beobachtet werden [nach HYDE[1]) bei Torpedo].

Ausgedehnte Versuche an Scyllium vom Jahre 1898 gaben mir auf die Frage, ob eine segmentale Selbständigkeit der Atemzentren bei diesen Selachiern vorhanden sei, keine so klare Antwort. Sie blieben daher unveröffentlicht. Immerhin zeigten auch sie, daß unter Umständen vereinzelte Atembewegungen von Teilen des Atemapparates ausgeführt werden können, deren Zentren vom dominierenden Atemzentrum abgetrennt waren. Zu einer koordinierten Tätigkeit dieser abgetrennten Zentren kam es nicht mehr, so daß mir der Schluß berechtigt erschien, daß bei den Haien die Atmung bereits fast ausschließlich von einer Stelle der Medulla beherrscht wird. Diese Stelle scheint zwischen Acusticus- und Vagusursprung, und zwar näher an dem ersteren zu liegen.

Offenbar ist in der Entwicklungsreihe der Tiere die Selbständigkeit der tieferen Zentren geringer geworden, so daß mehr und mehr eine bestimmte, meist weit vorne gelegene Stelle zur Herrschaft gelangte. Es handelt sich aber wohl nicht um ein gleichmäßiges Fortschreiten in der Entwicklung, denn es scheinen auch schon bei relativ niederen Tieren Fälle vorzukommen, wo die Atmung in höherem Maße zentralisiert ist. So berichtet MATULA[2]), daß bei Squilla mantis (einem Stomatopoden-Krebs) die Atembewegungen der von den abdominalen Ganglien innervierten Kiemenfüße sistieren, wenn weit vorne die Commissuren hinter dem Unterschlundganglion durchschnitten werden.

Nachtrag (zu S. 20).

Über die Innervation der Lungen des Frosches und einiger Reptilien sind wichtige Untersuchungen von CARLSON und LUCKHARDT[3]) angestellt. Der Druck in der Lunge wurde manometrisch gemessen. Nach Durchschneidung des Vagussympathicus am Halse oder Zerstörung der Medulla ziehen sich die Lungenmuskeln zusammen und pressen die Lunge bei einem Druck von 25—50 cm Wasser leer unter dem Auftreten von rhythmischen Kontraktionen. Der Effekt ist einseitig. Reizung des peripheren Stumpfes kann Aufhebung des vermehrten Tonus herbeiführen. Die Verfasser schließen, daß die Lungenmuskeln vom Zentralorgan aus unter einem dauernden Hemmungstonus stehen, ähnlich wie das Herz. Bei Schildkröten kann jedem Atemzug in einer Latenz von 1—3 Sekunden eine aktive Lungenkontraktion folgen. Die spontanen Lungenbewegungen werden durch Curare unterdrückt.

---

[1]) HYDE, J.: Americ. journ. of physiol. Bd. 10, S. 236. 1904.
[2]) MATULA, J.: Pflügers Arch. f. d. ges. Physiol. Bd. 144, S. 115. 1912.
[3]) CARLSON, A. J., u. A. B. LUCKHARDT: Americ. journ. of physiol. Bd. 54, S. 55—95, 122—137 und 261—306. 1920; Bd. 55, S. 13—30. 1921.

Anatomie der Atmungsorgane.

Von

WALTHER FELIX
Zürich.

Mit 17 Abbildungen.

Zusammenfassende Darstellungen.

DUCHENNE, C. B.: Physiologie der Bewegung. Deutsch von C. WERNIKE. 1885. — FICK, R.: Über die Atemmuskulatur. Arch. f. Anat. u. Entw. Supplementband 1897. — FICK, R.: Spezielle Gelenk- und Muskelmechanik in Bardeleben; Handbuch der Anatomie. 1911. — HASSE, C.: Über den Bau der menschlichen Lungen. Arch. f. Anat. u. Entw. 1892. — HASSE, C.: Die Atmung und der venöse Blutstrom. Arch. f. Anat. u. Entw. 1906. — JAMIN: Zwerchfell und Atmung. — GROEDEL, F. M.: Grundriß und Atlas der Röntgendiagnostik. München: Lehmann 1914. — KEITH, A.: Contributions to the human Mechanism of Respirat. Proc. Anat. Soc. of Great-Britain and Irland. 1903. — KEITH, A.: The Nature of mammalian Diaphragma and pleural carities. Journ. of anat. a. physiol Bd. 49. 1905. — LANDERER, A.: Über die Atembewegung des Thorax. Arch. f. Anat. u. Entw. 1881. — MEYER, H. v.: Die Statik und Mechanik des menschlichen Knochengerüstes. Leipzig: W. Engelmann 1873. — STRASSER, H.: Lehrbuch der Muskel- und Gelenkmechanik. II. Band. Berlin: Julius Springer 1913. — WENCKEBACH, K. F.: Über pathologische Beziehungen zwischen Atmung und Kreislauf beim Menschen. Volkmanns klinische Vorträge, S. 465/466.

Die Atmung besteht in einer rhythmischen Erweiterung und Verengerung der Brusthöhle; Erweiterung bedeutet Einatmung, Verengerung Ausatmung. Die *Erweiterung* der Brusthöhle erfolgt nur durch die Abhebung der Brusthöhlenwand (Brustkorb und Zwerchfell) vom Brusthöhleninhalt; die Lunge verhält sich dabei passiv. Die Einatmung ist also eine Funktion der Brusthöhlenwand und keine Funktion der Lunge. Die Ausatmung dagegen vollzieht sich in gemeinsamer Tätigkeit von Brusthöhlenwand und Lunge; sie ist also sowohl eine Funktion der Brusthöhlenwand als der Lunge.

Die Brusthöhlenwände.

Die Brusthöhlenwand stellt grob genommen einen Kegel dar mit ausgehöhlter Basis und abgerundeter Spitze. Die Mantelfläche des Kegels wird gebildet von dem knöchernen Brustkorb und den Zwischenrippenmuskeln, die Basis vom Zwerchfell, die Spitze von Halsmuskeln, von Gefäßen und Nerven, die vom Hals bzw. dem Brustraum zu Arm und Brustwand ziehen. Mantelfläche und Basis stellen einheitliche, geschlossene und wenig nachgiebige Flächen dar; die Wand der Spitze ist nicht geschlossen, sondern bildet ein Gitterwerk, dessen Zwischenräume von nachgiebigem Bindegewebe und großen Venen ausgefüllt sind.

In die Brusthöhle sind luftdicht eingesetzt die beiden Brustfellsäcke. Sie haben die Form von senkrecht halbierten Kegeln und zeigen drei Flächen, die Basalfläche (Facies diaphragmatica), die Mantelfläche (Facies sterno-costalis) und die Halbierungsfläche (Facies mediastinalis). Die Brustfellsäcke füllen den Brustraum nicht vollständig aus, sie lassen zwischen sich einen mittleren Raum, den Mittelfellraum (Mediastinum) frei. Wir haben also theoretisch innerhalb der Brusthöhle drei Räume zu unterscheiden, rechten und linken Brustfellraum und den Mittelfellraum.

Die Erweiterung der Brustfellräume erfolgt unmittelbar durch die Bewegung der Brustkorbwand und der Zwerchfellwand, der Mediastinalraum wird nur mittelbar vergrößert. Die Erweiterung der Brusthöhle geschieht an der Mantelfläche durch Hebung der schräggestellten Rippenringe, an der Basis durch die Abflachung und die Bauchwärts-Bewegung des brustwärts gewölbten Zwerchfells, an der Spitze teilweise noch durch Hebung des 1. Rippenringes und weiter durch die Spannungsverkürzung derjenigen Halsmuskeln, die durch Hebung des 1. Rippenringes unmittelbar oder mittelbar entspannt werden.

Der Aufbau des Brustkorbes.

Der Brustkorb setzt sich zusammen aus den 12 Rippenringen. Der einzelne Rippenring baut sich auf: aus Teilen von 2 Wirbelkörpern, der zwischen ihnen gelegenen Zwischenwirbelscheibe, einem rechten und einem linken Rippenknochen, einem rechten und einem linken Rippenknorpel und einem Stück Brustbein. Die 7 oberen Rippenringe sind geschlossen, der 8. bis 10. Ring sind mittelbar geschlossen, Ring 11 und 12 sind vorn offen. Sämtliche Rippenringe werden durch Zusammenschluß der Wirbelkörper zur Brustwirbelsäule vereinigt; die Rippenringe 1 bis 7 werden vorn ein zweites Mal durch das Brustbein verbunden.

Die Brustwirbelsäule. Die Brustwirbelsäule stellt gleichsam die Achse des Brustkorbes dar. Sie ist aufgebaut aus 12 Brustwirbeln und 11 Zwischenwirbelscheiben. Die sagittalen und frontalen Durchmesser der Körper und der Zwischenwirbelscheiben nehmen vom 1. Brustwirbel angefangen gleichmäßig bis zum 12. Brustwirbel zu. Die Brustwirbelsäule ist kyphotisch gekrümmt und bildet einen Bogen von 42° und 33 cm Halbmesser (R. FICK, 1911). Der Scheitel des Bogens kann im Einzelfall seine Lage zwischen 5. und 8. Brustwirbel wechseln. Der Bogen kann stärker gekrümmt und entkrümmt werden; die Stellung des einzelnen Wirbels wird dadurch erheblich verändert.

Die Rippenbogen (Abb. 7). Jeder Rippenbogen setzt sich aus einem dorsalen längeren Stück, dem Rippenknochen, und einem ventralen kürzeren Stück, dem Rippenknorpel, zusammen. Knochen und Knorpel haben die gleiche

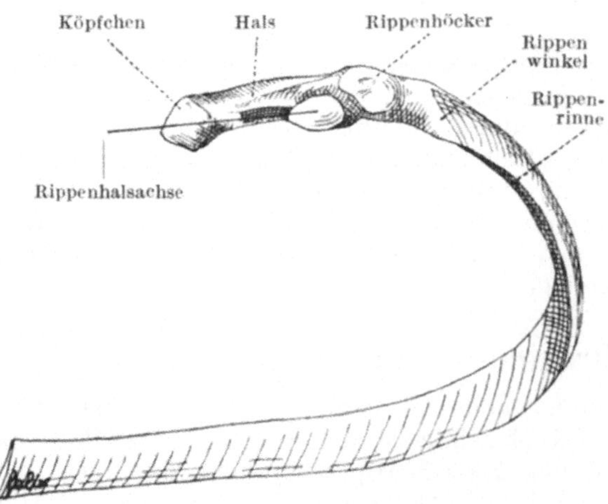

Abb. 7. Obere rechte Rippe in der Ansicht von hinten. Beide Krümmungen nach der Fläche (Köpfchen bis Rippenwinkel und Rippenwinkel bis Knochenende) sichtbar. Erste Krümmung über die Kante am Rippenhöcker. Rippenhalsachse gezogen.

Form: platte, um den Brustkorbinhalt gebogene Skelettstücke mit oberer und unterer Kante, äußerer und innerer Fläche.

Länge der Rippenbogen. Die *Rippenknochen* nehmen von der 1. bis zur 7. Rippe gleichmäßig an Länge zu, 7. und 8. Rippenknochen sind nahezu gleich lang, vom 9. Rippenknochen beginnt die Verkürzung, die je nach der im Einzelfall veränderlichen Länge der 11. und 12. Rippe schneller oder langsamer erfolgt. Die *Rippenknorpel* nehmen vom 1. bis 7. Rippenring gleichmäßig an Länge zu, vom 8. Knorpel an setzt eine starke Verkürzung ein.

Form des Rippenbogens (Abb. 7). An seinem Wirbelsäulenende bildet der Rippenknochen das Rippenköpfchen zur Verbindung mit den Wirbelkörpern. Auf das Rippenköpfchen folgt der ventralwärts konkave, in seiner Länge bei den einzelnen Rippenbogen wechselnde Rippenhals, nach diesem kommt der stark gebogene Rippenkörper. Zwischen Rippenhals und Rippenkörper ist der Rippenhöcker eingesetzt, der bei der 1. bis 10. Rippe die Gelenkverbindung mit dem Querfortsatz des Wirbels vermittelt. Der Rippenknochen geht ohne Veränderung seiner Form in den Rippenknorpel über, der seinerseits mit dem Brustbein in Verbindung steht.

Krümmung des Rippenbogens. Jeder Rippenbogen ist dreifach gekrümmt, um die Fläche, über die Kante und um die Achse.

Die Krümmung über die Fläche bedingt den Bogen des Rippenringes, sie ist keine einheitliche, sondern setzt sich aus mehreren Bogenstücken mit ver-

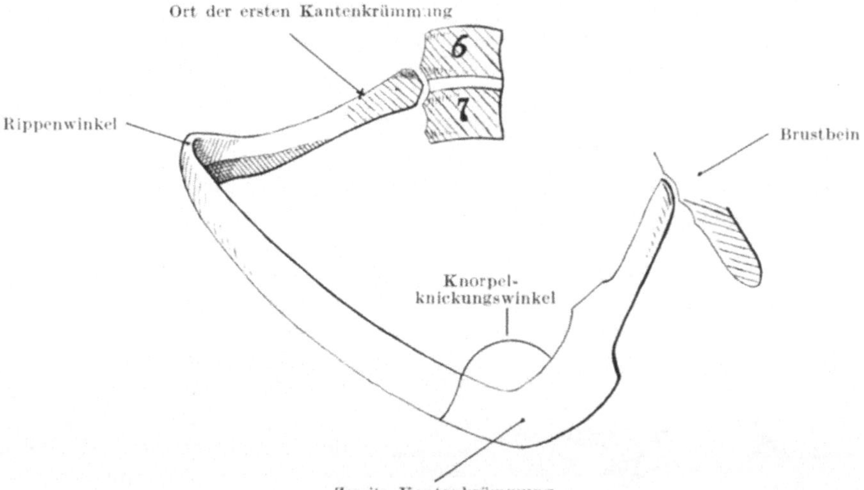

Abb. 8. Rechte Hälfte des 7. Rippenringes von vorn und rechts. Rippenwinkel und beide Krümmungen nach der Fläche deutlich ausgesprochen. Erste Kantenkrümmung verschwunden, zweite Kantenkrümmung am Knorpelknickungswinkel.

schieden langen Halbmessern zusammen. Es genügt für unsere Zwecke, zwei Bogen zu unterscheiden, die an ihrer Verbindungsstelle eine Ecke, den Rippenwinkel (Abb. 7 u. 8), bilden. Der kleinere dorsale Bogenabschnitt ist aufgebaut von dem Rippenhals und demjenigen Stück des Rippenknochens, das zwischen Rippenhöcker und Rippenwinkel liegt, der ventrale größere Bogenabschnitt aus dem Rest des Rippenkörpers und dem Rippenknorpel. Der Rippenwinkel fällt an dem 1. Rippenbogen mit dem Rippenhöcker zusammen, wird am 2. Bogen zum selbständigen Punkt, der sich in den nach unten folgenden Rippenringen vom

Rippenhöcker immer weiter lateralwärts entfernt. Der dorsale Bogenabschnitt wird also vom 1. bis 11. Rippenbogen immer größer.

Die Krümmung über die Kante ist eine doppelte (Abb. 8). Eine 1. Kantenkrümmung liegt an der Übergangsstelle vom Rippenhals zum Rippenkörper, also unmittelbar lateral vom Rippenhöcker, wird vom Querfortsatz des Wirbels bedeckt und fällt deswegen nicht sofort auf. Eine 2. Kantenkrümmung liegt im Gebiet des Rippenknorpels, das ist die *Knorpelknickung.* Beide Krümmungen sind einander entgegengesetzt, die 1. Krümmung liegt im Rippenknochen und biegt diesen nach abwärts, die 2. liegt im Rippenknorpel und biegt diesen nach aufwärts. Die 2. Kantenkrümmung ist unbedeckt, und deswegen sofort zu sehen; man unterscheidet an ihr einen dorsalen absteigenden und einen ventralen aufsteigenden oder Brustbeinschenkel. Trotzdem die 2. Krümmung sehr viel stärker ist als die 1., kann sie wegen der Kürze ihres Brustbeinschenkels die Schiefstellung des Rippenknochens nicht ausgleichen. Das Brustbeinende aller Rippenbogen steht daher stets tiefer als das Wirbelende.

Die 1. Krümmung ist nur am 2. bis 6. Rippenring vorhanden, die 2. Knickung, der Knochenknickungswinkel (Abb. 8), spielt in der Mechanik der Atmung eine wichtige Rolle. Der Winkel kommt im Bereich des 3. bis 10. Rippenbogens vor, ist anfangs ganz stumpf, wird rasch kleiner, nähert sich am 6. (97°) und 7. Rippenbogen (101°) dem Werte eines rechten und flacht dann caudalwärts wieder rasch ab.

Die Krümmung um die Achse erscheint als Kreiselung (Torsion) des Rippenbogens. Neben der Flächenkrümmung ist sie es, die die Anpassung des Rippenbogens an die Kegelmantelfläche des Brustfellsackes ermöglicht. Die Kreiselung führt den oberen Rippenbogenrand lungen-, den unteren hautwärts.

Die Rippenwirbelgelenke.

Die Rippe ist zweimal an der Wirbelsäule befestigt. In der Articulatio capituli costae verbindet sich das Rippenköpfchen mit den Foveae costales zweier aufeinanderfolgender Wirbel und mit der zwischen ihnen gelegenen Zwischenwirbelscheibe. In der Articulatio tuberculi costae ist der Rippenhöcker an das freie Ende des Querfortsatzes des unteren Wirbels angeschlossen. Zwischen beiden Gelenken liegt die ganze Länge des Rippenhalses. Die Bewegung der Rippe an der Wirbelsäule kann daher nur um *eine* Achse erfolgen, und zwar um diejenige, welche die Mitten der beiden Rippenwirbelgelenke verbindet. Diese Achse läuft durch den Rippenhals und heißt deswegen die *Rippenhalsachse* (Abb. 9 bis 12).

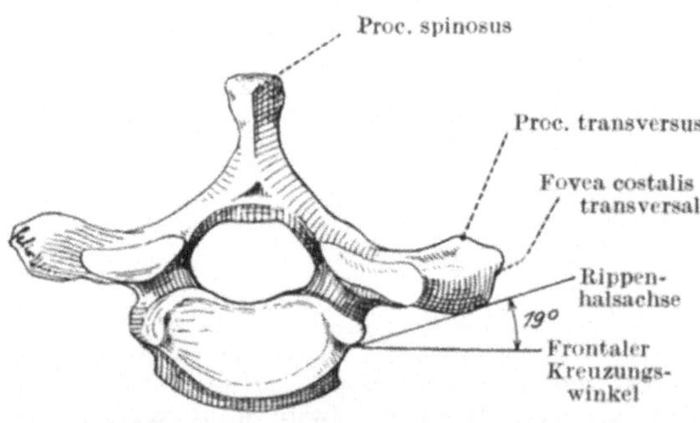

Abb. 9. Brustwirbel von oben. Beide Querfortsätze stehen fast in der gleichen Frontalebene. Der frontale Kreuzungswinkel der Rippenhalsachse beträgt 19°.

Die Rippenbewegung ist also festgelegt, und welcher Muskel auch einen Rippenring hebt und in welcher Richtung er das tut, er muß die Rippe in derselben Weise bewegen, als das irgendein zweiter Muskel ausführt, der aus anderer Richtung die Rippe zu heben sucht.

Die Drehung der Rippe um die Rippenhalsachse erscheint als Hebung oder Senkung des schiefgestellten Rippenringes. Jeder einzelne Punkt der Rippe bewegt sich dabei in Kreisbogen, deren Halbmesser durch eine Senkrechte von ihm aus auf die Rippenhalsachse gebildet wird. Bei gleichem Drehungswinkel nimmt die Größe der Bewegung des einzelnen Punktes eines Rippenringes mit seiner Entfernung von der Rippenhalsachse zu; den längsten Halbmesser haben die Punkte, die an der Knorpelknochengrenze liegen. Da der Rippenbogen einen langen Hebelarm darstellt, genügen schon kleinste Drehbewegungen im Rippenwirbelgelenk, um sein Brustbeinende über eine größere Strecke zu führen.

Infolge der Kreiselung des Rippenbogens beschreibt seine obere Kante bei der Drehung um die Rippenhalsachse einen kleineren Bogen als seine untere; es werden also die Punkte der unteren Kante weiter bewegt als die der oberen. Jede Rippenbewegung muß also die Kreiselung des Rippenbogens stärker (Hebung) oder schwächer (Senkung) machen.

Ruhelage der Rippe im Stehen. Der Rippenbogen ist an seinem Wirbelende befestigt, an seinem Brustbeinende ist er samt dem Brustbein frei. Sein Eigengewicht wird mithin den Rippenbogen senken, d. h. um die Rippenhalsachse nach abwärts drehen, und zwar so lange, bis die Spannung der Gelenkbänder dem Zuge des Gewichtes das Gleichgewicht hält. Die Ruhelage des vereinzelten Rippenringes wird also durch sein Gewicht und die Spannung der Bänder der Rippenwirbelgelenke bestimmt.

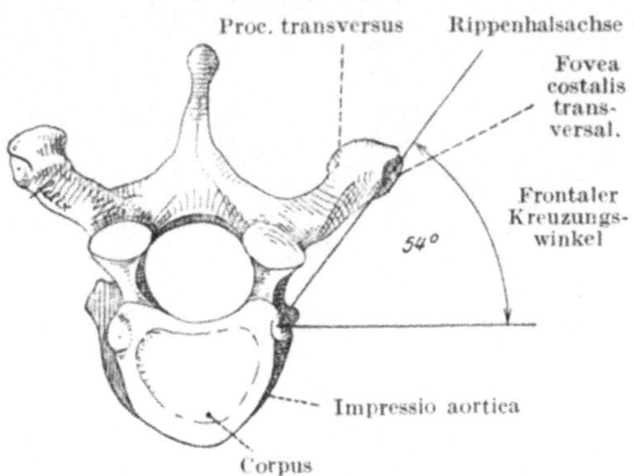

Abb. 10. Vierter Brustwirbel von oben. Die Querfortsätze bilden miteinander einen rechten Winkel. Der frontale Kreuzungswinkel der Rippenhalsachse beträgt 54°.

Die Bewegungsformen des Rippenringes. Wird ein Rippenring nach aufwärts gedreht, so wird jeder seiner Punkte 1. gehoben (Hochstoß der Rippe) und 2. von der Wirbelsäule entfernt. Gleichgültig, in welcher Richtung diese Entfernung geschieht, es muß auf jeden Fall der Brustraum erweitert werden.

Der *Hochstoß* ist abhängig von dem Maß der Drehung um die Rippenhalsachse, von der Länge des betreffenden Rippenbogens und dem Maß seiner Schrägstellung. Je größer der Drehwinkel, je länger der Rippenbogen und je schiefer er gestellt ist, um so größer kann der Hochstoß sein.

Nicht alle Punkte eines Rippenbogens führen bei Hebung der Rippe einen Hochstoß aus. Alle Punkte, die dorsal von der Rippenhalsachse liegen, müssen die entgegengesetzte Bewegung ausführen. Das kommt normalerweise nicht vor, ist aber bei Verkrümmung der Wirbelsäule zu beobachten.

Der Vorstoß und der Seitenstoß. Die Richtung, in welcher die einzelnen

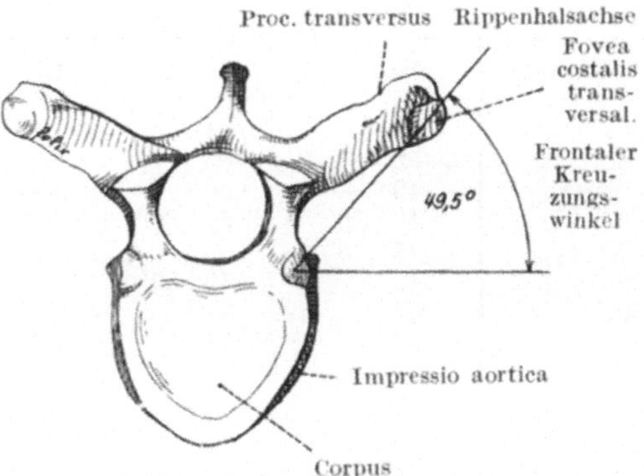

Abb. 11. Siebenter Brustwirbel von oben. Der Winkel der beiden Querfortsätze etwas größer als 90°. Der frontale Kreuzungswinkel der Rippenhalsachse beträgt 49,5°.

Rippenpunkte bei der Aufwärtsdrehung von der Wirbelsäule entfernt werden, ist abhängig von der Stellung der Rippenhalsachse. Stünde diese Achse in einer

Frontalebene, so würde das freie Ende des Rippenringes rein nach vorwärts (Vorstoß), stünde sie in einer Sagittalebene, so würde es rein nach der Seite (Seitenstoß) bewegt werden. Nun steht aber bei keinem Rippenbogen die Rippenhalsachse rein frontal oder rein sagittal, sondern sie nimmt an allen Rippenbogen eine Zwischenstellung zwischen frontal und sagittal ein, deswegen müssen wir bei jeder Drehbewegung der Rippenringe nach aufwärts eine Vorstoß- und eine Seitenstoßkomponente unterscheiden.

Die Stellung der Rippenhalsachse. Die Stellung der Rippenhalsachse ist von Rippenring zu Rippenring verschieden. Die Verschiedenheit ist bedingt durch die wechselnde Stellung des Querfortsatzes der Brustwirbel. Die verlängerten Querfortsätze des 1. Brustwirbels schneiden sich in einem Winkel von ca. 140°, die Querfortsätze des 11. Brustwirbels stehen einander nahezu parallel. Die Querfortsätze der zwischengestellten Wirbel gehen ganz allmählich aus der mehr frontalen Stellung am 1. Brustwirbel in die rein sagittale am 11. Brustwirbel über.

Dieser Rückwärtsdrehung des Querfortsatzes muß die gleiche Drehung der Rippenhalsachse entsprechen. Die Stellung der

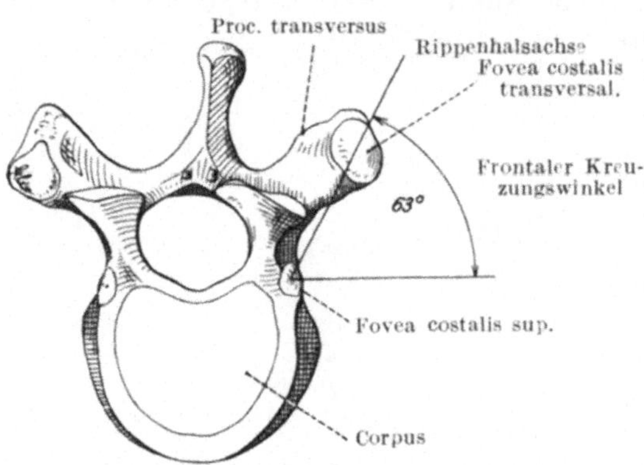

Abb. 12. Zehnter Brustwirbel von oben. Die Querfortsätze sind kürzer geworden, der frontale Kreuzungswinkel der Rippenhalsachse beträgt 63°.

einzelnen Rippenhalsachsen bestimmen wir durch ihren *frontalen Kreuzungswinkel,* d. h. durch den Winkel, den sie mit einer Frontalebene des Körpers bildet (Abb. 9 bis 12 und Tabelle 1).

Tabelle 1. Frontale Kreuzungswinkel der 12 Rippen.

	TRENDELEN-BURG	MEISSNER	HENKE	R. FICK	VOLKMANN	LANDERER
1. Rippe	10°	36°	42° 30′	16°	9°	11°
2. „	35°	56°	55°	35°	26°	—
3. „	47°	64°	—	40°	27° 30′	—
4. „	52°	65°	—	40°	34° 30′	—
5. „	49°	66°	—	42°	36°	—
6. „	47° 30′	67° 30′	—	42°	35° 30′	34°
7. „	46° 40′	69°	—	46°	35° 30′	—
8. „	45°	70° 30′	—	48°	46°	—
9. „	43°	71°	—	50°	44°	—
10. „	42°	72°	—	50°	46°	48°
11. „	—	—	—·	49°	—	40°
12. „	—	—	—	50°	—	35°

Die Tabelle zeigt, daß der frontale Kreuzungswinkel von dem 1. Rippenring angefangen bis zum 10. Rippenring ganz allmählich größer wird. Wäre der frontale Kreuzungswinkel gleich 45°, würden Seitenstoß- und Vorstoßkomponente gleich groß sein. Sinkt der Wert des Winkels, so nimmt die sagittale Komponente zu, steigt er, tut es die frontale Komponente. Die sechs verschiedenen Messungen der Tabelle zeigen demnach, daß vom 1. zum 10. Rippenring die sagittalen Komponenten ab-, die frontalen Komponenten zunehmen, das heißt: in den oberen Rippenringen erfolgt die Erweiterung der Brusthöhle mehr in sagittaler, in den unteren mehr in frontaler Richtung.

Das Größenverhältnis zwischen Vorstoß- und Seitenstoßkomponente wechselt in den einzelnen Brustkörben. In der Messung MEISSNER (Tabelle 1, Kolonne 2, ist die sagittale Komponente von Anfang an klein und schon vom 2. Rippenring ab überwiegt die frontale Komponente; wir haben es also hier mit einer Brustkorbform zu tun, bei welcher die Atmung den Brustkorb hauptsächlich in frontaler Richtung erweitert. Im Gegensatz dazu haben wir in der Messung VOLKMANN (Tabelle 1, Kolonne 5) eine Brustkorbform vor uns, bei welcher sich die Brusthöhle hauptsächlich in sagittaler Richtung erweitert, erst in dem untersten Rippenring sind Vorstoß- und Seitenstoßkomponente einander gleich. In keinem Ring überwiegt die frontale Komponente.

11. und 12. Rippe. 11. und 12. Rippe sind nur durch die Articulatio capituli costae mit der Wirbelsäule verbunden; die Articulatio tuberculi costae fehlt. Da Gelenkkopf und Gelenkpfanne Teilstücke von Kugelflächen darstellen, sollten diese beiden Rippen eine außerordentliche Beweglichkeit besitzen (Costae fluctuantes). Das ist in Wirklichkeit nicht der Fall. Die Beweglichkeit wird schon durch die Einbettung beider Rippen in die Bauchwand beschränkt, dann aber auch durch die Bänder, welche den Rippenhals mit den Querfortsätzen des 11. und 12. Brustwirbels verbinden. So erfolgt auch bei ihnen die Bewegung nur um *eine* Achse, deren einer Endpunkt (der Articulatio tuberculi costae entsprechend) allerdings durch die Nur-Band-Verbindung etwas verschiebbar ist.

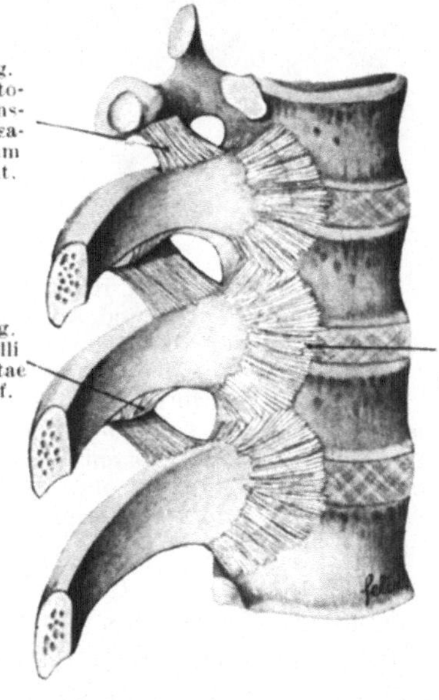

Die Bänder der Rippenwirbelgelenke.

Die Bänder der Rippenwirbelgelenke, deren anatomisches Verhalten aus den beigegebenen Abbildungen (Abb. 13 bis 15) und zugehörigen Erklärungen zu ersehen ist, ordnen wir nach ihrer Wirkung in 3 Gruppen:

1. In Bänder, welche durch Senkung des Rippenringes gespannt werden und entlastet den Ring heben (*Hebebänder*);

2. in Bänder, welche durch Hebung des Rippenringes gespannt werden und entlastet den Ring senken (*Senkebänder*);

3. in Bänder, die weder durch Hebung noch durch Senkung des Rippenringes gespannt werden (*Neutralbänder*).

Abb. 13. Die Bänder der Rippenwirbelgelenke von außen und vorn. Die *Ligg. capituli costae radiata* entspringen vom oberen Wirbel, der Fibrocartilago intervertebralis und dem unteren Wirbel und setzen sich am Rippenhalse dicht neben dem Rippenköpfchen an. Die *Ligg. costotransversaria anteriora* entspringen von der unteren Fläche des nächsthöheren Querfortsatzes und setzen sich an der Crista colli an. Die *Ligg. colli costae inferiora* entspringen an der unteren Fläche des zugehörigen Querfortsatzes und setzen sich an an die untere vordere Kante des Rippenhalses.

Als *Hebebänder* betätigen sich: 1. die Teile der Ligg. capituli costae radiata, die vom oberen Wirbel entspringen (Abb. 13); 2. die Ligg. costae transversaria ant. (Abb. 13 u. 14); 3. die Ligg. costae transversaria post. (Abb. 14); 4. die Ligg. colli costae sup. (Abb. 15) und endlich 5. die Ligg. tuberculi costae (Abb. 15).

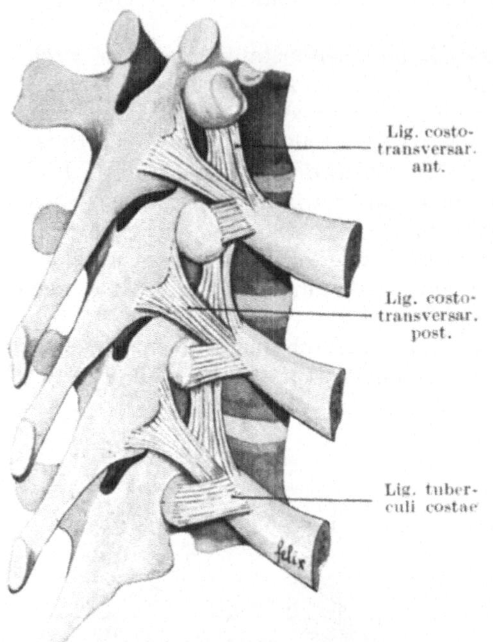

Abb. 14.   Bänder der Rippenwirbel-
gelenke von hinten und außen. Die
Ligg. costo-transversaria posteriora
entspringen an den Wurzeln des
Dorn- und Querfortsatzes des oberen
Wirbels und setzen sich an der Crista colli
an. Die *Ligg. tuberculi costae* entspringen an
der hinteren und oberen Fläche des freien
Querfortsatzendes und setzen sich an dem
Rippenhöcker an.

Als *Senkebänder* wirken: 1. die
Teile der Ligg. tuberculi costae radiata,
die vom unteren Wirbel entspringen
(Abb. 13), und 2. die Ligg. colli costae
inf. (Abb. 13).

Zu den *Neutralbändern* gehören:
1. die mittleren Teile der Ligg. capituli
costae radiata und 2. die Ligg. capituli
costae interarticularia. Die neutralen
Bänder haben mit der Atmung direkt
nichts zu tun. Sie sichern nur den
normalen Zustand der Rippenwirbelgelenke.

Die Übersicht ergibt, daß die Groß-
zahl (5) aller Bänder zu den Hebe-
bändern gehören und nur zwei als
Senkebänder wirken. Wir können deshalb sagen: Der Bandapparat der
Rippenwirbelgelenke ist hauptsächlich
einatmend eingestellt. Demnach wird
die Drehung des Rippenringes aus der
Ruhestellung nach oben (Einatmung)
einen geringeren Kraftaufwand der
Atemmuskeln erfordern als die Drehung nach unten (Ausatmung), weil
jede Einatmungsbewegung durch die
Hebebänder unterstützt wird, und weil
die Hebebänder kräftiger und zahlreicher sind als die Senkebänder.

Die Erweiterung des Brustraumes
— sei es durch Vorstoß, sei es durch
Seitenstoß — ist beschränkt; sie kann
nur so lange erfolgen, bis die Rippe in eine Ebene eingedreht ist, die durch
die Mitte der zugehörigen Zwischenwirbelscheibe und parallel zur oberen

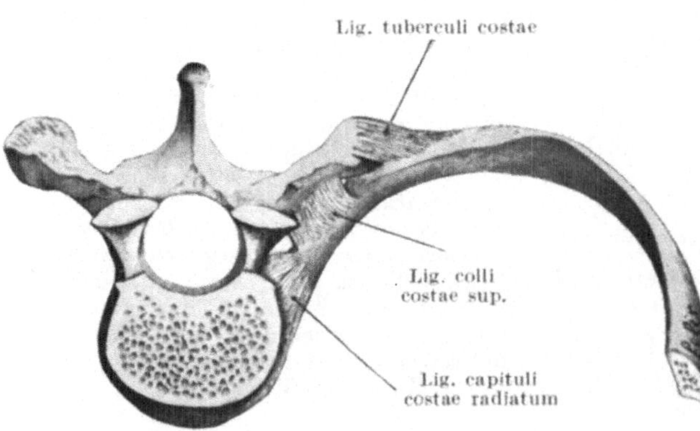

Abb. 15. Bänder der Rippenwirbelgelenke von oben.
Die *Ligg. colli costae superiora* entspringen von der
vorderen Fläche des zugehörigen Querfortsatzes und
setzen sich etwas dorsal von der Crista colli an.

oder unteren Grenzfläche derselben gelegt wird. Geht die
Drehbewegung der Rippe um
ihre Rippenhalsachse durch
diese Ebene hindurch noch
weiter kranialwärts, so wird
das Brustbeinende des Rippenbogens von dem Augenblick
des Durchtrittes an wieder
der Wirbelsäule genähert;
die Erweiterung der Brusthöhle muß deshalb in eine
Verengerung umschlagen. Dadurch gewinnt die Stellung
der einzelnen Zwischenwirbelscheibe innerhalb des Gesamt-
körpers an Bedeutung. Nehmen wir als erstes Beispiel

den 1. Rippenbogen (Abb. 16). Er bilde mit einer Körperhorizontalen einen Winkel von 50°, die Ebene durch die Mitte der Zwischenwirbelscheibe *fällt* ventralwärts ab und bilde mit einer Körperhorizontalen einen Winkel von 15°. So würde der 1. Rippenbogen, wenn er sich um 35° (50 — 15°) um seine Rippenhalsachse nach aufwärts gedreht hat, sein Maximum für Vor- und Seitenstoß erreicht haben. Nehmen wir als zweites Beispiel den 9. Rippenbogen, er bilde mit einer Körperhorizontalen einen Winkel von 60°, die Ebene durch die Mitte der zugehörigen Zwischenwirbelscheibe *steigt* ventralwärts an und bilde mit einer Körperhorizontalen einen Winkel von 10°, so würde der 9. Rippenbogen erst, wenn er sich um 70° (60 + 10°) um seine Rippenhalsachse nach aufwärts gedreht hat, das Maximum für Vor- und Seitenstoß erreichen.

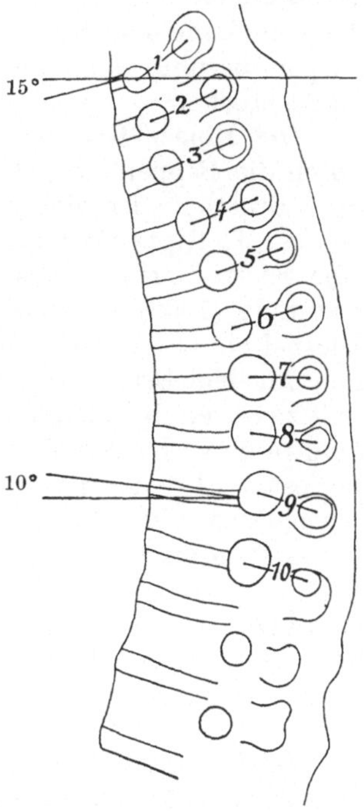

Beide Beispiele zeigen, um wieviel günstiger die Bedingungen für Vor- und Seitenstoß in den unteren Rippenbogen sind als in den oberen. Wieviel untere Rippenbogen an dieser Vergünstigung teilnehmen, hängt von der Lage des Scheitelpunktes der Kyphose der Brustwirbelsäule ab. Wir haben oben festgestellt, daß dieser Scheitelpunkt zwischen dem 5. und 8. Brustwirbelkörper schwankt. Bei allen Rippenbogen, die oberhalb des Scheitelpunktes liegen, fällt die Ebene durch die Mitte der Zwischenwirbelscheibe ventralwärts ab, hier muß bei Berechnung des maximalen Drehungswinkels für Vor- und Seitenstoß der Wert des Winkels, den sie mit der Horizontalen bildet, abgezogen, bei allen Rippenbogen, die unterhalb des Bogenscheitels liegen, steigt die Ebene durch die Mitte der Zwischenwirbelscheibe an, hier muß der Wert des Winkels zugezählt usw. werden.

Die angeführten Beispiele zeigen ferner, welchen Einfluß Krümmung und Entkrümmung der Brustwirbel auf Stellung und Bewegungsform der Rippenringe ausüben. Im bequemen Sitzen verstärken wir die Kyphose der Brustwirbel, im geraden Sitzen, im Stehen und Liegen auf dem Rücken strecken wir sie.

Abb. 16. Brustwirbelsäule unpräpariert von der linken Seite nach Wegnahme sämtlicher Rippen. Stellung sämtlicher Rippenhalsachsen. Stellung der 1. und 9. Rippenhalsachse zu einer Horizontalebene des Körpers und einer Ebene durch die Mitte der Zwischenwirbelscheibe.

Das Brustbein.

Das Brustbein besteht aus 3 durch Knorpel verbundenen Stücken, der Handhabe, dem Körper und dem Schwertfortsatz. Körper und Schwertfortsatz liegen meist in einer Ebene; Handhabe und Körper dagegen stoßen in dorsalwärts offenen Winkeln zusammen, sie bilden den Angulus sternalis. Der Winkel ist stets stumpf, wechselt aber individuell in seiner Größe. Seine Veränderlichkeit kann zusammenhängen mit der Größe des 1. Rippenbogens; je kleiner der 1. Rippenbogen ist bei gleichbleibender Größe des 2. Rippenbogens, um so mehr wird er die Handhabe zurückbiegen und um so schärfer wird er den Angulus sternalis ausprägen. Der Angulus sternalis ist beim Weibe durchschnittlich größer als beim Mann.

Das Brustbein ist an seinen beiden Längsseiten mit 7 Rippenknorpeln verbunden. Die Verbindungsstellen, die Fossae costales, sind nicht gleichmäßig über die ganze Brustbeinlänge verteilt. Die Fossa costalis für die 3. Rippe liegt gewöhnlich in der Mitte des Brustbeins (Handhabe plus Körper). In der oberen Brustbeinhälfte liegen also nur 2 Rippengruben, in der unteren drängen sich 4 zusammen. Da das weibliche Brustbein im Mittel um 23 mm kürzer ist als das männliche und diese Verkürzung nur auf der geringeren Länge des Brustbeinkörpers beruht, so ist die Zusammendrängung der 3. bis 7. Rippe bei ihm sehr ausgesprochen.

Die Rippen-Brustbeinverbindung. Die Rippen-Brustbeinverbindung wird durch die Rippenknorpel vermittelt. Die Verbindung des 1. Rippenbogens mit dem Brustbein ist eine Synchondrosis, sie erfolgt durch den außergewöhnlich starken 1. Rippenknorpel; der Knorpel ist auf dem Querschnitt dreieckig, die eine Kante springt brusthöhlenwärts vor. Im späten Lebensalter kann nach ANTHONY (1906)[1]) bei 60-Jährigen in einem Drittel der Fälle mitten im 1. Rippenknorpel ein Gelenkspalt auftreten. Die übrigen Rippenbogen, 2 bis 7, verbinden sich mit dem Brustbein durch eine Art von Gelenk. Ich sage „Art von Gelenk", weil zwischen dem Rippenknorpel und der Rippengrube des Brustbeins wohl ein Spaltraum vorhanden ist, das Perichondrium des Knorpels wohl ohne Grenze in das Periost des Brustbeins übergeht, weil dagegen eine echte Gelenkkapsel fehlt. Die Verbindung aller 7 Rippenbogen mit dem Brustbein wird innen und außen durch starke Bandmassen geschützt (Ligg. sterno-costalia radiata ant. und post.). Jedes einzelne Band geht vom Rippenknorpel radienförmig ausstrahlend auf das Brustbein über. Die Ausstrahlung geht so weit, daß nicht nur die Bänder der gleichen Seite, sondern die Bänder beider Seiten sich zu einer zusammenhängenden Membran verfilzen, die als Membrana sterni ant. und post. die vordere bzw. hintere Seite des Brustbeins und die Rippenansätze überzieht.

Die Verbindung zwischen 2. bis 7. Rippenring und dem Brustbein ist eine lockere und erlaubt Verschiebung der Rippenknorpel am Brustbein bis zur physiologischen Subluxation.

8. bis 10. Rippenring sind mittelbar an das Brustbein angeschlossen, indem sich der 8. Rippenring an den 7. Rippenknorpel, der 9. an den 8. und der 10. an den 9. anlegt und durch einen Bandapparat mit ihm verbunden ist. Der Bandapparat erlaubt eine Verschiebung der Knorpel aneinander.

Bedeutung der Rippenknorpel und der Knorpelknickungswinkel für die Rippenbewegung. Wir haben festgestellt, daß die Rippenhalsachsen der einzelnen Rippenbogen so gestellt sind, daß jeder Rippenbogen einen vom 1. zum 10. Rippenbogen an Größe zunehmenden Seitenstoß ausführen muß, wir wissen ferner, daß die Rippenbogen von beiden Seiten her an das Brustbein befestigt sind und eine erhebliche Seitwärtsverschiebung des Brustbeins nicht zulassen. Wie ist unter diesen Bedingungen überhaupt ein Seitenstoß möglich, wie kann der bei der Einatmung zunehmende Abstand des Brustbeinendes des Rippenknochens vom Brustbein ausgeglichen werden? Er wird ausgeglichen durch den Rippenknorpel, und zwar in doppelter Weise. Einmal ist der Rippenknorpel elastisch und kann infolgedessen verlängert werden. Die Verlängerung ist abhängig von der Länge des Knorpels, sie kann bei dem kleinen Wert des Seitenstoßes in den oberen Rippenringen genügen, den Ausgleich herzustellen. In den unteren Rippenringen mit ihrer zunehmenden Größe des Seitenstoßes genügt sie nicht, hier kommt als zweite Ausgleichung die Abflachung des Knorpelknickungswinkels hinzu, die eine beträchtliche Vergrößerung des Abstandes beider Rippenknorpelenden voneinander gestattet. Je kleiner der Knorpelknickungswinkel ist, d. h. je näher er an 90° kommt, um so mehr kann er abgeflacht und um so größer kann der Abstand der beiden Knorpelenden voneinander werden.

---

[1]) Zitiert nach STRASSER (1913).

In der Länge des Rippenknorpels und in der Kleinheit des Knorpelknickungswinkels haben wir ein leicht zu bestimmendes Maß für die Größe des Seitenstoßes, den ein Rippenring ausführen kann. Der längste Rippenknorpel ist der 7. Die Knorpelknickungswinkel des 6. und 7. Rippenringes nähern sich dem Wert von 90°, folglich können 6. und 7. Rippenring den größten Seitenstoß ausführen.

Die Knorpel des 8., 9. und 10. Rippenringes sind nicht dem Brustbein, sondern jeweilen dem nächsten oberen Rippenknorpel angeschlossen. Alle drei Rippenknorpel ziehen also aus der Verlängerung des 7. Rippenknorpels Vorteil, zu ihrer eigenen Verlängerung kommt die des 7. hinzu. Außerdem sind die Bandmassen, welche die Verbindung der drei Rippenknorpel decken, dehnbar und gestatten ein Abwandern nach der Seite. Der Seitenstoß des 8., 9. und 10. Rippenringes kann deswegen noch größer sein als der des 7.

Da Seitenstoß, Vorstoß und Hochstoß eines Rippenringes Teile einer einzigen Bewegung sind, so genügt die Verhinderung des Seitenstoßes, um auch den Vorstoß und Hochstoß unmöglich zu machen. Die Atmung ist deswegen abhängig von der normalen Beschaffenheit der Rippenknorpel; ihre Verkalkung kann die Rippenatmung aufheben.

Der Scheitel des Knorpelknickungswinkels besitzt Bänder, welche von einem Schenkel des Winkels zum andern ziehen; wird der Winkel verkleinert, werden sie entspannt, wird der Winkel vergrößert, werden sie gedehnt. Die Bänder begünstigen deshalb die Ausatmung und widerstreben der Einatmung.

Stellung des einzelnen Rippenringes im Brustkorb. Der Brustkorb ist aufgebaut aus 74 Teilstücken, die untereinander an 101 Stellen beweglich verbunden sind. Jede der 101 Einzelverbindungen erlaubt bestimmte Stellungen und Bewegungen des Einzelteiles, die sich bald gegenseitig begünstigen, bald hemmen. *Eine* bestimmte Form des Brustkorbes kann es deswegen nicht geben. Die Form muß sich ändern mit der Stellung des Körpers. Ich nehme deswegen als Unterlage für die folgende Besprechung die Form des Brustkorbes im Stehen.

Wir haben oben festgestellt, daß die Stellung des vereinzelten Rippenringes zur Wirbelsäule durch die Gleichgewichtslage bestimmt wird, die aus dem Zuge seines Gewichtes und aus dem Spannungswiderstand der Hebebänder hervorgeht. Am ganzen Brustkorb sind 1. bis 10. Rippenbogen durch ihre Verbindung mit dem Brustbein und durch die Zwischenrippenmuskeln aneinander befestigt. Jeder nachfolgende Rippenring wird also den vorhergehenden Rippenring durch sein Gewicht noch tiefer senken und dadurch seine Hebebänder noch mehr spannen. Der 1. Rippenring wird somit zum Träger aller übrigen, und man versteht deshalb die größere Dicke seines Knorpels und das Fehlen eines Gelenkspaltes zwischen diesem und dem Brustbein; es ist eben an ihm alles beseitigt, was seine Festigkeit vermindern kann, ohne seine Beweglichkeit aufzuheben.

An dem vereinzelten Rippenring zieht aber nicht bloß das Gewicht der ihm nachfolgenden Rippenringe, sondern auch das Gewicht der Brust- und Baucheingeweide. Er wird also durch diese ein drittes Mal gesenkt.

LANDERER (1881) hat das Maß der Senkung des oberen Rippenringes durch die unteren Rippenringe dadurch bestimmt, daß er die Zwischenrippenräume ausräumte und stufenweise das Brustbein zwischen den einzelnen Rippenringen durchsägte. Er befreite damit den oberen Rippenring von dem Zuge der unteren und konnte bestimmen, um wieviel bei dieser Entlastung jener durch den Zug seiner Hebebänder in die Höhe stieg und wieviel Gramme nötig waren, um ihn wieder in die Ausgangsstellung hinabzudrücken, die er vor Durchsägung des Brustbeins einnahm.

Tabelle 2. LANDERER über den Einfluß des Gewichtes der unteren Rippenringe auf die Stellung des oberen Rippenringes.

Ordnungszahl der Rippe	Bewegung		Größe des Gewichtes in Grammen, das den Ring in die Ausgangsstellung zurückdrückt
	nach aufwärts mm	nach vorwärts mm	
1	10	4	850
2	12	9	750
3	8	5	120
4	3,5	2	70
5	2	2	70
6	—	1	—

Die Tabelle ergibt, daß hauptsächlich die beiden ersten Rippenringe die Last der folgenden Rippenringe tragen, sie übernehmen von der Gesamtlast von 1860 g, welche die sechs oberen Rippenringe zu tragen haben, 1600 g.

Einfluß des Gewichtes der Baucheingeweide auf die Stellung der Rippenringe. LANDERER bestimmt auch, um wieviel Millimeter der untere Rippenring nach Durchsägung des Brustbeins zwischen ihm und dem nächsten oberen Rippenring nach abwärts sank. Wurde das Brustbein zwischen 1. und 2. Rippenring durchsägt, sanken die übrigen Rippen um 4 mm. Wurde das Brustbein zwischen 6. und 7. Rippenring durchsägt, sank der 7. Rippenring um 12 mm. Daß 2. bis 7. Rippenring nach ihrer Loslösung vom 1. Rippenring nur um 4 mm, der 7. Rippenring dagegen nach Lösung vom 1. bis 6. Rippenring um 12 mm sinkt, beruht das eine Mal auf dem Widerstand der Hebebänder des 2. bis 6. Rippenwirbelgelenkes, das andere Mal auf dem Widerstand der Hebebänder allein des 7. Rippenwirbelgelenkes.

Ursachen der Schrägstellung des Rippenringes.

An verschiedenen Stellen haben wir Gelegenheit gehabt, auf die Schiefstellung des Rippenringes einzugehen. Hier wollen wir noch einmal alle Ursachen für diese Schiefstellung zusammenfassen. Der Rippenring ist schräg gestellt:

1. weil der Rippenhals schräg von oben median nach unten lateral zieht;

2. weil der Rippenknochen am Rippenhöcker über die Kante nach abwärts geknickt ist;

3. weil der Knorpelknickungswinkel und die Länge des Knorpels trotz der Befestigung der Rippe am Brustbein in einer höheren Querschnittsebene eine Schiefstellung des Rippenknochens erlaubt;

4. weil sein Eigengewicht das Brustbeinende des Rippenringes nach abwärts zieht;

5. weil das Gewicht der ihm abwärts folgenden und mit ihm verbundenen Rippenringe und das Gewicht der Organe im Zwischenrippenraum sein Brustbeinende nach abwärts ziehen;

6. weil das Gewicht der Brusteingeweide ihn nach abwärts zieht;

7. weil das Gewicht des Zwerchfells, der Muskeln der vorderen Bauchwand und das Gewicht der Baucheingeweide ihn nach abwärts ziehen.

Die Schrägstellung des einzelnen Rippenringes nimmt vom 1. zum 12. Rippenring zu. Es ist das am besten an den verschiedenen Höhen des einzelnen Zwischenrippenraumes festzustellen, alle Zwischenräume nehmen von ihrem Wirbelsäulenende bis zu ihrem Brustbeinende an Höhe zu.

Einfluß des Brustbeins auf die Bewegung der mit ihm verbundenen Rippenbogen.

Das Brustbein steht schräg. Sein oberes Ende steht der Wirbelsäule näher als das untere. Bei der Einatmung wird es fast parallel zu seiner Ausatmungsstellung verschoben (s. Tabelle 3, S. 50). Von den 7 Rippenbogen, die sich am Brustbein ansetzen, sind 6 mit dem Brustbeinkörper verbunden. Die Starrheit des letzteren und die parallele Verschiebung des Brustbeins bewirken, daß der Vorstoß, den diese sechs Rippenbogen dem Brustbein geben, ein gleichmäßiger sein muß.

Der Vorstoß, den der 1. Rippenbogen der Brustbeinhandhabe gibt, betrug in einem Einzelfall 8 mm, der Vorstoß, den die übrigen sechs Rippenbogen dem Brustbeinkörper gaben, schwankte zwischen 14 und 16 mm. Die Handhabe wird deswegen weniger weit vorgestoßen als der Brustbeinkörper, das muß zu einer Verkleinerung des Angulus sternalis bei der Einatmung führen. ROTHSCHILD (1899)[1]) bestimmte beim Manne in tiefster Ausatmungsstellung den Wert des Winkels mit 170°, in höchster Einatmungsstellung mit 156°, der Unterschied zwischen beiden Stellungen beträgt also 14°; die entsprechenden Zahlen beim Weib sind 171, 159 und 12°.

Der Ausgleich, den die Verkleinerung des Angulus sternalis bewirkt, genügt aber nicht, den starken Vorstoß des 2.—7. Rippenringes vollständig auszugleichen. In der Abb. 17, die ich dem Werke R. FICKS entnehme, sind die Verhältnisse zwischen 1. Rippenbogen und Brustbein einer eindringlichen Darstellung zuliebe ganz willkürlich gewählt. Die Linie $H-M$ stellt den 1. Rippenbogen in Ausatmungsstellung (I) dar, sie bildet mit dem Brustbein $M-C$ einen Winkel von 135° (90 + 45°). Wird jetzt der Rippenbogen durch die Einatmung um 45° gehoben, kommt er in die Stellung II und bildet die Linie $H-M^1$. Ändert das Brustbein seine Stellung zum 1. Rippenbogen nicht, so käme es in die Linie M^1-C^1. In Wirklichkeit (abgesehen von der Änderung in der Größe des Angulus sternalis) wird das Brustbein durch die Einatmung nahezu parallel verschoben. Um diese Parallelstellung mit $M-C$ in unserer Abbildung zu erreichen, müßten wir die Linie M^1-C^1 in die III. Stellung M^1-C^2

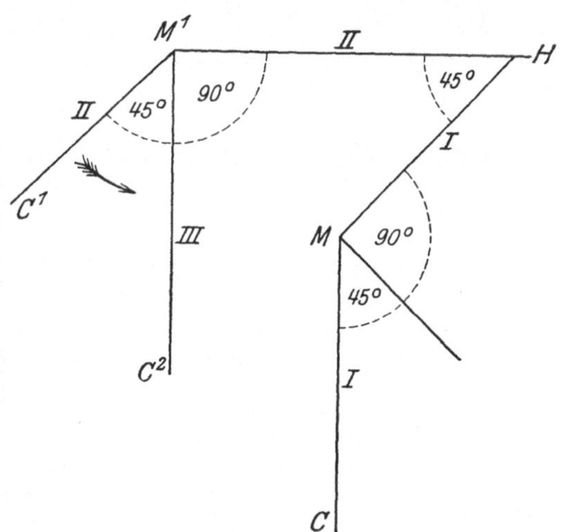

Abb. 17. Schema zur Klarlegung der Rippenkreiselung durch die Bewegung des Brustbeines im ganzen Brustkorb aus R. FICK in Handbuch der Anatomie des Menschen von Bardeleben.

um 45° zurückdrehen. Jede Hebung des Brustbeins wäre also theoretisch mit einer Rückwärtsdrehung desselben verbunden, die Drehung erfolgt dabei um eine Achse, die durch die Mitten der beiden 1. Rippengruben des Brustbeins geht. Da ein Gelenk zwischen dem 1. Rippenbogen und dem Brustbein nicht besteht, muß das Rückwärtsdrehen in einer Kreiselung (Torsion) des rechten und linken 1. Rippenknorpels zum Ausdruck kommen. Die Kreiselungsrichtung muß in Wirklichkeit entgegengesetzt zur theoretisch konstruierten Rückwärtsdrehung des Brustbeins erfolgen, also so, daß der obere Rand des Rippenknorpels lungenwärts, der untere Rand hautwärts gedreht wird.

Trotz Ausnützung der ganzen Knorpellänge für die Kreiselung genügt auch die Kreiselung des Knorpels nicht, es kommt noch zu einer Kreiselung des Rippenknochens.

[1]) ROTHSCHILD, D.: Kongreß für innere Medizin. Wiesbaden 1899.

Die theoretische Rückwärtsdrehung des Brustbeins muß sich auch an den nachfolgenden Rippenringen geltend machen, und zwar um so stärker, je weiter sie von der 1. Rippengrube entfernt sind. Da wir ja an den übrigen Rippen-Brustbeinverbindungen Gelenke haben, so kommt es zunächst zu einer Kreiselung innerhalb der Rippen-Brustbeingelenke, dann zu Kreiselung der Rippenknorpel und schließlich der Rippenknochen.

Die Rippen sind zur Zeit der Geburt noch nicht voll entwickelt, die durch die Einatmung bedingte Kreiselung der Rippenbogen muß deshalb die Form der wachsenden Rippe beeinflussen. Die Krümmung (Torsion) der Rippe um ihre Achse ist also eine Anpassung an die durch die Einatmung bewirkte Kreiselung.

Die Kreiselung der Rippenknochen muß um so stärker ausfallen, je kürzer der Rippenknorpel und je kleiner der ganze Rippenbogen ist. Nach LANDERERS (1881) Untersuchungen ist die Kreiselung am stärksten im Gebiet des 2. Rippenringes und nimmt von dort bis zum 5. Rippenbogen gleichmäßig ab, am 5. bis 8. Rippenbogen ist sie ganz gering.

Die Bewegung des Gesamtbrustkorbes.

In der Tabelle 3 sind die Bewegungsformen von jeweilen vier Punkten eines Rippenringes zusammengestellt, sie gibt eine Übersicht über die Bewegungen des Gesamtbrustkorbes.

Tabelle 3. Bewegungsgröße von 4 Punkten jedes Rippenringes bei künstlicher Einatmung an der Leiche nach LANDERER (1881).

Ein Punkt der Mitte der	1. Punkt entsprechend der Mitte des Brustbeines geht		2. Punkt auf einer Sagittalen durch die Spitze der 10. Rippe geht			3. Punkt auf einer Sagittalen durch die Spitze der 11. Rippe geht			4. Punkt in der Scapularlinie geht		
	nach oben mm	nach vorn mm	nach oben mm	nach vorn mm	nach außen mm	nach oben mm	nach vorn mm	nach außen mm	nach oben mm	nach vorn mm	nach außen mm
1. Rippe	21,0	8,0	25,0	15,0	10,0	21,0	16,0	7,0	6,0	4,0	2,0
2. „	21,0	14,0	29,0	13,0	14,0	29,0	24,0	8,0	14,0	11,0	3,5
3. „	19,0	15,0	31,0	15,0	17,0	36,0	21,0	8,5	15,0	5,0	3,0
4. „	18,0	16,0	35,0	9,0	18,0	32,0	15,0	11,5	14,0	3,0	3,0
5. „	19,0	16,5	32,0	5,5	14,5	26,0	6,0	12,5	10,5	1,0	3,5
6. „	18,0	16,0	31,0	2,5	15,0	22,0	2,0	14,0	8,0	1,0 n. rückwärts	4,0
7. „	16,0	12,0	31,0	1,0 n. rückwärts	16,0	18,0	— n. rückwärts	15,0	6,5	2,0	5,0
8. „	—	—	30,0	2,0	20,7	17,5	2,0	16,5	6,0	1,5	7,0
9. „	—	—	27,0	4,5	22,0	14,0	2,0	18,0	5,0	1,5	7,0
10. „	—	—	24,0	8,0	20,0	7,0	1,0	23,0	3,0	—	10,0
11. „	—	—	—	—	—	6,0	1,0	17,5	1,0	—	12,0
12. „	—	—	—	—	—	—	—	—	—	—	6,0
	1	2	1	2	3	1	2	3	1	2	3
	Reihe I		Reihe II			Reihe III			Reihe IV		

Die Punkte 1 (s. Reihe I) der einzelnen Rippenringe sind bestimmt durch die Schnittpunkte der Medianebene mit den Verbindungslinien zwischen den Mitten der Rippengruben des Brustbeins. Alle 1. Punkte können natürlich nur Hoch- und Vorstoß ausführen.

Die Punkte 2 (s. Reihe II) sind bestimmt durch die Schnittpunkte einer Sagittalebene durch die Spitze der 10. Rippe mit der vorderen Hälfte der Rippenringe. Sämtliche 2. Punkte würden ungefähr auf einer Linie in der Mitte zwischen Mamillarlinie und Parasternallinie liegen.

Die Punkte 3 (s. Reihe III) sind bestimmt durch die Schnittpunkte einer Sagittalebene durch die Spitze der 11. Rippe mit den Rippenringen. Sämtliche 3. Punkte fallen ungefähr in die vordere Axillarlinie.

Die Punkte 4 (s. Reihe IV) sind bestimmt durch die Schnittpunkte einer Sagittalebene durch die Scapularlinie mit den Rippenringen.

Der Hochstoß. Der Hochstoß ist am größten in Reihe II; ihre Punkte liegen in der Nähe der Knochenknorpelgrenze, in Reihe I ist der Hochstoß etwas geringer als in Reihe II, aber immer noch bedeutend. In Reihe III ist der Hochstoß ebenfalls noch groß, in Reihe IV ist er sehr viel kleiner, weil die Radii vectores ihrer Punkte kleiner geworden sind.

Innerhalb der einzelnen Reihe zeigen die Punkte der einzelnen Rippenbogen ein gleichmäßiges Verhalten, die Punkte der vier oberen Rippen werden stärker gehoben als die der unteren. Nur die Punkte der Reihe I machen eine Ausnahme, da sie auf dem Brustbein liegen und deswegen alle die gleiche Verschiebung zeigen sollten. Die trotzdem zu verzeichnende Abnahme hängt mit der oben erörterten Rückwärtsdrehung des Brustbeins (s. S. 49) und mit der Verkleinerung des Angulus sternalis zusammen.

Der Vorstoß. Der Vorstoß der Punkte der Reihe I nimmt eine Sonderstellung ein, da die Punkte auf dem starren Brustbein aufliegen. Über die Differenz zwischen Vorstoß des 1. Rippenringes einerseits und der 2. bis 6. Rippenringe andererseits haben wir oben gesprochen (S. 49). Der nahezu gleiche Vorstoß der 2. bis 6. Rippenringe weist auf die Parallelverschiebung des Corpus sterni hin, die Abnahme der Vorstoßgröße im 7. Rippenring ist zu erklären durch die Einlenkung desselben am Processus xiphoides und durch die Einziehung desselben infolge der Spannung der Pars sternalis des Zwerchfells.

Die Größe des Vorstoßes der Punkte der Reihen II—IV nimmt kontinuierlich ab, das ist bei dem von Reihe II zu Reihe IV immer kürzer werdenden Radiusvektor der Punkte selbstverständlich. Innerhalb der einzelnen Reihen werden die Punkte der 3. bis 4. oberen Rippenringe viel stärker vorgestoßen als die der unteren, trotzdem diese viel längere Hebelarme besitzen als die oberen. Es kommt hier die Abnahme der Vorstoßkomponenten von den oberen zu den unteren Rippenringen deutlich zum Ausdruck, von der wir S. 42 eingehend gesprochen haben.

Die Umkehrung des Vorstoßes (Rückstoß) bei dem 8. bis 10. bzw. dem 7. bis 9. Rippenring ist nicht ganz aufgeklärt. Sie kann beruhen auf einer stärkeren Krümmung der elastischen Rippenringe durch die Spannung des Zwerchfells.

Der Seitenstoß. Der Seitenstoß kann nur in den Reihen II—IV vorhanden sein. Er ist am stärksten in der Reihe II und nimmt von da gegen Reihe IV gleichmäßig ab.

Die Punkte der Reihe II liegen nahe dem Scheitel des Knorpelknickungswinkels, in ihm muß also die Stelle des größten Seitenstoßes liegen, denn der Rippenbogen ist vorn und hinten befestigt und besteht aus einem vorderen und hinteren Schenkel, beide Schenkel steigen von ihrer Befestigungsstelle abwärts und treffen sich im tiefstgelegenen Punkte des Rippenringes, d. h. im Scheitel des Knorpelknickungswinkels. Die Hebung des hinteren Schenkels treibt den Scheitel des Knorpelknickungswinkels nach vorn und außen, die Hebung des vorderen Schenkels treibt ihn nach außen und etwas nach hinten, die Hebung beider Schenkel treibt ihn deshalb hauptsächlich nach außen und noch etwas nach vorn.

Innerhalb aller 3 Reihen werden die Punkte der oberen Rippenbogen viel weniger stark nach außen gestoßen als die Punkte der unteren Bogen; die Stelle des stärksten Seitenstoßes liegt in allen 3 Reihen in den 4 untersten Rippenringen. Die Tatsache, daß die Seitenstoßkomponente der Rippenbewegung von oben nach unten zunimmt (S. 42), findet hier ihren zahlenmäßigen Ausdruck.

Die Größe des Seitenstoßes der Punkte der Reihe II ist ein annähernd richtiges Maß für die Verlängerung der Rippenknorpel durch Dehnung derselben und durch die Abflachung des Knorpelknickungswinkels.

Die Zahlen der Tabelle lehren endlich, daß die Haupterweiterung des Brustkorbes in seiner unteren Hälfte eintreten muß. Die Erweiterung derselben wird noch dadurch vergrößert, daß Vorstoß und Seitenstoß eine Dehnung des Zwerchfells herbeiführen müssen, die zu einer Senkung seiner Kuppen und damit zu einer Erweiterung der Brusthöhle führt.

Zusammenfassung über Bau und Bewegung des Brustkorbes.

Der Brustkorb baut sich auf aus 12 gegeneinander und in sich beweglichen Rippenringen. Jeder Rippenring ist schräg zur Wirbelsäule gestellt. Er zerfällt in einen dorsal abfallenden und einen ventralen aufsteigenden Schenkel. Der aufsteigende Schenkel gleicht das Abfallen des absteigenden nicht aus; das Brustbeinende des Rippenringes steht deswegen stets tiefer als das Wirbelsäulenende. Der Winkel, der durch die Einknickung des Rippenringes gebildet wird, ist der Knorpelknickungswinkel.

Der Rippenring ist beweglich mit der Wirbelsäule verbunden. Die Bewegung des Rippenringes an der Wirbelsäule erfolgt nur um *eine* Achse, der Rippenhalsachse. Es besteht also nur eine Bewegungsmöglichkeit jedes Rippenringes. Jede Drehung um diese Rippenhalsachse hebt (Hochstoß) oder senkt (Tiefstoß) das Brustbeinende des Rippenbogens.

Neben der Hebung und der Senkung des Rippenringes erfolgt bei jeder Drehung eine Entfernung des Brustbeinendes von der Wirbelsäule. Die Rippenhalsachse steht bei allen Rippenringen in einer Zwischenstellung zwischen rein frontal und rein sagittal. Das Brustbeinende des Rippenbogens wird deshalb bei seiner Entfernung von der Wirbelsäule sowohl nach vorn (Vorstoß) als nach der Seite (Seitenstoß) verschoben. Vom 1. zum 12. Rippenbogen nähert sich die Rippenhalsachse immer mehr der frontalen Stellung, ohne sie zu erreichen. Der Vorstoß der Rippenbogen wird deshalb vom 1. bis zum letzten Rippenbogen abnehmen, der Seitenstoß zunehmen.

Der Seitenstoß der einzelnen Rippenknochen ist nur ausführbar, wenn sich der Rippenknorpel, der ihn an das Brustbein befestigt, verlängern kann. Er tut das aktiv, indem er sich dehnt, er tut das passiv, indem sein Knorpelknickungswinkel abgeflacht wird. Die starre Beschaffenheit des Brustbeins, seine Parallelverschiebung bei der Einatmung und die verschiedene Größe des Vorstoßes der Rippenbogen führen zu einer Änderung der Stellung der Rippenbogen zum Brustbein. Die Änderung besteht in einer Kreiselung (Torsion) der Rippenknorpel innerhalb der Rippen-Brustbeinverbindung, einer Kreiselung der Rippenknorpel und endlich in einer Kreiselung der Rippenknochen. Die Kreiselung erfolgt so, daß die oberen Ränder der Rippenbogen lungenwärts, die unteren Ränder hautwärts gedreht werden. Neben der Kreiselung erfolgt die Anpassung durch Abflachung des Angulus sternalis; er wird bei der Einatmung kleiner.

Alle Rippenbogen sind infolge ihrer Einfügung in die Rippenringe in Spannung. Es sind in Spannung die Hebebänder der Rippenwirbelgelenke, die Rippenknochen, die Rippenknorpel, sowohl was ihre Dehnung als was ihre Kreiselung anbetrifft, es sind in Spannung die Bänder der Knorpelknickungswinkel und endlich die Bänder der Rippen-Brustbeingelenke. Die Spannung kann einatmend und ausatmend wirken, einatmend wirken die Spannung der Hebebänder, die Spannung der Rippenknochen, die Spannung durch die Kreiselung der Rippenknorpel und die Spannung der Rippen-Brustbeingelenke. Ausatmend wirkt die Spannung der Bänder der Knorpelknickungswinkel und die Spannung durch Längsdehnung der Rippenknorpel.

Die untere Wand der Brusthöhle, das Zwerchfell.

Das Zwerchfell bildet die bewegliche Scheidewand zwischen Brust- und Bauchhöhle. Es stellt eine widerstandsfähige Wand dar, da es unabhängig von Ein- und Ausatmung immer in Spannung ist. Trotz seiner Löcher für den Durchtritt von Speiseröhre, Gefäßen und Nerven bildet das Zwerchfell ein geschlossenes Ganzes.

Seine Form gleicht grob genommen einer Halbkugel mit ventralem, dorsalem, linkem und rechtem Abfall. Der Ventralabfall erscheint durch den Angulus infrasternalis (epigastricus) wie ausgebrochen, der dorsale Abfall wird durch die Wirbelsäule tief eingedellt, die Eindellung ist so tief, daß man von einer rechten und linken Zwerchfellhälfte sprechen kann.

Die Kuppe der Halbkugel wird durch das aufgelagerte Herz eingedrückt und so in eine rechte und linke Kuppe geteilt. Die rechte Kuppe ist über die Leber gespannt, steht deswegen höher als die linke. Legt man unter Benutzung eines Gefrierschnittes tangierende Ebenen an beide Kuppen, so schneidet die Tangente an die rechte Kuppe vorn den unteren Teil des 4. Zwischenrippenraumes, in der Axillarlinie die 4. und in der Scapularlinie die 8. Rippe und den Angulus inferior des Schulterblattes. Die linke Kuppe steht 14—27 mm tiefer als die rechte, eine Tangente an sie schneidet den 5. Zwischenrippenraum. Am Lebenden steht nach JAMIN (1914) rechts das Zwerchfell am oberen Rand, links am unteren Rand der 5. Rippe, bei schlaffer Bauchdecke noch tiefer.

Die Körperlage ändert den Stand des Zwerchfells; in der Rückenlage steht das Zwerchfell am höchsten und kann rechts am unteren Rand der 4., links am unteren Rand der 5. Rippe bestimmt werden (JAMIN 1914), beim Sitzen sinkt das Zwerchfell tiefer (Totalkyphosis der Wirbelsäule und durch sie bewirkte stärkere Abwärtsneigung der unteren Rippen), beim Stehen steigt es in die Höhe.

In die Wölbung des Zwerchfells sind vom Bauch her Leber, Magen und Milz derartig eingepaßt, daß man diese drei Organe für die Erzeuger der Wölbung halten könnte. Das wäre unrichtig! Die Wölbung ist in gleicher Form in einer Leiche vorhanden, der man sämtliche Baucheingeweide herausgenommen hat. Die Wölbung ist die Folge des elastischen Zuges der Lunge (S. 67) und des durch die Bauchdecke hindurch wirkenden äußeren Luftdruckes, die beide in der gleichen Richtung brustwärts wirken.

In die Mitte des Zwerchfells ist die Zentralsehne (Centrum tendineum) eingesetzt. Sie hat kartenherzförmige Gestalt, die eingeschnittene Basis dorsalwärts, die Spitze ventralwärts gerichtet, der Einschnitt in die Basis ist eine Anpassung an die Eindellung des Gesamtzwerchfells durch die Wirbelsäule. Die Zentralsehne liegt auf dem Medianschnitt in der Mitte des Zwerchfells und bildet den Scheitel seines Bogens (Abb. 18), im Schnitt durch die Parasternallinie rückt sie auf den dorsalen Abfall des Zwerchfells, erreicht aber noch seinen Scheitel (Abb. 19), im Schnitt durch die Mamillarlinie (Abb. 20) rückt sie noch weiter dorsal und bildet nicht mehr den Scheitel. Linke und rechte Zwerchfellkuppe, die ungefähr in der Mamillarlinie liegen, werden also nicht von der Zentralsehne, sondern von den costalen Muskelbündeln gebildet (Abb. 21).

Die Muskelbündel ziehen bald gerade, bald in Bogen von den Rändern der Zentralsehne gegen die Brustkorbwand. Nach ihrem Ansatz an dieselbe werden

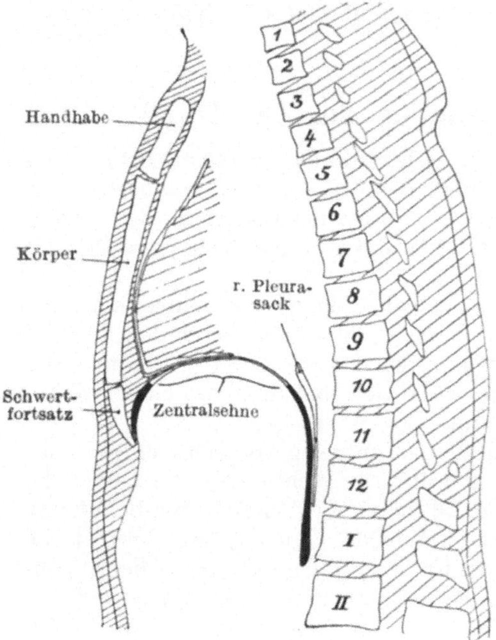

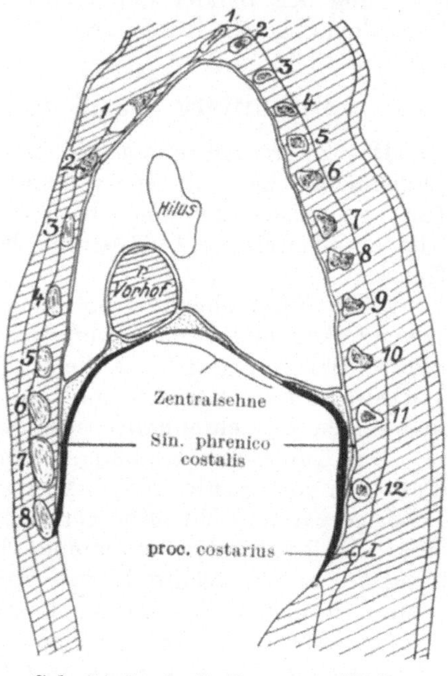

<table>
<tr><td>Schnitt durch die Medianebene.</td><td>Schnitt durch die Parasternallinie.</td></tr>
</table>

Schnitt durch die Medianebene.

Abb. 18 zeigt die langen lumbalen und die kurzen sternalen Muskelbündel. Die Zentralsehne liegt in der Mitte des Zwerchfelles und bildet den Scheitel seiner Wölbung. Der rechte Pleurasack überschreitet hinter dem Zwerchfell die Mittellinie.

Schnitt durch die Parasternallinie.

Abb. 19. Vorn ist das costale Bündel von der 8. Rippe, hinten das lumbale Bündel vom Arcus lumbo-costalis medialis getroffen. Die Zentralsehne beginnt sich auf den dorsalen Abfall des Zwerchfelles zu verschieben. Der Sinus phrenico-costalis ist vorn und hinten fast gleich hoch.

Abb. 18, 19 u. 20. Sagittalschnitte durch die rechte Rumpfhälfte eines erwachsenen Mannes. Abb. 18 geht durch die Medianebene, Abb. 19 durch die Parasternallinie und Abb. 20 durch die Mamillarlinie. Die Muskelbündel des Zwerchfelles sind schwarz ausgeführt, die Zentralsehne ist weiß gelassen.

sie morphologisch in lumbale, costale und sternale Bündel eingeteilt. Länge und Verlaufsrichtung der Bündel sind entscheidend für die Kontraktionsform des ganzen Muskels. Die lumbalen Bündel sind lang (Abb. 18), sie entspringen von den Lendenwirbelkörpern (längere Bündel) und den beiden Arcus lumbo-costales (kürzere Bündel). Die von den Lendenwirbeln entspringenden Bündel steigen gerade und senkrecht in die Höhe und sind nur kurz vor ihrem Ansatz an die Zentralsehne nach vorn umgebogen (Abb. 18), die von den Arcus entspringenden (Abb. 19) tun das in schwachen Bogen, deren Sehne etwas nach hinten (Anpassung an die Ausbiegung der Rippen) geneigt ist.

Die costalen Bündel sind verschieden lang, die von der 9. Rippe (Abb. 20) entspringenden sind die längsten, viel länger als die lumbalen (vgl. Abb. 20 und 18), die Bündel von der 8. und 7. und von der 10. und 11. Rippe auf der anderen Seite nehmen an Länge rasch ab. Ihr Verlauf ist verschieden.

Die Bündel der 12. Rippe bilden wie die lumbalen sagittal gestellte und etwas nach hinten geneigte schwache Bogen und setzen sich an die hintere Kante (die eingeschnittene Basis) der Zentralsehne an. Die Bündel von der 7. bis 9. Rippe setzen sich an die Seitenflächen der Zentralsehne an und verlaufen in sagittal gestellten Bogen, die aber dorsalwärts (Abb. 19 und 20) geneigt sind. Die Bündel der 10. Rippe und meist auch die der 11. Rippe verlaufen in Bogen zu den Seitenflächen der Zentralsehne, sie stehen nicht mehr ganz in sagittaler Ebene, aber doch sehr nahe der sagittalen Richtung.

Die sternalen Bündel entspringen an der hinteren Fläche des Processus xiphoides und an der Aponeurose des Musculus transversus abdominis in einer Linie, die von der Spitze des Schwertfortsatzes gegen die Mitte der 9. oder 8. Rippe zieht. Die aponeuralen Bündel sind individuell sehr verschieden entwickelt und können unter Umständen ganz fehlen. Die Muskelbündel der sternalen Portion sind die kürzesten (Abb. 18), sie verlaufen in schwachen sagittal gestellten Bogen, deren Sehne in Winkeln von 45° oder darunter zur Horizontalebene steht.

Ordnen wir die Bündel nach den Ebenen, in denen ihre Bogen stehen, und nach der Richtung, die sie innerhalb dieser Ebenen einschlagen, so erhalten wir:

1. Bündel, welche die Zentralsehne nach abwärts und etwas nach rückwärts ziehen, lumbale Bündel von den Wirbelkörpern entspringend (Abb. 18);

2. Bündel, welche die Zentralsehne nach abwärts und etwas nach vorwärts ziehen, den Arcus lumbocostales entspringend und 12. Rippe;

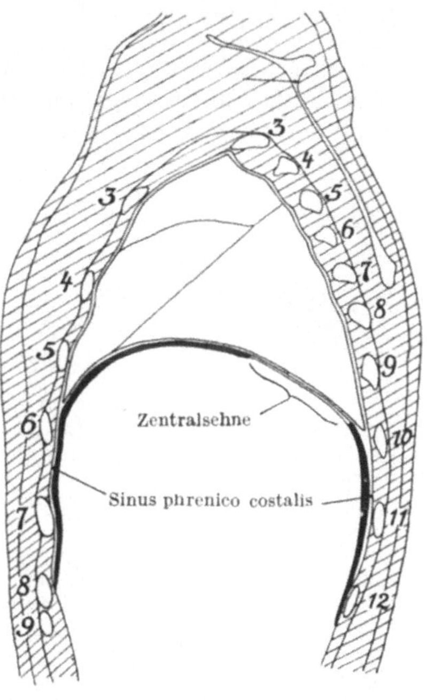

Schnitt durch die Mamillarlinie. Abb. 20. Vorn ist das costale Bündel von der 9. Rippe (das längste), hinten das lumbale Bündel vom Arcus lumbocostalis lateralis getroffen. Die Zentralsehne liegt auf dem dorsalen Abfall des Zwerchfelles und berührt die hintere Brustwand. Die Zwerchfellkuppe wird von dem costalen Bündel gebildet.

Bündel der Pars lumbalis von Bündel der Pars costalis der

3. Bündel, welche die Zentralsehne nach abwärts und stark nach vorwärts ziehen, Bündel der Pars sternalis und Bündel der Pars costalis der 7. bis 9. Rippe;

4. Bündel, welche die Zentralsehne nach abwärts, vorwärts und etwas nach auswärts ziehen, Bündel der Pars costalis der 10. und 11. Rippe.

Das Zwerchfell besteht also nur aus sagittal gestellten Bogen, deren dorsalen Schenkel die Zentralsehne, die lumbalen Bündel und das costale Bündel der 12. Rippe, deren ventralen Teil die sternalen Bündel und die costalen Bündel der 7. bis 10. bzw. 11. Rippe bilden. Muskelbündel, welche in frontalen oder nahezu frontal gestellten Bogen verlaufen, besitzt das Zwerchfell nicht, sie führen nur in Lehrbüchern ein Scheindasein.

Die Kontraktion der gebogenen Bündel wird zuerst den bogenförmigen Verlauf der Muskelbündel in einen geraden umwandeln und dann erst die Zentralsehne bewegen. Die Bündel der Pars lumbalis und die costalen Bündel der 12. Rippe, welche geradlinig verlaufen, werden sofort die Basis der Zentralsehne nach abwärts ziehen, die sternalen und costalen (7. bis 10. Rippe) werden sie nach vorwärts und abwärts bewegen. Treten sämtliche Bündel des Zwerchfells in Tätigkeit, wird die Zentralsehne in der Richtung nach abwärts und vorwärts gezogen in einer Linie, die von der Mitte der Zentralsehne gegen den Nabel zu ziehen ist.

Diese Bewegung setzt voraus die Zusammendrückbarkeit der Baucheingeweide und die Nachgiebigkeit der vorderen Bauchwand. Die hintere Bauchwand ist unnachgiebig, die beiden Seitenwände sind nur in geringem Maße dehnbar, die Wirkung des Zwerchfells kann sich also in der oben angegebenen Richtung nur dann entfalten, wenn die vordere Bauchwand, die ja nur von Muskeln gebildet wird, es gestattet.

Wechselt das Punctum fixum der Muskelbündel von dem Ursprung an der unteren Brustkorböffnung zum Ansatz an die Zentralsehne, so werden die Rippen in entgegengesetzter Richtung bewegt, d. h. gehoben. Die Bündel der Pars lumbalis, die stärksten des Zwerchfells, können ihr Punctum fixum nicht wechseln. Da die einzelne Rippe sich zwangsläufig nur um *eine* Achse bewegen kann, ist die Richtung der Muskelbündel des Zwerchfells für die Richtung, in der sich die Rippe bewegt, gleichgültig.

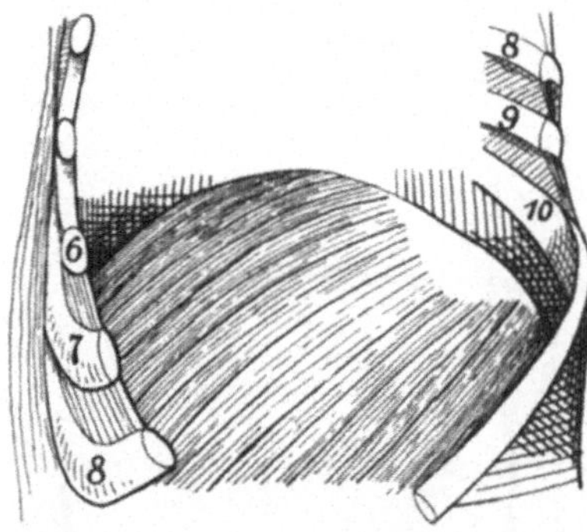

Abb. 21. Linke Zwerchfellhälfte von links her freigelegt. Lage der Zentralsehne auf dem dorsalen Abfall des Zwerchfelles. Die costalen Bündel bilden die Zwerchfellkuppe. Sämtliche costalen Bündel laufen in sagittaler Richtung.

Alle Muskelbündel des Zwerchfells — mit Ausnahme der sternalen — liegen eine Strecke weit der Brustwand an. Die lumbalen Bündel tun das in einer Ausdehnung von drei Wirbeln (Abb. 18), die costalen in einer Ausdehnung von 3 Rippen und $2^1/_2$ Zwischenrippenräumen (Abb. 19). Zwischen Zwerchfell und Brustwand bleibt in ihrem Gebiet nur ein spaltförmiger Raum frei, der Komplementärraum oder Sinus phrenico-costalis. In ihm liegen 2 Blätter des Brustkorbfelles, die Pleura parietalis diaphragmatica und die Pleura parietalis costalis; beide sind durch Adhäsion aneinander befestigt. Eine Öffnung des Sinus phrenico-costalis muß zunächst die Adhäsion beider Blätter des Brustkorbfells überwinden.

Fast alle Muskelbündel des Zwerchfells verlaufen in sagittal gestellten Bogen, und alle Bogen werden durch die Kontraktion nach abwärts und vorwärts gezogen; ihr dorsaler Abfall wird dabei von der hinteren Brustwand entfernt, ihr ventraler Abfall ihr genähert, die Abwicklung des Zwerchfells von der Brusthöhlenwand muß also am größten sein im Bereich der Lumbalportion des Zwerchfells und nimmt von dort nach vorn zu rasch ab; der Sinus phrenico-costalis wird hinten fast viermal soweit geöffnet als vorn.

Ein zweiter Komplementärraum oder Sinus costo-mediastinalis findet sich am linken Umfang des Herzbeutels zwischen Pleura parietalis mediastinalis und Pleura parietalis costalis. Auch in ihm sind die beiden Brustkorbfelle durch Adhäsion aneinander befestigt.

Zwischen den sternalen Muskelbündeln des Zwerchfells und der vorderen Brustwand liegt ein weiterer Raum (Recessus pericardii ant. inf.), der von Fett, Herzbeutel und geringer Menge perikardialer Flüssigkeit ausgefüllt wird.

Über die Funktion des Zwerchfells siehe den Abschnitt „Einatmende Kräfte" (S. 60).

Die Wand der Brustraumspitze.

Die Wand der Brustraumspitze ist kegelmantelförmig: die Basis des Kegels bildet der innere bzw. obere Rand des 1. Rippenringes. Auf ihr sind von der Halswirbelsäule herkommend zeltstangenförmig eine Reihe von Muskeln aufgesetzt, Levator scapulae und die 3 Scaleni. Musculus levator scapulae, Musculus scalenus posticus und M. scalenus medius liegen einander unmittelbar an. Zwischen Scalenus medius und Scalenus anticus klafft die Scalenuslücke, sie wird von der A. subclavia, den Nn. spinales cervicalis 8 und thoracalis 1 und etwas Bindegewebe ausgefüllt. Zwischen dem Scalenus anticus und dem Halseingeweiderohr samt Schilddrüse und Muskeln ist eine sehr breite Lücke vorhanden, die von außen her durch den M. sterno-cleido-mastoideus deckelförmig abgeschlossen wird. In dieser Lücke liegen außer kleineren Gefäßen und Lymphdrüsen die V. subclavia, die V. jugularis interna und größere Mengen fetthaltigen Bindegewebes.

Während die vom Brusthöhleninhalt sich abhebende Brustkorb- und Zwerchfellwand als geschlossenes Ganzes bewegt werden und so dem von außen gegendrückenden äußeren Luftdruck einen einheitlichen, von diesem nicht zu durchbrechenden Widerstand leisten, ist die Wand der Brustraumspitze keine einheitliche, zwischen die widerstandsfähigen Muskeln sind nachgiebiges Bindegewebe und schwachwandige Venen eingeschaltet, die dem äußeren Luftdruck ungenügenden Widerstand entgegensetzen.

Die bewegenden Kräfte der Brustwand.

Zu den Kräften, welche die Brusthöhlenwände bewegen, gehören: 1. Skelettmuskeln, 2. elastische Kräfte der Bänder der Rippenwirbelgelenke, der Bänder der Knorpelknickungswinkel, der Bänder der Rippen-Brustbeingelenke, die elastischen Kräfte der Rippenknochen und endlich die elastischen Kräfte der Rippenknorpel, 3. elastische Kräfte der Lungen, 4. glatte Muskeln der Lungen, 5. Gewichtszug des Brustkorbes, der Brust- und Baucheingeweide, 6. der äußere Luftdruck, die Muskeln der vorderen Bauchwand und die Neigung der Baucheingeweide, sich nach ihrer Zusammenpressung wieder auszudehnen.

Über die Wirkung der Elastizität der Bänder, der Elastizität der Rippenknorpel und -knochen, des Gewichtszuges des Brustkorbes, der Brust- und Baucheingeweide haben wir eingehend in den vorhergehenden Abschnitten gesprochen, die Wirkung der elastischen Fasern und der glatten Muskulatur der Lungen erörtern wir in dem Abschnitt „Lunge und Atmung". In dem folgenden Abschnitt soll deswegen nur die Skelettmuskulatur und ihre Wirksamkeit besprochen werden.

Wir trennen die Muskeln in solche, welche den Brustraum erweitern — Einatmer, und solche, welche den Brustraum verengen — Ausatmer. Einatmer und Ausatmer können wir wieder scheiden in solche, welche bei jedem Atemzug benützt werden — regelmäßige Ein- und Ausatmer —, und in solche, welche nur bei verstärkter Atemtätigkeit in Wirksamkeit treten — Hilfsein- und -ausatmer.

Zu den regelmäßigen Einatmern gehören die Mm. intercostales externi, die Mm. intercostales interni intercartilaginei — kurz Intercartilaginei genannt —

und das Zwerchfell. Zu den Hilfseinatmern zählen wir die Mm. scaleni, den M. sternocleidomastoideus, den M. serratus posticus sup., die Mm. pectorales, den Latissimus dorsi, den M. subclavius und wieder das Zwerchfell.

Zu den regelmäßigen Ausatmern gehören wahrscheinlich die Mm. intercostales interni interossei — kurz Mm. interossei genannt — und der M. transversus thoracis; zu den Hilfsausatmern rechnen wir den M. serratus posticus inf., den M. sacrospinalis, den M. quadratus lumborum und die Bauchmuskeln.

Die Einatmung. Die regelmäßig benutzten Einatmer.

Die Mm. intercostales. In jedem Zwischenrippenraum liegen 2 Zwischenrippenmuskeln, der M. intercostalis externus, dessen Fasern von kranio-vertebral nach caudo-sternal verlaufen, und der M. intercostalis internus, dessen Fasern umgekehrt wie die des externus von kranio-sternal nach caudo-vertebral ziehen. Keiner der beiden Muskeln füllt den Zwischenrippenraum vollständig vom vertebralen zum sternalen Ende aus, der Externus reicht wohl bis an das vertebrale Ende heran, hört aber schon vor dem Übergang der knöchernen Rippe in den Rippenknorpel auf, er liegt also lediglich im Gebiet des absteigenden Schenkels des Knorpelknickungswinkels (s. S. 40) und nur zwischen den Rippenknochen. Der Internus reicht wohl bis an das sternale Ende des Zwischenrippenraumes heran, endigt aber dorsalwärts bereits im Gebiet des Rippenwinkels, erreicht also nicht das vertebrale Ende des Zwischenrippenraumes. Der Internus liegt sowohl im Gebiet des absteigenden, wie des aufsteigenden Schenkels des Knorpelknickungswinkels, sowohl zwischen den Rippenknochen als zwischen den Rippenknorpeln. Man unterscheidet deswegen bei ihm die Pars interossea (M. interosseus) und die Pars intercartilaginea (M. intercartilagineus).

Der M. intercostalis internus verdünnt sich vom Brustraum gegen den Rippenwinkel immer mehr, deswegen ist der weniger ausgebreitete Intercartilagineus ebenso stark oder stärker entwickelt als der ausgebreitete Interosseus. Die Richtung der beiden Mm. intercostales ist in der vertebralen Hälfte des Zwischenrippenraumes schiefer als in der sternalen Hälfte. Die Bündel beider Muskeln sollten also hinten länger sein als vorn, da aber die Weite des Zwischenrippenraumes sich sternalwärts verdoppelt, enthält die sternale Hälfte des Zwischenrippenraumes doch die längeren Muskelbündel.

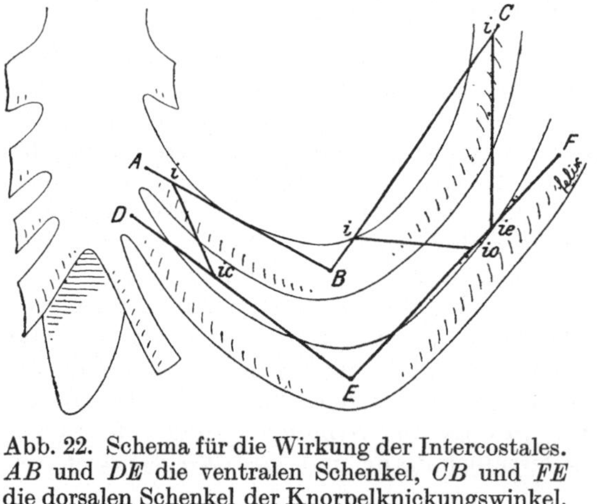

Der M. intercostalis externus hebt den unteren Rippen*knochen* gegen den oberen, weil er auf den unteren mit längerem Hebelarm einwirkt als auf den oberen (Abb. 22). Der M. intercartilagineus hebt den unteren Rippen*knorpel* gegen den oberen, weil er gleichfalls an ihm mit dem längeren Hebelarm angreift (Abb. 22). Intercostalis externus und Intercartilagineus sind also Heber der Rippenringe, der eine hebt ihren absteigenden dorsalen, der andere ihren aufsteigenden ventralen Bogenabschnitt.

Abb. 22. Schema für die Wirkung der Intercostales. *AB* und *DE* die ventralen Schenkel, *CB* und *FE* die dorsalen Schenkel der Knorpelknickungswinkel. *iie* ein Muskelbündel des M. intercostalis externus, *iic* ein Muskelbündel des Intercartilagineus, *iie* ein Muskelbündel des Interosseus.

Intercostalis externus und Intercartilagineus des 1. Zwischenrippenraumes heben den 2. Rippenring und mittelbar durch diesen alle ihm nach unten folgenden. Intercostalis externus und Intercartilagineus des 2. Zwischenrippenraumes heben den 3. Rippenring und alle ihm folgenden usw. Die Wirkung beider Muskeln in sämtlichen Zwischenrippenräumen summiert sich also, die Addition kommt aber deswegen nicht leicht zur Beobachtung, weil wir immer nur am Röntgenbild den beweglichen Brustkorb, nie das Verhältnis der Rippenringe zu einer feststehenden Linie beobachten.

Was geschieht mit dem 1. Rippenring? Wenn 2. bis 7. Rippenring durch die Intercostales und Intercartilaginei gehoben werden, so muß auch das Brustbein gehoben werden. Wird auch das Brustbein gehoben, so wird die Fossa costalis 1 und mit ihr der 1. Rippenring in die Höhe gehen müssen. Die Bewegung der Incisura jugularis sterni, an der man den Höhenunterschied des oberen Brustbeinrandes bestimmt, ist aber bei ruhiger Einatmung eine kaum meßbare.

Die Mm. intercostales interossei können nur den hinteren absteigenden Schenkel des Rippenringes bewegen, sie greifen mit dem längeren Hebelarm an der oberen Rippe an (Abb. 22), müssen diese also gegen die untere Rippe senken, sie sind also Ausatmer und keine Einatmer.

Endlich haben wir noch die Frage zu erörtern, ob die Intercostales externi und die Intercartilaginei allein für die ruhige Atmung genügen. Für den Menschen läßt sich die Frage noch nicht einwandfrei beantworten, beim Hunde dagegen schaltete R. FICK (1911) alle Atemmuskeln bis auf die Zwischenrippenmuskeln aus und fand, daß die Atmung unverändert weiterging, ein Beweis, daß für die ruhige Atmung dieses Tieres die Intercostales genügen.

Die Kraft der Zwischenrippenmuskeln berechnet R. FICK (1911) nach E. WEBERS und VON EBENERS Messungen für sämtliche Externi mit 1,94 kg und mit 1,5 kg für sämtliche Interni; wir dürfen deshalb für die Intercartilaginei mindestens 0,75 kg annehmen.

Die Hilfseinatmer.

Musculi scaleni. Die Scaleni entspringen an den Querfortsätzen der Halswirbelsäule und setzen sich an der 1. bzw. 2. Rippe an. Verlaufsrichtung der Bündel (fast rechtwinklige Stellung zu den Rippen) und Größe des Hebelarmes (Ansätze in der Nähe der Knorpelknochengrenze) sind für die Hebung der Rippen sehr günstig. Sie werden bei ruhiger Atmung nicht benützt, wie man sich durch die Untersuchung am eigenen Körper überzeugen kann. Wenn aber durch die Zwischenrippenmuskeln 1. und 2. Rippenring gehoben werden, müssen sie sich um so viel verkürzen, als die Hebung beträgt, um wieder ihren Spannungszustand zu erreichen. Ihre mögliche Arbeitsleitung berechnet R. FICK auf 0,39—0,69 kg.

Musculus sternocleidomastoideus. Der Sternocleido entspringt am Proc. mastoideus des Schläfenbeines und an der Linea nuchae sup. des Hinterhauptbeines, der Ansatz liegt an der Handhabe des Brustbeins und am Schlüsselbein, er hebt also nur mittelbar die Rippen. DUCHENNE (1885) erwähnt einen Fall, bei dem der Sternocleido nach Lähmung der Zwischenrippenmuskeln und des Zwerchfells allein die Atmung im Gange hielt.

Die Benützung des Sternocleido als Einatmer setzt voraus, daß sein Punctum fixum am Kopf liegt; da der Muskel entgegen seiner deutschen Bezeichnung (Kopfnicker) den Kopf in den Nacken wirft, muß diese Bewegung durch den M. longus capitis und den M. rectus capitis ant. verhindert werden.

Mm. pectorales, M. serratus ant. und *M. subclavius.* Die Brustmuskeln können bei Verlagerung ihres Punctum fixum an die Extremität, d. h. durch Feststellung von Schultergürtel und Oberarmbein bei aufgerichtetem Rumpf (Orthopnöe) und Aufstützung der Arme, die Rippen heben.

M. latissimus dorsi. Der Muskel kann bei Feststellung der Arme mit Hilfe seiner Rippenursprünge die 4 unteren Rippen heben.

M. serratus post. Der M. serratus posticus sup. entspringt an den Dornfortsätzen der 2 untersten Hals- und der 2 obersten Brustwirbel und setzt sich an die 2. bis 5. Rippe. Seine Wirkung als Rippenheber steht deswegen außer Zweifel.

Der M. serratus posticus inf. kommt von unten her an die 4 unteren Rippen heran und zieht sie nach abwärts und rückwärts. Der Zug nach rückwärts bedeutet aber Zug nach auswärts, und dieser Zug nach auswärts ist ohne gleichzeitige Hebung der betr. Rippen nicht ausführbar. Seine Hauptleistung ist aber die Zusammenarbeit mit dem Zwerchfell, er stellt für die Kontraktion des letzteren die 4 unteren Rippen fest.

Mm. levatores costarum. Die Wirkung der Mm. levatores ist umstritten. Auf jeden Fall können für die Einatmung nur die Levatores der 5 oberen Rippen in Betracht kommen, weil sie bei Hebung dieser Rippen verkürzt werden. Die Levatores der 6. bis 12. Rippe werden durch Hebung ihrer Rippenringe gedehnt, könnten also nur zu den Ausatmern gerechnet werden.

Das Zwerchfell.

Das Zwerchfell kann bei jeder Einatmung eine doppelte Bewegung ausführen, eine passive und eine aktive.

Die *passive Bewegung* ist eine Dehnung des Zwerchfells, sie kommt zustande, weil das Zwerchfell nicht von einer feststehenden, sondern einer beweglichen Wand entspringt. Wenn ein Atemzug den Brustkorb (durch Vorstoß und Seitenstoß) erweitert, so müssen die Ursprünge der costalen und sternalen Bündel des Zwerchfells an Rippen und Brustbein von der Zentralsehne entfernt werden. Die Folge dieser Entfernung muß sein, daß die Bogen, in denen die Muskelbündel verlaufen, abgeflacht werden, d. h. die beiden Zwerchfellkuppen werden bauchwärts gesenkt. Ein Herabsteigen der Zwerchfellkuppen setzt voraus, daß die Baucheingeweide zusammendrückbar sind und daß die vordere Bauchwand nachgibt. Ist das nicht oder nur in beschränktem Maße der Fall, so muß die Lage des Punctum fixum des Zwerchfellbündels wechseln, er geht von der Brustwand auf die Zentralsehne über, und es kommt zur Hebung der betr. Rippe.

Da bei ruhiger Atmung hauptsächlich die untere Hälfte des Brustkastens erweitert wird, so müssen bei jedem Atemzug die beiden Zwerchfellkuppen passiv bauchwärts verlagert werden.

Die *aktive Bewegung* des Zwerchfells erfolgt durch seine Kontraktion, sie muß im gleichen Sinne wie die passive Dehnung wirken. Es kommt zunächst zu stärkerer Abflachung der Muskelbündelbogen, dann zu einer Geradrichtung und schließlich zur Herabziehung der Zentralsehne in die Ebene der Ursprünge. Wie wird nun die Zentralsehne verlagert? Die sternalen Bündel und die costalen Bündel der 7. bis 11. Rippe ziehen die Zentralsehne nach vorwärts und abwärts, die lumbalen Bündel und die costalen Bündel der 12. Rippe ziehen sie rein nach unten, so kommt es zur Stellung der Zentralsehne, wie sie S. 54 beschrieben wurde; die Zentralsehne steht im Winkel von ungefähr 45° zur Horizontalen und liegt dorsal von linker und rechter Kuppe.

Den Einfluß der Zwerchfellkontraktion auf den Sinus phrenico-costalis besprechen wir weiter unten (S. 65).

Die Aufgabe des Zwerchfells. Die Aufgabe des Zwerchfells ist eine dreifache. Es hat 1. bei ruhiger Atmung zu sorgen, daß nur die Lungen von der Erweiterung des Brustraumes Nutzen ziehen, 2. hat es durch seinen Druck auf den Bauchraum den Ausfluß des venösen Blutes aus dem Bauchraum in die V. cava inf. und den rechten Vorhof zu begünstigen, und 3. hat es bei verstärkter Atmung als Hilfseinatmer zu dienen.

Das Zwerchfell hat bei jedem Atemzug dafür zu sorgen, daß die Druckdifferenz, die durch die Abhebung der Brustwand vom Brusthöhleninhalt innerhalb der Brusthöhle entsteht, nur von dem äußeren Luftdruck auf dem Wege durch die zuführenden Luftwege mit der Erweiterung der Lungensäckchen ausgeglichen wird, und es hat zu verhindern, daß der äußere Luftdruck durch Eindellung der vorderen Bauchwand und Emportreibung der Baucheingeweide und des Zwerchfells in die Brusthöhle diesen Ausgleich herstellt.

Das Zwerchfell hat ferner die Aufgabe, den elastischen Zug der Lungen zu bekämpfen. Unabhängig von der Atmung herrscht in der Lunge ein elastischer Zug — auch im Zustand tiefster Ausatmung —, der die Lungenoberfläche zu verkleinern sucht. Dieser Zug wird von der Oberfläche der Lungen durch die Adhäsion derselben mit der Brustwand auf diese, also hier das Zwerchfell, übertragen. So wird sich der elastische Zug der Lunge bemühen, das Zwerchfell brusthöhlenwärts zu heben, und dieser Zug wird mit der bei der Einatmung zunehmenden Dehnung der Lungen wachsen.

Schutz der Brusthöhle gegen den durch die Bauchhöhle wirkenden äußeren Luftdruck und Schutz gegen den aus der Brusthöhle kommenden elastischen Zug der Lunge, das sind die Aufgaben des Zwerchfells bei ruhiger Atmung.

Die Bewegung des Zwerchfells, wie wir bei sie der Durchleuchtung beobachten, ist bei ruhiger Atmung eine rein passive. Über das Maß dieser Bewegung täuscht man sich leicht, wenn man sich nicht vor Augen hält, daß auch bei ruhiger Atmung eine doppelte Bewegung stattfindet, ein Heben der Rippen und ein Senken der Zwerchfellkuppen. Beide Bewegungen erfolgen dicht nebeneinander, und wer nur auf das Verhältnis des Zwerchfells zu den Rippen achtet, wird regelmäßig die Bewegung des Zwerchfells zu hoch einschätzen.

Was am Lebenden bei ruhiger Atmung als abdominaler Typus erscheint, ist nichts anderes als der Ausdruck für die Erweiterung der unteren Brustkorbhälfte, der dadurch bewirkten Abflachung des Zwerchfells und der wieder durch diese letztere bedingten Verschiebung der Baucheingeweide und der vorderen Bauchwand.

Die epigastrischen Einziehungen, die während der Einatmung bei vielen Menschen zu sehen sind, können nur durch die Wirkung der sternalen Bündel des Zwerchfells erklärt werden. Wir haben oben festgestellt, daß die sternalen Bündel auch von der Aponeurose des M. transversus abdominis entspringen und in ihrer Ausbildung starken Schwankungen unterworfen sind. Bei Leuten, welche keine oder nur schwache sternale Ursprungsbündel vom M. transversus besitzen, kann es zu keiner Wirkung dieser Bündel auf die Bauchwand kommen, starke Bündel hingegen werden die bewegliche Wand des Epigastriums einziehen.

Die 2. Funktion des Zwerchfells: Druck auf die Baucheingeweide und Austreibung des Blutes aus dem Bauchraum, auf die KEITH (1903/05), HASSE (1906/07), WENCKEBACH (1907) und EPPINGER (1911)[1] hingewiesen haben, besteht sicher. Ich bezweifle nur, daß bei ruhiger Atmung die Zwerchfellwirkung so groß ist, wie sie die genannten Autoren annehmen. Der Durchtritt der Cava inf. durch

---

[1] EPPINGER: Allgemeine und spezielle Pathologie des Zwerchfelles in NOTHNAGELS Handbuch der inneren Medizin. Wiesbaden 1911.

die stets in Spannung befindliche Zentralsehne sichert diesem Gefäß sowohl
während der Einatmung als während der Ausatmung ein Offenbleiben. Bei der
Einatmung wird gerade die Durchtrittsstelle der Cava stark und senkrecht nach
abwärts gezogen, der dadurch über dem Zwerchfell entstehende luftleere Raum
kann zunächst nur durch die Erweiterung des rechten Vorhofes ausgeglichen
werden; es bestehen deswegen, durch die Einatmung bedingt, günstige Abfluß-
bedingungen für das Blut aus der Cava inf. in den rechten Vorhof.

Wenn die Abflachung des Zwerchfells sich mit dem Druck der Bauchpresse
vereinigen könnte, wie dies z. B. beim Stuhlgang der Fall ist, wäre sein Einfluß
auf den Druck des Bauchhöhlenblutes viel größer, die Bauchpresse wirkt aber
ausatmend.

Endlich die 3. Funktion des Zwerchfells, Vergrößerung des Brustraumes
bei verstärkter Atmung würde das Zwerchfell unter die Hilfseinatmer einordnen.
Tritt zu der passiven Abflachung der Zwerchfellbewegung eine aktive Kontraktion
der Zwerchfellbündel hinzu, so rücken sie zunächst aus der Bogenstellung in die
Sehnenstellung. Geht die Verkürzung der Bündel noch weiter, so senken sie
schließlich die Zentralsehne nabelwärts (s. S. 56). Ist durch die Tieflagerung
der Zentralsehne die Bauchhöhle derartig verkleinert worden, daß eine beträchtliche Vorwölbung der vorderen Bauchwand und eine nicht mehr weiter
zu treibende Kompression der Baucheingeweide eingetreten ist, dann wird die
Zentralsehne des Zwerchfells festgestellt, sie wird dadurch zum Punctum fixum
für die costalen und sternalen Muskelbündel, das Punctum mobile rückt an die
Rippen, und diese müssen bei stärkerer Kontraktion gehoben werden.

Einatmung, Brustwand, Brustfelle und Lunge.

Die Pleura parietalis, das Brustkorbfell, ist an ihrer sterno-costalen Fläche
mit der Brustkorbwand und an ihrer diaphragmaticalen Fläche mit dem Zwerchfell verwachsen. Ihre mediastinale Fläche ist frei zwischen Wirbelsäule und
Brustbein ausgespannt. Sterno-costale und diaphragmaticale Fläche des Brustkorbfells werden deswegen der sich abhebenden Brusthöhlenwand ohne weiteres
folgen.

Die Pleura visceralis, das Lungenfell, ist an der Außenseite ihrer sterno-
costalen und diaphragmaticalen Fläche mit dem Brustkorbfell durch Adhäsion
verbunden. An ihrer Innenseite bildet sie mit der Lunge ein untrennbares Ganzes.
Wird bei der Einatmung das Brustfell mit der Brustwand abgehoben, so müßte
das Lungenfell infolge seiner Adhäsion an das Brustkorbfell dieser Bewegung
folgen. Dies hätte eine Dehnung der Lunge und ihrer elastischen Elemente zur
Folge. Es fragt sich nun, was ist stärker, die Adhäsion zwischen Brustkorb-
und Lungenfell oder der elastische Zug der Lunge. Die Erfahrungen des Chirurgen
haben entschieden, daß die Adhäsion die stärkere Kraft ist. Bei der Einatmung
bilden demnach Brusthöhlenwand, Brustkorbfell, Lungenfell und Lunge ein
Ganzes. Die Lunge folgt unmittelbar der Brustkorbwand, der Widerstand ihrer
elastischen Fasern wird nur erreichen, daß die Dehnung der Lunge allmählich
von ihrer Peripherie gegen den Hilus fortschreitet. Die Lunge wird also erweitert,
entgegengesetzt der Richtung der durch die äußeren Luftwege in sie eindringenden Atemluft.

Die Luft wird durch den äußeren Luftdruck in die Lunge nicht eingedrückt, sondern durch die sich abhebende Brusthöhlenwand eingesogen.

Die eingesogene Luft hat einen weiten Weg zurückzulegen: von Nasenhöhle,
Schlundkopf, Kehlkopf, Luftröhre, Stammbronchen, Bronchien, Bronchiolus
lobularis, Bronchiolus respiratorius, Ductulus alveolaris und Saccus alveolaris

bis zu den Alveolen. Wenn daher die Erweiterung der Lunge von außen nach innen erfolgt, so muß in der Zeit, welche die einströmende Luft braucht, um in die durch die Einatmung zuerst erweiterten Alveolen vorzudringen, eine Druckdifferenz zwischen Binnenraum der erweiterten Alveole und Binnenräumen ihres Capillarnetzes entstehen, die ihrerseits wieder zwangsläufig zu einer Erweiterung und stärkeren Füllung der Capillaren führt. Die Erweiterung der Lunge in entgegengesetzter Richtung zum eindringenden Luftstrom muß deswegen als eine günstige Einrichtung für die Lungendurchblutung aufgefaßt werden.

Einatmung. Einfluß der sich erweiternden Lunge auf die Pleura mediastinalis und den Mittelfellraum.

Die elastischen Elemente der Lunge sind, unabhängig von der Stellung der Brustraumwand, immer gedehnt, weil die Lunge ja bei der Ausatmung nur zu einem Viertel entleert wird, die Einatmung erhöht die Spannung nur wenig. Das Punctum fixum der elastischen Fasern der Lunge liegt an der sterno-costalen und der diaphragmaticalen Fläche der Lunge, ihr Punctum mobile muß deshalb an der mediastinalen Fläche liegen. Es wird also die Facies mediastinalis der rechten und linken Lunge durch die elastischen Fasern der Lunge fortwährend nach auswärts gezogen und dadurch der Mittelfellraum erweitert. Wie im einzelnen diese Erweiterung erfolgt, das hängt von der Anordnung der elastischen Fasern in der Lunge ab.

Funktionell teilen wir diese Fasern in 3 Gruppen. Die 1. Gruppe ist zusammengesetzt aus den elastischen Fasern in der Wand der Alveolen und im Lungenfell, die 2. Gruppe wird von den elastischen Fasern in der Wand derjenigen Bronchien gebildet, welche vom Stammbronchus gegen die Facies sterno-costalis und die Facies diaphragmatica der Lunge ziehen, die 3. Gruppe enthält die elastischen Fasern in der Wand derjenigen Bronchien, welche vom Stammbronchus gegen die Facies mediastinalis der Lunge verlaufen.

1. Gruppe. Die elastischen Fasern der Alveolen umkreisen zu mehreren den Eingang in die Alveole und sind in der Wand derselben so angeordnet, daß sie dem Spangenwerk eines aufgespannten Schirmes gleichen. Die elastischen Elemente im Lungenfell durchkreuzen sich vielfach, laufen aber alle parallel zur Oberfläche. Sie alle verkleinern bei ihrer Entspannung die ganze Lunge, werden sich also bemühen, alle Lungenaußenflächen gegen einen zentralen Punkt zu ziehen, sie werden mithin versuchen, die Facies sterno-costalis und die Facies diaphragmatica der Lunge von der Brusthöhlenwand abzuziehen. Da ihnen dies infolge der Adhäsion der beiden Pleurablätter nicht gelingt, werden sie ihre Kraft auf die beiden Facies mediastinales zusammendrängen, sie auseinanderziehen und so den Mittelfellraum erweitern. Nach ihrer Anordnung ist es selbstverständlich, daß ihr Zug auf den ganzen Mittelfellraum erfolgt.

2. Gruppe. Die elastischen Fasern der Bronchien liegen in der Tunica propria ihrer Schleimhaut und in der Faserhaut. In der Tunica propria, die sie fast allein aufbauen, verlaufen sie in lang ausgezogenen Spiralen um die Lichtung, sie werden entspannt den Bronchius verkürzen. In den weiteren Bronchien sind sie von außerordentlicher Mächtigkeit und nehmen allmählich gegen die Bronchioli lobulares an Masse ab. Die elastischen Fasern in der Faserhaut sind gering an Zahl und ohne wesentlichen Einfluß.

Wieder liegt infolge der Adhäsion zwischen den beiden Pleurablättern das Punctum fixum dieser Fasern an der Facies sterno-costalis und an der Facies diaphragmatica, ihr Punctum mobile nur am Lungenhilus. Durch sie werden die Lungenhili nach links bzw. nach rechts gezogen, und damit wird gedehnt, was zwischen ihnen liegt, das ist der linke Vorhof. Die Kontraktion des linken

Vorhofes muß gegen den Zug dieser Fasern ankämpfen, erschlafft die Vorhofswand in der Diastole, kommt sie sofort wieder unter die Gewalt dieses Zuges und wird nach außen gezogen. Die Diastole des linken Vorhofes ist also eine Funktion der elastischen Fasern der Lunge, die zur 2. Gruppe gehören. Da die elastischen Fasern der 1. Gruppe den ganzen Mittelfellraum erweitern, werden sie die Fasern der 2. Gruppe in ihrer Sonderwirkung auf den linken Vorhof unterstützen.

3. Gruppe. Die elastischen Fasern der 3. Gruppe verlaufen in der Bronchialwand genau wie die Fasern der 2. Gruppe, sie sind zwischen Lungenhilus und dem Teil der Facies mediastinalis der Lunge ausgespannt, der zwischen Hilus und unterem Lungenrand liegt. Beide Endpunkte dieser Fasern sind beweglich, der am Hilus gelegene aber viel weniger; hierzu kommt, daß bei ruhiger Atmung nur die untere Hälfte des Brustraums erweitert wird und der Lungenhilus an der Grenze gegen den nicht erweiterten oberen Teil liegt; wir können also das Punctum fixum dieser Fasern an den Hilus der Lunge setzen, das Punctum mobile an die untere Hälfte der mediastinalen Lungenfläche. Wenn der rechte Vorhof und der linke Ventrikel, die rechts bzw. links dieser unteren Hälfte anliegen, sich kontrahieren, so tun sie das gegen den Zug dieser Fasern. Erschlaffen beide Herzteile, so tritt dieser Zug sofort wieder in Wirkung und führt die Diastole beider herbei. Der dickwandige linke Ventrikel wird nur wenig beeinflußt werden, dagegen der dünnwandige rechte Vorhof sehr stark. Die Diastole des rechten Vorhofes ist also eine Funktion der elastischen Fasern der 3. Gruppe. Die elastischen Fasern der 1. Gruppe, welche die ganze mediastinale Fläche der Lunge nach außen ziehen, werden ihre Wirkung unterstützen.

Wird der Zug auch nur einer Lunge aufgehoben, muß sofort eine Störung in der Füllung sowohl des linken als des rechten Vorhofes eintreten. Die schweren Zirkulationsstörungen, welche in Begleitung eines akuten Luftbrustkorbes auftreten, bedürfen deswegen zu ihrer Erklärung nicht der Annahme eines besonderen Pleurareflexes, die Störung der normalen Diastole beider Vorhöfe hellt sie hinreichend auf.

Einatmung. Regulierung des Luftstromes in der Lunge durch Knorpel und glatte Muskulatur der Bronchien.

In der kurz bemessenen Einatmungszeit muß die eingeatmete Luft bis zu den Alveolen eingesogen werden. Die Dehnung der Lunge durch die Einatmung schreitet von der Facies sterno-costalis und von der Facies diaphragmatica allmählich gegen die Facies mediastinalis vor. Die Lunge ist so gebaut, daß sie aus einzelnen Lungenläppchen von Pyramidenform besteht. Die Basis der Läppchenpyramide ist der Läppchenoberfläche, die Spitze dem Hilus zugekehrt, an ihr tritt der Bronchiolus lobularis (0,8—1,0 mm Durchmesser) ein. Bei der Dehnung der Lunge durch den Atemzug werden diejenigen Lungenläppchen, die ihre Basis an der Oberfläche der Lunge haben, durch den Zug der Brusthöhlenwand sofort erweitert, sie brauchen also keinen besonderen Schutz ihrer Durchgängigkeit. Dagegen brauchen diesen Schutz der Läppchenbronchiolus und alle Bronchien, die ihm, gegen den Stammbronchus zu, folgen; er besteht in der Einlagerung von Knorpelstücken in ihre Wand. Knorpeleinlagerungen finden sich in der Wand aller Bronchien bis herunter zu denen von 0,9 mm Durchmesser. Die Grenze zwischen Bronchien mit und Bronchien ohne Knorpel liegt also gerade im Gebiet der Läppchenbronchioli.

In der Wahl aller luftführenden Abschnitte der Lunge, mit Ausnahme der Alveolen, findet sich glatte Muskulatur. Sie besteht aus voneinander getrennten Muskelzügen, die in Spiralen mit geringer Windungshöhe um die Lichtung verlaufen und untereinander durch Quer- und Schräganastomose zu einem Netzwerk verbunden sind. Die Wirkung dieser Muskulatur wird ganz verschieden sein, je nachdem die betr. Bronchien oder Bronchiolen Knorpeleinlagerungen besitzen oder nicht. Bronchiolen ohne Knorpel sind der Schließwirkung ihrer Muskulatur widerstandslos ausgesetzt, ihre Lichtung erscheint deswegen in der entspannten Lunge eng und sternförmig, Bronchien mit Knorpel können niemals stark zusammengedrückt, d. h. entleert werden, in ihnen befindet sich die Residualluft.

Werden die zuführenden Luftwege mit Knorpel gedehnt, gleichgültig ob durch einströmende Luft von der Luftröhre her oder durch ausströmende Luft aus den Alveolen, so können ihre Muskeln nur eine regulierende Wirkung auf den Luftstrom haben, und wir dürfen deswegen annehmen, daß sie sowohl bei der Einatmung als bei der Ausatmung in Tätigkeit treten.

Die Muskulatur der zuführenden Luftwege ohne Knorpeleinlagerung darf nur bei der Ausatmung in Tätigkeit treten, denn ihre Kontraktion verschließt die zuführenden Luftwege und würde eine Einatmung unmöglich machen. Bei der Ausatmung sind sie neben den elastischen Fasern wertvolle Helfer für die Verkleinerung des Brusthöhlenraumes. Ob die Muskulatur der Luftwege ohne Knorpel insofern regulierend auf den Luftstrom wirkt, daß sie den Zutritt der Luft zu bestimmten Lungenläppchen verhindert und zu andern erlaubt, ist nicht bekannt.

Einatmung. Wie folgt die Lunge der sich abhebenden Brusthöhlenwand nach?

Die Lunge — so hatten wir S. 62 festgestellt — folgt der sich abhebenden Brusthöhlenwand unmittelbar nach. Wie bewegt sie sich? Es wäre denkbar, daß jeder ihrer Oberflächenpunkte mit demjenigen Punkte der Brustwandinnenfläche in Berührung bliebe, dem er in der Ausatmungsstellung gegenüberlag. Das wäre möglich, wenn die Erweiterung des Brustraumes eine gleichmäßige wäre. Schon Vorstoß und Seitenstoß sind zwischen den Rippenringen und innerhalb eines Rippenringes ungleich. Noch verschiedener ist der Hochstoß zwischen dorsaler und ventraler Hälfte des Rippenringes infolge der exzentrischen Befestigung der Ringe an die Wirbelsäule. Ausschlaggebend aber ist die Bewegung des Zwerchfells, auch der kleinste Hochstoß des Brustkorbes und die geringste passive Bewegung des Zwerchfells, die im Sinne des Tiefstoßes erfolgt, müssen den Sinus phrenico-costalis öffnen und damit dem alten Brustraum einen neuen Raumabschnitt angliedern, dessen Wänden in der Ausatmungsstellung überhaupt keine Lungenoberfläche anlag. Die Lungenoberfläche wird also bei jeder Einatmung nach abwärts verschoben, und diese Abwärtsverschiebung muß von einer Querschnittsebene durch den Lungenhilus gegen die Facies diaphragmatica zunehmen. Die Adhäsion zwischen den beiden Pleurablättern leistet dabei geringen Widerstand, sie verhindert wohl ein senkrechtes Ablösen des Lungenfelles vom Brustkorbfell, gestattet aber seine Parallelverschiebung.

Die Hebung des Brustkorbes und damit zunächst auch des Zwerchfells hebt den Eingang in den Sinus phrenico-costalis gegen den unteren scharfen Lungenrand, und dieser wird wie eine Messerschneide zwischen die Pleurablätter eindringen. Ist der Sinus aber geöffnet und ist dadurch ein luftleerer Raum entstanden, so drückt der äußere Luftdruck den Lungenrand abwärts. In den Sinus phrenico-costalis wird also die Luft nicht eingesogen, sondern eingedrückt.

Eine ähnliche Bewegung, nur viel geringer, wird im 2. Sinus, dem Sinus costo-mediastinalis, stattfinden.

Die Lunge wird also in ihrer oberen und unteren Hälfte ganz verschieden gedehnt bzw. gebläht. Der Luftzufuhrbedarf ist mithin für beide Lungenhälften

ganz verschieden, und diese Verschiedenheit muß sich in der Anordnung der
zuführenden Bronchien ausprägen. In der Abb. 23 ist die Verteilung der Bronchien in der rechten Lunge wiedergegeben. Man sieht die geringe Zahl der zuführenden Bronchien in der oberen und die große Zahl derselben in der unteren
Hälfte.

Bei ruhiger Atmung wird fast nur die untere Lungenhälfte benützt. Der
Zufall hat dafür einen Beweis geliefert. Während der Fütterung mit Röntgenbrei

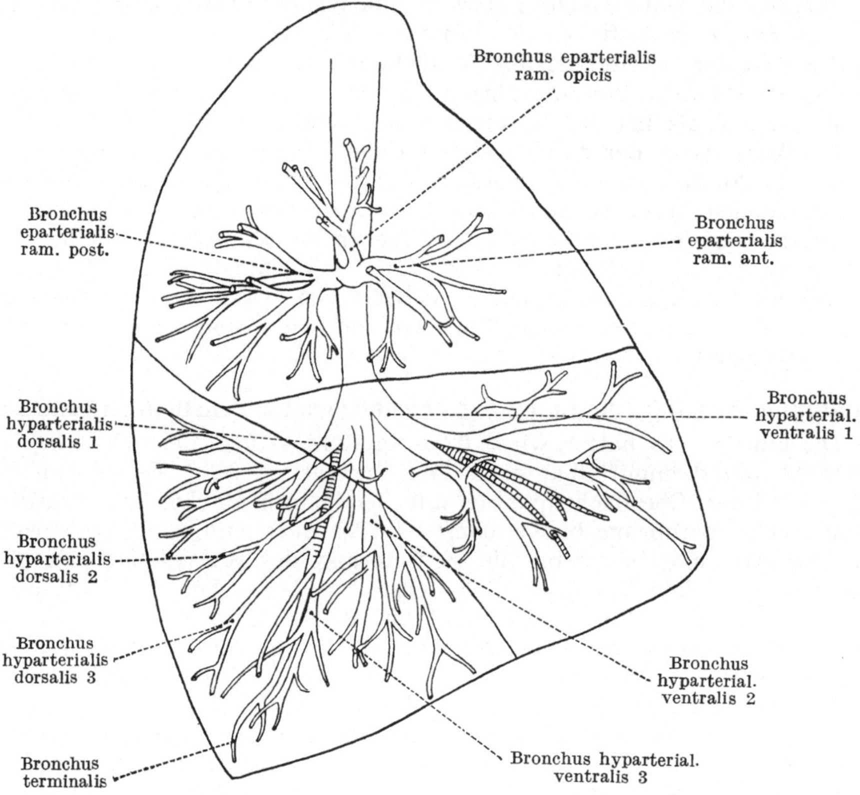

Abb. 23. Verteilung der größeren Bronchien innerhalb der rechten Lunge.
Seitenansicht nach HASSE 1892.

zur Untersuchung eines Speiseröhrenkrebses brach dieser in die Luftröhre durch,
und es wurde der Röntgenbrei in 2 Atemzügen eingeatmet. Die photographische
Aufnahme zeigte eine gute Füllung sämtlicher nach unten verlaufender Bronchien
und keine Füllung der Bronchien oberhalb des Hilus; die Photographie wurde
mir von Privatdozent Dr. SCHINZ, Vorstand des Röntgenkabinetts der Universität
Zürich, gütigst zur Verfügung gestellt.

Endlich ist noch die Anpassung des respiratorischen Epithels an den Gas-
austausch zwischen Capillaren und Binnenraum der Alveolen zu erwähnen. Das
Epithel der Alveole ist ein Mischepithel, zusammengesetzt aus kleinen kubischen
Zellen und großen abgeplatteten Zellen. Die Anordnung der in Haufen zusammen-
liegenden dickeren kubischen Zellen ist so, daß sie in die Mitte der Masche des
Capillarnetzes der Alveole zu liegen kommen, daß die dünnen Plattenzellen der
Capillarwand unmittelbar aufliegen.

Die Ausatmung.

Wie bei der Einatmung haben wir auch bei der Ausatmung regelmäßig wirkende Kräfte und Hilfskräfte, welche nur bei verstärkter Atmung benutzt werden.

Die regelmäßig wirkenden Kräfte der Ausatmung.

Die bei jeder Ausatmung wirkenden Kräfte sind: 1. die Schwerkraft, 2. die Entspannung des Zwerchfells, die Spannung der Bauchdecken und der äußere Luftdruck auf die vordere Bauchwand, 3. die elastischen Fasern der Lunge, 4. die glatte Muskulatur der Lunge, 5. die Mm. intercostales interossei und 6. vielleicht der M. transversus thoracis.

Die Schwerkraft. Sobald die Kontraktion der regelmäßigen Einatmer aufhört, folgt der Brustkorb dem Gesetz der Schwere. Der einzelne Rippenring wird durch sein Eigengewicht im Rippenwirbelgelenk nach abwärts gedreht, d. h. gesenkt, nach einwärts und rückwärts gestoßen, die ihm abwärts folgenden Rippenringe drehen ihn durch ihr Gewicht in der gleichen Richtung noch weiter, und endlich wirkt im gleichen Sinne das Gewicht der Brust- und Baucheingeweide. Die Drehbewegung findet ihr Ende, sobald der Spannungswiderstand der Hebebänder (s. S. 43) dem Zuge sämtlicher senkender Kräfte das Gleichgewicht hält.

Die Entspannung des Zwerchfells, die Spannung der Bauchdecken und der äußere Luftdruck.

Das entspannte Zwerchfell wird schlaff. Dadurch wird diejenige Kraft beseitigt, welche die vordere Bauchwand nach vorwärts schob, die Bauchmuskeln kehren in ihre Ruhelage zurück, weil sie jetzt der äußere Luftdruck nach einwärts drückt. Die Baucheingeweide, die durch die Kontraktion des Zwerchfells nach abwärts und vorwärts geschoben wurden, werden jetzt wieder von Bauchmuskeln und äußerem Luftdruck nach aufwärts und rückwärts gedrängt. Die Bewegung findet ihr Ende durch den Widerstand des durch sie passiv gespannten Zwerchfells und durch den Widerstand der nach einwärts gedrückten Bauchmuskeln.

Die elastischen Fasern der Lunge.

Der Sinus phrenico-costalis wird bei der Ausatmung geschlossen, das Zwerchfell legt sich wieder in der oben (S. 56) beschriebenen Ausdehnung an den Brustkorb an. Das ist aber nur möglich, wenn zuvor der untere Lungenrand aus dem Sinus herausgezogen wird. Dieses Herausziehen wird durch die elastischen Fasern der 2. Gruppe (S. 63) besorgt. Sie laufen longitudinal in der Wand der Bronchien, ziehen also vom Lungenhilus fast senkrecht gegen den unteren Lungenrand. Die Mehrheit der Bronchien zieht zur dorsalen Hälfte des unteren Lungenrandes, es wird also der dorsale Umfang des unteren Lungenrandes viel stärker gehoben wie der ventrale Umfang. Das entspricht der Form, in welcher der Sinus phrenico-costalis durch die Kontraktion der Zwerchfellmuskelbündel erweitert wurde, S. 56 haben wir gefunden, daß seine dorsale Hälfte viermal soweit geöffnet wurde wie seine ventrale.

Alle 3 Gruppen der elastischen Fasern der Lunge sind so angeordnet, daß sie entspannt die Lunge allseits verkleinern, in erster Linie die Oberfläche und die Alveolen (Gruppe 1), sie werden also auch das erschlaffte Zwerchfell brusthöhlenwärts heben.

Die glatte Muskulatur der Lunge. Glatte Muskelzellen finden sich als Muscularis in der Wand des ganzen Bronchialsystems, nur die Alveolenwand selbst besitzt keine Muskelzellen. Außerdem finden sich Muskelzellen in dem Lungenfell

und in den bindegewebigen Scheidewänden zwischen den einzelnen Lungenläppchen (BALTISBERGER 1921).

Die in die Wand der Sacculi und Ductuli alveolares und der Bronchioli
respiratorii eingelagerte glatte Muskulatur darf sich während der Einatmung
nicht kontrahieren, weil sie die Lichtung derselben schließt und damit das Einströmen der Außenluft in die Alveolen unmöglich macht. Sie darf sich bei der
Ausatmung nicht eher kontrahieren, als bis die Ausatmungsluft aus diesen Lufträumen entwichen ist, weil sonst die Luft in den Alveolen zurückbehalten würde.
Wie diese unbedingt erforderliche Regulierung erfolgt, ist unbekannt.

In den Bronchiolen und Bronchien, welche durch Knorpeleinlagerungen
gegen einen Verschluß geschützt sind, kann die glatte Muskulatur gar nicht
voll zur Wirkung kommen, weil sie durch den Widerstand der Knorpel gehemmt
wird. Hier kann sie nur ausgleichend auf den Luftstrom sowohl bei der Einatmung als bei der Ausatmung wirken.

Die zahlreichen Drüsen in der Wand der Bronchien sitzen außerhalb des
Muscularisringes, sie sind also seiner Einwirkung entzogen.

Die Muskelelemente des Lungenfelles und die des interlobularen Bindegewebes sind zahlreich, sie bilden entweder vielfach gefensterte Tunicae muscu-
lares, von denen einige in Form von Muskelmänteln sämtliche größeren Lymphgefäße umgeben, oder sie finden sich in zahlreichen anastomosierenden Bündeln
im perivasculären Gewebe der Lungenvenen (BALTISBERGER 1921)[1]). Sie verdienen
auch in dieser Darstellung eine Erwähnung, weil sie befördernd auf den Abfluß
des Venenblutes aus der Lunge wirken.

Die Mm. intercostales interni interossei. Nach ihrem Verlauf können die
Mm. interossei nur auf den dorsalen Schenkel des Rippenringes einwirken. Sie
greifen mit dem größeren Hebelarm an den oberen Ring an, müssen ihn also
senken (Abb. 22). Das stimmt mit Leichenversuchen überein, beim Heben der
unteren Rippe werden die Interossei gespannt, beim Senken des oberen Ringes
erschlaffen sie. Ob sie als regelmäßig benutzte Ausatmer zu bezeichnen sind,
ist wahrscheinlich, aber nicht sicher.

Musculus transversus thoracis. Der Muskel entspringt an den hinteren
Flächen des Brustbeinkörpers und des Schwertfortsatzes und setzt sich ansteigend
an den (2.) 3. bis 6. Rippenknorpel in der Nähe der Knochenknorpelgrenze an,
er ist also ein Herabzieher des 3. bis 6. Rippenknorpels und damit ein Ausatmer.
Da eine Senkung der Rippenknorpel bei jeder Ausatmung erfolgt, müssen seine
Muskelbündel regelmäßig verkürzt werden; er muß also bei jeder Ausatmung
zum mindesten regelmäßig eine Spannungsverkürzung erleiden.

Die Hilfsausatmer.

Zur Unterstützung der Ausatmung stehen als Hilfskräfte zur Verfügung:
die 3 queren Bauchmuskeln, der Rectus abdominis, der Quadratus lumborum
und der M. sacrospinalis.

Die *Mm. obliqui abdominis externi und interni* können die 6 bzw. 4 unteren
Rippen nach abwärts, der *M. rectus abdominis* das ganze Brustbein nach unten
ziehen. Alle 3 Muskeln kommen hauptsächlich beim Hustenstoß in Betracht.
Der *M. transversus abdominis* ist ein Verengerer der unteren Brustkorböffnung
und damit ein Herabzieher der unteren Rippen, wir sehen seine Wirkung an
der Verkleinerung des Knorpelknickungswinkels der 6 unteren Rippenringe und
an der Entspannung des Zwerchfells.

---

[1]) BALTISBERGER, W: Über die glatte Muskulatur der menschlichen Lunge. Zeitschr.
f. Anat. u. Entwicklungsgesch. Bd. 61. 1921.

Der *Quadratus lumborum* ist zwischen Darmbein und 12. Rippe ausgespannt. Er kann also die 12. Rippe und mittelbar durch diese die ihr aufwärts folgenden herabziehen.

Der M. sacrospinalis kann mit Hilfe des Rippenansatzes des Ilio-costalis und der Longissimus-Insertion sämtliche Rippen nach abwärts ziehen.

Die paradoxe Atembewegung der Lungenspitze.

Die Atembewegung der Lungenspitze paßt nicht vollständig in die für Einatmung und Ausatmung aufgestellten Bedingungen ein. Die Brustkorbwand, aufgebaut aus Rippenringen und Zwischenrippenmuskulatur und die Zwerchfellwand stellen geschlossene Flächen dar, die eine einheitliche Bewegung aller ihrer Abschnitte bedingen. Wenn sie die Brusthöhle erweitern, so haben sie auch gleichzeitig die Fähigkeit, dem andrängenden äußeren Luftdruck erfolgreichen Widerstand zu leisten.

Die Wand der Brustkorbspitze dagegen ist keine einheitliche. Sie stellt ein Gitterwerk dar, dessen Teile sich verschieden oder gar nicht bewegen und einen ganz verschiedenen Widerstand gegen den auch an dieser Stelle andrängenden äußeren Luftdruck leisten.

Erweitert sich bei der Einatmung die Spitze des Brustkorbes, so kann 1. an den nachgiebigen Stellen in der Fossa infraclavicularis major zwischen Scaleni und dem Sterno-cleido-mastoideus und in der Fossa jugularis zwischen beiden Sterno-cleido-mastoidei der Luftdruck die Haut eindrücken und beide Fossae vertiefen; 2. können die an dieser Stelle liegenden Venen, die V. subclavia und die V. jugularis interna, gefüllt werden. Beides tritt tatsächlich bei verstärkter Atmung ein.

Bei der Ausatmung drücken Brustkorb und Zwerchfell als geschlossene Massen auf die luftgefüllte Lunge und lassen nirgends ein Ausweichen derselben zu. Dagegen erlaubt die nachgiebige Wand der Lungenspitze, daß Luft aus der übrigen Lunge in jene eingeblasen wird.

Bei ruhigem Atmen, wo der Luftwechsel innerhalb der Lungenspitze ein ganz geringer ist, genügen wahrscheinlich die elastischen Kräfte der Lunge und die Kontraktion der glatten Muskulatur, um das Eindringen von Luft aus andern Lungenteilen in die Lungenspitze zu verhindern. Dagegen genügen diese Kräfte nicht mehr bei verstärkter Ausatmung und bei Einschaltung eines Widerstandes in den abführenden Luftwegen, wie es z. B. der Schluß der Stimmritze darstellt, und so wird beim Schreien und Singen die Ausatmungsluft teilweise in die Lungenspitze eingetrieben; Schlüsselbeingrube und Drosselgrube füllen sich dann bei der Ausatmung.

Physiologie der Atembewegung.

Von

FRITZ ROHRER

Zürich.

Unter Mitarbeit von K. NAKASONE, Tokio und K. WIRZ, Basel[1]).

I. Einleitung.

a) Bedeutung der Atembewegung für die Atemfunktion.

Die *Aufgabe der Atemfunktion* ist der Gaswechsel zwischen den Geweben des Organismus und seiner Umgebung. Der Gaswechsel erfolgt bei den einzelligen und einfachsten vielzelligen tierischen Lebewesen direkt an äußeren Berührungsflächen mit dem umgebenden Medium. Bei differenzierteren Metazoen zirkuliert das äußere Medium in Kanälen des Körperinnern, wo es mit den Geweben in Beziehung tritt; oder der Gaswechsel wird indirekt vermittelt durch eine Körperflüssigkeit, welche einerseits mit den Geweben (*innere Atmung*), anderseits an äußeren oder inneren Oberflächen des Körpers mit dem umgebenden Medium in Gasaustausch steht (*äußere Atmung*).

Die Atemfunktion ist bei den *Säugetieren* in folgende Reihe von kettenartig ineinandergreifenden Teilvorgängen gegliedert:

1. *Innere Atmung* zwischen *Geweben* und *Blut* in den Capillaren des Körperkreislaufs.

2. *Blutzirkulation* durch Körperkreislauf und Lungenkreislauf.

3. *Gaswechsel* zwischen *Blut* der Lungencapillaren und *Lungenluft*.

4. *Luftwechsel* zwischen Lungenluft und Außenluft. Abwechselnde Ansaugung von Außenluft durch die zuführenden Luftgänge in die Lufträume der Lungen und Auspressung von Lungenluft in die Umgebung verursacht durch die rhythmische Atembewegung der Körperwandung.

Das Geschehen in den einzelnen Teilstrecken der Bahn des Gaswechsels richtet sich in seiner Intensität nach den Bedürfnissen des Erfüllungsortes, nach der *Größe des Gewebsgaswechsels*. Die Abstimmung von Atembewegung und Kreislauf auf diese Größe erfolgt durch hormonale ($H^{\cdot}$-Konzentration) und nervöse regulatorische Verbindungen.

Die Aufgabe dieses Abschnittes beschränkt sich auf die Darstellung der *Atembewegung*. Gewisse *regulatorische* Fragen werden trotzdem zu berücksichtigen sein.

---

[1]) Herr NAKASONE hat die Abschnitte über Peritonealdruck, Herr WIRZ den Abschnitt über experimentelle Messung des Strömungswiderstandes in den Luftwegen bearbeitet.

Für die Abstimmung auf die Bedürfnisse des Gewebsgaswechsels ist in erster Linie die Einstellung des *Summenwertes des Geschehens* in den anderen Teilstrecken in einer bestimmten Zeitspanne wichtig, z. B. die Minutenleistung der Atembewegung. Dieselbe Minutenleistung kann in verschiedener Weise durch zahlreichere oberflächliche oder spärlichere tiefe Atemzüge zustande kommen. Wir beobachten hier jedoch kein regelloses Verhalten, sondern die Einstellung auf bestimmte, je nach der Leistung wechselnde Verhältnisse. Das Geschehen in den Teilstrecken der Atemfunktion unterliegt daher noch einer *Sonderregulation*, welche bei der Atembewegung durch nervöse Verbindungen (afferente und efferente Bahnen des Atemzentrums) vermittelt werden. Wenn auch die Darstellung der Innervation der Atembewegung wieder nicht unsere Aufgabe ist, werden wir uns doch mit einer Seite dieser Frage zu befassen haben. Es sind wahrscheinlich *mechanische Eigenbedingungen des bewegten Systems*, auf welche durch Vermittlung nervöser Verbindungen die Rhythmik des Bewegungsvorganges eingestellt wird (S. 124).

b) Richtungen der Untersuchung der Atembewegung.

Die Atembewegung wird geleistet durch ein geordnetes Zusammenarbeiten von ausgedehnten Muskelgruppen des Körperstammes, bei erschwerter Atmung auch von Muskeln, die vom Brustkorb zum Kopf und zu den oberen Extremitäten verlaufen. Die Atembewegung kann unmittelbar Bewegungen anderer Skelettmuskelgruppen an die Seite gestellt werden. Das Verständnis des Bewegungsablaufes erfordert wie bei den Extremitätenbewegungen eine Untersuchung in mehrfacher Richtung.

1. Die Grundlage ist die *Feststellung des Bewegungsverlaufes*. Die Beobachtung und graphische Registrierung der Verschiebung aller einzelnen Punkte der bewegten Körperteile und der damit verbundenen Änderung linearer, flächenhafter und räumlicher Eigenschaften des Körpers.

2. Feststellung der *kinematischen Bedingungen* der Bewegung, die durch den Zusammenbau der bewegten, gelenkig verbundenen Skelettabschnitte, der Lage von Bändern, Zugrichtung und Ansatzstellen von Muskeln gegeben sind.

3. Die Untersuchung der *statischen Verhältnisse*. Die Kräfte, welche bei Ruhezuständen wirksam sind, ihre Größe, ihre Abhängigkeit von räumlichen Bedingungen, ihre Rückwirkung auf die Lage und Form der Körperabschnitte, in denen sie wirken.

4. Die Feststellung der *dynamischen Bedingungen*. Der Wechsel der statischen Kräfte bei Bewegungszuständen, das Auftreten dynamischer, vom Bewegungsverlauf abhängiger Kräfte, ihre Rückwirkung auf die räumliche und zeitliche Gestaltung des Bewegungsablaufes.

5. Die Untersuchung der *energetischen Verhältnisse*. Die Größe des mechanischen Arbeitsaufwandes für die Bewegung, die Abhängigkeit desselben von der räumlichen Lage des Systems und vom zeitlichen Verlauf der Bewegung. Die Rückwirkung dieser Verhältnisse auf die Einstellung der den Bewegungsablauf regulierenden Apparate. Die Neuanpassung dieser Einstellung bei Änderung mechanischer Bedingungen. (*Funktionelle Anpassung.*)

6. *Rückwirkung der statischen, dynamischen* und *energetischen Verhältnisse* auf den *Bau der bewegten Körperabschnitte*, durch Beeinflussung von Wachstumsvorgängen. (*Plastische Anpassung.*)

Bei jeder dieser 6 Richtungen der Untersuchung ist mit *wechselnden individuellen Bedingungen* zu rechnen: Organismenart, Geschlecht, Altersstufe, Körpergröße, individueller Bau der bewegten Körperabschnitte. Letzterer leitet fließend zu mannigfaltigen Variationen des Baues bei pathologischen Verhältnissen über. Ferner sind *wechselnde funktionelle Bedingungen* zu berücksichtigen, verschiedene Leistungsgrößen des Bewegungsvorganges bei wechselnden Ansprüchen anderer Körperorgane oder des ganzen Körpers.

c) Aufbau des Atembewegungsvorganges.

Die Gesichtspunkte der Untersuchung sind dieselben wie bei anderen Bewegungen von Körperabschnitten. Doch sind durch das Bewegungsziel der Atmung und die indirekte Art seiner Erreichung Besonderheiten gegeben, welche eine entsprechende Eigenart der Untersuchungsmethodik erfordern. Bei den meisten Skelettmuskelbewegungen liegt das Bewegungsziel im bewegten Körperteil oder seiner nächsten Umgebung: die Veränderung der Lage einer Extremität, die Bewegung einer äußeren Masse oder die Verschiebung des Körpers gegen ein äußeres widerstehendes Medium. Die Atembewegung hat ebenfalls ein äußeres Bewegungsziel: die Ansaugung oder Auspressung von Luft durch die Mündungen der oberen Atemwege. Diese Aufgabe der Bewegung der Körperstammwandung wird aber sehr indirekt erreicht durch eine vermittelnde Bewegung des ganzen Körperhöhleninhaltes.

Der *Aufbau des Atembewegungsvorganges* läßt *vier Zonen* unterscheiden, die sich kettenartig aneinanderreihen:

1. *Bewegung der zwischen Körperstammoberfläche und Brusthöhlenoberfläche liegenden Körpermasse.*

2. *Bewegung des Lungengewebskörpers.*

3. *Spannungsänderung in der Lungenluft.*

4. *Luftströmung in dem verbindenden Röhrensystem zwischen Lungenluft und Außenluft.*

Die *aktiven bewegenden Kräfte* liegen normalerweise nur in der *ersten Zone* (Ausnahme bei künstlicher Beatmung von den Luftwegen her). Das *nächste Bewegungsziel* ist eine *Volumänderung des Brustraumes*, eine abwechselnde Erweiterung und Verengerung dieses Hohlraumes. Der ganze Bauchhöhleninhalt besitzt für die Atembewegung nur die Rolle einer plastischen Weichteilmasse, welche, zwischen Zwerchfell und Bauchwand eingelagert, bewegende Kräfte überträgt, wobei sie Lage- und Formänderungen erfährt.

Eine aktive Bewegung der Brustwand überträgt sich unmittelbar auf den gleitend ihr angehefteten *Lungengewebskörper*, ändert seine elastische Spannung und diejenige der in ihm enthaltenen Lungenluft, und löst den Strömungsvorgang in der 4. Zone aus.

Der Aufbau dieser Bewegungsmechanik zeigt viel Ähnlichkeit mit den mechanischen Verhältnissen der Herztätigkeit: Inhaltsänderung, abwechselnde Systole und Diastole eines Hohlraumes, in dessen Wandung die bewegenden Kräfte entwickelt werden. Änderung des Spannungszustandes eines elastischen Inhaltes, Auslösung eines Strömungsvorganges in einem Röhrensystem. Die Untersuchung geht daher in denselben Bahnen:

1. *Volummessungen*: Volumänderung während eines Bewegungsrhythmus, Summenwert während eines Zeitabschnittes, z. B. Minutenvolum.

2. *Druckmessungen*: α) Druckwert an der Stelle der Bewegungsübertragung auf das umschlossene Medium. Dem Ventrikeldruck entspricht der Druck an der Berührungsstelle von Brustwand und Brustinhalt, der *Pleuradruck*. — β) *Strömungsseitendrucke*, Strömungsgeschwindigkeiten an verschiedenen Stellen des anschließenden Röhrensystems.

Gegenüber den Verhältnissen des Kreislaufes bestehen wichtige Unterschiede, welche den im Prinzip gleichartigen mechanischen Vorgang dort schematisch einfach erscheinen lassen.

Ein nur systolisch tätiger Hohlmuskel wirkt dort auf einen homogenen, inkompressiblen Inhalt, dessen Spannung zu einer Ausströmung in das außerhalb liegende einfache Ansatzrohr eines peripherwärts verzweigten Kanalsystems führt.

Beim *Atemvorgang* ist die bewegende Wandung der ganze Körperstamm samt Bauchinhalt. *Aktive Kräfte* wirken hauptsächlich in der diastolischen, *inspiratorischen Phase*, durch Spannungsübertragung von ausgedehnten Muskelgruppen her, welche in der ganzen bewegten Gewebsmasse widerstehende Kräfte (Gewichtsmomente, elastische Widerstände) überwinden, und gleichzeitig als dehnende Kraft auf die Brusthöhlenwand sich übertragen. Die systolische, *exspiratorische Phase*, wird teils passiv durch in der Dehnungsphase gespeicherte potentielle Energien geleistet, teils können aktive bewegende Kräfte mitwirken. Im Gegensatz zum homogenen Ventrikelinhalt ist ferner der *Brusthöhleninhalt* eine *inhomogene* wabig aus elastischem Lungengewebe und Luft aufgebaute Masse, in der das ausführende Röhrensystem mit zahlreichen feinsten Zweigen beginnt und bis zu seiner peripheren Vereinigung zu einem Sammelkanal in diese Masse eingelagert ist. Die Umsetzung der an der Lungenoberfläche ansetzenden Kraft in den Strömungsvorgang der Luft in den Bronchen ist entsprechend ein viel verwickelterer Vorgang als die Auspressung des Ventrikelinhaltes in das Gefäßsystem.

Die *an der Lungenoberfläche ansetzenden Kräfte* haben, nach der Durchdringung der äußersten, dünnen Gewebsschicht, *zwei Wege zu ihrer Ausbreitung*: einerseits in dem Wabenwerk des *Parenchyms*, in welches die Gewebsstränge der Bronchialwandungen eingelagert sind, andererseits durch die *Luftmassen* der *Lungenhohlräume* hindurch, welche nur durch dünne Gewebslamellen getrennt sind. Diese beiden Wege, der *elastischen* und der *pneumatischen Druckfortpflanzung*, ermöglichen eine rasche und gleichmäßige Ausbreitung von Kräften im Lungenkörper. Beide Spannungen stehen in enger Wechselbeziehung.

Infolge des inneren Kräfteausgleiches im Lungenkörper und seiner verschieblichen Anheftung an die Brusthöhlenwand, ist der *Brusthöhleninhalt* in seinem *äußeren Verhalten* der Wandung gegenüber in gewissen Grenzen, *ähnlich einem homogenen elastischen Medium*, welches eine gleichmäßige Druckbelastung jeder Flächeneinheit der Wandung bedingt (entsprechend der hydraulischen Druckfortpflanzung).

Für das *innere Verhalten*, die Wirkung als Triebkraft für einen Strömungsvorgang in den Bronchen, bestehen dagegen andere Bedingungen. Die *bewegende Kraft für die Luftströmung* ist nur durch die *pneumatischen Drucke* gegeben. Die *elastische Spannung des Lungengewebes* kann *nur mittelbar als Triebkraft* wirken, indem sie sich in pneumatischen Druck umsetzt. Diese Umsetzung findet in der exspiratorischen Atemphase statt, wo Zugrichtung der Lungenelastizität und Strömungsrichtung der Luft übereinstimmen. In der inspiratorischen Phase wird die Lungenspannung von der äußeren dehnenden Kraft gebunden, und nur ein Teil der letzteren in Strömungsarbeit umgesetzt. Die inspiratorische Speicherung von Spannungsenergie im Lungengewebe kommt als passive bewegende Kraft in der exspiratorischen Phase zur Wirkung.

Durch die *Einlagerung des Bronchialsystems ins Lungengewebe* sind auch für die Umsetzung der pneumatischen Drucke der Alveolenluft in Luftströmung verwickelte Bedingungen gegeben. Der Alveolendruck wirkt nicht nur in der Bronchiolarrichtung als Strömungsdruckdifferenz, sondern auch seitlich ins Gewebe hinaus. Die Bronchen, welche im allgemeinen andere Druckwerte als das umliegende Gewebe besitzen, unterliegen dadurch äußeren pneumatischen Kräften, welche in beiden Atemphasen verschieden gerichtet, inspiratorisch dehnend, exspiratorisch verengernd auf den Bronchialquerschnitt wirken, und, bei bedeutenderen Druckgefällen zwischen Parenchym und Bronchen, in beiden Atemphasen die Strömungsverhältnisse merklich verschieden gestalten können.

d) Zusammenhang der Atemkräfte.

Am vielgestaltigsten ist die *Bedeutung des pneumatischen Druckes*. Seine Verhältnisse sollen daher schon hier etwas eingehender besprochen werden, da sie in die ganze Breite der atemmechanischen Fragestellungen und Methoden einführen. Der pneumatische Druck wirkt in *dreifacher Richtung*:

1. Wirkung des pneumatischen Druckes an der Lungenoberfläche.

An der *Lungenoberfläche* wirkt der pneumatische Druck als eine durch die dünne Pleuraschicht nach außen sich fortpflanzende Kraft, welche vereinigt mit der elastischen Zugkraft der Lunge sich hier mit von außen angreifenden Kräften ins Gleichgewicht setzt.

Für die Beziehung äußerer Kräfte zum pneumatischen Druck in der Lunge ist daher nur die Lungenoberfläche und nicht die ganze innere Kontaktfläche zwischen Lungengewebe und Lungenluft maßgebend. Die Bewegungsverhältnisse der Lunge als Ganzes sind gleich, wie bei einem schematischen Aufbau des Organs aus einer elastischen, homogenen, ballonartigen Hülle, welche einen einzigen Luftraum umschließt. Die *elastische tangentiale Wandungsspannung* wirkt als radiäre, *komprimierende Kraft*, die der *radiären Expansionskraft* des vorhandenen inneren *Gasdruckes entgegengesetzt* ist. Die Summe beider Druckwerte, mit Berücksichtigung des Richtungsvorzeichens, ist die an der Oberfläche wirkende *innere Kraftresultante*, mit welcher sich die dort angreifende *äußere, dehnende, inspiratorische* oder komprimierende, *exspiratorische Kraft* ins *Gleichgewicht setzt*. Wir haben im Gegensatz zum Herzventrikel nicht die Spannung einer homogenen, elastischen Füllung, sondern die Spannungsresultante eines inhomogenen, aus zwei elastischen Medien gebauten Inhaltes, auf welche der Wandungsdruck wirkt.

Diese schematisierende Betrachtung gilt im allgemeinen auch für den Fall, wo die Lunge von der Brusthöhlenwandung durch ein zwischengelagertes elastisches Medium getrennt ist (Pneumothorax, Serothorax, Pyothorax), und ebenso, wenn die Lunge aus dem Zusammenhang mit der Brusthöhle gelöst, für sich untersucht wird. Der äußere Druck ist dann der umgebende Luftdruck (b), mit welchem die Resultante aus elastischer p_{el} und pneumatischer Lungenspannung p_{pn} sich an der Lungenoberfläche ins Gleichgewicht setzt:

$$b = p_{pn} - p_{el} \, .$$

Die Differenz zwischen Lungenluftdruck und Außendruck $p_{pn} - b$ bezeichnet man als Alveolendruck (p_{alv}). Da unter statischen Verhältnissen im ganzen Lungenluftraum und den Atemwegen derselbe Druck vorhanden ist, kann p_{alv}, durch Einbinden des einen Schenkels eines U-förmigen offenen Manometers in die oberen Luftwege, gemessen werden.

Für den Fall der isolierten Lunge ist

$$p_{pn} - b = p_{alv} = p_{el} \, .$$

Bestimmung der elastischen Retraktionskraft der Lunge nach DONDERS, durch Messung der pneumatischen Druckdifferenz, welche ihr das Gleichgewicht hält.

Wenn sich die Lunge im Zusammenhang mit der Brusthöhlenwand befindet, ist die *äußere Kraft* (p) die *Resultante* aus dem auf die Körperoberfläche außen wirkenden *Luftdruck* und der in der Körperwand entwickelten, an der *Brusthöhlenwand senkrecht angreifenden Kraft* (p_{thor}). Bei einem Ruhezustand ist die äußere Kraftresultante gleich und entgegengesetzt der inneren Kraftresultante:

es ist:
$$p = p_{thor} + b = p_{pn} - p_{el} \, ,$$

$$p_{pn} - b = p_{alv} = p_{thor} + p_{el} \, .$$

Die Messung der statischen alveolären Druckdifferenz gibt hier den Summenwert von thorakaler äußerer Kraft und Lungenelastizität.

Durch diesen *Zusammenhang zwischen Lungenluftdruck, Lungenspannung* und *äußerer dehnender Kraft an der Lungenoberfläche* ist eine schrittweise *messende Analyse* der verschiedenen unter *statischen Verhältnissen wirkenden Atemkräfte* möglich.

Ein erster Untersuchungsweg geht aus von der Messung der alveolären Druckdifferenz. Zunächst wird für die isolierte Lunge bei verschiedenen Dehnungslagen p_{el} bestimmt, dann für die Lunge in situ bei verschiedener statischer Dehnung $p_{thor} + p_{el}$ ohne aktive Atemkräfte, dann mit inspiratorischer oder exspiratorischer Muskelanspannung.

Ein zweites Vorgehen ist die direkte Bestimmung von $p_{alv} - p_{el} = p_{thor} = p - b$ an der Lungenoberfläche, die Messung des statischen Pleuradruckes. ($p - b = p_{pleur} = $ Druckdifferenz zwischen Lungenoberfläche und äußerem Luftdruck.) Wenn hier bei offenen Luftwegen der Lungendruck gleich dem äußeren Luftdruck ist, wird $p_{alv} = 0$ und $p - b = p_{pleur} = -p_{el}$: Bestimmung der elastischen Lungenspannung für verschiedene Dehnungslagen durch Messung der ihr das Gleichgewicht haltenden, äußeren dehnenden Kraft.

Auch unter *dynamischen Verhältnissen* ist der Ort des Ineinandergreifens aller außerhalb der Lunge und in ihr auftretenden Kräfte die Lungenoberfläche. *Bewegungswiderstände in den Luftwegen* bedingen rückwirkend die Größe der alveolären Druckdifferenz und gelangen auf diesem Wege an der Lungenoberfläche zur Wirkung. *Bewegungswiderstände im Lungengewebe* selber, Massenträgheit und innere Gewebereibung (Deformationswiderstand) bedingen einen Bewegungswiderstand für die außen angreifende, die Lunge dehnende Kraft, welcher ebenfalls am Angriffspunkt dieser Kraft, an der Lungenoberfläche, meßbar ist.

Der dynamische Verlauf des Pleuradruckes ist nicht nur vom Wechsel der elastischen Lungenspannung und dem Alveolendruck abhängig, sondern auch von diesem inneren Bewegungswiderstand des Gewebes. Die Differenz zwischen der graphisch registrierbaren Resultante aller drei Kräfte (dynamischer Pleuradruck) und der Summe der für sich meßbaren ersten beiden Komponenten ermöglicht die dritte Komponente, den inneren Bewegungswiderstand zu bestimmen. (S. 112).

2. Wirkung des pneumatischen Druckes im Lungeninneren.

Die Lunge baut sich aus zahlreichen, mit elastischen Wandungen umgebenen Lufträumen auf. Es kann auf jedes dieser Bauelemente dieselbe Betrachtung angewandt werden, wie auf die Lunge als Ganzes. Die radiär nach innen pressende elastische Spannung der

Wandung wirkt entgegen dem radiären Expansionsdruck der umschlossenen Luft. Die Resultante beider Werte, $p_{pn} - p_{el}$, trifft an der Oberfläche des Gebildes zusammen mit den von der Umgebung herantretenden Kräften und setzt sich mit ihnen ins Gleichgewicht.

Wir nehmen zunächst schematisch die einzelnen Lufträume als abgeschlossen an und setzen voraus, daß die elastische Spannung der Wandung eine Funktion der Dehnungslage ist, mit ihr wächst. Wir beachten ferner die weitgehende innere Verschieblichkeit des Lungengewebes, die sich in der Veränderlichkeit des Dehnungszustandes des Parenchyms äußert und in abnehmendem Grade bis zu den relativ starrsten Gebilden des Lungeninnern, den zentralen Bronchien und Gefäßen, vorhanden ist.

Ein *Ruhezustand des Lungengewebes* setzt voraus, daß sich die nach außen wirkende Kraft jedes Bauelementes mit seiner Umgebung ins Gleichgewicht gesetzt hat, daß *die Spannungsresultante $p_{pn} - p_{el}$ im ganzen Lungenkörper denselben Wert besitzt.*

Wenn an einer Stelle die Resultante größer ist, durch einen pneumatischen Überdruck oder eine geringere elastische Spannung, entsteht eine Druckwirkung nach dem umgebenden Parenchym, eine lokale Dehnung mit Abnahme der pneumatischen und Zunahme der elastischen Spannung, bis der Summendruck beider sich mit dem übrigen Lungengewebe ausgeglichen hat. Eine lokale Verminderung der Spannungsresultante durch pneumatischen Unterdruck oder erhöhte elastische Anspannung, wird umgekehrt durch eine Kompression vom umliegenden Gewebe her ausgeglichen.

Dieser *innere Spannungsausgleich der Summe von elastischer und pneumatischer Kraft*, ist im ganzen Lungenmassiv bis zu seiner Oberfläche wirksam. Wir haben daher *für statische Verhältnisse*, sofern nur diese beiden Komponenten in Frage kommen, einen *gleich großen Wert des Pleuradruckes an der ganzen Brusthöhlenoberfläche* zu erwarten. (Ein eventueller Einfluß von Gewichtskräften des Lungengewebes ist wahrscheinlich unbedeutend.) (S. 94 u. 99.)

Da bei einem Ruhezustand an jeder Oberflächenstelle der Lunge die innere Kraftresultante und die äußere dehnende Kraft im Gleichgewicht stehen, so ist durch den inneren Kräfteausgleich in der Lunge auch ein *äußerer Spannungsausgleich für die ganze Brusthöhlenwandung* gegeben.

Die Lunge liegt wie eine Sehne zwischen Brustwand und Zwerchfellfläche, und ein Ruhezustand hat zur Voraussetzung, daß die Zugkraft auf beiden Seiten gleich ist. Eine Änderung des Zuges auf einer Seite, z. B. an der Brustwand, überträgt sich durch die Lunge von innen her auch auf das Zwerchfell und erfordert für eine neue Gleichgewichtslage seine Kompensation durch eine Änderung der aktiven oder passiven Zwerchfellspannung.

Unter *dynamischen Verhältnissen*, während eines Bewegungsablaufes, zieht die Änderung der äußeren dehnenden Kraft an einer Oberflächenstelle der Lunge eine entsprechende Änderung der Spannungsresultante in den anliegenden Parenchymschichten nach sich welche von hier aus auf dem Wege des inneren Spannungsausgleiches auf das ganze Lungenmassiv und alle übrigen Lungenoberflächenstellen sich ausbreitet. Bei der geringen Massenträgheit des Lungengewebes ist eine rasche Ausbreitung solcher Druckänderungen wahrscheinlich und ist daher *kaum mit wesentlichen Unterschieden des dynamischen Pleuradruckes an verschiedenen Lungenoberflächenstellen zu rechnen.*

Zwischen den verschiedenen Bauelementen der Lunge gleicht sich die Spannungsresultante aus pneumatischem und elastischem Druck aus. Die physikalische Eigenschaft der Luft ist in allen Hohlräumen dieselbe, die Elastizität des Gewebes der Wandungen zeigt dagegen Unterschiede. Die Dehnbarkeit wird bei den ins Parenchym eingelagerten Bronchen gegen die Trachea hin zunehmend geringer. Eine Änderung der Spannungsresultante $p_{pn} - p_{el}$ im Parenchym, welche sich auf die Bronchen fortleitet, wird hier vorwiegend durch einen Wechsel der elastischen Wandungsspannung, in geringerem Umfang durch eine pneumatische Druckänderung ausgeglichen, da schon eine kleinere Verschiebung der Dehnungslage dieselbe Schwankung der Summe beider Spannungskomponenten bedingt. Bei einer Dehnungsänderung der Lunge ist die pneumatische Druckänderung im Parenchym am größten. Im Verlauf des Bronchialsystems zur Trachea hin nimmt sie, entsprechend der sich verringernden Dehnbarkeit der Wandung, beständig ab, so daß automatisch eine Druckverteilung auftritt, die für das Einsetzen einer Luftströmung zwischen Lungenluft und Trachea Vorbedingung ist.

3. Wirkung des pneumatischen Lungendruckes als Strömungsdruckdifferenz.

Wir haben vorhin die Lungenlufträume schematisch als geschlossen angenommen, tatsächlich sind sie in durchgehender Verbindung durch das am Hilus ins Gewebe eintretende, baumartig verzweigte Röhrennetz des interlobulären Bronchial- und intralobulären Bronchiolarsystems.

Unter *statischen Verhältnissen* haben wir daher für die ganze Lunge einen *Ausgleich der pneumatischen Druckwerte.* Da die Spannungsresultante $p_{pn} - p_{el}$ direkt im Gewebe ausgeglichen ist, besteht auch ein *Ausgleich aller elastischen Spannungen.*

Wenn in einer statischen Dehnungslage, bei geschlossener Glottis, die Lungenluft eine Druckdifferenz zur Außenluft besitzt, so kommt beim Öffnen der Glottis eine *Strömung* in den Luftwegen zustande. Die Strömungsrichtung ist abhängig von der Richtung der Druckdifferenz, die Strömungsgeschwindigkeit von ihrer Größe und von den Strömungswiderständen in den Luftwegen. In der Lunge zerfällt die *Strombahn* in *zahlreiche Einzelzweige,* welche *getrennte endständige Lufträume* besitzen und deshalb in ihren strömungsmechanischen Bedingungen voneinander relativ unabhängig sind. Für *zwei sich trennende Bronchialäste* ist der Druck an der Gabelstelle gemeinsam. Sie können aber jeder *ganz verschiedene Strömungswiderstände* in ihrem weiteren Verzweigungsnetz bis zu ihren zugehörigen Parenchymbezirken besitzen. Wenn zunächst im ganzen Parenchym derselbe Alveolardruck besteht, wird von zwei gleich großen Parenchymabschnitten derjenige mit kleinerem Strömungswiderstand in seinem Bronchennetz eine intensivere Strömung aufweisen als der andere. Es würden sich sehr rasch *pneumatische Druckunterschiede* und *Dehnungsunterschiede im Parenchym* ausbilden, welche bei fortschreitender Volumänderung der ganzen Lunge beständig anwachsen würden, da die Ursache, die Unterschiede des Strömungswiderstandes, sich nicht ändert. Dieser *Vorgang wird nun dadurch verändert, daß alle Parenchymbezirke im Lungengewebskörper* dem oben dargestellten *Gesetz des inneren Ausgleiches der Spannungsresultanten* $(p_{pn} - p_{el})$ *unterliegen,* welches auch unter dynamischen Bedingungen gilt. Die Wirkungen, welche sich aus der Verbindung von Strömungsvorgang und Spannungsausgleich für den Atemverlauf in verschiedenen Lungenabschnitten ergeben, und ihre Abhängigkeit von den wechselnden Bedingungen der Atembewegung, sollen im Abschnitt über Dynamik der Atmung dargestellt werden. (S. 117.).

e) Topographie der Atembewegung.

Bei der Atembewegung ist mehr als ein Drittel der Körpermasse (Körperstammwandung, Inhalt von Bauch- und Brusthöhle) mitbeteiligt. Die aktiven und passiven bewegenden und widerstehenden Kräfte sind auf ausgedehnte Gewebskörper zerstreut. Das Ineinandergreifen der Kräfte beim Übergang zwischen den einzelnen Zonen des Atembewegungsvorganges erfolgt an ausgedehnten Flächen (Brusthöhlenwandung), oder an zahlreichen getrennten, parallel funktionierenden Stellen (Verbindung zwischen Lungenluft und Bronchialsystem im ganzen Lungenparenchym durch die letzten Verzweigungen in den Lobuli). Der Ort des Endvorganges der Atembewegung (die Luftwege) ist in seinem interlobulären Verlauf unregelmäßig aufgebaut: Periphere Läppchen haben lange, vielfach gegliederte Ausführwege, zentrale Läppchen kurze, aus wenigen Bronchen gebaute.

Aus allen diesen Gründen scheinen *topographische Unterschiede der Beteiligung einzelner Abschnitte der Atemorgane am Atemvorgang* möglich und ein Wechsel dieses Anteils bei ändernden Umständen.

Solche Unterschiede sind schon *für physiologische Verhältnisse* sicher gestellt für den ersten Abschnitt des Atembewegungsvorganges in der Körperstammwandung. Die statische Beanspruchung des abdominellen und des thorakalen Teiles der Brusthöhlenwand ändert sich bei verschiedener Körperlage. Der Ablauf der Atembewegung wechselt je nach der Beteiligung aktiver Kräfte (verschiedene Atemtypen). Dieselben Fragen erheben sich für den Ort der Übertragung äußerer bewegender Kräfte auf den Brusthöhleninhalt (topographische Verteilung des statischen und dynamischen Pleuradruckes) und für die Beteiligung verschiedener Lungenabschnitte am Atemvorgang (Topographie der Lungendehnung und der Strömung im Bronchialsystem). (Siehe Sachregister unter Topographie).

Besonders die *pathologische Physiologie* hat ein großes Interesse an diesen Fragestellungen.

Die quantitative Änderung einzelner passiver oder aktiver Atemkräfte verschiebt das statische und dynamische Zusammenwirken und kann pathologische Änderungen der Brusthöhlenform und des Atemtypus erklären. Verschiedene Beanspruchung einzelner Lungenabschnitte kann möglicherweise lokale Krankheitsdispositionen bedingen (Tuberkulose, Emphysem).

Es ist eine wichtige Aufgabe der Atemphysiologie, als Grundlage für die klinischen Überlegungen möglichst klare, quantitativ durchgearbeitete Vorstellungen über die atemmechanischen Zusammenhänge auszuarbeiten, damit es auch in der Pathologie der Atmung allmählich möglich wird, die Menge schwierig beurteilbarer, oft widersprechender qualitativer Gesichtspunkte durch zuverlässige quantitative Überlegungen zu ersetzen.

Zu beachten ist, daß unter *pathologischen Verhältnissen neue mechanische Bedingungen* auftreten können, die sich oft nicht graduell aus den normalen Verhältnissen ableiten lassen, und die ihrerseits keinen Rückschluß auf den normalen Atemablauf gestatten. Erheblichere Änderungen der Brusthöhlenform oder der Ausfall von Lungenabschnitten stören die Harmonie von Brustinhalt und Wandung und können ungleiche Beanspruchung verschiedener Lungenbezirke bedingen, auch wenn unter normalen Verhältnissen keine merklichen Unterschiede bestehen. Durch strangartige Verwachsungen der Pleuren, durch herdförmige Schrumpfungen im Lungengewebe, durch Flüssigkeitseinlagerung im Pleuraraum (welche ein hydrostatisches Kräftesystem in den Zusammenhang der Atemkräfte einschiebt), sind für die Beziehung zwischen Lunge und Brusthöhlenwand oder für den inneren Kräfteausgleich im Lungengewebe neue, den normalen Verhältnissen nicht unmittelbar vergleichbare Bedingungen geschaffen.

f) Atemphysiologisch wichtige Flächengrößen der Atemorgane.

Der Atemvorgang beginnt am Körperstamm, als äußerlich sichtbare Bewegung eines ausgedehnten Bezirkes der Körperoberfläche. Er endigt als ein Luftstrom von geringem Querschnitt an den Öffnungen der oberen Luftwege, in der Kopfregion. Auf der im Körperinnern verlaufenden Bahn zwischen diesen Endstellen liegen eine Reihe von *Querschnittsflächen*, welche der Vorgang durchschreitet und in denen er, je nach Weite des Strombettes, eine verschiedene *Durchschnittsgeschwindigkeit* besitzt. Da die Bewegungsgröße, der *Volumwert der Verschiebung*, an den einzelnen Querschnitten annähernd *gleich* ist, besteht zwischen Weite der Strombahn und linearer Geschwindigkeit ein reziprokes Verhältnis. Bei gewöhnlicher Atmung ist die lineare Geschwindigkeit der Luftströmung in der Trachea ca. 100 cm/sec. In folgender Tabelle sind die entsprechenden Durchschnittsgeschwindigkeiten für einige andere Querschnittsflächen zusammengestellt.

Tabelle 1.

	Flächengröße qcm	Durchschnittliche Geschwindigkeit bei ruhiger Atmung mm/sek
1. Bewegte Körperstammoberfläche (Schätzung) . . .	3500—5000	0,6—0,9
2. Oberfläche des Brustraumes	1500—2500	1,2—2,0
3. Innenfläche des Lungenparenchyms	900 000	0,003
4. Querschnittsfläche aller Bronchioli resp. 3. Ord. . .	63	48
5. „ der Lobularbronchen	6	500
6. „ der Trachea	3	1000
7. „ der Glottis	1	3000
8. „ beider Nasenöffnungen	1,5—2	1500—2000

Zu Tab. 1.

1. Bewegte *Körperstammoberfläche*: Körperumfang 80—90 cm, Höhe: Ingulum bis Symphyse ca. 50 cm, Vertebra prominens bis Verbindungslinie der Cristae iliacae ca. 40 cm. Mittlerer Umfang 85 cm, mittlere Höhe 45 cm, gibt für die Zylinderfläche: 3825 cm². Mit Rücksicht auf die erhebliche individuelle Variabilität der Maße mit Schwankungsbreite 3500—5000 gerechnet. Die Bewegungsgeschwindigkeit ist natürlich an der vorderen Körperfläche größer als der Durchschnitt.

2. Nach Rohrer: Bestimmung des Inhaltes und der *Oberfläche des Brustraumes* beim Menschen. Pflügers Arch. f. d. ges. Physiol. Bd. 165, S. 445. 1916.

3. *Respiratorische Oberfläche* des Lungenparenchyms. Angaben bei Bohr: Nagels Handb. d. Physiol. Bd. I, 1, S. 136. 1905.

Berechnung von Aeby: 80 m² (aus anatom. Daten)
       „   „ Zuntz: 90 m² („   „   „),

Bohr gelangt durch Berechnung aus Versuchen über die Invasion von Kohlenoxyd, sehr geringer Konzentration ins Lungengewebe zu einem entsprechenden Wert. Neuere Bestimmungen von Marie Krogh: The diffusion of gases through the lungs of man. Journ. of physiol. Bd. 49, Nr. 4. 1915.

4. und 5. Berechnung nach Angaben von Rohrer: Der Strömungswiderstand in den menschlichen Atemwegen. Pflügers Arch. f. d. ges. Physiol. Bd. 162, S. 255 u. 256. 1915.

6., 7. und 8. Ebenda S. 259.

II. Ablauf der Atembewegung.

Zusammenfassende Darstellungen.

Hutchinson, John: Von der Kapazität der Lungen und von den Atmungsfunktionen. Braunschweig: F. Vieweg & Sohn 1849. — Rosenthal, J.: Physiologie der Atembewegungen. Hermanns Handb. d. Physiol. 1882, S. 163—240. — Du Bois-Reymond, R.: Mechanik der Atmung. Ergebn. d. Physiol. Jg. 1, Abt. II, S. 377—402. 1902. — Boruttau, H.: Die Atembewegungen. Nagels Handb. d. Physiol. Bd. I, 1, S. 1—29. 1905. — Schenck, F.: Atembewegungen. Tigerstedts Handb. d. physiol. Methodik Bd. II, 2, S. 3—53.

Der normale Atemverlauf zeigt eine regelmäßige rhythmische Hebung und Senkung der Körperstammwandung, welche der unmittelbaren Beobachtung durch Frequenz, Tiefe, Raschheit der Bewegung und Angestrengtheit derselben auffällt. Man bezeichnet die ruhige Atmung als *Eupnöe*, eine Frequenzvermehrung als *Polypnöe*, ihren Gegensatz als *Oligopnöe*. Wenn der Eindruck einer besonderen Raschheit, eines jagenden Charakters der Bewegung besteht, spricht man von *Tachypnöe*. Für den langsam sich hinziehenden Verlauf, z. B. bei Stenosenatmung, wird entsprechend etwa der Ausdruck *Bradypnöe* benutzt. Eine erschwerte angestrengte Atmung wird als *Dyspnöe* bezeichnet; ihr äußerster Grad, bei welchem alle Atemhilfsmuskeln in Tätigkeit sind, als *Orthopnöe*. Wenn die Atemtätigkeit aussetzt, spricht man, je nachdem das Fehlen eines Reizes auf die nervösen auslösenden Organe der Atembewegung vorliegt oder eine Lähmung derselben, von *Apnöe* oder von *Asphyxie*.

Die verschiedene Form des Atmungsverlaufes kommt im allgemeinen durch unbewußte regulatorische Einstellung auf wechselnde Bedingungen zustande. Sie kann für kürzere Zeit auch willkürlich zu gymnastischen oder experimentellen Zwecken herbeigeführt werden.

Die Besprechung der Störungen des rhythmischen Atemablaufes durch pathologische Verhältnisse des Atemzentrums (periodisches Atmen), durch willkürliche Innervation (Sprechen, Singen, Blasen, Hauchen, Pressen), durch psychische Erregungen (Lachen, Seufzen, Schluchzen) und durch reflektorische Vorgänge (Husten, Niesen, Gähnen, Glucksen, Schlucken) ist nicht Aufgabe dieses Abschnittes, soweit nicht atemmechanisch wichtige Verhältnisse vorliegen (Hustenmechanik, Valsalvaversuch, Bauchpresse).

a) Frequenz, Atemtiefe, Minutenleistung.

Die Bestimmung der Frequenz erfolgt durch unmittelbares Zählen oder durch Auszählung der wellenförmigen Hebung und Senkung von graphisch registrierten Bewegungskurven der Körperwand (pneumatographische, stethographische Kurven) oder von Atemvolumkurven.

Als volummessende Apparate werden kalibrierte Gasometer (Spirometer), Gasuhren und registrierende Volumschreiber (Aeroplethysmographen) benützt.

Die *Atemfrequenz des Erwachsenen* bei Körperruhe im Stehen liegt zwischen *12—24 pro Minute*, meist zwischen 16—20. (Vereinzelte Angaben für normale Versuchspersonen aber auch bedeutend niedriger, z. B. Speck[1]) für sich selber Durchschnittswert 6,4, ferner Liljestrand und Lindhard[2]) für Versuchsperson J. L. 5,4—6,4 Atemzüge pro Minute.)

Die Frequenz ist abhängig vom Lebensalter. Sie sinkt von 60—70 beim Neugeborenen[3]) auf 26 im 5. Lebensjahr, 20 im 15. bis 20. Jahr, zu 16 im 25. bis 30. Jahr[4]).

Die Senkung der Atemfrequenz im Schlaf, das Ansteigen beim Übergang vom Liegen zum Sitzen und zum Stehen, die Vermehrung durch Nahrungsaufnahme, durch Erhöhung der Außentemperatur, durch Fieber, durch Hautreize, die Steigerung durch Körperarbeit

---

[1]) Speck: Physiologie des menschlichen Atmens, S. 215. Leipzig: F. C. W. Vogel 1892.
[2]) Liljestrand u. Lindhard: Zur Physiologie des Ruderns. Skandinav. Arch. f. Physiol. Bd. 39, S. 218. 1920.
[3]) Recklinghausen: Pflügers Arch. f. d. ges. Physiol. Bd. 62, S. 451. 1896.
[4]) Rosenthal: Hermanns Handb. d. Physiol. Bd. IV, 2, S. 198. 1882.

bis auf das Doppelte und darüber, sind zum Teil auf Veränderungen atemmechanischer Bedingungen, zum Teil auf Änderung der Intensität des Stoffwechsels zurückzuführen, ferner kommen reflektorische Einflüsse auf das Atemzentrum in Frage.

Behinderung der Atembewegung durch die Füllung des Abdomens, durch Körperhaltung oder Bekleidung bedingt im allgemeinen eine Steigerung der Atemfrequenz; Erschwerung der Luftströmung infolge Verengerungen in den Atemwegen oder durch äußere Apparate (Ventile, Gasmasken usw.) meist mit der Zeit eine Senkung der Frequenz[1].

Die *Atemtiefe der Erwachsenen bei Körperruhe* beträgt im *Mittel ca. 500 ccm*. Sie variiert bei verschiedenen Versuchspersonen in ziemlichem Umfang (z. B. Angaben bei STAEHELIN und SCHÜTZE[2]) zwischen 300—900 ccm).

Bei einer individuellen Veränderlichkeit der Atemfrequenz um etwa das Doppelte und der Atemtiefe um das Dreifache des niedrigsten Wertes wäre bei einer Unabhängigkeit beider Größen voneinander eine Variabilität des Minutenvolumens um das Sechsfache zu erwarten. Tatsächlich ist die Breite der Veränderlichkeit des *Minutenvolumens* beträchtlich kleiner: 4—10 Liter pro Min., meist zwischen 6—8 Liter.

Bei gleicher Funktionslage, z. B. Körperruhe, ist die Atemtätigkeit in erster Linie auf die für den Gaswechsel wichtige Minutenleistung einreguliert. Frequenz und Atemtiefe variieren im allgemeinen gegensinnig: eine erhöhte oder erniedrigte Frequenz ist mit einer Verminderung oder Vergrößerung der Atemtiefe verbunden.

Steigerung des Stoffwechsels (Fieber, Körperarbeit), ebenso Behinderung des Gaswechsels (z. B. Röhrenatmung) bedingen eine Zunahme des Minutenvolumens, welche im Maximum das 7—10fache des Ruhewertes betragen kann (50—60 Liter pro Minute).

[Die Besprechung dieser Zusammenhänge ist Aufgabe des Abschnittes über Chemismus der Atmung.]

Die Steigerung des Minutenvolumens bei Körperarbeit geschieht meist durch gleichsinnige Zunahme von Atemfrequenz und Tiefe, wobei individuell bald das eine, bald das andere Moment vorwiegt. Die Atemtiefe kann dabei bis über 3 Liter, nahe an den Wert des größten Bewegungsspielraumes der Atemorgane (vitale Kapazität), zunehmen.

Bei willkürlich maximal gesteigerter Atemtätigkeit ist dagegen nach ROHRER[3] ein gegensinniges Verhalten von Atemfrequenz und Atemtiefe zu beobachten (Tab. 2).

Tabelle 2.

Frequenz . . . . pro Min.	12	15	24	30	60
Atemtiefe . . . . Liter	3,43	3,34	2,65	2,06	0,89
Minutenvolumen . . . . „	41,15	50,12	63,7	61,8	53,5

Die bei maximaler Atemtätigkeit erreichte Atemtiefe sinkt mit steigender Frequenz zunächst langsam, dann rascher. Bei kleinen Frequenzen, bis ca. 15 pro Min., kann annähernd der ganze Bewegungsspielraum der Atemorgane ausgenützt werden. Dann macht sich der Bewegungswiderstand geltend. Bei einer Frequenz von 30 pro Min. ist die Atemtiefe auf ca. $^2/_3$, bei 60 auf ca. $^1/_4$ gesunken. Die Minutenleistung, welche zunächst annähernd proportional der Frequenz zunimmt, verlangsamt oberhalb 15 Atemzügen pro Min. ihren Anstieg, erreicht zwischen 20—30 Atemzügen ein Maximum, um dann wieder zu sinken.

---

[1] Z. B. nach längerem Tragen einer Gasmaske: Frequenz 8—11, gegenüber 12—13 ohne Maske. ROHRER: Begutachtung der schweiz. Gasmaske. Schweiz. med. Wochenschr. 1921, Nr. 41.

[2] STAEHELIN u. SCHÜTZE: Spirographische Untersuchungen. Zeitschr. f. klin. Med. Bd. 75, S. 5.

[3] ROHRER: Begutachtung der schweizerischen Gasmaske. Schweiz. med. Wochenschr. 1921, Nr. 41.

b) Volumverhältnisse der Atemorgane.

Die Atemorgane enthalten vom ersten Beginn der Atmung beim Neugeborenen an in den Hohlräumen der Lunge und den Atemwegen Luft. Sie sind gedehnt. Man kennzeichnet die *Dehnungslage* durch die im ganzen System enthaltene Luftmenge.

Es sind folgende Dehnungslagen zu unterscheiden:

1. Statische Dehnungslagen (Ruhelagen des Atemsystems).

A. Passive Ruhelagen, bei vollständiger Erschlaffung der Atemmuskeln.

Wenn die Luftwege offen sind, gibt es nur eine passive Ruhelage der Atemorgane, die Dehnungslage, welche bei ruhiger Atmung am Ende der Ausatmung vorliegt. Dehnungslagen unterhalb der *gewöhnlichen Ausatemstellung*, welche man als *statische Normallage* bezeichnen kann, werden *Exspirationslagen*, solche oberhalb *Inspirationslagen* genannt.

Wenn durch aktive Atemkräfte die Atemorgane in irgendeine inspiratorische oder exspiratorische Lage übergeführt werden und nun nach Abschluß der Luftwege die Muskeln erschlaffen, erhält man eine Reihe passiver inspiratorischer und exspiratorischer Ruhelagen. Sie sind je nach der Entfernung von der Normallage durch verschiedene Druckwerte in der Lungenluft ausgezeichnet. Bei *inspiratorischen Lagen* herrscht *Überdruck*, bei *Exspirationslagen Unterdruck*, welcher mit der Entfernung von der Normallage wächst. Eine Öffnung der Luftwege führt zur Auspressung bezw. Ansaugung von Luft und Rückkehr zur Normallage: *passive Exspiration* von inspiratorischen, *passive Inspiration* von exspiratorischen Lagen ausgehend.

B. Aktive Ruhelagen.

In irgendeiner Dehnungslage können bei geschlossenen Luftwegen *Einatmungs-* oder *Ausatmungsmuskeln* in Tätigkeit sein. Der Druck in der Lungenluft, welchen die passiven Atemkräfte allein bedingen, wird dadurch verändert. Der inspiratorisch gerichtete Muskelzug setzt ihn herab. Der Druck der Ausatemmuskeln auf die Brusthöhle steigert ihn.

Man kann bei jeder aktiven Ruhelage unter den vielen möglichen Graden muskulärer Anspannung *drei besonders wichtige Fälle* unterscheiden: Die Zustände 1. mit *maximaler inspiratorischer*, 2. mit *maximaler exspiratorischer* Muskelanspannung und 3. der Fall, wo bei *inspiratorischen Lagen* die *inspiratorische*, bei *exspiratorischen* Lagen die *exspiratorische Muskelspannung* gerade den entgegengesetzt gerichteten *passiven Kräften gleich* ist und nun auch bei Öffnung der Luftwege das System in Ruhe bleibt. In den beiden ersten Fällen ist in der Lungenluft der bei der betreffenden Dehnungslage größte mögliche Unterdruck bzw. Überdruck vorhanden. Im dritten Fall herrscht Atmosphärendruck.

Wie es bei jeder Dehnungslage nur einen Fall passiver Ruhelage gibt, so gibt es auch nur einen Fall aktiver Ruhelage, bei welchem passive und aktive Atemkräfte sich gerade gleich sind und entgegengesetzt wirken.

In der Reihe *aktiver Ruhelagen bei offener Glottis* liegt als Trennpunkt zwischen den aktiven exspiratorischen und aktiven inspiratorischen Lagen auch die passive Ruhelage bei offener Glottis, die Normallage. Hier bedingt jede inspiratorische Muskelanspannung bei geschlossener Glottis einen Unterdruck, jede exspiratorische Spannung einen Überdruck. In einer *passiven Inspirationslage* herrscht bei geschlossener Glottis bereits Überdruck in den Luftwegen. Es sind zunächst eine Reihe *aktiver inspiratorischer* Zustände möglich, bei welchen die inspiratorische Muskelspannung den Überdruck noch nicht ausgleicht. Eine Öffnung der Glottis führt trotz dem inspiratorischen Muskelzug zu einer passiven Exspirationsbewegung bis zu einer Lage, wo der Muskelzug nun den passiven Kräften gleich ist. (Passive, durch inspiratorischen Muskelzug gebremste Exspiration. Die erreichte Ausatemstellung liegt oberhalb der Normallage.) Wenn der Muskelzug die passiven Kräfte dagegen übersteigt, also bei geschlossenen Luftwegen Unterdruck besteht, führt die Öffnung der Glottis zu einer Inspirationsbewegung bis zu einer höheren aktiven Ruhelage, mit Gleichgewicht von passiven und aktiven Kräften. Da die passiven Kräfte mit der Dehnungslage steigen, wird schließlich eine *Grenzlage* erreicht, in der gerade die *maximal entwickelbare inspiratorische Muskelspannung den passiven Kräften gleich* ist. Die Linie der aktiven inspiratorischen Ruhelagen bei offener Glottis schneidet hier die Kurve der aktiven Lagen mit maximaler inspiratorischer Anspannung bei geschlossener Glottis. Die Erreichung einer noch höheren Dehnungslage ist nicht mehr möglich. Dieser maximalen inspiratorischen Dehnungslage entspricht auf der exspiratorischen Seite eine maximale exspiratorische Dehnungslage.

Von diesem ganzen Feld möglicher passiver und aktiver Ruhelagen ist es üblich, 3 Stellen besonders hervorzuheben, weil sie für die Mechanik der Atemorgane wichtige Grenzfälle darstellen: Die passive Ruhelage bei offener Glottis, die *Normallage*, von welcher im allgemeinen bei ruhiger Atmung die Inspiration ausgeht und in welcher die Exspiration endet. Ferner die beiden äußersten aktiven Dehnungslagen, die *maximale Inspirations-* und *maximale Exspirationsstellung*, weil sie die Grenzpunkte des Bewegungsspielraumes der Atemorgane darstellen, der vitalen Kapazität.

Die *Normallage* und die beiden *Grenzlagen* sind gekennzeichnet durch den Luftgehalt des Atemsystems. Sie sind aber *bestimmt durch das Ineinandergreifen der statischen passiven* und *aktiven Atemkräfte* und sind abhängig von ihrer Veränderlichkeit unter verschiedenen Bedingungen. Die *passiven Atemkräfte* sind verschieden je nach der *Körperlage*, und wir beobachten daher bei Lagewechsel Verschiebungen der Normallage der Atemorgane wie auch der Grenzlagen, da ihre bestimmenden passiven Kraftmomente, welche muskulär überwunden werden, sich ändern. Auch die *aktiven Kraftkomponenten* der Grenzlagen sind wechselnd je nach der *Leistungsfähigkeit der Atemmuskeln*, ihrer Einübung auf die Entfaltung maximaler Spannung, ihrer Ermüdung durch vorhergehende Anstrengung. Bei der Messung des Bewegungsspielraumes zwischen den Grenzlagen, der vitalen Kapazität, sind diese Verhältnisse zu berücksichtigen.

Daß die Angabe des Luftgehaltes in den Atemorganen zur Kennzeichnung einer statischen Dehnungslage noch nicht genügt, sondern der vorliegende Kräftezusammenhang zu berücksichtigen ist, zeigt die Betrachtung der *Form der Brusthöhlenwandung*. Die passiven Kräfte, die inspiratorischen und exspiratorischen Muskelkräfte, greifen an verschiedenen Stellen des Systems an, und bei genau demselben Luftvolum in den Lungen ist die *Brusthöhlenform eine verschiedene, je nachdem eine passive, aktiv inspiratorische, oder exspiratorische Ruhelage vorliegt*. Wenn bei geschlossener Glottis abwechselnd inspiratorisch oder exspiratorisch innerviert wird, ändert die Brustkorbform bei vorwiegend abdomineller Inspirationstendenz z. B. so, daß inspiratorisch die Rippenbogen sich heben, die obere Brustwand sich senkt und exspiratorisch die umgekehrte Formänderung erfolgt. Es findet dabei allerdings durch Expansion bzw. Kompression der Lungenluft auch eine geringe Volumänderung statt. Wenn man diese Verhältnisse berücksichtigt, indem vor der inspiratorischen Anstrengung ein berechnetes Luftvolum ausgeatmet, vor der exspiratorischen Anspannung zugeatmet wird, sind immer noch Unterschiede der Thoraxform vorhanden. Z. B. für eine erwachsene männliche Versuchsperson bei einer Dehnungslage entsprechend der *Normallage*[1]):

Brustumfang 4 cm unterhalb des Ansatzes des Proc. xiphoideus

passive Gleichgewichtslage . . . . *68,5 cm*
maximale inspiratorische Anstrengung . . . . *71 „*
maximale exspiratorische Anstrengung . . . . . . *68 „*

2. Dynamische Dehnungslagen. Bewegungslagen des Atemsystems.

Bei Dehnungslagen der Atemorgane, welche *Durchgangsphasen einer inspiratorischen* oder *exspiratorisch gerichteten Volumänderung* sind, machen sich im Kräftezusammenhang auch *dynamische Kräfte* geltend. Sie sind von der Geschwindigkeit oder von der Geschwindigkeitsänderung abhängig. (*Innerer Reibungswiderstand* in den deformierten Geweben, *Massenträgheit*.) Diese dynamischen Kräfte wirken inspiratorisch und exspiratorisch in verschiedenen Richtungen. In beiden Fällen als die Bewegung hemmende Kräfte.

Es sind prinzipiell sechs Fälle unterscheidbar:

1. passive exspiratorische Bewegungslage,
2. passive exsp. durch insp. Muskelzug gebremste B.,
3. aktive exsp. B.,
4. passive insp. B.,
5. passive insp. durch exsp. Muskelzug gebremste B.,
6. aktive insp. B.

Fall 1 und 2 sind nur oberhalb, Fall 4 und 5 nur unterhalb der Normallage möglich.

Die *Entfernung von der Normallage* ist stets ein *aktiver Bewegungsvorgang*. Die *Rückkehr* zu ihr kann *rein passiv, passiv* und *durch muskulären Gegenzug gebremst*, oder *aktiv* sein. Das Überschreiten der Normallage ist nur durch aktive Kräfte möglich. Mit Ausnahme dieser Stelle, wo nur zwei Bewegungslagen vorhanden sind, kann *jede Dehnungslage in vier-*

---

[1]) ROHRER: Zusammenhang der Atemkräfte. Pflügers Arch. f. d. ges. Physiol. Bd. 165, S. 430. 1916.

fach verschiedener Weise Durchgangsphase eines Bewegungsvorganges sein. Da die jeweils wirkenden Kräftesysteme verschieden sich zusammensetzen, ist zu erwarten, daß je nachdem, trotz dem gleichen Volum des Brusthöhleninhaltes, die *Form der Wandung eine andere* ist. Dieser Unterschied betrifft vor allem die Formverhältnisse bei inspiratorischer und exspiratorischer Bewegungsrichtung. Schon die einfache Beobachtung wie auch die graphische Untersuchung der Körperwandbewegung zeigt, daß *während der Exspirationsphase nicht lediglich in umgekehrter Reihenfolge dieselben Formzustände, welche inspiratorisch durchlaufen werden, symmetrisch sich wiederholen*[1]). Es liegen ähnliche, vielleicht noch ausgeprägtere Unterschiede vor wie für die aktiven inspiratorischen und exspiratorischen Ruhelagen.

Die Beachtung dieser Verhältnisse ist wichtig für die Beurteilung der *Vorgänge beim Phasenwechsel.* Am Ende einer Bewegungsphase kann die Bewegungsgeschwindigkeit abnehmen, evtl. unmerklich werden. Die Phase endet dann in einer annähernden *Ruhelage des Atemsystems,* einer Atempause, wie sie gelegentlich am Ende der ruhigen Ausatmung zu sehen ist. Die umgekehrte Bewegungsrichtung geht dann von einem Ruhezustand aus, die *Phasen sind durch eine statische Lage getrennt.* Der *Übergang von Inspirationsbewegung zur Exspiration* ist dagegen fast immer ein plötzlicher. Das System erreicht zwar eine Endlage, einen äußersten Dehnungswert, welcher aber für keine noch so kleine Zeitspanne als Ruhelage anzusprechen ist. Die *Endlage ist hier nicht ein Ruhezustand, sondern ein Vorgang,* wobei zwar für eine kurze Zeit keine Volumänderung stattfindet, aber gleichzeitig der Formzustand des Systems, durch den Wechsel des die Form bestimmenden Kräftesystems, sich in das Formbild der entgegengesetzten Atemphase umwandelt. Es können sich dabei einzelne Wandungsabschnitte während dieser Umformung der Brusthöhle noch im Sinne der vorhergehenden Atemphase weiterbewegen, wie die beobachteten *zeitlichen Divergenzen der Gipfelpunkte von spirographischen und pneumographischen Kurven zeigen.* (S. 88).

Von den Dehnungslagen, welche bei Atembewegungen vorliegen, werden 3 Fälle besonders hervorgehoben: die beiden Endlagen, die *Exspirationslage* und die *Inspirationslage,* und der in der Mitte zwischen beiden liegende Wert, die *Mittelkapazität* (BOHR).

Die *Exspirationslage* entspricht bei ruhiger Atmung der statischen Normallage. Bei gesteigerter Atemtätigkeit, besonders bei erschwerter Atmung (Stenose), kann sie auch höher liegen, bei sehr tiefer Atmung auch unterhalb der Normallage. Wenn die Ausatmung am Ende verlangsamt ist, liegt dann eine aktive Ruhelage vor, wo in einem Fall inspiratorischer, im anderen exspiratorischer Muskelzug in der Endlage vorhanden ist. Bei plötzlichem Übergang zur Inspiration stellt die Exspirationslage, wie fast immer die Inspirationslage, eine dynamische Endlage dar, in dem oben definierten Sinne.

Während die Exspirationslage, wenigstens meistens, eine atemmechanisch bestimmt definierte Dehnungslage ist, die Normallage, so ist im Gegensatz dazu die *Inspirationslage* etwas Wechselndes, von den Bedingungen, welche das Minutenvolum und die Atemfrequenz regulieren, Abhängendes. In erster Linie ist durch die chemische Atemregulation das für den Gaswechsel wichtige Minutenvolum auf die Funktionslage des Organismus eingestellt. Die Einteilung dieser Minutenleistung in eine Reihe rhythmischer Atemzüge unterliegt mannigfaltigen, in der Eigenrhythmik des Atemzentrums, reflektorischen Momenten, und zentralen psychischen Verhältnissen liegenden Einflüssen. Die Frequenz und die Atemtiefe können aus diesen Gründen bei derselben Minutenleistung in nicht unbeträchtlichem Umfang gegensinnig variieren. Die *Inspirationslage ist nicht eine atemmechanisch, sondern atemregulatorisch bestimmte Dehnungslage.* Mechanische Momente sind nur indirekt maßgebend, soweit sie auf die Regulation der Atemfrequenz Einfluß besitzen.

Die Berechnung eines *Mittelwertes aus Exspirationslage und Inspirationslage* ist daher, da beide Größen etwas Verschiedenes bedeuten und besonders die letztere ziemlich variabel ist, von sehr bedingtem Wert für die Atemmechanik. Für die Diffusionsvorgänge in der Lungenluft und den Gaswechsel zwischen Lungenluft und Blut besitzt dagegen die mittlere Dehnungslage eine gewisse Bedeutung; aber auch hier ist die Volumschwankung zu beiden Seiten dieser Mittellage und der zeitliche Verlauf der Volumänderung für die Größenänderung der respiratorischen Oberfläche der Lungen, welche für die Diffusionsvorgänge maßgebend ist, mit von Einfluß. Die Mittellage ist daher auch kein sehr zuverlässiges Maß für die mittlere Größe der respiratorischen Oberfläche.

In der Atemmechanik hat der zuerst von PANUM[2]) eingeführte Begriff der *mittleren vitalen Atemlage,* welcher dann von BOHR[3]) als *Mittelkapazität* be-

---

[1]) STAEHELIN u. SCHÜTZE: Spirographische Untersuchungen. Zeitschr. f. klin. Med. Bd. 75, S. 6.

[2]) ROSENTHAL: in Hermanns Handb. d. Physiol. Bd. IV, 2, S. 212.

[3]) BOHR: Mittellage und Vitalkapazität. Dtsch. Arch. f. klin. Med. Bd. 88, S. 385. 1907.

zeichnet wurde, eher Verwirrung geschaffen. BOHR benützt nämlich die Bezeichnungen Reserve- und Ergänzungsluft, welche üblicherweise auf die Volumänderungsmöglichkeit nach unten und oben von der Exspirations- bzw. Inspirationslage aus angewandt werden, für diese Änderungen von der Mittellage ausgehend. Es scheint daher und aus den oben genannten Gründen besser, in der Atemmechanik diesen Begriff der Mittelkapazität wieder fallen zu lassen.

Durch die drei wichtigen statischen Dehnungslagen: die *passive Gleichgewichtslage bei offenen Luftwegen* (Normallage, entsprechend der Ausatemstellung bei ruhiger Atmung), die *maximale Exspirationslage* und die *maximale Inspirationslage,* und ferner die *Inspirationslage bei ruhiger Atmung,* sind folgende Größen definiert:

1. Die *Atemluft:* Die Dehnungsänderung zwischen Ausatemstellung und Einatemlage.

2. Die *Hilfsluft* oder *Reserveluft:* Die Differenz zwischen gewöhnlicher und maximaler Ausatmung.

3. Die *Ergänzungsluft* oder *Komplementärluft:* Die Differenz zwischen gewöhnlicher und maximaler Einatmung.

4. Der *Bewegungsspielraum der Atemorgane (vitale Kapazität):* Die Differenz zwischen maximaler Einatmung und maximaler Ausatmung.

5. Die *Residualluft:* Der Luftgehalt der Atemorgane in maximaler Ausatemlage.

6. Die *Normalkapazität:* Der Luftgehalt der Atemorgane in statischer Normallage (gewöhnliche Ausatmung).

7. Die *Maximalkapazität* (Totalkapazität, BOHR): Der Luftgehalt der Atemorgane in maximaler Einatemstellung.

Die *Summe von Atemluft, Hilfsluft und Ergänzungsluft* entspricht der *Vitalkapazität;* die *Summe von Residualluft und Reserveluft* der *Normalkapazität;* die *Summe von Residualluft und vitaler Kapazität* der *Maximalkapazität.*

Für *erwachsene männliche Individuen* rechnet man mit folgenden *Durchschnittswerten:*

Atemluft	0,5 Liter
Reserveluft	1,6 „
Komplementärluft	1,6 „
Vitale Kapazität	3,7 „
Residualluft	1,2 „
Normalkapazität	2,8 „
Maximalkapazität	4,9 „

Die meisten Messungen liegen vor über die Größe der Atemluft (siehe oben: Schwankungsbreite der Atemtiefe S. 79), der vitalen Kapazität, der Residualluft und der Totalkapazität.

Vitale Kapazität[1]).

Die Größe der vitalen Kapazität liegt bei *Männern* meist zwischen 3 bis 4 Litern, bei *Frauen* zwischen 2—3 *Litern.* Bei Messungen an Studenten in physiologischen Übungen findet man oft höhere Werte, bis 5 Liter, gelegentlich bis 6 Liter.

Die vitale Kapazität ist abhängig von der *Körpergröße.* Der Durchschnittswert ändert nach ARNOLD pro Zentimeter Körperlänge bei Männern etwa um 60 ccm, bei Frauen um 40 ccm. Ferner besteht eine Beziehung zum *Brustumfang,* eine Steigerung der vitalen Kapazität pro Zentimeter Brustumfang um 65—100 ccm.

---

[1]) HUTCHINSON: Von der Kapazität der Lungen. Braunschweig: F. Vieweg & Sohn 1849. — ARNOLD: Über die Atemgröße des Menschen. Heidelberg 1855. — WALDENBURG: Pneumatische Therapie. Berlin: Aug. Hirschwald 1880. Über Spirometrie, S. 108—127.

Die vitale Kapazität nimmt zu bis zu einem *Alter* von 30—35 Jahren, um dann zuerst langsamer, pro Jahr durchschnittlich 24 ccm, dann rascher zu sinken. Bei Greisen, sofern nicht durch pathologische Verhältnisse (Thoraxstarre) die Abnahme noch größer ist, findet sich eine Verminderung auf etwa $^3/_4$ des früheren Wertes, entsprechend einer Altersveränderung der elastischen Gewebselemente der Lungen, der Bandapparate, Rippenknorpel.

Hohe Werte der vitalen Kapazität findet man vielfach bei sporttreibenden Leuten, ferner Zunahmen von 200—400 ccm im Laufe des Trainings, wobei fraglich ist, wie weitgehend Wachstumsvorgänge am Thoraxskelett oder höhere Leistungsfähigkeit der Atemmuskeln diese Steigerung bewirkt.

Veränderung der passiven Atemkräfte durch *Lagewechsel* des Körpers beeinflußt die Vitalkapazität; z. B. in Bauchlage 3,6 Liter; Rückenlage 3,8 Liter; Sitzen 4,2 Liter; Stehen 4,3 Liter [Hutchinson[1])]. [Ähnliche Unterschiede zwischen Liegen und Stehen in der Arbeit von Bohr[2]).]

Die von Bohr beobachtete Abnahme der vitalen Kapazität direkt nach anstrengender *Muskelarbeit* ist wohl auf Ermüdung und eventuell Atemnot zu beziehen.

Eine vorübergehende Abnahme der Vitalkapazität um 10—25% bei *Übergang ins Hochgebirge* wird teils auf ein mechanisches Moment, die Ausdehnung der Darmgase, teils auf Muskelermüdung zurückgeführt[3]).

Eine auf die Außenwand des Körpers beschränkte Druckänderung [Mieschersche Kammer[4])] bedingt bei Abnahme des Außendruckes bis — 35 mm Hg ein Wachsen der vitalen Kapazität, bei Zunahme des Druckes Verminderung derselben. Es findet hauptsächlich eine Verschiebung der maximalen Einatemlage statt.

Die Bedeutung der vitalen Kapazität wurde eine Zeitlang überschätzt, wie schon die Wahl der Bezeichnung zeigt. Der Bewegungsspielraum der Atemorgane hat so wenig unmittelbare vitale Bedeutung für den Organismus wie der maximale Bewegungsspielraum des Gangapparates. Gang und Atmung sind beides rhythmisch aus alternierenden Phasen zusammengesetzte Bewegungen, welche für den Körper durch die Summe der Leistung in einer bestimmten Zeitspanne wichtig sind, z. B. die pro Minute zurückgelegte Wegstrecke und das Minutenvolum. Ein geringerer Bewegungsspielraum kann in weiten Grenzen durch eine erhöhte Tätigkeitsfrequenz ausgeglichen werden. Wichtiger als der Bewegungsspielraum, die maximale Schrittgröße und die vitale Kapazität ist, solange nicht erhebliche Verringerungen beider Werte vorliegen, die Kraft und Ausdauer der bewegenden Muskulatur. Erst wenn es auf Spitzenleistungen ankommt, wird der Bewegungsspielraum wichtig; aber auch für diese Höchstleistungen ist der Zustand der Muskulatur mindestens ebenso maßgebend. Diese Leistungsgrenze liegt weit oberhalb der normalen Beanspruchungsbreite, z. B. bei der Atmung 10—15 mal höher. (Eigene Beobachtung an zwei sportlich trainierten Versuchspersonen, bei maximal willkürlich gesteigerter Atmung für kurze Zeit Minutenvolumina bis 150 Liter.)
Für die Beurteilung der *Bedeutung der Atemorgane* im Rahmen des *Konstitutionsbildes* eines Individuums wäre die Feststellung dieser *Leistungsgrenze der Atmung* wahrscheinlich *wertvoller als die Messung der vitalen Kapazität* (S. 79 u. 121).

Residualluft[5]).

Die Größe der Residualluft (nur die mit einer Mischmethode gewonnenen Werte können als zuverlässig gelten) variiert im allgemeinen in einem Bereich

---

[1]) Hutchinson: l. c. S. 65.

[2]) Bohr: Dtsch. Arch. f. klin. Med. Bd. 88, S. 410. 1907.

[3]) Zuntz: Höhenklima. 1906, S. 335.

[4]) Bernoulli: Mechanik der Atembewegung. Arch. f. exp. Pathol. u. Pharmakol. Bd. 66, S. 324. 1911.

[5]) *Methodik:* Schenk: in Tigerstedts Handb. d. physiol. Meth. Bd. II, 2, S. 46. 1908; Krogh: Abderhaldens Handb. d. biochem. Arbeitsmeth. Bd. 8, S. 536; Bohr: Dtsch. Arch. f. klin. Med. Bd. 88, S. 398. 1907. — *Ergebnisse:* Boruttau: Nagels Handb. d. Physiol. Bd. I, 1, S. 18—21; Arbeit Bohr: l. c.; Durig: Zentralbl. f. Physiol. Bd. 17, S. 258. 1903.

von 800—1600 ccm, um einen *Mittelwert von 1200 ccm*. (Bei Bohr S. 405 aber auch ein Wert von 700 ccm und ein Wert von 2000 ccm.)

Die maximale Ausatmung ist eine Grenzlage, welche durch das Gleichgewicht muskulärer und passiver Atemkräfte bestimmt ist und durch die Verschiebung des einen oder anderen Faktors sich ändern kann. Das Volumen der Residualluft ist nach Krogh von der *Körperstellung* abhängig. Durig findet nach großer körperlicher *Anstrengung* an 2 Versuchspersonen Zunahme der Residualluft um ca. 200 ccm (Ermüdung). Die Zunahme der vitalen Kapazität beim Muskeltraining deutet Bohr als eine durch Übung der Ausatemmuskeln, speziell der Bauchmuskeln, erlernte Fähigkeit, tiefer zu exspirieren[1]). Er findet bei Sportsleuten verhältnismäßig niedrige Werte des Residualvolumens bei hoher Vitalkapazität. Die Vermutung Bohrs, daß die Abnahme der vitalen Kapazität im Liegen durch eine Zunahme der Residualluft bedingt sei[2]), da die Entfaltung exspiratorischer Muskelspannung abnehme, bedarf einer experimentellen Kontrolle. Die Verschiebung der passiven Gleichgewichtslage beim Liegen in exspiratorischer Richtung könnte zur entgegengesetzten Vermutung führen, daß in inspiratorischer Richtung früher ein Gleichgewicht von Muskelzug und passiven Atemkräften auftritt.

Maximalkapazität[3]) (Totalkapazität Bohr).

Bohr findet bei 9 gesunden *erwachsenen Männern* eine *mittlere Maximalkapazität* von *5,89 Litern* mit einer Schwankung von 4,86 bis 7,05 Litern. Die zugehörigen Werte der Residualluft sind 1,26 Liter (Schwankung 0,7 bis 2,0 Liter) und der Vitalkapazität 4,63 Liter (Schwankung 3,29 bis 6,02 Liter).

Das Vorgehen Bohrs, an einer Anzahl Versuchspersonen möglichst *alle Volumwerte* unter Berücksichtigung der *Körperlage*, welche atemmechanisch von großem Einfluß ist, zu messen, verdient einen weiteren Ausbau.

Normalkapazität.

Ihr *Durchschnittswert* bei *erwachsenen Männern* beträgt ca. *2,8 Liter* im Stehen. Beim Übergang in Rückenlage vermindert sich die Normalkapazität um ca. 0,6 Liter (Höhertreten des Zwerchfelles).

Für die Messung der Dehnungslage der Brustorgane bei gewöhnlicher Ausatemstellung ist von Rohrer[4]) bei gesunden und emphysematischen Versuchspersonen eine Methode benützt worden, welche nicht den Luftgehalt der Lungen, sondern den *Rauminhalt der Brusthöhle* zu ermitteln sucht, da bei Emphysematikern die Residualluftbestimmung mit der Mischmethode fragliche Werte gibt. Das Brusthöhlenvolumen wird aus zwei in gewöhnlicher Ausatemlage, in *sagittaler* und *frontaler* Durchleuchtungsrichtung aufgenommenen *Orthodiagrammen*, aus den gemessenen Flächengrößen und der Höhe des Brustraumes (Abstand von rechter Zwerchfellkuppe und Lungenspitze) berechnet.

Das Brusthöhlenvolumen von 10 gesunden erwachsenen Männern bei gewöhnlicher Ausatemlage war im Mittel 5,5 Liter, mit einer Schwankung zwischen 4,9 und 5,9 Litern. Zur Größe der vitalen Kapazität, welche zwischen 3,3 und 4,4 Litern lag, bestand kein Parallelismus.

Über die Dehnungslage der Brustorgane und ihre Volumschwankung bei der Atembewegung orientiert auch die für klinische Zwecke benutzte *Messung von Umfängen* des Körperstammes und ihrer Änderungsbreite bei tiefer Atmung. Die für physiologische Untersuchungen benutzte Registrierung pneumographischer Kurven, aus welchen auf den zeitlichen Verlauf der Änderung der Dehnungslage geschlossen wird, geht von der Annahme aus, daß die Änderungen linearer Dimensionen (Umfänge von Thorax und Abdomen) im allgemeinen dem Verlauf der Volumkurve parallel gehen.

---

[1]) Bohr: l. c. S. 409.   [2]) Bohr: l. c. S. 413.   [3]) Bohr: l. c. S. 405.

[4]) Rohrer: Bestimmung des Inhaltes und der Oberfläche des Brustraumes. Pflügers Arch. f. d. ges. Physiol. Bd. 165, S. 445. 1916. — Über Lungenemphysem. Münch. med. Wochenschr. 1916, Nr. 34, S. 1219. — Volumbestimmung von Körperhöhlen. Fortschr. a. d. Geb. d. Röntgenstr. Bd. 24, S. 285.

c) Zeitlicher und räumlicher Verlauf der Atembewegung.

Über den *äußeren Verlauf der Atembewegung*, den Anteil verschiedener Abschnitte der Körperwand (obere Brustgegend, seitliche Thoraxpartien, Epigastrium, mittleres und unteres Abdomen), das verschiedene Ausmaß und zeitliche Auftreten der Bewegung an diesen Stellen im Laufe ruhiger oder vertiefter Atmung, ferner über die Unterschiede des Verlaufes bei verschiedenen Individuen, ist durch einfache Betrachtung schon· Wesentliches festzustellen. Die Beobachtung wird vertieft durch instrumentelle Aufnahmen der Änderung von *horizontalen* und *vertikalen Körperkonturen*, durch *graphische Registrierung des Bewegungsverlaufes* einzelner Oberflächenpunkte (*Stethographie*), der Änderung von Durchmessern (*Thorakographie*) oder von Körperumfängen (*Pneumographie*).

Die Anwendung und Beurteilung solcher graphischer Untersuchungen bedarf einiger Vorsicht. Der natürliche Atemablauf soll durch die Apparate nicht gestört werden, andere Bewegungen des Körperstammes sind soweit als möglich auszuschließen (Körperruhe; . pneumographische Kurven von mittleren Thoraxpartien oft durch Kardiogramme überlagert). Die Umfangsänderungen sind Summenwerte, wobei die Bewegungsgröße vieler Oberflächenelemente, welche verschiedenen Regionen der Körperwand angehören können, sich addiert (z. B. Pneumogramme von unteren Thoraxpartien vom Epigastrium beeinflußt). Umfangsänderung und Änderung der Querschnittsgröße muß nicht unbedingt parallel gehen, indem auch Formänderung eine Zunahme oder Abnahme bewirken kann (Annäherung oder Entfernung von einer kreisförmigen Querschnittsform).

Einiger Vorsicht bedarf auch der *Rückschluß aus dem Bewegungsverlauf* an einem Körperwandabschnitt auf den *aktiven oder passiven, lokalen oder fortgeleiteten Ursprung* derselben. Die Körperwand und der Körperhöhleninhalt stellen ein geschlossenes Gefüge dar, wo bewegende Kräfte auf weite Strecken sich ausbreiten.

Die *Beurteilung der Wirkung einzelner Atemmuskeln*, oder *Atemmuskelgruppen*, erfolgt zum Teil indirekt, auf Grund der Untersuchung der kinematischen Verhältnisse. Besonders am Brustkorb ist die Beweglichkeit der Rippen durch die gelenkigen und elastischen Verbindungen in bestimmten Bahnen gehalten, und aus der Zugrichtung von Muskeln ist auf ihren Bewegungseffekt zu schließen (z. B. Intercostalmuskeln). Man hat auch im Tierversuch direkt einzelne Muskeln (Intercostalmuskeln, Zwerchfell) freigelegt und ihre Tätigkeit graphisch registriert (Phrenograph), von zuführenden motorischen Nerven Aktionsströme aufgenommen (Phrenicus), ferner die Verhältnisse bei Ausschaltung einzelner Muskeln beobachtet (einseitige, doppelseitige Zwerchfellähmung).

Wichtige Schlüsse erlaubt die *Beobachtung des Atemverlaufes bei willkürlicher Innervation verschiedener Atemmuskelgruppen*. Die Inspiration kann absichtlich durch das Zwerchfell ausgeführt werden, wobei sich das Abdomen vorwölbt und eine mäßige Hebung der Rippenbogen stattfindet. Es kann nur thorakal innerviert werden. Je nachdem mehr die untere oder die obere Thoraxhälfte hauptsächlich betroffen ist, erfolgt eine seitliche Hebung der unteren Thoraxflächen mit mäßiger Bewegung des Sternums und der oberen Thoraxpartien, oder eine Dehnung des kranialen Brustabschnittes nach vorn und oben, mit Nachziehung der unteren Thoraxabschnitte. Das Abdomen wird dabei nur etwas gestreckt oder bei kräftiger Hebung des ganzen Brustkorbes eingezogen, besonders wenn die Einatmung mit einer Rückbeugung der Wirbelsäule verbunden ist.

Die Untersuchung der äußeren Bewegungsvorgänge ist durch die *Röntgenbeobachtung* und *Orthodiagraphie* der *Bewegung der inneren Konturen der Brusthöhle*, besonders des Zwerchfells, erweitert worden.

Für die *Beurteilung der Leistung der Atembewegung* ist die *Aufnahme der Volumänderungskurven der Lungen* (*spirographische Kurven*) wichtiger als die Registrierung äußerer Bewegungen, da in einzelnen Fällen die Kurven hinsichtlich Lage der Wendepunkte und Form auseinandergehen, da ferner zwischen Volumänderung und Änderung einer linearen Ausdehnung (z. B. Umfang) keine Proportionalität zu erwarten ist.

1. Bewegungskurven der Körperwand und Volumkurve.

Alle Bewegungskurven und die Volumkurve zeigen einen *zickzackwellenförmigen Verlauf*, deren inspiratorische Schenkel je nach der benützten Apparatur aufwärts oder abwärts gerichtet sind.

Die *pneumographischen Kurven*, welche bei *ruhiger Atmung* aufgenommen werden, zeigen einen annähernd gradlinig gestreckten Verlauf des *inspiratorischen Abschnittes*, eine leicht gerundete oder eckige rasche Umbiegung zum *exspiratorischen Schenkel*, welcher vielfach eine Gliederung in einen ersten steileren und einen zweiten flacheren, etwa sich horizontalem Verlauf nähernden (*exspiratorische Atempause*) Abschnitt besitzt[1]). Die Kurven, welche man mit dem MAREYschen Pneumographen in Vorlesungen und Kursen aufnimmt, besitzen meist diesen Typus. Die *Dauer der Exspiration ist gewöhnlich länger wie diejenige der Inspiration*. Das Verhältnis schwankt zwischen 1 : 1 bis 2 : 1.

Bei *rascher Atmung* verschwinden exspiratorische Pausen, wenn sie bei ruhiger Atmung vorhanden waren. Im *Schlaf* sind Pausen häufiger, ebenso bei der Atmung im *Hochgebirge*, wo sie die erste Erscheinung darstellen, aus welcher sich das Bild der periodischen Atmung entwickelt[2]).

Die *spirographischen Kurven* besitzen einen ähnlichen Typus wie die pneumographischen, auch meistens eine Verlangsamung im Laufe der Exspiration. Der Übergang zwischen inspiratorischem und exspiratorischem Schenkel und umgekehrt erfolgt mit leicht gerundeter Biegung[3]). Nach STAEHELIN und SCHÜTZE[4])

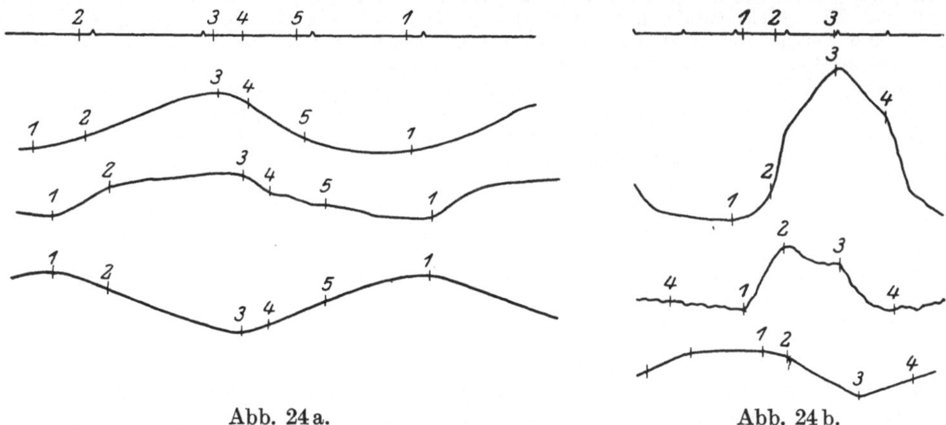

Abb. 24a.   Abb. 24b.

Abb. 24a und b[5]). Oberste Kurve: Brustpneumograph (Inspir. aufwärts), mittlere Kurve: Bauchpneumograph (Inspir. aufwärts), unterste Kurve: Spirograph (Inspir. abwärts). Bei 1 Beginn der Inspiration, bei 3 Beginn der Exspiration. Zeit in Sekunden.

ist beim Menschen die Verlangsamung im exspiratorischen Teil oft eine plötzliche. Sie schließen aus diesem Befund auf einen *nicht rein passiven Verlauf der Ausatmung*, welcher gewöhnlich aus dem auslaufenden Charakter des exspiratorischen Schenkels der pneumographischen Kurve gefolgert wird. Nach eigener Beobachtung ist die *Ausatmung* wahrscheinlich *im ersten Teil noch* durch *inspiratorischen absinkenden Muskelzug gebremst*. Bei Verschluß der Nasenöffnungen in gewöhnlicher Einatemstellung, vollständiger Muskelerschlaffung, und plötzlicher Freigabe der Öffnung, ist die Ausströmung der Luft zunächst rascher als bei gewöhnlicher Ausatmung.

Bei *gleichzeitiger Registrierung der pneumographischen Kurven* von *Thorax* und *Abdomen* neben der *spirographischen Kurve* finden STAEHELIN und SCHÜTZE im ersten Teil der Einatmung und der Ausatmung eine größere Steilheit der abdominellen Kurve, welche dann flacher wird, während die thorakale Kurve,

<hr>

[1]) Z. B. GAD: Kritische Bemerkungen zur Pneumographie. Arch. f. Physiol. 1879, S. 554. — ROSENTHAL: Hermanns Handb. d. Physiol. Bd. IV, 2, S. 205, Fig. 13.

[2]) ZUNTZ: Höhenklima S. 330. 1906.

[3]) GAD: Über einen neuen Pneumatographen. Arch. f. Physiol. 1879, S. 186, Fig. 3. — WIRZ: Verhalten des Druckes im Pleuraraum. Pflügers Arch. f. d. ges. Physiol. Bd. 199, S. 23. 1923.

[4]) STAEHELIN u. SCHÜTZE: Spirographische Untersuchungen. Zeitschr. f. klin. Med. Bd. 75, S. 8.

[5]) STAEHELIN u. SCHÜTZE: Zeitschr. f. klin. Med. Bd. 75, Tafel I, Fig. 2 und 3.

sich umgekehrt verhält. Sie schließen auf ein *Vorwiegen der abdominellen Bewegung zu Beginn beider Phasen*, welche dann von einer zunehmenden Bewegung des Brustkorbes abgelöst wird. Inspiratorisch kann die Dehnung des Abdomens schon vor dem Phasenwechsel der Volumkurve in eine Senkung übergehen, die thorakale Kurve kann noch über diesen Zeitpunkt hinaus ansteigen. (Abb. 24 b).

Das *Einsinken des Abdomens im letzten Teil der Inspiration* ist wohl passiv, durch ein Vorwiegen der thorakalen Inspiration, bedingt. Das *exspiratorische Andauern der Thoraxdehnung* ist wahrscheinlich auf die Änderung des pneumatischen Innendruckes der Lungenluft zu beziehen. Inspiratorisch ist der nach innen gerichtete Lungenzug verstärkt durch den Unterdruck in der Lungenluft. Der Pleuradruck ist negativer, als der Dehnungslage der Lunge entspricht. Im Moment des Überganges zur Ausatmung entsteht Überdruck in der Lungenluft, die Negativität des Pleuradruckes vermindert sich plötzlich zu einem geringeren Wert, als der Dehnungslage entspricht. Die Lage der Brusthöhlenwand erleidet dadurch eine plötzliche Umstellung, die Brusthöhle eine Formänderung. Es ist dabei möglich, daß z. B. das Zwerchfell bereits in exspiratorischer Richtung sich bewegt, vorübergehend aber noch eine weitere Verschiebung von Teilen der Brustwand nach außen stattfindet, wobei der Gesamteffekt doch schon eine Volumverkleinerung der Lunge ist. An schlaffen Stellen der Brusthöhlenwand kann sogar dieses Auseinandergehen von Volumänderungskurve und Bewegungskurve der Wandung bis zu einer deutlichen Umkehr der letzteren Kurve führen; z. B. *paradoxe Atembewegung* der Weichteile über den Pleurakuppen bei verstärkter Atmung (S. 69). (Aus diesem paradoxen Verhalten der Bewegung einzelner Brusthöhlenwandungsstellen ist nicht mit Sicherheit auf eine paradoxe Änderung des Dehnungszustandes der anliegenden Lungenabschnitte zu schließen. Der innere Spannungsausgleich im Lungengewebskörper spricht gegen diese Annahme.) Die *Dissoziation zwischen Volumkurve und äußerer Atembewegung* kann auch *willkürlich* herbeigeführt werden, wenn thorakale Inspiration so mit einer abdominellen Exspirationsbewegung verbunden wird, und umgekehrt, daß die Volumänderung des Brustraumes gleich Null ist[1]).

Das *Formbild der spirographischen Kurve* zeigt auch bei weitgehenden Veränderungen der Atembedingungen (Dyspnöe, Widerstandsvermehrung) nach eigenen Untersuchungen am Kaninchen[2]) stets denselben Typus. Die leichte Abnahme der Steilheit gegen Ende des exspiratorischen Schenkels ist manchmal bei gewöhnlicher Atmung deutlicher, manchmal aber auch bei Dyspnöe oder bei Widerstandsvermehrung. (Abb. 31, S. 114).

2. Atemtypus und bewegende Muskelkräfte.
A. Ruhige Atmung.

Bei ruhiger Atmung zeigen *männliche Individuen* eine vorwiegend abdominelle Bewegung der Körperwand (*abdomineller Atemtypus*), *weibliche Individuen* eine vorwiegende Bewegung des Brustkorbes (*costaler Atemtypus*). Dieser Unterschied ist nach Hutchinson[3]) schon bei Kindern vorhanden. Nach Mosso[4]) ist im Schlafe auch beim Mann die Rippenatmung ausgesprochener. Bei nichteuropäischen Rassen [Indianern, Chinesen[5])] sollen weniger ausgesprochene Unterschiede zwischen beiden Geschlechtern bestehen.

Wie die oben zitierte Untersuchung von Staehelin und Schütze[6]) zeigt, ist auch bei männlichen Individuen die Bewegung nicht rein abdominell, sondern im späteren Verlauf der Inspiration auch bei ruhiger Atmung mehr thorakal. Die Mischung beider Bewegungskomponenten zeigt individuelle Unterschiede.

Als *bewegende inspiratorische Muskelkräfte* werden bei *ruhiger Atmung* und *vorwiegend abdominellem Atemtypus* das *Zwerchfell*, bei *costalem Typus* die *Inter-*

---

[1]) Hultkranz: Skandinav. Arch. f. Physiol. Bd. 3, S. 70. 1891.

[2]) Arbeit Wirz: Über Pleuradruck. Pflügers Arch. f. d. ges. Physiol. Bd. 199, S. 23. 1923.

[3]) Hutchinson: Von der Kapazität der Lungen S. 63. Braunschweig: Vieweg & Sohn 1849; ältere Literatur ferner bei Rosenthal: Herrmanns Handb. d. Physiol. Bd. IV, 2, S. 217.

[4]) Mosso: Über die Atembewegung. Arch. f. Physiol. 1878, S. 441.

[5]) Sewall u. Pollard: Journ. of physiol. Bd. 11, S. 159. 1890.

[6]) Staehelin u. Schütze: Zeitschr. f. klin. Med. Bd. 75, S. 6.

costales externi und die *Intercartilaginei* angesprochen[1]). Da der Atemtypus meist kein vollständig reiner ist, kann eine *individuell wechselnde Beteiligung aller dieser Muskeln* angenommen werden.

Die bisher übliche, zuletzt von BORUTTAU[2]) ausgesprochene Ansicht: „*Der normale Hauptfaktor der aktiven Inspiration ist das Zwerchfell*", wird dadurch etwas eingeschränkt, jedoch ist das kein Grund, an einer aktiven Tätigkeit des Zwerchfells bei ruhiger Atmung zu zweifeln.

Es ist in der *Frage der aktiven Zwerchfelltätigkeit* eine Unsicherheit eingetreten, da auch durch die Erweiterung der unteren Brustkorböffnung bei thorakaler Atmung eine passive Zwerchfellstreckung und Senkung seiner Kuppen relativ zu den Rippen erfolgen kann. Besonders wird bei ruhiger Atmung, wo am Röntgendurchleuchtungsschirm oder orthodiagraphisch ein inspiratorisches Herabrücken der Kuppen von $1/_2$—2 cm beobachtet wird, die aktive Zwerchfelltätigkeit in Frage gestellt. Diese Ansicht steht im Gegensatz zur bisher üblichen Auffassung.

Es ist folgendes zu berücksichtigen: Eine *aktive Hebung der Brustwandung* und Dehnung der unteren Brustkorböffnung wirkt als Längszug auf Bauchwandung und Bauchinhalt, zugleich wird der subdiaphragmale Abschnitt der Bauchhöhle erweitert. Beide Veränderungen wirken *verstärkend auf die Negativität des Druckes im oberen Bauchraum*, wo im Stehen durch den Gewichtszug der am Zwerchfell hängenden Organe schon normalerweise negativer Druck vorliegt. Das inspiratorische Wachsen dieser Ansaugung kann eine passive Zwerchfellsenkung relativ zum Brustkorb fördern. Die Erhöhung dieser Ansaugung wie auch die Streckung der Bauchwand durch die Hebung der Rippenbögen kann jedoch *nur eine Abflachung der Wölbung des Abdomens* und evtl. eine Einziehung der oberen epigastrischen Abschnitte bedingen.

Bei einer *aktiven Zwerchfelltätigkeit* sind die Verhältnisse komplizierter. Der Zug der Zwerchfellansätze am Rippenbogen ist nach oben gerichtet, solange die Zwerchfellwölbung erhalten ist, und bedingt in beschränktem Umfang eine Hebung und Erweiterung der unteren Apertur. An der ganzen Zwerchfellfläche erfolgt dagegen in diesem Fall eine zunehmende *Pressung auf den Bauchinhalt*, welche seitlich ausweichend die Bauchdecken inspiratorisch vordrängt. Eine *inspiratorische Vorwölbung des Abdomens* ist als *sicheres Zeichen einer aktiven Zwerchfellatmung* aufzufassen. Die schon von HUTCHINSON[3]) eingehend begründete Ansicht, daß *beim Manne die gewöhnliche ruhige Einatmung hauptsächlich durch eine Zwerchfellkontraktion* erfolgt, *muß daher als richtig anerkannt werden*. Daß ein halbseitiger oder doppelseitiger Ausfall der Zwerchfelltätigkeit beim Menschen zu keinen merklichen Störungen führt, spricht nicht gegen eine aktive Betätigung des Muskels bei ruhiger Atmung. Diese Beobachtung beweist nur die hohe Anpassungsfähigkeit der Atemorgane an einen lokalen Ausfall von Atemkräften, welche durch eine Mehrbelastung anderer aktiver Inspirationskräfte ausgeglichen wird. Es ist aber wahrscheinlich, daß die Anpassungsbreite des Atemapparates an erhöhte Ansprüche dadurch sich vermindert.

Da die inspiratorische Volumzunahme mit annähernd gleichmäßiger Geschwindigkeit erfolgt, während die widerstehenden passiven Kräfte beständig anwachsen, ist auf eine *zunehmende Anspannung der Inspiratoren* zu schließen. Mit dem Sinken dieser Muskelspannung erhalten die exspiratorisch gerichteten passiven Kräfte das Übergewicht, und die Ausatembewegung beginnt. Die *inspiratorisch gespeicherte potentielle Lage und Spannungsenergie ist ausreichend für die Zurückführung der Atemorgane in die Ausatemlage* während der bei ruhiger Atmung verfügbaren Exspirationszeit. Die passive Ausatmung ist wahrscheinlich zunächst sogar noch *durch sinkenden inspiratorischen Muskeltonus gebremst*. Daß die Spannung der Inspiration beim Phasenwechsel nicht plötzlich auf Null sinkt, wird auch durch den Verlauf der respiratorischen Druckschwankung im Abdomen wahrscheinlich gemacht. Nach eigenen Beobachtungen an Kaninchen zeigt der Bauchdruck ein nicht so gesetzmäßiges Verhalten wie der Pleuradruck. Exspiratorisch finden sich bald Drucksenkungen, bald Druckzunahmen. Im allgemeinen fehlt aber im Phasenwechselpunkt eine ruckweise Drucksenkung, wie sie bei einem plötzlichen Nachlassen der aktiven Zwerchfellspannung zu erwarten wäre.

---

[1]) R. DU BOIS-REYMOND: Ergebn. d. Physiol. Jg. 1, Abt. 2, S. 392. 1902.
[2]) BORUTTAU: Nagels Handb. d. Physiol. Bd. I, 1, S. 7. 1906.
[3]) HUTCHINSON: Kapazität der Lungen S. 61. Braunschweig: Vieweg & Sohn 1849.

Die Gründe, welche für eine Beteiligung auch *exspiratorischer Muskelkräfte* bei ruhiger Ausatmung angeführt werden[1]), scheinen mir nicht überzeugend. Zum mindesten dürfte ihr Einfluß gegenüber demjenigen passiver Atemkräfte ganz zurücktreten.

Oberhalb der elastischen Gleichgewichtslage, der gewöhnlichen Ausatemstellung, ist das Bewegungsspiel der Atemorgane auf ein *antagonistisches Zusammenarbeiten der muskulären Inspirationskräfte und der passiven Exspirationskräfte* eingestellt. Dieser Mechanismus wird auch bei Vertiefung oder Erschwerung der Atmung (Stenosen) zunächst beibehalten, indem zuerst durch eine Verschiebung der Inspirationslage gegen die maximale Einatemstellung hin, dann auch durch eine Erhöhung der Ausatemlage die Größe der verfügbaren passiven Kräfte gesteigert wird. [Die Abnahme der Steilheit im späteren Verlauf des exspiratorischen Schenkels der spirographischen Kurve, welche auf einen passiven Charakter der Ausatmung hinweist, findet sich oft auch bei Dyspnöe und Widerstandsvermehrung[2])]. Erst wenn diese Anpassung nicht mehr ausreicht, treten auch *muskuläre exspiratorische Kräfte* in Tätigkeit, und zwar, wie an Kurven der abdominellen Druckschwankung etwa zu beobachten ist, vorzüglich *im späteren Verlauf der Exspiration*, wo die passiven Kräfte geringer werden, oder bei Unterschreitung der Gleichgewichtslage ihre Richtung ändern. [Kurven mit sekundärem Druckanstieg im Verlauf des exspiratorischen Schenkels. Eigene Beobachtung am Kaninchen.[3])]

B. Vertiefte und angestrengte Atmung.

Bei *tiefer Atmung*, z. B. bei der *Messung der vitalen Kapazität*, werden alle Dehnungsmöglichkeiten der Brusthöhle ausgenützt, und zwar bei männlichen Individuen im allgemeinen so, daß die inspiratorischen Muskeln nacheinander, von unten nach oben fortschreitend, ihre Spannung entfalten: Zunächst Vorwölbung des Abdomens, dann Hebung der seitlichen Brustkorbpartien, zuletzt Dehnung der oberen Brustwand, meist mit Streckung und Rückbewegung des Rumpfes, Hebung der Schultern und des Kopfes. Das Abdomen wird in dieser letzten Phase der Bewegung passiv wieder eingezogen, indem eine Längsstreckung des Bauchraumes stattfindet. Bei tiefster Ausatmung wird der Brustkorb nach unten gesenkt, die Bauchdecken kräftig kontrahiert und schließlich durch eine Vorbeugung des Rumpfes und Anpressung des Brustkorbes gegen den komprimierten Bauchhöhleninhalt der größtmögliche Grad der Brusthöhlenverkleinerung erreicht. Es würde schwer sein, wie Hutchinson[4]) zutreffend schreibt, zu entscheiden, welche Muskeln des Körpers bei maximal vertiefter Atmung nicht beteiligt sind.

Die tiefe Atmung nimmt bei *weiblichen Individuen* einen entsprechenden Verlauf, nur daß die Einatmung zunächst vorwiegend thorakal erfolgt. Bei tiefster Einatmung ist auch hier eine Wiedereinziehung des vorher gedehnten Abdomens zu beobachten.

Bei *angestrengter Atmung* durch hohe Minutenleistung oder Widerstandsvermehrung (Stenosen) ist das Verhalten ein ähnliches wie bei vertiefter Atmung. Jedoch kommt es hier nicht auf eine letztmögliche Erschöpfung des Bewegungsspielraumes der Atemorgane an, sondern auf die *Entfaltung von Kraft zur Er-*

---

[1]) Zusammenstellung siehe bei R. du Bois-Reymond: Ergebn. d. Physiol. Jg. 1, Abt. 2, S. 393. 1902.

[2]) Arbeit Wirz: Über Pleuradruck. Pflügers Arch. f. d. ges. Physiol. Bd. 199, S. 23. 1923.

[3]) Arbeit Nakasone: Über die Atemschwankungen des Abdominaldruckes. Noch nicht publiziert.

[4]) Hutchinson: l. c. S. 59.

zielung hoher Geschwindigkeit oder *Überwindung von Widerständen.* Die inspiratorischen Kraftreserven werden schrittweise herangezogen, zunächst die bei freier Körperhaltung den Brustkorb dehnenden, dann die bei fixiertem Kopf und oberen Extremitäten wirkenden Muskeln (Orthopnöe). Mit wachsender Belastung der Atmung treten zunehmend auch aktive *exspiratorische Atemkräfte* in Tätigkeit (siehe anatomischer Abschnitt). Normalerweise ist das nur *bei sehr tiefer beschleunigter Atmung* der Fall und bei den raschen, mit kräftiger Muskelinnervation verlaufenden *exspiratorischen Reflexen* (Räuspern, Husten, Niesen). Bei pathologischer Verminderung der passiven Atemkräfte (Thoraxstarre, Abnahme der elastischen Spannung des Lungengewebes) kann schon die ruhige Ausatmung aktive Kräfte erfordern, ebenso bei Stenosen.

C. Nebenfunktionen der Atemmuskeln, Bauchpresse.

Die akzessorischen Atemmuskeln besitzen als Hauptfunktion eine bewegende Wirkung auf die oberen Gliedmaßen, die Halswirbelsäule oder den Kopf. Sie können als Ausnahmetätigkeit die Atembewegung unterstützen. Die regulären Atemmuskeln werden umgekehrt auch für andere Bewegungen des Körperstammes beansprucht. Die Muskelgruppen beider Körperhälften können dabei, wie bei der Atmung, synergisch tätig sein, oder auch, z. B. bei seitlicher Neigung und bei Drehung des Körpers, antagonistisch wirken.

Am Abdomen äußern sich die respiratorische und andere Funktionen von Muskeln als Schwankungen des intraperitonealen Druckes, z. B. respiratorische und lokomotorische Druckschwankungen. Bei der Atmung antagonistische Muskeln können hier auch synergisch tätig sein.

Ein besonderer Fall kräftiger kombinierter Tätigkeit der exspiratorischen Muskeln des Brustkorbes und der Bauchdecken zusammen mit einer Anspannung des Zwerchfelles liegt beim *Pressen* vor, wobei die Versteifung der ganzen Körperwandung als Rückhalt für die Entfaltung maximaler Kräfte nach außen dient (Stemmen, Heben schwerer Lasten), oder die Steigerung des Bauchhöhlendruckes die Entleerung von Hohlorganen des Abdomens fördert (Defäkation, Preßwehen beim Geburtsakt). Die *intraabdominell* bei der *Bauchpresse* erreichten *Druckwerte* dürften im Größenbereich der maximalen Exspirationsdruckwerte in Inspirationsstellung liegen (*100 bis 160 mm Hg*). Messungen im Rectum ergaben Druckwerte bis 2 Meter Wassersäule[1]).

3. Bewegungsgeschwindigkeit der Luft in den Atemwegen.

Auf Grund der Ausmessung der Bronchialquerschnitte des interlobulären Bronchensystems und der gegebenen histologischen Daten über den Bau des Bronchiolensystems im einzelnen Lungenläppchen hat ROHRER[2]) die Geschwindigkeitsverteilung der Strömung in den Luftwegen berechnet (Tabelle 3, siehe S. 127, Nachtrag 1).

In *Tab. 3* gibt die erste Spalte den *Relativwert der Strömungsgeschwindigkeit* in verschiedenen Abschnitten der Luftwege zur Geschwindigkeit in der Trachea. Die zweite Reihe enthält die linearen Strömungsgeschwindigkeiten in Metersekunden für *gewöhnliche Atmung,* wo bei einem Minutenvolum von 6—8 Litern das in beiden Richtungen gewechselte Luftvolum 12—16 Liter beträgt. Das mittlere Sekundenvolum ist entsprechend 200—270 ccm/sec. Da die Inspiration meist rascher erfolgt als die Exspiration, ist mit einem etwa $1^1/_2$—2fachen Höchstwert der Volumgeschwindigkeit zu rechnen: 300—500 ccm/sec, also einer linearen Geschwindigkeit in der Glottis (Querschnitt ca. 1 cm²) von 3—5 m. Bei *maximaler Atmung*

---

[1]) HÖRMANN: Die intraabdominellen Druckverhältnisse. Arch. f. Gynäkol. Bd. 75, S. 527. 1905.
[2]) ROHRER: Der Strömungswiderstand in den menschlichen Atemwegen. Pflügers Arch. f. d. ges. Physiol. Bd. 162, S. 281. 1915.

ist das Minutenvolum etwa um das 7fache gesteigert. Für den *Hustenstoß* sind von Geigel[1]) Anfangsgeschwindigkeiten in der Glottisenge bis 120 m/sec bestimmt worden.

Abb. 25 zeigt graphisch den Verlauf der Strömungsgeschwindigkeit von der Nasenöffnung bis zu den Alveolen eines periphersten Läppchens des Unterlappens, bezogen auf die Geschwindigkeit der Trachea = 1[2]).

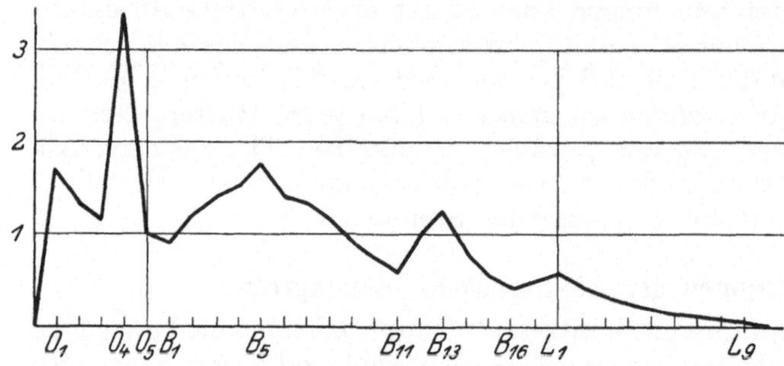

Abb. 25. O_1 bis O_5: Obere Luftwege; B_1 bis B_{17}: Bronchialweg; L_1 bis L_9: Lobularsystem. Strömungsgeschwindigkeit in Trachea = 1.

Die Strömungsgeschwindigkeit ist am höchsten an der engsten Stelle der Strombahn, in der Glottis. Sie zeigt ein mehrfaches Absinken und Wiederansteigen im Laufe des Bronchialsystems. Auf Verengerungen der Strombahn im Bronchialsystem ist auch von anatomischer Seite hingewiesen worden [Aeby[3]), Braune und Stahel[4])]. Die engen Stellen mit Steigerung der Strömungsgeschwindigkeit im Verlauf des Bronchialsystems besitzen wahrscheinlich für den Abtransport von Sekreten beim Hustenvorgang Bedeutung[5]).

III. Kinematik der Atemorgane.

(Siehe W. Felix: Anatomie der Atmungsorgane.)

IV. Statik der Atemorgane.

a) Die statischen Atemkräfte.

1. Passive Kräfte.

Die Ruhelagen der Atemorgane teilten wir bei der Besprechung der Volumverhältnisse der Lungen in passive und aktive Ruhelagen ein (S. 80). Bei den *passiven Ruhelagen* fehlen muskuläre Spannungen, und es besteht ein *Gleichgewicht* aller im Innern der Brusthöhle und der Brusthöhlenwandung (Brustkorb, Zwerchfell, Bauchhöhle, Bauchwandung) wirkenden passiven Kräfte: *Elastische Spannungen, Gewichtskräfte.*

A. Elastische Kräfte.

Die elastischen Kräfte sind abhängig von der Dehnungslage, der durch sie bedingten Form, gegenseitigen Lage und räumlichen Eigenschaften (Länge, Flächengröße, Volumen) der einzelnen Teilorgane.

Die *Gewebselemente der Lunge* werden auf Flächenspannung beansprucht (Alveolarsepten), die röhrenförmigen Gebilde (Bronchen, Gefäßwände) auf Längszug und radiären Zug vom umliegenden Gewebe, die *Lungenluft* schließlich auf Kompression und Expansion. Die spangenförmigen knorpeligen und knöchernen Bestandteile des *Brustskeletts* erleiden Biegung und Torsion, die Bandapparate der Rippengelenke und die intercostalen Weichteile Zugspannung in einer Richtung.

Der im wesentlichen inkompressible, aus gegenseitig verschieblichen Gewebskörpern verschiedener Festigkeit (Leber, Hohlorgane mit wechselnder fester, flüssiger und gasförmiger Füllung) bestehende *Bauchinhalt* ist zwischen bewegliche, auf Flächendehnung beanspruchte Wandungen eingeschlossen (Bauchdecken, Zwerchfell). Die Verschieblichkeit der Teilorgane

---

[1]) Geigel: Virchows Arch. f. pathol. Anat. u. Physiol. Bd. 161, S. 182.
[2]) Rohrer: l. c. S. 271.
[3]) Aeby: Bronchialbaum der Säugetiere S. 78.
[4]) Braune u. Stahel: Arch. f. Anat. u. Entwicklungsgesch. 1886, S. 21.
[5]) Rohrer: Mechanik des Hustens. Schweiz. med. Wochenschr. 1921, Nr. 33.

verleiht dem Bauchhöhleninhalt *physikalische Eigenschaften,* die *ähnlich denjenigen einer Flüssigkeit* sind. Kräfte, welche von einem Wandungsabschnitt aus wirken, werden allseitig ausgebreitet (hydraulischer Druckausgleich). Der Inhalt besitzt in gewissen Grenzen keine Formelastizität, sondern wird durch die Wandung in seiner Form bestimmt.

Einzelne Teilorgane besitzen allerdings Formelastizität, z. B. die Leber, Milz. Auch die Abschnitte des Magendarmkanals können bei praller Füllung oder hohem Wandungstonus resistenten Charakter annehmen. Ferner ist die Verschieblichkeit durch verschieden straffe oder lose mesenteriale Anheftungen an die Wandungen begrenzt. Der hydraulische Druckausgleich ist daher kein vollständiger (S. 119).

Die elastischen Kräfte sind in den beiden Körperhöhlen, ihrer Zwischenmembran und den Körperstammwandungen so verteilt, daß bei einer Änderung des Brusthöhlenvolums Spannungszunahme an einem Ort mit Spannungsabnahme an anderen Stellen verbunden ist. *Lunge* und *Brusthöhlenwandung* (Brustwand, Zwerchfell) befinden sich in Gegenspannung, sie sind *elastische Antagonisten.* Eine Erhöhung der Dehnungslage bedingt Zunahme der Lungenspannung verbunden mit einer Entspannung des Zwerchfells und der Brustwand. Zwerchfell und Bauchdecken sind ebenfalls in Gegenspannung, so daß *Lunge* und *Bauchwandung elastisch gleichsinnig wirken.* Ein Tiefertreten des Zwerchfells, seine elastische Entspannung, bedingt Spannungszunahme der Lungen und der Bauchdecken. Beim Lungenemphysem findet man vielfach neben der Lungenerschlaffung auch schlaffe Bauchdecken. Beide Momente wirken in gleichem Sinn störend für den Atemmechanismus beim Emphysematiker[1]).

Das *Gegenspannungsverhältnis* von *Lungen* und *Brusthöhlenwandung* zeigt sich bei einer Verletzung ihrer gegenseitigen Verbindung. Die Ansichten über die physikalischen Eigenschaften der Verbindung beider Pleurablätter sind zum Teil sich widersprechend. [Bedeutung des Luftdruckes, Adhäsivkräfte[2]), negativer Druck durch Lungenzug.] Es scheint daher eine eingehende Erörterung angezeigt.

Mechanik des Pleuraspaltraumes.

Zwischen Lunge und Brustwand ist der allseitig geschlossene Pleuraspaltraum eingelagert, welcher eine so kleine Flüssigkeitsmenge enthält, daß *keine hydrostatische Druckschichtung* sich bemerkbar macht. Die Flüssigkeitsschicht ist so dünn, daß die Wandungsadhäsion nach beiden Seiten die Gewichtskräfte überwiegt. Zwei andere physikalische Eigenschaften der Flüssigkeiten sind dadurch nicht verändert: Die *Inkompressibilität,* die Übertragung von Zug- und Druckkräften zwischen den Wandungen; ferner die *innere Verschieblichkeit,* die Fähigkeit. in Schichtströmung zu treten, wenn in der Ebene der beiden Wandungen Kräfte vorliegen, welche in Größe oder Richtung nicht gleich sind. Die Mechanik solcher dünner Flüssigkeitsschichten hat in den Gelenkspalten und in den serösen Randschichten der Körperhöhlen überall dieselbe Bedeutung, die Übertragung von Zug- und Druckkräften senkrecht zur Fläche und die ungehemmte Verschieblichkeit parallel zu derselben.

Wenn von der einen oder anderen Seite eine *Kraft schief angreift,* wird *nur ihre senkrecht wirkende Komponente auf die gegenüberliegende Wandung übertragen.* Die parallel zur Wandung liegende Komponente bedingt eine relative Verschiebung der Wandungen gegeneinander. Druckkräfte in der Umgebung (z. B. Luftdruck) breiten sich durch die zwischenliegenden Medien auch auf solche Flüssigkeitsräume aus. Solange nur inkompressible Medien in Frage kommen, ist es jedoch nicht angängig, in diesen fortgeleiteten Druckkräften die Ursache des Zusammenhaftens der Wandungen zu sehen. Wenn der Druck in der Flüssigkeitsschicht unter den Dampfdruck sinkt, kann natürlich eine Gasentwicklung entstehen und nun neue physikalische Bedingungen auftreten. Solange das nicht der Fall ist, liegt der *Grund des gegenseitigen Aneinanderhaftens der Wandungen* im *inkompressiblen Charakter des zwischenliegenden Mediums.* Abgesehen von der tangentialen Verschieblichkeit der Flüssigkeitsschicht, welche ein freies Gleiten der Wandungen gegeneinander ermöglicht, verhält sich die Anheftung wie ein *kontinuierliches Gewebsgefüge.* Bei einer solchen Anheftung durch eine capilläre, allseitig abgeschlossene Flüssigkeitsschicht können *neue Bedingungen* auf-

---

[1]) ROHRER: Über Lungenemphysem. Münch. med. Wochenschr. 1916, Nr. 34, S. 1219.

[2]) BRAUER; ROTH: Beitr. z. Klin. d. Tuberkul. Bd. 4. 1905. — STOEVENSAND: Arch. f. exp. Pathol. u. Pharmakol. Bd. 65.

treten, *wenn die Flüssigkeitsmenge sich vermehrt* oder *wenn elastisch dehnbare Medien hinzutreten.* Beide Möglichkeiten bedingen neue mechanische Verhältnisse. Im ersten Fall bildet sich eine *hydrostatische Druckschichtung* aus. Im zweiten Fall hat die Verbindung der Wandungen die neue Eigenschaft der *Volumveränderlichkeit,* je nach den wirkenden Kräften. Wenn im serösen Spaltraum geringerer Druck herrscht als in einem Gasraum, mit welchem er in Verbindung gesetzt wird, so strömt Gas in den Raum ein, solange bis der Druck in beiden Räumen gleich ist. Die *Ablösung der Pleurablätter* voneinander *beweist, daß tatsächlich auch im intakten Pleuraspaltraum negativer Druck herrscht.*

Die *Gegenspannung von Lunge und Brusthöhlenwandung* wird als *Unterdruck* beobachtbar bei der *Zwischenlagerung eines Mediums,* in welchem eine Druckmessung stattfinden kann (Herstellung eines kleinen Pneumothorax zur Druckmessung im Pleuraraum). Sie zeigt sich in der Ablösung von Lunge und Brustwand, wenn die Pleura costalis oder pulmonalis verletzt sind und von innen oder außen her Luft freien Zutritt besitzt. Die Lunge kollabiert, die Brustwand rückt nach außen, die Zwerchfellwölbung sinkt nach unten. Alle drei vorher in Gegenspannung verbundenen Gebilde trennen sich und nähern sich ihrer eigenen elastischen Ruhestellung.

B. Gewichtskräfte.

Ihre *Größe* ist gegeben durch die *Masse der einzelnen Gewebskörper.* Veränderlich ist die *Richtung ihrer Wirkung,* je nach der *Körperlage;* ferner der *Ort ihres Angreifens,* je nach der *Dehnungslage.* In tiefster Ausatemstellung wird z. B. das Brustwandgewicht hauptsächlich von den vertebralen Bandapparaten der Rippengelenke getragen, bei höheren Dehnungslagen wirkt es als Druck auf die ganze Fläche der thorakalen Brusthöhlenwandung.

Innerhalb der *Lungen* besitzen die Gewichtskräfte eine *geringe Bedeutung.* Während andere Gewebe ungefähr das spezifische Gewicht von Wasser besitzen, wiegt 1 ccm Lungenparenchym bei mittlerer Dehnungslage nur ca. $^{1}/_{9}$ g[1]). Der Gewichtszug einer Parenchymsäule von 1 cm^2 Querschnitt, zwischen Zwerchfell und Lungenspitze, beträgt ca. $1^{1}/_{2}$—2 g. Wahrscheinlich beeinflussen die Gewichtskräfte den statischen Druck an der Lungenoberfläche nur in geringem Maße, da ein Teil des Lungengewichtes durch die Befestigung der Lunge an der Trachea getragen wird.

Den *Hauptteil der Gewichtskräfte* stellt der *Bauchhöhleninhalt* dar. Nach eigenen Wägungen wiegt der Bauchhöhleninhalt bei Katzen 10—13%, bei Kaninchen bis 20% des Körpergewichtes. Beim Menschen kann etwa mit 7—10 kg gerechnet werden, mit Schwankungen je nach der Füllung des Magendarmkanals, Blase, Uterus.

In *aufrechter Körperlage* wirken die abdominellen Gewichtskräfte gleichsinnig mit dem elastischen Zwerchfellzug nach unten, den Brustinhalt dehnend, die Bauchdecken spannend. Ein Teil wird in dieser Stellung durch die mesenterialen Anheftungen von der Rückwand der Bauchhöhle getragen.

In *Kopfhängelage* (senkrechte Körperlage, Kopf nach unten) wirken Bauchdeckenspannung, Gewicht des Bauchinhaltes und Lungenzug in gleicher Richtung, das Zwerchfell passiv kopfwärts drängend, bis seine elastische Gegenspannung das Gleichgewicht hält.

In *horizontaler Lage* ist der Einfluß geringer, jeweils die unten liegende Zwerchfellpartie in umgekehrtem Sinne betreffend wie die oben liegende.

Der *Bauchhöhleninhalt* zeigt auch hinsichtlich seiner Gewichtskräfte den Charakter eines in sich verschieblichen, *flüssigkeitsähnlichen Mediums,* welches je nach der Schwererichtung eine *wechselnde hydrostatische Druckschichtung* annimmt. Das Bestehen dieser statischen Druckschichtung im Bauchraum und ihre rasche Änderung bei Wechsel der Körperlage konnte bei eigenen Untersuchungen an Kaninchen und Katzen mit gleichzeitiger Registrierung des epigastrischen, mesogastrischen und hypogastrischen Druckes nachgewiesen werden[2]). (S. 107).

2. Aktive Kräfte.

Die *Atemmuskeln* greifen teils am *Brustkorb* an (rippenhebende und -senkende Muskeln), teils an der *Grenzfläche zwischen Brustraum und Bauchraum* (die Zwerchfellfläche und den Bauchinhalt caudal verschiebend: der Zwerchfellmuskel selber; den

---

[1]) Arbeit Wirz: Über Pleuradruck. Pflügers Arch. f. d. ges. Physiol. Bd. 199, S. 9. 1923.
[2]) Arbeit Nakasone: Über Abdominaldruck. Noch nicht publiziert.

Bauchinhalt und das Zwerchfell in den Brustraum vorschiebend: die Bauchdeckenmuskeln).

Die muskulären Kräfte sind wechselnd, je nach der *Innervation*. Sie sind ferner abhängig von der *Dehnungslage*. Je weiter die Inspiration fortschreitet, um so ungünstiger werden die Arbeitsbedingungen für die Inspirationsmuskeln, um so günstiger für die Ausatemmuskeln, und umgekehrt bei Exspiration. Zum Teil ist auch die *Körperlage* von Einfluß, indem manche Muskeln (z. B. das Zwerchfell), je nach der Körperlage, im passiven Gleichgewichtszustand verschieden elastisch gedehnt sind, also für die Entwicklung muskulärer Spannung wechselnde Bedingungen besitzen (S. 104 u. 107).

Die muskulären Kräfte verschieben die Verhältnisse der passiven Kräfte in Körperwand und .Bauchraum und dadurch mittelbar die Beziehung zu den passiven Kräften im Brusthöhleninhalt. Das System bewegt sich in eine von der passiven Ruhelage entfernte *aktive Ruhelage*. Die potentielle Spannungs- und Lageenergie, welche durch Muskelarbeit während dieser Verschiebung gespeichert wird, bedingt, wenn die Muskelspannung aufhört, eine Tendenz zur Rückbewegung in die passive Ruhelage (S. 80).

3. Messung der statischen Atemkräfte.

Der *Ort des Zusammenwirkens der statischen Atemkräfte* ist die *Lungenoberfläche*. (Siehe Einleitung, Zusammenhang der Atemkräfte.) Es werden *nur senkrecht zur Pleurafläche gerichtete Kräfte von der Brustwand auf Lunge, und umgekehrt übertragen* (S. 93).

Die senkrecht zur Brusthöhlenwand, an einer Flächeneinheit derselben, angreifende *passive Kraft* sei $p_{el\,thor}$, die dorthin fortgeleitete senkrecht wirkende *muskuläre Spannung* p_{musk}. Die *dehnende Kraft* p ist der *Summenwert dieser beiden Komponenten* und des *äußeren Luftdruckes* b.

$$p = p_{musk} + p_{el\,thor} + b \,.$$

Da diese Kraft bei einem *Ruhezustand gleich und entgegengesetzt* der *Resultante aus elastischer* ($p_{el\,pulm}$) *und pneumatischer Lungenspannung* (p_{pn}) ist, gilt die Beziehung:

$$p = p_{musk} + p_{el\,thor} + b = p_{pn} - p_{el\,pulm}\,,$$

und: $$p - b = \text{Pleuradruck} = p_{musk} + p_{el\,thor} = p_{alv} - p_{el\,pulm}\,.$$

Alle *Messungen* beruhen letzten Endes auf einer *Luftdruckbestimmung* in der *Lungenluft* (p_{alv}) oder in einer in den *Pleuraraum* eingebrachten Gasmenge. (Messung von $p - b$ im Pleuraspaltraum.) Es sind also *Druckwerte auf die Flächeneinheit der Brusthöhlenwandung*. Für die Bestimmung des *Gesamtdruckes* sind diese Werte mit der *Brusthöhlenoberfläche* zu multiplizieren.

b) Statische Kräfte der Lunge.

Die *pneumatische Kraft* ist manometrisch bestimmbar von den *oberen Luftwegen* her und wird *relativ zum Luftdruck* gemessen, $p_{alv} = p_{pn} - b$. Die an der *Außenfläche der Lunge wirkende Kraft* wird ebenfalls *relativ zum Luftdruck* gemessen: $p - b =$ statischer Pleuradruck: p_{pleur}.

Es ist:

$$p - b = p_{pleur} = p_{alv} - p_{el\,pulm}\,.$$

Wenn die äußere dehnende Kraft gleich dem Luftdruck ist, wird:

$$p - b = p_{pleur} = 0 \quad \text{und} \quad p_{el\,pulm} = p_{alv}\,.$$

(Messung der *Lungenelastizität* nach CARSON-DONDERS.)

Bei offenen Luftwegen ist $p_{alv} = 0$. Der elastische Lungenzug entspricht dem statischen Pleuradruck:

$$p_{el\,pulm} = - p_{pleur}\,.$$

Nach beiden Methoden sind an menschlichen Leichen, im Tierversuch und neuerdings bei der Pneumothoraxtherapie auch an lebenden Menschen Messungen gemacht worden.

Die Angaben sind verschieden zu bewerten, indem das Lungengewebe bei Leichen in seinen physikalischen Eigenschaften verändert ist. Ferner sind die zur Pleuradruckmessung angewandten Methoden verschieden zuverlässig[1].

1. Elastische Eigenschaften der Lunge als Ganzes.

A. Elastische Spannung in gewöhnlicher Ausatemlage.

Für die *Leichenlunge des Menschen* beträgt der Spannungswert nach Donders 6 mm Hg = 8,1 cm H_2O.

Aus den dynamischen Pleuradruckwerten bei erhaltener Atemtätigkeit ist der exspiratorische Druckwert nicht zuverlässig festzustellen, indem die größte exspiratorische Verminderung des negativen Pleuradruckes von dem Wert im Phasenwechselpunkt abweichen kann. Die bei der Pneumothoraxtherapie übliche Messung mit Wassermanometer ist zudem wegen Schleuderung nicht sehr zuverlässig [z. B. Angabe bei Muralt[2]), nach Einführung der ersten Gasmenge im Exspirium Druckwerte von nur —4 bis —2 cm H_2O]. Es ist ferner wahrscheinlich, daß die elastischen Eigenschaften von Lungen mit Gewebszerstörungen verändert sind.

Nach van der Brugh[3] beträgt der negative Pleuradruck für gewöhnliche Ausatemlage bei *lebenden Menschen* ca. — 10 cm H_2O. Der exspiratorische Pleuradruck bei *Hunden* ist nach demselben Autor ca. — 8 cm H_2O. Für *Kaninchen* nach Muralt[4]) — 2 cm H_2O. Bei kleineren Tierspezies scheint also die elastische Lungenspannung in Ausatemlage geringer zu sein.

Für den *Neugeborenen* ist der Pleuradruck in Ausatemlage gleich Null, die Lunge befindet sich in Kollapslage[5]). Die Frage, ob die Kollapsstellung der Lunge oder erst die luftleere Lunge dem vollständigen elastischen Entspannungszustand entspricht, scheint nach den elastischen Dehnungskurven von Lungen lebender Tiere [Cloetta[6])] dahin zu entscheiden, daß *die kollabierte Lunge tatsächlich entspannt ist.* Es wäre im anderen Fall eine plötzliche Unstetigkeit der Elastizitätskurve zu erwarten, ein rascheres Absinken in der Nähe der Kollapslage auf den Nullwert, welches tatsächlich fehlt. Daß der vollständig luftleere Zustand nicht der elastischen Entspannungslage des Gewebes entspricht, sondern ein Kompressionszustand ist, scheint auch aus der Fältelung der Alveolarwände der atelektatischen Lunge hervorzugehen.

B. Abhängigkeit der Lungenelastizität von der Dehnungslage.

Nach den Untersuchungen Cloettas[6]) ist die *Zunahme der Lungenspannung proportional der Volumzunahme.* Die Elastizitätskurven sind für *Hunde-* und *Affenlungen* (Macacus rhesus) geradlinig ansteigend. Bei *Katzenlungen* ist nach einem Spannungswert von 5 cm H_2O die Spannungszunahme etwas rascher, bei *Kaninchen* findet sich eine entsprechende Biegung der Kurve bei 4 cm H_2O. [Nach eigenen Untersuchungen an frischen Leichenlungen von Kaninchen Biegung der Kurve bei einem Druck von 5—7 cm H_2O[7]).]

---

[1] Kritische Besprechung der Pleuradruckmeßmethoden und der bisherigen Untersuchungen: Arbeit Wirz: Über Pleuradruck. Pflügers Arch. f. d. ges. Physiol. Bd. 199, S. 2—7. 1923.

[2] Muralt: Der künstliche Pneumothorax. Berlin: Julius Springer 1922, S. 10.

[3] van der Brugh: Pflügers Arch. f. d. ges. Physiol. Bd. 82, S. 591—602. 1900; ebenso Rosenthal: l. c. S. 225.

[4] Muralt: l. c. S. 3. Bei Wirz ähnliche Werte.

[5] Siehe Rosenthal: l. c. S. 228—230.

[6] Cloetta: Die Elastizität der Lunge. Pflügers Arch. f. d. ges. Physiol. Bd. 152, S. 339. 1913.

[7] Arbeit Wirz: l. c. S. 55.

Bei einer Dehnung auf das vierfache Volumen des Kollapszustandes ist die Größe der Lungenspannung bei Kaninchen ca. 7 cm H_2O, beim Hund 9,5 cm H_2O, bei der Katze 11,5 cm H_2O, für Affenlungen 21 cm H_2O. Die Festigkeit des Lungengewebes scheint demnach je nach der Tierart erheblich zu schwanken (CLOETTA).

Nach Angabe CLOETTAS soll bei einer Dehnung der Lunge durch Überdruck die nachher von einem äußeren Luftraum in einem Plethysmographen gemessene Lungenspannung geringer sein als der zur Blähung angewandte Überdruck[1]). Diese Beobachtung ist wohl darauf zurückzuführen, daß die Dehnungslage der Lunge bis zur Herstellung eines ihrer Spannung gleichen Unterdruckes im äußeren, geschlossenen Luftraum, welcher vorher auf Atmosphärendruck war, sich verringert, also ihre Spannung während des Versuches abnimmt.

Daß die Lungenelastizität durch eine äußere oder innere Druckänderung verschieden beansprucht wird, ist nicht wahrscheinlich, da für die Lungenspannung nur die Druckdifferenz an der Lungenoberfläche maßgebend ist. Anders liegen die Verhältnisse für den Lungenkreislauf, welcher nur der Wirkung des inneren Druckes ausgesetzt ist[2]).

Nach den Erfahrungen über die Druckabnahme während der Pneumothoraxfüllung scheint auch beim *Menschen* die *Lungenspannung proportional mit der Dehnungslage sich zu ändern*[3]). Wenn man den Spannungswert für gewöhnliche Ausatemlage (10 cm H_2O) als geltend annimmt, so beträgt die *Spannungszunahme pro Liter Dehnung ca. 4,5 cm H_2O* (Luftgehalt der Lungen in Ausatemstellung ca. 2,8 Liter, in Kollapslage ca. 0,6 Liter).

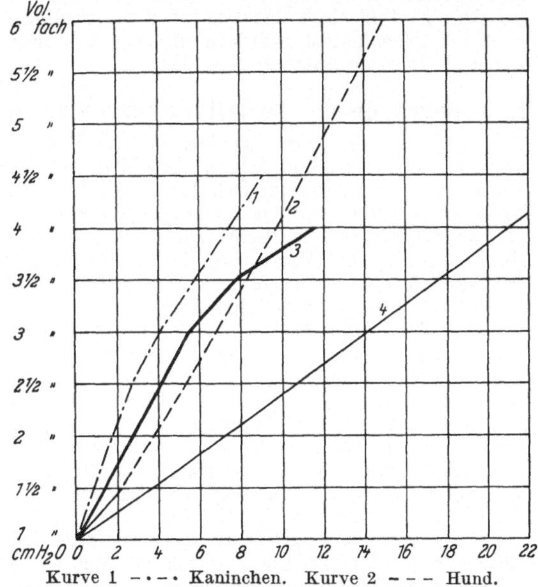

Kurve 1 – · – · Kaninchen. Kurve 2 – – – Hund.
Kurve 3 —— Katze. Kurve 4 —— Macacus rhesus.

Abb. 26. Normalelastizitätskurven verschiedener Tiere nach CLOETTA. Ordinatenwerte: n faches des Kollapsvolumens. Abszissenwerte: Druck in cm H_2O.

Bei einer Dehnungsänderung um $\pm Q$ Liter von einer Ausgangslage mit Spannungswert $p_{el\,o}$ ist der Endwert der Lungenspannung p_{el} beim Erwachsenen darstellbar durch die Gleichung:

$$p_{el} = p_{el\,o} \pm 4,5 \cdot Q = p_{el\,o} \pm k_{el} \cdot Q\,[4]).$$

Der Proportionalitätsfaktor k_{el} ist verschieden, je nach Tierart und Altersstufe.

Ob dieses Dehnungsgesetz bis zur maximalen Inspirationslage gilt oder eine Biegung der Kurve zu rascherem Spannungsanstieg auch beim Menschen erfolgt, ist vielleicht durch Beobachtung bei Pneumothoraxpatienten mit kleiner Füllung und relativ gesunder Lunge zu entscheiden. Die hohen Spannungswerte für maximal geblähte Leichenlungen (DONDERS 30 mm Hg) lassen ein rascheres Wachsen der Spannung gegen die Inspirationslage hin vermuten.

Die elastische Dehnbarkeit des Lungengewebes ist wahrscheinlich auch abhängig vom *Füllungszustand des Lungengefäßsystems.* Bei einer prallen Füllung wird sich das Gewebe resistenter verhalten als bei schlaffen Gefäßen. (Der Grenzfall, die Induration der Stauungs-

---

[1]) CLOETTA: l. c. S. 342.

[2]) LÖHR: Untersuchungen zur Physiologie und Pharmakologie der Lunge. Zeitschr. f. d. ges. exp. Med. Bd. 39, S. 85. 1924.

[3]) MURALT: l. c. S. 10.

[4]) ROHRER: Zusammenhang der Atemkräfte. Pflügers Arch. f. d. ges. Physiol. Bd. 165, S. 421. 1916.

lunge, ist in seinen mechanischen Verhältnissen auch durch Exsudation in die Luftwege beeinflußt.)

Durch *verschiedene Innervation der zirkulären Bronchialmuskeln* und evtl. schief oder längsgerichteter Fasern und von Fasern im interlobulären Bindegewebe bei Tieren, welche eine solche Lungenmuskulatur besitzen (Schildkröte), kann das Lungenvolum Schwankungen aufweisen[1]. Wie weitgehend die Dehnbarkeit durch solche muskulär bedingte Änderungen des Lungentonus beeinflußt wird, ist experimentell zu entscheiden. Daß bei der Säugetierlunge die normale Ausatmung durch rhythmische, aktive Mitwirkung solcher glatter Muskelfasern gefördert werden soll[2], ist m. E. nicht sehr wahrscheinlich.

Der Einfluß einer Constriction der zirkulären Bronchialmuskeln auf die Dehnungslage (z. B. bei Bronchialasthma) kommt indirekt durch Vermehrung des Strömungswiderstandes in den Luftwegen zustande. (S. 120.)

2. Topographische Verteilung der elastischen Eigenschaften in der Lunge.

Die Einlagerung der weniger als das Parenchym dehnbaren Bronchen in die Lungen bewirkt nach Tendeloo örtlich verschiedene Dehnbarkeit des Gewebes[3].

Rohrer versucht eine Schätzung des dehnungsbeschränkenden Einflusses der größeren Bronchen für die *zentralen Lungenpartien* aus den bronchoskopischen Beobachtungen über die Längenänderung der Bronchen bei tiefer Atmung[4]. Die Volumdehnung der zentralen Abschnitte bei tiefer Einatmung dürfte etwa um $1/3$ geringer sein als in der übrigen Lunge. Bei gewöhnlicher Atemtiefe ist dagegen eine annähernd gleichmäßige Dehnung des ganzen Parenchyms am wahrscheinlichsten[5].

Das *Parenchym* besitzt *an der ganzen Lungenoberfläche*, in der *physiologisch wichtigen Volumänderungsbreite, dieselben elastischen Eigenschaften*. Erst bei Annäherung an den Kollapszustand schrumpfen die Ränder der Lungenlappen stärker. Die dorsale Seite der Lunge verkürzt sich in der Längsrichtung geringer, als in querer Richtung: In hoher Dehnungslage auf die Lungenoberfläche mit Stempelfarbe aufgezeichnete Kreise verändern sich überall gleichmäßig. Erst bei Annäherung an die Kollapslage zeigen die Kreise an den Randpartien stärkere Flächenabnahme, an der paravertebralen Fläche werden sie zu Ellipsen mit längerer Achse in kraniocaudaler Richtung. [Versuche an frischen Lungen von Kaninchen, Katze, Hund, Rind und Leichenlungen von Menschen[6].]

Ausgeschnittene größere und mittlere *Bronchen* von menschlichen Leichenlungen besitzen eine ähnliche Elastizitätskurve bei Längsdehnung wie ruhendes Muskelgewebe[6]. Abgesehen vom Stammbronchus und seinen nächsten Verzweigungen sind diese herauspräparierten Bronchen, trotz der Knorpeleinlagerungen in die Wandung, schlaffe Stränge. Ihre Röhrenform erhalten sie durch den radiären Zug des Gewebes. Es erübrigt sich wohl, von einer Biegungs- oder Torsionsfestigkeit dieser Bronchen zu reden.

3. Elastische Beanspruchung der Lunge im Brustraum.

Eine mittelstark aufgeblähte Lunge ist ein verhältnismäßig schlaffes, leicht deformierbares Gebilde. Erst in höheren Dehnungslagen besitzt die Lunge auch ein gewisses Maß von Formelastizität: Prallelastisches Verhalten stark geblähter Lungen.

Solange die Brusthöhlenform nicht erheblich von der Lungenform abweicht (Thoraxdeformitäten), ist eine *gleichmäßige elastische Beanspruchung* der ganzen Lunge wahrscheinlich. Die horizontalen Durchmesser des Brustraumes ändern bei der Atmung im allgemeinen so, daß dort, wo die Lunge die größten Querschnitte besitzt, die Brustwandbewegung am ausgiebigsten ist.

Die Annahme Tendeloos[7], daß die von außen angreifenden dehnenden Kräfte sich abgeschwächt in die Tiefe des Lungenkörpers fortpflanzen, da eine punktförmig angreifende

<hr>

[1] Lahmann u. Müller: Wirkung des Nervus vagus auf die Bronchialmuskulatur. Sitzungsber. d. Ges. z. Beförd. d. ges. Naturw., Marburg 5. III. 1912.

[2] Lahmann u. Müller: Über Physiologie der Bronchialmuskulatur. Bericht vom 4. XII. 1912.

[3] Tendeloo: Studien über die Ursachen der Lungenkrankheiten. S. 22—27. 1902.

[4] Rohrer: Der Strömungswiderstand in den menschlichen Atemwegen. Pflügers Arch. f. d. ges. Physiol. Bd. 162, S. 290. 1915.

[5] Rohrer: l. c. S. 291.

[6] Rohrer: Über die topographische Verteilung der elastischen Eigenschaften in der Lunge. Schweiz. med. Wochenschr. 1921, Nr. 32.

[7] Tendeloo: l. c. S. 20 u. 27.

Kraft, z. B. der Zug einer Pinzette, nur eine lokale Dehnungsänderung bewirke, ist für die elastische Beanspruchung der Lunge durch die Dehnungsänderung des Brustraumes nicht zutreffend. Die *dehnenden Kräfte greifen flächenhaft an*. Der Lungengewebskörper ist *zwischen ruhenden* und *bewegten Flächen* ausgespannt und wird wie ein elastisches Band in *ganzer Ausdehnung* zwischen den Flächen gleichmäßig auf Zug beansprucht. Der bewegten Vorder- und Seitenfläche der Lungen liegt die ruhende, paravertebrale und mediastinale Fläche gegenüber. Der in der Längsachse der Lunge bewegten diaphragmalen Fläche entspricht die ruhende oder lokal nach vorn sich dehnende Fläche der Lungenspitze und des Ober- lappens. Die Längsdehnung der Lunge in ihrer ganzen Ausdehnung ist schon von HALLER nachgewiesen worden[1]). Im Tierversuch ist die Bewegung im Innern der Lunge an lobulären Herden von aspirierter Kontrastflüssigkeit am Röntgenschirm direkt beobachtbar[2]).

Bei *tiefer Atmung* ist dagegen für die oberhalb des Lungenhilus liegenden *medialen Partien des Oberlappens* geringere Längsdehnung anzunehmen, da nach bronchoskopischen Beobachtungen die Bifurkation nur eine Verschiebung von ca. 1 cm erfährt[3]). Während bei tiefster Einatmung der lineare Dehnungs- koeffizient der ganzen Lunge ca. 1,6 beträgt, ist er schätzungsweise für die suprahilären Partien ca. 1,3[4]). Durch die Dehnung des Oberlappens nach vorn bei tiefer Einatmung kann die Beschränkung der Volumänderung an dieser Stelle einen teilweisen Ausgleich erfahren.

Unterschiede der elastischen Beanspruchung der Lunge an verschiedenen Stellen würde sich in *topographischen Unterschieden des Pleuradruckes* äußern. MURALT[5]) findet bei Kaninchen solche Differenzen des Pleuradruckes bis 100%! Bei eigenen Untersuchungen am selben Versuchstier mit paralleler Schreibung des Pleuradruckes von verschiedenen Stellen (bis zu 4 Stellen) konnten wir *keine Differenzen* beobachten[6]).

Bei sehr *großen Tieren* ist es nicht unmöglich, daß die *Gewichtskräfte* eine ungleiche Zugbeanspruchung in dorsalen und ventralen Lungenpartien erzeugen können. Vielleicht hat hier das derber gebaute Bronchialsystem die Bedeutung eines diesen Gewichtseinfluß einschränkenden Innenskeletts der Lungen. Beim indischen Elefanten sind nach BOAS[7]) die Lungen mit der Brustwand verwachsen, wodurch der Gewichtszug der ventralen Lungen- abschnitte sich zum größten Teil direkt auf den Thorax überträgt.

Es ist möglich, daß bei oberflächlicher Atmung in ruhiger Körperlage die sonst zurück- tretenden Gewichtskräfte im Lungenkörper doch einen gewissen Einfluß besitzen. In Rücken- lage hängt das Lungengewicht an der Vorderfläche der Lungen, drückt umgekehrt auf die vertebrale Fläche. Die Dehnung und Beatmung der paravertebralen Parenchymabschnitte kann dadurch etwas benachteiligt sein. Die Neigung zu Atelektasen in diesen Abschnitten, welche bei vertiefter Atmung sich lösen (Entfaltungsknistern), ist vielleicht zum Teil so zu deuten.

[Knistern nach Husten kann auch aus anderen Gründen entstehen, wenn einzelne Alveolengänge, welche verengte Bronchiolen besitzen, vorübergehend während der Druck- entspannung beim Öffnen der Glottis sich durch ihren länger bestehenden Überdruck blähen, und andere Alveolengänge, welche sich rascher entleeren, bis zum Kollaps komprimieren[8]).]

Bei *gewöhnlicher Atmung*, normalem Gewebe und normalen Brusthöhlen- verhältnissen ist es wahrscheinlich, daß der ganze Lungengewebskörper an- nähernd gleichmäßig von dehnenden Kräften beansprucht wird und im ganzen Parenchym infolge des inneren pneumatischen und elastischen Kräfte- ausgleiches (siehe Einleitung: Zusammenhang der Atemkräfte) auch gleichmäßig sich dehnt.

---

[1]) BORUTTAU: in Nagels Handb. d. Physiol. Bd. I, 2, S. 7 u. 8.
[2]) ROHRER: Pflügers Arch. f. d. ges. Physiol. Bd. 162, S. 292. 1915.
[3]) BRÜNINGS: Die direkte Laryngoskopie, Bronchoskopie und Oesophagoskopie. S. 227. 1910.
[4]) ROHRER: Pflügers Arch. f. d. ges. Physiol. Bd. 162, S. 290. 1915.
[5]) MURALT: Der künstliche Pneumothorax S. 3. 1922.
[6]) Arbeit WIRZ: Über Pleuradruck. Pflügers Arch. f. d. ges. Physiol. Bd. 199, S. 45. 1923.
[7]) Arbeit WIRZ: l. c. S. 9.
[8]) ROHRER: Topograph. Verteil. d. Luftström. in der Lunge. Schweiz. med. Wochenschr. 1921. Nr. 32.

Bei *tiefer Atmung* ist eine Abgrenzung von *drei sich statisch etwas verschieden verhaltenden Regionen* wahrscheinlich: Der Hauptteil des Lungenmassivs, von der Lungenbasis bis zur Spitze sich gleichmäßig dehnend, welcher medial zwei kleinere, weniger gedehnte Zonen umschließt: die zentralen, in den Winkeln der Hauptverzweigungen des Bronchialsystems liegenden Läppchen, und der mediale, suprahiläre Parenchymbezirk. Die zentrale Region bleibt etwas in der Volumänderung zurück, weil sie weniger dehnbar ist; die oberhalb des Hilus gelegene Zone, weil sie von der längsdehnenden Kraft weniger betroffen wird.

Die anatomische Lappeneinteilung ist funktionell weniger bedeutungsvoll als diese physiologische Einteilung. Immerhin ist sie nicht gleichgültig, indem diese inneren Verschiebungsflächen des Lungenkörpers den inneren Spannungsausgleich erleichtern.

Diese Verhältnisse werden gestört, wenn die Harmonie zwischen Brusthöhlenform und Lungenform sich verschiebt, wobei neue, sich besonders verhaltende Parenchymzonen sich abgrenzen können. Bei einer übermäßigen, trichterförmigen Ausweitung der unteren Brustkorböffnung kann z. B. eine lokale Querzerrung der Lungenbasis auftreten mit Überdehnungserscheinungen des Parenchyms an dieser Stelle[1]).

Lokale Änderungen des statischen Kräfteausgleiches können auch entstehen durch herdförmige Schwellungen oder Schrumpfungen im Parenchym, welche als punktförmige Störungsherde dehnungshindernd oder radiär zerrend auf ihre nähere Umgebung wirken (lokale Atelektasen, lokales vikariierendes Emphysem).

Im allgemeinen wichtiger als die Einteilung des Lungenkörpers in statisch sich verschieden verhaltende Regionen ist die Abgrenzung *dynamisch sich unterscheidender Zonen*. (Verschiedenheiten des Strömungswiderstandes im Bronchialwege zentraler und peripherer Parenchymbezirke, S. 117.)

Die statischen Verhältnisse der Lungen im Brustraum sind auch abhängig von den Eigenschaften des zwischen beide Lungen gelagerten *Mediastinums*, welches sich aus mehr oder weniger straffem Gewebe und mit inkompressibler Flüssigkeit gefüllten Hohlräumen von wechselnder Füllung aufbaut. Unter normalen Umständen gehen die Veränderungen der statischen Kräfte bei wechselnder Dehnungslage in beiden Lungen parallel. Das Mediastinum erleidet je nachdem von beiden Seiten dieselbe Zerrung oder Kompression und stellt gleichsam eine ruhende Zwischensehne beider Lungenkörper dar. [Rückwirkung auf die dehnbaren Hohlräume des Mediastinums: Venen, Vorhöfe. Bei starken Druckschwankungen in den Lungen — Pressen, Saugen — auch auf die Ventrikel. Respiratorische Druckschwankungen im Oesophagus und retrooesophagealem Gewebe (Luciani, Meltzer)[2]). Rückwirkung umgekehrt der Herzvolumänderung auf die Lungen: *kardiopneumatische Druckschwankung*[3]) in der Lungenluft.]

Bei einseitiger Veränderung der statischen Kräfte im Brustraum treten neue Erscheinungen auf, welche je nach der Straffheit des Mediastinums und der Differenz der beiderseitigen Kräfte wechseln. (Mediastinalflattern, Mediastinalhernien bei einseitigem Pneumothorax.)

Bei Verletzung des Pleuraspaltraumes kann die Ablösung der Lunge von der Brusthöhlenwand und ihr Kollaps verhütet werden, wenn die Lungenspannung durch eine ihr entsprechende pneumatische Druckdifferenz zwischen Lungenluft und Umgebung der Lunge getragen wird: *Druckdifferenzverfahren*, äußerer Unterdruck (Sauerbruch) oder Überdruck von den Luftwegen her in der Lungenluft (Brauer).

---

[1]) Tendeloo: Studien über die Ursachen der Lungenkrankheiten. S. 15. 1902.

[2]) Arbeit Wirz: Über Pleuradruck. Pflügers Arch. f. d. ges. Physiol. Bd. 199, S. 4. 1923.

[3]) Landois: Boruttau in Nagels Handb. d. Physiol. Bd. I, 1, S. 25; ferner Klewitz: Dtsch. Arch. f. klin. Med. Bd. 124, S. 460. 1918 u. Bd. 127, S. 152. 1918, dort Literatur.

c) Zusammenhang der statischen Kräfte von Brustinhalt und Brusthöhlenwandung.

Aus der Gleichung des statischen Kräftezusammenhanges an der Lungenoberfläche (S. 95)

$$p - b = p_{pleur} = p_{musk} + p_{el\,thor} = p_{alv} - p_{el\,pulm}$$

erhält man für Muskelerschlaffung ($p_{musk} = 0$) die Beziehung der passiven statischen Kräfte:

$$p_{el\,thor} = p_{alv} - p_{el\,pulm}, \qquad \text{oder} \qquad p_{alv} = p_{el\,thor} + p_{el\,pulm} = \sum p_{el}.$$

Der Lungenluftdruck bei einer passiven Ruhelage ist gleich dem Summenwert aller passiven Kräfte der Atemorgane.

1. Summenwert der passiven Atemkräfte bei wechselnder Dehnungslage.

Die $\sum p_{el}$-Werte, welche bei Muskelerschlaffung für verschiedene, je $^1/_2$ Liter auseinanderliegende Dehnungslagen an einer erwachsenen männlichen Versuchsperson (28 Jahre) bestimmt wurden, sind für sitzende und liegende Körperhaltung in Abb. 27 dargestellt[1]).

Die $\sum p_{el}$-Werte sind eine *Funktion der Dehnungslage*. Die $\sum p_{el}$-Linie schneidet die Nullabszisse an der Stelle der passiven Ruhelage des Atemsystems bei offener Glottis: passive Normallage, entsprechend der gewöhnlichen Ausatemlage. Oberhalb der Ausatemlage zeigt der $\sum p_{el}$-Druck zunehmend positive, unterhalb der Normallage zunehmend negative Werte. Die Kurve verläuft im mittleren Dehnungsbereich annähernd als schief ansteigende Gerade, gegen die Endlagen hin findet sich ein zunehmend steilerer Verlauf.

Beim Übergang in *liegende Körperhaltung* verschiebt sich die $\sum p_{el}$-Linie annähernd parallel, ohne ihren Charakter zu verändern, zu positiveren Werten (Verminderung des Gewichtszuges der Abdominalorgane). Der Schnittpunkt mit der Nullabszisse, die Ausatemlage, rückt zu einer ca. 0,6 Liter niedrigeren Dehnungslage.

In *Kopfhängelage* liegt die Kurve noch weiter nach oben. Das Anlegen einer inspiratorisch sich spannenden *elastischen Binde* am Thorax bedingt gleichfalls eine Aufwärtsverschiebung der $\sum p_{el}$-Linie, ohne ihren Verlauf wesentlich zu verändern, außer einer unwesentlichen Zunahme der Steilheit.

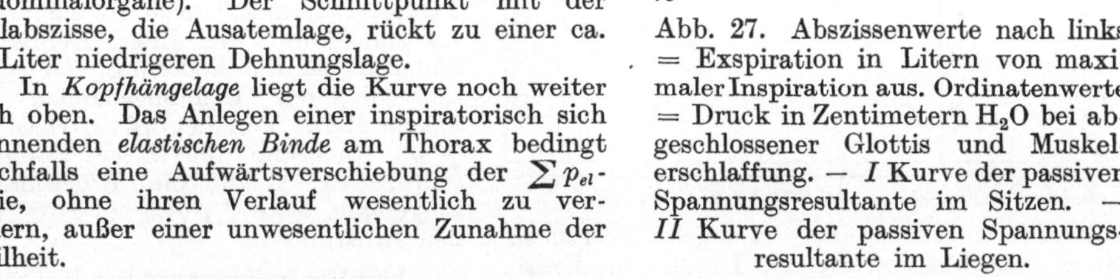

Abb. 27. Abszissenwerte nach links . = Exspiration in Litern von maximaler Inspiration aus. Ordinatenwerte = Druck in Zentimetern H_2O bei abgeschlossener Glottis und Muskelerschlaffung. — *I* Kurve der passiven Spannungsresultante im Sitzen. — *II* Kurve der passiven Spannungsresultante im Liegen.

Im *mittleren Dehnungsbereich*, bis ca. $1^1/_2$ Liter oberhalb und $^1/_2$ Liter unterhalb der gewöhnlichen Ausatemlage, ist die *Summe der passiven Atemkräfte* eine *lineare Funktion der Dehnungslage*.

Wenn in diesem Bereich vom Zustand $\sum p_{el\,o}$ eine Volumänderung von $\pm Q$ Liter erfolgt, ist der am Schluß erreichte Spannungswert

$$\sum p_{el} = \sum p_{el\,o} \pm k_{el} \cdot Q.$$

Die *Spannungsänderung pro Liter Dehnungsänderung* k_{el} beträgt im Sitzen und Liegen für die Versuchsperson 14 cm H_2O.

---

[1]) Rohrer: Der Zusammenhang der Atemkräfte und ihre Abhängigkeit vom Dehnungszustand der Atemorgane. Pflügers Arch. f. d. ges. Physiol. Bd. 165, S. 425. 1916.

Aus einer früheren Untersuchung Bernoullis[1]), welcher die passive Verschiebung der Dehnungslage bei ausgeschalteter Muskelspannung durch wechselnden Außendruck in einer pneumatischen Kammer bestimmte, ergeben sich in zwei Fällen k_{el}-Werte von 12,9 cm H_2O bzw. 14,3 cm H_2O. Zwei weitere Werte von Senner[2]) und von Gertz[3]) betragen je 12 cm H_2O.

Nach diesen fünf Bestimmungen scheint für erwachsene männliche Individuen der k_{el}-Wert in geringem Umfang zu schwanken, etwa zwischen 12—15 cm H_2O.

Aus den Angaben Bernoullis sind noch folgende Werte zu ermitteln:

$$13 \text{ J. } \male \quad k_{el} = 19{,}7 \text{ cm } H_2O$$
$$23 \text{ J. } \female \quad k_{el} = 17 \quad\; \text{ cm } H_2O$$
$$45 \text{ J. } \quad\quad k_{el} = 15{,}3 \text{ cm } H_2O$$
$$48 \text{ J. } \quad\quad k_{el} = 19{,}7 \text{ cm } H_2O.$$

Rohrer[4]) hat versucht, aus zwei Messungen des maximalen Ausatemdruckes (in maximaler Einatemstellung und einer Dehnungslage ca. $1/2$ Liter oberhalb der maximalen Ausatemlage) und der Größe der vitalen Kapazität einen Relativwert für k_{el} abzuleiten, da die direkte Messung des k_{el}-Wertes bei Muskelerschlaffung längere Übung erfordert.

Für 9 männliche Individuen zwischen 11 und 41 J. schwankte der Wert zwischen 11,9—14,7, für 4 Individuen von 47—50 J. zwischen 9,7—11,9. Bei 18 Fällen von Lungenemphysem war der Mittelwert 7,1. Die für die Ausatmung verfügbaren passiven Atemkräfte scheinen im Alter abzunehmen.

2. Die passiven statischen Kräfte der Brusthöhlenumgebung.

Aus der Messung von $\sum p_{el}$ und von $p_{el\,pulm}$ für verschiedene Dehnungslagen, ergibt sich aus der Differenz beider Werte die Größe der passiven Spannung außerhalb des Brustraumes:

$$p_{el\,thor} = \sum p_{el} - p_{el\,pulm}.$$

In Abb. 28 sind für denselben Fall wie Abb. 27 die Werte graphisch dargestellt.

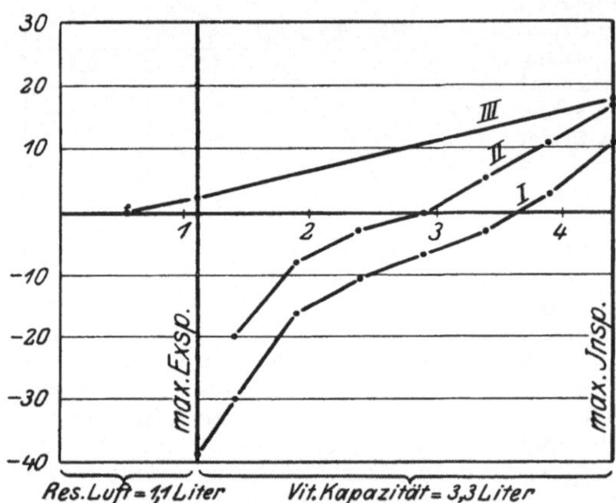

Abb. 28. Abszissenwerte = Lungenluftvolum in Litern. Ordinatenwerte = Druck in Zentimetern H_2O. — *I* Kurve der elastischen Spannung in der Brusthöhlenumgebung im Sitzen. *II* Kurve im Liegen. *III* Linie der elastischen Retraktionskraft des Brustinhaltes.

Die $p_{el\,thor}$-Kurven verlaufen tiefer und weniger steil als die $\sum p_{el}$-Kurven. Der Schnittpunkt mit der Nullabszisse, die Gleichgewichtslage der Brusthöhlenumgebung, liegt gegen die Inspirationslage hin. In aufrechter Körperhaltung wirken die passiven Kräfte der Brusthöhlenwandung, bis ca. $2/3$ Liter unterhalb der maximalen Einatemlage, in inspiratorischer Richtung; erst in dem kleinen, letzten Dehnungsbereich in exspiratorischem Sinn. Pro Liter Dehnungsänderung ist die Änderung von $p_{el\,thor}$ im mittleren Dehnungsbereich ca. 9,5 cm H_2O. Von den 14 cm H_2O der $\sum p_{el}$ Änderung pro Liter Dehnung fällt etwa $2/3$ auf die Brusthöhlenumgebung, etwa $1/3$ (4,5 cm H_2O) auf den Brustinhalt.

Der Verlaufscharakter der $\sum p_{el}$-Kurve und ihre Lage ist durch die $p_{el\,thor}$-Komponente bestimmt.

Die zunehmende Steilheit gegen die Endlagen entspricht dem Auftreten neuer äußerer Spannungsmomente, indem die Bandapparate des Thoraxskelettes und auf der Bauchhöhlenseite inspiratorisch die Bauchdecken, exspiratorisch das Zwerchfell sich ihrer Dehnungsgrenze nähern.

[1]) Bernoulli: Arch. f. exp. Pathol. u. Pharmakol. Bd. 66, S. 321. 1911.
[2]) Rohrer: Pflügers Arch. f. d. ges. Physiol. Bd. 194, S. 150. 1922.
[3]) Gertz: Acta med. scandinav. Bd. 56, S. 76. 1922.
[4]) Rohrer: Pflügers Arch. f. d. ges. Physiol. Bd. 165, S. 435. 1916; ferner: Über Lungenemphysem. Münch. med. Wochenschr. 1916, Nr. 34. S. 1219.

Der Einfluß der Körperlage auf die $\sum p_{el}$-Kurve geschieht ebenfalls durch eine Veränderung der $p_{el\,thor}$-Komponente. Im Liegen verschiebt sich die Gleichgewichtslage der Brusthöhlenumgebung in exspiratorischer Richtung (Abnahme des Gewichtszuges des Bauchinhaltes). In gleicher Richtung verschiebt sich die $p_{el\,thor}$-Kurve bei Anbringen einer elastischen Binde am Thorax. Daß in beiden Fällen, trotz Änderung der passiven Kräfte an einer Stelle der Brusthöhlenwandung, die Steilheit der $p_{el\,thor}$-Kurve kaum beeinflußt wird, scheint darauf hinzuweisen, daß die Dehnung des Brustraumes in ihrer Richtung sich der statischen Kräfteverteilung anpaßt, und zwar so, daß die *Bewegung in der Richtung geringster Spannungszunahme* bevorzugt ist. Wahrscheinlich ist die *individuelle Verschiedenheit des Atemtypus* eine solche *Anpassung an die gegebenen statischen Verhältnisse der Brusthöhlenumgebung*, z. B. Vorwiegen kostaler Atmung bei Spannungssteigerung im Bauchraum. Bei Seitenlage auf festem Untergrund ist die abdominelle Atembewegung des Säugetieres auf die nach oben freiliegenden Bauchdeckenabschnitte beschränkt.

Über die *topographische Verteilung* der passiven Atemkräfte in der Brusthöhlenumgebung (elastische Kräfte, Gewichtskräfte) sind wir nur in allgemeinen Umrissen orientiert, aus Untersuchungen an Leichenmaterial, deren Wert bei der Veränderung der physikalischen Eigenschaften der Gewebe nach dem Tod, zum Teil ein bedingter ist (z. B. Arbeit LANDERER, Arch. f. Physiologie, 1881, S. 278).

3. Aktive Atemkräfte und Summenwert der passiven und aktiven Atemkräfte.

Bei maximaler inspiratorischer oder exspiratorischer Muskelanspannung in irgendeiner Dehnungslage ist der Wert der Lungenluftspannung $p_{alv\,max}$: nach Gleichung S. 101:

$$p_{alv\,max} = p_{musk} + \sum p_{el}$$

und

$$p_{musk} = p_{alv\,max} - \sum p_{el}.$$

In Abb. 29[1]) sind die bei wechselnder Dehnungslage erhaltenen Werte für dieselbe Versuchsperson wie Abb. 27 und 28 dargestellt.

A. Maximaler Atemdruck.

Der maximale Ausatemdruck und maximale Einatemdruck ist von der *Dehnungslage* abhängig.

Der Höchstwert des maximalen Ausatemdruckes wird von maximaler Einatemstellung aus erreicht. Die Kurve I sinkt von hier zunächst langsamer, dann steiler bis zum Nullwert in maximaler Ausatemstellung.

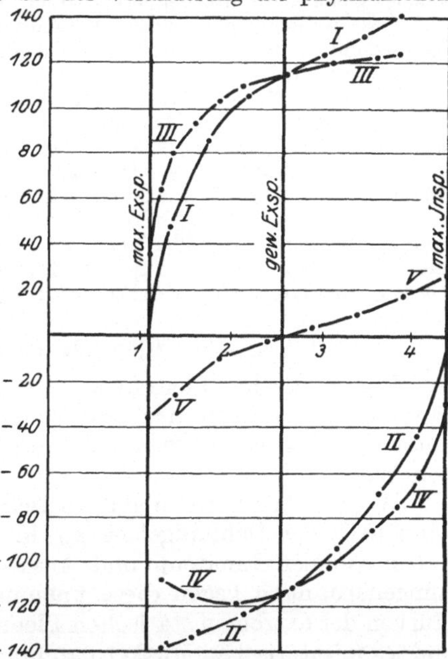

Abb. 29. Abszissenwerte = Lungenluftvolumen in Litern. Ordinatenwerte = Druck in Zentimetern H_2O. — *I* Kurve des maximalen Exspirationsdruckes. *II* Kurve des maximalen Inspirationsdruckes. *III* Kurve der maximalen exspiratorischen Muskelkraft. *IV* Kurve der maximalen inspiratorischen Muskelkraft. *V* Kurve der elastischen Spannungsresultante.

Die Kurve II der maximalen Einatemdrucke zeigt einen gleichmäßigen, gebogenen Verlauf in umgekehrter Richtung.

---

[1]) ROHRER: Pflügers Arch. f. d. ges. Physiol. Bd. 165, S. 433. 1916.

Von Senner[1]) wurde ein ähnlicher Verlauf der beiden Kurven festgestellt.

Die individuelle Variabilität der Grenzwerte des maximalen Ausatemdruckes in Inspirationslage und maximalen Einatemdruckes in Exspirationslage liegt nach den Messungen einer Reihe von Untersuchern im Bereich[2]):

positiver maximaler Ausatemdruck ♂ 60—150, ♀ 30—80 mm Hg,
negativer maximaler Einatemdruck ♂ 50—120, ♀ 25—60 mm Hg.

Im allgemeinen ist der positive Wert des maximalen Ausatemdruckes beim selben Individuum höher als der negative Wert des maximalen Einatemdruckes. Der maximale Atemdruck ist außer von der Dehnungslage auch vom Zustand der Muskulatur (Übung, Ermüdung) abhängig.

B. Die maximalen Muskelkräfte.

Ihre Abhängigkeit von der Dehnungslage ist durch Kurve III und IV dargestellt. Die Kurve III der exspiratorischen muskulären Maximalspannung hat ihren Höchstwert in Inspirationslage, wo diese Muskeln die größte Ausgangslänge besitzen. In gewöhnlicher Ausatemlage ist $\sum p_{el} = 0$, daher $p_{alv\,max} = p_{musk}$: Kreuzung der Kurven. Die Kurve senkt sich langsam gegen die Ausatemlage hin, wo sie plötzlich abfällt zu einem Wert, welcher gleich und entgegengesetzt dem hier vorhandenen $\sum p_{el}$-Wert ist. Der letzte steile Abfall ist wahrscheinlich dadurch bedingt, daß mit dem Sinken des Thorax und Steigen des Zwerchfells für die Bauchwandmuskeln die Bedingungen der Kraftentfaltung zunehmend ungünstiger werden.

Die Kurve IV des maximalen, inspiratorischen Muskelzuges verläuft abfallend gegen die Einatemstellung hin. Das raschere Sinken gegenüber der Kurve III ist hier vielleicht dadurch bedingt, daß die Fläche, auf welche der Druck ausgeübt wird, die Brusthöhlenoberfläche, inspiratorisch wächst. Der Druckanteil der Oberflächeneinheit vermindert sich entsprechend, während er exspiratorisch durch die Flächenabnahme sich vergrößert.

Das primäre Ansteigen der Kurve zwischen maximaler und gewöhnlicher Ausatemstellung ist wahrscheinlich darauf zu beziehen, daß hier zunächst, durch Erweiterung der unteren Brustkorbapertur, für das Zwerchfell die Arbeitsbedingungen günstiger werden. [Diesen primären Anstieg der inspiratorischen Muskelspannungskurve findet auch Senner[3]).]

C. Statischer Pleuradruck bei Tätigkeit aktiver Atemkräfte.

Der statische Pleuradruck $p_{pleur} = p_{alv} - p_{el\,pulm}$ entspricht bei offenen Luftwegen ($p_{alv} = 0$) der elastischen Lungenspannung und hat entsprechend unter diesen Verhältnissen einen mit der Dehnungslage proportional sich ändernden Wert.

Wenn muskuläre, inspiratorische oder exspiratorische Kräfte hinzutreten, kann bei jeder Dehnungslage p_{alv} in weitem Umfang zwischen den Grenzwerten des maximalen Einatem- und Ausatemdruckes sich ändern. Da die Größe der Lungenspannung gegen diese pneumatischen Drucke zurücktritt, verlaufen die Kurven der extremen statischen Pleuradruckwerte bei maximaler inspiratorischer und exspiratorischer Muskelspannung nahe den Kurven I und II in Abb. 29.

d) Die an der Gesamtoberfläche der Brusthöhle wirkenden Kräfte.

Die statischen Atemkräfte werden gemessen als Druckdifferenzen an der Oberflächeneinheit der Brusthöhle. Ihr Produkt mit der Oberflächengröße ist der ausgeübte Gesamtdruck.

---

[1]) Senner: Über Atmung in bewegter Luft. Pflügers Arch. f. d. ges. Physiol. Bd. 190, S. 100. 1921. Ferner Rohrer: ebenda Bd. 194, S. 150. 1922.
[2]) Waldenburg: Die pneumatische Behandlung S. 39. Dort ältere Literatur. Berlin: August Hirschwald 1880. — Die noch von Boruttau (Nagels Handb.) zitierten Werte von Valentin sind sicher zu hoch (exspiratorischer Druck bis 256 mm Hg! wahrscheinlich durch Schleuderung).
[3]) Senner: Pflügers Arch. f. d. ges. Physiol. Bd. 190, S. 100. 1921.

Die Brusthöhlenoberfläche[1]) für dieselbe Versuchsperson wie in Abb. 27, 28 u. 29 bestimmte sich in maximaler Ausatmung, gewöhnlicher Ausatmung und maximaler Einatmung zu 14,9; 18,5 bzw. 22,5 qdm.

Die Kurven des passiven und aktiven muskulären Gesamtdruckes und ihrer Summe verlaufen ähnlich wie die Kurven in Abb. 29[2]).

Die *passiven Kräfte* üben in maximaler Einatemstellung einen Druck von 63 kg, in maximaler Ausatemstellung einen Zug von 53,5 kg an der Brusthöhlenoberfläche aus.

Der höchste *inspiratorische muskuläre Gesamtdruck* ist in gewöhnlicher Ausatemlage 210 kg. Der *maximale inspiratorische Druck* (aktive + passive Kräfte) liegt bei einer etwas niedrigeren Dehnungslage und beträgt 220 kg.

Der größte *muskuläre exspiratorische Druck* in maximaler Einatemstellung ist 266 kg, der *Gesamtdruck* (aktiv + passiv) 305 kg.

Von DONDERS[3]) wurde die maximale Kraftleistung der Atemmuskeln auf über 200 kg geschätzt; nach FICK[3]) sind allein die Musculi intercostales ext. einer Kraftentwicklung von ca. 94 kg fähig.

e) Einfluß der statischen Kräfte auf die Formverhältnisse der Brusthöhlenwandung.

1. Wirkung der Lunge auf die Brusthöhlenwand.

A. Lungenelastizität.

Lunge und Brusthöhlenwandung befinden sich in Gegenspannung. Die Lunge ist dauernd über ihre elastische Gleichgewichtslage gedehnt. Umgekehrt ist das Brusthöhlenvolumen, mit Ausnahme tiefster Inspirationslage, unter die durch die passiven Kräfte ihrer Wandungen gegebene Ruhelage verkleinert.

Der Zug der Lunge an der Brusthöhlenwandung zeigt sich durch die *Ansaugung aller nachgiebigen Wandungsabschnitte*. Sie werden in die Brusthöhle vorgewölbt, bis ihre elastische Spannung dem Lungenzug Gleichgewicht hält. Diese Gewölbeform findet sich beim *Zwerchfell* wie auch bei den *intercostalen Weichteilen*, soweit sie dem Lungenzug ausgesetzt sind. Die Hin- und Herverschiebung des unteren Lungenrandes an der Brustwand, im Bereich des Sinus phrenicocostalis, kann oft als Wanderung dieser Einziehung der intercostalen Weichteile beobachtet werden.

Das *Littensche Zwerchfellphänomen*, die Wanderung einer Einziehung der Zwerchfellansatzstelle an der Wand des Brustkorbes unterhalb des Lungenrandes, welche gleichsam eine verschiebliche funktionelle Insertion des Muskels darstellt, ist von dieser Erscheinung nach SAHLI und STAEHELIN[4]) zu trennen. Die LITTENsche Einziehung bewegt sich mit der Stelle der Zwerchfellanheftung. Sie schiebt sich inspiratorisch abwärts, wobei mit dem Nachrücken der Lunge die Intercostalräume wieder sich ausebnen.

Die elastische Spannung von dehnbaren Brustwandstellen durch den Lungenzug bedingt eine Straffung, Verfestigung. Ob die Brustwand als Ganzes eine Verfestigung erfährt, ist fraglich. Wenn man die Thoraxwand schematisch als homogenes, zylindrisches Gewölbe betrachtet [BECHER[5])], ergibt sich eine tangentiale Pressung, welche proportional dem Lungenzug und dem Gewölberadius ist. Bei einem Brustkorbradius von 10 cm, einem Lungenzug von 10 cm H_2O und einer Wandungsdicke von 2 cm berechnet sich die tangentiale Gewölbepressung auf ca. 50 g pro qcm. In der inhomogen gebauten Thoraxwand werden

---

[1]) ROHRER: Bestimmung des Inhaltes und der Oberfläche des Brustraumes beim Lebenden. Pflügers Arch. f. d. ges. Physiol. Bd. 165, S. 445. 1916.

[2]) ROHRER: l. c. S. 441. Die Figur ist dort verkehrt gedruckt.

[3]) R. DU BOIS-REYMOND: Mechanik der Atmung. Ergebn. d. Physiol. Bd. I, 2, S. 402. 1902.

[4]) MOHR u. STAEHELIN: Handb. d. inn. Med. Bd. II, S. 209 u. 247. 1914.

[5]) BECHER: Thoraxwandstützende Funktion der Lunge. Mitt. a. d. Grenzgeb. d. Med. u. Chirurg. Bd. 33, S. 257. 1921.

diese Pressungen von den Rippen getragen. Wenn dadurch eine Verfestigung der Brustwand gegeben wäre, müßte dieselbe inspiratorisch, bei zunehmendem Lungenzug beständig starrer, weniger leicht deformierbar werden. Tatsächlich ist jedoch das elastische Verhalten, wenigstens der Brusthöhlenwand als Ganzes, in einem ausgedehnten mittleren Dehnungsbereich ein konstantes (S. 101). Ein gleicher Volumzuwachs bedingt im ganzen Bereich überall eine gleiche Spannungsänderung.

Der Lungenzug wirkt auch auf die Wirbelsäule und fördert die Vorbiegung im thorakalen Abschnitt. Bei dauernd erhöhter Dehnungslage wird durch die Zunahme des Lungenzuges die Brustwirbelsäulenkrümmung verstärkt[1]).

Die Veränderung einer Komponente der Gegenspannungsbeziehung zwischen Lunge und Brustwand unter pathologischen Verhältnissen verschiebt die passive Gleichgewichtslage des Atemsystems: Schrumpfung der Lunge, also Zunahme des Lungenzuges, erniedrigt die Ausatemlage. In gleichem Sinne wirkt Erschlaffung oder Verkleinerung der Brustwand (z. B. Thorakoplastik).

Erschlaffung der Lunge oder Starrerwerden des Brustkorbes verschiebt die Ausatemlage in inspiratorischer Richtung (Emphysem). Die Zwerchfellsenkung und Streckung wird dabei auch durch die Dehnung der unteren Thoraxapertur und durch eine Erschlaffung der Bauchdecken gefördert.

B. Wirkung des pneumatischen Druckes der Lunge.

Der pneumatische Druck kann in jeder Dehnungslage erhebliche Schwankungen aufweisen, exspiratorisch hohe positive, inspiratorisch erhebliche negative Werte besitzen. An den dehnbaren Stellen der Brusthöhlenwand können auffallende Formänderungen bedingt sein, z. B. Einziehung der Intercostalräume und des Epigastriums in der Inspirationsphase bei Stenosenatmung, Vorwölbung der supraclaviculären Weichteile durch den positiven Lungendruck beim Husten.

2. Wirkung der statischen Kräfte der Brusthöhlenwandung.

A. Passive Kräfte.

Die passiven Kräfte ändern sich teils mit der Dehnungslage, teils mit der Körperstellung. Es sind dadurch Rückwirkungen auf die Brusthöhlenwandung bedingt.

Die wechselndsten Lage- und Formverhältnisse besitzt das *Zwerchfell*, indem hier der Einfluß der statischen Kräfte des Brustraumes mit der je nach der Körperlage *veränderlichen Wirkung der passiven Kräfte des Abdomens* zusammentrifft. Der Zug des Brustinhaltes nach oben überwiegt stets den Zug des Bauchinhaltes nach unten, auch in aufrechter Körperhaltung, wo die Gewichtskräfte des Abdomens direkt als Gegenzug wirken.

Der *Bauchinhalt* wird in dieser Stellung teils von den vorgewölbten, elastisch oder tonisch muskulär gespannten Bauchdecken getragen, teils hängt er an mesenterialen Anheftungen. Der Druck im Peritonealraum ist unten am größten. Er nimmt aufwärts ab bis zum Nulldruck in einer horizontalen Schicht oberhalb des Nabels. Erst unterhalb des Zwerchfells besteht negativer Druck. Die im Stehen hier vorhandene Ansaugung zeigt sich in der dauernden Entfaltung des obersten Abschnittes des leeren Magenschlauches (Magenblase). Beim Übergang vom Liegen in aufrechte Körperhaltung führt die Ausbildung dieser negativen Druckzone im oberen Bauchraum zu einer Abnahme des Bauchumfanges an dieser Stelle[2]). Nach eigenen Messungen an Kaninchen besitzt der negative Druck unterhalb des Zwerchfells jedoch stets geringere Werte als der negative Pleuradruck oberhalb des Diaphragmas[3]).

---

[1]) Hofbauer: Atmungspathologie S. 141. 1921.

[2]) Propping: Bedeutung des intraabdominellen Druckes. Arch. f. klin. Chirurg. Bd. 92, 2, S. 1072. 1910.

[3]) Arbeit Nakasone: Über Abdominaldruck. Noch nicht publiziert.

Der negative, subdiaphragmale Druck wird beim Übergang in Rückenlage oder Bauchlage leicht positiv. In Kopfhängelage erhöht sich dieser positive Druckwert beträchtlich. Folgende eigene Messung am Kaninchen an drei Stellen des Bauchraumes belegt diese Tatsache und zeigt zugleich das Bestehen einer hydrostatischen Druckschichtung im Abdomen, welche mit der Körperlage wechselt (Tab. 4).

Tabelle 4.

Druck in cm H_2O (Mittelwert)	Aufrechte Stellung	Rückenlage	Kopfhängelage
epigastrisch	−0,6	+2,4	+6,1
mesogastrisch	+2,6	+2,5	+2,9
hypogastrisch	+4,9	+2,5	+1,5

Der Pleuradruck in aufrechter Stellung war −4,7 cm H_2O, also immer noch beträchtlich den negativen Wert des abdominellen Druckes (−0,6 cm H_2O) überwiegend.

Entsprechend der Steigerung des subdiaphragmalen Druckes in Rückenlage und Kopfhängelage verschiebt sich das Zwerchfell dem Lungenzug folgend kopfwärts.

Beim Menschen beträgt die kraniale Verschiebung des Zwerchfells in Rückenlage nach röntgenologischen Messungen ca. 2 cm gegenüber dem Zwerchfellstand in aufrechter Körperhaltung[1]). Die rechtsseitige Zwerchfellkuppe hebt sich etwas stärker, so daß der Höhenunterschied beider Kuppen im Liegen ausgeprägter wird.

Das verschiedene Verhalten der vorderen und hinteren, rechten und linken Zwerchfellpartien in horizontaler Stellung bei Rückenlage, Bauchlage, rechter und linker Seitenlage erklärt sich ungezwungen aus der hydrostatischen Druckschichtung im Bauchraum, welche jetzt senkrecht die Zwerchfellebene schneidet. Der jeweils unten liegende Zwerchfellabschnitt erleidet einen höheren Gewichtsdruck vom Bauchinhalt und ist entsprechend weiter in den Brustraum vorgeschoben.

B. Aktive Kräfte.

Ihr Einfluß zeigt sich beim Brustkorb in den Formunterschieden aktiv inspiratorischer und aktiv exspiratorischer Dehnungslagen (S. 81).

Das *Zwerchfell* wird im allgemeinen durch die Kontraktion seiner Muskelfasern nur in caudaler Richtung verschoben, die Wölbung bleibt dagegen erhalten. Nur wenn künstlich durch faradische Phrenicusreizung eine maximale Zwerchfellkontraktion ausgelöst wird, zeigt sich eine deutlichere Abflachung der Wölbung, besonders bei einseitiger Reizung, wo der Bauchinhalt nach der anderen, nicht tätigen Seite in gewissem Umfang ausweichen kann.

Das Erhaltenbleiben der Wölbung des tätigen Zwerchfells erklärt sich aus der Angriffsrichtung der überwundenen Gegenkraft. Die Lungenspannung greift radiär am Gewölbe an, die Muskelspannung an dem einzelnen Flächenelement tangential. Eine muskuläre Anspannung führt nicht zu einer Streckung des Gewölbes, sondern zu einem Tieferrücken der verschieblichen Insertion des Muskels am oberen Rand des Sinus phrenicocostalis, unter Einbeziehung neuer, vorher der Brustwand anliegender Abschnitte, weil diese Ablösung von der Brustwand geringere Kraft erfordert. Die tangentiale Spannung, die einem radiären Zug Gleichgewicht hält, wächst mit dem Radius eines Gewölbes bis zu unendlicher Größe bei vollständiger Ausebnung der Wölbung. Die Ablösung von der Brustwand unter Verschiebung des Zwerchfells nach abwärts erfordert dagegen nur eine der Zunahme des Lungenzuges entsprechende Steigerung der Muskelspannung.

Die Wirkung der aktiven Kräfte ist beim Zwerchfell abhängig von der Form und Lage, welche es durch den Einfluß der passiven Kräfte besitzt. Die respiratorische Bewegung ist in horizontaler Körperstellung stets am größten an der unten liegenden Zwerchfellpartie, welche am weitesten in den Brustraum

---

[1]) JAMIN, in GROEDEL: Röntgendiagnostik in der inneren Medizin S. 105. 1914.

verschoben ist[1]). In Seitenlage betrifft die inspiratorische Senkung fast nur die Zwerchfellkuppe der aufliegenden Seite.

Der Einfluß der aktiven statischen Kräfte auf die Formverhältnisse von Brustkorb und Abdomen wird vor allem deutlich bei einem Ausfall der Funktion einzelner Muskeln oder Muskelgruppen, wo kompensatorisch andere Muskeln in erhöhte Tätigkeit treten, ferner bei beständiger tonischer Innervation von Muskeln (z. B. Erhöhung der Ausatemlage durch tonische Innervation des Zwerchfells).

V. Dynamik der Atembewegung.

a) Dynamische Atemkräfte.

Bei irgendeinem Dehnungszustand der Atemorgane, welcher Durchgangsphase einer Atembewegung ist, wirken außer den vorhandenen statischen Kräften (p_{musk}, $p_{el\,thor}$, p_{alv}, $p_{el\,pulm}$) auch *die Bewegung hemmende Kräfte*, welche der Verschiebung in der Bewegungsrichtung einen Widerstand entgegensetzen.

In die Gleichung des Kräftezusammenhanges an der Kontaktfläche zwischen Brusthöhleninhalt und Brusthöhlenwandung treten dadurch auf beiden Seiten neue Komponenten ein. Die *Widerstandskräfte* liegen teils in der *Körperwandung* $p_{w\,thor}$, teils im *Lungengewebe* $p_{w\,pulm}$, teils in den *Atemwegen* $p_{w\,ström}$. Von diesen drei dynamischen Kräftegruppen ist die erste auf der thorakalen Seite, die zweite auf der pulmonalen Seite in die Gleichung einzusetzen. Die dritte Gruppe, die Strömungswiderstände in den Atemwegen, wirken nur mittelbar auf den Kräftezusammenhang an der Lungenoberfläche zurück, indem die Größe der alveolaren Druckdifferenz p_{alv} mit ihnen in Beziehung steht. Sie sind also bereits durch p_{alv} in der Gleichung vertreten.

Die Gleichung des statischen Kräftezusammenhanges (S. 95)

$$p - b = p_{pleur} = p_{musk} + p_{el\,thor} = p_{alv} - p_{el\,pulm}$$

geht unter dynamischen Verhältnissen in die Form über

$$p - b = p_{pleur} = p_{musk} + p_{el\,thor} + p_{w\,thor} = p_{alv} - p_{el\,pulm} + p_{w\,pulm}.$$

Die Widerstandskräfte sind inspiratorisch mit negativem, exspiratorisch mit positivem Vorzeichen in die Gleichung einzusetzen.

Über diese dynamischen Kräfte, ihre Abhängigkeit vom Bewegungszustand (Geschwindigkeit, Beschleunigung) und ihre Größenordnung sind zunächst einige allgemeine Feststellungen möglich.

1. Der Strömungswiderstand in den Atemwegen.

Bei offenen Luftwegen wirkt die Druckdifferenz zwischen Lungenluft und Außenluft (p_{alv}) als Triebkraft der Atemluftströmung.

Die ausführenden Luftwege der Lungenlufträume sind ein verzweigtes Röhrensystem aus im allgemeinen zylindrischen Rohrelementen. Die Strombahn besitzt in den oberen Luftwegen Krümmungen (Übergang von Nase zu Pharynx) und Querschnittsänderungen (Glottis). Bei den Verzweigungen in den unteren Luftwegen sind ebenfalls Änderungen der Querschnittsgröße des Strombettes und Richtungsänderungen vorhanden.

A. Rohrströmung.

Die Strömungsleistung in der einzelnen Rohrstrecke, das pro Sekunde transportierte Volum, ist abhängig von der Druckdifferenz zwischen den Rohrenden, von den Abmessungen des Rohres (Länge l, Querschnitt F) und den Eigenschaften des strömenden Mediums (Viscosität η). Ferner ist der Strömungscharakter maßgebend. Bis zu einer oberen Grenze der Strömungsgeschwindigkeit, der *kritischen Geschwindigkeit,* herrscht Parallelströmung. Druckdifferenz (p) und Volumgeschwindigkeit (V) besitzen ein direktes proportionales Verhältnis (Poiseullesche Strömung).

$$p = k_1 \cdot w_1 \cdot \eta \cdot V$$
$$\left(w_1 = \frac{l}{F^2} = \text{Rohrwiderstand}; \quad \eta = \text{Viscosität}\right).$$

---

[1]) Janim: l. c. S. 108, ferner Abb. 67 und 68.

Oberhalb der kritischen Geschwindigkeit besteht Wirbelströmung (*Turbulenz*). Die Druckdifferenz ist von einer Potenz der Volumgeschwindigkeit abhängig.

Die *kritische Geschwindigkeit wird bei der Atmung in den Luftwegen nie erreicht* (Ausnahme beim Hustenstoß), die Strömung erfolgt nach dem POISEULLEschen Gesetz[1].

B. Die Extrawiderstände.

Durch Querschnitts- und Richtungswechsel sind Druckdifferenzen bedingt, welche vom Quadrat der Strömungsgeschwindigkeit, vom spezifischen Gewicht des strömenden Mediums und von räumlichen Bedingungen abhängen (Größe des Querschnittswechsels, Ablenkungswinkel):

$$p = k_2 \cdot w_2 \cdot \gamma \cdot V^2$$

[w_2 = Extrawiderstand; γ = spezifisches Gewicht].

C. Strömung in einem Röhrensystem.

Zwischen Strömungstriebkraft (p) und Volumgeschwindigkeit (V) besteht eine Beziehung von der Form:

$$p = k_1 \cdot w_1 \cdot \eta \cdot V + k_2 \cdot w_2 \cdot \gamma \cdot V^2 \, .$$

w_1 ist die Summe der Rohrwiderstände des Systems, w_2 die Summe der Extrawiderstände[2].

Die *Viscosität* der Atemluft beträgt für alle in Frage kommenden Verhältnisse[3] (Inspiration, Exspiration, Tiefenklima, Höhenklima bis 2000 m, Fieber bis 43°):

$$\eta = 0,0001873 \text{ dyn.}$$

Das *spezifische Gewicht* γ der Atemluft ist für Einatemluft und Ausatemluft annähernd gleich. Es wechselt mit dem Luftdruck. (Höhenklima, Ballonfahrten, Caissonarbeiten.) Die Abnahme von γ im *Höhenklima* bedeutet eine Verringerung der Extrawiderstände in den Atemwegen, welche, da es sich um das quadratische Glied der Formel handelt, besonders bei hoher Minutenleistung der Atmung fühlbar wird (z. B. für Höhenlage des Engadins Abnahme der Extrawiderstände auf ca. $^4/_5$).

D. Strömungsgleichung der Luftwege.

Für die *Luftwege des erwachsenen Menschen* bei Nasenatmung hat ROHRER[4] aus den durch anatomische Messungen gegebenen Längen- und Querschnittsverhältnissen der einzelnen Abschnitte die Beziehung zwischen alveolärer Druckdifferenz zur Außenluft (p_{alv}) und Volumgeschwindigkeit ($V_{\text{Liter/Sek.}}$) berechnet:

$$p_{alv} = 0,8 \, (V + V^2) \text{ cm H}_2\text{O} \, .$$

Der Druckanteil der *oberen Luftwege* beträgt:

$$p = 0,43 V + 0,71 V^2 \, ,$$

derjenige der *unteren Luftwege* zwischen Trachea und Lungenluft:

$$p = 0,36 V + 0,09 V^2 \, .$$

Die Dimensionszunahme der intrapulmonären Bronchen bei der Lungendehnung verläuft wahrscheinlich so, daß der Strömungswiderstand sich nicht wesentlich ändert. (Zurückbleiben der Querschnittsdehnung der Bronchen gegenüber der Längendehnung.)

Bei ruhiger Atmung ($V = ^1/_3$ bis $^1/_2$ Sek./Liter) ist die alveoläre Druckdifferenz: 0,4—0,6 cm H_2O; bei maximaler Atmung ($V = 2,1$ bis 3,5 Sek./Liter) ist p_{alv}: 5—13 cm H_2O (Abb. 7).

Oberhalb $V = 5$ Liter/Sek. beginnt turbulente Strömung und wird p proportional V^2. Beim Hustenstoß [nach GEIGEL[5] zu Beginn $V = 12$ Liter] ist $p_{alv} = $ ca. 140 cm H_2O, entsprechend der Größe des maximalen Ausatemdruckes.

Eine *experimentelle Bestimmung von* p_{alv} stößt auf Schwierigkeiten, da bei Bewegungszuständen nicht nur die statische elastische Spannung der Lunge

---

[1] ROHRER: Der Strömungswiderstand in den menschlichen Atemwegen. Pflügers Arch. f. d. ges. Physiol. Bd. 162, S. 236. 1915.

[2] Summationsgesetze für hintereinandergeschaltete und für parallelgeschaltete Strecken siehe ROHRER: l. c. S. 241—246.

[3] ROHRER: l. c. S. 228—230.

[4] ROHRER: l. c. S. 249—281.

[5] GEIGEL: Virchows Arch. f. pathol. Anat. u. Physiol. Bd. 161, S. 182.

wechselt, sondern auch Reibungswiderstände im Lungengewebe ($p_{w\,pulm}$) mit in Frage kommen.

Nach der Gleichung der pleuralen Druckdifferenz

$$(p_{pleur} = p_{alv} - p_{el\,pulm} + p_{w\,pulm}) \quad \text{ist:} \quad p_{alv} + p_{w\,pulm} = p_{pleur} + p_{el\,pulm}$$

gleich der Summe von pleuraler Druckdifferenz und statischer Lungenspannung (unter Berücksichtigung der Vorzeichen ihre Differenz).

Rohrer und Wirz[1]) haben an der isolierten Kaninchenlunge eine Bestimmung der Strömungsgleichung $p_{alv} = k_1 \cdot w_1 \cdot \eta \cdot V + k_2 \cdot w_2 \cdot \gamma \cdot V^2$ versucht, indem sie die Lungenluft durch Flüssigkeit ersetzten[2]). Der Anteil des Strömungsdruckes wird so gesteigert, daß die Reibungswiderstände im Gewebe dagegen zu vernachlässigen sind. Da p_{alv} und V experimentell gegeben sind, ebenso η und γ der Flüssigkeit, ist $k_1 \cdot w_1$ und $k_2 \cdot w_2$ bestimmbar und kann durch Einsetzen von η und γ der Atemluft die Strömungsgleichung für Luftströmung in den Atemwegen abgeleitet werden.

Für die intrapulmonären Luftwege von 10 g schweren *Kaninchenlungen* (Tiergewicht ca. 2 kg) bestimmte sich die Strömungsdruckdifferenz zu:

$$p_{\text{cm}}\,H_2O = 0{,}007\,V + 0{,}0003\,V^2 \quad (V_{\text{ccm/Sek.}})\,.$$

Die Druckdifferenz zwischen Trachea und Lungenluft ⧸beträgt bei den Volumgeschwindigkeiten 20, 40, 60 und 80 ccm pro Sek.

$$p = 0{,}25,\ 0{,}8,\ 1{,}6 \text{ und } 2{,}6 \text{ cm } H_2O\,.$$

Für ruhige Atmung ($V = $ ca. 20 ccm/Sek.) ist p: $^1/_4$ cm H_2O.

Für die Luftwege des Menschen ist bei ruhiger Atmung die Druckdifferenz zwischen Trachea und Lungenluft nach Berechnung ca. $^1/_5$ cm H_2O (siehe oben Strömungsformel der unteren Luftwege).

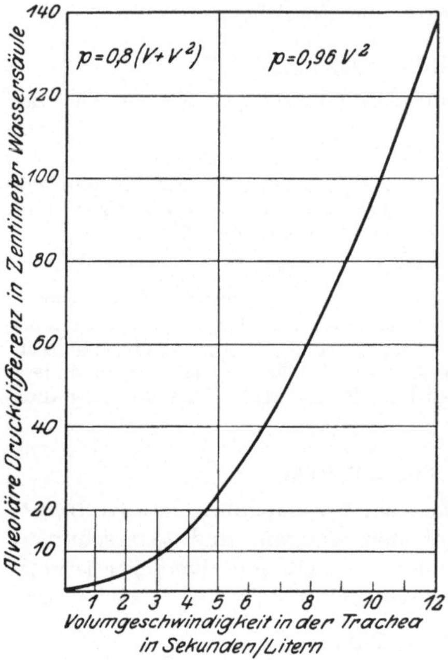

Abb. 30. Alveoläre Druckdifferenz bei verschiedenen Volumgeschwindigkeiten in den Luftwegen.

Eine Vergleichung der experimentell bestimmten Strömungsformel der Kaninchenlunge und der berechneten Formel der menschlichen Lunge ist auch in folgender Weise möglich: Wenn man das Parenchymgewicht beider Lungen des Menschen zu ca. $^2/_3$ des Lungengewichtes rechnet (ca. 400 g) und annimmt, daß jeder Bezirk von 10 g dieselben Strömungs-

[1]) Rohrer u. Wirz: Die Bestimmung des Strömungswiderstandes in den Atemwegen auf experimentellem Wege. Noch nicht publiziert. — Ergebnisse mitverwendet in Wirz: Über Pleuradruck. Pflügers Arch. f. d. ges. Physiol. Bd. 199, S. 43. 1923.

[2]) Das Verfahren besteht in einer Ersetzung der Lungenluft durch Kohlensäure, unter Anwendung eines Überdruckventiles (10 bis 15 cm H_2O) und 15 bis 20 maliger Füllung der Lunge. Absorption der Kohlensäure durch $^1/_{40}$ n-Barytlauge, welche mit Rohrzucker dem Gewebe isotonisch gemacht ist (NaCl ist ungünstig). Ersatz der Barytlösung durch Ringerlösung. Die Lunge ist zur Ausschaltung hydrostatischer Druckkräfte in Ringerlösung suspendiert. Von einem Niveaugefäß können durch Heben und Senken Füllung und Entleerung der Lunge vorgenommen werden. Schreibung der Volumänderung mit Aeroplethysmograph vom Luftraum des Niveaugefäßes, des Strömungsseitendruckes von der Trachea aus. Schreibung der statischen Dehnungskurve der Lunge und dynamischer Druckkurven bei verschiedener Strömungsgeschwindigkeit. Der Unterschied zwischen beiden gibt die dynamische Druckdifferenz zwischen Trachea und Alveolen. Aus der Volumkurve und Zeitmarkierung bestimmt sich die zugehörige Volumgeschwindigkeit.

verhältnisse besitzt wie die Kaninchenlunge, ist die Liefermenge V_1 der Menschenlunge in Litern das $\frac{40}{1000}$fache der Liefermenge V in Kubikzentimeter der Kaninchenlunge: $V_1 = \frac{40}{1000} \cdot V$ und $V = 25 \cdot V_1$. Für die intrapulmonären Luftwege der menschlichen Lunge ergibt sich die Strömungsgleichung:

$$p_{cm}\,H_2O = 0{,}18\,V_1 + 0{,}18\,V_1^2 \quad (V_1 \text{ in Liter}).$$

Die aus anatomischen Daten berechnete Gleichung für die unteren Luftwege der Lunge des Menschen ist:

$$p_{cm}\,H_2O = 0{,}36\,V_1 + 0{,}09\,V_1^2.$$

In Anbetracht der Verschiedenheit des anatomischen Substrates ist die Abweichung keine übermäßig große.

2. Die dynamischen Widerstandskräfte in Lunge und Brustwand.

A. Trägheitskräfte.

Der Trägheitswiderstand ist abhängig von der bewegten Masse und der Beschleunigung.

Wenn bei maximaler Atmung (30 Atemzüge pro Sek.) die Zwerchfellverschiebung 6 cm pro Sek. beträgt und nach der raschen Biegung der Spirometerkurve angenommen wird, daß diese Geschwindigkeit in $^1/_{10}$ Sek. erreicht und am Schluß der Atemphase in dieser Zeit gebremst wird, ist die positive oder negative Beschleunigung 60 cm.

Bei einem Lebergewicht von 1500 g ist der Widerstand 90 000 dyn = ca. 90 g, welcher auf eine Zwerchfellfläche von ca. 300 qcm verteilt, eine durchschnittliche Belastung von 0,3 cm H_2O bedeutet. Auf der Lungenseite des Zwerchfells ist die Belastung nur ca. $^1/_3$ dieses Wertes, da das Gewicht beider Lungen etwa halb so groß wie das Lebergewicht ist und ihre Schwerpunktsverschiebung geringer ausfällt, indem nur die Basisfläche bewegt wird.

Die alveolären Druckdifferenzen, welche bei dieser maximalen Atmung durch die Strömungswiderstände in den Atemorganen bedingt werden, sind etwa 30mal größer.

Der Einfluß der Trägheitswiderstände ist bei der Atembewegung im allgemeinen von so geringer Größenordnung, daß er vernachlässigt werden kann. Immerhin ist es möglich, daß er bei maximaler Atmung den Verlauf der Kurve des Lungenoberflächendruckes (dynamischer Pleuradruck) in der Gegend des Phasenwechsels etwas beeinflußt.

B. Reibungswiderstand im Pleuraspaltraum.

Im Pleuraspaltraum findet bei der Lungenverschiebung eine Schichtströmung statt. Die Flüssigkeitsmenge im Pleuraraum ist zu wenigen Kubikzentimetern angegeben. Wenn wir 2 ccm in einer Pleuraseite rechnen, ist bei einer Lungenoberfläche von ca. 10 qdm die Flüssigkeitsschicht ca. 0,002 cm dick (d).

Wenn schematisch der Brustinhalt als Zylinder mit Radius $r = 10$ cm und Höhe $l = 20$ cm betrachtet wird, ist die an der Zwerchfellfläche $r^2\,\pi$ angreifende, den Strömungswiderstand überwindende Kraft

$$r^2 \cdot \pi \cdot p_{dyn} = 2\,r\pi \cdot l \cdot \frac{v}{d} \cdot \eta,$$

$$p_{cm}\,H_2O = \frac{2}{981} \cdot \frac{l}{r} \cdot \frac{v}{d} \cdot \eta.$$

(v = Verschiebungsgeschwindigkeit in cm/Sek., η für seröse Flüssigkeit wenig verschieden von Wasser, $\eta = 0{,}01$, $d = 0{,}002$ cm.)

Die Einsetzung der Werte gibt die Gleichung

$$p = \text{ca. } 0{,}02 \cdot v \text{ cm } H_2O.$$

Für die sehr hoch angesetzte Verschiebungsgeschwindigkeit bei maximaler Atmung von 6 cm/Sek. ist die Belastung des Zwerchfells ca. 0,1 cm H_2O, also von zu vernachlässigender Größenordnung.

C. Innere Reibungswiderstände in den deformierten Geweben.

1. Deformationswiderstand im Lungengewebe.

Wenn für eine Lunge der dynamische Oberflächendruck, die statische Elastizitätskurve und die Strömungsformel bekannt ist, ermittelt sich der Deformationswiderstand für verschiedene Strömungsgeschwindigkeiten aus der Gleichung (S. 110) zu:

$$p_{w\,pulm} = p_{pleur} + p_{el\,pulm} - p_{alv}\,.$$

Nach eigenen Versuchen zusammen mit Wirz[1]) sind die Deformationswiderstände im Lungengewebe von gleicher Größenordnung wie die durch den Strömungswiderstand der Atemwege bedingten alveolären Druckdifferenzen. Ihre Zunahme mit wachsender Strömungsgeschwindigkeit folgt dagegen im Messungsbereich einer anderen Gesetzmäßigkeit:

$$p_w = a \cdot V - b \cdot V^2 = 0,0268\,V - 0,00011\,V^2 \quad (V \text{ in ccm/Sek.}).$$

Bei der Kaninchenlunge überwiegt bis Volumgeschwindigkeiten von 20 bis 40 ccm/Sek. der Anteil der Deformationswiderstände, für größere Volumgeschwindigkeiten der Strömungsdruck. Durch die Deformationswiderstände im Lungengewebe kann bei der Kaninchenlunge ein Bewegungswiderstand an der Lungenoberfläche bis $1^1/_2$ cm H_2O pro Flächeneinheit bedingt werden.

2. Summe der Deformationswiderstände von Lunge und Brustwand.

Bei passiver Ausatmung ist die bewegende Kraft die Summe der passiven Spannkräfte von Brusthöhleninhalt und Brusthöhlenwand: $\sum p_{el}$, welche in mittleren Dehnungslagen linear mit der Volumänderung (S. 101) abnimmt. Nach der Gleichung des dynamischen Kräftezusammenhanges (S. 108) ist für $p_{musk} = 0$

$$\sum p_{el} = p_{alv} + \sum p_w \quad \text{und} \quad \sum p_w = \sum p_{el} - p_{alv}\,.$$

Es wurde bei einer Versuchsperson nach Exspiration von $^1/_2$ Liter von maximaler Inspirationslage aus, entsprechend einer Dehnungslage von 0,8 Liter oberhalb der gewöhnlichen Ausatemlage, die Nasenöffnungen verschlossen und von der Mundhöhle aus der Pharynxdruck bei raschem Trommelgang graphisch registriert. Bei plötzlicher Freigabe der Nasenöffnungen wird der Verlauf der Strömungsseitendruckkurve im Pharynx geschrieben. Für dieselbe Versuchsperson war vorher das Strömungsdiagramm der Nasenhöhle bei Durchströmung von der Mundhöhle bestimmt worden: $p = a\,V + b\,V^2$ (S. 116). Aus der Seitendruckkurve im Pharynx wurde zunächst die zugehörige Volumgeschwindigkeitskurve abgeleitet, dann ihre Integralkurve, der Verlauf der Lungenvolumänderung, welcher die $\sum p_{el}$-Kurve parallel geht. Der Strömungsdruckanteil in den unteren Luftwegen wurde nach der Strömungsgleichung der Luftwege (S. 109) in Rechnung gesetzt.

Auch die Deformationswiderstände der Atemorgane des Menschen sind nach dieser Untersuchung von gleicher Größenordnung wie der Strömungsdruck der Atemwege. Ferner war auch hier eine Verlangsamung des Anwachsens des Deformationswiderstandes mit steigender Volumgeschwindigkeit festzustellen. (Diese Untersuchung fällt ca. 3 Jahre vor die Kaninchenarbeit. Der letztere Befund war so überraschend, daß ich in Anbetracht der vielen Fehlermöglichkeiten der Berechnung die Arbeit bis zu einer Nachkontrolle mit anderer Methode zurücklegte.) Für $V = {}^1/_4, {}^1/_2, {}^3/_4$ und 1 Liter waren die $\sum p_w$ Werte: 1,9, 2,9, 3,1 bzw. 2,3 cm H_2O. Bei $V = 1$ Liter ist $p_{alv} + \sum p_w = 3,9$ cm H_2O.

b) Die Veränderung der Druckwerte an verschiedenen Stellen der Atemorgane im Verlauf der Atembewegung.

Die spirometrische Kurve der Volumänderung der Atemorgane zeigt bei verschiedenen Atemverhältnissen im wesentlichen dieselbe Ablaufsform (S. 88), dagegen wechselt ihre Höhe (Atemtiefe) und die zeitliche Dauer eines Atemrhythmus (Frequenz). Die einzelnen Kräfte, welche bei der Atembewegung in Frage kommen, sind teils von der Dehnungslage abhängig ($p_{el\,thor}$ und $p_{el\,pulm}$), teils von der Volumgeschwindigkeit (p_{alv}, p_w). Die

---

[1]) Wirz: Über Pleuradruck. Pflügers Arch. f. d. ges. Physiol. Bd. 199, S. 43. 1923.

ersteren Kräfte gehen in ihrer zeitlichen Änderung der Volumkurve parallel. Die letzteren Druckwerte sind vom Differentialquotienten der Volumkurve abhängig. Für die Pleuradruckkurve, welche einen Resultantenwert der elastischen, pneumatischen und dynamischen Widerstandskräfte darstellt, sind entsprechend mannigfaltige Verlaufsbedingungen gegeben.

1. Kurve der pneumatischen Druckänderung.

Eine Methode zur direkten Schreibung der respiratorischen Druckschwankung in der Lungenluft ist zur Zeit nicht vorhanden. Dagegen kann von verschiedenen Stellen der oberen Luftwege (Nasenöffnung [EWALD[1])], Pharynx, Trachea [GAD[2]), ARON, WIRZ[3])]) der Strömungsseitendruck geschrieben werden. Es wird angenommen [GAD[4])], daß der Druckanteil einer peripheren Strecke der oberen Luftwege zum Gesamtdruckgefälle in einem konstanten Verhältnis steht, die Druckschwankung an der Meßstelle also der Schwankung des Lungenluftdruckes in verkleinertem Maßstab parallel geht.

Diese Annahme ist nur in gewissen Grenzen zulässig, soweit es das lineare Glied der Strömungsformel $p = k_1 \cdot w_1 \cdot \eta \cdot V$ betrifft. Die Proportionalität wird gestört durch das quadratische Glied, den Anteil der Extrawiderstände $p = k_2 \cdot w_2 \cdot \gamma \cdot V^2$, da sie anders über die Luftwege verteilt sind als die Rohrwiderstände. Besonders bei hohen Strömungsgeschwindigkeiten sind daher Abweichungen zu erwarten.

Die *Strömungsdruckkurven* zerfallen in einen exspiratorischen Abschnitt, welcher über der Abszisse des Nulldruckes, und einen inspiratorischen Teil, welcher unterhalb liegt. Jedem Schenkel der Volumkurve (spirographische Kurve) entspricht also eine wellenförmige Erhebung oder Senkung der pneumatischen Druckkurve von der Nullabszisse aus und Rückbiegung zu ihr gegen Schluß der Atemphase. Wo die Volumkurve ihre äußersten Lagen erreicht (Phasenwechsel) schneidet die Druckkurve die Nullabszisse oder liegt in ihr, wenn es sich um eine Atempause handelt. Die größte Entfernung der Druckkurve von der Nullabszisse entspricht zeitlich der Stelle größter Steilheit der Volumkurve (Abweichungen siehe unten). Da der Druckwert jedoch nicht nur von der ersten, sondern auch von der zweiten Potenz des Differentialquotienten der Volumkurve abhängt, besteht keine reine Proportionalität zwischen Steilheit der Volumkurve und Ordinatenwert der Druckkurve.

Die noch von BORUTTAU[5]) zitierte Angabe GADS[6]), das Zeitintegral der Inspirations- und Exspirationszacke der Druckkurve müsse gleich groß sein (wenn die Volumänderung in beiden Phasen gleich ist), trifft daher nicht zu.

Der größte inspiratorische Ausschlag der Druckkurve ist bei ruhiger Atmung oft kleiner als der größte exspiratorische Ausschlag [GAD[7]), WIRZ[8])].

Auf die *Formenunterschiede* der Kurve in beiden Atemphasen und das Verhalten bei wechselnden Atembedingungen (ruhige Atmung, Röhrendyspnöe, Widerstandserhöhung, Vagotomie) hat vor allem WIRZ hingewiesen.

Bei gewöhnlicher Atmung werden die extremen Druckwerte meist in der ersten Hälfte jeder Phase erreicht, ein kürzerer, steilerer Anstieg biegt in einen horizontalen oder flach absinkenden Schenkel um (Abb. 31 a). Bei Röhrenatmung ist der initiale Gipfel ausgeprägter und wird früher erreicht. Erhöhter Strömungswiderstand bedingt längeres Andauern hoher Druckwerte (Kuppenform oder schief absinkendes Plateau) (Abb. 31 b). Bei Trachealverschluß wird die Kurve hyperbelähnlich (Abb. 31 c). Die Gipfel- und Plateaubildung ist oft im exspiratorischen Kurvenabschnitt ausgeprägter.

---

[1]) EWALD: Pflügers Arch. f. d. ges. Physiol. Bd. 19. 1879.
[2]) GAD: Arch. f. Physiol. 1879, S. 553.
[3]) WIRZ: Pflügers Arch. f. d. ges. Physiol. Bd. 199, S. 23. 1923.
[4]) GAD: Die Atemschwankungen des intrathorakalen Druckes. Arch. f. Physiol. 1878, S. 559.
[5]) BORUTTAU: Nagels Handb. d. Physiol. Bd. I, 1, S. 24. 1905.
[6]) GAD: Arch. f. Physiol. 1879, S. 553—558.
[7]) GAD: Arch. f. Physiol. 1878, S. 559.
[8]) WIRZ: Pflügers Arch. f. d. ges. Physiol. Bd. 199, S. 23. 1923.

Daß der Verlauf der pneumatischen Druckkurve mannigfaltigere Formen aufweist als die Volumkurve, ist zum Teil darauf zu beziehen, daß die Druckwerte eine doppelte Abhängigkeit vom Steilheitsgrad der Volumkurve besitzen. Durch das quadratische Glied gelangen anscheinend geringfügige Krümmungen der spirographischen Kurve hier zu deutlicher Ausprägung als Schwankungen der Drucklinie. Manche Erscheinungen, besonders die initiale Gipfelbildung, welche nicht immer der Stelle größter Steilheit der Volumkurve zeitlich entspricht, sind vielleicht durch den Widerstand der Massenträgheit des strömenden Mediums und des Schwimmers des volumregistrierenden Apparates bedingt.

2. Pleuradruckkurve.

Der dynamische Pleuradruck ist ein Summenwert. Die *Kurvenform* ist daher in weiten Grenzen je nach dem Anteil des elastischen Lungenzuges und der dynamischen Widerstandskräfte ($p_{alv}\ p_w$) verschieden. Je *langsamer* die

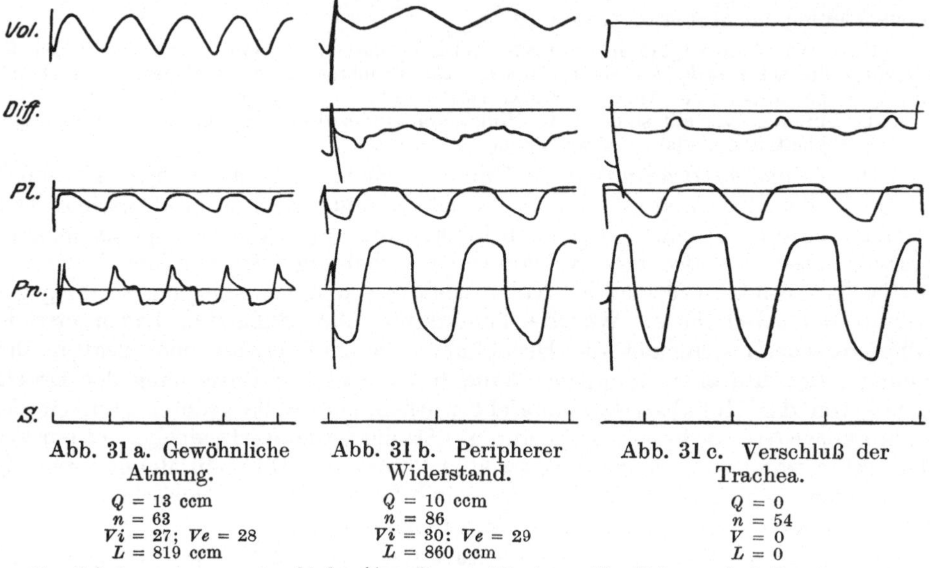

Abb. 31 a. Gewöhnliche Atmung.

$Q = 13$ ccm
$n = 63$
$Vi = 27;\ Ve = 28$
$L = 819$ ccm

Abb. 31 b. Peripherer Widerstand.

$Q = 10$ ccm
$n = 86$
$Vi = 30:\ Ve = 29$
$L = 860$ ccm

Abb. 31 c. Verschluß der Trachea.

$Q = 0$
$n = 54$
$V = 0$
$L = 0$

Q = Atemtiefe in ccm. n = Anzahl der Atemzüge pro Minute. V = Volumgeschwindigkeit in ccm/sec, Vi für Inspiration, Ve für Exspiration. L = Liefermenge pro Minute.
Vol. = Spirographische Kurve, Inspiration nach abwärts.   *Pl.* = Pleuradruck.   *Pn.* = Seitendruck in Trachea.   *Diff.* = Differenzdruck zwischen Lungenoberfläche und Trachea.

Atmung ist, um so mehr nähert sich die Form der Pleuradruckkurve dem Typus der *spirographischen Kurve*. Je *rascher* die Bewegung, oder je größer die Bewegungswiderstände in den Luftwegen, um so ähnlicher wird die Pleuradruckkurve der *Strömungsdruckkurve*, um bei maximaler Zunahme des Bewegungswiderstandes (bei Trachealverschluß) fast vollständig mit ihr übereinzustimmen (Abb. 31 c).

Wenn man mit einer Druckdifferenzkapsel den Unterschied zwischen Pleuradruck und trachealem Seitendruck schreibt, also den peripheren Teil des Strömungsdruckes vom Pleuradruck abzieht, ist das Bild dieser Differenzkurve oft überraschend ähnlich der Volumkurve (Abb. 31 b).

Bei *ruhiger Atmung* entsprechen die tiefsten und höchsten Ausschläge der Pleuradruckkurve den Phasenwechselstellen. Der exspiratorische ansteigende Schenkel ist meist in einen ersten rascher sich hebenden und zweiten mehr horizontal verlaufenden Teil gegliedert. Der inspiratorische Schenkel ist schief absteigend, mit Andeutung einer Biegung zur Horizontalen vor dem Phasenwechsel. Bei *rascher oder erschwerter Atmung* liegt die höchste Erhebung der Kurve rückverschoben im exspiratorischen Teil, die tiefste Senkung im inspiratorischen Teil. Die Phasenwechselstelle zur Inspiration verschiebt sich auf den absteigenden, diejenige zur Exspiration auf den aufsteigenden Schenkel. Im Verlauf der Exspiration kann deswegen der dynamische Pleuradruck vorübergehend positiv werden, ohne daß die Lunge kollabiert ist. Folgende Tabelle enthält einige am Kaninchen gemessene Durchschnittswerte. (Tab. 5.)

Tabelle 5.

Pleuradruck in cm H_2O	Gewöhnliche Atmung	Dyspnöe	Widerstand und Dyspnöe
Exspirationslage	− 0,8	+ 1,2	+ 2,7
Inspirationslage	− 7,3	− 9,4	− 12,6
Schwankungsbreite	6,5	10,6	15,3

Manche Formdetails der Strömungsdruckkurve finden sich wieder an der Pleuradruckkurve[1]).

3. Abdominaldruckkurve.

Die *respiratorischen Schwankungen des Abdominaldruckes* sind klein gegenüber den Änderungen des statischen Druckes im Abdomen bei Wechsel der Körperlage. Sie sind auch klein gegenüber der Schwankungsbreite des Pleuradruckes [$^1/_{40}$ bis $^1/_5$ derselben[2])]. Die aktive Arbeitsleistung bei der Zwerchfellkontraktion ist daher im wesentlichen nach Brusthöhlenseite hin gerichtet.

Vertiefung der Atmung verursacht parallel zur Steigerung der Pleuradruckschwankung oft auch eine Erhöhung der abdominellen Druckschwankung. Vergrößerung des Widerstandes in den Luftwegen bedingt meist kein der Zunahme der Pleuradruckänderung entsprechendes Wachsen der respiratorischen Druckänderung im Abdomen. Bei Trachealverschluß ist neben maximalen Pleuradruckschwankungen manchmal sogar eine Abnahme der Ausschlagsbreite der Bauchdruckkurve vorhanden.

Die Kurve des Abdominaldruckes ist nach WINKLER[3]) wellenförmig, wobei die Gipfelpunkte verschieden zum Verlauf der Volumkurve liegen können. WINKLER unterscheidet vier Typen, je nachdem die Kurve gleichsinnig oder ungleichsinnig der Volumkurve verläuft oder die Gipfelpunkte während den Phasen liegen. Bei eigenen Untersuchungen an Kaninchen und Katzen wurden ähnliche Formen gefunden, aber auch öfter mehrgipfelige Kurven. Ein inspiratorisches Steigen, exspiratorisches Sinken der Kurve weist nach WINKLER auf ein passives Verhalten der Bauchdecken, der umgekehrte Verlauf auf aktive Exspiration hin. Es scheint wahrscheinlich, daß die verschiedenen Verlaufsformen auf ein zeitlich wechselndes Eingreifen abdomineller Exspirationsmuskeln und auf die Rückwirkung der Bewegungsvorgänge an der unteren Brustkorbapertur zurückzuführen sind.

c) Topographische Verhältnisse der Atemkräfte bei der Atembewegung.

1. Topographie des Luftströmungsvorganges in den Atemwegen.

A. Längsprofil der Strombahn.

Die Widerstände in den Luftwegen besitzen auf einem Längsprofil der Strombahn eine ungleichmäßige Verteilung, welche für die Rohrwiderstände und Extrawiderstände (S. 109) eine verschiedene ist[4]). (Tab. 6.)

---

¹) Arbeit WIRZ: Über Pleuradruck. Pflügers Arch. f. d. ges. Physiol. Bd. 199, S. 26 bis 37. 1923; ferner ROHRER u. WIRZ: Klin. Wochenschr. Jg. 2, Nr. 24. 1923.
²) Arbeit NAKASONE: Über Abdominaldruck. Noch nicht publiziert.
³) WINKLER: Beziehung zwischen Abdominaldruck und Respiration. Pflügers Arch. f. d. ges. Physiol. Bd. 98, S. 163. 1903.
⁴) ROHRER: Strömungswiderstand in den Atemwegen. Pflügers Arch. f. d. ges. Physiol. Bd. 162, S. 272. 1915.

Tabelle 6.

	Rohrwiderstände %	Extrawiderstände %
Obere Luftwege	54	89,1
Nase + Pharynx	52,06	22,2
Glottis	1,2	66,9
Trachea	0,74	—
Broncholobuläres System	46	10,9
Bronchialweg (Mittel)	13,4	10,15
Läppchen (Mittel)	32,6	0,75

Von den *Rohrwiderständen,* welche bei ruhiger Atmung den Hauptteil des Druckgefälles in den Luftwegen bedingen, ist etwa die Hälfte in den Nasengängen lokalisiert, die andere Hälfte im intrapulmonären Abschnitt, und zwar der größere Teil in den engen Bronchiolen der Läppchen.

Die *Extrawiderstände* sind zu $^9/_{10}$ in den oberen Luftwegen konzentriert. Die Glottisenge allein bedingt $^2/_3$, die Querschnittswechsel an der Nasenöffnung und zwischen Nase und Pharynx ca. $^1/_5$. Auf die unteren Luftwege fällt nur $^1/_{10}$.

Es erhellt sich daraus die atemphysiologische Bedeutung der drei Hauptstellen des Strömungswiderstandes als Orte, wo strömungsregulatorische Vorgänge erfolgen: Nasenflügelatmung, inspiratorische Erweiterung der Stimmritze, exspiratorische Verengerung. Die Inspirationsbewegung, welche gegen wachsende passive Spannungen erfolgt, wird durch diese *konkomittierenden Atembewegungen* erleichtert. Die Exspiration, für welche bei gewöhnlicher Atmung ein Überschuß an passiver Kraft vorhanden ist, wird dadurch gedämpft.

Ferner sind diese Stellen pathologisch-physiologisch Vorzugsorte von Strömungshindernissen (Stenosen der Nasengänge, Kehlkopfstenosen, Asthma bronchiale). (S. 127, Nachtrag 2.)

Der Strömungswiderstand in den *Nasengängen* ist individuell schwankend. Eine eigene Bestimmung des Strömungsdiagrammes der Nase mit Durchströmung von der Mundhöhle aus[1]) (Gebläsestrom, auf Volumwerte geeichte Vorschaltwiderstandsstrecke, Messung des Seitendruckes in der Mundhöhle) ergab für eine Person mit verengerten Nasengängen

$$p = 1,0\,V + 4,2\,V^2$$

gegenüber $p = 0,4\,V + 0,2\,V^2$ nach Berechnung für gewöhnliche Verhältnisse.

In der Nasenhöhle soll der Verlauf von Inspirations- und Exspirationsstrom verschieden liegen, der erstere höher ansteigen, der letztere mehr dem Boden der Nasenhöhle entlang gehen[2]).

Die Strömungsrichtung außerhalb der Nasenöffnung ist sicher verschieden. Bei Einatmung mehr zerstreut, bei Ausatmung, besonders wenn die Strömung schnell ist, strahlartig zusammengefaßt und abwärts gerichtet. Wenn bei beiden Atemphasen in der Nasenhöhle ein Unterschied des Stromverlaufes vorliegt, ist derselbe wahrscheinlich mit der Strömungsgeschwindigkeit wechselnd.

In der den Luftwegen vorgeschalteten engen Stelle, den Nasengängen, erfolgt die Anwärmung der Atemluft. Nach Bloch[3]) wird $^5/_9$ der Temperaturdifferenz zur Außenluft hier ausgeglichen. Die Sättigung mit Wasserdampf findet nach Mink hauptsächlich im Pharynx statt[4]).

Topographische Verteilung der Strömungsgeschwindigkeit auf einem Längsprofil der Strombahn siehe S. 92.

B. Querprofil der Strombahn in den Lungen.

In der Lunge ist die Luftströmung in zahlreiche parallelgeschaltete Lüftungsbezirke aufgeteilt.

---

[1]) Ähnliche Bestimmungsverfahren Kaiser: Arch. f. Laryngol. Bd. 3; ferner Zwardemaker: Untersuch. a. d. physiol. Lab. d. Univ. Utrecht 1909, S. 163.

[2]) Mink: Physiologie der oberen Luftwege. Leipzig: F. C. W. Vogel 1920, S. 16 u. 128. Die dort geschilderten Modellversuche sind nicht günstig gewählt.

[3]) Bloch: Pathologie und Therapie der Mundatmung. Wiesbaden 1889. Ferner Mink: l. c. S. 67. Neue Untersuchung: Liljestrand u. Sahlstedt. Skand. Arch. f. Physiol. Bd. 46, S. 94. 1924.

[4]) Mink: l. c. S. 71.

Nach Rohrer[1]) ist der *Widerstand des Bronchialweges* zwischen Trachea und respiratorischen Lufträumen des Parenchyms für *periphere Läppchen doppelt so groß* wie für *zentrale Läppchen*. Der unregelmäßige Bau des Bronchialsystems bedingt zu *Beginn des Atemzuges* eine *ungleichmäßige Luftverteilumg*, die zentralen Läppchen erhalten doppelt so große Liefermengen. Im *weiteren Verlauf* gleicht sich dieser Unterschied zunehmend aus (annähernd schon nach $^1/_2$ Sek.) und bildet sich eine *ungleiche Druckverteilung aus*. Die Druckdifferenz zwischen Alveolarluft und Bifurkation ist nach dieser Zeit für die periphersten Lobuli doppelt so groß wie für die zentralsten Läppchen.

Beim *Hustenstoß* ist zu Beginn die Entleerung der peripheren Lungenbezirke erschwert[2]). Da der Druck hier langsamer absinkt, findet durch inneren Druckausgleich im Lungengewebe eine vorübergehende Überdehnung des peripheren Parenchyms statt[3]): (*Kreuzfuchs-Phänomen*, am Röntgenschirm Aufhellung der Lungenspitze beim Husten).

Bei hohen Druckdifferenzen zwischen Parenchym und Bronchen findet *inspiratorisch eine Querschnittsvergrößerung, exspiratorisch eine Kompression der Bronchen* statt. (Exspiratorische Dyspnöe bei Stenosen in den unteren Luftwegen: Asthma bronchiale. Nach eigener subjektiver Beobachtung ist im Asthmaanfall oft die Exspiration für kurze Zeit nach dem Phasenwechsel nicht erschwert, um dann plötzlich, mit dem Einsetzen der komprimierenden Wirkung des Überdruckes im Parenchym stark gehemmt zu werden.)

Zwischen größeren Lungenabschnitten, besonders zwischen den *Lungenlappen*, bestehen *keine merklichen Unterschiede der Strömungsbedingungen*[4]). Die Dehnungsänderung aller Lungenlappen ist eine gleichmäßige (Ausnahmen bei tiefer Atmung, siehe S. 100).

Die Aspiration von Fremdkörpern oder Flüssigkeiten hauptsächlich in die unteren Abschnitte des Bronchialsystems kann nicht als Beweis für eine überwiegende Beatmung der Unterlappen aufgefaßt werden. Das spezifische Gewicht und die Bewegungsinercie dieser Massen ist sehr verschieden von der bewegten Atemluft. In aufrechter Körperhaltung bedingen beide Ursachen, im Liegen die letztere, notwendig eine Bevorzugung der Unterlappenbronchen, auch bei gleichgroßer Atemtätigkeit aller Lungenabschnitte.

Ein verschiedenes Verhalten des peripheren Parenchyms kann dynamisch entstehen, wenn der Lungendruck hoch ist und der höhere Ausströmungswiderstand die Entleerung der Läppchen mit langem Bronchialweg hindert. Es kann wie beim Hustenstoß eine *exspiratorische vorübergehende Überdehnung peripherer Lungenteile* entstehen, welche röntgenologisch an der Lungenspitze zu beobachten ist, besonders unter Verhältnissen, wo der Strömungswiderstand in den Bronchen noch erhöht ist (Asthma, Emphysembronchitis). Es handelt sich dabei jedoch nicht um eine Aufblähung der Oberlappen von den Unterlappen her[5]), sondern die *Erscheinung kommt durch inneren Spannungsausgleich im Parenchym zustande*[6]). Die Entleerung der peripheren Lungenteile wird durch die exspiratorische Kompression der Bronchen noch ungünstiger gestaltet.

Die verschieden langen Bronchialwege zu peripheren und zentralen Lungenteilen bedingen inspiratorisch auch eine verschieden rasche Auswaschung des *schädlichen Raumes* der zuführenden Atemwege. Etwa $^1/_3$ des schädlichen Raumes liegt peripher von den Abzweigungsstellen der zentralsten Läppchen. Die ungleiche Geschwindigkeitsverteilung auf dem Strömungsquerschnitt (die Geschwindigkeit in der Achse der Strombahn ist doppelt

---

[1]) Rohrer: Strömungswiderstand in den Atemwegen und Einfluß der unregelmäßigen Verzweigungen des Bronchialsystems auf den Atmungsverlauf in verschiedenen Lungenbezirken. Pflügers Arch. f. d. ges. Physiol. Bd. 162, S. 281. 1915.

[2]) Rohrer: l. c. S. 274.

[3]) Rohrer: Topographische Verteilung der Luftströmung in der Lunge. Schweiz. med. Wochenschr. 1921, Nr. 32. Dort Beschreibung eines Modellversuchs.

[4]) Rohrer: Pflügers Arch. f. d. ges. Physiol. Bd. 162, S. 263. 1915.

[5]) Kreuzfuchs: Antagonismus der Atmung der Spitzen und der basalen Anteile der Lungen. Wien. klin. Wochenschr. Jg. 32, Nr. 24, S. 635.

[6]) Rohrer: Topographie der Luftströmungsverhältnisse in den Lungen. Schweiz. med. Wochenschr. 1921, Nr. 32. Ferner: Über Lungenemphysem. Münch. med. Wochenschr. 1916, Nr. 34, S. 1219.

so groß wie die mittlere Geschwindigkeit) bedingt ferner einen Unterschied zwischen physiologischer und anatomischer Größe des schädlichen Raumes. Schon bei geringerer Atemtiefe, als dem Inhalt der zuführenden Luftwege entspricht, gelangt Außenluft in die Alveolen. Eine vollständige Auswaschung der Randpartien der Strombahn kommt dagegen erst bei tiefen Atemzügen zustande[1]).

2. Topographie des Pleuradruckes.

Bei eigenen Untersuchungen am Kaninchen mit vergleichender Messung des Druckes von 2 bis 4 verschiedenen Lungenoberflächenorten, konnten, bei in weitem Umfang veränderten Atemverhältnissen, *keine Unterschiede des dynamischen Pleuradruckes an verschiedenen Stellen* gefunden werden[2]).

3. Topographie der respiratorischen Druckschwankungen im Abdomen.

Im *Abdomen bestehen Unterschiede der respiratorischen Druckschwankungen* an verschiedenen Stellen, nicht hinsichtlich des Kurvenverlaufes, aber in der Schwankungsbreite. In Rückenlage ist beim Kaninchen nach eigenen Untersuchungen die Druckschwankung epigastrisch am größten, sie nimmt caudalwärts ab bis zur Hälfte im unteren Bauchraum. In senkrechter Körperlage, Kopf nach oben, wurden die Druckschwankungen umgekehrt unten am größten gefunden. (Tab. 7.)

Tabelle 7.

Respiratorische Abdom. Druckschw.	Rückenlage	Senkrechte Lage
Epigastrisch	0,75 cm H_2O	0,85 cm H_2O
Mesogastrisch	0,5 „ „	1,5 „ „
Hypogastrisch	0,35 „ „	1,7 „ „

d) Dynamische Verhältnisse der Körperhöhlen bei veränderten mechanischen Bedingungen.

1. Einlagerung fremder Medien.

Lufteinlagerung in den *Pleuraspaltraum* verschiebt das Niveau der Pleuradruckkurve in der Richtung positiver Druckwerte, ohne die respiratorische Druckschwankung wesentlich zu beeinflussen, solange nicht Lungenkollaps eintritt[3]).

Lufteinlagerung ins *Abdomen* erhöht das Niveau des Abdominaldruckes, ohne die respiratorischen Schwankungen eindeutig zu verändern (Luftfüllung bis 300 ccm beim Kaninchen). Unmittelbar nach der Einfüllung wird der Druck am größten gefunden, um dann langsam zu sinken, was wahrscheinlich als Anpassung des Bauchmuskeltonus an das erhöhte Bauchhöhlenvolumen zu deuten ist. Lufteinblasung in den Magen bedingt ähnliche Verhältnisse[4]).

2. Ausbreitung äußerer und innerer Druckschwankungen in den Körperhöhlen.

Äußere Druckschwankungen (Thoraxkompression) breiten sich, nach eigenen Untersuchungen am Kaninchen, im Brustraum rasch und gleichmäßig aus[5]). Druckschwankungen von der Trachea her erleiden eine Verzögerung, entsprechend dem Strömungsausgleich mit der Lungenluft.

---

[1]) Rohrer: Pflügers Arch. f. d. ges. Physiol. Bd. 162, S. 293. 1915 u. Bd. 164, S. 295. 1916.

[2]) Arbeit Wirz: Pflügers Arch. f. d. ges. Physiol. Bd. 199, S. 45. 1923.

[3]) Arbeit Wirz: Über Pleuradruck. Pflügers Arch. f. d. ges. Physiol. Bd. 199, S. 34. 1923.

[4]) Arbeit Nakasone: Über Abdominaldruck. Noch nicht publiziert.

[5]) Arbeit Wirz: l. c. S. 39.

Im *Abdomen* ist *der Druckausgleich kein vollständiger. Lokale Druckschwankungen* durch eine rasche oder langsame leichte Kompression an einer beschränkten Stelle der Bauchwand pflanzen sich zwar ohne merkliche Zeitdifferenz auf den übrigen Bauchraum fort, erleiden aber *mit wachsender Entfernung vom Druckort* eine *Abnahme der Schwankungsgröße*[1]). Bei Kompression an größeren Flächen ist die Abnahme geringer. Ebenso breiten sich stärkere Druckschwankungen gleichmäßiger aus. Die bei der Atmung bewegten Wandungsabschnitte des Abdomens sind zwar ziemlich ausgedehnt, aber trotzdem bestehen Unterschiede der respiratorischen Druckschwankung an verschiedenen Stellen im Bauchraum, besonders wenn das mittlere Niveau des Abdominaldruckes klein ist und die Schwankung gering ist. *Vor allem wichtig erscheint das Druckniveau.* Bei schlaffen Bauchdecken stellt der Bauchinhalt im Liegen gleichsam einen lose geschichteten Haufen von Organen dar, wo eine lokale Verschiebung im wesentlichen eine lokale Druckänderung in der nächsten Umgebung bedingt. Durch einen strafferen Wandungstonus wird der Inhalt zu einer Einheit zusammengefaßt, Druckschwankungen breiten sich auf den ganzen Bauchinhalt aus (z. B. meteoristisches Abdomen.) Die Verhältnisse sind vergleichbar der verschiedenen Dämpfung der Pulswelle in der Peripherie bei schlaffen oder gespannten Gefäßwänden.

Zwischen *Brusthöhle und Bauchraum* findet eine *gegenseitige Übertragung rascher Druckschwankungen* statt, welche aber durch das Zwerchfell eine starke Dämpfung erfährt. Bei Thorax- oder Bauchkompression erscheinen parallele Zacken an der Pleuradruck- und Abdominaldruckkurve. Die Übertragung ist jedoch keine quantitative. Nach doppelseitiger Phrenicotomie ist die Übertragung rascher Druckänderungen annähernd quantitativ. Die Körperhöhlen sind gegenseitig ihren Druckschwankungen schutzlos preisgegeben.

3. Künstliche Atmung.

Bei denjenigen Beatmungsmethoden, welche nicht einen direkten Ersatz des Lungenluftwechsels (MELTZER) anstreben, sondern dieses Ziel durch einen Ersatz der Atembewegung verfolgen, gelangen entweder *äußere Krafteinwirkungen auf die Körperwand* oder *innere pneumatische Druckschwankungen* zur Anwendung.

Das erstere Vorgehen ist eine Nachahmung der Wirkung inspiratorischer und exspiratorischer Muskelkräfte: *Silvester, Schaefer, Schultzesche Schwingungen, Inhabad-Apparat.* Die Atembewegung verläuft in physiologischer Richtung. Die Lungendehnungsänderung wird passiv durch eine Körperwandbewegung herbeigeführt.

Bei der *Beatmung von der Lunge her* wird der Brusthöhleninhalt der führende Abschnitt, welcher die Körperwandbewegung von innen her mittelbar verursacht.

Künstliche Atmung von der Brustwand her ist hauptsächlich wirksam als *Kompression der Brusthöhle*: Verschiebung der Dehnungslage in exspiratorischer Richtung, unterhalb die passive Ruhelage. Die Inspiration erfolgt durch die in dieser Stellung inspiratorisch wirkenden passiven Atemkräfte.

Versuche an lebenden Menschen[2]) ergaben bei Apnöe viel kleinere Ventilationsgrößen als ohne Apnöe (unbewußtes Mitatmen).

Die Bewegungen der Arme vermehren die Ventilation in unbedeutendem Grade. Die Atemtiefe ist beim Apnoischen vom angewandten Kompressionsdruck abhängig. Manuelle Silvester-Atmung bedingt eine Atemtiefe von ca. 0,19 Liter, Schäfer-Atmung 0,17 Liter, maschinelle Atmung (Apparat von FRIES) 0,22 Liter. Die Minutenleistung steigt mit der Frequenz, bei 15—20 Atemzügen werden 3—4 Liter pro Minute erreicht. Die Dehnungslage ist in exspiratorischer Richtung verschoben.

Eine eigene *vergleichende Untersuchung* an 3 Hunden über *Silvester* (*S*), *Inhabad* (*J*) und *Pulmotor* (*P*) Beatmung, mit Schreibung von *trachealem Seitendruck, Pleuradruck* (bei einem Tier auch *Abdominaldruck, Carotidendruck* und *Jugularvenendruck*) ergab hinsichtlich des *Pleuradruckes* bei *S* und *J* meist höhere Druckschwankungen im Pleuraraum gegenüber *P*. Die *S*- und *J*-Kurven sind in positiver Druckrichtung verschoben, oft mehr als zur Hälfte über der Nullabszisse liegend (Verschiebung der Dehnungslage in exspiratorischer Richtung). Die Pleuradruckkurve von *P* liegt meist vollständig unter der Nullabszisse, etwa um dieselbe Mittellage schwankend, wie die Kurve bei spontaner, ruhiger Atmung, aber etwas weiter nach unten und oben ausschlagend. Die Kurve des intrathorakalen Druckes

---

[1]) Eigene Beobachtungen an Kaninchen und Katzen, mit gleichzeitiger Druckschreibung von drei bis vier Stellen des Bauchraumes.

[2]) LILJESTRAND, WOLLIN u. NILSSON: Ventilation bei künstlicher Atmung. Skandinav. Arch. f. Physiol. Bd. 29, S. 149. 1913. Dort Literatur.

besitzt bei *P* eine Phasenumkehr gegenüber der Spontanatmung: inspiratorische Hebung, exspiratorische Senkung, bedingt durch die Umkehr der pneumatischen Druckverhältnisse in der Lunge. Die *abdominellen* Druckschwankungen sind bei *P* kleiner oder gleich wie bei ruhiger Spontanatmung, bei *S* und besonders bei *J* vergrößert.

S und *J* bewirken am toten Tier Druckschwankungen in Carotis und Jugularvene (Schreibung von Seitenast aus: V. facialis). Der Venendruck steigt: Stauung. Diese Wirkung auch am lebenden Tier. *P* bedingt kaum deutliche Druckschwankungen in den Gefäßen außerhalb des Thorax; aber auch am toten und am lebenden Tier keine Änderung des Venendruckniveaus. BRUNS findet hinsichtlich des Einflusses auf das Niveau des Venendruckes bei *J* und *P* entgegengesetzten Befund[1].

e) Einfluß der dynamischen Verhältnisse auf die Dehnungslage und den Ablauf der Atembewegung.

Bei *ruhiger Atmung* treten die dynamischen Widerstandskräfte gegenüber den Änderungen statischer Kräfte zurück.

Ruhige Einatmung ($^1/_2$ Liter) von der Gleichgewichtslage aus bedingt ein Anwachsen der Spannungsresultanten $\sum p_{el}$ von Lunge und Brustwand von 0 auf 7 cm H_2O (S. 101). Die Strömungsdruckdifferenz in der Lungenluft ist ca. $^1/_2$ cm H_2O, die Deformationswiderstände $\sum p_w$ sind wahrscheinlich von ähnlicher Größenordnung.

Die inspiratorische Muskelarbeit hat also hauptsächlich passive statische Kräfte zu überwinden. Die gesteigerte Spannungs- und Lageenergie ist mehr als genügend, um die Bewegungswiderstände der exspiratorischen Phase zu überwinden (S. 87 u. 89).

Dehnungslage und Bewegungsverlauf der ruhigen Atmung ist daher im wesentlichen durch das Verhältnis des Zusammenarbeitens von muskulären und passiven statischen Kräften bestimmt. Die Dehnungsrichtung mit geringster Spannungszunahme ist bevorzugt (S. 103).

Je *höher die Bewegungsgeschwindigkeit* steigt, oder je größer die *Bewegungswiderstände* werden (z. B. Stenosen), *um so mehr gewinnen die dynamischen Kräfte Einfluß auf Dehnungslage und Atemverlauf.* Mit zunehmender Respirationsfrequenz vermindert sich die erreichbare Atemtiefe und die erreichbare Minutenleistung (S. 79).

Der abdominelle Atemtypus tritt bei beschleunigter Atmung zurück gegenüber der thorakalen Bewegungsrichtung, bei welcher geringere Massenkräfte zu überwinden sind.

Erhöhte Bewegungswiderstände bedingen eine Veränderung des Atemtypus, Beiziehung von Hilfsmuskeln in der Einatmungsphase und eventuell auch Ausatemphase (S. 90). Ferner findet besonders bei intrapulmonärer Verengerungen der Strombahn, welche exspiratorisch sich verstärken (S. 117), eine *Rückwirkung auf die Dehnungslage* statt. Die Ausatemlage verschiebt sich entsprechend der erschwerten Entleerung der Lungen in inspiratorischer Richtung. Die Atemexkursion rückt automatisch in eine Zone, wo größere passive Spannungskräfte für die Ausatmung verfügbar sind. (EINTHOVEN: Pflügers Archiv Bd. 51.)

Die *Bewegungswiderstände* beeinflussen den Bewegungsablauf nicht nur unmittelbar mechanisch, sondern *wahrscheinlich auch reflektorisch,* auf dem Wege proprioceptiver Bahnen der Körperwand, speziell der Atemmuskeln. Normalerweise besteht keine deutliche bewußte Empfindung eines Atemwiderstandes. Das Gefühl der Atemnot bei erschwerter Atmung enthält dagegen neben dem Drang nach Luft auch die Wahrnehmung eines Bewegungswiderstandes (z. B. im Asthmaanfall).

VI. Energetik der Atmung.

Die Atembewegung wird durch Muskelarbeit geleistet. Bei ruhiger Atmung erfolgt nur eine Atemphase unmittelbar durch Muskelzug. Die exspiratorische Phase wird durch in der ersten Bewegungsrichtung erzeugte Lage- und Spannungsenergie veranlaßt und bedingt keine Muskelarbeit, oder, wenn sie durch Muskelzug gebremst ist, nur geringfügige statische Muskelarbeit. Bei rascher oder erschwerter Atmung können auch beide Bewegungsrichtungen aktive Muskeltätigkeit erfordern.

---

[1] Zentralbl. f. Chirurg. 1923, S. 738 und Vox med. II, Nr. 12. 1922.

a) Bestimmung der Atemarbeit.

1. Indirekte Bestimmung aus dem Stoffwechsel.

Wie jede Muskelarbeit kann die Atemarbeit aus der Stoffwechseländerung bei einer Änderung der Atemleistung indirekt bestimmt werden.

Bei *willkürlich gesteigerter Atmung* ist die *pro Liter Mehrventilation* in der Minute gefundene Zunahme des O_2-Verbrauches wechselnd zwischen 2 bis 10 ccm O_2 pro Minute [SPECK, ZUNTZ und HAGEMANN, A. LÖWY, ZUNTZ und SCHUMBURG, LILJESTRAND[1])].

Bei *Steigerung der Atmung durch Vergrößerung des schädlichen Raumes* (Röhrenatmung) bestimmt LILJESTRAND[1]) wesentlich kleinere Werte: 0,3 bis 0,7 ccm O_2 pro Liter Mehrventilation. Die Größe ist abhängig von der Atemfrequenz: für 10 bzw. 15, bzw. 20 Atemzüge pro Minute: 0,66, 0,26 und 0,56 ccm O_2 pro Liter Ventilation.

Mit steigender Ventilation wächst der O_2-Verbrauch zunehmend rascher, nach Art einer *parabolischen Kurve*, welche je nach der Atemfrequenz verschieden rasch ansteigt. Bei Ventilation bis 20 Liter pro Minute sind Frequenzen zwischen 10—30 pro Minute günstig, bei steigender Ventilation ist Frequenz 20 am vorteilhaftesten, bei sehr großer Ventilation Frequenz 30[2]).

Willkürliche Steigerung der Atmung bedingt eine abnorme Anstrengung in der Exspirationsphase, ferner Nebenbewegungen, welche die Stoffwechselzunahme mit beeinflussen[3]).

Die Atemsteigerung bedingt zudem nicht nur eine Zunahme der mechanischen Atemarbeit, sondern auch eine erhöhte Wärmeabgabe (Erwärmung der Atemluft, Sättigung mit Wasserdampf). Es ist nicht unwahrscheinlich, daß auch die Messungen von LILJESTRAND, welche für die ruhige Atmung einen Stoffwechselanteil von 1—3,5% des Ruhestoffwechsels ergeben (gegenüber 10—15% früherer Bestimmungen), noch zu hohe Werte darstellen.

Wichtig ist die Feststellung, daß die *Atemarbeit mit dem Minutenvolum steigt*, aber nicht proportional, sondern rascher, daß ferner *bei gleicher Minutenleistung auch die Frequenz Einfluß* besitzt. Niedere Frequenz mit großer Atemtiefe bedingt vermehrte Atemarbeit [LILJESTRAND, ferner REACH und ROEDER[4])].

2. Bestimmung der Abhängigkeit der Atemleistung von wechselnden Umständen.

A. Volumleistung.

Bei maximaler Atemanstrengung und wechselnder, willkürlich eingehaltener Atemfrequenz ist die Minutenleistung zwischen 20—30 Atemzügen pro Minute ein Maximum. Sie ist geringer bei niedrigeren oder höheren Frequenzen (S. 79). Nach der Untersuchung an weiteren drei Versuchspersonen liegt die günstigste Frequenzzone individuell etwas verschieden. Einschaltung von äußeren Atemwiderständen verringert die Volumleistung und verschiebt die optimale Frequenz zu niedrigeren Werten.

B. Äußere Arbeitsleistung.

Bei Atmung durch Röhren verschiedenen Widerstandes und gleichbleibender Atemfrequenz ist die äußere Strömungsarbeitsleistung für eine bestimmte Größenzone des äußeren Widerstandes ein Maximum. Dieser Höchstwert liegt für 24 Atemzüge pro Minute bei einer durch äußeren Widerstand bedingten Druckhöhe von 60—70 cm H_2O, entsprechend etwa der Hälfte des maximalen Atemdruckes. Die größte äußere Arbeitsleistung in einer Strömungsrichtung war ca. 30 mkg pro Minute[5]).

---

[1]) LILJESTRAND: Untersuchungen über die Atmungsarbeit. Skandinav. Arch. f. Physiol. Bd. 35, S. 199. 1917. Dort Literatur.
[2]) LILJESTRAND: l. c. S. 246.
[3]) LILJESTRAND: l. c. S. 250 u. S. 275.
[4]) REACH u. ROEDER: Biochem. Zeitschr. Bd. 22, S. 471. 1909.
[5]) ROHRER: Schweiz. med. Wochenschr. 1921, Nr. 41.

3. Messung der mechanischen Atemarbeit in den Atemorganen.

Die Atembewegung ist eine Volumänderung dQ, welche im Zeitelement dt gegen die in diesem Zeitpunkt vorhandene widerstehende Kraft p erfolgt. Die Arbeitsleistung im Zeitelement dt ist:

$$dA = p \cdot dQ, \qquad p = f(t).$$

Wenn am Volum registrierenden Apparat eine Schreibfläche sich mit dem Schwimmer bewegt und senkrecht zur Bewegungsrichtung die Druckwerte von irgendeiner Stelle der Atemorgane (Trachea, Pleuradruck, Differenzdruck zwischen Trachea und Lungenoberfläche) während eines Atemzyklus geschrieben werden, erhält man ein *Diagramm der Arbeitsleistung* am betreffenden Ort des Atemsystems während eines Atemzyklus [Rohrer und Wirz, Bestimmungen am Kaninchen[1])]. *Flächengröße* und *Form der Arbeitsdiagramme* sind veränderlich, je nach Meßstelle, Atemtiefe, Volumgeschwindigkeit und Strömungswiderstand in den Atemwegen (Abb. 32a, b, c, d).

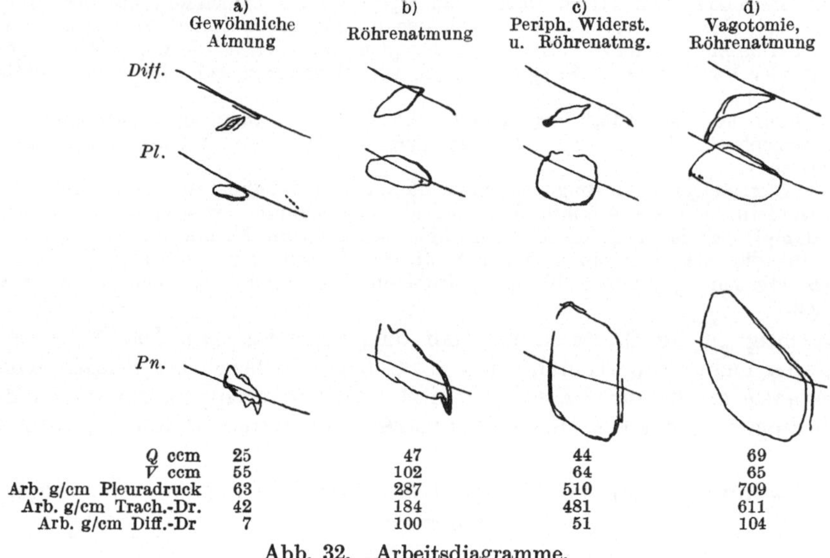

	a)	b)	c)	d)
Q ccm	25	47	44	69
V ccm	55	102	64	65
Arb. g/cm Pleuradruck	63	287	510	709
Arb. g/cm Trach.-Dr.	42	184	481	611
Arb. g/cm Diff.-Dr	7	100	51	104

Abb. 32.   Arbeitsdiagramme.

Es wird möglich sein, mit dieser Methode bei Ausschaltung der aktiven Atemkräfte (curarisiertes Versuchstier) und passiver Beatmung, durch pneumatischen Druck von den Luftwegen her, die Größe der in den Atmungsorganen geleisteten Gesamtarbeit bei verschiedenem Minutenvolumen, wechselnder Frequenz und Atemtiefe systematisch festzustellen.

4. Berechnung der mechanischen Atemarbeit.

Bei ruhiger Atmung wird nur inspiratorisch muskuläre Arbeit geleistet. Es soll schematisierend angenommen werden, daß Inspiration und Exspiration gleich lange dauern und mit konstanter Geschwindigkeit erfolgen. Es sei die Atemtiefe Q Liter, die Frequenz pro Minute n. Das inspirierte Minutenvolum ist $L = n \cdot Q$, die Volumgeschwindigkeit V bei einer Strömungszeit von 30 Sek.: $V = \dfrac{L}{30}$.

A. Elastische Spannungsarbeit.

Bei der Einatmung von Q Litern von gewöhnlicher Einatemstellung aus wächst die Spannung von 0 bis $k_{el} \cdot Q$ cm H_2O (S. 101), $k_{el} = 14$ cm H_2O.

---

[1]) Wirz: Pflügers Arch. f. d. ges. Physiol. Bd. 199, S. 47. 1923. Ferner Rohrer u. Wirz: Klin. Wochenschr. Jg. 2, Nr. 21.

Es ist die Arbeitsleistung für eine Inspiration:

$$A_Q = \frac{1}{2} \cdot k_{el} Q \cdot Q = \frac{k_{el}}{2} \cdot Q^2 \, .$$

Die Arbeit für n Atemzüge:

$$A_L = n \cdot \frac{k_{el}}{2} \cdot Q^2 = n \cdot \frac{k_{el}}{2} \cdot \frac{L^2}{n^2} = \frac{k_{el}}{2} \cdot L^2 \cdot \frac{1}{n} \, .$$

B. Dynamische Widerstände.

Der Strömungswiderstand ist (S. 109):

$$p_{alv} = a_1 \, V + b_1 \, V^2 \, ,$$

die Deformationswiderstände (S. 112):

$$p_w = a_2 \, V - b_2 \, V^2 \, .$$

Es soll angenommen werden, daß sich die quadratischen Glieder aufheben. Es sei

$$p_{alv} + p_w = k_w \cdot V \quad (k_w = a_1 + a_2) \, .$$

Nach Bestimmung an der Lunge[1]) ist $a_2 = $ ca. $4 \cdot a_1$.

Es sei angenommen, zwischen dem Deformationswiderstand in den ganzen Atemorganen und Strömungswiderstand in den ganzen Lungenwegen bestehe dasselbe Verhältnis, wie für die Lunge allein. Für die Atemwege des Menschen ist $a_1 = 0,8$ und $k_w = a_1 + a_2 = 5 \, a_1 = 4$. Für $V = 1$ Liter pro Sek. ist bei dieser Größe von k_w: $p_{alv} + p_w = 4$ cm H_2O, entsprechend dem S. 112 bestimmten Wert 3,9 cm H_2O.

Die dynamische Arbeitsleistung ist, da gegen den Widerstand $(p_{alv} + p_w)$ das Volumen L transportiert wird:

$$A = (p_{alv} + p_w) \, L$$

da

$$(p_{alv} + p_w) = k_w \cdot V \quad \text{und} \quad V = \frac{L}{30} \, ,$$

ist

$$A = \frac{k_w}{30} \cdot L^2 \, .$$

C. Gesamtarbeit der Inspiration pro Minute.

Die Summe der elastischen Spannungsarbeit und dynamischen Arbeitsleistung ist

$$A = \frac{k_{el}}{2} \cdot L^2 \cdot \frac{1}{n} + \frac{k_w}{30} \cdot L^2 = \left(\frac{k_{el}}{2} \cdot \frac{1}{n} + \frac{k_w}{30} \right) \cdot L^2 \, .$$

Der Bau dieser Formel stimmt überein mit den Ergebnissen der Stoffwechseluntersuchungen. Die Atemarbeit nimmt nicht proportional, sondern in Form einer Parabel zu, mit dem Minutenvolum. Sie steigt ferner mit der Atemtiefe $\left(\dfrac{1}{n} \right)$.

Da die Druckwerte in cm H_2O und die Volumwerte in Litern gemessen sind, ist $A = 0,01 \cdot p \cdot L$ mkg.

Bei $k_{el} = 14$ und $k_w = 4$ hat der Ausdruck $\left(\dfrac{k_{el}}{2} \cdot \dfrac{1}{n} + \dfrac{k_w}{30} \right)$ für verschiedene Frequenzen die Werte:

Tabelle 8.

Frequenz pro Minute . .	5,1	8,1	11,3	15	19	26
$\left(\dfrac{k_{el}}{2} \cdot \dfrac{1}{n} + \dfrac{k_w}{30} \right)$	1,5	1,0	0,75	0,6	0,5	0,4

Ein Anstieg der Frequenz von 5 auf 11 bedingt ein Sinken der Atemarbeit auf etwa die Hälfte. Mit weiterem Steigen der Frequenz verlangsamt sich die Abnahme der Arbeit.

Bei ruhiger Atmung und einem Minutenvolum von 7 Litern ist die Atemarbeit pro Minute bei 15 Atemzügen nur 0,3 mkg, entsprechend etwa $^1/_2$ ccm O_2 (1 mkg = 1,5 ccm O_2)[2]).

---

[1]) Wirz: Pflügers Arch. f. d. ges. Physiol. Bd. 199, S. 43. 1923. $a_1 = 0,0072$, $a_2 = 0,0268$.
[2]) Du Bois-Reymond, R.: Ergebn. d. Physiol. Jg. I, 2, S. 402.

Für verschiedene Minutenvolumina und 15 Atemzügen pro Minute sind die O_2-Gaswechselzunahmen (Tab. 9):

Tabelle 9.

O_2-Gaswechselzunahme ccm/Min.	15 Liter/Min.	22,5 Liter/Min.	30 Liter/Min.
Nach Formel	2,0 ccm	4,4 ccm	8,1 ccm O_2 pro Min.
Nach LILJESTRAND[1])	9,5 „	21 „	43 „ „ „ „

Die Werte sind also etwa $^1/_5$ der nach der Stoffwechselmethode bestimmten. Es ist nicht unwahrscheinlich, daß diese letzteren Werte infolge der Erhöhung der Wärmeabgabe zu groß sind. Andererseits sind für die Ableitung der Formel manche Verhältnisse schematisiert und ist die Festsetzung von k_w nicht sehr zuverlässig[2]).

Für $\frac{k_w}{30} > \frac{k_{el}}{2} \cdot \frac{1}{n}$ ist die Arbeit für die Überwindung dynamischer Widerstände größer als die elastische Spannungsarbeit. Es müssen oberhalb der Grenze von 50 Atemzügen pro Minute unter allen Umständen aktive exspiratorische Kräfte mitwirken, da die inspiratorisch gespeicherte potentielle Energie nicht mehr für die Leistung der exspiratorischen Arbeit ausreicht. Tatsächlich findet das Eingreifen von exspiratorischen Muskeln schon bei niedrigeren Frequenzen statt, da die verfügbare Ausatemzeit mit steigender Frequenz immer kürzer wird. (Eine genaue Berücksichtigung der Verhältnisse der passiven Ausatmung bei verschiedener Frequenz wird durch die Anwendung der Theorie aperiodisch gedämpfter Schwingungen auf den Exspirationsvorgang möglich sein.)

b) Rückwirkung der Atemarbeit auf den Verlauf der Atembewegung.

ROHRER hat die Arbeitshypothese aufgestellt, daß die *Größe der Atemarbeit für die Regulation der Atemfrequenz maßgebend* ist[3]).

Von einem Atemzug von der Tiefe Q geht für den Lungenluftwechsel das im schädlichen Raum (S) der zuführenden Atemwege bleibende Volum verloren. Die physiologische Größe von S ist zwar veränderlicher als die anatomische Größe. Es soll für diese schematisierende Betrachtung davon abgesehen werden. S ist für den Erwachsenen bei Nasenatmung ca. 0,16 Liter. Das *nutzbare Volum eines Atemzuges* ist $Q - S$. Das *nutzbare Minutenvolum* N ist gleich dem Minutenvolum $L - nS$, also $L = N + n \cdot S$. In die Arbeitsformel eingesetzt, gibt:

$$A = \left(\frac{k_{el}}{2} \cdot \frac{1}{n} + \frac{k_w}{30}\right)(N + n \cdot S)^2 .$$

Wenn N als Konstante betrachtet wird, als die nutzbare Leistung, welche mit verschiedener Frequenz erreicht werden kann, ergibt die Differenzierung $\frac{dA}{dn}$ und Auflösung des gleich Null gesetzten Differentialquotienten die optimale Atemfrequenz n_o, bei welcher die nutzbare Liefermenge mit geringster Atemarbeit geleistet wird.

$$n_0 = \sqrt{K^2 + 2 K \cdot \frac{N}{S}} - K \quad {}^4); \qquad K = 3,75 \cdot \frac{k_{el}}{k_w} = 3,75 \cdot \frac{14}{4} = 13,1 .$$

---

[1]) LILJESTRAND: l. c. S. 245.

[2]) Auch der Bau der Atemarbeitsformel entspricht vielleicht noch nicht ganz den tatsächlichen Verhältnissen. Der experimentelle Befund, daß bei willkürlicher maximaler Atemanstrengung die Minutenleistung oberhalb einer optimalen Atemfrequenz wieder sinkt (S. 121), ist nach der Formel nicht zu erwarten, indem die Arbeitsgröße für eine bestimmte Minutenleistung nach der Formel mit der Frequenz dauernd abnimmt. Entweder ist der Phasenwechsel mit Umsteuerungswiderständen (z. B. Massenträgheit) verbunden, welche in der Formel noch nicht berücksichtigt sind und bei höheren Frequenzen zunehmend Bedeutung gewinnen, oder dann ist die Formel richtig und vermindert sich die mechanische Leistungsfähigkeit der arbeitenden Muskeln mit steigender Frequenz.

[3]) ROHRER: Die Regulation der Atmung. Schweiz. med. Wochenschr. 1921, Nr. 4, S. 74—79.

[4]) Die Umformung $n_0 = K\left(\sqrt{1 + \frac{2}{K} \cdot \frac{N}{S}} - 1\right)$ weniger geeignet zur Diskutierung.

Bei einem Ruheminutenvolum von 7 Litern und 15 Atemzügen pro Minute ist das nutzbare Atemvolum $N = L - n \cdot S = 4{,}6$ Liter.

Die Berechnung von n_0 für $N = 4{,}6$ Liter gibt $n_0 = $ ca. 17. Es wird also *bei ruhiger Atmung eine Frequenz eingehalten*, welche den erforderlichen *Lungenluftwechsel mit geringster mechanischer Arbeitsleistung erzielt*. Für die Annahme, daß die Ökonomie der Atemarbeitsleistung, die Einstellung auf eine optimale Frequenzzone, für die Regulation der Atemfrequenz maßgebend ist, spricht auch folgendes: Eine Steigerung der Lungenventilation bei Körperarbeit bedingt im allgemeinen eine Frequenzzunahme. Nach vorstehender Formel ist eine Zunahme von N mit einem Wachsen von n_0 verbunden. Bei Frauen und Kindern ist k_{el} und damit K und n_0 größer als bei Männern mittleren Alters. Die beobachteten Frequenzen liegen tatsächlich ebenfalls höher. Eine Zunahme des Atemwiderstandes k_w oder schädlichen Raumes bedingt nach der Formel ein Sinken der optimalen Frequenz, welches im allgemeinen auch den Beobachtungen entspricht (S. 79). Eine Verminderung des Atemwiderstandes (Mundatmung) führt umgekehrt zu oberflächlicher frequenterer Atmung.

Es ist bei anderen rhythmischen Bewegungsvorgängen von Skelettmuskelgruppen, z. B. bei der Gangbewegung, oder oft ausgeführten rhythmischen Arbeitsbewegungen[1]), eine bekannte Beobachtung, daß die Rhythmik sich den in dem bewegten Körperabschnitt und den äußeren Widerständen gegebenen mechanischen Bedingungen anpaßt. (Gangrhythmik bei verschieden großen Individuen, bei verschiedener Bewegungsschnellgkeit, verschiedener Steigung oder Unebenheit des Untergrundes.) Die Bewegung schleift sich ein auf eine günstige Ausnützung der Muskelarbeit, wobei die propriozeptiven Empfindungen in den bewegten Körperteilen und das Anstrengungsgefühl unbewußt leitend sind. Bei den Atemorganen kommen als solche Einflüsse außer propriozeptiven, sensiblen Reizen in der bewegten Körperstammwandung[2]) und der Lunge (Vagus) auch die durch den Atemluftstrom in den Schleimhäuten der oberen Luftwege bedingten Reize in Frage.

Daß dieses Moment wahrscheinlich auch bei der Regulation der Atemrhythmik wichtig ist, dafür spricht die Erscheinung, daß bei plötzlicher Änderung der atemmechanischen Verhältnisse ein *Übungsstadium* beobachtet wird: z. B. eine Widerstandsvermehrung durch einen Atemapparat (Gasmaske, S. 79) führt zunächst individuell zu wechselnden Frequenzänderungen. Im Laufe der Zeit kommt dagegen bei den meisten Versuchspersonen eine gleichmäßige Einstellung auf eine erniedrigte Frequenzzone zustande. Nach eigenen Untersuchungen zusammen mit Hishikawa[3]) über die Atmung des Neugeborenen ist in den ersten Lebenstagen ein solches Übungsstadium deutlich zu beobachten, eine zunächst individuell erheblich wechselnde Frequenzeinstellung. Nach einigen Tagen verringert sich der Schwankungsbereich, um im Laufe des ersten Lebensjahres noch weiter abzunehmen.

Die Einstellung der Atemfrequenz auf eine optimale Frequenzzone wird durch zahlreiche reflektorische und psychische Einflüsse auf die rhythmische Tätigkeit des Atemzentrums immer wieder zeitweise überlagert oder längere Zeit gestört (z. B. willkürliche Änderung der Atemfrequenz bei Phonation, oberflächliche frequente Atmung durch Pleuraschmerzen, neurotische Atemstörungen). Bei Beseitigung solcher Einflüsse zeigt sich immer wieder die Tendenz zur Rückkehr zur optimalen Frequenzzone, ein Zeichen dafür, daß dieses Moment hauptsächlich die Frequenz bestimmt.

Die *chemische Regulation* der Atemleistung und die *Regulation der Atemrhythmik* stehen in einem *Ergänzungsverhältnis*.

---

[1]) Atzler, Berufliche Arbeit als physiolog. Problem. Vers. d. Deutsch. Naturforscher u. Ärzte, Innsbruck 1924. Die Naturwissenschaften, Heft 47, S. 1039. 1924.

[2]) Bedeutung afferenter Bahnen der Intercostalnerven und des Phrenicus für die Atemregulation: Liljestrand, Atmung. Jahresberichte über die ges. Physiologie, S. 259. 1922.

[3]) Hishikawa: Schweiz. med. Wochenschr. 1923, Nr. 13.

VII. Funktionelle und plastische Anpassung der Atemorgane.

a) Funktionelle Anpassung der Atemorgane.

Der Zustand der Atemorgane und der Ablauf der Atembewegung passen sich wechselnden statischen, dynamischen und energetischen Bedingungen an (S. 105 und 120).

Die Untersuchung des Verhaltens eines bestimmten Individuums oder der Veränderung des normalen Zustandes durch bestimmte Erkrankungen an den Atemorganen erfordert die systematische Feststellung der mechanischen Bedingungen unter verschiedenen Umständen[1].

Neben der messenden und graphisch registrierenden Beobachtung des Verlaufes der ruhigen und der willkürlich maximal gesteigerten Atmung (von denen die erstere außer den mechanischen Bedingungen auch regulatorische Verhältnisse [chemische und nervöse Atemregulation] widerspiegelt, die letztere im wesentlichen rein die Grenzverhältnisse des mechanischen Vorganges kennenlernt: Bewegungsspielraum, maximaler Atemdruck, maximales Minutenvolumen) wäre besonders für die pathologische Physiologie der Atemorgane auch der Ausbau einer eigentlichen *funktionellen Untersuchungsmethodik* wichtig. Die funktionelle Diagnostik der Leistungsfähigkeit von Organen vergleicht im allgemeinen die Änderung der Organfunktion bei bestimmt dosierten Belastungen der Organtätigkeit. Auf atemmechanischem Gebiet würde es sich um die abgestufte Änderung von Faktoren handeln, welche die Atemarbeit bestimmen, z. B. Feststellung der Anpassung der Atembewegung an dosierte Vergrößerungen des Luftströmungswiderstandes, und des schädlichen Raumes[2].

b) Plastische Anpassung der Atemorgane.

Die Atembewegung wirkt zurück auf den Zustand der Atemmuskeln und den Bau der statisch und dynamisch beanspruchten Weichteile und Skelettabschnitte. Es ist anzunehmen, daß die *normalen Wachstums- und Umbildungsvorgänge* an *Lunge und Brusthöhlenwandung* von der Atemfunktion beeinflußt sind. Außerdem ist auch die Beanspruchung der Atemmuskeln bei Körperstammbewegungen (S. 91) mitbeteiligt. Beide Momente sind für eine Übungstherapie von Unterentwicklungszuständen der Atemorgane wegleitend.

Die *Pathologie der Atemorgane* zeigt viele Beispiele, wo die Atemfunktion bei der Entstehung von Bauänderungen der Lunge und Brusthöhlenwandung mitwirkt (Emphysem, Asthma), wo ferner plastische Anpassungen im Rahmen der neuen Bauverhältnisse den Ablauf der Atembewegung günstig gestalten. Die funktionelle Atemtherapie besteht in einer bewußten Leitung dieser Anpassungsvorgänge. (S. Abschnitte über Pathologie der Atemfunktion, ferner: Hofbauer: Atmungspathologie und Therapie. Berlin: Julius Springer 1921.)

VIII. Schluß.

In diesem Abschnitt über die *Physiologie der Atembewegung* ist versucht worden die mechanische Seite des Atemvorganges systematisch aufbauend darzustellen, bis zu einer Grenze, wo dieser Begriffskreis sich mit denjenigen anschließender Gebiete berührt. (Ateminnervation; Lungengaswechsel: Nutzbares Atemvolum, Bedeutung für Regulation der Atemfrequenz.)

Die Darstellung ist an manchen Stellen ein Gerüst, das auf ein wenig umfassendes Versuchsmaterial aufbauen mußte (Statik, Dynamik, Energetik der Atmung), da eine Vergleichung mit Befunden anderer Untersucher oft nicht möglich war. Weitere Untersuchungen werden Ergänzungen, vielleicht auch Änderungen bringen.

Besonders wichtig erschien der Anschluß an den *klinischen atmungspathologischen Gedankenkreis*, für welchen vor allem die *Topographischen Fragestellungen*, (siehe Sachregister: *Topographie*), den physiologischen Unterbau darstellen können. Die Anwendung auf pathologisch-physiologische Fragen bedarf einiger Vorsicht, da die pathologischen Veränderungen von Lungenbau, Pleuraspaltraum, Brusthöhlenform und Wandung, vom normalen Geschehen sehr abweichende Bedingungen schaffen können. (S. 77, S. 94, S. 100, S. 117.)

---

[1] Achard u. Binet: Examen fonctionel du poumon. Paris: Masson et Cie. 1922.
[2] Rohrer: Begutachtung der schweizerischen Gasmaske. Schweiz. med. Wochenschr. 1921, Nr. 41.

Nachtrag 1, zu S. 91.

Tabelle 3. Strömungsgeschwindigkeit in verschiedenen Abschnitten der Luftwege.
(Besprechung der Tabelle siehe S. 91 u. 92.)

	Relative Geschwindigkeit	Gewöhnliche Atmung met sec.	Maximale Atmung met sec.	Hustenstoß met sec.
Glottis	3,39	3,0 —5,0	21,0 —35,0	50 —120
Trachea	1	0,9 —1,5	6,2 —10,0	15 — 35
Rechter Stammbronchus	0,9	0,8 —1,3	5,6 — 9,0	13 — 32
Bronch. v. d = 6 mm . .	1,64 —1,76	1,4 —2,6	10,0 —18,0	24 — 62
„ „ d = 2 mm . .	0,28 —1,25	0,25—1,8	1,7 —13,0	4 — 44
Lobularbronchus	0,35 —0,72	0,3 —1,1	2,2 — 7,0	5 — 25
Intral. Bronch. 5. Ordn. .	0,08 —0,166	0,07—0,24	0,5 — 1,7	1,2— 6
Bronch. resp. 3. Ordn. . .	0,035—0,072	0,03—0,11	0,22— 0,74	0,5— 2,5

Nachtrag 2, zu S. 116.

Der Widerstand in den Luftwegen ist, außer durch Schleimhautschwellungen im nasalen und bronchialen Abschnitt, vor allem durch verschiedenen Kontraktionszustand der Ringmuskulatur der intrapulmonären Luftkanäle veränderlich. Die Bronchialmuskulatur scheint hinsichtlich ihrer Innervation nicht in relativ selbständige Bezirke eingeteilt zu sein wie die Arterienmuskulatur. Ihre Aufgabe ist eine Regulation des Gesamtströmungswiderstandes in den Luftwegen, (z. B. Schutzreflex bei Einatmung reizender Gase). Für eine Regulation der Strömungszuteilung auf verschiedene Lungenabschnitte durch regional begrenzte Bronchialverengerungen liegen keine Anhaltspunkte vor. Im Gegensatz zum Gefäßsystem, wo die Verteilungsregulation im Vordergrund steht und pathologisch-physiologisch zahlreiche örtlich begrenzte vasomotorische Neurosen relativ selbständiger Strömungsgebiete vorliegen können, ist bei den Atemorganen nur ein über die ganzen intrapulmonären Luftwege sich erstreckender Spasmus der Bronchialmuskeln beobachtet (Asthma bronchiale). Über halbseitige oder lobär begrenzte Asthmaanfälle fehlen Angaben.

Die Physiologie der Luftwege.

Von

Emil von Skramlik
Freiburg i. Br.

Mit 15 Abbildungen.

Zusammenfassende Darstellungen.

Einthoven, W.: Physiologie des Rachens, in Heymanns Handb. d. Laryngol. u. Rhinol. Bd. II, S. 47. Wien 1899. — Ewald, J. R.: Die Physiologie des Kehlkopfs und der Luftröhre; Stimmbildung, in Heymanns Handb. d. Laryngol. u. Rhinol. Bd. I, 1, S. 165. Wien 1898. — Gaule, J.: Physiologie der Nase und ihrer Nebenhöhlen, in Heymanns Handb. d. Laryngol. u. Rhinol. Bd. III, 1. S. Wien 1900. — Mangold, E.: Physiologie der Trachea, in Handb. d. Hals-, Nasen- u. Ohrenkrankh. Bd. I. Berlin: Julius Springer 1925. — Mink, P. J.: Physiologie der oberen Luftwege. Leipzig: F. C. W. Vogel 1920. — Nagel, W. A.: Physiologie der Stimmwerkzeuge, in Nagels Handb. d. Physiol. Bd. IV. — v. Skramlik, E.: (1) Physiologie der Mundhöhle und des Rachens. (2) Physiologie des Kehlkopfes in Handb. d. Hals-, Nasen- u. Ohrenkrankh. Bd. I. 1925. — Zwaardemaker, H.: Physiologie der Nase und ihrer Nebenhöhlen, in Handb. d. Hals-, Nasen- u. Ohrenkrankh. Bd. I. 1925.

Luftwege nennen wir das eigenartig gebaute Röhrensystem, das die Verbindung der äußeren Atmosphäre mit den Lungenalveolen herstellt, in welchen der Austausch der Gase der Luft mit dem Blute stattfindet. Das System wird ständig wechselnd in beiden Richtungen beansprucht, und zwar zur Zuleitung von frischer und Ableitung von verbrauchter Luft. Anatomisch setzen sich die gesamten Luftwege aus den Nasenvorhöfen, den Nasenhöhlen, dem Nasen-, Mund- und Kehlkopfteil des Schlundes, dem Kehlkopf, der Luftröhre und den Bronchien mit ihren feinsten Ästen zusammen. Der Anfangsteil dieses Systems — die äußere Nase und die Nasenhöhlen — ist durch eine Scheidewand in zwei annähernd symmetrisch gebaute Hälften gesondert. Im Mundteil des Schlundkopfes treffen sich zwei Bahnen: die Luft kann nämlich dahin entweder durch die Nasenvorhöfe, -höhlen und den Nasenteil des Pharynx oder aber durch die Mundhöhle gelangen. Wird der erste Weg benützt, so spricht man von Nasen-, wird der zweite beansprucht, von Mundatmung.

Der gesamte Respirationstractus läßt sich in zwei Anteile scheiden, die mit eigenen Namen als *obere* und *untere* Luftwege gekennzeichnet werden. Die *oberen Luftwege* reichen von den beiden normalen Eintrittsstellen der Luft in den Organismus — den äußeren Nasenöffnungen oder dem Mund — bis zur Höhe der Stimmlippen, die unteren von diesen bis zu den Lungenalveolen. Der *Querschnitt* des Systems wechselt von Stelle zu Stelle. Am eigenartigsten ist die Querschnittsänderung in den *oberen Luftwegen*. Die Bahn erweitert sich von den äußeren Nasenöffnungen bis zu den Nasenhöhlen und verschmälert sich von da bis zu den Choanen. Es wechselt hier aber nicht nur die Größe, sondern auch die Form des Querschnitts von Stelle zu Stelle. Im Schlundkopf kommt es zu einer erneuten Erweiterung des Querschnittes, der sich dann bis zur Höhe der Stimmlippen wieder verengt. In den unteren Luftwegen findet bis auf geringe Ausnahmen ständig eine Querschnittsvergrößerung statt, die in den Lungenalveolen ihr Maximum erreicht.

An dem System ändert sich aber nicht nur der *Querschnitt*, sondern auch die *Richtung*, in der die einzelnen Röhrenstücke verlaufen, ständig. Dies geht aus einer schematischen Darstellung der Luftwege hervor (s. Abb. 33), bei der Mund- und Nasenatmung berücksichtigt ist. Der Anfangsteil besteht aus zwei übereinander gelagerten Röhren von bei aufrechter Haltung des Körpers annähernd horizontalem Verlauf, die in einen Kanal übergehen, der vertikal gestellt ist: den Schlundkopf. Der weitere Verlauf weist wieder Knickungsstellen auf, eine an der Abgangsstelle des Kehlkopfes aus dem Pharynx und eine in der Höhe der Taschenfalten. Von da ab bleibt der Verlauf ein vertikaler durch die Luftröhre bis zu deren Teilungsstelle in die beiden Bronchi; später, bei der weiteren Aufteilung der Hauptäste in die Bronchien, kann von einem bestimmten Richtungsverlauf keine Rede mehr sein.

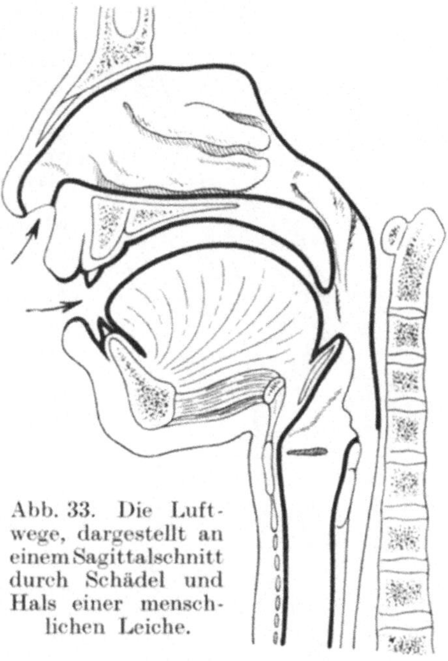

Abb. 33. Die Luftwege, dargestellt an einem Sagittalschnitt durch Schädel und Hals einer menschlichen Leiche.

Die *Bedeutung der Luftwege* für den Organismus beruht, wie der Name sagt, in erster Linie im *Transport von Luft*; die Organe, die sich an der Zusammensetzung des Respirationstractus beteiligen, erfüllen aber auch noch eine Anzahl weiterer Aufgaben, die mit der Atmung direkt nichts zu tun haben.

I. Physiologie der äußeren Nase, der Nasenhöhlen und ihrer Nebenhöhlen.

A. Die Vorhöfe zur Nase.

Der Anfangsteil des Respirationstractus wird durch die Vorhöfe der Nase dargestellt. Diese stehen durch die äußeren Nasenöffnungen, die Nares, mit der Außenwelt, durch die Aperturae pyriformes mit den Nasenhöhlen in Verbindung. Meist werden Nasenvorhof und -höhle im gewöhnlichen Sprachgebrauch gar nicht streng voneinander unterschieden; doch haben die Vorhöfe physiologisch eine ganz bestimmte Bedeutung, die es rechtfertigt, sie gesondert zu besprechen. Es handelt sich um zwei pyramidenförmige Räume, die so aneinandergeschlossen sind, daß sie eine Begrenzungsfläche — das septum nasi — gemeinsam haben. Eine weitere Seitenfläche wird durch die schräg nach außen und seitwärts abfallenden Nasenflügel gebildet, die dritte durch die Ebene, die man durch die Begrenzung der Apertura pyriformis legen kann. Die Basis der Pyramide endlich liefert die Ebene der äußeren Nasenöffnung.

Zum Verständnis der aktiven und passiven Bewegungen, die man gleichzeitig mit der Atmung an den Nasenflügeln beobachten kann, müssen einige anatomische Bemerkungen über den Bau der Nase eingeflochten werden.

In der Mitte des knorpeligen Skeletts, das den beweglichen Teil der äußeren Nase trägt, befindet sich das Septum. Diese viereckige Knorpelplatte spaltet sich (s. Abb. 34) an ihrem vorderen oberen Rande, der an die Nasenbeine angeschlossen ist, in zwei dreieckige, nach hinten und außen umbiegende Knorpelplatten auf, die Cartilagines nasi laterales. Die Verbindung zwischen der Cartilago septi und den beiden Cartilagines nasi laterales ist eine so feste, daß man die letzteren gewöhnlich als *Flügel* des Scheidewandknorpels bezeichnet.

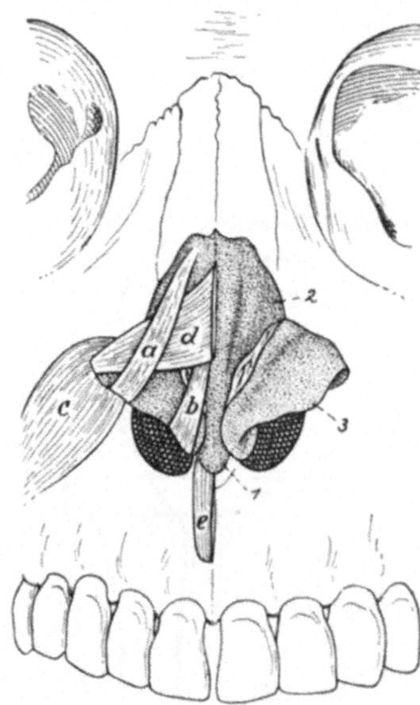

Abb. 34. Knorpel und Muskeln der Nase (etwas schematisiert). *1* Cart. septi nasi, *2* Cart. nasi lateralis, *3* Cart. alaris major. *a* M. levator alae narium major, *b* M. levator alae narium minor, *c* Pars alaris, *d* Pars transversa musc. nasi, *e* M. apicis nasi.

Unterhalb dieser Knorpelstücke befinden sich die zarten Cartilagines alares majores, die eine ganz eigentümliche Gestalt besitzen. Ihr am weitesten nach vorn gelegener Anteil geht in zwei Schenkel über; der mediale legt sich dem Septum an, während sich die lateralen gegen den Oberkiefer wenden und mit ihm durch breite Bänder verbunden sind. Beide Schenkel umfassen die vorderen Nasenöffnungen und halten sie offen. Sie bestimmen deren Form und Größe. Die medialen Schenkel der rechts- und linksseitigen Cartilagines alares sind untereinander ebenfalls sehnig verbunden; doch ist dieses Band kein so festes und starkes, daß der tastende Finger an der Nasenspitze die beiden Anteile nicht gesondert wahrnehmen könnte. Die Cartilagines alares majores, zu denen noch ein bis zwei kleinere Knorpelstücke hinzukommen, die als minores bezeichnet werden, stellen den beweglichen Teil des Nasengerüstes dar. Sie können sowohl gegen die Cartilagines nasi laterales, als auch gegen die Cartilago nasi verlagert werden, und zwar durch Muskelkraft und passiv, wodurch Gestalt und Größe der äußeren Nasenöffnung verändert wird.

Die äußere Fläche des Nasenskeletts ist mit Haut überzogen, die mit den Flügelknorpeln durch straffes Bindegewebe fest verbunden ist, oberhalb derselben aber auf der Unterlage leicht verschoben werden kann. Am Rande der äußeren Nasenöffnungen schlägt sich die Gesichtshaut nach innen in den Vorhof zur Nase um und behält noch eine Strecke weit ihre ursprüngliche Beschaffenheit bei. An dieser Stelle finden sich Haare und Talgdrüsen. Der Übergang der äußeren Haut in die eigentliche Schleimhaut der Nasenhöhlen vollzieht sich ganz allmählich. Zwischen die beiden ganz verschieden gebauten Gewebe schaltet sich ein Übergangsgebilde ein, dessen unterer Teil der äußeren Hautdecke angeschlossen ist und in seiner Struktur an die Auskleidung des knöchernen Gehörganges erinnert. Es besteht aus einem sehr dichten Bindegewebsfilz, der nach außen Papillenleisten trägt. Die Oberfläche ist mit geschichtetem Pflasterepithel bedeckt, dessen oberste Anteile verhornen können. An der Nasenscheidewand reicht wahre Haut noch bis zu einer Höhe empor, die der oberen Kante des Crus mediale des Flügelknorpels entspricht.

Dieser Anfangsteil der Luftwege kann als eine Einstülpung der äußeren Haut aufgefaßt werden. Für den Atmungsvorgang hat er nur insofern eine Bedeutung, als sich hier die Vibrissae, Härchen, befinden, die leicht gekrümmt und längs der Umrandung so angeordnet sind, daß sie schräg nach unten stehen. Sie sind lang genug, daß sich die gegenüberliegenden überkreuzen. Ihre Bedeutung liegt wohl in dem Schutz der Atmungswege vor dem Eindringen größerer Fremdkörper. Bei verstärkter Atmung, während welcher der äußere Nasenflügel durch Muskelwirkung vom Nasenseptum abgezogen wird, verlieren sie an Bedeutung, weil sie dann so weit voneinander entfernt sind, daß sie die Öffnung nicht mehr völlig schützen. Feinere Staubteilchen werden jedenfalls weniger durch die Haare als vielmehr durch den Schleim und Talg, der von den entsprechenden Drüsen dieser Gegend abgesondert wird, abgefangen, vorausgesetzt, daß sie im Luftstrom daran vorbeigleiten.

Da bei den nachfolgenden Besprechungen Form und Größe der äußeren Nasenöffnungen eine Rolle spielt, so sei gleich an dieser Stelle erwähnt, daß man sie nach dem Vorgang von EWALD[1]) einfach bestimmen kann, indem man sie auf berußtem Papier abdrückt. Dieses wird senkrecht zur Oberlippe unter die Nasenöffnungen gehalten und dann langsam gehoben, bis Berührung mit der Nase erfolgt.

Aktive und passive Bewegungen der Nasenflügel bewirken, daß Breite und Gestalt der Bahn für den ein- und austretenden Luftstrom *verändert* werden. Man kann sich sehr einfach durch Selbstbeobachtung überzeugen, daß auch bei ruhiger Atmung der zwischen Cartilago nasi lateralis und alaris major befindliche Anteil der Nasenflügel regelmäßig bei der Inspiration eingezogen wird und bei der Exspiration in seine ursprüngliche Lage zurückgeht, ein Vorgang, der sofort aufhört, sowie man durch den Mund atmet. Die Bewegungen der Nasenflügel sind oft so kleine, daß sie mit freiem Auge gar nicht wahrgenommen werden. Sie sind aber sofort merklich, sowie man die Atmung verstärkt. Bei der Exspiration kehren die bewegten Teile nicht bloß in ihre Ruhelage zurück, sondern sie schießen über dieselbe hinaus, so daß — besonders während eines brüsken Ausatmungsstoßes — diese Gegend vorgewölbt wird.

Die Bewegungen der Nasenflügel sind für die Atmung durchaus nicht gleichgültig; bei der Inspiration wird nämlich dadurch die Nasenöffnung verengt, bei der Exspiration erweitert. Daß selbst eine so geringfügige Bewegung die Weite der äußeren Nasenöffnung zu beeinflussen vermag, davon kann man sich leicht überzeugen, wenn man den tastenden Finger der beschriebenen Gegend des Nasenflügels auflegt. Schon bei ganz schwachem Druck bemerkt man eine Erschwerung der Nasenatmung; bei weiterer Verstärkung des Druckes wird sie aber völlig unmöglich, weil durch Anlegen dieses Nasenflügelteiles, der im Innern als Limen nasi bezeichnet wird, zum Teil an das Septum, zum Teil an den unteren Rand des Eingangs zur Nasenhöhle die Strombahn völlig verlegt wird. Für den dichten Verschluß ist von Vorteil, daß der innere Eingang zur Nase etwas höher liegt, als der Nasenhöhlenboden. Es ist wichtig zu erwähnen, daß sich bei dem Abschluß der Nase, der auf die beschriebene Weise herbeigeführt wird, die Weite der äußeren Nasenöffnungen fast gar nicht verändert. MINK[2]) hat diese Gegend des Nasenflügels mit einem eigenen Namen als *Nasenklappe* bezeichnet, weil sie durch ihre Stellung die Weite der Bahn für den Luftzutritt bestimmt. Die passiven Bewegungen der Nasenklappe sind durch die geringen Druckunterschiede bedingt, die sich während der Atmung zwischen dem Atmosphärendruck außen und dem Druck in den Vorhöfen der Nase bemerkbar machen. Während der Einatmung herrscht bekanntlich im Respirationstractus ein Druckgefälle, das bei den Nasenöffnungen beginnt und in den Lungen endet. Bei der Ausatmung liegen die Verhältnisse gerade umgekehrt; da ist der Druck in den Lungenalveolen am höchsten und an den Nasenöffnungen am niedrigsten. Das Druckgefälle ist bei normaler ruhiger Atmung ein außerordentlich geringes; es beträgt 6—8 mm Hg und verteilt sich auf eine Strecke von annähernd 50 cm Länge, als dem Weg äußere Nasenöffnung—Lungenalveolen. Man kann sich dann leicht vorstellen, daß der Druck im Vorhof, als dem Anfangsteil der Strombahn bei der Inspiration und dem Endteil bei der Exspiration, sich nur um weniges von dem der Atmosphäre unterscheidet. MINK[3]) bestimmte den Druckunterschied zu 3 mm H_2O.

---

[1]) EWALD, J. R.: Der normale Atmungsdruck und seine Kurve. Pflügers Arch. f. d. ges. Physiol. Bd. 19, S. 461. 1879.

[2]) MINK, P. J.: Das Spiel der Nasenflügel. Pflügers Arch. f. d. ges. Physiol. Bd. 120, S. 210. 1907.

[3]) MINK, P. J.: Die Rolle des kavernösen Gewebes in der Nase. Arch. f. Laryngol. u. Rhinol. Bd. 30, S. 47. 1916.

Die *Geschwindigkeit des Luftstromes*, der während der Einatmung die Nasenhöhle betritt oder sie bei der Ausatmung verläßt, v ist nun nach einem bekannten physikalischen Gesetz

$$v = O \sqrt{2g(H - h)},$$

worin O die Größe der Öffnung, g die Beschleunigung der Erdschwere, $H - h$ die Druckdifferenz bedeutet, unter der die Strömung vor sich geht. Nun sind infolge des Spiels der Nasenflügel bei der Atmung die Größen O und $H - h$ voneinander abhängig: bei der Einatmung in dem Sinne, daß bei größerwerdender Druckdifferenz (z. B. infolge verstärkter Atmung) O kleiner wird und umgekehrt. Daraus würde sich ergeben, daß die Geschwindigkeit, mit der die Luft in die Nasenhöhle einströmt, innerhalb weiter Grenzen gleichbleibt. Messungen zur Bestimmung ihrer Größe sind nicht leicht durchzuführen, da die Atmungsvorgänge weitgehend durch den Willen beeinflußt werden können. Trotz der Schwierigkeiten, die sich solchen Versuchen entgegenstellen, konnten ZWAARDEMAKER und OUWEHAND[1]) in zahlreichen Versuchen zeigen, daß bei verschiedenartigster Atmung der Wert für v nur wenig schwankt und, als *Volumgeschwindigkeit* gemessen, sich zwischen 140 und 148 ccm pro Sekunde bewegt. Anders liegen dagegen die Verhältnisse bei der Ausatmung. Man wird allgemein sagen können, daß die Geschwindigkeit um so größer sein wird, je größer das Druckgefälle ist, da jetzt mit steigernder Druckdifferenz auch O vergrößert wird. Die Geschwindigkeit, mit der der Luftstrom in die Nasenhöhle einströmt und die, mit der er ausströmt, kann also nicht gleich sein; die letztere ist nach diesen Auseinandersetzungen etwas größer.

Das passive Spiel der Nasenflügel hängt aber in seinem Ausmaß nicht allein von den Druckverhältnissen in den Atemwegen ab. Auch die Beschaffenheit des Gewebes und seine elastischen Eigenschaften spielen eine Rolle. Je zarter der Nasenflügel gebaut ist, je schwächer der Knorpel entwickelt ist, um so deutlicher ist unter sonst gleichen Bedingungen das Spiel. Individuen mit solchen Nasenflügeln sind aber in der Gefahr, daß bei sehr verstärkter Einatmung die Nasenöffnung in der bekannten Weise völlig verlegt wird. Dieses Zuklappen kann durch die *Tätigkeit der Muskeln* verhütet werden.

Von den zahlreichen Namen für Einzelmuskeln der Nase, welche die früheren Autoren (vgl. MEYER[2]) beschrieben haben, sind die meisten in der neuen Bezeichnungsweise von der Bildfläche verschwunden. Wir unterscheiden heute hauptsächlich zwei Antagonistengruppen (s. Abb. 2); die eine wird dargestellt durch die Mm. alares majores, sive levatores alae narium, die am Processus frontalis des Oberkiefers bzw. am vorderen Teile der Cartilago laterials nasi entspringen und sich am Nasenflügel festsetzen. Sie heben diesen bei ihrer Zusammenziehung in die Höhe und stellen gleichzeitig die Ebene, die man sich durch die Begrenzung der äußeren Nasenlöcher gelegt denken kann, *schräg*, sodaß sie vom Septum nach oben seitlich ansteigt. Gleichzeitig wird die *Nasenöffnung erweitert*. Die zweite Gruppe von Muskeln wird durch den M. nasi repräsentiert, der mit seiner Pars alaris bzw. transversa am Oberkiefer vor der Wurzel des Eckzahns entspringt und sich fächerförmig über den Nasenflügel bis zum Nasenrücken ausbreitet. Er drückt bei seiner Zusammenziehung den Nasenflügel abwärts, wobei die Ebene, die durch die Begrenzung der äußeren Nasenlöcher gelegt werden kann, schräg nach unten seitlich abfällt. Dadurch wird gleichzeitig die *Nasenöffnung verengert*. Als ein weiteres Muskelbündel sei hier noch der M. apicis nasi erwähnt (sive depressor septi mobilis), der die Nasenspitze nach unten verlagert.

Der Verschluß der äußeren Nasenöffnungen durch Vorlegen der Klappe wird nun bei *kräftiger Einatmung* durch *Zusammenziehung* der Mm. alares majores *verhütet*. Sie verhindern aber nicht allein den Verschluß der Nasenöffnung, sondern sie können diese sogar erweitern, wie vorhin auseinandergesetzt wurde.

---

[1]) ZWAARDEMAKER, H. u. C. D. OUWEHAND: Die Geschwindigkeit des Atemstromes und das Atemvolum des Menschen. Arch. f. (Anat. u.) Physiol. 1904, Suppl. S. 241.
[2]) MEYER, G. H.: Anatomie des Menschen. 2. Aufl. 1861, S. 617; 3. Aufl. 1873, S. 665.

Dies ist dann besonders von Bedeutung, wenn der Luftbedarf ein sehr großer ist. So wird verständlich, daß M. Schmidt[1]) den M. alaris major als sehr vorteilhaft für Bergsteiger bezeichnet hat. Er ist aber schon bei gewöhnlicher Atmung nicht unwesentlich, weil er den Nasenflügel versteift und so sein Einsinken verhindert. Der M. alaris wirkt ausschließlich während der Einatmung; seine Tätigkeit wird wahrscheinlich auf reflektorischem Wege reguliert, und zwar über das Atemzentrum. Als sensible Bahnen kommen Vagus- und Trigeminusfasern in Betracht. Für die ersteren spricht die Betätigung der Mm. alares bei der Atmung (vgl. Arnheim[2]); für letztere der Versuch von Schiff[3]), der beim Frosch gezeigt hat, daß die Nasenflügelbewegungen nach Durchschneidung aller sensiblen Nasennerven verschwinden. Von den Kernen des Trigeminus und Vagus springt die Erregung auf den des Facialis über und wird durch diesen Nerven den Muskeln zugeleitet.

Die Wirksamkeit des M. alaris ist indessen eine *begrenzte*. Man kann sich davon sehr leicht durch Erfahrungen des täglichen Lebens überzeugen. Bei sehr heftigen körperlichen Anstrengungen — z. B. beim Bergauflaufen — öffnet man unwillkürlich den Mund, um mehr Luft zu bekommen. Es reicht dann die durch die Tätigkeit des M. alaris erweiterte äußere Nasenöffnung für den Luftbedarf nicht mehr aus.

Mit großer Sicherheit läßt sich aussagen, daß die Nasenmuskeln sich während des Lebens ständig in einem *Tonus* befinden, der den Verschluß der Nasenöffnung bei der Einatmung verhindert. Ein Beweis dafür ist das Verhalten der Nasenflügel bei der Leiche, wenn die Atmung künstlich bewerkstelligt wird. Nach Braune und Clasen[4]) sind die Nasenflügel beim Toten schlaffe Membranen, die beim Ansaugen von Luft die äußeren Nasenlöcher ventilartig verschließen. Solche Erscheinungen kann man auch gelegentlich bei tiefer Narkose beobachten, wobei anzunehmen ist, daß während ihrer Dauer der Tonus dieser Muskeln verlorengeht. Bei entkräftenden Krankheiten, bei denen infolge ständigen hohen Fiebers das gesamte Muskelsystem sehr geschwächt ist, setzen die Nasenflügel ebenfalls dem Luftdruck keinen genügenden Widerstand mehr entgegen. Alle diese Beobachtungen weisen darauf hin, daß es nicht allein die elastischen Eigenschaften sind, durch die der Nasenflügel vom Septum abgehalten wird, sondern daß hier auch die *Wirkung des Nasenerweiterers* von Bedeutung ist.

Die Tätigkeit der Nasenmuskeln ist zumeist der Willkür entzogen; wir verlieren offenbar im Laufe der Entwicklung die Herrschaft über diese vom Facialis innervierten Muskeln. Sie werden aber nicht nur bei den erwähnten *reflektorischen Vorgängen* in Tätigkeit gebracht, sondern auch durch *intrazentrale Prozesse*. Bekannt sind die Bewegungen der Nasenflügel bei Aufregungszuständen aller Art, die ja auch in der Sprache eigens festgehalten werden, wie z. B. Zittern der Nasenflügel. Hierbei spielen natürlich die antagonistischen Muskelgruppen eine Rolle, also sowohl die Erweiterer, wie die Verengerer der äußeren Nasenöffnung.

Bei Tieren sind sämtliche Erscheinungen sehr viel ausgeprägter, weil ja die Schnauze und mit ihr die Nasenlöcher in der mannigfaltigsten Weise verstellt werden können. Besonders gut läßt sich das Spiel der Nasenflügel beim Pferde

---

[1]) Schmidt, M.: Krankheiten der oberen Luftwege. 1. Aufl., S. 626. Berlin 1894.

[2]) Arnheim, R.: Beiträge zur Theorie der Atmung. Inaug.-Dissert. Leipzig 1874.

[3]) Schiff, M.: Berichte über einige Versuchsreihen, angestellt im physiol. Laboratorium des Instituts zu Florenz. Pflügers Arch. f. d. ges. Physiol. Bd. 4, S. 225. 1871.

[4]) Braune, W. u. T. E. Clasen: Die Nebenhöhlen der menschlichen Nase in ihrer Bedeutung für den Mechanismus des Riechens. Zeitschr. f. Anat. u. Entwicklungsgesch. Bd. 2. 1877.

nach einem scharfen Ritt beobachten. Bei der Einatmung erscheinen die inneren Nasenöffnungen schlitzförmig, während die äußeren weit geöffnet sind; bei der Ausatmung werden die inneren Nasenöffnungen in ihrer Gänze sichtbar, weil die Nasenflügel mächtig vorgewölbt sind.

B. Die Nasenhöhlen.

Die Wände der Nasenhöhlen werden durch Knochen des Gesichtsschädels gebildet, so daß wir in ihnen richtige, paarig angeordnete *Schädelhöhlen* zu erblicken haben. Die mediale Wand dieser Höhlen wird durch das Septum nasi gebildet. Beim Embryo und Neugeborenen ist das Septum median eingestellt, weicht aber später von der Medianebene ab, ein Vorgang, der als Deviatio physiologica septi bezeichnet wird.

Die physiologische Septumdeviation tritt im Durchschnitt erst nach dem 5. Lebensjahr auf und wird deshalb als *physiologisch* bezeichnet, weil sie in der überwiegenden Mehrzahl der Fälle vorhanden ist. Sie ist bei niederen Menschenrassen selten und fehlt beim Tier völlig. Die Ursache dieser Deviation ist noch unbekannt. Keine von den bisher aufgestellten Hypothesen befriedigt völlig. Offenbar ist sie eine Teilerscheinung der Asymmetrie des menschlichen Schädels, welche selbst wieder mit der funktionellen Asymmetrie des Gehirns in Zusammenhang steht. Dadurch bleibt aber unerklärlich, warum sie in einem Fall nach links, in einem anderen nach rechts gerichtet ist. Die Deviation findet sich in der Regel im vorderen oder mittleren Anteil des Septums, während der hintere Anteil des Vomer, vor allem die Scheidewand zwischen den Choanen, auch in den Fällen weitgehender physiologischer Deviation median gestellt bleibt. An der Nasenscheidewand befindet sich auch das dürftige Rudiment eines bei manchen Tieren mächtig entwickelten Organs, des Organon nasovomerale Jacobsoni. Seine Ursprungsstelle liegt etwa 2 cm hinter dem Nasenhöhleneingang über dem Nasenboden.

Die seitliche Begrenzung der Nasenhöhle enthält die knöcherne Grundlage der Nasenmuscheln. Sie weist im Bereiche der Maxilla eine weite Öffnung, den Hiatus semilunaris auf, welche erst durch die komplizierte Anlagerung einzelner Knochenteile in eigenartiger Weise eingeengt wird. In der Gegend des vorderen Endes der mittleren Nasenmuschel ist die laterale Nasenwand ein wenig aufgeworfen. Diese Vorwölbung wird als Agger nasi bezeichnet.

Die beiden Nasenhöhlen haben einen Querschnitt von Trapezgestalt; laterale und mediale Nasenwand konvergieren unter einem Winkel von etwa 80° nach oben. Am Nasendach befindet sich noch eine kaminartige Bildung, der Recessus sphenoethmoidalis.

1. Die Funktion der Nasenschleimhaut, der Schleimdrüsen und der in der Schleimhaut vorhandenen Sinneswerkzeuge.

Die *Schleimhaut*, welche die Nasenhöhlen auskleidet, folgt, wie schon ZUCKERKANDL[1]) hervorhebt, treu der Modellierung der knöchernen Wand. Nur an denjenigen Stellen findet sich eine Abweichung, wo sie besondere Bildungen, wie z. B. die Schwellkörper oder auch mächtigere Anhäufungen von Drüsen, einschließt.

Es lassen sich an ihr zwei Anteile unterscheiden, die durch eine Reihe von Merkmalen wohl charakterisiert sind. Die Schleimhaut, welche die *konvexen* Teile der lateralen Nasenhöhlenwand, also die gegen das Septum zu gebogenen Flächen der *Muscheln*, die gewölbten Anteile der *Bulla ethmoidalis* und den *Processus uncinatus* bekleidet, ist dick, gewulstet und reich an Gefäßen und Drüsen. Dagegen ist die Schleimhaut, welche die den Seitenwänden zugekehrten Flächen der Muscheln, die Wand des Siebbeinlabyrinths und sämtliche Nebenhöhlen überzieht, dünn, liegt der Unterfläche straff an und ist arm an Gefäßen und

---

[1]) ZUCKERKANDL, E.: Normale und pathologische Anatomie der Nasenhöhle und ihrer pneumatischen Anhänge. Wien 1882.

Drüsen. Die Schleimhaut, welche dem Septum und dem Nasenhöhlenboden aufruht, reiht sich in ihrer Beschaffenheit zwischen die angegebenen beiden Extreme ein, die auch als *Konvexitäts-* bzw. *Konkavitätsschleimhäute* bezeichnet werden.

Die Oberfläche der Schleimhaut ist von Zylinderepithel überzogen, das aus verschieden großen Zellen besteht, von denen die längsten Flimmerhaare tragen. Die Länge derselben beträgt nach SCHIEFFERDECKER[1]) 6 μ; die Richtung der Flimmerbewegung geht von vorn nach hinten, also nach den Choanen zu. Die Bewegung der Härchen findet natürlich nicht in der Luft statt, sondern in einer entsprechenden dicken Flüssigkeitsschicht, welche die Oberfläche des Epithels ständig bedeckt. In dieser werden Fremdkörper durch den Schlag der Cilien fortbewegt. So klein auch die Kraft der einzelnen ist, so hat doch die ungeheure Zahl derselben eine nicht unbeträchtliche Gesamtwirkung. Die Schläge der Cilien erfolgen stets in der gleichen Richtung, in ganz bestimmter Aufeinanderfolge und in gleicher Frequenz, und das ist notwendig, wenn sich der Effekt der einzelnen Schläge gegenseitig nicht aufheben soll.

Zwischen den Flimmerzellen liegen, gewöhnlich in großen Mengen, schleimführende *Becherzellen,* welche sich ganz ähnlich färben wie die sekretgefüllten Zellen der Schleimdrüsen. Wahrscheinlich verdanken sie ihre Entstehung der schleimigen Umwandlung der Flimmerepithelzellen. In großer Zahl findet man in der Schleimhaut die mehr oder weniger deutlich sichtbaren, oft auch in Grübchen endenden Ausführungsgänge von Drüsen. Diese sind tubulöser Natur, deren Schläuche sich in vielfachen Windungen durcheinanderschlingen. Es handelt sich beim Menschen vorwiegend um *seröse* Drüsen, doch unterliegt es keinem Zweifel, daß auch *Schleimdrüsen* vorhanden sind.

Eine jede Drüse ist von einer Hülle, einer Membrana propria umgeben; die Ausführungsgänge liegen bald mehr senkrecht zur Oberfläche, bald unter verschieden spitzen Winkeln. An der Grenze von Epithel und Bindegewebe befindet sich die Basalmembran, die von feinen Kanälchen durchbohrt wird, welche SCHIEFFERDECKER Basalkanälchen genannt hat. Diese verbinden die Intercellularsubstanz des Bindegewebes mit der Epithelschicht bzw. der Außenwelt.

Hört man von Drüsen in den Nasenhöhlen, so ist die erste Frage die, welche *Mengen von Sekret* täglich gebildet werden und von welcher Beschaffenheit dieses ist. Es unterliegt nun keinem Zweifel, daß die Drüsen arbeiten, d. h. sezernieren, aber ebenso sicher ist, daß sich unter normalen Bedingungen das Sekret gar nicht bemerkbar macht. Sein Wassergehalt geht zum größten Teil durch Verdunstung verloren, und es ist dies ein Teil jenes Wassers, das sich in der Atemluft findet, wenn man eine Probe im obersten Teil des Schlundkopfes entnimmt. Die festen Bestandteile werden zum Teil resorbiert, zum Teil durch die Flimmerbewegung nach hinten befördert.

Sobald aber dieses Sekret in größeren Mengen auftritt und aus der Nase abfließt, wie das bei jeglicher katarrhalischer Affektion der Schleimhäute der Fall ist, wird es zum *Exkret.* Der Nasenschleim stellt mit hoher Wahrscheinlichkeit nicht allein einen Überschuß des normalen Sekretes dar, sondern ist anders zusammengesetzt. Wir besitzen zwar einige Analysen, sowohl vom katarrhalischen als auch normalen Nasensekret; diese besagen indes nur, daß sich in wechselnden Mengen Wasser, Mucin, Eiweiß und Salze darin finden. ASCHENBRANDT[2]) teilt eine Analyse von BERZELIUS mit, die das normale Nasensekret betrifft. Derselbe fand

Wasser 93,4%
feste Bestandteile . . . . 5,3%.

Die letzteren bestanden aus Mucin, Spuren von Eiweiß, Fett, NaCl und anderen Salzen. Katarrhalischer Schleim enthielt nach WRIGHT[3])

Wasser	95,6%	Eiweiß	0,4%
Mucin	3,2%	Salze	0,5%.

---

[1]) SCHIEFFERDECKER, P.: Histologie der Schleimhaut der Nase und ihrer Nebenhöhlen, in Heymanns Handb. d. Laryngol. u. Rhinol. Bd. III, 1, S. 87. Wien 1900.

[2]) ASCHENBRANDT, TH.: Über den Einfluß der Nerven auf die Sekretion der Nasenschleimhaut. Monatsschr. f. Ohrenheilk. sowie f. Kehlkopf-, Nasen-, Rachenkrankh. N. F. Bd. 19, S. 65. 1885.

[3]) WRIGHT zit. nach ASCHENBRANDT.

ASCHENBRANDT[1]) fand bei einer eigenen Untersuchung im Nasensekret von Tieren reichliche Mengen von NaCl und gibt das spez. Gewicht zu 1001 bis 1002 an. Jedenfalls lehren die schon vorhandenen Angaben, daß die Zusammensetzung des Nasensekrets, besonders unter pathologischen Verhältnissen eine sehr wechselnde ist.

Die *Tätigkeit* der *Nasendrüsen* steht unter dem *Einfluß* des *Nervensystems*. Genaue Angaben über die Nerven und ihre Wirkung fehlen aber noch. Es liegt aber kein Grund vor, anzunehmen, daß die Innervation bei diesen Drüsen eine andere ist, als wie die bei den genau untersuchten Speicheldrüsen der Mundhöhle. Auch sie werden wohl dem parasympathischen und sympathischen Anteil des vegetativen Nervensystems unterstehen und auf direktem und reflektorischem Wege zur Tätigkeit angeregt werden. Für diese Annahme sprechen schon einige Befunde.

Bei elektrischer Reizung des freigelegten N. maxillaris beim Kaninchen beobachtete ASCHENBRANDT[2]) vermehrte Tätigkeit der Schleimdrüsen der Nase. Es wird ein klares, durchaus nicht fadenziehendes Sekret in reichlichen Mengen abgesondert. Bei Reizung des Ganglion sphenopalatinum dagegen weist der erhaltene Schleim große Ähnlichkeit mit dem Submaxillarisspeichel auf; er ist schon beim Entstehen zähe und opalescierend. Es ist anzunehmen, daß im Ganglion spenopalatinum andere Drüsenfasern erregt werden als im N. maxillaris, obzwar zwischen diesen beiden Gebilden reichlich Beziehungen bestehen. Aus der Beschaffenheit des Sekretes könnte man schließen, daß im Nervus maxillaris parasympathische, im Ganglion vorwiegend sympathische Fasern gereizt wurden, doch bedarf dieses Problem noch weiterer Aufklärung.

Für die *reflektorische Beeinflussung* der Nasendrüsen lassen sich ebenfalls einige Tatsachen anführen. So wissen wir aus der täglichen Erfahrung, daß die Sekretion in trockener, vor allem aber kalter Luft sehr stark vermehrt wird. Rasche Austrocknung der Schleimhaut und Kälte sind also Reize, die auf reflektorischem Wege die Drüsentätigkeit auslösen. Während aber bei hoher Trockenheit der Luft der Zweck der stärkeren Sekretion in dem Mangel an Wasser in der Atemluft, sowie dem Schutz der Zellen gegenüber Schädigung durch Austrocknen zu erblicken ist, kann man beim Kältereiz keine Begründung für die stärkere Absonderung ansehen, die sehr leicht hohe und für den Träger unangenehme Grade annimmt. Dabei braucht es sich noch um keine pathologischen Erscheinungen zu handeln, denn die stärkere Sekretion läßt sofort nach, wenn man sich in wärmere Räume begibt.

Während beim Menschen die Schleimdrüsen im Epithel der Nasenhöhlen vorhanden sind, aber keine bedeutende Mächtigkeit erlangen, finden sich bei einer Reihe von Säugetieren *große seröse Drüsen*[3]). Allgemein bekannt ist nur die Glandula nasalis lateralis (Stenonis). Bei Nagern, Fledermäusen und Halbaffen beschreiben einzelne Autoren eine große Septaldrüse (Glandula nasi lateralis). Von der letzteren wird aber bald als einer einfachen großen Drüse, bald als Aggregat von zahlreichen kleinen Drüsen gesprochen. BROMAN[4]) hat nun bei Nage- und Beuteltieren große Nasenhöhlendrüsen gefunden, die in den vordersten Teil der Nasenhöhle münden. Bei näherer Verfolgung dieser beachtenswerten Tatsache stellte sich heraus, daß in der Nasenhöhle der Nagetiere noch zahlreiche andere Drüsen sind, die man bisher nicht beachtet hatte.

---

[1]) ASCHENBRANDT, TH.: Über den Einfluß der Nerven auf die Sekretion der Nasenschleimhaut. Monatsschr. f. Ohrenheilk. sowie f. Kehlkopf-, Nasen-, Rachenkrankh. N. F. Bd. 19, S. 65. 1885.

[2]) ASCHENBRANDT, TH.: l. c.

[3]) JACOBSON, M.: Sur une glande conglomerée appartenante à la cavité nasale. Nouv. bull. des sciences de la soc. philomatique de Paris Tome 3, p. 6. 1813.

[4]) BROMAN, J.: Das Organ Vomero-nasale Jacobsoni — ein Wassergeruchsorgan! Anat. Hefte 174, S. 137. 1920.

So finden sich z. B. bei der Maus außer der schon bekannten Stenoschen Drüse jederseits konstant nicht weniger als 16 Glandulae nasales laterales und in der Nasenscheidewand jederseits 4 Glandulae nasales mediales. Bei nah verwandten Nagern zeigen diese Drüsen große Ähnlichkeit. Je entfernter die Verwandtschaft ist, um so größer sind die Unterschiede, und zwar in bezug auf die *Zahl* der Drüsen wie die *Lage ihrer Ausführungsgänge*. Alle haben jedoch gemeinsam, daß sie in den vordersten Teil der Nasenhöhle münden und — soweit · aus dem histologischen Aufbau geschlossen werden kann — ein seröses Sekret

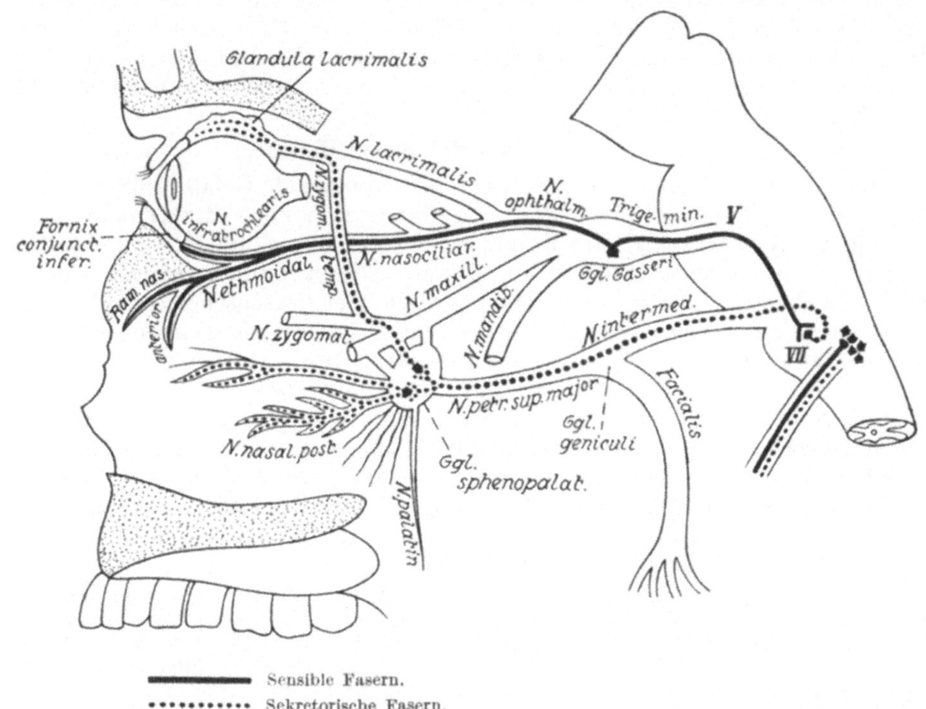

Abb. 35. Schematische Darstellung der Bahnen von Nasenreflexen (nach L. R. MÜLLER).

liefern. Dieses Sekret fließt an den Nasenhöhlenwänden nach unten auf den Nasenhöhlenboden und diesem entlang bis zum Ductus nasopalatinus, der dasselbe gegebenenfalls in die Mundhöhle befördert. Das Sekret dient vor allem zur Versorgung der Einatmungsluft mit Wasserdampf. Bei manchen Tieren läuft es außerdem zeitweise aus dem Nasenloche heraus, um die *Schnauzenspitze* zu befeuchten.

Physiologische Untersuchungen über die *Leistungen der Sinneswerkzeuge* in der Nasenhöhle liegen von KAYSER[1]) vor. Er kam zu dem 'Ergebnis, daß sich die Sensibilität der Nasenschleimhaut ähnlich verhält wie die der äußeren Haut. Die Tastempfindlichkeit ist am vorderen Teil der unteren und mittleren Muschel, sowie der Nasenscheidewand eine recht feine. Sie ist nur um weniges geringer als an der Zungenspitze und an der Stirne. Die Temperaturempfindlichkeit dagegen ist eine sehr wenig ausgeprägte. Mit Leichtigkeit kann man *Kitzel* und Schmerz auslösen. KILLIAN[2]) hat die Empfindlichkeit der Nasenschleimhaut für Kitzelreize in einer Reihe von Fällen nachgeprüft. Das untersuchte Gebiet erstreckte sich wie bei KAYSER[1]) hauptsächlich auf das vom N. ethmoidales anterior versorgte Gebiet der Nasenschleimhaut. Es wurden auch einige Kon-

---

[1]) KAYSER, R.: Verhandl. d. Ges. dtsch. Naturf. u. Ärzte, Breslau 1904.
[2]) KILLIAN: Über Ethmoidalneurosen. Verhandl. d. Vereins dtsch. Laryngologen S. 358. Würzburg 1908.

trolluntersuchungen in der hinteren Nase gemacht. Dabei ergab sich im allgemeinen, daß die Empfindlichkeit dieser beiden Gebiete gegenüber Kitzel annähernd die gleiche ist. Beim normalen Menschen ist die Empfindlichkeit in den vorderen Abschnitten der Nase nicht überall dieselbe. Man findet jederseits zwei Stellen, an denen viel feiner empfunden wird, wie in der Umgebung. Die eine befindet sich am Tuberculum septi, die andere über dem vorderen Ende der unteren Nasenmuschel. Weshalb gerade an diesen Stellen die Empfindlichkeit eine höhere ist, läßt sich nur sehr schwer sagen. Es würde sich empfehlen, die Leistungen der Sinneswerkzeuge in der Nasenhöhle mit den neuen Untersuchungsmethoden, wie sie in erster Linie v. Frey angegeben hat, zu ermitteln.

2. Die Funktion der Schwellkörper.

Eine ganz eigenartige und nur der Nase zukommende Gefäßformation stellen die sogenannten *Schwellkörper* dar. Sie finden sich nach Zuckerkandl[1]) an der unteren Nasenmuschel, am Rande der mittleren und am hinteren Ende der oberen und mittleren am besten entwickelt. Schiefferdecker[2]) hat auch an der als Tuberculum septi bezeichneten Stelle der Nasenscheidewand, welche durch eine Verdickung des Knorpels und der Drüsenschicht gekennzeichnet ist, ganz charakteristisches Schwellgewebe gefunden. In den zarteren oberen Teilen der Nasenschleimhaut kann hingegen nur von einem *dichteren Venennetze, nicht* aber *von Schwellgewebe* die Rede sein. Nach Zuckerkandl kann man den Unterschied zwischen beiden Arten von Gefäßanhäufung am deutlichsten bei pathologischen Schwellungen erkennen. Die mit einem Schwellkörper ausgestatteten Stellen schwellen nämlich bei Erkrankungen bis zum völligen Verschluß der unteren Nasengänge an, während es z. B. bei der Riechschleimhaut niemals zu solchen Graden von Verdickung kommt.

Zuckerkandl gibt an, daß das Schwellnetz aus zwei Schichten besteht, und zwar einer, die die gröberen Venenstämme enthält und als eigentliches Schwellgewebe bezeichnet werden muß, und einer, die der letzteren als feineres Rindennetz aufgelagert ist. Die Schwellkörper liegen nun so, daß sie ihr Blut durch kleinere Venen aus *drei Capillarnetzen* erhalten, die sich im Periost des Knochens, um die Drüsen und unter der Oberfläche der Schleimhaut befinden. Aus den Schwellkörpern gehen die abführenden Venen hervor. Man kann also sagen, daß die *Schwellkörper* in das *Venensystem eingeschaltet* sind. Die Venen haben eine Wanddicke, wie man sie sonst niemals sieht. Die Muskulatur der Schwellkörpergefäße ist gewöhnlich *stärker* als die der Arterien. Die Anordnung der Muskulatur ist eine sehr unregelmäßige, obgleich im allgemeinen Ringmuskulatur vorherrscht. Daneben und dazwischen liegen aber auch Bündel von anderen, vorwiegend schräg verlaufenden Muskelfasern. Ziehen sich diese zusammen, so dürfte ein allseitig ziemlich gleichmäßiger Druck auf das im Schwellkörper vorhandene Blut ausgeübt werden, was für die Entleerung dieses Gebildes von Vorteil ist.

Als erstes erhebt sich nun die Frage, von welcher *physiologischen Bedeutung* dieses Schwellgewebe ist und unter welchen Bedingungen es funktioniert. Es ist hier an zweierlei zu denken: durch die Anschwellung wird der Durchstrom der Luft durch die Nasenhöhlen sehr *erschwert*; auf der anderen Seite ist aber wieder die Möglichkeit gegeben, daß die Luft infolge der langsameren Strömung an diesen Flächen besser *erwärmt* wird. Denn die Schwellkörper repräsentieren im gefüllten Zustande einen bedeutenden Wärmebehälter. Über die Einengung des Strombettes hat Mink[3]) ein paar Versuche angestellt, die von dem Gedanken ausgingen, daß jede Erschwerung sich durch einen Druckunterschied in der strömenden Luft bemerkbar machen muß. Die Größe dieses Unterschiedes kann als Maß für die Durchgängigkeit der Nasenhöhle dienen.

---

[1]) Zuckerkandl: l. c. S. 134.   [2]) Schiefferdecker: l. c. S. 135.
[3]) Mink: l. c. S. 131.

Zur Bestimmung der Druckwerte wurde die sehr sensible Schleimhaut im Vestibulum bis vor die mittlere Muschel anästhesiert, das Schwellgewebe, das auf Cocain empfindlich reagiert und schrumpft, aber völlig unberührt gelassen. Bei ruhiger Atmung war der Druck im oberen Vestibulumteil während der Einatmung um 3—4 mm H_2O niedriger als der Atmosphärendruck. Unter völlig gleichen Bedingungen wurde der Druck hinter der mittleren Nasenmuschel gemessen; er war um 6—8 mm H_2O niedriger als der Atmosphärendruck. Der Druckunterschied zwischen Vestibulum und Gegend der mittleren Nasenmuschel beträgt also 3—4 mm H_2O und muß auf den durch die Schwellkörper bedingten Widerstand zurückzuführen sein.

Im Anschluß an diesen Versuch kann man die Frage aufwerfen, welches der Widerstand in diesem Teile der Strombahn ist, wenn das kavernöse Gewebe *völlig abgeschwollen* ist. MINK[1]) hat eine Messung des Druckes vor und hinter der mittleren Muschel gemacht, nachdem das Schwellgewebe durch Adrenalinbepinselung völlig zusammengezogen war. Dabei hat sich herausgestellt, daß der Druck nunmehr an beiden Stellen nahezu in gleicher Weise um 6—8 mm H_2O tiefer war, als der Atmosphärendruck. Auch bei kräftigeren Atembewegungen konnte kein größerer Druckunterschied an den Enden der untersuchten Strecke festgestellt werden. Daraus geht aber hervor, daß der ganze Widerstand, der an dieser Stelle bestanden hatte, auf den Schwellungszustand der Schleimhaut zurückgeführt werden muß.

Die Schwellung der kavernösen Gebilde der Nasengegend kommt natürlich dadurch zustande, daß sich die Venen *maximal mit Blut füllen.* Dies kann unter dem Einflusse von *Vasodilatoren* geschehen, kann aber auch auf einer *Behinderung des Abflusses* beruhen. Tatsächlich hat ein Versuch von MINK[1]) gelehrt, daß infolge einer Störung des venösen Abflusses aus dem Kopf das Schwellgewebe der Nasenhöhlen strotzend gefüllt wird. Dies ist z. B. nach Anlegen einer BIERschen Stauungsbinde um den Hals der Fall. Die Anfüllung läßt sich aber auch beim Pressen nachweisen.

Daß das kavernöse Gewebe unter nervösem Einflusse steht, hat ASCHENBRANDT[2]) (1885) gezeigt. Reizung des bloßgelegten Ganglion sphenopalatinum mit schwachem Strom führt zu einer beträchtlichen Anschwellung der unteren Muschel. Werden starke Ströme gebraucht, tritt die entgegengesetzte Wirkung ein, es erfolgt also Schrumpfung. Dieser letztere Erfolg braucht nun nicht, wie MINK meint, auf einer Lähmung des Ganglions zu beruhen, sondern es ist daran zu denken, daß bei schwacher Reizung die Gefäßerweiterer, bei starker auch die -verengerer, erregt werden, die dann überwiegen. Um die durch Nervenwirkung bedingte Anschwellung und Schrumpfung des kavernösen Gewebes zu erklären, bedarf es nicht der Annahme eigener Nn. erigentes, wie dies SIEUR und JACOB[3]) getan haben; man kommt mit den Gefäßnerven vollkommen aus, wobei durch Erregung des *sympathischen* Anteils die Gefäße *verengt*, durch Erregung des *parasympathischen Anteils erweitert* werden.

Daß der Zustand des Schwellgewebes von verschiedenen Stellen aus beeinflußt werden kann, erklärt sich ganz einfach durch *reflektorische Wirkungen,* doch muß bedacht werden, daß der Gefäßtonus von verschiedenen Zentren beherrscht wird. Bei diesen handelt es sich 1. um das allgemeine Zentrum im Zwischenhirn, 2. um mehr peripher gelegene Zentren im Ganglionsphenopalatinum, und 3. noch weiter peripher in der Gefäßmuskulatur selbst befindliche Zentren. An *reflektorische Wirkungen* ist zu denken, wenn man eine Schwellung des kavernösen Gewebes bei verschiedenartiger Reizung desselben eintreten

---

[1]) MINK: Physiologie der oberen Luftwege. Leipzig 1920.   [2]) Siehe S. 136.
[3]) SIEUR, C., et O. JACOB: Récherches anatomiques et questions sur les fosses nasales et leur sinus. Paris 1901.

sieht. FR. FRANCK[1]) hat als erster durch mannigfaltige Eingriffe, mechanische, chemische und elektrische Reize die *reflektorische Beeinflußbarkeit des Schwellgewebes* dargetan.

Die Schwellung kann auch eintreten, wenn sehr trockene Luft eingeatmet wird. Die systematische Bearbeitung des Erfolges der reflektorischen Beeinflussung des Schwellgewebes steht noch aus; ein gewisser Anfang ist hier durch GEVERS LEUVEN[2]) gemacht, der die Durchgängigkeit der Nase bei verschiedener Temperatur der atmosphärischen Luft prüfte. Es wurden Menge und Geschwindigkeit der ein- und ausgeatmeten Luft gemessen und hieraus die Weite des Strombettes berechnet. Dabei hat sich gezeigt, daß eine *feuchtwarme Atmosphäre* in der überwiegenden Mehrzahl der Fälle eine Erweiterung der nasalen Luftwege herbeiführte. Ob sich aus diesem Ergebnis schon schließen läßt, daß durch kalte Luft die Nasenwege verengt werden, wie dies MINK[3]) tut, muß vorerst dahingestellt bleiben.

Hier muß noch erwähnt werden, daß eine Veränderung des Schwellgewebes auch auf *psychischem Wege* zustande kommen kann. Auf Grund einer krankhaften Reizbarkeit des Nervensystems kann es zeitweise zu einer völligen Nasenverstopfung kommen. MINK hat angenommen, daß die Schwellgewebe mit der Nasenflügelklappe in bestimmter Weise zusammenarbeiten, so daß die Geschwindigkeit des Luftstromes, der durch die Nasenhöhlen streicht, ständig in bestimmter Weise reguliert wird. Wir hätten also gewissermaßen *zwei Regulationsmechanismen* vor uns, die sich gegenseitig zu ergänzen vermögen. Es könnte also eine große Weite der Nasenöffnungen, die den Luftdurchtritt begünstigt, durch eine Anschwellung des kavernösen Gewebes, die ihn behindert, parallelisiert werden und umgekehrt. Einen Anhaltspunkt für diese Annahme erblickt MINK in der Vergrößerung des Schwellgewebes während verstärkter Atmung, die man bei der Rhinoskopie beobachten kann. Ist auch die Möglichkeit zuzugeben, daß eine solche Zusammenarbeit besteht, so muß sie doch erst durch ein umfangreiches Tatsachenmaterial gestützt werden, was bisher nicht geschehen ist.

Von Interesse ist die Tatsache, daß die Schwellkörper beim Neugeborenen noch nicht entwickelt sind und sich ebenso wie bei den Haussäugetieren nach der Geburt *sehr langsam* entwickeln. Das Vorkommen dieses Gewebes ist auf Landsäugetiere beschränkt. Die Ähnlichkeit der Schwellkörper der Nase mit denen des Penis ist eine ganz *oberflächliche*. Wie ihre Funktion verschieden ist, so ist auch ihr Bau durchaus eigenartig.

3. Das Organon naso-vomerale Jacobsoni[4]).

Das JACOBSONsche Organ stellt bekanntlich bei Tieren, soweit es gut entwickelt ist, einen Teil des *Geruchsapparates* dar. Es befindet sich am vorderen Ende der Nase in der Regio respiratoria in einer Höhle des Septums, zu welcher ein Gang hinführt. Beim *Menschen fehlt* es entweder *ganz* oder ist nur *rudimentär entwickelt*.

---

[1]) FRANCK, FRANCOIS: Contributions à l'étude expérimentale des nevroses reflexes. Arch. de physiol. norm. et pathol. (5) Tome 1, p. 536. 1889. — DERS.: Contribution à l'étude de l'innervation nasodilatrice de la muqueuse nasale. Arch. de physiol. norm. et pathol. (5) Tome 1, p. 691. 1899.

[2]) GEVERS LEUVEN, J. M. A.: Bijdragen tot de aerodijnamica der Luchtwegen. Dissert. Utrecht 1903.

[3]) MINK: l. c. S. 139.

[4]) JACOBSON, M.: Description anatomique d'un organ observé dans les mammifères. Ann. de mus. d'hist. nat. Tome 18. Paris 1811.

Es hat lange ein heftiger Streit getobt, bis man zu dieser Erkenntnis gekommen war. Das JACOBSONsche Organ wurde beim Menschen zuerst von KÖLLIKER[1]) nachgewiesen. Später behauptete GEGENBAUR[2]), daß diesem Gebilde die Bedeutung eines JACOBSONschen Organs nicht zukomme und erklärte es für das Rudiment einer septalen Nasendrüse. Durch MERKEL[3]) und ANTON[4]) wurde diese Bildung beim Menschen einem erneuten Studium unterworfen. Heute steht ihre Zugehörigkeit zu den bei Tieren als JACOBSONsches Organ beschriebenen Gebilden fest.

Das Organ fehlt beim Menschen sehr häufig. Dies ist aber nicht etwa auf eine krankhafte Veränderung zurückzuführen, sondern darauf, daß es entweder schon in der Entwicklung zugrunde gegangen oder gar nicht angelegt worden ist, denn es fehlt oft auch bei Embryonen. Wo es sich aber findet, weist sein Gang verschiedene Länge und verschiedenen Verlauf auf; er kann nach ANTON 2, 3 bis 8,4 mm lang sein. Meist beginnt er als *offene Rinne* und schließt sich dann erst zum Gang.

Seine Schleimhaut entspricht im Anfangsteil zunächst völlig der des respiratorischen Gebietes der Nase. Sowie sich aber die Rinne zu einem Gang geschlossen hat, hören die für die Nasenschleimhaut charakteristischen Becherzellen zumeist völlig auf. Das Epithel der lateralen und medialen Wand des Ganges ist von verschiedener Beschaffenheit. Auf der ersteren ist die Schicht niedrig und die einzelnen Zellen sind breiter und gedrungener, auf der letzteren ist die ganze Schicht sehr hoch, während die Zellen schlanker sind. Beim Menschen gleicht diese Epithellage der der *Regio olfactoria*, doch vermißt man die charakteristischen Sinneszellen. MERKEL schreibt, man hätte von den spindelförmigen Elementen den Eindruck, als seien es Riechzellen, die nicht zu voller Entwicklung gelangt sind. Gelegentlich wird eine kapselartige Verdichtung des Schleimhautgewebes gefunden, das das Jacobson'sche Organ umgibt. Beim Erwachsenen wurden keine Nerven gesehen, wohl aber finden sie sich beim menschlichen Embryo. Sie sind als Äste des Olfactorius aufzufassen.

Ganz anders als beim Menschen ist das JACOBSONsche Organ bei Tieren gebaut. Am besten ist es bei den sogenannten osmatischen Säugetieren ausgebildet, also bei den Carnivoren, Insektivoren, Ungulaten und Nagern; es findet sich auch bei den meisten Kaltblütern mit Ausnahme der Fische.

Bei den Säugetieren stellt es sich (s. Abb. 36) als ein sehr *kompliziertes Gebilde* dar, das aus einer *Skelettkapsel, contractilem Schwellkörper* und eigenen *Drüsen* (vgl. BROMAN) besteht. Die Mündung des Organon Jacobsoni ist viel enger als das Lumen des übrigen Gebildes selbst. Sie befindet sich bei den meisten Säugetieren im Ductus nasopalatinus, bei verschiedenen Arten jedoch in verschiedener Höhe. Der Ausführungsgang kann aber auch direkt in die Nasenhöhle münden. Der Vollständigkeit halber sei erwähnt, daß die Ductus nasopalatini zeitweilig abgeschlossen werden können, besonders wenn die zwischen der Mündung der Gänge befindliche Gaumenpapille recht hoch und mit einem Knorpelkern versehen ist. Dann genügt nämlich ein Druck der Zunge gegen diese Stelle des Gaumens, um die Ausführungsgänge zu verschließen.

Man unterscheidet am Organ zweierlei Arten von *Drüsen*, und zwar Enddrüsen, die oft sehr stark entwickelt sind und im hinteren blinden Ende münden, und zwei Reihen kleinerer Drüsen, die am oberen bzw. unteren Rande des Gebildes enden. Nach BROMAN haben diese Drüsen die gleiche Funktion wie die v. EBNERschen um die Papillae vallatae auf der Zunge, nämlich das Organ von Stoffen frei zu machen, die sich in seiner Umgebung angesammelt haben.

Der bereits erwähnte *Schwellkörper* ist nicht bei allen Arten von Säugetieren zu finden. Es kommen selbst bei nahestehenden Säugerarten beträchtliche Variationen vor. So besitzen

---

[1]) KÖLLIKER, A.: Über die Jacobson'schen Organe des Menschen. Gratulationsschr. d. med. Fakult. Würzburg an RHINECKER. Leipzig 1877.

[2]) GEGENBAUR, C.: Über das Rudiment einer septalen Nasendrüse des Menschen. Morphol. Jahrb. Bd. 11, S. 486. 1886.

[3]) MERKEL, F.: Jacobson'sches Organ und Papilla palatina beim Menschen. Anat. Hefte Bd. 1, H. 3, S. 215. 1892.

[4]) ANTON, W.: Beitrag zur Kenntnis des Jacobsonschen Organs des Erwachsenen. Zeitschr. f. Heilk. Bd. 16, S. 355. 1895.

Meerschweinchen und Kaninchen einen von zahlreichen kleinen Kavernen durchsetzten Schwellkörper in der seitlichen Wand des Jacobson'schen Organs; Maus und Ratte haben an seiner Stelle nur eine einzige große Vene, die longitudinal längs der ganzen Seitenwand des Organs verläuft. Diese Vene hat eine so dicke Media, daß sie nicht selten den Eindruck einer Arterie erweckt. Sie kann sich bis zum Verschwinden des Lumens zusammenziehen.

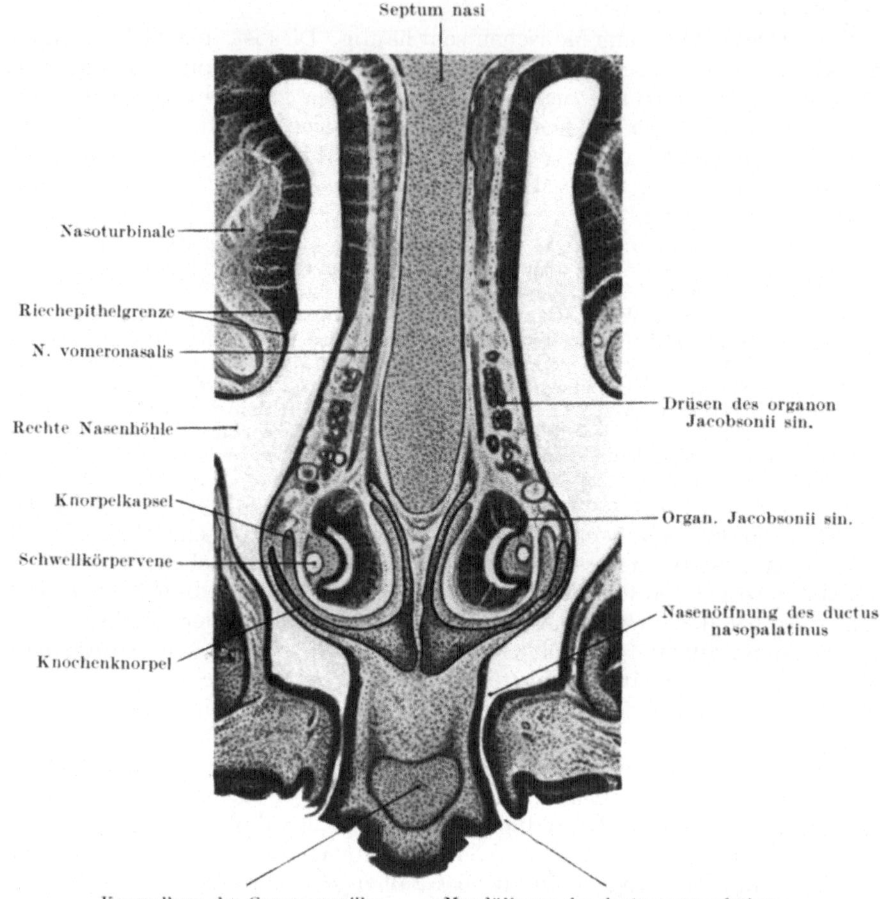

Abb. 36. Querschnitt durch die Nasenscheidewand einer neugeborenen 28 mm langen Maus mit dem Jacobson'schen Organ. Vergrößerung 50mal nach Broman.

Das Gewebe zwischen den Gefäßen des Schwellkörpers besteht aus glatten Muskelzellen und elastischen Bindegewebsfasern.

Die Bedeutung des Schwellkörpers besteht darin, daß er durch Aufnahme von Blut beträchtlich anschwellen, durch Tätigkeit der Muskelfasern zusammenschrumpfen kann. Da das Organ von einer *Skelettkapsel*, also von unnachgiebigen Wänden umschlossen ist, kann von dem Schwellkörper bei Zusammenziehung eine beträchtliche Saugwirkung ausgeübt werden. Diese würde viel weniger wirksam sein, wenn angrenzende Weichteile den frei werdenden Raum einnehmen könnten.

Das Organon Jacobsoni der *Lepidosaurier* besitzt weder eigene Drüsen noch einen Schwellkörper. Als ein gewisser Ersatz für das Fehlen der Drüsen kann angesehen werden, daß hier der Tränengang in den unteren Teil des Organ-

kanals einmündet, so daß angesammelte Stoffe durch die abfließende Tränen-
flüssigkeit zu entfernen sind. Wieweit der fehlende Schwellkörper ersetzt ist,
ob etwa durch einen anderen Mechanismus Flüssigkeit eingesaugt wird, läßt
sich vorerst nicht übersehen. Als eine solche Kraft könnte Druck von seiten
der Zunge in Betracht kommen, der das Organ und seinen Ausführungsgang
aus seiner Lage herausbringt und zusammenpreßt. Kehren dann diese Gebilde
in ihre ursprüngliche Lage und Verfassung zurück, so könnte bei der nachfolgenden Erweiterung Flüssigkeit angesaugt werden.

BROMAN hat gefunden, daß die JACOBSONschen Organe stets Flüssigkeit
und nicht, wie früher angenommen wurde, auch Luft enthalten. Er nimmt an,
daß es sich in ihnen um *Witterungsorgane* handelt, die dadurch benützt werden,
daß mit Hilfe der Zungenspitzen außerhalb des Tieres gelegene Geruchsstoffe
an den Mündungen der Jacobsonschen Organe abgegeben werden. Auf diese
Weise wäre eine Begutachtung der Beschaffenheit der Stoffe durch das Tier
möglich. So kommt BROMAN wieder auf die Ansichten der früheren Autoren
zurück, die in dem Gebilde ein Sinnesorgan erblickt haben. War doch schon
JACOBSON bekannt, daß es von einem großen Ast des Olfactorius versorgt wird.
Weitere Versuche, vor allem am lebenden Tier, werden die Entscheidung bringen
müssen, ob das Organ wirklich zur Begutachtung von Stoffen dient, die von
außen aufgenommen werden, und von welcher Bedeutung es für den Organismus
der Tiere ist.

C. Die Nebenhöhlen der Nase.

Die Nasenhöhle ist fast von allen Seiten von *pneumatischen Räumen* umgeben, die als *Nebenhöhlen* bezeichnet werden. Zu diesen zählen die Stirnhöhle,
die Siebbeinzellen, die Keilbein- und die Oberkieferhöhle.

Die Formverhältnisse können an den eröffneten Höhlen oder Ausgüssen studiert werden.
Das Wertvollste, was an diesen (außer der allgemeinen Form) zu sehen ist, ist die Lage und
Gestalt der Ostien, die am Ausguß schiefe Gänge von wechselnder Länge darstellen. Die
schräge und verdeckte Lage der Mündungen erklärt, daß eine Sondierung der Nebenhöhlen
beim Lebenden von der Nasenhöhle aus mit gewissen Schwierigkeiten verbunden ist.
Die Stirnhöhle mündet in den obersten Teil des Siebtrichters; die vordere Gruppe der
Siebbeinhöhlen in dessen mittleren Teil, während die hinteren Siebbeinzellen in den oberen
Nasengang münden. Die Öffnung der Keilbeinhöhle führt in den Recessus sphenoethmoidalis,
die der Oberkieferhöhle liegt knapp unter dem Augenhöhlenbogen im Siebtrichter. Die
Mündungen der Oberkiefer- und Stirnhöhle, sowie der vorderen Siebbeinzellen sind einander
also unmittelbar benachbart. Messungen über den Rauminhalt der Nebenhöhlen haben
BRAUNE und CLASEN[1] ausgeführt und dabei gefunden, daß der gesamte von ihnen ein-
genommene Raum durchschnittlich 44,6 ccm beträgt und *größer* ist als der der beiden Nasen-
höhlungen zusammengenommen mit durchschnittlich 34,2 ccm. Sämtliche Nebenhöhlen
sind von einer dünnen, blassen Schleimhaut ausgekleidet, die mit Flimmerhaaren ausgerüstet
ist. Auch befinden sich in ihr spärliche Drüsen. Die Schleimhaut ist von Nerven versorgt,
und zwar die der Stirnhöhle vom N. ethmoidalis ant., ebenso die der vorderen Siebbeinzellen, die der hinteren vom N. ethmoidalis post. Beide Nerven zweigen vom ersten Ast
des Trigeminus ab. Die Schleimhaut der Keilbeinhöhle wird von den N. sphenoethmoidales,
die der Oberkieferhöhle von den Nn. alveolares ant. und post. versorgt, beides Fasern des
zweiten Astes des Trigeminus.

Die *Funktion* der *Nebenhöhlen* ist auch heute noch völlig unbekannt. Sehr
bald war man sich darüber im klaren, daß sie mit der *Funktion der Nase als
Riechorgan* nichts zu tun haben [J. MÜLLER[2], HYRTL[3])] HYRTLS Ansicht ging
dahin, daß die Nebenhöhlen der eigentlichen Nasenhöhle eine gewisse Schleim-
zufuhr sichern, durch welche der Austrocknung ihrer Schleimhaut infolge der

---

[1] BRAUNE u. CLASEN: l. c. S. 133.
[2] MÜLLER, J.: Handb. d. Physiol. d. Menschen Bd. II, S. 487. 1840.
[3] HYRTL, A.: Systematische Anatomie. 18. Aufl. S. 595. Wien.

Luftströmung vorgebeugt wird. Wir wissen heute, daß die Schleimdrüsen in den Nebenhöhlen so spärlich sind, daß eine nennenswerte Abgabe von Sekret gar nicht in Frage kommt. LUSCHKA[1]) erblickte in den Nebenhöhlen Behälter für erwärmte und mit Wasserdampf gesättigte Luft. Man wird von vornherein sagen können, daß die Menge Luft in den Nebenhöhlen viel zu gering ist, um einen nennenswerten Einfluß auf die Erwärmung und Durchfeuchtung der eingeatmeten Luft auszuüben. Während die von HYRTL und LUSCHKA entwickelten Ansichten über die Bedeutung der Nebenhöhlen sehr bald als unzutreffend erkannt wurden, hat sich J. MÜLLER mit seiner Meinung für längere Zeit allgemeine Geltung verschafft. Nach ihm ist der Zweck der pneumatischen Räume in einer Erleichterung des Gesichtsschädels zu erblicken. Er begründet seine Ansicht damit, daß es „der Natur ziemlich gleichgültig ist, ob sie die Räume in den Knochen mit Fett oder mit Luft erfüllt, durch beide werden die Knochen leichter als wenn sie ganz fest sein würden. Bei den Vögeln werden viele Knochen des Stammes durch die Lungen, des ·Kopfes durch die Tube mit Luft gefüllt, beim Menschen nur einzelne Kopfknochen: die Zellen des Processus mastoideus und die Nebenhöhlen der Nase". Auch die MÜLLERsche Ansicht hat an Bedeutung verloren, seit BRAUNE und CLASEN[2]) die Größe dieses Gewichtsgewinnes auf etwa 1% des ganzen Schädels veranschlagt haben. Wären nämlich die Nebenhöhlen mit spongiöser Knochensubstanz gefüllt, so würde ihr Gewicht im Mittel 56 g betragen, was bei einem Schädel von 6000 g Gewicht 0,93%, bei 7500 g nur 0,75% ausmacht. Der Gewinn ist also sehr klein, ist aber trotzdem von einer gewissen Bedeutung, weil sich die Nebenhöhlen vom Drehpunkt des Kopfes ziemlich weit entfernt befinden. Wird der Kopf bewegt, so spielt bei der Länge dieses Hebelarmes jede Verringerung des an ihm befindlichen Gewichts schon eine gewisse Rolle. Wir hätten demnach in den Nebenhöhlen Luftbehälter mit starren Wänden zu erblicken, durch die das Schädelgewicht erleichtert wird.

Das von den Drüsen der Nebenhöhlen gelieferte Sekret wird natürlich ständig fortgeschafft. Es kommt aber für die Befeuchtung der Nasenhöhlen nicht in Betracht, da es zu spärlich ist und die Mündungen viel zu ungünstig gelegen sind. Diese befinden sich meist gar nicht an der tiefsten Stelle der Nebenhöhlen. Es ist aber daran zu denken, daß das Wasser des spärlichen Sekretes allmählich verdunstet und sich der Atemluft beimengt; die festen Bestandteile werden zum Teil resorbiert, zum Teil durch die Flimmerbewegung fortgeschafft, die von den Nebenhöhlen gegen die Nasenhöhle zu gerichtet ist.

Auf die Art, in der der Luftaustausch zwischen Nebenhöhlen und Nasenhöhle vor sich geht, soll in dem Abschnitt „Der Weg des Luftstromes durch die Nasenhöhlen" eingegangen werden.

D. Nasale Reflexwirkungen.

Von den Schleimhäuten, welche die Nasenvorhöfe und Nasenhöhlen auskleiden, lassen sich eine große Anzahl von *Reflexen* auslösen, wobei als Reizaufnehmer die *Endorgane* der *Sinneswerkzeuge* dienen. Als solche kommen in Betracht: die Receptoren des *Druck-*, *Kälte-*, *Wärme-*, *Schmerz-* und *Geruchsinns*. Durch deren Reizung können auf reflektorischem Wege in der Nase oder deren unmittelbarer Nachbarschaft gelegene, aber auch sehr entfernte Organe zur Tätigkeit gebracht werden. Die reflektorische Beeinflussung der in der Nase befindlichen Organe von der Nase selbst aus sind *dreifacher Art*: motorischer, sekretorischer und vasomotorischer. Von den motorischen Reflexwirkungen,

---

[1]) LUSCHKA, H. v.: Anatomie des Menschen. S. 358. Tübingen 1867.
[2]) BRAUNE u. CLASEN: l. c. S. 133.

dem Spiel der Nasenflügel beim Menschen und bei Tieren wurde bereits an anderer Stelle gesprochen, ebenso von den sekretorischen, durch welche eine Absonderung des Nasenschleims erzielt wird, und den vasomotorischen bei der Füllung der Schwellkörper mit Blut. Es soll nun die Rede von den *Fernwirkungen* sein. Von diesen sind am interessantesten die auf den *Atmungs-, Kreislauf-* und *Geschlechtsapparat.*

Wenden wir uns den ersteren zu, so ist hier vor allem der exspiratorische *Atemstillstand* anzuführen, der bei Reizung der Nasenschleimhaut auftritt und zuerst von HOLMGREN[1]) festgestellt wurde. Seither ist er von zahlreichen Forschern, hauptsächlich von FALK[2]), KRATSCHMER[3]), FRÉDERICQ[4]), FRANÇOIS FRANCK[5]), WEGELE[6]) und KNOLL[7]), näher untersucht worden. Er kann auf mannigfache Weise herbeigeführt werden. FALK rief ihn durch Untertauchen des Kopfes von Tieren unter Wasser hervor: in dem Augenblick, in dem der Kopf unter Wasser kommt, setzt die Atmung aus. Man kann diesen Reflex auch bei *wassertauchenden Vögeln* beobachten; daher stammt der Name „*Tauchreflex*". FRÉDERICQ erzielte ihn durch Besprengen der Nase mit Wasser, andere riefen ihn durch Kitzeln, durch elektrische Reize, Kälte oder durch Darbietung von Chloroformdämpfen hervor. Der Reflex kann also auf mechanische, elektrische, thermische und chemische Reize hin ausgelöst werden.

KNOLL hat die Frage zu beantworten gesucht, wie weit dieser exspiratorische Atemstillstand gerade für die sensiblen Nerven der Nasenschleimhaut charakteristisch ist, und zwar durch Vergleich der Wirkung verschiedener Nerven auf die Atmung. Er fand, daß neben dem *Trigeminus* nur der *Vagus* und *Splanchnicus* Fasern besitzen, welche reflektorisch eine Exspiration hervorrufen können.

Den Atemstillstand nach Darbietung von Chloroform kann man nicht nur bei Tieren, sondern auch beim Menschen zu Beginn der Narkose beobachten. Als zentripetale Leitungswege für diesen Reflex kommen der *Trigeminus und Olfactorius* in Betracht. KRATSCHMER hatte ursprünglich festgestellt, daß *nach Durchschneidung des Trigeminus* der Atemstillstand bei Darbietung verschiedener Gase und Dämpfe — er verwendete Chloroform, Äther, Alkohol, Ammoniak, Salz-, Salpeter- und Essigsäure — nicht auftritt, daß er dagegen nach Durchschneidung des Olfactorius bestehen bleibt. Daraus war unmittelbar zu schließen, daß der *Olfactorius* mit solchen reflektorischen Wirkungen gar *nichts* zu tun hat. Nun hat aber GOUREWITSCH[8]) einige Jahre später gefunden, daß auch nach Durchschneidung des Trigeminus das Einblasen von Ammoniak und Schwefelkohlenstoff, sowie von ätherischen Ölen eine *Verlangsamung der Atmung* bewirkte, eine Erscheinung, die auch nach elektrischer Reizung der freigelegten Nn. olfactorii auftrat. In gleicher Weise beobachtete ARNHEIM[9]) bei Reizung der Lobi olfactorii eine Beeinflussung der Nasenatmung, und HENRY[10]) bewirkte

---

[1]) HOLMGREN: On chloroforms werkning paa Kaninen. Upsala läkaresällskapets handlinger Bd. 2, Nr. 3.

[2]) FALK, F.: Über eine eigentümliche Beziehung der Hautnerven zur Atmung. Reicherts Arch. 1869, S. 236.

[3]) KRATSCHMER, F.: Über Reflexe von der Nasenschleimhaut auf Atmung und Kreislauf. Sitzungsber. d. Akad. Wien, Mathem.-naturw. Kl. II, Bd. 62, S. 147. 1870.

[4]) FRÉDERICQ, L.: Sur la théorie de l'innervation réspiratoire. Bull. de l'acad. roy. des sciences de Belgique (2) Bd. 47, S. 413. 1879.

[5]) FRANCK, FRANÇOIS: l. c. S. 140.

[6]) WEGELE, C.: Über die zentrale Natur reflektorischer Atmungshemmung. Dissert. Würzburg 1882.

[7]) KNOLL, PH.: Beiträge zur Lehre von der Atmungsinnervation. V. Atmung bei Erregung sensibler Nerven. Sitzungsber. d. k. Akad. d. Wiss. Wien Bd. 92, III, S. 306. 1885.

[8]) GOUREWITCH: Wirkung des Olfactorius auf die Atmung. Dissert. Bern 1883.

[9]) ARNHEIM: l. c. S. 133.

[10]) HENRY, CH.: Influence de l'odeur sur les mouvements respiratoires et sur l'éffort musculaire. Cpt. rend. des séances de la soc. de biol. 1891, S. 443.

146 Emil von Skramlik: Die Physiologie der Luftwege.

eine Veränderung des Atemrhythmus durch Darbietung von so stark verdünnten Riechstoffen, daß dabei nach seinen Angaben eine Reizung des Trigeminus *nicht* stattfinden konnte.

Endlich ging H. Beyer[1]) den Atemreflexen auf Olfactoriusreiz systematisch nach und fand bei Darbietung von Vertretern der neun Zwaardemakerschen Geruchsklassen sehr verschiedene Wirkungen. Es traten ein: *Beschleunigung* und *Verlangsamung* der Atmung und *exspiratorischer Atemstillstand,* ohne daß sich eine Beziehung zwischen Geruchsklasse und Erfolg feststellen ließ. Vertreter einer und derselben Geruchsklasse lösen ganz verschiedene Erfolge aus.

Auf Grund der angeführten Versuche läßt sich wohl nicht daran zweifeln, daß die Atmung auch vom *Olfactorius* her *reflektorisch* beeinflußt werden kann. Indessen ist es völlig sicher, daß die Reflexwirkungen, die durch den Trigeminus vermittelt werden, viel intensivere sind als diejenigen, die durch den Olfactorius zustande kommen. So sah Gourewitch nach Einblasen von Ammoniak in die Nase des Kaninchens beim intakten Trigeminus *sofortigen Stillstand,* nach Durchschneidung dieses Nerven *nur* eine *Beschleunigung der Atmung* von 16 auf 25 *pro Sekunde* eintreten. Die reflektorischen Wirkungen, die sich durch Vermittlung des Riechnerven auslösen lassen, sind also weder von der gleichen Stärke noch von der gleichen Art wie diejenigen, die vom Trigeminus ausgehen. Gaule hat recht, wenn er sagt, daß die eigentlich schützenden Reflexakte durch den Trigeminus vermittelt werden; mit diesen hat der Riechnerv nichts zu tun. Er stellt nur die Atmung so ein, daß sie für den Riechvorgang am günstigsten ist. Damit steht auch im Einklang, daß bei Reizung der *Lobi olfactorii* nur die *Nasenatmung verändert* wird, wie dies Arnheim gesehen hat. Ebenso ist es eine Erfahrung des täglichen Lebens, daß wir die Atemform ändern, wenn wir einen stark duftenden Raum betreten.

Die Zentren für diese reflektorischen Wirkungen sind, soweit als *zentripetale* Bahn der Trigeminus in Betracht kommt, in der Medulla oblongata zu erblicken, in den Kernen dieses Nerven, sowie im Atmungszentrum. Weniger übersichtlich sind die Verhältnisse, sowie die Bahnen in Frage kommen, auf denen die Erregung vom Olfactorius zum Atemzentrum gelangt. Als *zentrifugale* Bahnen kommen wieder diejenigen Fasern in Betracht, welche die Atmungsmuskeln beherrschen. Einer gewissen Erörterung bedarf noch der Eintritt des Atemstillstandes. Bei diesem Reflex handelt es sich wahrscheinlich um keine motorische Wirkung, vielmehr um einen *Hemmungsvorgang.* Von einem solchen haben schon Gad und Wegele gesprochen, und zwar werden nach ihren Vorstellungen nicht die *Exspirationsmuskeln* gereizt, sondern die *Inspirationsmuskeln gehemmt.* Für die Wahrscheinlichkeit dieser Annahme spricht eine Beobachtung von Sandmann[2]). Er konnte zeigen, daß der Atemstillstand auch eintrat, wenn man das Rückenmark in der Höhe des 7. Halswirbels durchtrennt. Da die Nerven für die Exspirationsmuskeln erst unterhalb dieser Stelle abgehen, so können sie also an dem Erfolg nicht beteiligt sein.

Es wurde bereits darauf hingewiesen, daß infolge der verschiedenartigen Reizungen der Nasenschleimhaut *nicht immer Atemstillstand,* sondern oft nur eine *Veränderung der Atmung* herbeigeführt wird. Solche Wirkungen zeigen sich schon bei einer Zusammensetzung der atmosphärischen Luft, die gar nicht erheblich von der Norm abzuweichen braucht. Mink[3]) hat in neuerer Zeit darauf hingewiesen, daß die Beschaffenheit der Atmosphäre und die nasale Regulation der Atmung in einem gewissen Zusammenhange stehen. Jeder kennt wohl die

---

[1]) Beyer, H.: Atemreflexe auf Olfactoriusreiz. Arch. f. (Anat. u.) Physiol. 1901, S. 261.
[2]) Sandmann, G.: Über Atemreflexe von der Nasenschleimhaut. Arch. f. (Anat. u.) Physiol. 1887, S. 483.
[3]) Mink: l. c. S. 139.

unangenehmen Sensationen, von denen man beim Betreten eines Treibhauses, beim Aufenthalt in einem tiefgelegenen unterirdischen Bergwerk befallen wird. Man hat den Eindruck einer lastenden Schwere auf dem Brustkasten, während gleichzeitig die Atmung oberflächlicher und mühsamer wird. Es handelt sich um den Einfluß einer Atmosphäre, die warm und mit Wasserdampf zumeist gesättigt ist. Im Bergwerk kommt ein gewisser Gehalt der Luft an CO_2 hinzu, der die Norm von 0,03 Vol% vielfach übersteigt. Es sind dies nun alles Reize (Temperatur- und chemische Reize), die bereits besprochen wurden und von denen wir wissen, daß sie auch Atemstillstand herbeiführen. Der Eindruck der Beklemmung könnte — wie MINK[1]) meint — durch eine reflektorische Hemmung der Wirksamkeit der Atemmuskeln zustande kommen; indessen muß der Beweis für die Richtigkeit dieser Ansicht erst beigebracht werden. Es darf aber nicht unerwähnt bleiben, daß man sich auf eine andere als in der Norm zusammengesetzte Atmosphäre einstellen kann. Bei längerem Aufenthalt in einem Treibhaus oder in einem Bergwerk tritt die gewohnte Atmungsweise bald wieder ein.

Durch Reizung der Nasenschleimhaut, vorzüglich der Muscheln, kann man nach FR. FRANCK[2]) auf reflektorischem Wege Krämpfe der *Glottis* hervorrufen. KRATSCHMER[3]) sah nach Einblasen von CO_2 oder Tabakrauch in die Nase augenblicklichen Schluß der Stimmritze eintreten. Die Wirkung kann sogar noch weiter gehen, indem nicht allein der *Kehlkopf*, sondern auch die *Bronchien* ergriffen werden. Die Krämpfe der Bronchien können oft so heftig sein, daß sie eine Einziehung der Intercostalräume bewirken (FR. FRANCK). LAZARUS[4]) beobachtete ebenfalls bei Reizung der Nasenschleimhaut eine reflektorische Verengerung des Lumens der Bronchien. Diese ist natürlich durch die Zusammenziehung der Bronchialmuskeln bedingt, welche durch Vagusfasern innerviert wird. Der Reflex auf die Bronchien ist besonders häufig studiert worden, weil man durch ihn das Asthma zu erklären suchte, das durch Nasenleiden verursacht wird.

Von besonderem Interesse sind alle diejenigen reflektorischen Wirkungen von Organen der Nasenhöhle auf den Atmungsapparat, bei denen eine starke Exspiration zu verzeichnen ist. Am bekanntesten ist der *Niesreflex*. Es handelt sich dabei um eine heftige plötzliche Ausatmung, bei der der Luftstrom durch die Nase entweicht, da die Mundhöhle vom Schlundkopf vielfach völlig abgeschlossen ist. Die Glottis steht dabei offen. Der äußere Eingang zur Mundhöhle ist meist zu. Der brüsken Exspiration geht vielfach eine tiefe Einatmung voran. Der *Niesreflex* wird durch *Reizung* der in der *Nasenschleimhaut befindlichen Rezeptoren* ausgelöst. Als solche kommen in Betracht: Tastreize, und zwar Berührung der Schleimhaut des Nasenbodens und der Höhlenwände. Der Effekt tritt besonders leicht ein, wenn man sacht über die Schleimhaut hinfährt, also die Empfindung des *Kitzels* auslöst, von dem wir durch die neueren Untersuchungen FREYS[5]) wissen, daß er auf der Reizung der Rezeptoren für den Drucksinn beruht. Niesen kann auch durch *Jucken* verursacht werden, also durch eine schwache Reizung der Schmerzendigungen (v. FREY[6]). Meist tritt dieses bei Aufenthalt in stark staubhaltiger Luft auf. Hier ist als Reizmittel auch der *Schnupftabak* zu erwähnen, der für diesen Zweck durch einen spezifischen Gärungsprozeß zubereitet wird. Als weitere Reize kommen *Kälte* in Betracht

---

[1]) MINK: l. c. S. 139.   [2]) FRANCK, FR.: l. c. S. 140.   [3]) KRATSCHMER: l. c. S. 145.
[4]) LAZARUS, J.: Über Reflexe von der Nasenschleimhaut auf die Bronchiallumina. Arch. f. (Anat. u.) Physiol. 1891, S. 19.
[5]) FREY, M. v.: Versuche über schmerzerregende Reize. Zeitschr. f. Biol. Bd. 76, S. 1. 1922.
[6]) FREY, M. v.: Über Wandlungen der Empfindung bei formal verschiedener Reizung einer Art von Sinnesnerven. Psychol. Forsch. Bd. 3, S. 219. 1923.

und *Trockenheit* der Luft. Die Reizschwelle für den Niesreflex ist im allgemeinen als eine sehr tiefe zu bezeichnen, d. h. es reicht bereits ein sehr schwacher Reiz hin, um ihn auszulösen. Wir wissen aber auch aus der Erfahrung des täglichen ·Lebens, daß der Reflex völlig unterdrückt oder in seiner Auswirkung abge· schwächt werden kann. Bemerkenswert ist eine gewisse Verzögerung, die man im Auftreten der brüsken Exspiration beobachten kann; manchmal vergeht nämlich zwischen Reiz und Erfolg ein merkliches Intervall, das bis zu einem gewissen Grade willkürlich zu beeinflussen ist. Der Vollständigkeit halber sei erwähnt, daß es sich beim Niesen um einen Vorgang handelt, der meist durch Erscheinungen von seiten der Drüsen kompliziert ist; es wird also nicht allein die Atmung beeinflußt, sondern es kommt auch zu einer stärkeren Sekretion, durch welche die störenden Fremdkörper von den Schleimhäuten fortgeschwemmt werden. Diese reicht allein meist nicht aus, um die Störungsversuche rasch zu beseitigen; in einem solchen Fall wird durch die plötzliche und heftige Ausatmung das Sekret mit den Fremdkörpern entfernt.

Die zentripetalen Bahnen des Niesreflexes sind durch Sandmann[1]) und Wertheimer und Surmont[2]) übereinstimmend festgestellt worden. Das von der Nasenschleimhaut ausgelöste Niesen geht von den *Trigeminusendigungen* aus und wird durch den N. ethmoidalis, einen Ast des N. nasociliaris geleitet, dessen Fasern auch auf elektrischen Reiz Niesen erzeugen. Die weitere Bahn wird durch das Ganglion Gasseri, Kerne des Trigeminus und das Atmungs· zentrum gebildet. Es sei gleich an dieser Stelle bemerkt, daß Niesen auch durch grelle Beleuchtung der Augen ausgelöst wird; die zentripetale Bahn sind dann die Ciliarnerven, Ganglion ciliare, N. nasolacrimalis, ophthalmicus, Ganglion Gasseri, Trigeminus. Bei den *zentrifugalen* Bahnen handelt es sich in beiden Fällen um die motorischen Atmungsbahnen. Durch Reizung der Nasenschleim· haut wird aber nicht immer nur Niesen ausgelöst, sondern es kann auch zum Husten kommen. Fr. Franck[3]) gelang es, beim Hunde durch Reizung der freien Fläche der vorderen Nasenmuschel *Husten* zu erzeugen. Bei Kaninchen und Katze ist der „nasale Husten" auf diese Weise nicht auszulösen.

In der gesamten Gruppe von Reflexen sind *Schutzeinrichtungen* zu erblicken, die den Organismus vor Schädigungen bewahren. Die Einatmung wird, gehemmt, es schließt sich die Stimmritze, daß nichts eindringen kann, die Ausatmung wird herbeigeführt und kann sehr brüske Formen annehmen, so daß Niesen oder Husten eintritt. Selbst in der reflektorischen Verengerung der Bronchien kann man eine Schutzwirkung erblicken, indem nach Zuntz[4]) durch Vergrößerung der Reibung der vorbeiströmenden Luft Verunreinigungen leichter an den Wänden hängenbleiben.

Von großem Interesse sind auch die reflektorischen Wirkungen von der Nase auf den *Kreislauf.* Hier ist in erster Linie des Herzstillstandes zu gedenken, der eintritt, wenn man einem Tier einen Wattebausch mit Chloroform unter die Nase hält [Dogiel[5]), Kratschmer[6])]. In dem Augenblick, in dem man den mit der flüchtigen Flüssigkeit getränkten Wattebausch der Nase des Tieres nähert, setzt der Herzschlag gleichzeitig mit der Atmung ganz plötzlich aus; die nächsten Schläge folgen dann äußerst langsam und werden erst nach und nach

---

[1]) Sandmann: l. c. S. 146.

[2]) Wertheimer et Surmont: Les voies centripètes du reflexe de l'éturnument. Cpt. rend. des séances de la soc. de biol. 1888, S. 62.

[3]) Franck, Fr.: l. c. S. 140.   [4]) Siehe Lazarus: l. c. S. 147.

[5]) Dogiel, J.: Über die Wirkung des Chloroforms auf den Organismus der Tiere im allgemeinen, und besonders auf die Bewegung der Iris. Reicherts Arch. 1866, S. 231 u. 415.

[6]) Kratschmer: l. c. S. 145.

häufiger. Meist hat sich die frühere *Schlagfolge* des *Herzens* noch *nicht wiederhergestellt*, wenn die *Atmung* wie zuvor in *regelmäßigem Gange* ist. Die Unterbrechung der Herztätigkeit tritt bei Darbietung aller derjenigen Mittel ein, die auch den Atemstillstand bewirken, sie ist also bei mechanischer, thermischer und chemischer Reizung der Schleimhaut zu verzeichnen. Bemerkenswert ist, daß der Blutdruck trotz der bedeutenden Verlangsamung der Herzschläge entweder auf der gleichen Höhe bleibt oder sogar ansteigt. Als zentrifugale Bahn für die beschriebene Herzwirkung ist hauptsächlich der *Vagus* anzusehen (KRATSCHMER), denn sie bleibt nach Durchschneidung der beiden Vagi nahezu aus, während die Beeinflussung des Blutdrucks und der Atmung auch dann noch weiterbesteht. Die Steigerung des Blutdrucks deutet auf eine Reizung des Sympathicus hin; zur Aufklärung dieser Frage sind aber noch weitere Versuche erforderlich.

Es unterliegt keinem Zweifel, daß bei der Hemmung der Herztätigkeit der Vagus im hohen Maße beteiligt ist. Doch hat schon KRATSCHMER darauf hingewiesen, daß die Erscheinung der Herzhemmung auch nach doppelseitiger Vagotomie bestehen bleibt, wenn auch in sehr geringem Grade. KRATSCHMERS Befunde wurden durch KNOLL[1]) und H. E. HERING[2]) bestätigt. So fand z. B. KNOLL, daß bei vagotomierten Kaninchen die Pulsfrequenz nach einer Chloroformeinblasung in die Nase noch um 0,12 bis 1 Schlag für die Sekunde abnahm. Eine sichere Erklärung für diese Pulsverlangsamung bei vagotomierten Tieren konnte KNOLL nicht geben. Zunächst lag die Vermutung nahe, daß die starke Blutdrucksteigerung, die bei den Chloroformversuchen regelmäßig eintritt, irgendwie auf den Herzschlag verlangsamend einwirkt. KNOLL beobachtete indessen diese Verlangsamung auch nach Durchschneidung der Nn. splanchnici, wobei keine Blutdrucksteigerung auftrat. Er vermutete nun, daß jene noch nach der Vagotomie auftretende Pulsverlangsamung auf eine Verminderung des Tonus accelerierender Nervenfasern zurückzuführen sei. In neuerer Zeit ist v. BRÜCKE[3]) dieser Frage nachgegangen und hat an Kaninchen den Nasenreflex geprüft. Es wurde der Blutdruck verzeichnet bei intakten Herznerven, dann nach der doppelseitigen Durchschneidung oder Kühlung der Nn. vagi, der Depressoren und schließlich nach der Ausschaltung der Nn. accelerantes durch Exstirpation der beiden unteren sympathischen Herzganglien und der beiden Ganglia stellata. Die Verlangsamung der Herztätigkeit infolge der Chloroformeinblasung beträgt bei vagotomierten Kaninchen 2—12% der ursprünglichen Schlagzahlen in der Minute. Aus der sehr viel stärkeren Verlangsamung der Herztätigkeit vor der Vagotomie — bis um 58% — geht unzweifelhaft hervor, daß der Hauptanteil der Pulsverlangsamung nach Anwendung von Chloroform auf die Erregung der *Vagi* zurückzuführen ist. Nach *vollständiger Entnervung des Herzens* bewirkt eine Chloroformeinblasung nur in manchen, nicht in allen Fällen eine geringe Frequenzabnahme um 3—6%. Auf Grund dieser Beobachtungen läßt sich der Schluß ziehen, daß die *Erreguug der sensiblen Trigeminusfasern* in der Nasenschleimhaut sowohl eine *reflektorische Erregung der herzhemmenden Vagusfasern* als auch eine *Hemmung der tonischen Erregung* der *fördernden sympathischen Fasern* auslöst.

Einen Beweis dafür, daß *Vasomotoren* von der Nase aus auf reflektorischem Wege zur Tätigkeit gebracht werden können, bildet auch die Gesichtsröte bei

---

[1]) KNOLL: l. c. S. 145.

[2]) HERING, H. E.: Über die Beziehungen der extrakardialen Herznerven zur Steigerung der Herzschlagzahl bei Muskeltätigkeit. Pflügers Arch. f. d. ges. Physiol. Bd. 60. S. 429. 1895.

[3]) BRÜCKE, E. TH. v.: Zur Kenntnis des Reflexes von der Nasenschleimhaut auf die Herznerven. Zeitschr. f. Biol. Bd. 67, S. 520. 1917.

einem heftigen Niesakt. Es handelt sich dabei um eine Erweiterung der Gefäße des Gesichts, die oft von einer solchen der Conjunctiva begleitet ist.

FR. FRANCK[1]) hat festgestellt, daß durch Nasenreizung im Kopf Gefäßerweiterung, im übrigen Körper überall Gefäßerweiterung, und zwar sowohl in der Haut, wie in der Tiefe ausgelöst wird.

Von Fernwirkungen sei hier auch die Steigerung des Tränenflusses erwähnt, die bei Darbietung von Niesen erzeugenden Mitteln beobachtet wird. Die reflektorische Beeinflussung sehr fernliegender Organe von der Nasenschleimhaut aus wird verständlich, wenn man von der Vorstellung ausgeht, daß durch die zentripetalen Impulse wichtige Zentren erregt werden, zu denen in erster Linie das *Atmungs-, Herzinnervations-, Gefäß-* und *Sekretionszentrum* zählen. Daß besonders von dem Gefäßzentrum aus Erregungen nach den verschiedensten Körperteilen ausgesandt werden, erscheint nicht weiter befremdlich. So wird aber klar, daß unter Umständen bei Nasenreizung auch *Baucheingeweide* in Mitleidenschaft gezogen werden. In welchem Maße und unter welchen Bedingungen dies in der Norm der Fall ist, entzieht sich vorerst der Beurteilung. Es sei nur darauf hingewiesen, daß klinisch oft ein Zusammenhang zwischen Vorgängen in der Nase und den Geschlechtsorganen festgestellt wurden. Hauptsächlich sind es Nasenblutungen, Nieskrämpfe, asthmatische Anfälle, die sich an Prozesse in den Geschlechtswerkzeugen anschließen.

E. Die Nase als Atemweg.

1. Stromgeschwindigkeit und Verlauf der Stromlinien in der Nasenhöhle.

Bei jedem Atemzug streicht durch die Nasenhöhlen in der einen und anderen Richtung abwechselnd eine gewisse Menge von Luft hindurch. Betrachtet man die Bahn für den Luftstrom in der Nase vom rein anatomischen Gesichtspunkt, so fällt vor allem die Mannigfaltigkeit ihrer Gestalt auf; sie ist zweigeteilt und ihr Querschnitt wechselt von Stelle zu Stelle. Hierzu kommt, daß sie durch die verschiedenartigsten Vorgänge physiologischer Art, vor allem durch *Füllung der Schwellkörper* mit Blut, jederzeit eine Veränderung erfahren kann.

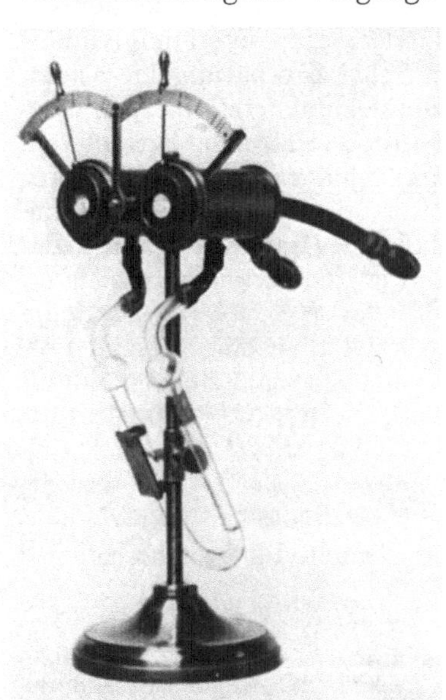

Abb. 37. Luftbrücke für klinischen Gebrauch nach ZWAARDEMAKER.

Von besonderem Interesse ist die Beantwortung der Fragen 1. nach der *Menge Luft,* die bei einem Atemzug durch die Nasenhöhlen hindurchstreicht, 2. nach der *Geschwindigkeit des Luftstroms* in jedem der beiden Anteile der Bahn, endlich 3. nach der *Gestalt des Weges,* den die Atemluft in den Nasenhöhlen nimmt.

Die erste Frage ist relativ einfach zu beantworten; sie deckt sich mit der nach der Größe des Atemvolumens. Dieses beträgt etwa 500 ccm, so daß bei einer Atemfrequenz von durchschnittlich 18 in der Minute 9000 ccm Luft durch die Nase während 60 Sekunden hindurchgehen.

Die 500 ccm Luft pro Atemzug werden sich ganz gleichmäßig auf die beiden Nasenhöhlen verteilen; freilich nur unter der Voraussetzung, daß diese ganz *symmetrisch gebaut sind.* Ist der Widerstand in der einen größer als in der anderen, so wird, entsprechend dem zweiten KIRCHHOFFschen Satze aus der Elektrizitäts-

---

[1]) FRANCK, FR.: l. c. S. 140.

lehre, durch diejenige mehr hindurchgehen, in der der *Widerstand geringer* ist. Im allgemeinen wird man sagen können, daß infolge der physiologischen Septumdeviation die Menge Luft, die durch den linken Anteil hindurchstreicht, niemals gleich sein wird derjenigen, die durch den rechten hindurchgeht.

Man kann nun den Widerstand der beiden Luftwege in der Nase mit Hilfe der Luftbrücke von ZWAARDEMAKER[1]) (s. Abb. 37) bestimmen. Diese beruht auf

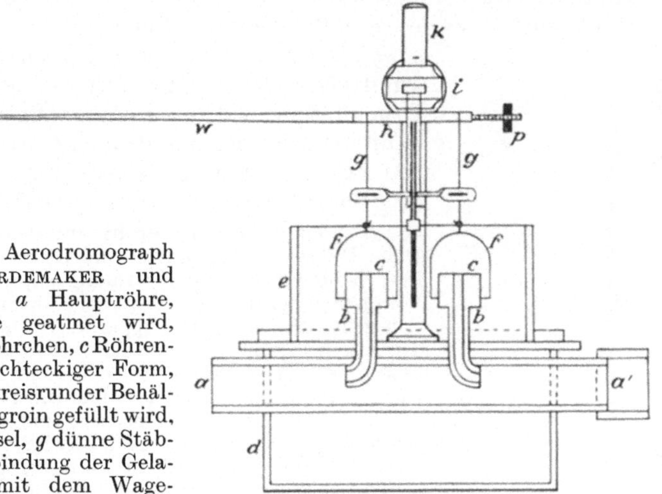

Abb. 38 a, b. Aerodromograph nach ZWAARDEMAKER und OUWEHAND. *a* Hauptröhre, durch welche geatmet wird, *b* Pitotsche Röhrchen, *c* Röhrenaufsatz von achteckiger Form, *d* Sandbad, *e* kreisrunder Behälter, der mit Ligroin gefüllt wird, *f* Gelatinekapsel, *g* dünne Stäbchen zur Verbindung der Gelatinekapseln mit dem Wagejoch *h*, das sich in dem Gehäuse *i* dreht, *k* Stange, an der das Gehäuse *i* höher geschraubt werden kann. *p* Gegengewichte, *s* Dämpfungsvorrichtung. *w* Schreibhebel.

Abb. 38 a.

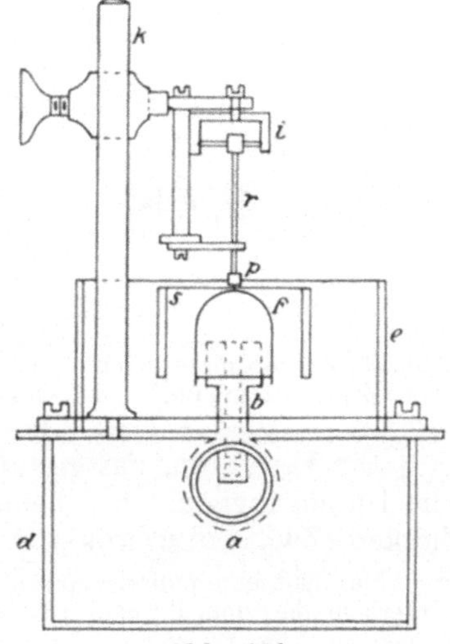

Abb. 38 b.

dem gleichen Prinzip wie die von der Elektrizitätslehre her bekannte von WHEATSTONE. HOLTZ[2]) und später SHAW[3]) haben nachgewiesen, daß sich dieses Prinzip auch auf Luftbewegungen anwenden läßt, unter der Voraussetzung, daß in der Luftströmung keine zu große lebendige Kraft $\dfrac{m\,v^2}{2}$ auftritt. Nun ist die Masse *m* der Luft wohl klein, sie kann aber für das Prinzip der Brücke sehr beträchtlich ins Gewicht fallen, sobald die Geschwindigkeit *v* erheblich groß wird. Bei ruhiger Atmung läuft man aber nicht Gefahr, daß *v* zu groß wird.

Man betrachtet dann im Experiment bei der Ausatmung den Schlundkopf als diejenige Stelle, an der sich die Luft verzweigt. Die beiden Nasenhöhlen sind die Strombahnen *a* und *b*, von denen bestimmt werden soll, ob sie den gleichen Widerstand aufweisen. Mittels zweier Oliven von 1 cm Bohrung werden die Naseneingänge mit zwei Kammern verbunden, die am distalen Ende mit zwei Öffnungen versehen sind, die enger und weiter gemacht werden können. Diese Fenster vergegenwärtigen die Stücke *c* und *d*

[1]) ZWAARDEMAKER: Die Luftbrücke. Arch. f. (Anat. u.) Physiol. 1902, Suppl. S. 399.
[2]) HOLTZ, W.: Eine Wheatstonesche Brücke für Luft- und Wasserfluß. Ann. d. Physik N. F. Bd. 29, S. 675. 1886.
[3]) SHAW, N. W.: Proc. of the roy. soc. of London, 24. April 1890.

der Stromverzweigung. Die beiden Kammern sind untereinander durch ein empfindliches Manometer verbunden, das nur dann in Ruhe bleibt, wenn der Druck in den beiden Kammern der gleiche ist. Dies wird der Fall sein, wenn sich die Strömungswiderstände in den Nasenhöhlen so verhalten wie die entsprechenden in den Fenstern der Kammern. Aus deren Größe kann man unmittelbar das Verhältnis der Stromwiderstände ablesen. ZWAARDEMAKER[1]) hat gefunden, daß in den meisten Fällen das Widerstandsverhältnis für Ein- und Ausatmung das gleiche ist.

Mit Hilfe der Brückenmethode kann nur die Beziehung zwischen den Widerständen rechts und links festgestellt werden. Will man die *absolute Luftdurchgängigkeit* einer Seite prüfen, so muß die Menge Luft ermittelt werden, die dort bei einem bestimmten Druckunterschied hindurchgeht. Bei solchen Messungen kann man sich des Aerodromographen nach ZWAARDEMAKER und OUWEHAND (s. Abb. 38) oder Aerodrometers (s. Abb. 39) nach ZWAARDEMAKER[2]) bedienen.

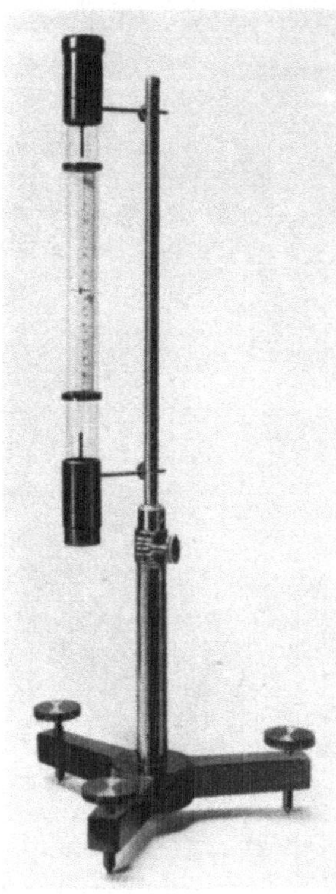

Abb. 39. Aerodrometer nach ZWAARDEMAKER.

Der erste Apparat beruht auf dem Prinzip der PITOTschen Röhren und gestattet die Geschwindigkeitskurve der Luft bei der Ein- und Ausatmung zu registrieren, unter der Voraussetzung, daß die Respiration nicht zu gewaltsam vor sich geht. Hat man den Apparat geeicht, so kann man aus der Geschwindigkeitskurve auch die Größe des Atemvolumens bestimmen. Das *Aerodrometer* besteht aus einer gläsernen Röhre von 1,8 cm Weite, entsprechend dem Durchmesser der Luftröhre eines Erwachsenen, und einer Länge von ungefähr 25 cm, die vertikal gestellt wird. Die untere Öffnung wird mit dem Nasenloch in Verbindung gesetzt, die obere bleibt frei. Zwischen zwei Federn von geringem Elastizitätsmodul schwebt in halber Höhe der Röhre ein rundes Scheibchen aus Aluminium, dessen Flächeninhalt der Hälfte des Röhrenquerschnitts gleich ist. Bei der Ein- und Ausatmung geht das Scheibchen auf und nieder, wobei der Ausschlag annähernd proportional ist der Geschwindigkeit, mit der sich die Luft bewegt. Bei der Einatmung bewegt sich das Scheibchen abwärts, bei der Ausatmung aufwärts, die Ausschläge werden an einer Millimeterskala abgelesen. Ein Millimeter der Skala entspricht etwa einem Lufttransport von 10 cm. Will man gleichzeitig die Größe der Triebkraft bestimmen, unter der die Luft ein- und ausströmt, so muß mit der anderen Nasenöffnung ein Manometer in Verbindung gebracht werden, das die Größe des Druckes im Schlundkopf zu bestimmen gestattet. Unter besonderen Umständen können die Druckschwankungen im Nasenrachenraum sehr *hohe Werte* erreichen. Dies wird z. B. bei hochgradigen Stenosen in der Nase der Fall sein.

Ein Verfahren, das gestattet, sich schnell mit ganz einfachen Mitteln über die Durchgängigkeit der beiden Nasenhöhlen zu orientieren, ist das der Atemflecken (ZWAARDEMAKER[2]).

Man hält eine polierte Metallfläche oder einen schwach konkaven Spiegel mit metallener Unterlage über dem Lippenrot horizontal unter die Nase und atmet bei geschlossenem Munde in gewöhnlicher Weise aus. Rechts und links tritt dann auf der polierten Fläche ein Flecken auf, der durch Kondensation des Wasserdampfes in der Ausatmungsluft zustande kommt (s. Abb. 40). Ehe die Einatmung erfolgt, zieht man die Platte schnell zurück und betrachtet die Beschläge.

Bei normal und regelmäßig gebauter Nase sind sie symmetrisch; der rechte ist das Spiegelbild des linken. Zuerst sieht man beiderseits einen ausgedehnten

[1]) ZWAARDEMAKER, H.: Physiologie der Nase und ihrer Nebenhöhlen, in Kahler-Denkers Handb. d. Hals-, Nasen- u. Ohrenkrankh. Bd. I. Berlin: Julius Springer 1925.
[2]) ZWAARDEMAKER, H.: Präzisionsolfaktometrie. Arch. f. Laryngol. u. Rhinol. Bd. 15, S. 171. 1904.

Fleck, der sich aber mit dem Fortschreiten der Verdampfung des Wassers von der Platte in einen vorderen medial und hinteren lateral gelegenen Teil spaltet. Die Trennungslinie verläuft schräg und gewunden. Nach Zwaardemaker[1]) beruhen diese beiden Anteile auf der *Spaltung* des *Atemstroms* an der unteren Nasenmuschel. Stopft man einzelne Teile der Nasenöffnung aus, so sieht man, daß der *vordere mediane der vorderen* Hälfte, der hintere der hinteren Hälfte des Nasenloches entspricht. Kommen die Atemflecken auf der kalten Platte scharf und deutlich zum Vorschein, so läßt sich zwischen den zwei symmetrischen großen Flecken noch ein schmales unpaariges Atemstreifchen feststellen. Dieses beruht wahrscheinlich auf dem Aneinanderstoßen der symmetrischen Atemkegel (Gevers-Leuven[2]). An der Stelle des Zusammenstoßes wird die doppelte Menge von Wasserdampf abgesetzt; außerdem bildet sich dort ein starker Luftwirbel.

Das Studium der Atemflecke ergibt auch bei normalen Personen das Vorhandensein einer *Asymmetrie.* Diese beruht auf dem ungleichmäßigen Bau der rechten und linken Nasenhälfte. Mit solchen Asymmetrien hängt natürlich die Art der Verteilung der Luft bei der Ein- und Ausatmung zusammen. Man ist also imstande, mit Hilfe der Methode der Atemflecke in ganz kurzer Zeit Störungen in den Nasenhöhlen festzustellen.

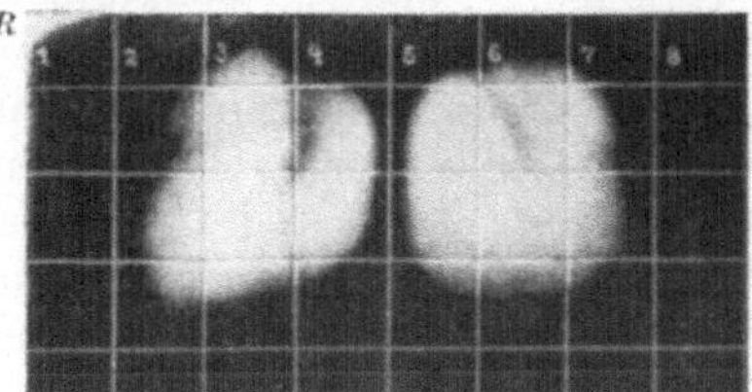

Abb. 40. Atemflecke nach Zwaardemaker.

Besonders häufig hat man sich die Frage vorgelegt, welchen *Weg* der Ein- und Ausatmungsstrom bei seinem Durchgang durch die Nasenhöhle nimmt.

Ursprünglich wurde die Strombahn nach rein *anatomischen Gesichtspunkten* beurteilt, und es wurde die Ansicht vertreten, daß der gesamte zur Verfügung stehende Querschnitt auch tatsächlich zum Durchtritt der Luft benutzt wird. Nun wechselt ja diese gerade in der Nase von Stelle zu Stelle. Er ist in der Gegend der äußeren Nasenöffnungen ein sehr enger und gemahnt hier an einen Schlitz. Beim Übergang des Vorhofs zur Nase in die Nasenhöhle, also an der Stelle der Apertura pyriformis findet sich eine Erweiterung des Querschnitts, der in der eigentlichen Nasenhöhle noch größer wird und sich gegen die Choanen zu wieder verengt.

Bidder[3]), dem es sich hauptsächlich darum handelte, festzustellen, auf welche Weise die mit Riechstoff beladene Luft zu dem peripheren Sinnesfeld des Geruchs gelangt, sprach nun zuerst die Ansicht aus, daß der Luftstrom bei ruhiger Atmung den kürzesten Weg einschlägt, also vorzugsweise an dem rinnenförmig ausgehöhlten Boden der Nasenhöhle im untersten Nasengang dahingleitet, so daß die in den obersten Nasenhöhlengegenden befindliche Luft im großen ganzen in Ruhe verharrt. Erst bei tiefer Atmung, wenn die äußeren Nasenlöcher erweitert sind, soll der Luftstrom an der medialen Wand längs des Nasenrückens mehr nach oben steigen. Noch erheblicher wird der Aufstieg des Luftstroms, der für den Riechvorgang von Bedeutung ist, beim Schnupfen, wenn also auf mehrere, einander rasch folgende Inspirationen ein Ausatmungszug geschieht. Nach H. Meyer[4]) strömt die Inspirationsluft hauptsächlich im mittleren Nasengang unter der Concha nasalis media nach hinten. In die Riechspalte gelangt nach ihm fast gar keine Luft, da der an den vorderen Rand der mittleren Muschel sich anschließende langgestreckte rundliche Wulst, der als Agger nasi bezeichnet wird, den Strom nach der Konkavität der Muschel leitet. Nur unter besonderen Umständen, wenn nämlich die Nasenflügel gehoben werden und der Luftstrom dann mehr nach der Scheidewand gerichtet ist, soll Luft in größeren Mengen entlang derselben in die Höhe steigen und in die Riechspalte gelangen. A. Fick[5]) mißt dem Agger nasi eine *andere Bedeutung* bei. Nach ihm befindet sich zwischen dem Nasendamm und -rücken eine Rinne, durch welche ein Teil der Luft in die Riechspalte geleitet wird, während der größte Teil

---

[1]) Zwaardemaker, H.: Atembeschlag als Hilfsmittel zur Diagnose der nasalen Stenose. Arch. f. Laryngol. u. Rhinol. Bd. 1, S. 174. 1894.

[2]) Gevers-Leuven: l. c. S. 140.

[3]) Bidder, F.: Riechen, in Wagners Handwörterb. d. Physiol. Bd. II, S. 916. 1844.

[4]) Meyer, G. H.: l. c. S. 132.

[5]) Fick, A.: Lehrb. d. Anat. u. Physiol. d. Sinnesorgane. S. 98. Lahr 1867.

unter der mittleren Nasenmuschel nach den Choanen zieht. Der Sulcus nasalis teilt also den Luftstrom gewissermaßen in zwei Zweige. Nach FRÄNKEL[1]) strömt die Luft hauptsächlich durch den unteren Nasengang zwischen unterer Muschel und Septum nach hinten, wobei allerdings die gesamte in der Nase befindliche Luft in Bewegung gerät. ZUCKERKANDL[2]) hebt die Bedeutung der horizontalen Lage der Ebene, die durch die äußere Nasenöffnung gelegt werden kann, hervor und schreibt dieser einen wesentlichen Einfluß auf die Richtung des Luftstroms in der Nase und das Zustandekommen einer Geruchsempfindung zu. Beim Schnuppern gelangt die Luft nach Heben der Nasenflügel leichter in die Riechspalte, was auch daraus zu ersehen ist, daß das Geruchsvermögen, das durch Fehlen der äußeren Nase verlorengegangen ist, durch Nasenplastik wiederhergestellt werden kann. Der Nasendamm hat nach ZUCKERKANDL keine Bedeutung für die Richtung des Luftstroms, umsomehr als er in vielen Fällen gar nicht ordentlich entwickelt ist.

Es unterliegt keinem Zweifel, daß es von großer Wichtigkeit ist, beim Studium der Strombahn der Luft in der Nase die anatomischen Verhältnisse zu Rate zu ziehen. Eine Entscheidung vermögen aber nur *Versuche* herbeizuführen. Merkwürdig ist nun, daß bei den theoretischen Erörterungen zwei wesentliche Punkte übersehen wurden: Einmal die Gestaltung des Nasenvorhofes, zum zweiten die Wirkung der in den oberen Anteilen der Nasenhöhlen ruhenden Luftschicht. Infolge des schrägen Anstiegs der Nasenflügel wird nämlich die Luft, die durch die äußeren Nasenöffnungen eintritt, genötigt, schräg nach aufwärts zu streichen. Die ruhenden Luftschichten wirken dagegen als eine Art von Polster, durch das die einströmende Luft zum Teil aus ihrer ursprünglichen Bahn abgelenkt wird. Auf beide Punkte soll näher eingegangen werden, wenn die Versuche zur Bestimmung der Strombahn in den Nasenhöhlen besprochen sind.

Im Jahre 1882 hat PAULSEN[3]) als erster *den experimentellen Weg* zur Lösung der aufgeworfenen Frage betreten. Er benutzte bei seinen Versuchen Leichenköpfe, welche unterhalb des Larynx so vom Rumpfe abgetrennt waren, daß die Luftröhre zum Teil am Schädel hängenblieb. Diese wurde mit einem Blasebalg in Verbindung gesetzt, wobei die eingeblasene bzw. eingesaugte Luftmenge ungefähr dem Atemvolum entsprach. Hierdurch war es möglich, einen dem natürlichen ähnlichen Ein- und Ausatmungsstrom zu erzeugen. Zur Kennzeichnung des Weges, den die Luft in der Nasenhöhle zurücklegte, wurde der Schädel median durchgesägt, die beiden Hälften auseinandergeklappt und die Nasenhöhlenschleimhaut an verschiedenen Stellen mit befeuchteten roten Lackmuspapier belegt. Legte man die beiden Hälften nun wieder aufeinander und trieb in der einen oder anderen Richtung einen mit Ammoniakgas versetzten Luftstrom hindurch, so verfärbten sich diejenigen Papiere am frühesten blau, an welchen der Hauptstrom der Luft vorbeistrich, während diejenigen, die sich abseits davon befanden, verhältnismäßig lange rot blieben. Bei diesen Versuchen hat sich nun herausgestellt, daß der Luftstrom im Innern des Nasenvorhofes entlang dem Nasenrücken in die Höhe steigt und sich dann in wechselndem Grade dem vorderen Teil des Daches nähert. Stets erreicht er aber die Stelle vor dem Vorderende der mittleren Nasenmuschel, bevor er nach rückwärts gegen die Choanen umbiegt (s. Abb. 41). Dabei findet ein Teil des Stromes seinen Weg zwischen dieser Muschel und dem Septum, während ein anderer Teil den mittleren Nasengang durchstreicht. Nach den Angaben von PAULSEN fließt durch die *eigentlichen Nasengänge* verhältnismäßig wenig Luft, was seinen Grund darin haben soll, daß der Strom durch die schiefgestellte Wand der äußeren Nase nach dem

---

[1]) FRÄNKEL, B.: in Ziemssens Handb. d. spez. Pathol. u. Therapie Bd. IV, 1. Hälfte, S. 93. 1876.
[2]) ZUCKERKANDL: l. c. S. 134.
[3]) PAULSEN, E.: Experimentelle Untersuchungen über die Strömung der Luft in der Nasenhöhle. Sitzungsber. d. preuß. Akad. d. Wiss. III, Bd. 85, S. 348. 1882.

Septum geleitet wird. Indessen ist diese Angabe mit einer gewissen Vorsicht aufzunehmen. Es unterliegt keinem Zweifel, daß die angegebenen Strömungsverhältnisse bei der Leiche zutreffen; es ist aber fraglich, ob man diese Befunde ohne weiteres auf den Lebenden übertragen darf. So ist zu bedenken, daß die Schleimhaut der Nasenmuscheln und Nasenhöhle während des Lebens in einem gewissen Maße aufgetrieben ist, was bei der Leiche nicht mehr der Fall ist. Es könnte also sehr wohl ein größeres Luftquantum auch durch die beiden unteren Nasengänge hindurchgehen. Mit Sicherheit läßt sich dagegen aussagen, daß

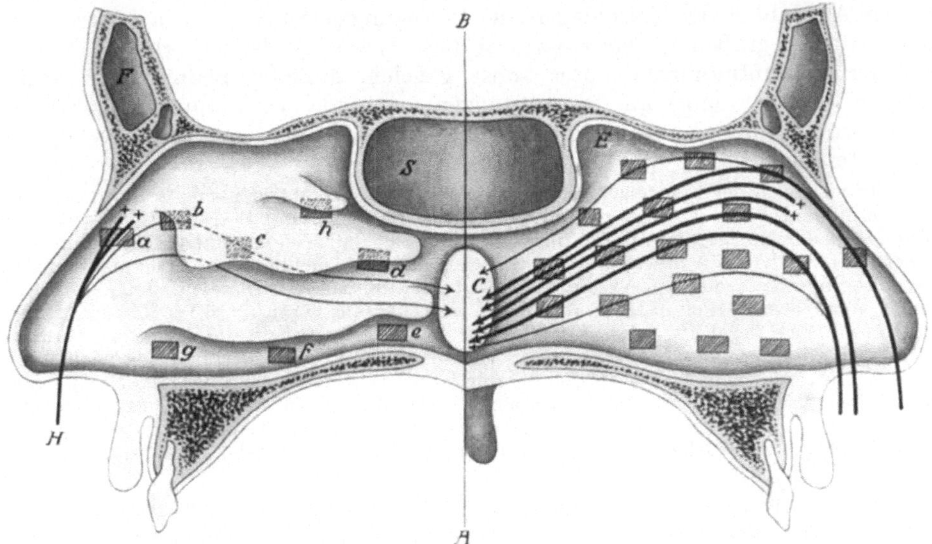

Abb. 14. Verlauf der Stromlinien durch die Nasenvorhöfe und -höhlen nach Paulsen. A—B Medianschnitt durch die Nasenmitte, C Choanen, E Recessus sphenoethmoidalis, F Stirnhöhle, H Eintrittsstelle des Luftstroms, S Keilbeinhöhle. Mit den kleinen Buchstaben sind die Lackmuspapiere bezeichnet. Die dick ausgezogenen Linien deuten den Verlauf der Haupt-, die dünn ausgezogenen den der Nebenstromlinien an.

durch den *obersten* Nasengang niemals eine nennenswerte Menge des Einatmungsstromes hindurchtritt. Trotzdem werden auch diese Teile der Nasenhöhle ständig gelüftet, und zwar einmal dadurch, daß ein Teil der dort befindlichen ruhenden Luftmassen durch den vorbeistreichenden Strom mitgerissen wird, so daß neue Luftmengen nachdrängen können; zum zweiten durch *Diffusionsvorgänge.*

Von besonderem Interesse ist, daß nach Paulsen der Ausatmungsstrom in ganz ähnlicher Weise wie der Einatmungsstrom die Nasenhöhle durchzieht. Es ist also auch hier der im Bogen verlaufende Hauptstrom zu verzeichnen, der in der Scheidewand gegen das Nasendach hinaufzieht und vorn dem Nasenrücken entlang zum Nasenloch abfällt. Paulsen hat eigens festgestellt, daß die Stärke, mit welcher die Luft durch den Blasebalg angesaugt oder ausgetrieben wird, von keinem merklichen Einfluß auf die Richtung des Stromes in den Nasenhöhlen ist. Ebensowenig vermag die Stellung des weichen Gaumens an diesem Verhalten der Stromlinien etwas zu ändern.

In einer späteren Versuchsreihe hat Paulsen sein ursprüngliches Verfahren dahin geändert, daß er Dämpfe von Osmiumsäure durch die Nase des Leichenkopfes aspirierte. Diese Methode bedeutete insofern eine Verbesserung, als man nunmehr von der Verteilung der Reagenspapiere unabhängig war, da ja der Weg, den der Luftstrom nimmt, an der Bräunung des Gewebes durch die Osmiumsäure zu erkennen ist. Im Ergebnis unterscheiden sich die beiden Versuchsreihen dadurch, daß beim zweiten Verfahren der Luftstrom höher hinauf gegen das Nasendach stieg. Auch fand PAULSEN, daß er mehr an der äußeren Wand als am Septum entlang strich.

Ähnliche Versuche wie PAULSEN haben ZWAARDEMAKER[1]) und FRANKE[2]) angestellt. Der erstere saugte den Qualm einer rußenden Lampe durch den Gipsabguß der Nasenhöhle eines Pferdes, der letztere Tabakrauch durch die Nasenhöhle eines halbierten Leichenkopfes, deren Schleimhaut zur Sichtbarmachung des Rauches mit Tinte geschwärzt und deren Scheidewand durch eine Glasplatte ersetzt war. Im allgemeinen decken sich die Versuchsergebnisse der beiden Forscher mit denen von PAULSEN. In den Versuchen von FRANKE erreichte der Luftstrom meist den vorderen unteren Rand der oberen Nasenmuschel.

Interessant war das Ergebnis bei kräftigem, schnupperndem Einatmen. In dem Augenblick des Umschlagens der Bewegung geriet die Luft in der gesamten Nase in einen großen Wirbelstrom; auf diese Weise würde sich erklären, warum die Geruchsempfindungen unter sonst gleichen äußeren Bedingungen ausgeprägter werden, wenn man die Substanzen sozusagen beschnuppert. Durch den Wirbelstrom gelangen sie leichter in die Gegend, in der sich das Riechepithel ausbreitet.

Hier ist noch der Versuche von SCHEFF[3]) und RÉTHI[4]) zu gedenken. SCHEFF aspirierte Joddämpfe durch die Nase und füllte dann die Nasenlöcher mit Stärkekleister, wobei der Weg des Inspirationsstromes durch die Blaufärbung gekennzeichnet war. RÉTHI ahmte bei seinen Untersuchungen, die ebenfalls am durchsägten Leichenkopf vorgenommen wurden, die Schwellungszustände der Nasenschleimhaut, die im Leben vorhanden sind, durch Aufkleben von Wachsstücken nach. Dabei stellte sich ebenfalls heraus, daß bei ruhiger Atmung die Hauptmenge der Luft anfangs nach oben steigt, sich dann in der Höhe des vorderen Endes der mittleren Muschel nach hinten wendet und an dem hinteren Ende nach unten gegen den Nasenrachenraum biegt. Sehr gering ist die Luftbewegung unter dem Nasendache; im unteren Nasengang entsteht hinten ein *Wirbel*. Liegen für den Durchgang der Luft Hindernisse vor in Form von Schleimhautverdickungen bzw. knöchernen oder knorpeligen Vorsprüngen, so weicht der Luftstrom denselben aus, hat aber stets die Tendenz, die normale Richtung beizubehalten.

Die Strombahnen der Luft in den Nasenhöhlen sind aber nicht nur am Modell festgestellt worden, sondern auch am Lebenden. KAYSER[5]) ließ Luft aspirieren, in der Magnesiapulver verstäubt war und untersuchte dessen Verbreitung rhinoskopisch. Auch dabei ergab sich, daß die Staubzone von der unteren Muschel bis zum unteren Rand der mittleren aufsteigt.

Es wäre indessen verfehlt, wollte man diese Ergebnisse verallgemeinern. DANZIGER[6]) hat mit Recht darauf hingewiesen, daß der *Bau der Nase* und *des Rachens den Weg des Luftstromes beeinflussen*. Daraus geht unmittelbar hervor, daß sich nur *Typen* aufstellen lassen, da der Weg bei jedem Menschen ein anderer ist. Auch muß sich die Form der Stromlinie bei der Einatmung durchaus nicht mit der bei der Ausatmung decken. Für die Strombahn ist nämlich bei der *Inspiration* die *Art des Naseneinganges* von Bedeutung, während bei der *Exspiration* die *Gestalt des Rachens* entscheidet. Für den Verlauf der Stromlinien während der Einatmung lassen sich nach DANZIGER drei Typen aufstellen, die von der Stellung des Septums membranaceum der äußeren Nase abhängig sind.

[1]) ZWAARDEMAKER, H: Physiologie des Geruchs. S. 45 ff. Leipzig 1895.

[2]) FRANKE, G.: Experimentelle Untersuchungen über den Luftdruck, die Luftbewegung und den Luftwechsel in der Nase und ihren Nebenhöhlen. Arch. f. Laryngol. u. Rhinol. Bd. 1, S. 236. 1893.

[3]) SCHEFF, G.: Beiträge zur Physiologie und Anatomie der menschlichen Nase. Wien. med. Presse 1895, Nr. 9 u. 10.

[4]) RÉTHI, L.: Experimentelle Untersuchungen über die Luftströmung in der normalen Nase, sowie bei pathologischer Veränderung derselben und des Nasenrachenraums. Sitzungsber. d. Akad. Wien, Mathem.-naturw. Kl. III, Bd. 109, S. 17. 1900.

[5]) KAYSER, R.: Über Nasen- und Mundatmung. Pflügers Arch. f. d. ges. Physiol. Bd. 47, S. 543. 1890.

[6]) DANZIGER, F.: Untersuchung über die Luftbewegung in der Nase während des Atmens. Monatsschr. f. Ohrenheilk., sowie f. Kehlkopf-, Nasen- und Rachenkrankh. N. F. Bd. 30, S. 331. 1896.

Steht dieses *senkrecht* zur Oberlippe, so erreicht der Luftstrom die *mittlere* Muschel und gelangt über das Ende der mittleren Muschel in den Rachen. Bildet das Septum mit der *Oberlippe einen spitzen Winkel*, so streicht die Luft entlang der mittleren Nasenmuschel bis fast in den obersten Nasengang und gelangt im Bogen gegen die Choanen. Bildet das Septum dagegen mit der *Oberlippe* einen *stumpfen Winkel*, so zieht die Luft im Raum zwischen Septum und unterer Nasenmuschel, streicht also über den *Nasenboden* hinweg. Aus diesen Beobachtungen geht einwandfrei hervor, von welcher Bedeutung die Gestalt des Nasenvorhofes für den Weg des Luftstromes ist.

Der Einfluß der Polsterwirkung der bei normalem Bau der Nase in den oberen Anteilen der Nasenhöhle befindlichen Luft ist noch nicht näher untersucht worden. Es ist aber damit zu rechnen, daß von ihr ein Teil der nach oben gegen das Nasendach aufsteigenden Luft zurückgeworfen wird, der dann seinen Weg an anderer Stelle suchen muß.

Für den Austausch der Luft, die sich in den oberen Anteilen der Nasenhöhlen befindet, dürften auch die *Wirbel* von Bedeutung sein, die FRANKE[1]) bei schnuppernder Einatmung beobachtet hat, die also bei jähem Wechsel der Strömungsrichtung der Luft entstehen. Schließen sich nämlich Ein- und Ausatmung zeitlich unmittelbar aneinander an, so wird geschehen, daß z. B. bei der Ausatmung ein Teil der in den Nasenhöhlen vorhandenen Luft zu den äußeren Nasenöffnungen hinausstreicht, während diejenige Luftmenge, die sich in der unmittelbaren Nähe der Choanen befindet, sich schon gegen den Schlundkopf zu in Bewegung setzt. Ähnlich werden die Verhältnisse auch bei der Einatmung liegen, daß nämlich durch die äußeren Nasenöffnungen noch Luft in die Nasenhöhlen einströmt, während zu gleicher Zeit auch durch die Choanen Luft von den Lungen her eindringt. Indem die beiden Ströme auseinandergehen oder sich begegnen, können sie, worauf GAULE aufmerksam gemacht hat, die von FRANKE in dem Moment des Umschlages beobachteten Wirbel erzeugen.

Fassen wir die Versuchsergebnisse der verschiedenen Autoren zusammen, so ist *hervorzuheben*, daß die *Luft bei normalem Bau der Nase* durch die *beiden Nasenhöhlen* in *symmetrischem Bogen* aufsteigt, deren höchste Erhebung eine Stelle erreicht, die sich zwischen mittlerer und oberer Nasenmuschel befindet. Die in den untersten, seitlichen und obersten Abschnitten der Nasenhöhle befindliche Luft verbleibt nahezu völlig in Ruhe. Der Verlauf der Stromlinien bei Ein- und Ausatmung ist nahezu der gleiche.

2. Der Luftaustausch in den Nebenhöhlen.

Von einem gewissen Interesse ist die Frage, in welcher Weise sich die Nebenhöhlen der Nase an den Strömungsvorgängen in der Nasenhöhle beteiligen. PAULSEN hat auch hierüber einige Experimente angestellt; die Keilbeinhöhle konnte dabei aber nicht verwendet werden, da sie bei der Öffnung des Kopfes der Länge nach durchsägt worden war und nicht genügend abgedichtet werden konnte. In die hintere Nebenhöhle, eine vordere und eine hintere Siebbeinzelle, Stirnbein- und Oberkieferhöhle, wurden wieder kleine Stückchen angefeuchteten roten Lackmuspapiers geklebt. Ein Exspirationsstrom, der bei 40 Sekunden *Dauer* in der Nasenhöhle die oben geschilderte Verfärbung der Lackmuspapiere bewirkt hatte, erzeugte selbst nach einer *halbstündigen Einwirkungsdauer* keine sicher feststellbare Verfärbung.

Da alle Nebenhöhlen in der Regel nur an einer Stelle mit den Nasenhöhlen kommunizieren, so ist an ihre Durchströmung überhaupt nicht, an eine Lüftung

---

[1]) FRANKE, G.: l. c. S. 156.

nur dann zu denken, wenn bestimmte Druckdifferenzen zwischen der in der Nebenhöhle eingeschlossenen und außerhalb befindlichen Luft auftreten. Eine solche Differenz ergibt sich nun beim Durchströmen der Nasenhöhle; es tritt dann aus den Nebenhöhlen eine gewisse Menge von Luft aus, die sich dem Hauptstrom anschließt. Beim Nachlassen der Strömung zieht dagegen eine gewisse Menge Luft in die Nebenhöhlen ein. Daß dieser Luftwechsel der Nebenhöhlen mit den Nasenhöhlen gegenüber dem der letzteren mit der atmosphärischen Luft sehr benachteiligt ist, läßt sich nicht bezweifeln; denn es wird in dem Augenblicke, wo bei der Einatmung der Druck in den Nasenhöhlen geringer wird als der Atmosphärendruck, natürlich in erster Linie Luft durch die breiten äußeren Nasenöffnungen einströmen und weniger durch die engen Öffnungen der Nebenhöhlen. Diese Benachteiligung wird nun zweifellos geringer, wenn die Nasenöffnung verengt ist, z. B. bei einer kräftigen Einatmung, bei der die Nasenflügel nicht gleichzeitig gesteift werden. Dann findet bekanntlich ein Eindrücken derselben durch den Atmosphärendruck statt, wobei gleichzeitig die äußeren Nasenöffnungen wesentlich verengt werden. Zu solch einer Verengerung kommt es schon bei den sogenannten *Schnüffelbewegungen*. Bei diesen muß es infolge der Drucksenkung im Innern der Nase zu einem merklichen Luftaustausch zwischen Nebenhöhlen und Nasenhöhlen kommen. Zur Prüfung dieser Überlegungen haben BRAUNE und CLASEN[1]) Versuche am Lebenden gemacht und beim Schnüffeln einen erheblichen negativen Druck in den *Nasenhöhlen* festgestellt. Die Werte von — 60 mm Hg sind aber so hoch, daß man den Eindruck bekommt, daß hier Schleuderungen der Hg-Säule des Manometers im Spiele waren. BRAUNE und CLASEN haben ferner an der Leiche ein Manometer mit der Nasenhöhle und ein zweites mit der Oberkieferhöhle verbunden. Wurden nun durch Saugen bzw. Pressen an einem Anschluß mit der Luftröhre der Leiche ein Ein- und Ausatmungsstrom erzeugt, so blieb das in der Oberkieferhöhle befindliche Manometer jedesmal um wenige Millimeter hinter dem in der Nasenhöhle zurück. SCHEFF hat später die Versuche von BRAUNE und CLASEN wiederholt und auch am lebenden Hunde experimentiert, dem ein Manometer luftdicht in die Highmorshöhle eingeführt war. Bei oberflächlicher Atmung des Tieres war kaum ein leises Zittern der Flüssigkeit im Manometer wahrnehmbar, während bei tiefen Atemzügen eine Druckschwankung gesehen wurde, die im Maximum 6—8 mm H_2O betrug. Die geringen Schwankungen des Manometers beweisen jedenfalls, daß die Luft in den Nebenhöhlen synchron mit der Atmung in Bewegung war. Nur war die Einstellungszeit des Meßinstrumentes eine viel zu lange, um die feinen Druckschwankungen getreu wiederzugeben.

In neuerer Zeit hat MINK[2]) Modellversuche angestellt, durch welche der Luftaustausch zwischen Nebenhöhlen und Nasenhöhlen durch unmittelbaren Anblick nachgewiesen werden sollte.

Er bediente sich dabei einer Vorrichtung, die (s. Abb. 42) aus einem Holzrähmchen besteht, an dem zwei Glasplatten parallel zueinander in einem Abstand von einem halben Zentimeter luftdicht befestigt sind. In die seitlichen hölzernen Begrenzungsflächen werden Löcher gebohrt, die in der Höhe des Bodens des Luftraumes zwischen den Glasplatten ausmünden. In diese Öffnungen werden Glasröhrchen eingepaßt, an einer wird mit einem Gummischlauch gesaugt, in die andere eine brennende Zigarre gesteckt. Diese Vorrichtung stellt die Nasenhöhle dar. In die Oberseite können Glasballons eingesteckt werden, welche die Nebenhöhlen markieren.

Beim Ansaugen zeigte sich nun, daß die Luft in den Nebenräumen scheinbar an den Vorgängen gar nicht beteiligt ist, solange man mit dem Saugen

---

[1]) BRAUNE u. CLASEN: l. c. S. 133.
[2]) MINK, P. J.: Über die Funktion der Nebenhöhlen der Nase. Arch. f. Laryngol. u. Rhinol. Bd. 29, S. 453. 1915.

fortfährt. In dem Augenblicke aber, wo man damit aufhört, züngeln Rauchpartien aus dem Hauptstrom in die Nebenhöhlen hinein. Aus diesem Verhalten läßt sich der Schluß ziehen, daß sich nach Beendigung des Einatmungszuges in der Nase Luftströmungen bemerkbar machen, die gegen die Nebenhöhlen gerichtet sind. Die Erneuerung der Luft in den Nebenhöhlen geht also in zweierlei Weise vor sich, infolge des Ansaugens während des Durchstreichens von Luft und dann durch Diffusion.

Die Bedeutung des Luftaustausches für die Nebenhöhlen ist ohne weiteres verständlich. Der Luftwechsel kommt nämlich der Erhaltung der Zusammensetzung der Luft in den Nebenhöhlen zugute, da ja sonst der Sauerstoff in denselben allmählich aufgezehrt und durch Kohlenstoffdioxyd ersetzt würde. Von

welcher *Bedeutung für den Organismus* die schwachen Luftströmungen sind, die durch das Vorhandensein von Nebenhöhlen bedingt werden, läßt sich vorerst nicht sagen; wohl aber ist zu vermerken, daß durch alle Nebenströme der Luftaustausch zwischen den ruhenden und gleitenden Luftmassen erleichtert wird.

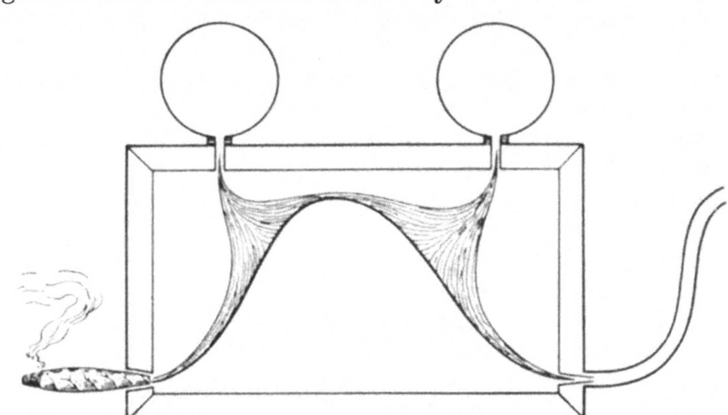

Abb. 42. Modell zur Demonstration der Nebenströme in der Nase nach MINK.

Die Ansicht MINKS[1]), daß auf diese Weise auch der Riechprozeß begünstigt würde, ist sicher *nicht zutreffend*. Der nach dem Sinus sphenoidalis und den hinteren Siebbeinzellen gerichtete Nebenstrom, durch den ein Vordringen der Riechstoffteilchen gegen die Regio olfactoria erleichtert werden könnte, tritt doch erst am *Ende* der *Einatmung* auf. Bekanntlich hat man aber unter gewöhnlichen Bedingungen nur *während der Dauer* einer *Einatmung* Geruchsempfindungen.

3. Die Veränderung der Luft beim Durchstreichen durch die Nasenhöhlen.

Die Einatmungsluft erfährt bei ihrem Durchtritt durch die Nase eine Veränderung in dem Sinne, daß sie *erwärmt wird und Wasserdampf aufnimmt*. Experimentell wurde beides durch ASCHENBRANDT[2]), KAYSER[3]) und BLOCH[4, 5]) gemessen.

Die Versuchsmethode war in der Regel so, daß in ein Nasenloch ein Glasrohr luftdicht eingepaßt wird, das an eine Atemflasche anschließt, die mit Luft bekannter Zusammensetzung gefüllt ist. Vom anderen Nasenloch aus wird eine bestimmte Menge Luft abgesaugt. Bei der Aspiration zieht ein Luftstrom von außen in das freie Nasenloch, durch die entsprechende Nasenhöhle um die Choanen herum in die andere und von hier durch die zweite Nasenöffnung in die Aspirationsvorrichtung.

---

[1]) MINK, P. J.: l. c. S. 158.

[2]) ASCHENBRANDT, TH.: Die Bedeutung der Nase für die Atmung. Würzburg 1886.

[3]) KAYSER, R.: Die Bedeutung der Nase und der ersten Atmungswege für die Respiration. Pflügers Arch. f. d. ges. Physiol. Bd. 41, S. 127. 1887.

[4]) BLOCH, E.: Untersuchungen zur Physiologie der Nasenatmung. Zeitschr. f. Ohrenheilk. Bd. 18, S. 215. 1888.

[5]) BLOCH, E.: Die Pathologie und Therapie der Mundatmung. Wiesbaden 1889.

Von besonderer Wichtigkeit für den Ausfall des Versuches ist, daß sich der aspirierten Luft keine *Ausatmungsluft* beimengt. Dies kann im Experiment nur so verhütet werden, daß man an Menschen oder Tieren mit Trachealkanüle arbeitet. Denn sonst kann nicht mit voller Sicherheit gesagt werden, daß wirklich keine Ausatmungsluft mit abgesogen wurde, auch dann nicht, wenn der Atem streng angehalten und der Mund fest verschlossen ist. Doch ist im letzteren Falle der Versuchsfehler sicher ein sehr geringer. Von Nachteil ist aber, daß man die Versuchsdauer bei angehaltenem Atem sehr *abkürzen* muß.

Bei Versuchen dieser Art hat sich herausgestellt, daß Erwärmung und Aufnahme von Wasserdampf bei *Atmung durch beide Nasenhöhlen* die höchsten Grade erreichen. Das Maß, in welchem die eingeatmete Luft erwärmt wird, hängt von *zwei Faktoren* ab, einmal von der Höhe der Temperatur der Außenluft, sodann von dem Grade der Blutfüllung der Nasenschleimhaut. KAYSER[1] fand, daß die Luft in der Luftröhre im Winter eine Wärme von $25-28°$, im Sommer von $30-35°$ hat. BLOCH[2] hat das Ergebnis seiner Untersuchungen auf eine mathematische Formel gebracht. Diese besagt, daß die Zahl der Grade E, um welche die Temperatur im Pharynx höher ist, als die Außentemperatur t, gleich ist $\frac{9}{5}(T-t)$, worin T die Körpertemperatur bedeutet. Nach dieser Formel würde also die Luft bei ihrem Durchgang durch die Nase auf eine etwas höhere Temperatur gebracht werden, als dem arithmetischen Mittel von Körper- und Außentemperatur entspricht.

Eine weitere Frage ist, auf welche *Weise* die Luft erwärmt wird, durch *Leitung oder Strahlung* von den Nasenwänden. Im allgemeinen wird man sagen können, daß *beides* von Bedeutung ist, daß aber die Leitung überwiegt, da die einströmende Luft zumeist an *ruhenden Luftschichten* und weniger an den Schleimhäuten direkt vorüberstreicht. Die *Strahlung* geht natürlich von allen Anteilen der Schleimhaut aus, welche die Nasenwände auskleidet, nicht allein vom kavernösen Gewebe; doch wird diesem von den meisten Autoren eine große Bedeutung zuerkannt, und es läßt sich nicht leugnen, daß die Venenplexus in den unteren und mittleren Nasenmuscheln mit der reichen Menge Blutes, die sie enthalten, zur Abgabe von Wärme besonders geeignet sind.

Die Luft, die durch die Nasenhöhlen hindurchgestrichen ist, enthält auch eine große Menge von Wasserdampf. Hier wurden Zahlenwerte von ASCHENBRANDT[3]), KAYSER und BLOCH beigebracht. Nach BLOCH kommt es nur bis zu einer Sättigung von 75%. Zu annähernd dem gleichen Werte kam auch SCHUTTER[4]) bei Untersuchungen an tracheotomierten Patienten. Die *Quelle* des *Wasserdampfes* sind das *Sekret* der *Schleimdrüsen*, der *Nasenhöhlen* und *die* durch den *Tränengang* abfließenden *Tränen*. Infolge der Erwärmung und Durchfeuchtung der Atemluft in den Nasenhöhlen wird die Lunge beträchtlich entlastet, und zwar um eine Tätigkeit, die ihr sonst zufallen würde. Auf den ersten Anblick erscheint es kaum glaublich, daß auf einem so kurzen Wege ein so hoher Grad von Erwärmung und Befeuchtung der Atemluft erzielt werden kann. Es darf aber nicht vergessen werden, daß die spezifische Wärme der Luft sehr gering ist, und daß diese an Reservoiren hoher Wärmekapazität vorüberstreicht. Als solche können die *Schwellkörper der Muscheln* betrachtet werden, die sich bekanntlich durch einen großen Reichtum an Gefäßen auszeichnen.

Eine besondere Bedeutung für die Atmung bekommt die Nasenhöhle endlich noch dadurch, daß hier eine gewisse *Befreiung der Luft* von *anhaftenden Staub-*

---

[1]) KAYSER, R.: l. c. S. 159.   [2]) BLOCH, E.: l. c. S. 159.
[3]) ASCHENBRANDT: l. c. S. 159.
[4]) SCHUTTER, W.: Le nez et la bouche comme organes de la respiration. Ann. des malad. de l'oreille etc. Bd. 19, S. 334. 1893.

teilchen und Bakterien stattfindet. Die großen und mannigfach gestalteten Flächen, an denen die Luft in der Nasenhöhle vorüberstreichen muß, eignen sich sehr zur Reinigung, um so mehr, als sie ständig von einer Flüssigkeitsschicht überzogen sind, an der die Fremdkörper leicht haften bleiben. ASCHENBRANDT[1]) hat schon hierüber Versuche angestellt. Durch das eine Nasenloch wurde eine mit Staub (Mehl, Magnesiumpulver) beladene Luftmenge hindurchgeschickt und die aus dem anderen Nasenloch austretende Luft einer Untersuchung unterworfen. . Es stellte sich bei seinen Experimenten und bei einer Nachprüfung durch KAYSER heraus, daß wohl eine große Menge von dem der Luft beigemischten Staub an den Schleimhäuten hängenbleibt, daß aber der *Grad der Reinigung* der Luft von den schwebenden Teilchen in erster Linie von deren *Menge* abhängt. Ist diese nicht zu groß, so streicht durch das zweite Nasenloch Luft, die ganz geringe Staubmengen enthält. Es kann aber natürlich bei der Geschwindigkeit der Luftströmung durch die Nase *keine Rede* davon sein, daß *die Luft* von den *anhaftenden Teilchen völlig befreit* wird. Ebensowenig ist dies der Fall bei Bakterien. Es muß also daran festgehalten werden, daß die Luft, die durch den Pharynx nach den Lungen zu hinabstreicht, einen geringeren Gehalt an Staub und Bakterien aufweist, als bei ihrem Eintritt durch die Nasenöffnungen, daß sie aber nicht völlig davon befreit ist. Einen Beweis dafür liefern die mit Kohlenteilchen durchsetzten Lymphdrüsen in den Leichen von Stadtbewohnern.

F. Die Nasenhöhle als Tränenweg.

Die Beziehung zwischen Nase und Tränenabfuhrweg besteht einfach darin, daß der Tränennasenkanal unter der unteren Muschel mündet. Zu den Kräften, durch welche die Abfuhr der Tränen besorgt wird, zählt man auch die Saugkraft der Nase, bedingt durch die Luftströmung bei der Einatmung. Von verschiedenen Seiten ist diese Ansicht als irrig hingestellt worden. Es ist aber nicht Aufgabe dieser Darstellung, zu erörtern, durch welche Kräfte die Tränen in die Nase befördert werden. Von Interesse ist dagegen, daß die Tränen nur *zur Nase abfließen* und nicht *in umgekehrter Richtung* befördert werden können. Nach Verschluß der Nase und des Mundes gelingt es nicht, durch exspiratorische Anstrengungen Luft in die Tränenkanäle hineinzupressen. Der Tränenrückfluß wird durch Ventilwirkung behindert, entweder durch eine Schleimhautfalte, wie AUBARET[2]) gezeigt hat, oder durch einen Schleimpfropf, wie SCHIRMER[3]) annimmt. Ein *Sphincter* am Ende des Tränenkanals besteht *nicht*. Bemerkenswert ist, daß beim Kaninchen nach ROCHAT und BENJAMINS[4]) der Tränenkanal anders endigt als wie beim Menschen. In der Nähe des Nasenloches findet man bei diesem Tiere an der lateralen Nasenhöhlenwand zwei seichte Rinnen, von denen die obere in die feine äußere Öffnung des Tränenkanals übergeht.

II. Die Mundhöhle als Atemweg.

Der *normale Weg* des *Luftstromes* bei der Ein- und Ausatmung geht durch die *beiden Nasenhöhlen*. Nur wenn dieser Weg vollständig verlegt oder unzulänglich ist, benützen wir den *Mund* als Eintrittspforte für die Atemluft. Die Bahn durch die Mundhöhle hat, wenigstens bei weiter Öffnung, einen größeren

---

[1]) ASCHENBRANDT: l. c. S. 159.
[2]) AUBARET, E.: Lacrymal, in Dictionn. de physiol. Bd. 9, S. 741. 1913.
[3]) SCHIRMER: Gräfe-Saemischs Handb. d. ges. Augenheilk. 3. Aufl.
[4]) ROCHAT, G. F. u. C. E. BENJAMINS: Experimente über Tränenableitung. v. Graefes Arch. f. Ophth. Bd. 91, S. 92. 1915.

Querschnitt als die Nasenhöhle; daher ist auch der Reibungswiderstand für den Durchtritt der Luft ein geringerer. Man sollte danach glauben, daß die Mundatmung für die Atmungsmuskeln weniger anstrengend ist. Dies ist nun — wenigstens im Anfang der Betätigung der Mundatmung — durchaus nicht der Fall, ganz abgesehen davon, daß die Mundatmung mit der Nasenatmung, wie die folgenden Betrachtungen lehren werden, nicht gleichwertig ist.

Es ist von Interesse zu bemerken, daß es beim Menschen von geringerer Bedeutung ist, ob er durch Nase oder Mund atmet, als beim Tier, denn wir können ja sowohl durch die Nase, als auch durch den Mund sehr lange Zeit *ohne* wesentliche *Beschwerden* oder gar *Gefährdung Luft* aufnehmen. Beim *Tier* dagegen erweist sich jede Behinderung der Nasenatmung als für das *Leben gefahrbringend.* SANDMANN[1]) hat gezeigt, daß Kaninchen, denen die Nase tamponiert ist, innerhalb 4—8 Tagen sterben, ohne daß man die entzündlichen Erscheinungen, die infolge der Tamponade der Nase auftreten, für den Tod verantwortlich machen kann. Die Atmung der Tiere wird verlangsamt und vertieft, die Atemmuskeln arbeiten angestrengter, als gewöhnlich. Obwohl sich das Tier der Mundatmung bedienen kann, hat man das Bild einer schwer behinderten Atmung, wie sie im Gefolge von Stenosen der Luftwege zu beobachten ist.

Die Ursache dieser Beschwerden ist in dem Anlegen der Zunge an den Gaumen zu erblicken. Unter normalen Verhältnissen wird nämlich der Unterkiefer, wie die Untersuchungen von MEZGER[2]) und DONDERS[3]) gelehrt haben, durch den *Luftdruck* am Oberkiefer festgehalten, wobei die Zunge dem harten Gaumen angedrückt ist. Das ist natürlich nicht nur beim Menschen, sondern auch beim Kaninchen der Fall. Als Folge davon bleibt die Zunge bei Mundatmung am Gaumen hängen und bildet sowohl bei Ein- als auch bei Ausatmung einen ventilartigen Verschluß, der jedesmal gesprengt werden muß, um der Luft den Durchtritt zu ermöglichen. SANDMANN[1]) hat die Veränderung der Atmung graphisch mit Hilfe des GADschen Aeroplethysmographen dargestellt. Dabei zeigte sich, daß bei gleichen Volumschwankungen die Druckschwankungen während der Mundatmung sehr viel größer waren, als wenn die Tiere durch die Nase atmeten. Um die gleiche Menge Luft einzuatmen, mußten die Tiere also eine größere Kraftanstrengung machen.

Auch beim schlafenden Menschen mit verstopfter Nase sieht man wegen des Anlegens der Zunge an den Gaumen Dyspnöe auftreten.

Indessen ist das Anlegen der Zunge an den Gaumen kein absolutes Hindernis; manche Menschen atmen immer durch den Mund, schon darum, weil sie gar nicht anders können, und jeder kommt während des Lebens in die Lage, von der Mundatmung Gebrauch machen zu müssen. Ausdrücklich ist hervorzuheben, daß der Übergang von der Nasen- zur Mundatmung im Anfang stets etwas Beschwerden verursacht; man fühlt sich beengt, hat den Eindruck, als ob man trotz angestrengter Muskeltätigkeit keine genügende Menge von Luft bekäme, die Einstellung der Zunge in eine neue ungewohnte Lage wird unangenehm empfunden.

Man gewöhnt sich aber nach einer gewissen Zeit an die Mundatmung, so daß die angeführten störenden Erscheinungen nicht mehr bemerkt werden. Der Übergang von Mund- zur Nasenatmung dagegen verursacht niemals Beschwerden.

Bei längerdauernder Mundatmung ergeben sich indes andere Schwierigkeiten. Man wird nämlich gegenüber Änderungen in der Beschaffenheit der Luft

---

[1]) SANDMANN: l. c. S. 146.

[2]) MEZGER, J.: Über den Luftdruck als mechanisches Mittel zur Fixation des Unterkiefers gegen Oberkiefer in ruhendem Zustand. Pflügers Arch. f. d. ges. Physiol. Bd. 10, S. 89. 1875.

[3]) DONDERS, F. C.: Über den Mechanismus des Saugens. Nachschrift zum vorigen Artikel. Pflügers Arch. f. d. ges. Physiol. Bd. 10, S. 91. 1875.

sehr empfindlich. Es stellt sich ein Gefühl der Trockenheit und der Kälte ein für den Fall, daß die Luft, die eingeatmet wird, mit Wasserdampf nicht gesättigt oder sehr kühl ist. Diese Empfindungen treten bei Nasenatmung niemals auf. Bekanntlich entzieht die Atmungsluft dem Organismus Wärme und Feuchtigkeit. Wenn dies in der Mundschleimhaut unangenehm, auf der Nasenschleimhaut aber gar nicht empfunden wird, so können wir schon darin einen Beweis erblicken, daß die letztere für diese beiden Zwecke sehr viel vollkommener eingerichtet ist. KAYSER[1]) hat nun tatsächlich gefunden, daß es für die Beschaffenheit der Luft einen Unterschied ausmacht, ob sie auf dem Mund- oder Nasenwege in den Schlundkopf gelangt. Bei *gleicher Temperatur* und *gleichem Feuchtigkeitsgehalt* der *Außenluft* enthält nämlich die *Luft*, die bei der Einatmung durch die *Nase* hindurchgegangen ist, *mehr Wasserdampf* und ist auch *etwas wärmer* als diejenige, die die *Mundhöhle* passiert hat. Dabei ist der Unterschied im Wassergehalt und der Temperatur ein anderer, je nachdem durch den wenig oder weit geöffneten Mund geatmet wird. So beträgt nach KAYSER die Temperaturdifferenz bei wenig geöffnetem Mund 1°, bei weit geöffnetem 3°; dementsprechend nimmt auch bei weiter Öffnung des Mundes die Befeuchtung der Luft ab. Die Luft, die durch den Kehlkopf gegen die Luftröhre zieht, ist also anders zusammengesetzt, wenn sie durch die Nase, als wenn sie durch den Mund hindurchgegangen ist.

Ein Punkt ist noch zu berücksichtigen, und das ist die Befreiung der Atmungsluft von den in ihr enthaltenen Staubteilchen und Bakterien. Es leuchtet unmittelbar ein, daß in einem so gewundenen Kanal, wie es die Nasenhöhlen sind, in dem die Flächen der Muscheln Unterabteilungen schaffen, die im Luftstrom befindlichen Verunreinigungen corpuskulärer Art *leichter* hängen- und liegenbleiben als im Mund.

Berücksichtigt man also die quantitativen Unterschiede in der Zusammensetzung der Einatmungsluft und die subjektiven Beschwerden, die bei Berührung der Mundhöhle als Atemweg zu verzeichnen sind, so kann man nicht sagen, daß Mund- und Naseneinatmung einander völlig gleichwertig sind. Immerhin lehren zahlreiche Beispiele, daß die Mundhöhle beim Menschen ohne besondere Schädigungen für den gesamten Organismus als Atemweg herangezogen werden kann.

III. Physiologie des Schlundkopfes.

Der Schlundkopf reicht beim Erwachsenen von der Schädelbasis bis zum Anfang der Speiseröhre, der sich annähernd in der Höhe des unteren Ringknorpelrandes befindet. Sein Sagittaldurchmesser ist an allen Stellen kleiner als der Querdurchmesser; da dieser nach unten zu allmählich abnimmt, so hat der Schlundkopf die Form eines Kegels, der in sagittaler Richtung eingedrückt ist und mit der Spitze nach unten steht. An der Vorderwand des Schlundkopfes befinden sich einige Lücken: zuoberst liegen die Einmündungsstellen der beiden Nasenhöhlen, in der Mitte befindet sich der Eingang zur Mundhöhle, zu unterst der zum Kehlkopf. Danach unterscheidet man auch *drei Abteilungen* des Schlundkopfes, nämlich den Nasen-, Mund- und Kehlkopfteil. Die Verbindungen der Nasenhöhlen mit dem Schlundkopf, die Choanen, sind von ovaler Form. Unterhalb derselben liegt in der Fortsetzung des harten Gaumens das *Gaumensegel*. Die Verbindung des Schlundkopfes mit der Mundhöhle wird durch einen kurzen Kanal dargestellt, der im Querdurchmesser am weitesten ist. Seine Wände werden durch Weichteile gebildet; daher ist seine Form sehr veränderlich. Der Eingang in den Kehlkopf erscheint wie ein Längsspalt in der vorderen Wand des Schlundkopfes. Nach vorn zu wird er durch den Kehldeckel, seitlich von den Plicae aryepiglotticae begrenzt.

Das Dach des Nasenrachenraums wird von der Schädelbasis gebildet. Der Übergang in die Hinterwand erfolgt in der Höhe des vorderen Bogens des Atlas; da sich die Schlundwand an diesen fest anlegt, so entsteht an dieser Stelle ein in das Lumen des Schlundkopfes

---

[1]) KAYSER: l. c. S. 159.

vorspringender Wulst. In den Seitenteilen des Nasenrachenraums befindet sich das Ostium pharyngeum tubae auditivae, das von dreieckiger, oft auch ovaler Form ist und in den Raum des Schlundkopfes etwas *vorspringt*. So bildet sich zwischen der Tubenöffnung und der hinteren Wand des Pharynx eine grubenförmige Vertiefung aus, die als Recessus pharyngeus Rosenmülleri bezeichnet wird. Die Tubenöffnung ist von einer vorderen und hinteren Lippe begrenzt.

Die Wand des Schlundkopfes setzt sich aus drei Häuten zusammen: der *Schleimhaut,* der *Fascie* und *Muskelhaut*. Die Schleimhaut trägt beim Erwachsenen geschichtetes Plattenepithel. In der Submucosa trifft man Schleimdrüsen, die in der Nähe der Faltenbildungen der Schleimhaut (die als Tonsillen bezeichnet werden) besonders reichlich sind. Vergleicht man den Reichtum der einzelnen Abteilungen des Schlundkopfes an Drüsen untereinander, so läßt sich sagen, daß er im Mundteil des Schlundkopfes am größten ist und nach oben und unten zu abnimmt, gegen die Speiseröhre zu allerdings in besonderem Maße, so daß sich die Drüsen in der Nähe der Speiseröhre fast völlig verlieren.

Die Schleimhaut des Pharynx breitet sich auf der Innenfläche einer aus Bindegewebe und elastischen Fasernetzen gebildeten fascienähnlichen Membran aus, die wie ein Schlauch von der Schädelbasis herunterhängt. Die Muskelhaut liegt der äußeren Fläche der Fascie unmittelbar auf und bedeckt sie vollständig mit Ausnahme des obersten Abschnittes. Die Muskelfasern verlaufen in transversaler und longitudinaler Richtung. Die queren Fasern bezeichnet man als Constrictores pharyngis. Die Pharynxmuskulatur wird durch den Plexus pharyngeus versorgt. Derselbe besteht aus motorischen Ästen des N. glossopharyngeus und Vagus und schließlich auch aus Ästen des Sympathicus.

Die Physiologie des Rachens umfaßt die Leistungen der Schleimhäute mit den in ihnen enthaltenen Schleimdrüsen und Gebilden des sympathischen Rachenringes, sowie die des Bewegungsapparates.

1. Die Funktion der Schleimhaut.

a) Schleimdrüsen und adenoides Gewebe.

Das Epithel der Schleimhaut ist ständig von einer Flüssigkeitsschicht bedeckt, was sich bei Beleuchtung an den zahlreichen Lichtreflexen bemerkbar macht. Die Flüssigkeit zur Befeuchtung der Schleimhäute wird von den *Schleimdrüsen* geliefert. Unter normalen Verhältnissen wird das von den Drüsen gebildete Sekret zur Versorgung der Atmungsluft mit Wasserdampf verbraucht. Seine Menge entspricht offenbar völlig dem Bedarf, denn es kommt zu keiner Sekretanhäufung, die auf anderem Wege, etwa durch Husten zum Munde, oder durch Niesen zur Nase heraus entfernt werden müßte. Ein Teil des Sekretes verdampft, ein anderer wird ständig mit dem Mundspeichel verschluckt. Im Nasenrachenraum setzen sich in der Flüssigkeitsschicht leicht Staubteilchen und Bakterien ab, die aus der durchstreichenden Einatmungsluft abgefangen werden. Besonders günstig für diesen Vorgang ist, daß bei der Einatmung der aus den Choanen ziehende Luftstrom gegen die Hinterwand des Pharynx anprallt, worauf noch bei der Besprechung des Schlundkopfes als Atemweg näher eingegangen wird.

Von großer Bedeutung, besonders unter krankhaften Verhältnissen, ist das *adenoide Gewebe* des Schlundkopfes. Die Darstellung seiner Funktion wäre keine vollständige, wenn hier nicht auch der *Gaumentonsillen* gedacht würde.

Unsere Vorstellungen von der Wirkungsweise der Tonsillen und der übrigen Anteile des lymphatischen Rachenringes [Waldeyer[1])] haben in den letzten Jahren eine wesentliche Umformung erfahren. Diese Wandlung in den Anschauungen mußte sich vollziehen, sowie es gelungen war, den anatomischen Aufbau dieser Gebilde vollkommen klarzustellen.

Die älteren Anatomen und Histologen erblickten nämlich in den Tonsillen stets peripheres Lymphdrüsengewebe. Nun hat Schaffer[2]) 1920 als erster mit

---

[1]) Waldeyer: Über den lymphatischen Apparat des Pharynx. Dtsch. med. Wochenschrift 1884.

[2]) Schaffer, J.: Lehrbuch der Histologie. 2. Aufl. Leipzig: Engelmann 1920.

Nachdruck darauf hingewiesen, daß die Ansammlungen adenoiden Gewebes, die unter dem Namen des lymphatischen Rachenringes zusammengefaßt werden und in den drei Tonsillen besonders mächtig entwickelt sind, mit dem *Lymphdrüsensystem nicht das geringste* zu tun haben. Sie unterscheiden sich von diesem vor allem dadurch, daß sie *nicht* in den *Verlauf* von *Lymphgefäßen eingeschaltet* sind. Es fehlen auch die für die Lymphdrüsen so charakteristischen Rindensinus, während andererseits die Lymphdrüsen keine *Krypten* aufweisen, die allen Tonsillen ein so eigenartiges Gepräge geben. Außerdem ist von dem adenoiden Gewebe des Rachenringes zu bemerken, daß es meist ganz oberflächlich liegt und so dicht an das Epithel der Schleimhaut heranreicht, daß es oft unmittelbar von diesem überzogen wird. Es empfiehlt sich, auf Grund der genannten Unterschiede diese beiden Gewebsarten auch durch eine Bezeichnung voneinander zu trennen und für das adenoide Gewebe im lymphatischen Rachenring den Ausdruck *periphere Lymphknötchen* gegenüber den echten Lymphdrüsen anzuwenden.

Die großen Komplexe lymphadenoider Substanz des WALDEYERschen Rachenringes sind dann aber nichts anderes als *integrierende Bestandteile der Rachenschleimhaut*, ebenso wie die in ihr gelegenen Schleimdrüsen.

SCHLEMMER[1]) hat durch ausgedehnte Untersuchungen den Nachweis geliefert, daß die von SCHAFFER vorgenommene Einordnung der Tonsillen unter die peripheren Lymphknötchen durchaus zu Recht besteht. Injektionsversuche mit Farbstoffen haben gelehrt, daß weder die Gaumentonsillen noch die übrige lymphadenoide Substanz der Mundrachenhöhle zuführende Lymphgefäße besitzen. Ferner stellte er fest, daß der Lymphabfluß aus den Tonsillen ausschließlich *zentripetal* zur vorderen oberen Gruppe der Glandulae jugulares stattfindet und eine zentrifugale, pharynxwärts gerichtete Lymphbewegung nicht existiert. Das Lymphcapillarnetz der Tonsillen stellt ein geschlossenes Kanalsystem dar; demnach gibt es keine kryptenwärts offenen Enden desselben, durch die ein zentrifugaler Lymphstrom möglich wäre. Damit ist der Beweis geliefert worden, daß die einzelnen Anteile des lymphatischen Rachenringes bloß *graduell*, aber *nicht wesensverschiedene Bestandteile* einer *Schleimhaut* sind, die als ein anatomisches, aber auch physiologisch zusammengehörendes Ganzes zu betrachten ist.

Wie STÖHR[2]) 1882 nachgewiesen hat, findet durch das Tonsillarepithel eine lebhafte Lymphocytendurchwanderung statt. Diese bildet nun nicht etwa einen Beweis für die Lymphdrüsennatur des zwischen den beiden Gaumenbögen befindlichen Teiles des Rachens. Eine analoge Durchwanderung läßt sich nämlich in allen kleinen und kleinsten Anhäufungen lymphadenoiden Gewebes der Rachenschleimhaut ebenso feststellen, wie an den Tonsillen. Überdies ist diese Erscheinung durchaus nicht an die Anwesenheit von lymphadenoider Substanz unter dem Deckepithel gebunden, da man vereinzelte Lymphocyten durch die Deckschicht hindurchtreten sieht, auch an Stellen, an denen solche Anhäufungen lymphadenoiden Gewebes nicht vorhanden sind.

Hier ist auch jener Beziehung zu gedenken, welche zwischen den Schleimdrüsenausführungsgängen und den Mandelkrypten besteht. An der Tonsille lingualis wie pharyngea ist beobachtet worden, daß jedes Lymphknötchen in der Mitte eine kraterförmige Einziehung besitzt, in welche ein Ausführungsgang der

---

[1]) SCHLEMMER, F.: Anatomische, experimentelle und klinische Studien zum Tonsillenproblem. Monatsschr. f. Ohrenheilk. u. Laryngo-Rhinol. Bd. 55, S. 1567. 1922.

[2]) STÖHR, PH.: Zur Physiologie der Tonsillen. Biol. Zentralbl. Bd. 2, S. 368. 1882. — DERS.: Über die peripheren Lymphdrüsen. Sitzungsber. d. physik.-med. Ges. Würzburg 1883, S. 180. — DERS.: Über die Mandeln und Balgdrüsen. Virchows Arch. f. pathol. Anat. u. Physiol. Bd. 97, S. 211. 1884.

darunter gelegenen Schleimdrüse mündet. Die Gaumentonsillen zeigen hier einen sehr bemerkenswerten Unterschied; in ihr Kryptenlumen münden nämlich *keine* Ausführungsgänge von Schleimdrüsen ein.

Das adenoide Gewebe ist *nur in der Jugend voll entwickelt* und bisweilen sogar stark vergrößert; es bildet sich im höheren Alter mehr und mehr zurück, an manchen Stellen verschwindet es sogar vollkommen. Man kann also mit Berechtigung von einer gewissen Altersinvolution sprechen.

Auf Grund dieser anatomischen bzw. histologischen Befunde kann man nun aussagen, daß das in die Schleimhaut eingelagerte Gewebe der Sitz eines Teiles der Schleimhautfunktion ist, jedoch nicht die Gesamtfunktion darstellt. Die Funktion der Schleimhaut ist eine außerordentlich komplizierte und mannigfaltige, und es lassen sich aus ihr mit Sicherheit die folgenden Tätigkeiten herausheben:

1. Die Bereitung von Schleim und Speichel, die mit der Tätigkeit des Oberflächenepithels bzw. der Speicheldrüsen zusammenhängt.

2. Die Lymphocytenvermehrung in der adenoiden Substanz, die stellenweise zu einem massenhaften Austritt durch das Deckepithel führt.

3. Die Auslösung einer Anzahl von reflektorischen Vorgängen, die durch die in die Schleimhaut eingelagerten peripheren Sinnesfelder vollzogen wird. Vor allem handelt es sich um die peripheren Endigungen des Tastsinnes.

Alle diese Momente müssen bei der Gesamtfunktion der Schleimhaut in Betracht gezogen werden; dadurch ist aber nicht etwa ausgeschlossen, daß an der einen Stelle mehr die sekretorische, an einer anderen mehr die Sinnesfunktion vortritt.

Es soll hier noch in knappen Zügen auf alle Theorien eingegangen werden, die bisher über die Tätigkeitsweise des lymphatischen Rachenringes, vornehmlich aber der Tonsillen, entwickelt wurden. Man kann sie um folgende Gesichtspunkte gruppieren:

1. Zentrifugale Sekretion zur Mundhöhle im Sinne eines Abwehr- bzw. Schutzorgans gegen das Eindringen von Bakterien. Diese Theorien gründen sich zumeist auf den STÖHRschen Befund der Durchwanderung von Lymphocyten durch das Tonsillarepithel. An eine solche Wirkungsweise der Tonsillen wurde von KILLIAN[1] 1888, GULLAND[2] 1891, KÜMMEL[3] 1897, BRIEGER[4] 1902, GOERKE[5, 6] 1903 und 1922[7]), LINDT[8] 1908, LACHMANN[9] 1908, HENKE[10] 1914, FEIN[11, 12, 13] 1921 gedacht.

---

[1]) KILLIAN: Über die Bursa und Tonsilla pharyngea. Morphol. Jahrb. Bd. 14, S. 4. 1888.

[2]) GULLAND, G.: On the functions of the tonsils. Rep. labor. of the roy. college of physiol. Bd. 3. 1891; Edinburgh med. journ. 1891.

[3]) KÜMMEL: Verhandl. d. otol. Ges. Dresden 1897.

[4]) BRIEGER, O.: Beiträge zur Pathologie der Rachenmandel. Arch. f. Laryngol. u. Rhinol. Bd. 12, S. 254. 1902.

[5]) GOERKE, M.: Über Rezidive der Rachenmandelhyperplasie. Arch. f. Laryngol. u. Rhinol. Bd. 12, S. 278. 1902.

[6]) GOERKE, M.: Beiträge zur Pathologie der Rachenmandel. Arch. f. Laryngol. u. Rhinol. Bd. 13, S. 224. 1903.

[7]) GOERKE, M.: Tonsillen und Allgemeinerkrankungen. Klin. Wochenschr. Jg. 1, 2, S. 1749. 1922.

[8]) LINDT: Klinisches und Histologisches über die Rachenmandelhypertrophie. Korresp.-Blatt f. Schweizer Ärzte 1907, Nr. 17 u. 18.

[9]) LACHMANN: Untersuchungen über die latente Tuberkulose usw. Dissert. Leipzig 1908.

[10]) HENKE, F.: Neue experimentelle Feststellungen über die physiologische Bedeutung der Tonsillen. Arch. f. Laryngol. u. Rhinol. Bd. 28, S. 231. 1914.

[11]) FEIN, J.: Die Anginose. Wien: Urban & Schwarzenberg 1921.

[12]) FEIN, J.: Zur Tonsillenfrage. Arch. f. Laryngol. u. Rhinol. Bd. 34, S. 319. 1922.

[13]) FEIN, J.: Bemerkungen zum Tonsillarproblem usw. Wien. klin. Wochenschr. Jg. 35, S. 740. 1922.

2. Zentrifugale Sekretion zur Mundhöhle durch Ausscheidung eines Drüsensekrets [Bosworth[1]) 1884, Rossbach[2]) 1889, Mink[3, 4]) 1916, Fleischmann[5]) 1921].

3. Zentripetale innere Sekretion [Allen[6]) 1891, Masini[7]) 1898, Scheier[8]) 1903, Glover[9]) 1909, Lermoyez[10]) 1909, Good[11]) 1909, Marcelli[12]) 1916, Fleischmann[5]), 1921].

Zum ersten Punkte ist zu bemerken, daß an eine Abwehrfunktion der Gebilde des lymphatischen Rachenringes wohl zu denken ist, daß sie aber sicher nicht in der Art und Weise stattfindet, wie dies in den erwähnten Theorien angenommen wird. Mit aller Sicherheit kann wohl gesagt werden, daß an der Schutzwirkung die *Tonsillen* bestimmt nicht *allein* beteiligt sind. Denn sonst wäre nicht zu verstehen, warum Leute höheren Alters gegenüber Infektionen genau *so empfindlich oder unempfindlich* sind wie jüngere, deren adenoides Gewebe sehr viel mächtiger entwickelt ist. Außerdem hat man noch niemals beobachtet, daß jugendliche Personen, denen große Lager adenoiden Gewebes entfernt wurden, durch diesen Eingriff im Sinne eines fehlenden Schutzes geschädigt worden wären.

Zahlreiche Erfahrungen lehren, daß die experimentellen Grundlagen für die Aufstellung von Theorien über die Wirkungsweise der Tonsillen nicht immer mit der erforderlichen Sorgfalt geschaffen wurden. So ist an dieser Stelle anzuführen, daß die Tonsillen, besonders von Henke, als Exkretionsorgane für die in ihrem Lymphnetzbereich liegenden Teile der Mund- und Nasenschleimhaut angesehen wurden. Diese Behauptung stützte sich auf Versuche, bei denen in die Nasenhöhle eingeführte Rußteilchen wenige Zeit später in den Mandeln nachgewiesen wurden. Nach den früheren Ausführungen ist es ohne weiteres verständlich, daß sich hier ein Untersuchungsfehler eingeschlichen haben mußte. Tatsächlich hat eine Nachprüfung der Henkeschen Experimente durch Amersbach[13]) 1921 ergeben, daß es sich in den „Rußteilchen" um *Luftblasen* gehandelt hat, die durch Austrocknungserscheinungen in den Präparaten entstanden waren.

Mit dem anatomischen Bau der peripheren Lymphknötchen im Rachenring *unvereinbarlich* ist die Theorie von Mink, der annimmt, daß die Tonsillen im Rachen und in der Mundhöhle zur Sättigung der Einatmungsluft mit Wasserdampf dienen. Er weist besonders darauf hin, daß die Luft, die durch die Nase gestrichen ist, nur wenig mehr Wasser aufweist, als dem Feuchtigkeitsgehalt der Atmosphäre entspricht, daß sie dagegen im Eingange zum Kehlkopf nahezu vollkommen mit Wasserdampf gesättigt ist. Es ist nun zweifellos als ein kühner Schluß zu bezeichnen, wenn mit Rücksicht auf diese Feststellung gesagt wird, daß die *Tonsillen wassersezernierende Organe* sind. Die Möglichkeit zur Sättigung mit Wasserdampf ist für die Luft überall gegeben, wo sich Schleimspeicheldrüsen befinden, und diese sind in der Schleimhaut des Rachens in reichem Maße vorhanden. Soweit also die Einatmungsluft von der Nase aus noch nicht genügend mit Wasser versehen ist, geschieht dies vom Rachen aus, aber natürlich nicht durch dessen adenoides Gewebe.

---

[1]) Bosworth, R.: Die Funktion der Tonsillen. Verhandl. d. Kopenhagener internat. Kongresses 1884.

[2]) Rossbach: Physiologische Bedeutung der Tonsillen. Zentralbl. f. klin. Med. 1887.

[3]) Mink, P. J.: Der Weg des Inspirationsstroms durch den Pharynx, im Zusammenhang mit der Funktion der Tonsillen. Arch. f. Laryngol. u. Rhinol. Bd. 30, S. 228. 1916.

[4]) Mink, P. J.: Die Pathologie und Therapie der Tonsillen im Lichte ihrer physiologischen Tätigkeit. Arch. f. Laryngol. u. Rhinol. Bd. 32, S. 463. 1920.

[5]) Fleischmann, O.: Zur Frage der physiologischen Bedeutung der Tonsillen. Arch. f. Laryngol. u. Rhinol. Bd. 34, S. 30. 1921.

[6]) Allen, H.: The tonsils in health and disease. Americ. laryngol. assoc., Washington 1891.

[7]) Masini, G.: The international secretion of tonsils. New York med. journ. a. med. record 1898.

[8]) Scheier, M.: Zur Physiologie der Rachen- und Gaumenmandel. Berlin. laryngol. Ges. 1903.

[9]) Glover, J.: Function des tonsils. Soc. de laryngol. d'otol. et de rhinol. de Paris 8. I. 1909.

[10]) Lermoyez, M.: Aussprache zu Glover. Internat. Zentralbl. f. Laryngol. 1910, S. 250.

[11]) Good, R. H.: Early immunisation, the essential function of the tonsils. Laryngoscope Bd. 19, S. 439. 1909.

[12]) Marcelli: Beitrag zum Studium der wässerigen Mandelsekrete. Arch. ital. di laryngol. 1916.

[13]) Amersbach, K.: Zur Frage der physiologischen Bedeutung der Tonsillen. Arch. f. Laryngol. u Rhinol. Bd. 29, S. 59. 1914.

Es ist verständlich, daß bei den Gaumentonsillen an die Möglichkeit einer innersekretorischen Tätigkeit gedacht wurde. Wenn aber eine solche existiert, so steht sie im Zusammenhang mit dem *gesamten* lymphadenoiden Gewebe der Schleimhaut des Verdauungskanals und nicht nur mit bestimmten Teilen desselben.

Auch hier können Beispiele angeführt werden, die deutlich zeigen, daß die Stützen für die Theorien ganz unsichere waren. So hat RICHTER[1]) bei Gelegenheit von Untersuchungen über die reduzierenden Substanzen in Nebenniere, Thyreoidea und Hypophyse darauf aufmerksam gemacht, daß auch der erste Saft der exstirpierten Mandeln seine Reduktionsprobe gibt. Diese Feststellung wurde von FLEISCHMANN[2]) weiter verfolgt, der dabei zu dem Schlusse kam, daß die Tonsillen als echte Drüsen mit innerer Sekretion anzusehen seien, deren Sekret eben diese Reduktionsstoffe darstellen, das teils an die Blutbahn, teils an den Speichel der Mundhöhle abgegeben wird. Gegen diese Anschauungen führten AMERSBACH und KÖNIGSFELD[3]) mit Recht an, daß die Tonsille des Menschen schon ihrem histologischen Aufbau nach sicher keine Drüse mit innerer Sekretion ist. Weiter gelang es ihnen nachzuweisen, daß die mit der RICHTERschen Goldreaktion nachweisbaren Reduktionsstoffe durchaus nicht der Tonsille eigentümlich sind, daß sie vielmehr von einer großen Anzahl von Organen ausgeschieden werden, wobei natürlich dahingestellt bleiben muß, ob sie überall die gleiche chemische Konstitution besitzen.

Wegen ihres lymphoepithelialen Baues und ihrer Eigenschaft Lymphocyten zu bilden, wurden die Tonsillen von einigen Autoren mit der *Thymus* verglichen. Dieser Vergleich erscheint am besten durch die relativ frühzeitige Involution der Tonsillen gerechtfertigt, da wir ja wissen, daß gerade die Thymus ein Organ ist, das bereits kurz nach erreichter Pubertät Alterserscheinungen aufweist. Wieweit der Vergleich auch durch vergleichend-anatomische Untersuchungen gestützt werden kann, läßt sich im Rahmen dieser Ausführungen nicht erörtern.

Daß die Tonsillen eine *Eintrittspforte* für *Krankheitskeime* oder *toxische Produkte* darstellen, und zwar in höherem Maße als die übrige Mesopharynxschleimhaut, ist in erster Linie durch die eigenartige anatomische Beschaffenheit begründet. In den tiefgehenden und weitverzweigten Krypten, in die keine Ausführungsgänge der Schleimdrüsen münden, kommt es leicht zu einer massenhaften Entwicklung von Bakterien, die auch Lymphocyten anlocken. Demgegenüber darf aber nicht vergessen werden, daß ein Eindringen von Krankheitskeimen auch an allen anderen Stellen möglich ist, die eine stärkere lymphadenoide Infiltration zeigen. Jedenfalls wird so verständlich, daß durch eine operative Entfernung der Mandeln üppige Bakterienherde beseitigt werden. Die *Möglichkeit* der *Entfernung der Tonsillen ohne irgendwelche Folgeerscheinungen* weist aber *ihrerseits* darauf hin, daß diese Gebilde für den *Organismus* von *keiner* besonderen *Wichtigkeit* sind.

b) Die Leistungen der Sinneswerkzeuge.

Die Bestimmung der Tastempfindlichkeit kann im Rachen mittels dünner und nicht zu weicher Haarpinsel, mit Wattebäuschchen, den von v. FREYschen Reizhaaren und dem Induktionsstrom erfolgen. Es ist dabei aber streng zu beachten, daß nach den neuesten Darlegungen v. FREYS Berührungs-, Druck-, Vibrations- und Kitzelempfindungen durch *Leistungen des Drucksinnes* erzeugt werden, und es empfiehlt sich, die Untersuchung auch in Krankheitsfällen bei der Prüfung der Sensibilität nach diesen Gesichtspunkten zu orientieren. Zur Feststellung der Schmerzempfindlichkeit eignet sich nur die neuerdings von v. FREY[4]) angegebenen Distelstacheln, mittels deren *reine* Schmerz- ohne begleitende Berührungsempfindungen auszulösen sind. Diese wurden bisher zur Untersuchung der Schmerz-

---

[1]) RICHTER, E.: Neue kolloidchemische Harnreaktion. Med. Klinik Bd. 15, S. 689. 1919.
[2]) FLEISCHMANN, O.: Zur Tonsillenfrage usw. Zeitschr. f. Hals-, Nasen- u. Ohrenheilk. Bd. 2, S. 420. 1922.
[3]) AMERSBACH, K. u. H. KÖNIGSFELD: Zur Frage der inneren Sekretion der Tonsillen. Zeitschr. f. Hals-, Nasen- u. Ohrenheilk. Bd. 1, S. 511. 1922.
[4]) v. FREY: l. c. S. 147.

empfindlichkeit in Mundhöhle und Rachen noch nicht verwendet, sondern man bediente
sich zumeist feiner, zugeschliffener Nadeln. Die thermische Prüfung wurde mit Hilfe ver-
schiedenartig geformter Thermoden vorgenommen, die man entweder zuvor erwärmte oder
abkühlte, oder mittels durchgeleiteten Wassers temperierte.

Über die Leistungen des Druck- und Schmerzsinnes im Nasenrachenraum
(vgl. auch JURASZ) sind wir durch eine Arbeit aus jüngster Zeit unterrichtet.
v. GYERGYAY[1]) hat mit Hilfe eines neuen Verfahrens, welches die Einstellung
des ganzen Nasenrachenraumes gestattet, systematische Untersuchungen über
die Empfindlichkeit dieser Gegend angestellt, wobei Tast-, Druck-, Stich- und
gelegentlich auch thermische Reize angewandt wurden. Gleichzeitig unterwarf
er auch alle in dieser Gegend auslösbaren *Reflexe* einem eingehenderen Studium.

Bei der Auslösung der Empfindungen und Reflexe wurden von v. GYERGYAY[2]) angewandt: als Tastreiz eine Knopfsonde, zur Hervorrufung der in der Tiefe entstehenden
Druckempfindungen ein Instrument mit steifem Griff und abgerundetem dicken Ende,
als Stichreiz eine lange spitze Nadel, als Temperaturreiz Instrumente mit abgerundetem
Ende im erwärmten und abgekühlten Zustand.

Als wichtigstes Ergebnis hat sich bei diesen Untersuchungen herausgestellt,
daß objektiv gleiche Reize örtlich verschiedene Empfindungen auslösen, und
zwar verschieden der *Intensität*, aber auch *Qualität* nach. Bemerkenswert ist
auch, daß sich bestimmte
Zonen ausfindig machen lassen,
deren sämtliche Anteile sich
in bezug auf die Intensität
und Qualität gleichartig verhalten. Am *empfindlichsten*
erweisen sich (s. Abb. 43) der
weiche Gaumen, der untere Teil
des Choanenseptums und der
Nasenboden; hierzu kommt
ein breiter Längsstreifen, der
am oberen Teil der Nasen-
gegend beginnt, an der mittleren Nasenmuschel, dem oberen Teil des Septums und Fornix vorbeizieht und an der
hinteren Rachenwand in der
unmittelbaren Umgebung der
Medianlinie nach unten verläuft. Dabei ist die Empfindlichkeit in der Vomergegend

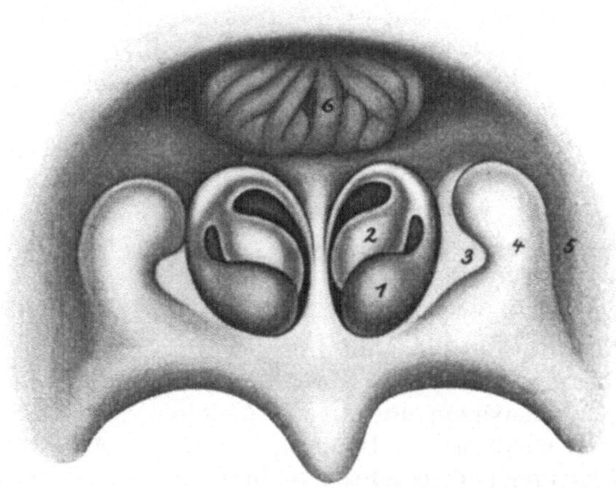

Abb. 43. Postrhinoskopisches Bild. Ansicht des vorderen Teils des Nasenrachenraums und der Nasenhöhlen
von hinten. *1* untere, *2* mittlere Nasenmuschel, *3* Ostium
tubae auditivae, *4* Torus tubarius, *5* ROSENMÜLLERsche
Grube, *6* Bursa pharyngea.

am größten. Seitlich von dem angegebenen breiten Streifen nimmt die Empfindlichkeit sowohl gegen den Torus tubarius als auch weiter hinten gegen die
ROSENMÜLLERsche Grube ab.

---

[1]) GYERGYAY, A. v.: Ein neues Verfahren zur Verhinderung der die Untersuchung
und Behandlung störenden Rachenreflexe. Die Muskelempfindungen und Muskelreflexe des
weichen Gaumens. Monatsschr. f. Ohrenheilk. Bd. 55, S. 1211. 1921.

[2]) GYERGYAY, A. v.: Anwendung eines neuen Verfahrens zur Feststellung der physiol.
Erscheinungen seitens des Nasenrachens, der hinteren Nase und der Ohrtrompetenöffnungen
(Empfindlichkeit, Reflexerregbarkeit und Lokalisationsschwierigkeit) und die Verwendung
des Resultates in der Praxis. Arch. f. Laryngol. u. Rhinol. Bd. 33, S. 353. 1920. Vgl. auch
die früheren Untersuchungen von JURASZ, A.: Über die Sensibilitätsneurosen des Rachens
und des Kehlkopfs. Volkmanns Sammlung klin. Vorträge 1881, Nr. 195, und SCHADE-
WALDT: Über die Lokalisation der Empfindungen in den Halsorganen. Dtsch. med. Wochenschrift 1887, S. 709 u. 733.

Die am *wenigsten empfindliche* Zone beginnt am Nasenboden, läuft dem unteren Teil des Chaonenseptums entlang, weiter auf der hinteren Oberfläche des Gaumensegels, zieht von hier aus seitlich zum Tubentrichter, weiter zum Eingange der ROSENMÜLLERschen Grube und endet unmittelbar hinter der Plica salpingopharyngea; in diesem Streifen ist das *untere Drittel* des *Tubenwulstes* am *unempfindlichsten.*

Diese Tatsache ist von Bedeutung für die Methode der Einführung des Katheters in die Ohrtrompete: man läßt nämlich nach v. GYERGYAY den gebogenen Teil des Katheters aus der ROSENMÜLLERschen Grube über den Torus tubarius in den Tubentrichter hinübergleiten. Die geringe Empfindlichkeit der hinteren Oberfläche des weichen Gaumens und des unteren Septumteils läßt sich auch dadurch erweisen, daß man den Katheter ohne nennenswerte Unannehmlichkeit einführen kann, indem man das abwärts gebogene Ende über die hintere Oberfläche des Gaumensegels zieht, oder medianwärts gewendet, den hinteren Septumteil berührt, bevor man es in die Ohrtrompetenöffnung hineindreht.

Die Empfindungen, die sich vom Nasenrachenraum auslösen lassen, sind zum Teil von einem sehr unangenehmen Gefühlston begleitet. Sie sind deshalb nicht immer leicht zu beschreiben; zumal wegen der gleichzeitig ausgelösten Reflexe jegliche Vergleichsmöglichkeit mit bekannten Empfindungen an anderen Schleimhaut- oder Hautflächen fehlt. Aus den zahlreichen auslösbaren Empfindungen lassen sich am leichtesten die reinen Berührungs- und reinen Stichschmerzempfindungen heraussondern. Die ersteren sind sozusagen „erträglich", die letzteren in der Qualität so wohl charakterisiert, daß sie nicht verwechselt werden können. Bei allen übrigen spielen die begleitenden Reflexe, der *Nies-* und *Würgreflex*, eine störende Rolle. Der Niesreiz tritt in besonderer Stärke bei Berührung derjenigen Gegend auf, wo Rachen- und Nasendach aneinandergrenzen. Die beiden empfindlichsten Niesreizgebiete — das vordere Ende der mittleren Nasenmuschel und die Vomergegend — sind durch eine auf der medialen Seite der mittleren Nasenmuschel und an dem gegenüberliegenden Teil der Nasenscheidewand verlaufende weniger empfindliche Zone verbunden.

In der Auslösbarkeit des *Würgreflexes* sind bemerkenswerte Schwankungen aufzuweisen, die vom Individuum, aber auch von dessen augenblicklicher Disposition abhängen. Manchmal wird nämlich der gleiche Reflex bei derselben Versuchsperson und an der gleichen Stelle schon bei einmaliger, manchmal erst nach wiederholter Reizung ausgelöst. Außerdem ist es — wie Erfahrungen des täglichen Lebens lehren — bis zu einem gewissen Grade möglich, den Würgreflex *willkürlich* zu unterdrücken. Nach vollständigem Ablauf des Reflexvorganges pflegt die Erregbarkeit des Zentrums noch eine Weile lebhafter zu sein; daher tritt von der einmal gereizten Stelle eine Zeitlang leichter Würgen auf. Oft ist es schon auf eine einfache behutsame Berührung der Mitte der hinteren Rachenwand auszulösen. Von dieser Stelle aus nimmt die Reflexerregbarkeit nach der Seite, gegen die ROSENMÜLLERsche Grube zu, ab und wird noch geringer gegen den Levatorwulst und den Sulcus salpingopharyngeus. An der Hinterwand des weichen Gaumens ist sie bereits sehr gering, am geringsten in der unteren Hälfte des Tubenwulstes, die fast völlig unempfindlich ist. Von denjenigen Teilen, die sich vor dem hinteren Choanenrand befinden, ist kein Würgreflex auszulösen, ebensowenig vom Tubenwulst, von der oberen Hälfte der ROSENMÜLLERschen Grube, vom Innern der Ohrtrompete, vom Choanenseptum und der Vomergegend. Aus diesen Angaben geht hervor, daß Reflexerregbarkeit und Tastempfindlichkeit miteinander nicht völlig parallel gehen, denn die genannten Stellen sind gegenüber Tastreizen teilweise sehr empfindlich. Hervorzuheben ist, daß ein plötzlicher Stich oft überhaupt keine Würgempfindung auslöst. Auch hat es vielfach den Anschein, als ob nach vorangegangenem Stichreiz die Reflexerregbarkeit auf Tastreiz vermindert wäre.

Für die *Lokalisation der Empfindungen* ist es von Bedeutung, daß der Untersuchte die Begleitempfindungen bei der Reflexauslösung von den Tast- bzw. Schmerzempfindungen unterscheiden kann. Der *Würgreiz* wird *jederzeit* in die Gegend der Zungenwurzel, bzw. des Kehlkopfanfangsteils lokalisiert. Es ist also völlig gleichgültig, welche Stelle getroffen wird. Die reinen Berührungs- und Schmerzempfindungen haben etwas von einem „Lokalzeichen" an sich. Die Lokalisation erweist sich aber zumeist als eine sehr mangelhafte und unsichere. Bemerkenswert ist der *Einfluß* der *Übung* auf die *Lokalisation*. Individuen, die öfters zu solchen Versuchen herangezogen werden, lokalisieren im allgemeinen besser.

Meist werden die Empfindungen nach ganz bestimmten Gegenden *projiziert*. Reizung der von den Choanenrändern nach vorne zu gelegenen Teile und des vorderen Abschnittes des Rachendaches führt zu Empfindungen, die nach der *Nase* zu *projiziert* werden: Reize, die das Innere des Tubentrichters, den Grund der Rosenmüllerschen Grube, die obere Hälfte des Tubenwulstes treffen, werden gewöhnlich nach *dem Ohre* zu verlegt. Die Reizung aller tiefergelegenen Stellen wird in die *Rachengegend* projiziert. Indessen handelt es sich dabei nicht um streng und allgemein gültige Feststellungen; es kann also sehr wohl geschehen, daß die Grenzen der einzelnen Zone auch anders verlaufen. Am Fornix befindet sich ein Gebiet, dessen Projektionsfeld wechselt; bald werden die von hier ausgelösten Empfindungen in die Rachen-, bald in die Ohrengegend projiziert. Interessant ist, daß die Projektion einer Empfindung von den vorangegangenen Erregungen abhängt. Wurde nämlich die Reizung einer entsprechenden Gegend kurz zuvor in das Ohr lokalisiert, so wird die nachfolgende Reizung des Fornix ebenfalls dorthin verlegt.

2. Die Leistungen des Bewegungsapparates.

Bewegungen des Rachens und Gaumens finden bei einer großen Anzahl von Vorgängen statt: beim Atmen, Schlucken, Sprechen, Singen, Saugen, Würgen und Niesen. Hier interessieren vor allem die Bewegungen beim Atmen und Niesen, und zwar soll untersucht werden, wie durch Zusammenwirken verschiedener einzelner Anteile ein ganz *bestimmter Vorgang* abläuft. Die Wirkungsweise einzelner Muskel hat nur untergeordnete Bedeutung; es handelt sich bei allen um quergestreifte Gebilde, deren Kontraktion nach bekannten Gesetzen erfolgt. Viele Pharynx- und Gaumenbewegungen sind dem Willen unterworfen, wie z. B. die beim Sprechen, Singen und Saugen. Dagegen sind Schlucken, Würgen und Niesen unzweideutig Reflexwirkungen, die allerdings bis zu einem gewissen Grade durch den Willen beeinflußt werden können.

Die Bewegungen und Einstellungen des Gaumens erfolgen durch Betätigung eines komplizierten Muskelsystems. Verhältnismäßig einfach ist die Wirkungsweise des M. azygos uvulae, der das Gaumensegel in sagittaler Richtung zusammenrafft, insbesondere das Zäpfchen hebt. Bei Zusammenziehung des M. levator veli palatini wird die Hauptmasse des weichen Gaumens emporgehoben; dieser Muskel ist es, der in erster Linie den Abschluß zwischen Rachen- und Nasenhöhle ermöglicht, während die Hebung der seitlichen Teile durch den M. tensor veli palatini besorgt wird. Als Antagonisten dieser beiden Muskeln sind die Mm. glossopalatinus und palatopharyngeus anzusehen, die den Bogen des Gaumensegels abflachen und dessen freien Rand herabziehen. Daß sich bei den mannigfaltigen Stellungsänderungen der beweglichen Platte, die das Gaumensegel darstellt, auch deren Dicke ändert, ist nicht weiter verwunderlich.

Bei ruhiger Atmung durch die Nase hängt das Gaumensegel schlaff herab und legt sich der Zunge so nahe an, daß der Durchgang von der Mund- zur Rachenhöhle fast vollkommen verlegt ist. Atmet man dagegen durch den Mund, so muß ein Durchgang zwischen Mund- und Rachenhöhle erst geschaffen werden, was so erzielt wird, daß sich die Zungenwurzel senkt, der Gaumen hebt. Diese Passage kann willkürlich verengt oder erweitert werden. Bei tiefer Inspiration durch den Mund ist die Erweiterung eine maximale, wie schon EINTHOVEN[1]) bemerkt. Bei diesem Vorgang wird die Zunge ganz abgeflacht, und der weiche Gaumen erhebt sich bis über das Niveau des harten Gaumens, während sich die Uvula einzieht und bis auf ein Drittel ihrer gewöhnlichen Größe verkürzt. Bei gleichzeitiger Mund- und Nasenatmung bleibt nur eine ganz kleine Öffnung zwischen Zungenwurzel und weichem Gaumen. Bemerkenswert ist, daß man die Stellung der beiden Gebilde gegeneinander, wie schon erwähnt, in weitem Maße willkürlich verändern kann. In welcher Weise sich der Luftstrom auf Mund und Nase verteilt, der bei ruhiger Atmung mit offenem Mund in die Lungen gelangt, hängt von individuellen Faktoren ab; vor allem von der Zungengröße und der Bildung des Mundhöhlendaches. So erwähnt NAGEL[2]) von sich, daß bei ihm, wenn er bei offenem Munde ruhig atmet, fast alle Luft durch die Nase geht. Eine Strömung durch den Mund war nicht immer und nur in Spuren nachweisbar. Es gehört eine deutlich wahrnehmbare Umstellung des Gaumensegelzungenverschlusses dazu, um nachweisbar Luft durch den Mund strömen zu lassen. Beim Schnarchen findet die In- und Exspiration entweder durch die Nase oder durch den Mund statt. Im ersten Falle ist der Durchgang durch die Mundhöhle verschlossen, die Passage von der Pars nasalis zur Pars oralis pharyngis beengt, und es schwingt der Zapfen in der Richtung gegen die hintere Pharynxwand. Im zweiten Fall ist der Durchgang durch die Nase unbenutzt, die Passage von der Mundhöhle zum Schlundkopf beengt, und es schwingt der Zapfen gegen den Zungengrund.

Von Interesse ist auch das Zustandekommen des Verschlusses der oberen Rachenhöhle durch das Anpressen des Gaumensegels gegen die Pharynxwand, das beim Schluckakt eine Rolle spielt und öfters den Gegenstand der Untersuchung gebildet hat. Der Abschluß des mittleren Anteils des Schlundkopfes vom Nasenrachenraum stellt einen ziemlich komplizierten Vorgang dar, bei dem Gaumen- und Pharynxmuskeln in ganz bestimmter Weise zusammenarbeiten. ZAUFAL[3]) hat auf die Bedeutung des M. salpingopharyngeus hingewiesen, während PASSAVANT[4]) das Verdienst gebührt, als erster die isolierte Tätigkeit des oberen Schlundschnürers erkannt zu haben. Es entsteht so ein Wulst, an den sich das Gaumensegel mit dem Zäpfchen anlegt.

Die Festigkeit dieses Verschlusses ist auf verschiedene Weise geprüft worden. So goß CZERMAK[5]) während des Phonierens mit einem Katheter Wasser oder Milch in die Nase. Die Flüssigkeiten gelangten nicht in die Mundhöhle, wodurch der feste Verschluß erwiesen war. Von CZERMAK und vielen anderen Autoren [z. B. VOLTOLINI[6])] wurden Beobachtungen an Patienten angestellt, denen der Oberkiefer ganz oder teilweise entfernt war, so daß deren Gaumensegel von

<hr>

[1]) EINTHOVEN: l. c. S. 128.

[2]) NAGEL, W. A.: Physiologie der Stimmwerkzeuge, in Nagels Handb. d. Physiol. Bd. IV, S. 691. 1909.

[3]) ZAUFAL, E.: Die Plica salpingopharyngea (Wulstfalte). Arch. f. Ohrenheilk. Bd. 15, S. 96. 1879.

[4]) PASSAVANT, G.: Über die Verschließung des Schlundes beim Sprechen. Frankfurt 1868.

[5]) CZERMAK, J. N.: Über das Verhalten des weichen Gaumens beim Hervorbringen der reinen Vokale. Sitzungsber. d. Akad. Wien Bd. 24, S. 4. 1857.

[6]) VOLTOLINI: Die Rhinoskopie und Pharyngoskopie. 2. Aufl. S. 216. Breslau 1879.

oben gesehen werden konnte. Hartmann[1]), Gutzmann[2]) und Nagel[3]) verbanden ein Nasenloch mit einem Manometer und trieben in das andere komprimierte Luft. Während des ruhigen Atmens entweicht die eingetretene Luft aus der Nase in den Rachen, ebenso bei nasalierten Vokalen. Sowie aber ein reiner Vokal gesprochen wird, beginnt das Manometer zu steigen und steigt so lange, bis der Druck im Nasenrachenraum so hoch geworden ist, daß der Verschluß gesprengt wird. Es entweicht dann unter einem lebhaften Glucksen eine gewisse Menge von Luft, wodurch der Druck vorübergehend sinkt. Der Verschluß ist bei verschiedenen Lauten ungleich fest: am festesten bei i, am losesten bei a. Hartmann[1]) fand Druckwerte von 30—100 mm Hg. Die gesamten Bewegungsvorgänge im Gaumengebiet bei Bildung des Verschlusses beschreibt Passavant wie folgt: „Die vordere und obere Hälfte des Gaumensegels wird gehoben und bildet gleichsam eine in gleicher Richtung fortlaufende Verlängerung des harten Gaumengewölbes. Die untere und hintere kleine Hälfte des Gaumensegels tritt nach hinten, eine senkrechte Stellung einnehmend, zuweilen verkürzt sie sich etwas in der Richtung von oben nach unten. Das Gaumensegel wird schmaler, seine seitlichen Teile nähern sich etwas der Mittellinie." Dadurch, daß die Gaumensegel hinaufgezogen werden und sie die Seitenwandungen des Schlundes einander annähern, ändern die Gaumenbögen ihre gegenseitige Stellung. Sie verhalten sich dann zu ihrer Ruhelage wie ein Spitz- zu einem Rundbogen. Besonders hoch und spitzig wird nach Gutzmann der vom Gaumen gebildete Bogen beim Leerschlucken, bei sehr hohen Tönen und beim Bauchreden.

Beim *Niesen* werden sowohl der Zugang des Schlundkopfes zur Mundhöhle wie der zum Nasenrachenraum zeitweilig abgeschlossen, während sich gleichzeitig im Mundraum ein sehr hoher Überdruck entwickelt. Erreicht dieser ein gewisses Maß, so öffnet sich einer der beiden Durchgänge, so daß die Luft durch den Mund oder die Nase ausgepreßt wird.

Eine besondere Erwähnung verdienen noch die Bewegungen des Ostium pharyngeum tubae auditivae,

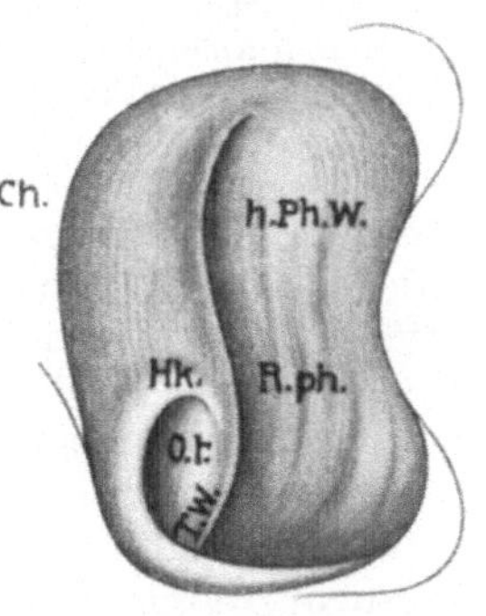

Abb. 44 a.

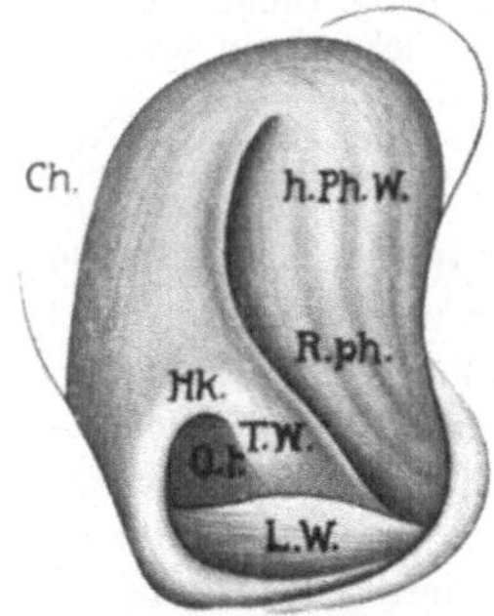

Abb. 44 b.

Abb. 44 a und 44 b. Rechtes Tubenostium nach Zaufal. a in Ruhe, b in Bewegung. O. t. bedeutet Ostium tubae auditivae, T.W. Tubenwulst, Hk. Haken, L.W. Levatorwulst, R. ph. Recessus pharyngeus, Ch. Choane, h. Ph. W. hintere Pharynxwand.

welche namentlich von Zaufal[4]) beschrieben sind. In der Ruhelage bildet die Öffnung (s. Abb. 44) eine nahezu vertikale Spalte, bei Bewegung jedoch die Form eines Dreiecks, dessen Basis durch die Hakenfalte, dessen Spitze durch das schmale Ende der Wulstfalte gebildet wird. Im Zustand der Bewegung

---

[1]) Hartmann, A.: Über das Verhalten des Gaumensegels bei der Artikulation und über die Diagnose der Gaumensegelsperre. Zentralbl. f. d. med. Wiss. 1880, S. 274.

[2]) Gutzmann, H.: Gaumensegel (physiologisch), in Eulenburgs Realenzyklopädie (Jahrbücher 8).

[3]) Nagel, W. A.: Bemerkungen zu der Arbeit von Zwaardemaker: „Riechend schmecken". Zeitschr. f. Psychol. u. Physiol. d. Sinnesorg. Bd. 38, S. 196. 1905.

[4]) Zaufal, E.: Die normalen Bewegungen der Rachenmündung der Eustachischen Röhre. Arch. f. Ohrenheilk. Bd. 9, S. 133. 1874 und II. Teil Bd. 9, S. 228. 1875 und III. Teil Bd. 10, S. 79. 1875.

tritt dann auch noch der Levatorwulst deutlich hervor. Bei Phonation und
Saugen hebt sich die Spitze des Dreiecks, so daß sie von außen und unten nach
innen und oben gerichtet wird. Unentschieden bleibt, ob der Levatorwulst
hierbei eine Rolle spielt.

3. Der Weg der Atemluft durch den Schlundkopf.

Während man die Strombahnen der Luft in den Nasenhöhlen aufs genaueste
verfolgt hat, wurde die Frage über das Verhalten des Luftstromes im Schlundkopf gar nicht aufgeworfen. Man nahm offenbar stets stillschweigend an, daß
hier die gesamte Weite für den Durchstrom benutzt wird und die beiden aus den
Nasenhöhlen kommenden Luftströme bereits vermengt sind. Daß diese Annahme
durchaus nicht berechtigt war, darauf wiesen ja schon die Untersuchungsergeb-
nisse in der Nasenhöhle hin, durch die festgestellt wurde, daß nicht die ganze
zur Verfügung stehende Bahn benutzt wird. Der erste, der den Weg der Inspirationsluft durch den Schlundkopf experimentell zu bestimmen trachtete,
war MINK[1]).

Er ging im Selbstversuch so vor, daß auf das eine Ende eines dünnen Sondendrahtes
ein Stück rotes Lackmuspapier festgemacht wurde, während das andere als Handhabe diente.
Das umklebte Ende wurde nun auf die für Ohrkatheter gebräuchliche Weise durch den
unteren Nasengang bis zum Nasenteil des Schlundkopfes vorgeführt und nachher so um-
gedreht, daß die Spitze in der ROSENMÜLLERschen Grube der anderen Seite zu liegen kam.
Bei passender Biegung liegt die Sonde hier fest genug, daß sie nicht erst weiter fixiert zu
werden braucht. Der mit dem Reagenspapier umwickelte Drahtteil durchzieht dann den
Nasenteil des Schlundkopfes in schräger Richtung. Durch die andere Nasenhälfte (in welcher
sich die Sonde nicht befindet) wird nun Ammoniakgas eingeatmet und der Draht nachher
zurückgedreht und herausgezogen. Natürlich muß dafür Sorge getragen sein, daß der Versuch nicht etwa durch den Ausatmungsstrom gestört wird. Der Ausfall des Versuchs war
nun der, daß das Reagenspapier an dem Drahtende blau verfärbt war.

Dies beweist, daß der Luftstrom nicht die ganze Pharynxweite in Anspruch
nimmt, sondern vielmehr vorwiegend an der lateralen Fläche des Pharynx nach
unten zieht. Auf die gleiche Weise konnte nachgewiesen werden, daß der Strom
nach dem Austritt aus den Choanen dem Rachendach entlang zieht, daß aber
eine in der Mitte desselben befindliche Zone nicht gestreift wird. Es gibt also im
Nasenteil des Schlundkopfes zwei völlig voneinander gesonderte Inspirations-
ströme, welche am Dach und an der Hinterwand vorwiegend lateral nach der
Tiefe zu laufen. Ähnliche Versuche durch Einführen eines Drahtes (der mit
Reagenspapier versehen ist) in den Mundteil des Pharynx haben gezeigt, daß
der Inspirationsstrom hier nicht entlang der Hinterwand heruntersteigt, sondern
ein paar Zentimeter von dieser entfernt bleibt. Auffällig ist, daß das Reagenspapier nicht verfärbt wird, wenn man durch diejenige Hälfte der Nase einatmet,
wo sich der Draht nicht befindet. Man muß also annehmen, daß der Strom auch
an dieser Stelle noch in zwei Anteile gesondert ist und daß diese beiden lateral
verlaufenden Ströme sofort unterhalb der ROSENMÜLLERschen Grube die hintere
Pharynxwand verlassen, sich zu beiden Seiten der Uvula um den freien Rand
des Velums nach vorn biegen, um entlang den Gaumenmandeln nach unten zu
steigen, wobei sie sich dem Zungenrand nähern. An welcher Stelle sich diese
beiden Ströme endgültig zu einem Ganzen vereinigen, läßt sich vorerst nicht mit
Bestimmtheit sagen, sondern nur vermuten. MINK glaubt zu der Annahme berechtigt zu sein, daß diese Vereinigung erst oberhalb der Stimmlippen stattfindet;
doch müssen hier erst weitere Experimente eine Entscheidung herbeiführen.

Von einer gewissen *Bedeutung* für die *Befreiung der Luft* von anhaftenden
Staubteilchen und *Bakterien* ist das *Anprallen* des aus den Choanen gegen den

---

[1]) MINK: l. c. S. 128.

Nasenrachenraum streichenden Luftstromes gegen die hintere Pharynxwand. Das Auftreffen der Luftteilchen vollzieht sich nun durchaus nicht in senkrechter Richtung, da die Stromlinien in den Nasenhöhlen einen bogenförmigen Verlauf nehmen, wobei ein Anlegen derselben an die Wölbung des Rachendaches unter spitzem Winkel stattfindet. Trotzdem ist mit Sicherheit anzunehmen, daß ein großer Teil der Luft an der Hinterwand anstreift, wobei die Möglichkeit gegeben ist, daß in ihr enthaltene Staubteilchen und auch Bakterien abgesetzt und durch die schleimhaltige Flüssigkeit festgehalten werden. Die Vielgestaltigkeit der Bahn gerade in den obersten Anteilen der Luftwege ist für die Reinigung der Luft durchaus nicht gleichgültig.

IV. Der Kehlkopf als Atmungsorgan.

Bei der Besprechung des Kehlkopfes als Atmungsorgan muß in erster Linie die Tätigkeitsweise der Schleimhaut, die der Schleimdrüsen und der in seinem Innern befindlichen Sinneswerkzeuge berücksichtigt werden. Weiter bedürfen der Bearbeitung die Bewegungen des Kehlkopfes und seiner einzelnen Anteile bei der Atmung.

Die Bedeutung des Kehlkopfes für den gesamten Organismus ist vor allem darin zu erblicken, daß er denjenigen Teil des luftzuführenden Apparates darstellt, der durch eine in seinem Innern befindliche Vorrichtung nach *Bedarf geöffnet* und *verschlossen* werden kann. Der Verschlußmechanismus wird durch die beiden Stimmlippen dargestellt, die einander bis zum völligen Anliegen genähert, aber auch beträchtlich voneinander entfernt werden können, so daß die Luftströmung durch den Kehlkopf unterbrochen, oder ermöglicht wird. Der Abschluß der unteren Luftwege von den oberen kommt hauptsächlich als Schutz der Lungen vor dem Eindringen von schädlichen Stoffen in Betracht. Seine Bedeutung für die Erzeugung der Bruststimme wird an anderer Stelle dieses Handbuches besprochen werden.

1. Die Funktion der Schleimhaut, der Drüsen, sowie der in der Schleimhaut befindlichen Sinneswerkzeuge.

Das Innere des Kehlkopfes ist mit einem gleichmäßigen Schleimhautüberzug ausgekleidet, welcher ohne makroskopisch sichtbare Veränderung auf der einen Seite in die Schleimhaut des Rachens und der Mundhöhle, auf der anderen in die der Luftröhre übergeht. Die Schleimhaut zeigt an verschiedenen Stellen *zwei* gänzlich voneinander verschiedene *Arten* von *Epithel*; ein geschichtetes, Flimmerhaare tragendes Zylinder- und ein geschichtetes Plattenepithel. Das letztere findet sich an allen Stellen, die *Druck* ausgesetzt sind, also den Stimmlippen und der Epiglottis, sowie besonders den Plicae aryepiglotticae. Die Schleimhaut des Kehlkopfes ist außerordentlich drüsenreich; die zahlreichen Mündungen der Ausführungsgänge lassen sich schon mit freiem Auge als feine stichförmige Öffnungen erkennen. Die Drüsen liegen teils in der Schleimhaut, d. h. im submukösen Gewebe regellos verstreut, teils in ganz bestimmten Gruppen angeordnet. Besonders zu erwähnen ist der Reichtum der Drüsen an den Taschenfalten und den Stimmlippen. Die Versorgung der Schleimhaut mit sensiblen Nerven erfolgt vorwiegend durch den Ramus internus des N. laryngeus superior.

Die Funktion der Schleimhaut besteht hauptsächlich im Abfangen von Fremdkörpern, die an ihr hängenbleiben und, soweit es sich um kleine Teilchen handelt, durch die Tätigkeit des Flimmerepithels weggeschafft werden. Die Schleimdrüsen sorgen für die ständige Befeuchtung des Kehlkopfes; ein Teil der Flüssigkeit wird natürlich als Wasserdampf in die bei der Einatmung durchstreichende Luft aufgenommen.

Es ist bereits auf den Reichtum der falschen Stimmbänder an Schleimdrüsen hingewiesen worden. Diese erfüllen den Zweck, mit ihrem Sekret die Stimmlippen dauernd feucht zu erhalten. Es ergibt sich von selbst, daß diese

Befeuchtung auch für die MORGAGNISchen Ventrikel und die unter den Stimmlippen gelegenen Kehlkopfabschnitte von Vorteil ist. Die von außen in die Lungen einströmende Luft bewirkt im Verein mit der ständigen Stimmlippenbewegung bei der Atmung eine rasche Verdunstung von Wasser, wodurch diese Teile schnell austrocknen.

Die Temperatur und der Wassergehalt der Einatmungsluft sind im Kehlkopf immer noch etwas geringer als in den größeren Bronchien. Es wird also ständig dem Kehlkopf Wärme und Feuchtigkeit entzogen, wenn auch natürlich in viel geringerem Grade als der Nasenhöhle. Bei *kalter* Außentemperatur wird der Kehlkopf natürlich *stärker* abgekühlt.

Die Schleimhaut des Kehlkopfes zeichnet sich durch eine hohe *Sensibilität* aus. IWANOFF[1]) hat die Methoden zur Prüfung der Sensibilität vervollkommnet und findet, daß die Empfindungsarten ungefähr denjenigen der Haut entsprechen. Die feinste *Tastempfindlichkeit* besitzt nach ihm die *Hinterwand* des *Kehlkopfes*. Dann folgen der Reihe nach: Rückseite der Epiglottis, Stimmlippenränder, Taschenbänder, Plicae aryepiglotticae, Stellknorpel. Bemerkenswert ist, daß die Empfindungen den Reiz vielfach ganz beträchtliche Zeit überdauern. Es treten also sehr leicht *Nachempfindungen* auf. IWANOFF prüfte auch den *Temperatursinn* mit Hilfe von eigenen Thermoden. Zwischen 25 und 35° tritt noch keine Empfindung auf. Unter 25° wird Kälte, über 35° Wärme und über 70° Hitze empfunden. Bei mäßiger Kälte und Wärme sind Unterschiede von 1°, bei über 60° allerdings nur noch solche von 4—5° wahrnehmbar. Wie im Nasenrachenraum, so spielen auch im Kehlkopf reflektorische Prozesse eine große Rolle, mit denen unangenehme Empfindungen verbunden sind; es wäre aber vollkommen verfehlt, deshalb von einer eigenen Reflexempfindung zu sprechen.

2. Die respiratorischen Bewegungen des Kehlkopfs.

HARLESS[2]) hat schon darauf hingewiesen, daß der Kehlkopf während der Atmung nicht in Ruhe ist, sondern in seinen einzelnen Anteilen Bewegungen aufweist. Diese sind meist so geringfügig, daß sie selbst am freigelegten Kehlkopf mit unbewaffnetem Auge nicht festzustellen sind. Sie lassen sich aber mit Registriervorrichtungen ohne besondere Schwierigkeiten nachweisen. Im wesentlichen handelt es sich um Bewegungen von Schild- und Ringknorpel gegeneinander, die um eine durch die beiden Cricothyreoidalgelenke gelegte Achse erfolgen. MINK[3]) hat diese Bewegungen einer näheren Analyse unterworfen und gefunden, daß sich bei der *Einatmung* die beiden vorderen Anteile der Knorpel voneinander entfernen, die Entfernung: Arcus des Ringknorpels — Laminae thyreoideae größer wird. Bei der Ausatmung dagegen nähern sich die Knorpelstücke einander wieder. Es kommt aber nicht allein eine *reine Drehbewegung* im Cricothyreoidalgelenk in Frage, sondern es tritt der ganze Kehlkopf während der Einatmung etwas *tiefer* und kehrt bei der Ausatmung in seine ursprüngliche Lage zurück. Das Tiefertreten des Kehlkopfes ist eine Folge des *Trachealzuges*, wie er von MINK[3]) bezeichnet wird, der bei der Einatmung eine *Verstärkung* erfährt. Der *Trachealzug* besteht von der ersten Einatmung an und ist auch auf der Höhe der Exspiration wirksam. Er beruht einmal auf dem *Zug* der *Lungen*, die an der elastischen Luftröhre auf-

---

[1]) IWANOFF, A.: Über die Sensibilität des Kehlkopfes. Zeitschr. f. Laryngol., Rhinol. u. ihre Grenzgeb. Bd. 4, S. 145. 1911.

[2]) HARLESS, E.: Artikel „Stimme", in Wagners Handwörterb. d. Physiol. Bd. IV, S. 505. 1853.

[3]) MINK, P. J.: Die respiratorischen Bewegungen des Kehlkopfes. Arch. f. Laryngol. u. Rhinol. Bd. 30, S. 391. 1916 u. Bd. 31, S. 125. 1918.

gehängt sind, sodann auf einem *Tonus* sämtlicher Inspirationsmuskeln, an dem sich natürlich auch das Zwerchfell beteiligt. So kommt es, daß die Kuppe des Zwerchfells in ihrer *Normallage* während des Lebens, also zu Beginn einer gewöhnlichen Einatmung etwas tiefer steht als dies bei der *Leiche* der Fall wäre. Der Trachealzug wirkt sich bis zum kleinen Horn des Zungenbeins aus, mittels dessen es am Ligamentum stylohyoideum befestigt ist. Dieses kann man als *starr* bezeichnen, da es Knorpelstückchen enthält, die meist sehr früh verknöchern. Das System Lunge—Luftröhre—Kehlkopf bis zur Befestigungsstelle am Zungenbein besteht aus Knorpeln, die durch Dehnung von Bändern oder Muskeln, mittels denen sie aneinander geschlossen sind, verlagert werden können. Auf diese Weise ist zu erklären, daß jede Zunahme des Trachealzuges bei der Einatmung die elastisch untereinander verbundenen Anteile des Systems voneinander entfernt und daß an allen Stellen, an denen sich *Gelenke* befinden, auch Drehbewegungen stattfinden. Hört der Trachealzug auf, so wird das System durch die elastische Spannung der Bänder und Muskeln wieder in die Gleichgewichtslage zurückgebracht. MINK hat die Beteiligung der einzelnen Bänder und Muskeln bei diesem Vorgang einer eingehenden Besprechung unterzogen. Eine rein theoretische Analyse dieses komplizierten Systems, dessen Anteile oft in der verschiedenartigsten Weise gegeneinander verlagert werden können, führt aber nicht zum Ziel. Hier muß durch experimentelle Arbeit die Entscheidung herbeigeführt werden.

Die Bewegungen im Cricothyreoidalgelenk während der *Einatmung* könnten — darauf hat MINK[1]) hingewiesen — bis zu einem gewissen Grade die *Stimmritzenweite* beeinflussen. Wenn nämlich der Arcus des Ringknorpels sich von den Laminae thyreoideae entfernt, so wird unter sonst gleichbleibenden Bedingungen die Stimmlippe entspannt, was für die Erweiterung der Stimmritze, die ja bekanntlich auf reflektorischem Wege bei der Einatmung eintritt, von Bedeutung sein könnte. Ebenso wird durch die Annäherung der vorderen Anteile dieser beiden Knorpel die Stimmlippe gespannt, so daß die Verengerung der Stimmritze begünstigt wird, die bei der Einatmung zu verzeichnen ist. Ob nun tatsächlich die durch die passiven Bewegungen der Kehlkopfknorpel bedingte Veränderung in der Spannung der Stimmlippen für die Weite der Stimmritze von Bedeutung ist, muß vorerst dahingestellt bleiben.

Hier soll nur noch mit einigen Worten auf die Form der Stimmritze eingegangen werden, soweit dies für das Verständnis der Atmungsvorgänge, vor allem aber für die reflektorische Beeinflussung der Stimmlippenstellung, erforderlich ist. Während des Lebens erfährt der Spalt, der sich zwischen den beiden Stimmlippen befindet und als Glottis bezeichnet wird, ständig eine Veränderung seiner Form. Die Mannigfaltigkeit seiner Gestalt leuchtet mit besonderer Deutlichkeit erst dann hervor, wenn man die begrenzenden Seiten der Stimmritzen nicht, wie das gewöhnlich zu geschehen pflegt, in einer *Ebene*, sondern im *Raume* darstellt.

Unter den vielen Gestalten, die die Glottis einnehmen kann, heben sich zwei heraus, die der *maximalen Erweiterung* bei einer forcierten Inspiration und die der *maximalen Verengerung* bei Verschluß des Kehlkopfes. Während der ruhigen Atmung ist die Glottis weit und rhombisch gestaltet; die beiden Stimmbänder divergieren nach hinten. Man spricht dann von einer *Glottis respiratoria* im Gegensatz zu der *Glottis phonatoria*, die einen geraden, sagittalen, den ganzen Kehlkopfraum durchsetzenden feinen Spalt darstellt. Für alle Formen der Glottis zwischen der maximalen Erweiterung und dem Verschluß der Stimmritze fehlt jegliche exaktere Bezeichnung; dies wurde stets als ein großer Mangel empfunden, um so mehr, als eine Bestimmung der Gestalt auf Schwierigkeiten stößt. Mit der Ausmessung der Breite an einer bestimmten Stelle allein ist natürlich noch nichts getan.

Nun ist es ja gar nicht notwendig, für alle möglichen Glottisformen auch einen Namen zu haben, wohl aber besteht ein Bedürfnis nach der Bezeichnung einer Gestalt der Stimmritze, die gewissermaßen durch eine *Mittellage* der Stimm-

---

[1]) MINK: l. c. S. 138.

lippen *zwischen ihrer maximalen Entfernung* und *Annäherung* bestimmt wird; diese wird während des Lebens bei verschiedenartigen Erkrankungen, besonders bei Lähmungen, beobachtet, so daß für sie eine eigene Bezeichnung wirkliches Erfordernis ist.

Ziemssen[1]) hat für diese Stimmlippenstellung als erster den Ausdruck „*Kadaverstellung*" gebraucht und sie als eine Position beschrieben, die zwischen tiefster Inspirations- und Phonationsstellung die Mitte hält. Daß diese Bezeichnung keine eindeutige ist, ist schon auf den ersten Blick zu erkennen.

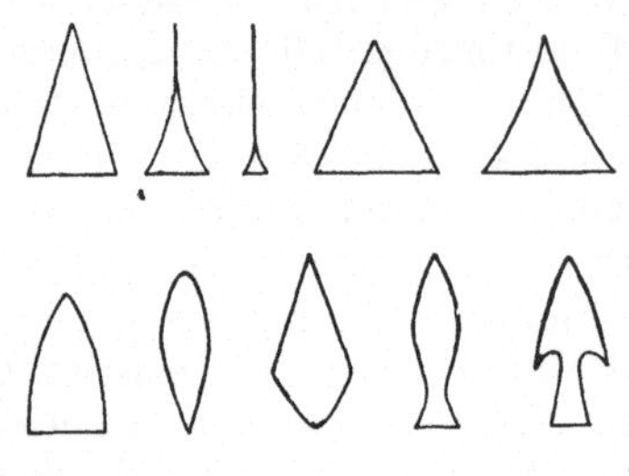

Abb. 45. Verschiedene Glottisformen bei der Leiche nach Fein.

Überdies hat Fein[2])[3]) (s. Abb. 45) die verschiedenartigsten Formen der Glottis bei der Leiche gefunden. Auf Grund dieser Feststellung empfiehlt es sich, den Ausdruck Kadaverstellung, der nach Angabe zahlreicher Forscher nur geeignet ist, Verwirrung hervorzurufen, endgültig fallen zu lassen. Fein hat vorgeschlagen, an seiner Stelle von *Zwischenstellung* zu sprechen. Mit den drei Bezeichnungen Auswärts-, Zwischen- und Medianstellung kommt man im großen ganzen vollkommen aus, und wo das nicht genügt, kann noch die Form der Glottis und die Entfernung der Stimmfortsätze von der Medianlinie angegeben werden.

3. Die Kehlkopfreflexe.

Sämtliche *Kehlkopfreflexe* kann man in *zwei Gruppen* sondern: a) in solche, die vom Kehlkopf selbst, und zwar von seiner Schleimhaut, und b) solche, die von entfernter gelegenen Stellen ausgelöst werden.

a) Die ersten kommen durch Reizung der Endigungen der zentripetalen Kehlkopfnerven zustande, wobei deren Erregung auf die Zentren übergreift. Wie schon bei der Sensibilitätsprüfung auseinandergesetzt wurde, erweist sich die hintere Wand des Kehlkopfes leichter erregbar als die vordere. Im Gefolge einer Reizung der Kehlkopfschleimhaut kommt es zu einem *festen Verschluß der Stimmritze*. Auf diese Weise wird verhütet, daß feste und flüssige Körper in den unteren Kehlkopfteil und die übrigen Atmungswege gelangen. Gase bewirken nur dann einen Kehlkopfverschluß, wenn sie die *Schleimhaut reizen*. Zu den Gasen und Dämpfen, welche einen Verschluß des Kehlkopfes herbeiführen, gehören vornehmlich Chlor, Ammoniak, Salzsäuredämpfe und, wie Ewald[4]) erwähnt, im *konzentrierten Zustande* auch das *Kohlenstoffdioxyd* und das *Ozon*. Die Wirkung der beiden zuletzt angeführten Gase ist um so bemerkenswerter, als wir ihnen in geringer Konzentration einen günstigen Einfluß auf den Organismus zuschreiben und sie auch die Schleimhäute nicht angreifen, was bei Chlor- und Salzsäuredämpfen zweifellos der Fall ist.

Interessant ist, daß auch die *reine atmosphärische Luft* einen Verschluß der Stimmritze herbeiführen kann, wenn sie unter einem bestimmten *Druck* in die Luftwege getrieben wird. Ewald[5]) bemerkt sehr richtig, daß man im täglichen Leben Gelegenheit hat, den krampfhaften Verschluß der Glottis zu beobachten, der eintritt, wenn man gegen starken Wind geht. Es wird „einem der Atem

---

[1]) v. Ziemssen: Handb. d. Respirationsapparates Bd. I, S. 428. 1876.

[2]) Fein, J.: Die Stellung der Stimmbänder an der Leiche. Arch. f. Laryngol. u. Rhinol. Bd. 11, S. 21. 1901.

[3]) Fein, J.: Über die sogenannte Kadaverstellung der Stimmbänder. Dtsch. med. Wochenschr. 1921, H. 21.

[4]) Ewald: l. c. S. 128.   [5]) Ewald: l. c. S. 128.

benommen", wie es im gewöhnlichen Sprachgebrauch heißt. EWALD gelang es, diesen Reflex auch am Hunde nachzuweisen. Man hätte daran denken können, daß diese Wirkung nicht durch den Druck der Luft, sondern deren Temperatur erzielt wird. Daß es der *Druck der Luft* und *nicht* etwa deren *Temperatur* ist, wurde so bewiesen, daß der künstlich erzeugte Wind dieselbe Temperatur besaß, wie die Luft, die auch sonst für die Atmung in Betracht kam und *keinen Glottisschluß* herbeiführte.

Auch bei den Schluckbewegungen, bei denen schon durch den Kehldeckel das Eindringen der Nahrung in die Luftwege erschwert wird, findet ein reflektorischer Schluß der Stimmritze statt. Der Reflex, der den Schluß der Stimmritze bewirkt, geht vom N. laryngeus sup. aus und setzt die vom N. laryngeus inf. innervierten Schließmuskeln der Glottis (die Mm. cricoarytaenoidei ant. und Mm. interarytaenoidei) in Tätigkeit. Das Zentrum für diesen Reflex liegt in der *Medulla oblongata*.

Dringen irgendwelche Fremdkörper in den Kehlkopf ein, so kommt es im *Anschluß* an den *Verschluß der Stimmritze* zum *Auftreten des Hustenreflexes*, durch den die an falsche Stelle gelangten Substanzen entfernt werden. Der Hustenreflex kann natürlich — dies sei der Vollständigkeit wegen erwähnt — auch auftreten, wenn der Fremdkörper die Glottis bereits passiert hat, d. h. gegen die Luftröhre vorgedrungen ist. Der *Husten* stellt nichts anderes dar als eine forcierte, brüske Bewegung der Ausatmungsmuskeln, die oft krampfhaften Charakter annimmt. Die Glottis ist dabei meist weit geöffnet. Beim Entweichen der Luft macht sich ein dauerndes Geräusch bemerkbar, das sich beim richtigen Reflexhusten meist in der gleichen Weise wiederholt. Der *willkürlich erzeugte* Husten erfolgt sozusagen in verschiedenen Tonlagen, woran man sofort das *Gekünstelte* wahrnimmt. Nach STÖRK[1]) wird der Husten nur von ganz bestimmten Stellen der Kehlkopfschleimhaut ausgelöst. Vorwiegend ist es die Reizung der hinteren Wand des Kehlkopfes, die *energische Hustenstöße* hervorruft. Berührung der hinteren Fläche der Epiglottis und der ganzen Auskleidung des Kehlkopfes oberhalb der Stimmbänder erregt *keinen* Husten.

Einen interessanten *einseitigen* Kehlkopfreflex hat KATZENSTEIN[2]) [3]) beim *Hunde* gefunden. Wenn man die Schleimhaut, die nicht anästhesiert ist, leicht mit einer Sonde berührt, so bewegt sich die gleichseitige Stimmlippe zur Mittellinie. Der Reflex ist am besten zu beobachten, wenn man einen Aryknorpel trifft. Nur bei Berührung genau in der Mitte der Epiglottis oder an der vorderen Commissur der Stimmlippen gelingt es manchmal, den Reflex auf *beiden* Seiten *gleichzeitig* hervorzurufen. Beim Menschen tritt der Reflex nur dann auf einer Seite auf, wenn die Empfindlichkeit der Kehlkopfschleimhaut durch Aufträufeln von Cocain etwas herabgesetzt ist. Durch Entfernen des KRAUSEschen[4]) oder KATZENSTEINschen Kehlkopfbewegungszentrums wird der Reflex beim Tiere *nicht* aufgehoben, dagegen nach Durchschneidung des inneren Astes des N. laryngeus superior. Der Reflex hat also sein Zentrum in der *Medulla oblongata*.

Der Verschluß der Stimmritze kommt auch zustande, wenn *höher* gelegene Stellen gereizt werden.

Von großer Bedeutung sind die *Atmungsreflexe* des Kehlkopfes. Es handelt sich dabei um die Tatsache, daß die Stimmritze während der Einatmung *erweitert*, während der Ausatmung *verengert* wird. Im ersten Falle findet eine *Erleichterung* des *Luftzutritts*, im zweiten Falle eine *Behinderung* des Luftaustritts

---

[1]) STÖRK: Krankheiten des Kehlkopfs usw. 1880, S. 220.

[2]) KATZENSTEIN, J.: Über ein neues Hirnrindenfeld und einen neuen Reflex. Arch. f. (Anat. u.) Physiol. 1905, S. 396.

[3]) KATZENSTEIN, J.: Die Lautgebungsstelle in der Hirnrinde des Hundes. Arch. f. Laryngol. u. Rhinol. Bd. 20, S. 500. 1907.

[4]) KRAUSE, H.: Über die Beziehungen der Großhirnrinde zu Kehlkopf und Rachen. Arch. f. (Anat. u.) Physiol. 1884, S. 203.

statt. Die Tätigkeit der im Kehlkopf gelegenen Muskeln, bei der Einatmung die des Cricoarytaenoideus posterior, bei der Ausatmung des Cricoarytaenoideus anterior bzw. lateralis, ist auf *Erregungen* zurückzuführen, die dem Atemzentrum durch die sensiblen Lungenvagusäste zugeleitet werden und von da auf die motorischen Kehlkopfnerven übergehen. Zum Verständnis dieses komplizierten Vorganges sei angeführt, daß nach den von HERING und BREUER[1]) entwickelten Vorstellungen jede *Erweiterung* der *Lungen* die sensiblen Endigungen des Vagus reizt, wobei auf reflektorischem Wege eine *Exspirationsbewegung* eingeleitet wird. Umgekehrt entsteht beim Zusammenfallen der Lunge ebenfalls eine Erregung des Vagus, die wieder eine *Inspiration* auslöst. Die von den Lungen zum Atemzentrum fortgeleiteten Impulse werden auch auf das in der Medulla oblongata gelegene Kehlkopfzentrum übertragen und verursachen das Spiel der Stimmlippen. Daß dieses von der Tätigkeit des Atemzentrums abhängt, geht am besten daraus hervor, daß es sofort aufhört, wenn die Atembewegungen sistieren. Man kann bekanntlich einen Zustand erzeugen, bei dem durch Anhäufung von Sauerstoff im Blut die normalen Atemreize entfallen. Es handelt sich um die *Apnöe,* bei der sämtliche Atemmuskeln, auch die des Kehlkopfes, in Ruhe verharren, bis wieder die normalen Blutreize zur Wirkung kommen. Die Atembewegungen der inneren Kehlkopfmuskeln sind also offenbar von den beschriebenen Erregungen des Atemzentrums abhängig. Die respiratorische Veränderung der Glottisweite ist bei der gewöhnlichen ruhigen Atmung von *untergeordneter Bedeutung.* So sah SEMON[2]) unter 50 untersuchten Personen bei ruhiger Atmung nur bei 20% eine inspiratorische Glottiserweiterung, bei 80%· keine oder fast keine. Bei *forcierter Atmung* dagegen spielen die Stimmlippenbewegungen eine *große Rolle.*

Hier soll erwähnt werden, daß GROSSMANN[3]) und KREIDL[4]) an Kaninchen und Affen Stimmlippenbewegungen festgestellt haben, die als „perverse" bezeichnet wurden. Bei künstlicher Atmung der Tiere wird durch Lufteinblasen ein Reflex erzeugt, der darin besteht, daß bei der *Einatmung* eine *Adductions-,* bei der *Ausatmung* eine *Abductionsbewegung* der *Stimmlippen* stattfindet, also genau das *Umgekehrte der Norm.* Durchschneidung des Vagus hebt diesen Reflex auf. DUBOIS-REYMOND und J. KATZENSTEIN[5]) bestätigten das Vorkommen dieses Reflexes, fanden ihn auch beim Hunde und entdeckten ferner einen Reflex von der Thoraxwand auf die Stimmbänder. Hierzu ist erforderlich, daß man die Blutreize für das Atemzentrum durch Herbeiführung von Apnöe, die Vagusreize durch beiderseitigen vollkommenen Pneumothorax ausschaltet. Wird nun der Brustkorb des Tieres abwechselnd mit den Händen zusammengedrückt und wieder freigelassen, so treten im Zeitmaß dieser künstlichen Bewegungen im Kehlkopf bei der Kompression des Brustkorbes *Adductionsbewegungen,* beim Nachlassen des Druckes Abductionsbewegungen der Stimmlippen auf. Unabhängig also von den beiden Ursachen, durch welche die Atmung geregelt wird, dem Blut- und Vagusreiz, besteht also auch eine direkte Koordination zwischen der Bewegung, bzw. der Stellung des Brustkorbes und dem Kehlkopf. DUBOIS-REYMOND und KATZENSTEIN haben den durch die sensiblen Erregungen des Brustkorbes gegebenen und nach dem Zentrum fortgeleiteten Impuls als „Stellungsreiz" bezeichnet. Der Reflexbogen besteht aus den Organen, welche in Haut und Muskeln gelegen sind und uns über die Stellung des Brustkorbes Aufschluß geben, aus der zentripetalen sensiblen Bahn im Vagus, dem N. recurrens und den Kehlkopfmuskeln. Durchschneidung des Halsmarkes hebt den Reflex auf.

---

[1]) BREUER, J.: Über die Selbststeuerung der Atmung durch den N. vagus. Sitzungsber. d. Akad. Wien II. Bd. 58, S. 909. 1868.

[2]) SEMON, F.: Die Nervenkrankheiten des Kehlkopfes und der Luftröhre, in Heymanns Handb. d. Laryngol. u. Rhinol. Bd. I, 1, S. 587. Wien 1898.

[3]) GROSSMANN, M.: Über die Atembewegungen des Kehlkopfes. I. Teil: Das Respirationszentrum, insbesondere des Kehlkopfes. Sitzungsber. d. Akad. Wien III. Bd. 98, S. 385. 1889. II. Teil: Die Wurzelfasern der Kehlkopfnerven. Sitzungsber. d. Akad. Wien III. Bd. 98, S. 466. 1890.

[4]) KREIDL, A.: Experimentelle Untersuchungen über das Wurzelgebiet des N. glossopharyngeus vagus und accessorius beim Affen. Sitzungsber. d. Akad. Wien III. Bd. 106, S. 197. 1897.

[5]) DUBOIS-REYMOND, R. u. J. KATZENSTEIN: Über die Wirkung der Atemreize auf den Kehlkopf. Arch. f. Laryngol. u. Rhinol. Bd. 14, S. 107. 1903.

Eine reflektorische Beeinflussung des Kehlkopfes kann auch noch von sehr viel ferner gelegenen Stellen stattfinden. So erzeugt beim Kaninchen nach KRATSCHMER[1]) Berührung der Nasenschleimhaut mit einer Sonde oder Reizung der sensiblen Trigeminusendigungen in der Nase durch Chloroform exspiratorischen Atemstillstand unter Medianstellung beider Stimmlippen. Weiter entsteht reflektorischer Glottisschluß durch das Pressen bei *Kotentleerung* und dem *Geburtsakt*. NAGEL[2]) erwähnt, daß Reizzustände in ganz fernen Organen, zumal beim Weib in den Genitalien, oft Empfindungen auslösen, die in den Kehlkopf projiziert werden. Als Vermittler für die Reizübertragung funktionieren hier wahrscheinlich Sympathicusfasern.

Die Beobachtung des Kehlkopfs im Leben.

Wegen der außerordentlich geschützten Lage, die der Kehlkopf einnimmt, ist es nicht leicht, sein Inneres, vor allem aber die Stimmlippen, während des Lebens zu Gesicht zu bekommen. Im Tierversuch kann man einfach so vorgehen,

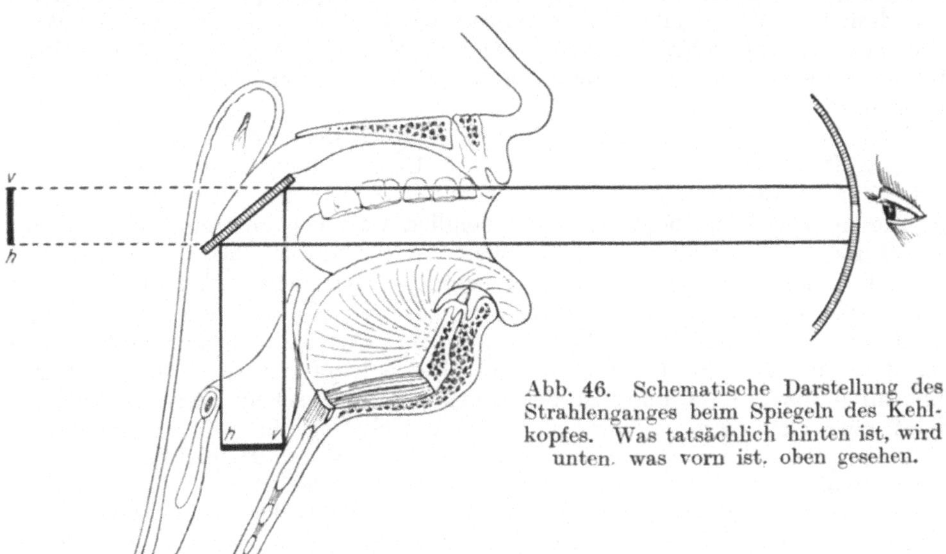

Abb. 46. Schematische Darstellung des Strahlenganges beim Spiegeln des Kehlkopfes. Was tatsächlich hinten ist, wird unten, was vorn ist, oben gesehen.

daß man den Kehlkopf entweder *von oben her*, nach Ablösung von seinen Muskelverbindungen mit dem Zungenbein, dem Schlundkopf und der Speiseröhre, sichtbar macht, oder von unten nach Durchschneidung der Luftröhre. In beiden Fällen ist Einleitung der künstlichen Atmung von der Luftröhre aus erforderlich.

Den Kehlkopf am *Lebenden ohne operativen Eingriff* sichtbar zu machen, gelang zuerst dem Gesanglehrer MANUEL GARCIA[3]) 1854. Unabhängig von GARCIA führte TÜRCK[4]) 1857 die Laryngoskopie in einer Form ein, die ihre Anwendbarkeit im weitesten Maße gestattete. Um die Vervollkommnung der Methodik hat sich CZERMAK[5]) verdient gemacht.

Die optischen Verhältnisse bei der gewöhnlichen Laryngoskopie sind relativ einfache[6]). Mit Hilfe eines Hohlspiegels wird Licht in den Rachen der untersuchten Person geworfen. In der Gegend des Zäpfchens werden die Strahlen (s. Abb. 46) durch einen kleinen runden

¹) KRATSCHMER: l. c. S. 145.   ²) NAGEL: l. c. S. 128.

³) GARCIA, M.: Physiol. observations on human voice. Proc. of the roy. soc. of London Bd. 7, S. 399. 1855.

⁴) TÜRCK, L.: Klinik der Krankheiten des Kehlkopfes. Wien 1866.

⁵) CZERMAK, J. N.: Der Kehlkopfspiegel. Leipzig 1860.

⁶) FRÄNKEL, B.: Untersuchungsmethoden des Kehlkopfes und der Luftröhre, in Heymanns Handb. d. Laryngol. u. Rhinol. Bd. I, 1, S. 227. 1898.

Planspiegel von $1^1/_2$—2 cm Durchmesser, der an einem langen, dünnen Stiel befestigt ist, unter annähernd rechtem Winkel nach unten abgelenkt. Man wählt zur Laryngoskopie zweckmäßig Hohlspiegel von 15—20 cm Brennweite. Die Glottisebene eines Erwachsenen liegt nämlich etwa 30 cm von unserem Auge ab, wenn dieses selbst in einer Entfernung von 14 cm von der Mundöffnung des Untersuchten gehalten wird. Man erzielt die günstigsten Beleuchtungsverhältnisse, wenn ein reelles, *verkleinertes* Bild der Lichtquelle in der Glottisebene entsteht. Der zentral durchbohrte Spiegel gestattet die von der Glottis zurückkehrenden Strahlen in das eigene Auge eintreten zu lassen. Im Spiegel erblicken wir dann ein virtuelles Bild des Kehlkopfes in der gleichen Entfernung hinter dem Spiegel, als sich der gespiegelte Gegenstand zu demselben befindet. Da der Spiegel 45° gegen die Horizontale geneigt ist, erscheint das, was in Wirklichkeit vorn ist, oben, was sich hinten befindet, unten. Rechts und links sind aber nicht vertauscht, d. h. was rechts gesehen wird, befindet sich auch tatsächlich auf der rechten Seite des Beobachters, betrifft aber natürlich die linke Seite des Untersuchten.

Die Verschiebung des gewöhnlichen laryngoskopischen Bildes, daß nämlich das oben Gesehene sich in Wirklichkeit vorne befindet, stört im Anfang die weniger Geübten bei der Untersuchung des Kehlkopfes. Katzenstein[1]) hat deshalb eine eigene Apparatur angegeben, die das laryngoskopische Bild aufrecht zu sehen gestattet, wie es also ein Auge erblicken würde, das ohne Spiegel in den Kehlkopf sieht. Das Verfahren wird als *Orthoskopie* bezeichnet.

Bei der *Autolaryngoskopie* (Czermak) wird der Kehlkopfspiegel genau so eingestellt, wie wenn es sich um die Untersuchung eines anderen handelt. Zur Beobachtung des Bildes benützt man einen *Gegenspiegel*. Auch bei diesem Verfahren liegt das Bild ziemlich weit vor unserem Auge. Unter *Autoskopie* des Kehlkopfes versteht man ein Verfahren, das von Kirstein[2]) angegeben und mehrfach verbessert wurde. Man geht dabei so vor, daß mittels eines Spatels der Zungenrücken aus dem Gesichtsfeld entfernt und gleichzeitig die Epiglottis aufgerichtet wird. Der Untersucher steht dabei vor dem sitzenden Patienten und hebt dessen Kopf ein wenig in die Höhe, um durch die Mundöffnung in den Körper hineinzusehen. Als Beleuchtung dient eine elektrische Stirnlampe. Die Ausdehnung, in welcher die oberen Luftwege übersehen werden, hängt vor allem von der Möglichkeit ab, eine *Rinne* in der Zunge zu bilden. Man sieht in zahlreichen Fällen die hintere Wand des Larynx und die hinteren zwei Drittel der Stimmbänder, die vordere Stimmbandcommissur allerdings nur sehr selten. Auch von der Luftröhre ist einiges zu sehen. Das Bild ist deswegen so besonders überraschend, weil wir einen *räumlichen Eindruck* bekommen, der bei der gewöhnlichen Laryngoskopie fehlt.

In neuerer Zeit hat man auch Röntgenstrahlen benutzt, um die Stellung des Kehlkopfes, der Zunge und des Gaumens zu studieren.

V. Physiologie der Luftröhre und der Bronchien.

Die Luftröhre stellt denjenigen Teil des Luftweges dar, welcher von der unteren Begrenzung des Ringknorpels bis zur Aufteilungsstelle in die beiden Bronchien reicht. Sie ist ein Rohr von annähernd zylindrischer Gestalt und etwa 12 cm Länge. Für die Funktionsweise der Luftröhre ist von besonderer Bedeutung, daß alle ihre einzelnen Anteile gegeneinander verschieblich sind, ohne daß dadurch etwa die Größe des Lumens beeinträchtigt wird. Beides ist durch den Aufbau der Luftröhre gewährleistet, und zwar dadurch, daß in die elastische Grundmembran (die Membrana elastica tracheae) ein *Knorpelgerüst* eingelagert ist. Dieses besteht aus 16—20 hufeisenförmigen, 4 mm hohen und etwa 1 mm dicken Knorpelspangen, die etwa zwei Drittel des ganzen

———
[1]) Katzenstein, J.: Orthoskopie des Larynx. Arch. f. Laryngol. u. Rhinol. Bd. 4, S. 179. 1896.
[2]) Kirstein, A.: Die Autoskopie. Berlin 1896, u. Therapeut. Monatshefte 1896.

Umfanges der Trachea einnehmen, wobei die hintere Wand freibleibt. Die knorpelfreie Wand der Trachea besteht aus glatter Muskulatur und elastischen Fasern. Die Schleimhaut der Luftröhre trägt *Flimmerepithel.* Aus der Trachea gehen die beiden Bronchien und aus diesen die weiteren Bronchialverzweigungen hervor. Die erste Aufteilung geschieht in der Weise, daß der rechte Bronchus, welcher kürzer und weiter ist als der linke, mehr in der Luftröhrenachse verläuft, während der linke gegen diese stärker abgeknickt ist. Der Aufteilungswinkel der Luftröhre zerfällt in bezug auf die Symmetrieachse des Bronchialbaums in zwei ungleiche Teile, einen größeren linken von 45° und einen kleinen rechten von 25°. Von Interesse ist, daß der Bronchialbaum durchwegs asymmetrisch gebaut ist. Die Bronchialzweige teilen sich immer weiter auf, bis sie schließlich als ungefähr $^1/_2$ mm weite Bronchioli zu den Lungenläppchen treten, welche in die Bronchioli respiratorii übergehen. Aus diesen gehen die Ductuli alveolares hervor, welche eine lichte Weite von ungefähr 0,2 mm besitzen und in die terminalen Endsäckchen münden.

Bei jeder Verzweigung wird der *Gesamtquerschnitt vergrößert.* Es verhalten sich in dieser Beziehung die Luftwege genau so wie die Blutgefäße. Bezeichnet man den Querschnitt des Stammes mit a, die Querschnitte der Zweige mit b und c,

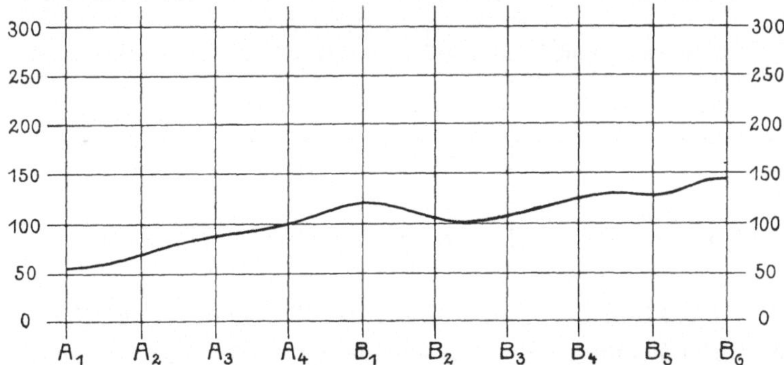

Abb. 47. Graphische Darstellung des Gesamtkalibers des Bronchialbaumes in Prozenten des Endkalibers der Trachea nach AEBY. A_1 oberes Ende, A_2 erstes, A_3 zweites Drittel, A_4 unteres Ende der Luftröhre. B_1 Wurzel der Stammbronchien, B_2 Gegend des eparteriellen, B_3—B_6 des ersten bis vierten hyparteriellen Seitenbronchus.

so gilt stets b < a und c < a, aber auch b + c > a. Zur Feststellung dieser Tatsache hat AEBY[1]) eine große Reihe von Messungen ausgeführt, durch welche die entgegenstehenden Ansichten SÉES[2]) widerlegt wurden. Die Untersuchungen von AEBY beziehen sich nur auf die *Luftröhre* und die *größeren Bronchien*, sie reichen aber vollkommen aus, um uns ein Bild von der Verzweigungsweise zu geben (s. Abb. 47). Im allgemeinen kann man sagen, daß die Gesamtweite des Luftweges, von der Luftröhre angefangen bis zur Lunge ständig zunimmt; doch gibt es an bestimmten Stellen Ausnahmen von dieser Regel. So ist z. B. die Einschnürung von Interesse, welche der Gesamtquerschnitt des Bronchialbaumes in der Gegend des *eparteriellen Bronchus* aufweist.

Über die Längenverhältnisse des Bronchialbaumes, sowie die Durchmesser der Luftröhre und der Hauptbronchi unterrichten die Messungen, die am Lebenden beim endoskopischen Verfahren und an Röntgenbildern gewonnen wurden. Die gefundenen Zahlen, die in den beiden Tabellen 1 und 2 zusammengestellt sind, müssen natürlich als Durchschnittswerte betrachtet werden, da die Variationsbreite eine sehr große ist [BRÜNINGS[3])].

---

[1]) AEBY, CHR.: Der Bronchialbaum der Säugetiere und des Menschen. Leipzig 1880.
[2]) SÉE, M.: Du calibre de la trachée et des bronches. Bull. de l'acad. de méd. Paris 1878.
[3]) BRÜNINGS, W.: Die direkte Laryngoskopie, Bronchioskopie und Oesophagoskopie. Wiesbaden: J. F. Bergmann 1910.

Tabelle 1. Längenverhältnisse des Bronchialbaumes.
(Die Zahlen bedeuten cm.)

Strecke	Mann	Frau	Kind von 10 Jahren	Säugling
Trachea	12,0	10,0	7,0	4,0
Rechter Hauptbronchus	2,5	2,0	1,0	0,5
Linker „	5,0	4,5	3,0	1,5
Rechter Stammbronchus	3,5	3,0	2,0	1,0
Linker „	2,0	1,5	1,0	0,5
Abstand der oberen Zähne von der Luftröhre im Mittel . . .	14,0	13,0	10,0	8,0
Gesamtentfernung zwisch. Zähnen und Unterlappenästen rechts	32,0	28,0	20,0	13,5
links	3,0	29,0	21,0	14,0

Tabelle 2. Durchmesser der Röhren des Bronchialbaumes.
(Die Zahlen bedeuten mm.)
Die Zahlen für Säugling und Kind beruhen auf Schätzung, sind daher keine sicheren.

Region	Mann	Frau	Kind von 10 Jahren	Säugling
Trachea	15—22	13—18	8—11	6—7
Rechter Hauptbronchus	12—16	10—15	7— 9	5—6
Linker Stammbronchus	9—12	8—11	5— 7	4—5
„ Hauptbronchus	10—14	9—13	6— 8	4—5

1. Die Funktion der Schleimhaut des Tracheobronchialbaumes.

Eigene Untersuchungen zur Physiologie der Schleimhaut liegen bisher nicht vor. Das ist ohne weiteres zu erklären durch die Schwierigkeit, an die Organe heranzukommen, weiter durch die geringen Mengen von Sekret, die unter normalen Bedingungen abgesondert werden. Wir wissen, daß die Bronchien mit *Flimmerepithelien* ausgerüstet sind, deren Haare nach auswärts flimmern. Das Flimmern dient zur Fortschaffung kleiner eingedrungener Fremdkörper, aber auch zu der von Sekret. Die Staubteilchen, die wir am Tage eingeatmet haben, werden in der Nacht sozusagen ausgekehrt. Interessant ist die Feststellung von KRAFT[1]), daß die Flimmerzellen auch mechanisch erregbar sind, so daß sich mit einer gewissen Berechtigung vermuten läßt, daß der auf ihnen niederfallende Staub selbst sie zur Tätigkeit anspornt. KRAFT fand auch, daß sich die Präparate von Luftröhren der Wirbeltiere ganz verschieden verhielten, je nachdem diese katarrhalisch affiziert, oder stark mit Sekret bedeckt, oder normal und mit einer Schicht dünnflüssigen Schleimes überzogen waren. Die ersteren arbeiteten nur sehr träge und die Welle der Flimmerbewegung pflanzte sich nur sehr langsam vorwärts, während die zweiten noch nach 48 Stunden regelmäßig und rasch arbeiteten und oft noch frischer waren als die ersten unmittelbar nach Herstellung des Präparates.

Hier ist noch zu erwähnen, daß sich in der Schleimhaut in größerer Zahl Receptoren finden, durch deren Vermittlung verschiedenartige Reflexe ausgelöst werden können. Bei der Einatmung von CO_2 wird auf reflektorischem Wege die Atmung vertieft [DONDERS[2])], wobei sich die Auslösungsstelle für diesen

---

[1]) KRAFT, H.: Zur Physiologie des Flimmerepithels bei Wirbeltieren. Pflügers Arch. f. d. ges. Physiol. Bd. 47, S. 196. 1890.
[2]) DONDERS, F. C.: Beiträge zum Mechanismus der Respiration und Zirkulation im gesunden und kranken Zustande. Zeitschr. f. ration. Med. Bd. 3, S. 287. 1853.

Reflex in der Schleimhaut der Trachea und Bronchien findet. Bei Einatmung von NH_3, aber auch CO_2 kommt es zu constrictorischen Wirkungen in der Bronchialmuskulatur, beim Einlangen von Fremdkörpern oder bei Ansammlung größerer Sekretmassen zum *Husten,* von dem bereits die Rede war. Durch die große Strömungsgeschwindigkeit der Luft in den Bronchien beim Husten können Fremdkörper und Schleim leichter fortgerissen werden.

2. Beweglichkeit von Luftröhre und Bronchien.
a) Passive Bewegungen von Luftröhre und Bronchien.

Luftröhre und Bronchien unterliegen gewissen passiven Bewegungen. Diese haben zum Teil mit den Atmungsvorgängen selbst etwas zu tun, zum Teil entstehen sie durch Übertragung von Bewegungen der benachbarten großen Gefäße. Man kann daher die passiven Bewegungen des Tracheobronchialbaumes gliedern in *respiratorische* und *pulsatorische.* Zu ihrer Beobachtung kann man beim Menschen die *Laryngo-* bzw. *Bronchioskopie* heranziehen.

Diese besteht im wesentlichen darin, daß Metallröhren entsprechender Weite bei nach hinten gebeugtem Kopf vom Munde aus durch den cocainisierten Kehlkopf bis zur Bifurkation und von da in einen der Hauptbronchi bzw. deren Äste vorgeschoben werden. Dabei kommt zu Hilfe, daß die Bifurkation zusammen mit den Organen des Mediastinums eine außerordentlich große laterale Verschiebung zuläßt. Man kann sie mit dem eingeführten Rohr unbedenklich nach beiden Seiten um etwa 5 cm, im ganzen also um 10 cm verschieben. Die Beleuchtung und Beobachtung erfolgt in sehr einfacher Weise, indem die Strahlen einer Lichtquelle mit Hilfe eines Spiegels auf die betreffende Stelle geworfen werden und die zurückkehrenden Strahlen durch ein Loch ins Auge des Beobachters gelangen. Der Untersuchte atmet durch das eingeschobene Rohr, das auch seitliche Öffnungen besitzt, damit die Atmung nicht unterbrochen wird, wenn man das Rohr bis an eine Stelle vorschiebt, an der sich ein Fremdkörper befindet.

Gute Dienste beim Studium der Bewegungen des Bronchus leistet auch die Beobachtung am Röntgenschirm. BRÜNINGS[1]) hat festgestellt, daß die großen Luftröhrenäste auch bei sehr *heftigen Atembewegungen* kaum ihren Ort verändern; bei maximaler Inspiration erfahren die großen Bronchien eine Senkung um etwa 1 cm nach abwärts, ohne daß sich dabei die Winkel, unter denen die Äste von ihrem Stamm abzweigen, wesentlich ändern. Bemerkenswert ist, daß sich das Lumen der Trachea und der großen Bronchien *nicht ändert,* auch wenn der in der Pleura herrschende Druck gewissen Schwankungen unterworfen wird. Bekanntlich steigt dieser bei der Exspiration und sinkt bei der Inspiration; dementsprechend wäre zu erwarten, daß im ersteren Falle das Lumen der Bronchien verengt, im zweiten erweitert würde. Dies ist bisher nicht beobachtet worden, offenbar deshalb nicht, weil bei der normalen, ruhigen Atmung die Druckschwankungen zu gering sind, um eine merkliche Änderung des Lumens zu erzeugen. Man sieht sie deshalb beim Erwachsenen nur bei sehr forcierter Atmung; insbesondere kann man an den großen Bronchien und der Luftröhre eine erhebliche Verengerung beobachten, wenn man bei geschlossener Glottis exspiriert, und zwar in dem Augenblick, in dem der Stimmlippenverschluß plötzlich gesprengt wird [BRÜNINGS[1])].

Bei Kindern sind dagegen die Wandungen der Luftröhre und der Bronchien noch so nachgiebig, daß hier bei forcierter Ausatmung das Lumen oft völlig verschwindet. Gelegentlich kann man in solchen Fällen auch bei der Einatmung Stenosierung der Luftwege beobachten (BRÜNINGS).

Pulsatorische Bewegungen werden auf den Tracheobronchialbaum durch die großen Gefäße, vielleicht auch durch das Herz übertragen. In manchen Fällen kommt es zu einer systolischen Vortreibung der linken Trachealwand durch die

---

[1]) BRÜNINGS: l. c. S. 183.

anliegende Aorta. Hier ist auch anzuführen, daß die Luftröhre beim Schlucken größerer Bissen und beim Abwärtsgleiten komprimiert werden kann. Dies ist um so leichter möglich, als gerade die Rückwand der Luftröhre, die dem Oesophagus aufliegt, vorwiegend nur aus der elastischen Membran besteht. Man sieht dann, besonders leicht wieder bei Kindern, daß die Luftröhre entsprechend dem die Speiseröhre hinablaufenden Bissen eingedellt wird. Verkürzungen in der Längsrichtung treten bei der Luftröhre nur nach vorangegangenen starken passiven Dehnungen auf. Die Ursache für die Rückkehr des Systems in seine ursprüngliche Lage nach vorangegangener Dehnung ist in der Elastizität der subepithelial verlaufenden inneren *Längsbänder* [ASCHOFF[1])] zu erblicken, denn eine *Längsmuskulatur* gibt es in der Luftröhre nicht [KAHN[2])]. Passive Verkürzungen des Tracheobronchialbaumes wurden besonders am Pferde beobachtet und sollen mehrere Zentimeter betragen.

b) Aktive Bewegungen von Luftröhre und Bronchien.

Von sehr viel größerer Bedeutung als die passiven sind natürlich die *aktiven Bewegungen des Tracheobronchialbaumes*, die durch die glatte Ringmuskulatur bedingt werden. Diese befindet sich unter normalen Bedingungen dauernd in einem gewissen Tonus; dadurch wird dem Bestreben der Knorpelstücke, ihre freien Enden voneinander zu entfernen, ständig das Gleichgewicht gehalten. Läßt der Tonus der Muskeln nach, so wird das Lumen weiter, nimmt er zu, enger [HORVATH[3]), KAHN]. Es sind also stets zwei Kräfte wirksam: der Zug der Muskulatur und die Elastizität der Knorpelplatten. Entsprechend der Anordnung der Muskelzüge in der Luftröhre und den Bronchien wurde nur eine Änderung des Lumens festgestellt.

Die Wirkungsweise der Bronchialmuskulatur ist unter den verschiedensten Bedingungen und mit Hilfe einer großen Zahl von Methoden studiert worden.

Man wandte, wie MANGOLD zusammengestellt hat, an: die direkte Beobachtung am lebenden oder toten Tier [LONGET[4]) [5]), BEER[6]), LOHMANN[7])], Registrierung der Volumschwankungen (Plethysmographie, Onkometrie) von DIXON und BRODIE[8]), DIXON und RANSOM[9]) und WEBER[10]), Registrierung des Seitendruckes mit Hilfe von Gravitations- und elastischen Manometern [DONDERS[11]), KNAUT[12]), BERT[13]),

---

[1]) ASCHOFF, L.: Elastische Systeme des Tracheobronchialbaumes. Congresso internat. del pathologi, Torino 1912.

[2]) KAHN, R. H.: Physiologie der Trachea. Arch. f. (Anat. u.) Physiol. 1907, S. 398.

[3]) HORVATH, A.: Beiträge zur Physiologie der Respiration. Pflügers Arch. f. d. ges. Physiol. Bd. 13, S. 508. 1876.

[4]) LONGET, F. A.: Recherches expérimentales sur la nature des mouvements intrinsèques des poumons, et sur une nouvelle cause d'emphysème poulmonaire. Cpt. rend. des séances de l'acad. des sciences Bd. 15, S. 500. 1842.

[5]) LONGET, F. A.: Traité de l'anatomie et de physiologie du système nerveux. Bd. I./2, S. 289.

[6]) BEER, H.: Über den Einfluß der peripheren Vagusreizung auf die Lunge. Arch. f. (Anat. u.) Physiol. 1892, Suppl. S. 101.

[7]) LOHMANN u. E. MÜLLER: Physiologie der Bronchialmuskulatur. Sitzungsber. d. Ges. z. Förd. d. ges. Naturwiss. Marburg 1912.

[8]) DIXON, W. E. u. T. G. BRODIE: Contributions to the physiology of the lungs I. The bronchial muscles, their innervations and the action of drugs upon them. Journ. of physiol. Bd. 29, S. 97. 1903.

[9]) DIXON, W. E. u. F. RANSOM: Bronchodilator nerves. Journ. of physiol. Bd. 45, S. 413. 1913.

[10]) WEBER, E.: Neue Untersuchungen über experimentelles Asthma und die Innervation der Bronchialmuskeln. Arch. f. (Anat. u.) Physiol. 1914, S. 63.

[11]) DONDERS: l. c. S. 184.

[12]) KNAUT, E.: De vitali, quae dicitur, pulmonum contractilitate, nervis vagis iritatis. Dissert. Dorpati 1859.

[13]) BERT, P.: Leçons sur la physiologie comparée de la respiration. 1870, S. 370.

Schiff[1]), Gerlach[2]), Gad[3]), Sandmann[4]), Beer, Einthoven[5])]. Endlich Untersuchung der Wirkung der Bronchialmuskulatur an der überlebenden, künstlich durchströmten Lunge. Die Bronchialmuskulatur reagiert auf mechanische, chemische und elektrische Reize mit Zusammenziehung [Varnier[6]), Krimer[7]), Wedemeyer[8]), Longet]; sie erhält ihre Reizbarkeit bis zu 7 Stunden nach dem Tode. Stärke und Geschwindigkeit der Kontraktion ist von der Temperatur abhängig.

Die Bronchialmuskulatur läßt sich aber auch isoliert untersuchen, wie dies P. Trendelenburg[9]) [10]) getan hat. Muskelstreifen aus den größeren Bronchialästen des Rindes werden in körperwarme Ringerlösung getan und ihre Kontraktionen mit der Suspensionsmethode aufgezeichnet. Solche überlebenden Muskelstreifen zeigen *keine spontanen Kontraktionen,* auch reagieren sie nicht auf Dehnung. Sie ziehen sich nur bei Reizung mit Wechselstrom zusammen; der Verlauf der Kurve ist dabei der gleiche wie bei Reizung mit konstantem Strom. Die Latenz der Zuckung ist von der Temperatur abhängig. Interessant ist die Abhängigkeit des Verhaltens der Muskulatur von der Temperatur. Bei Steigerung der Temperatur der Nährlösung, in welcher sich die Muskelstücke befinden, kommt es zu einer Zusammenziehung, wobei der Verlauf der Kurve von der Schnelligkeit abhängt, mit der die Erwärmung vorgenommen wird. Bei langsamer Temperatursteigerung kommt es zu einem Nachlassen, bei rascher Abkühlung zu einer Steigerung des Tonus. Die Präparate sind auch gegen Veränderungen des *osmotischen Druckes* empfindlich, besonders gegen dessen Verminderung. Das Auftreten peristaltischer Bewegungen in der Bronchialmuskulatur ist niemals beobachtet worden, auch fehlt dazu jegliche Wahrscheinlichkeit.

3. Die Luftröhre und die Bronchien als Atmungswege.

Durch die Luftröhre und die Bronchien strömt die ein- und ausgeatmete Luft. Die Veränderungen, welche die Einatmungsluft bei ihrem Durchstreichen durch den Tracheobronchialbaum erfährt, beziehen sich auf drei Punkte. *Die Luft, die aus den Lungen strömt,* ist auf Bluttemperatur erwärmt, für die betreffende Temperatur mit Wasserdampf vollkommen gesättigt und staub- sowie keimfrei. *Die Einatmungsluft* ist nach Passieren des Kehlkopfes wohl schon stark vorgewärmt (auf etwa 30°) und auch zu 75% mit Wasserdampf gesättigt, sie enthält aber noch Staubteilchen und Keime. Die Temperatur der Luft erreicht aber die des Körpers bei ihrem Aufenthalt in den Lungen; ebenso wird sie dort erst mit Wasserdampf gesättigt, was sehr leicht erreicht werden kann, weil ja in den Lungen Wasser ausgeatmet wird. Die Befreiung von Staubteilchen und Bakterien erfolgt an den zahlreichen Verzweigungsstellen, an denen eine Berührung der Luft mit den Wänden noch viel leichter und ausgiebiger erfolgt, als in den Nasenhöhlen. Ewald hat darauf aufmerksam gemacht, daß wegen der

---

[1]) Schiff: l. c. S. 133.

[2]) Gerlach, L.: Über die Beziehungen der N. vagi zu den glatten Muskelfasern der Lunge. Pflügers Arch. f. d. ges. Physiol. Bd. 13, S. 491. 1876.

[3]) Gad, J.: Die Atemschwankungen des intrathorakalen Druckes. Arch. f. (Anat. u.) Physiol. 1878, S. 559.

[4]) Sandmann, G.: Zur Physiologie der Bronchialmuskulatur. Arch. f. (Anat. u.) Physiol. 1890, S. 252.

[5]) Einthoven, W.: Die Wirkung der Bronchialmuskeln und über das Asthma nervosum. Pflügers Arch. f. d. ges. Physiol. Bd. 51, S. 367. 1892.

[6]) Varnier, M.: Sur l'irritabilité des poumons. Mém. de la soc. roy. de méd. 1779, S. 392.

[7]) Krimer: Untersuchungen über die nächste Ursache des Hustens. Leipzig 1819.

[8]) Wedemeyer: Untersuchungen über den Kreislauf des Blutes usw. Hannover 1828.

[9]) Trendelenburg, P.: Physiologische und pharmakologische Untersuchungen an der isolierten Bronchialmuskulatur. Arch. f. exp. Pathol. u. Pharmakol. Bd. 69, S. 79. 1912.

[10]) Trendelenburg, P.: Versuche an der isolierten Bronchialmuskulatur. Zentralbl. f. Physiol. Bd. 26, S. 1. 1913.

Erwärmung der Luft in den Luftwegen das eingeatmete und ausgeatmete Volumen einander nicht gleich sind.

Den Luftaustausch in den Bronchialästen hat man sich nach EWALD[1]) so vorzustellen, daß schon in den Bronchien eine sehr innige Mischung der neuen mit der bereits vorhandenen Luft stattfindet, wobei nicht allein *Diffusionsvorgänge* eine Rolle spielen, sondern auch die *Strömung von Bedeutung* ist. Durch diese wird die Luft, die sich bereits in den Bronchien befindet, wohl vorangetrieben, es findet aber auch schon eine Mischung mit den neuen Luftmengen statt.

Eine wichtige Frage ist die, welchen *Druck* die Luftröhre bei den Atmungsvorgängen auszuhalten hat. Beim normalen ruhigen Atmen ist der Seitendruck, den die Luft auf die Atmungswege ausübt, ein sehr geringer.

Bei seiner Messung muß man natürlich so vorgehen, daß man die Meßinstrumente *seitenständig* mit den Bronchialästen in Verbindung bringt, daß also die Luft in den betreffenden Zweigen noch strömen kann und nicht abgesperrt ist.

Auf diese Weise ergibt sich der normale Atmungsdruck als außerordentlich gering. Der Druck in den großen Bronchialzweigen ist bei der Einatmung um etwa $^1/_{10}$ mm Hg tiefer, bei der Ausatmung etwa um den gleichen Wert höher als der Atmosphärendruck. Bei der *Einatmung* ist in den *Alveolen* der Druck am kleinsten, bei der *Ausatmung* an *derselben Stelle* am *größten*. Jede Verengerung der Atemwege steigert natürlich den Druck, unter dem die Luft entweicht, in hohem Maße. Dementsprechend steigt auch der Seitendruck, den die Wände des Respirationstraktus auszuhalten haben. Der Druck wird am größten, wenn man im Experiment bei verschlossener Nasen- und Mundöffnung oder, wie im VALSALVAschen Versuch, bei verschlossener Glottis Ausatmungsanstrengungen macht. Die Atemmuskulatur ist dann imstande, so große Druckveränderungen zu erzeugen, daß sich ein Druck ergibt, der bei der Ausatmung um 80 mm Hg höher, bei der Einatmung um — 60 mm Hg tiefer ist als der Atmosphärendruck. Diese hohen positiven Druckwerte werden annähernd auch beim Schreien und Husten erreicht, und hierin liegt eine große Gefahr für die Luftwege, die allerdings durch ihre Muskulatur widerstandsfähiger gemacht werden. Die Muskeln haben dann in erster Linie die Aufgabe, einer bleibenden Deformation der Luftwege entgegenzuwirken. Indessen ist die absolute Widerstandskraft des Lungengewebes gegenüber Zerreißungen keine sehr große. Gelingt es z. B. der Luft, die durch krampfhafte Exspiration bei verschlossener Glottis stark komprimiert ist, nicht die Verschlußstelle zu sprengen, so wird, besonders bei jugendlichen Individuen, ein Ausweg in das benachbarte Gewebe gefunden. Es kommt dann zu den Erscheinungen des *Pneumothorax*, wenn die Luft durch die Lungen, des *Hautemphysems*, wenn sie durch die Luftröhre nach außen entweicht. Bei Hunden und Kaninchen ist bereits der bei forcierter Anstrengung zur Ausatmung erzeugte Druck imstande, die Luft durch die Wand der Lungen und Luftröhre hindurchzutreiben. Die Lunge hört nach EWALD und KOBERT[2]) schon bei den vom Tiere selbst erzeugten höchsten Druckwerten auf, luftdicht zu sein. Daß der Luftdurchtritt durch die Wände während des Lebens nur sehr selten eintritt, hat seinen Grund darin, daß die Hustenstöße auch für den Fall, daß sie sich häufig wiederholen, den hohen Druck nur kurze Zeit andauern lassen. Über die Strömungsgeschwindigkeit der Luft in den einzelnen Abschnitten der

---

[1]) EWALD: l. c. S. 128.
[2]) EWALD, J. R. u. R. KOBERT: Ist die Lunge luftdicht? Pflügers Arch. f. d. ges. Physiol. Bd. 31, S. 160. 1863.

unteren Luftwege sind wir durch interessante Messungen und Berechnungen von ROHRER[1]) unterrichtet. Die von ihm gefundenen Werte sind in der folgenden Tabelle 3 zusammengestellt.

Tabelle 3.
Geschwindigkeiten in m/Sek.

Gegend	Gewöhnl. Atmung	Maximale Atmung	Hustenstoß
Glottis	3,0 —5,0	21,0 —35,0	50,0—120,0
Trachea	0,9 —1,5	6,2 —10,0	15,0— 35,0
Rechter Stammbronchus	0,8 —1,3	5,6 — 9,0	13,0— 32,0
Bronchus vom Durchmesser 6 mm . .	1,4 —2,6	10,0 —18,0	24,0— 62,0
„ „ „ 2 „ . .	0,25—1,8	1,7 —13,0	4,0— 44,0
Lobularbronchus	0,3 —1,1	2,2 — 7,0	5,0— 25,0
Intralob. Bronch. 5. Ordnung	0,07—0,24	0,5 — 1,7	1,2— 6,0
Bronchiol. respirat. 3. Ordnung	0,03—0,11	0,22— 0,74	0,5— 25,0

Besonders interessant ist, daß die Strömungsgeschwindigkeit in den Bronchien von der Bifurkation an ein zwei- bis dreimaliges An- und Abschwellen zeigt. Dies hängt mit der Querschnittsänderung des Systems zusammen, die an anderer Stelle bereits besprochen wurde.

---

[1]) ROHRER, F.: Der Strömungswiderstand in den menschlichen Atemwegen und der Einfluß der unregelmäßigen Verzweigung des Bronchialsystems auf den Atmungsverlauf in verschiedenen Lungenbezirken. Pflügers Arch. f. d. ges. Physiol. Bd. 162, S. 225. 1915.

Chemismus des Lungengaswechsels.

Von

G. LILJESTRAND
Stockholm

Mit 4 Abbildungen.

Zusammenfassende Darstellungen.

VIERORDT: Art. Respiration in Wagners Handwörterb. d. Physiol. Bd. II, S. 828—916. Braunschweig 1844. — ZUNTZ, N.: Physiologie der Blutgase und des respiratorischen Gaswechsels, in Herrmans Handb. d. Physiol. IV. Bd., 2. T., S. 3—162. Leipzig 1882. — PEMBREY, M. S.: Chemistry of respiration, in Schäfers Textbook of physiology I. Bd., S. 692 bis 784. Edinburgh u. London 1898. — BOHR, CHR.: Blutgase und respiratorischer Gaswechsel, in Nagels Handb. d. Physiol. d. Menschen I. Bd., S. 54—222. Braunschweig 1909. — LOEWY, A.: Die Gase des Körpers und der Gaswechsel, in Oppenheimers Handb. d. Biochemie d. Menschen u. d. Tiere IV. Bd., 1. H., S. 10—284. Jena 1911. — DOUGLAS, C. G.: Die Regulation der Atmung beim Menschen, in Ergebn. d. Physiol. Bd. 14, S. 338—430. Wiesbaden 1914. — WINTERSTEIN, H.: Die physikalisch-chemischen Erscheinungen der Atmung, in Wintersteins Handb. d. vergleich. Physiol. I. Bd., 2. H., S. 1—264. Jena 1921. — HALDANE, J. S.: Respiration. New Haven 1922, 427 S.

Die Inspirationsluft.

Daß die Luft zum Brennen eines Lichtes wie auch für eine effektive Atmung und damit für die Aufrechterhaltung des Lebens nötig ist, wurde von BOYLE[1] [2] und HOOK[3] gezeigt. LOWER[4] fand, daß die Farbenänderung bei Übergang vom venösen zum arteriellen Blut in den Lungen stattfindet und durch Aufnahme von Luft bedingt wird. Kurz danach schloß MAYOW[5], daß nicht die ganze Luft zur Atmung bzw. zur Unterhaltung der Flamme nötig sei, sondern nur ein bestimmter Bestandteil derselben, von MAYOW Spiritus nitro-aereus genannt. Es war dies das Gas der Luft, das durch die Lungen in das Blut hineintrat; nach MAYOW fand dann im Organismus eine Vereinigung statt zwischen brennbaren Stoffen („salzig-schwefligen Partikelchen") und Spiritus nitro-aereus (d. h. Sauerstoff). Die Beobachtungen und Schlußfolgerungen MAYOWS blieben infolge des Durchbruchs der Phlogistontheorie unbeachtet. Durch die

---

[1] Näheres über die historische Entwicklung in M. FOSTER: Lectures on the history of physiology. Cambridge 1901; H. BORUTTAU: Arch. f. d. Gesch. d. Med. Bd. 2, S. 301. 1908/09 und C. M. TAYLOR: The discovery of the nature of the air and its changes during breathing. London 1923.

[2] BOYLE, R.: Phil. Transact. London Bd. 2, S. 424. 1666 u. Bd. 5, S. 2011 u. 2035. 1670.

[3] HOOK, R.: Phil. Transact. London Bd. 2, S. 539. 1667.

[4] LOWER, R.: Tractatus de corde S. 175 ff. Amstelodami 1669.

[5] MAYOW, J.: Tractatus de sal-nitro, et spiritu nitro-aereo, de respiratione, respiratione foetus in utero et ovo, etc. Oxon. 1674. Teilweise in Ostwalds Klassiker Nr. 125.

Darstellung des Sauerstoffs, wahrscheinlich schon 1771, wurde von Priestley[1]) und Scheele[2]) der Weg für die von Lavoisier[3]) begründete Auffassung über die Natur der Verbrennungsprozesse angebahnt. Nach Rutherford[4]) war der nicht respirable Teil der Luft ein besonderes Gas und nicht mit der Kohlensäure identisch, die schon van Helmont[5]) nach Verbrennung und in gewissen anderen Fällen entdeckte, und die von Black[6]) und Bergman[7]) als normaler Bestandteil der Luft nachgewiesen wurde. Cavendish[8]) beobachtete, daß etwa 1% der Luft aus einem Gas besteht, das sich von den erwähnten Bestandteilen unterscheidet. Näher verfolgt wurde aber diese Beobachtung erst durch die Entdeckung des Argons durch Rayleigh und Ramsay[9]), sowie die Entdeckung von Neon, Krypton, Xenon und Helium in äußerst schwachen Konzentrationen in der Atmosphäre[10]).

Außer den erwähnten Bestandteilen enthält die atmosphärische Luft wechselnde Mengen Wasserdampf, daneben Spuren von flüchtigen Stickstoffverbindungen und brennbaren Gasen, sowie Ozon und gelegentlich Stoffe, die aus dem Erdinneren ausströmen (von Vulkanen und bei Verwesungen) oder durch die Industrie zugeführt werden. Dazu kommen noch feste Partikelchen, wie Ruß, Staub und Mikroorganismen.

Versuche über die quantitative Zusammensetzung der atmosphärischen Luft wurden schon von Priestley und Scheele gemacht, die ersten zuverlässigen Analysen stammen aber von Cavendish[11]). In der umstehenden Tabelle sind die Mittel einiger der wichtigeren Analysen über den Gehalt an Sauerstoff zusammengestellt.

Während Cavendish im Sauerstoffgehalt der Atmosphäre große Konstanz fand, erhielten mehrere spätere Verfasser auffallende Schwankungen. Aus den sorgfältigen Untersuchungen Benedicts[11]) geht hervor, daß der Sauerstoffgehalt um weniger als 0,01% variiert. Nach Krogh finden sich in Kopenhagen tatsächliche Schwankungen von der Größe 0,007%, die indessen zum größten Teil durch gleichzeitige Schwankungen des Kohlensäuregehalts kompensiert werden, so daß der Gehalt an Stickstoff (hier wie im folgenden wird mit atmosphärischem Stickstoff der Stickstoff einschließlich der Edelgase bezeichnet) konstant innerhalb $\pm\,0{,}001\%$ ist. Diese Konstanz, die sich bis hoch in das Luftmeer erstreckt, dürfte durch umfassende vertikale Bewegungen innerhalb der Troposphäre (d. h. der untere Teil der Atmosphäre, bis zu etwa 11 km Höhe) erklärt werden müssen[12]).

---

[1]) Priestley, J.: Phil. Transact. London Bd. 62, S. 147. 1772. Über die Entdeckung des Sauerstoffs vgl. Kahlbaum: Chemiker-Zeit. Bd. 21, S. 283. 1897.

[2]) Scheele, C. W.: Chemische Abhandlung von der Luft und dem Feuer. Upsala 1777, auch in Ostwalds Klassiker Nr. 58; vgl. ferner C. W. Scheele: Efterlemnade bref och anteckningar S. 458 ff. Herausgeg. von A. E. Nordenskiöld. Stockholm 1892.

[3]) Lavoisier, A. L.: Hist. de l'acad. roy. des sciences 1775, S. 520, Paris 1778, und Traité élémentaire de chimie. Paris 1789.

[4]) Rutherford, D.: Dissert. de aere fixo dicto aut mephitico. Edinbourg 1772.

[5]) Helmont, J. B. van: Ortus medicinae, S. 106. Amsterodami 1648. (Deutsche Übers. S. 145, Sultzbach 1683.)

[6]) Black, J.: Lectures on chemistry Bd. 2, S. 74. Edinburgh 1803.

[7]) Bergman, T.: De acido aereo, S. 53, in Opuscula Bd. 1, Holmiae 1779, auch in Nov. act. soc. scient. Upsal. Bd. 2, S. 148. 1775.

[8]) Cavendish, H.: zit. nach [9]).

[9]) Rayleigh u. W. Ramsay: Phil. Transact. London (A) Bd. 186, S. 187. 1896.

[10]) Ramsay, W., u. H. Travers: Proc. of the roy. soc. of London Bd. 63, S. 405 u. 437. 1898.

[11]) Vgl. hierüber F. G. Benedict: The composition of the atmosphere. Carn. Inst. of Wash., Publ. Nr. 166. Washington 1912.

[12]) Wegener, A.: Thermodynamik der Atmosphäre. Leipzig 1911.

Tabelle 1. Sauerstoffgehalt der atmosphärischen Luft (Volumprozent in trockener Luft berechnet).

Verfasser	Prozent Sauerstoff	Methode
Humboldt u. Gay-Lussac[1]).	21,0	Eudiometrie
Bunsen[2])	20,92	„
Regnault[3])	20,96	„
Kreusler[4])	20,91	„
Hempel[5])	20,93	Absorption mit alk. Pyrogallollösung
Haldane[6])	20,93	„ „ „ „
Benedict[7])	20,95[8])	„ „ „ „
Krogh[9])	20,948	„ „ „ „
Carpenter[10])	20,94	„ „ „ „

Der Kohlensäuregehalt der Atmosphäre beträgt im Durchschnitt 0,03%[11]); er ist ebenfalls sehr konstant. Über der Erde ist er am Tage 0,002—0,003% niedriger als während der Nacht.

Als Durchschnittswerte für die Zusammensetzung der Luft können also folgende eingesetzt werden: 20,95% Sauerstoff, 0,03% Kohlensäure und 79,02% Stickstoff (davon etwa 0,94% Argon).

Da die prozentische Zusammensetzung vom Luftdruck unabhängig ist, müssen sämtliche Gase bei Änderung des Druckes in anderen Gewichtsmengen pro Liter Luft vorkommen. Die molekularen Konzentrationen sind also von dem Luftdruck abhängig. Es ist das Verdienst P. Berts[12]), die Bedeutung dieser Verhältnisse für die Physiologie der Atmung zuerst klar erfaßt zu haben. Als relatives Maß der molekularen Konzentration wird im allgemeinen nach Bert der Partiardruck der Gase gebraucht. Er wird in der Weise berechnet, daß von dem vorhandenen Barometerstand zuerst der Feuchtigkeitsdruck (d. h. derjenige Druck, der eben der Sättigung mit dem herrschenden Feuchtigkeitsgehalt entspricht) subtrahiert wird, worauf das Volumprozent des betreffenden Gases (auf trockene Luft berechnet) mit dem zurückgebliebenen Druck multipliziert wird. Zu bemerken ist, daß der Partiardruck mit der Temperatur variiert und deshalb nur bei Berücksichtigung dieses Umstandes ein genaues Maß der molekularen Konzentration gibt.

Der Feuchtigkeitsgehalt der Luft ist sehr großen Schwankungen unterworfen. Während in den Tropen der Feuchtigkeitsdruck ein Jahresmittel von etwa 20 mm erreicht, nimmt der Gehalt nach den Polen zu immer mehr ab, um dort nur einige Zehntelmillimeter zu betragen. In den mitteleuropäischen Ländern ist das Mittel etwa 6—8 mm, entsprechend 0,75—1% Wasserdampf. Wegen des schwankenden Gehalts an Wasserdampf müssen, wenn man die Zusammensetzung mit Luft einschließlich ihrer natürlichen Feuchtigkeit berechnet, für die

---

[1]) Humboldt, A., u. J. F. Gay-Lussac: Journ. de physique Bd. 60, S. 129, An. 13. (1805.)

[2]) Bunsen, R.: Gasometrische Methoden. Braunschweig 1857.

[3]) Regnault, H. V.: Ann. de chim. et de physique, Sér. 3, Bd. 36, S. 385. 1852.

[4]) Kreusler: Landwirtschaftl. Jahrb. Bd. 14, S. 305. 1885.

[5]) Hempel, W.: Ber. d. Dtsch. Chem. Ges. Bd. 18, S. 267 u. 1800. 1885.

[6]) Haldane, J. S.: Methods of air analysis. London 1912.

[7]) Benedict, F. G.: The composition of the atmosphere. Carn. Inst. of. Wash., Publ. Nr. 166. Washington 1912.

[8]) Nach einer von Krogh[9]) angebrachten Korrektur.

[9]) Krogh, A.: Matem.-fys. meddel. Kgl. danske Vidensk. Selsk. Bd. 1, Nr. 12. 1919.

[10]) Carpenter, T. M.: Journ. of metabol. res. Bd. 4, S. 1. 1923.

[11]) Vgl. die Zusammenstellung von R. Blochmann: Ann. d. Chem. u. Pharm. Bd. 237, S. 39. 1887.

[12]) Bert, P.: Cpt. rend. hebdom. des séances de l'acad. des sciences Bd. 75, S. 32. 1872, auch La pression barométrique. Paris 1878.

anderen Gase der Atmosphäre entsprechende Schwankungen vorkommen. Im allgemeinen berechnet man deshalb die Zusammensetzung mit trockener Luft.

Die Feuchtigkeit ist in den unteren Luftschichten gleichsam zusammengedrängt und nimmt mit der Höhe über dem Meer schnell ab, so daß der Partiardruck der verschiedenen übrigen Gase etwas langsamer als der Luftdruck abnimmt.

Bezüglich der physikalischen Eigenschaften der Luft (Wärmeleitung, Bewegung, Radioaktivität usw.) sei auf die verschiedenen Handbücher der Meteorologie und Klimatologie verwiesen[1].

Unter besonderen Umständen kann die atmosphärische Luft wesentliche lokale Änderungen aufweisen, wofür die Hundegrotte ein klassisches Beispiel ist. Zur Zeit von Nebel kann ferner der Kohlensäuregehalt der Atmosphäre einer Großstadt steigen. Durch Verbrennungsprozesse wird eine Senkung des Sauerstoffgehaltes und ein Ansteigen von Kohlensäure und Feuchtigkeit bewirkt; diese Veränderungen können bisweilen, z. B. in schlecht ventilierten Räumen, erhebliche werden. Betreffs näherer Angaben hierüber vergleiche man die Handbücher der Hygiene sowie die Darstellung von HALDANE[2].

Die Exspirationsluft.

Der Stoffwechsel des Organismus schwankt unter verschiedenen Bedingungen innerhalb sehr weiter Grenzen. Dadurch werden auch große Schwankungen in bezug auf Sauerstoffaufnahme und Kohlensäureausscheidung durch die Exspirationsluft nötig. Beim erwachsenen Menschen von 70 kg werden während vollständiger Muskelruhe etwa 250 ccm Sauerstoff pro Min. aufgenommen, bei stärkster Arbeit, die nur kurze Zeit ausgehalten wird, kann die Sauerstoffaufnahme sogar bis über 4 Liter pro Min. steigen[3]. Die Menge der Exspirationsluft zeigt dabei entsprechende Schwankungen, von 4—5 Liter pro Min. während der Ruhe bis auf 100 Liter und mehr bei stärkster Arbeit[4]. Die Zunahme der Sauerstoffaufnahme und der Ventilation sind aber nicht immer vollkommen parallel, so daß die Exspirationsluft keine konstante Zusammensetzung zu zeigen braucht. Von Bedeutung sind hier auch die Atemfrequenz sowie das Gefühl von Anstrengung, die sich bei verschiedenen Arten von Arbeit verschieden verhalten[5-8].

Bei der Atmung spielen die oberen Luftwege die Rolle einer zu- und abführenden Leitung, durch die aber die Luft auch sowohl während der Inspiration wie der Exspiration beeinflußt wird. Eine gewisse physiologische Anpassung wird im Laufe der Inspiration dadurch bewirkt, daß die Luft im wesentlichen von festen, suspendierten Partikelchen befreit[9] [10] [11], außerdem erwärmt und mit Wasserdampf teilweise gesättigt wird[11]. Aber auch die während der

---

[1] Z. B. Dietrichs Handb. d. Balneol., med. Klimatol. u. Balneogr., Leipzig (3 Bände erschienen).

[2] HALDANE, J. S.: Respiration. S. 300 ff.

[3] HILL, A. V. u. H. LUPTON: Quart. journ. of med. Bd. 16, S. 154. 1923.

[4] Siehe z. B. J. M. H. CAMPBELL, C. G. DOUGLAS u. F. G. HOBSON: Phil. Transact. London, (B), Bd. 210, S. 18. 1920.

[5] KATZENSTEIN, G.: Pflügers Arch. f. d. ges. Physiol. Bd. 49, S. 369. 1891.

[6] LOEWY, A.: Pflügers Arch. f. d. ges. Physiol. Bd. 49, S. 405. 1891.

[7] LILJESTRAND, G. u. N. STENSTRÖM: Skandinav. Arch. f. Physiol. Bd. 39, S. 1 u. 167. 1920.

[8] LINDHARD, J.: Skandinav. Arch. f. Physiol. Bd. 40, S. 185. 1920.

[9] ASCHENBRANDT, TH.: Die Bedeutung der Nase für die Atmung. Würzburg 1886.

[10] KAYSER, R.: Pflügers Arch. f. d. ges. Physiol. Bd. 41, S. 127. 1887.

[11] BLOCH, E.: Zeitschr. f. Ohrenheilk. Bd. 18, S. 215. 1888.

Ausatmung aus den Lungen ausgetriebene Luft erfährt gewisse Änderungen, so daß die Exspirationsluft sowohl in physikalischer wie in chemischer Hinsicht gewisse Unterschiede gegenüber der in den Lungen selbst vorhandenen Luft aufweist.

Die Exspirationsluft ist optisch so gut wie leer. Ihre Temperatur ist niedriger als die Rectaltemperatur, wie Gréhant[1] zuerst gezeigt hat und wie von anderen Seiten bestätigt wird[2-5]. Da die Exspirationsluft in der Trachea eine höhere Temperatur hat als beim Verlassen des Körpers, wie aus den Beobachtungen von Herlitzka[6] sowie von Liljestrand und Sahlstedt[5] hervorgeht, findet also in den oberen Luftwegen während der Ausatmung eine Abkühlung statt, deren Größe vom Zustand der Vasomotoren der Schleimhaut abhängig ist. Während natürlicher ruhiger Atmung ist die Temperatur der Exspirationsluft bei Zimmertemperatur etwa 30—32°. Sie wird von Atemfrequenz und -tiefe sowie von Arbeit nur wenig beeinflußt.

Die Exspirationsluft ist im allgemeinen beinahe vollständig mit Feuchtigkeit gesättigt (Gréhant, Liljestrand und Sahlstedt).

Die chemische Zusammensetzung der Exspirationsluft ist nicht gleichmäßig — die zuerst ausgetriebene Portion enthält mehr Sauerstoff und weniger Kohlensäure als die späteren[7] —, aber auch das Mittel zeigt sowohl beim Menschen wie bei Tieren große Schwankungen, wie sich aus zahlreichen Beobachtungen ergibt [vgl. die Zusammenfassungen von Zuntz[8], Loewy[9] und Pembrey[10])]. Bei ruhiger Atmung beträgt der mittlere Kohlensäuregehalt der trockenen Exspirationsluft etwa 3,0—4,5%, während der Sauerstoffgehalt etwa 17,5 bis 16% beträgt.

Die Schwankungen der Exspirationsluft werden dadurch verständlich, daß die ausgeatmete Luft als aus zwei Teilen entstanden betrachtet werden kann, nämlich teils aus Luft, die am Gaswechsel direkt beteiligt ist („Alveolarluft"), teils aus solcher Luft, die aus den oberen Luftwegen stammt und nicht in nennenswertem Grade beim Gasaustausch mitwirkt. Am Ende einer Inspiration sind diese Teile deshalb mit so gut wie reiner Inspirationsluft gefüllt, die bei der folgenden Ausatmung entfernt wird; am Ende der Exspiration befindet sich dagegen dort Luft, die schon in den respirierenden Teilen der Lungen gewesen ist und die bei der nächsten Inspiration wieder dorthin gelangt. Vom Gesichtspunkte des Gasaustausches aus wirken also die erwähnten Atemwege (Nase bzw. Mundhöhle, Larynx, Trachea, Bronchien und deren Verzweigungen) gewissermaßen als „schädlicher Raum" [Zuntz[11])].

Wegen des schädlichen Raumes enthält unter gewöhnlichen Umständen die Exspirationsluft weniger Kohlensäure und mehr Sauerstoff als die Alveolarluft. Je mehr der schädliche Raum von dem Gesamtvolumen eines Atemzuges ausmacht, desto größer wird auch der Unterschied zwischen der Exspirationsluft und der Alveolarluft, während umgekehrt die letztere den Grenzwert

---

[1]) Gréhant, N.: Journ. de l'anat. et de physiol. Bd. 1, S. 523. 1864.

[2]) Loewy, A. u. H. Gerhartz: Pflügers Arch. f. d. ges. Physiol. Bd. 155, S. 231. 1914.

[3]) Galeotti, G.: Pflügers Arch. f. d. ges. Physiol. Bd. 160, S. 27. 1914.

[4]) Azzi, A.: Sperimentale Bd. 68, S. 441. 1914.

[5]) Liljestrand, G. u. A. V. Sahlstedt: Skandinav. Arch. f. Physiol. Bd. 46, S. 94. 1924. Daselbst ausführliche Literatur.

[6]) Herlitzka, A.: Arch. internat. de physiol. Bd. 18, S. 587. 1921.

[7]) Vierordt: Wagners Handwörterb. S. 891.

[8]) Zuntz, N.: Herrmanns Handb. S. 103.

[9]) Loewy, A.: Oppenheimers Handb. S. 145.

[10]) Pembrey, M. S.: Schäfers Textbook S. 754.

[11]) Zuntz, N.: Herrmanns Handb. S. 100.

repräsentiert, dem sich die Exspirationsluft bei möglichst kleinem Einfluß des schädlichen Raums nähert. Da der schädliche Raum mit der Atemtiefe nur unbedeutend wächst, während die Zusammensetzung der Alveolarluft während Ruhe annähernd konstant ist (vgl. S. 205), so muß die Exspirationsluft vor allem bei frequenter, oberflächlicher Atmung von der Alveolarluft verschieden sein, während bei langsamer, tiefer Atmung der Unterschied unbedeutend wird. Dieser Einfluß wird durch die folgenden, unter möglichst gleichmäßigen Bedingungen (und konstantem Sauerstoffverbrauch von etwa 200 ccm pro Min.) ausgeführten Versuche illustriert[1]).

Tabelle 2. Zusammensetzung der Exspirationsluft während ruhiger Atmung mit wechselnder Frequenz.

Atemfrequenz pro Min.	Atemzug ccm	Kohlensäuregehalt der Exspirationsluft	Sauerstoffgehalt der Exspirationsluft	Respiratorischer Quotient	Zahl der Versuche
5	965	4,31	16,05	0,86	21
10	547	3,72	16,72	0,85	16
15	396	3,27	17,08	0,81	8
20	358	2,84	17,62	0,81	12
30	293	2,34	18,22	0,82	12

Zu bemerken ist, daß in Respirationsversuchen der schädliche Raum von Mundstück und Atemventilen eine entsprechende Wirkung ausübt wie der schädliche Raum der Versuchsperson selbst, weshalb die angeführten Werte — ebenso wie die meisten überhaupt angegebenen Werte — nicht vollkommen der natürlichen Atmung entsprechen. Offenbar müssen bei Vergleich von Werten, die bei verschiedenen Versuchspersonen gewonnen wurden, auch Unterschiede bezüglich dieses artifiziellen schädlichen Raumes berücksichtigt werden.

Bei einer geübten Versuchsperson bekommt man, da die Atemmechanik ziemlich konstant gehalten wird, unter gleichen äußeren Bedingungen auch eine annähernd konstante Zusammensetzung der Exspirationsluft (vgl. LOEWY).

Während ruhiger Atmung wird der Stickstoffgehalt der Exspirationsluft in der Regel etwas größer gefunden als in der Inspirationsluft, weil der aufgenommene Sauerstoff ein größeres Volumen als die ausgeschiedene Kohlensäure und folglich die trockene Exspirationsluft ein kleineres Volumen als die trockene Inspirationsluft einnimmt. Während nach REGNAULT und REISET[2]) sowie SEEGEN und NOWAK[3]) gasförmiger Stickstoff bei der Atmung durch die Lungen sowohl ausgeschieden wie aufgenommen werden kann, ist vor allem von KROGH[4]) sowie von OPPENHEIMER[5]) gezeigt worden, daß weder Aufnahme noch Abgabe von Stickstoff durch die Atmung stattfindet, mit Ausnahme von den außerordentlich kleinen Mengen, die wegen Änderungen in den physikalisch gelösten Stickstoffquantitäten (z. B. bei Änderungen im Stickstoffdruck) eintreten. Der Unterschied in dem Stickstoffgehalt zwischen Exspirations- und Inspirationsluft ist deshalb praktisch genommen nur durch die Verschiedenheit ihrer Volumina verursacht. Das Volumen der Inspirationsluft kann deshalb aus dem Volumen der Exspirationsluft berechnet werden, wenn letzteres mit dem Faktor

$$\frac{\text{Stickstoffgehalt der Exspirationsluft}}{\text{Stickstoffgehalt der Inspirationsluft}}$$

multipliziert wird. Bequemer ist es, nicht

---

[1]) Berechnet aus den Daten von G. LILJESTRAND: Skandinav. Arch. f. Physiol. Bd. 35, S. 199. 1917.
[2]) REGNAULT, V. u. J. REISET: Ann. de chim. et de physique Bd. 26, S. 510. 1849.
[3]) SEEGEN, J. u. J. NOWAK: Pflügers Arch. f. d. ges. Physiol. Bd. 19, S. 347. 1879.
[4]) KROGH, A.: Skandinav. Arch. f. Physiol. Bd. 18, S. 364. 1906; u. Biochem. Zeitschr. Bd. 7, S. 24. 1908.
[5]) OPPENHEIMER, C.: Biochem. Zeitschr. Bd. 4, S. 328. 1907.

das Volumen der inspirierten Luft zu berechnen, sondern den Sauerstoffgehalt der Inspirationsluft auf das Volumen der Exspirationsluft zu reduzieren. Um die Sauerstoffaufnahme zu finden, braucht man dann nur das Sauerstoffdefizit (d. h. die Differenz zwischen dem korrigierten Sauerstoffgehalt der Inspirationsluft und dem Sauerstoffgehalt der Exspirationsluft) mit dem Exspirationsvolumen zu multiplizieren. Wird plötzlich von einem Gasgemisch mit anderm Stickstoffgehalt als der gewöhnlicher Luft geatmet, können ziemlich beträchtliche Stickstoffmengen absorbiert oder abgegeben werden, wodurch die erwähnte Berechnung des Sauerstoffdefizits zu großen Fehlern Anlaß geben kann[1]).

Das Verhältnis der Volumina der abgegebenen Kohlensäure zum aufgenommenen Sauerstoff — d. h. der sogenannte respiratorische Quotient — ist von dem Mechanismus der Atmung in hohem Grade abhängig. Wird nämlich die alveolare Ventilation, d. h. die in die respirierenden Teile eindringende Luftmenge, gesteigert oder vermindert, so ändern sich auch die Gasspannungen in der Alveolarluft. Hierdurch wird die Kohlensäureabgabe wesentlich beeinflußt [Vierordt[2])]. Der Sauerstoffverbrauch wird durch die Ventilationsänderung an und für sich nicht verändert[3]) [4]) — von der durch die Mehrleistung der Atemmuskeln bedingten unbedeutenden Erhöhung des Umsatzes[5]) kann hier abgesehen werden —, und da der Körper nur einen sehr beschränkten Vorrat an Sauerstoff hat, erleidet die Sauerstoffaufnahme nur eine unbedeutende und im großen ganzen vorübergehende Änderung. Da also die geänderte alveolare Ventilation bei ziemlich konstantem Stoffwechsel im wesentlichen nur die Kohlensäureabgabe beeinflußt, muß der respiratorische Quotient eine Änderung erleiden. Aus diesem Grunde kann der Quotient nur dann einen Einblick in die Art der Verbrennungsprozesse liefern, wenn man gleichzeitige Schwankungen im Kohlensäurevorrat korrigieren oder von ihnen absehen kann. Besonders bei kurzdauernden Respirationsversuchen fallen diese Verhältnisse sehr ins Gewicht.

Als Beispiel für den Einfluß der veränderten alveolaren Ventilation auf die Zusammensetzung der Exspirationsluft können die folgenden Versuche von Speck[6]) angeführt werden.

Tabelle 3.

Atmung	Ventilation Liter pro Min.	Prozent Sauerstoff in der Exspirationsluft	Prozent Kohlensäure in der Exspirationsluft	Respiratorischer Quotient
Normal	7,53	16,29	4,21	0,88
Willkürlich vermindert	5,83	15,50	4,63	0,81
„ verstärkt	17,65	18,29	3,17	1,25

Nach möglichst langdauerndem Anhalten der Atmung fanden Vierordt[2]) bzw. Becher[7]) etwa 7,5—8% Kohlensäure in der Exspirationsluft. Über die Wirkung willkürlich verstärkter Atmung auf die Exspirationsluft liegen zahlreiche Untersuchungen vor (vgl. unter Alveolarluft). Der Kohlensäuregehalt wird zwar kleiner als vorher, die eliminierte Kohlensäuremenge wird aber ver-

---

[1]) Vgl. A. V. Hill, C. N. H. Long u. H. Lupton: Proc. of the roy. soc. of London (B) Bd. 97, S. 90. 1924.
[2]) Vierordt: Wagners Handwörterb. S. 888 ff.
[3]) Pflüger, E.: Pflügers Arch. f. d. ges. Physiol. Bd. 14, S. 1. 1877.
[4]) Finkler, D. u. E. Oertmann: Pflügers Arch. f. d. ges. Physiol. Bd. 14, S. 38. 1877.
[5]) Vgl. G. Liljestrand: Skandinav. Arch. f. Physiol. Bd. 35, S. 199. 1917.
[6]) Speck, C.: Arch. d. Ver. wiss. Heilk., Leipzig, N. F. Bd. 3, S. 324 u. 342. 1867; auch Physiologie des menschlichen Atmens. Leipzig 1892.
[7]) Becher, E.: Zeitschr. f. rat. Med., N. F. Bd. 6, S. 249. 1855.

mehrt und damit steigt der Quotient anfangs, um sich später wieder dem Ausgangswert zu nähern. Unter den geschilderten Verhältnissen sind Quotienten bis zu 1,8 beobachtet worden[1]). Unmittelbar nach Aufhören der willkürlichen Atmungssteigerung findet man andererseits auffallend niedrige Quotienten, bis z. B. 0,5[2]). Denselben Einfluß wie die willkürliche Änderung der Atmung hat auch jede Änderung der alveolaren Ventilation ohne entsprechende Änderung des Umsatzes. Hierzu sei auf den Abschnitt Alveolarluft verwiesen.

Wenn dagegen auch der Umsatz gesteigert wird, wie es vor allem bei Muskelarbeit der Fall ist, dann muß die Wirkung auf die Zusammensetzung der Exspirationsluft verschieden sein, je nachdem die Ventilation schneller oder langsamer zunimmt als der Umsatz. Bei mäßiger Arbeit nimmt beim Menschen gewöhnlich der Kohlensäuregehalt der Exspirationsluft etwas zu[3—6]) und der Sauerstoffgehalt entsprechend ab, während bei sehr anstrengender Arbeit der Kohlensäuregehalt oft sinkt und der Quotient über 1 steigt[3—9] [12]). Unmittelbar nach Aufhören von mäßiger Arbeit sinkt der Quotient, während er nach kräftiger Arbeit noch weiter steigen und sehr hohe Werte erreichen kann[3] [6] [10] [11]), beobachtet bis zu 2,0[12]). Nach einiger Zeit sinkt der Quotient dann wieder und kann Werte unter 0,7 zeigen. Es handelt sich vor Allem um Milchsäureausschwemmung während der Arbeit und dadurch bedingte Kohlensäureauswaschung unmittelbar nachher, worauf, wenn die Milchsäure aus dem Körper verschwindet, wieder Kohlensäureretention entsteht[13]).

Wasserstoff und Methan ist in der Exspirationsluft einiger Tiere nachgewiesen worden[14] [15]). Sie entstehen durch Gärungsvorgänge im Darmkanal. Auch Kohlensäure kann dabei gebildet werden, wodurch der respiratorische Quotient beeinflußt werden kann.

Auch Ammoniak ist in der Exspirationsluft gefunden worden; nach FORMANEK[16]) entsteht es durch bakterielle Prozesse in den Atemwegen. Nach BROWN-SÉQUARD und D'ARSONVAL[17]) findet sich in der Ausatmungsluft außerdem eine giftige Substanz. Dieser Befund konnte jedoch in Versuchen anderer Forscher nicht bestätigt werden[18]), auch die Erfahrungen in Unterseebooten

---

[1]) LILJESTRAND, G.: Skandinav. Arch. f. Physiol. Bd. 35, S. 292. 1917.

[2]) WEISS, S.: Biochem. Zeitschr. Bd. 101, S. 1. 1919.

[3]) KATZENSTEIN, G.: Pflügers Arch. f. d. ges. Physiol. Bd. 49, S. 369. 1891.

[4]) Vgl. auch A. LOEWY: Oppenheimers Handb. S. 149.

[5]) HANRIOT u. RICHET: Cpt. rend. hebdom. des séances de l'acad. des sciences Bd. 104, S. 1865. 1887.

[6]) LOEWY, A.: Pflügers Arch. f. d. ges. Physiol. Bd. 49, S. 405. 1891.

[7]) SPECK, C.: Physiologie des menschlichen Atmens. S. 70.

[8]) LINDHARD, J.: Pflügers Arch. f. d. ges. Physiol. Bd. 161, S. 233. 1915.

[9]) LILJESTRAND, G. u. N. STENSTRÖM: Skandinav. Arch. f. Physiol. Bd. 39, S. 1. 1919.

[10]) KROGH, A. u. J. LINDHARD: Journ. of physiol. Bd. 53, S. 431. 1920.

[11]) CAMPBELL, J. M. H., C. G. DOUGLAS u. F. G. HOBSON: Phil. Transact. London (B) Bd. 210, S. 1. 1920.

[12]) HILL, A. V., C. N. H. LONG u. H. LUPTON, Proc. of the roy. soc. of London (B) Bd. 96, S. 455. 1924.

[13]) Vgl. A. V. HILL, C. N. H. LONG und H. LUPTON: Proc. of the roy. soc. of London (B) Bd. 97, S. 84, 1924.

[14]) REGNAULT, V. u. J. REISET: Ann. de chim. et de physique Bd. 26, S. 299. 1849.

[15]) TACKE, B.: Über die Bedeutung brennbarer Gase im tierischen Organismus. Inaug.-Dissert. Berlin 1884. Daselbst Literatur.

[16]) FORMANEK, E.: Arch. f. Hyg. Bd. 38, S. 1. 1900.

[17]) BROWN-SÉQUARD u. D'ARSONVAL: Cpt. rend. hebdom. des séances de l'acad. des sciences Bd. 106, S. 165. 1888, u. Bd. 108, S. 267 u. 1294. 1889.

[18]) Vgl. J. S. HALDANE u. J. LORRAIN SMITH: Journ. of pathol. a. bacteriol. Bd. 1, S. 168 u. 318. 1893 sowie B. LANGE: Zeitschr. f. Hyg. u. Infektionskrankh. Bd. 78, S. 65. 1914.

sollen dagegen sprechen[1]). Nach Formanek hat es sich in den Versuchen von Brown-Séquard und d'Arsonval um Ammoniak gehandelt, das aber zum Teil aus den Exkreten der Versuchstiere entstanden ist.

Weichardt[2])[3]) hat eine eiweißähnliche Substanz in der Ausatmungsluft gefunden („Kenotoxin"), die vermutlich von mitgerissenen Tropfen aus den Wänden der Atemwege stammt.

Im Hunger oder bei gewissen pathologischen Zuständen kann Aceton in der Ausatmungsluft vorkommen[4]).

Nach Einnahme von Äthylalkohol wird nach Atwater und Benedict[5]) 1—2% durch Lungen, Haut und Nieren ausgeschieden. Cushny[6]) hat die Abgabe von indifferenten Narkotica mit der Exspirationsluft näher verfolgt, ebenso Gramén[7]) beim Menschen nach Äthernarkose.

Der schädliche Raum der Atemwege.

Die Rolle des schädlichen Raumes der oberen Luftwege wurde schon hervorgehoben. Es ist klar, daß die Kenntnis seiner Größe von hohem Wert sein muß, weil sie uns die Möglichkeit gibt, in einfacher Weise von der Zusammensetzung der am Gaswechsel beteiligten Luft („Alveolarluft") Auskunft zu bekommen. Bezeichnet man mit E das Volumen einer Exspiration, mit S die Größe des schädlichen Raumes und mit i, e und a den mittleren Gehalt an einem bestimmten Gas in der Inspirations- bzw. Exspirations- und Alveolarluft, so muß die folgende Beziehung gelten[8]):

$$Ee = (E - S)\, a + Si$$

Der Wert a gibt hier den durchschnittlichen Gehalt der Alveolarluft im Verlaufe der Ausatmung an [alveolare Exspirationsluft nach Krogh[9])]. Von den verschiedenen Größen der Gleichung sind S und a schwierig direkt zu bestimmen. Ist aber die eine von ihnen bekannt, so läßt sich die andere mit Hilfe der Gleichung offensichtlich leicht berechnen.

Die Größe des schädlichen Raumes bis zur Bifurkation hat Bohr in Tierversuchen am Ende des Versuches mit Wasser direkt ausgemessen. Beim Menschen hat Loewy[10]) an der Leiche durch Ausgießung mit Gips den schädlichen Raum zu bestimmen versucht; er fand dabei den Inhalt von der Mundöffnung bis zu den Bronchiolen gleich 144 ccm, während Zuntz in einer ähnlichen Bestimmung 140 ccm fand. Zu etwas größeren Werten ist Rohrer[11]) nach anatomischen Daten gekommen. Werte wie diese können aber, wie Loewy hervorhebt, nicht ohne weiteres für physiologische Zwecke gebraucht werden.

Loewy[10]) hat dann auch mit einer indirekten Methode — Beobachtungen während Atmung von sauerstoffarmer Luft — versucht, die Grenzwerte des

---

[1]) Haldane, J. S.: Respiration. S. 302.

[2]) Weichardt, W.: Arch. f. Hyg. Bd. 65, S. 252. 1908.

[3]) Weichardt, W.: Arch. f. Hyg. Bd. 74, S. 185. 1911.

[4]) Literatur bei A. Jorns: Beiträge zur Lehre von der Entstehung und Ausscheidung des Acetons. Dissert. Würzburg 1903. Vgl. auch E. Widmark: Biochem. journ. Bd. 14, S. 379. 1920.

[5]) Atwater, W. O. u. F. G. Benedict: Mem. of the nat. acad. of science Bd. 8, S. 286. Washington 1902.

[6]) Cushny, A.: Journ. of physiol. Bd. 40, S. 17. 1910.

[7]) Gramén, K.: Acta chirurg. scandinav. Suppl.-Bd. 1. 1922.

[8]) Bohr, Chr.: Skandinav. Arch. f. Physiol. Bd. 2, S. 248. 1890; auch in Nagels Handb. Bd. I, S. 139.

[9]) Krogh, A.: Skandinav. Arch. f. Physiol. Bd. 30, S. 387. 1913.

[10]) Loewy, A.: Pflügers Arch. f. d. ges. Physiol. Bd. 58, S. 416. 1894.

[11]) Rohrer, F.: Pflügers Arch. f. d. ges. Physiol. Bd. 162, S. 292. 1915; u. Bd. 164, S. 295. 1916.

physiologisch wirksamen schädlichen Raumes festzustellen; er kommt zu den Grenzen 100 und 150 ccm (bei auffallend kleinen Atemzügen). Durch Vergleich der von ihnen bestimmten Kohlensäurespannung in der Pulmonalarterie mit der mit Hilfe des schädlichen Raumes berechneten alveolaren Kohlensäurespannung — die etwas kleiner sein muß — gelangten LOEWY und v. SCHRÖTTER[1]) zu der Auffassung, daß 140 ccm einen Maximalwert für den schädlichen Raum darstellt.

Nachdem HALDANE und PRIESTLEY[2]) ihre Methode zur direkten Probeentnahme von Alveolarluft ausgearbeitet hatten, lag die Möglichkeit vor, in oben angegebener Weise den schädlichen Raum unter Benutzung der Alveolarluftproben zu bestimmen. Sie erhielten in dieser Weise bei zwei Versuchspersonen während der Ruhe im Mittel 142 bzw. 189 ccm. In späteren Versuchen bekamen DOUGLAS und HALDANE[3]) mit derselben Methode während Ruhe und Arbeit Werte, die mit der Hyperpnöe von 160 ccm (Atemzug 457 ccm) bis 622 ccm (Atemzug 3145 ccm) regelmäßig stiegen, was sie auf eine aktive Bronchodilatation während der Arbeit bezogen. KROGH und LINDHARD[4]) zeigten indessen, daß die Methode von HALDANE und PRIESTLEY insbesondere während Muskelarbeit und des dabei gesteigerten Gaswechsels zu hohe Werte für die Alveolarluft gibt, weil diejenige Zeit, während welcher die schnellen Exspirationen für die Alveolarluftproben stattfinden, genügt, um eine wesentliche Änderung in der Zusammensetzung der Probe zu bewirken. In Versuchen von CAMPBELL, DOUGLAS und HOBSON[5]) hat sich aber gezeigt, daß Vertiefung der Atmung durch Kohlensäurezufuhr ebenfalls sehr große Schwankungen für den schädlichen Raum ergab. HALDANE[6]) ließ seine Atemfrequenz in der Ruhe variieren, wobei die Atemzüge entgegengesetzt von 410 ccm bis 2984 ccm variierten. Für den schädlichen Raum fand er dabei aus den Kohlensäurewerten 111 bis 683 ccm und aus den Sauerstoffwerten 136 bis 920 ccm. Noch größer waren die Schwankungen bei HENDERSON, CHILLINGWORTH und WHITNEY[7]). Aus den Beobachtungen von DOUGLAS und HALDANE sowie von CAMPBELL, DOUGLAS und HOBSON berechnet OZORIO DE ALMEIDA[8]) die mathematische Beziehung zwischen Atemvolumen und schädlichem Raum und findet bei freier Regulation der Atmung proportionale Zunahme von beiden. Zu ähnlichen Ergebnissen sind auf Grund von Beobachtungen mit entsprechender Methodik KRZYWANEK und STEUBER[9]) gekommen.

HALDANE[10]) ist von seiner früheren Deutung der gefundenen Ergebnisse, nach welcher die Vergrößerung des schädlichen Raumes auf Bronchodilatation beruhen sollte, abgekommen und gibt jetzt die Erklärung, daß zum schädlichen Raum auch die sogenannten Atrien [MILLER[11])] gerechnet werden müssen, die bei tiefer Atmung erweitert werden und eine relativ reichliche Zufuhr von Inspirationsluft erhalten.

[1]) LOEWY, A. u. H. v. SCHRÖTTER: Zeitschr. f. exp. Pathol. u. Therap. Bd. 1, S. 230. 1905.

[2]) HALDANE, J. S. u. J. G. PRIESTLEY: Journ. of physiol. Bd. 32, S. 240. 1905.

[3]) DOUGLAS, C. G. u. J. S. HALDANE: Journ. of physiol. Bd. 45, S. 235. 1912.

[4]) KROGH, A. u. J. LINDHARD: Journ. of physiol. Bd. 47, S. 30. 1912. Vgl. auch E. P. CARTER: Journ. of exp. med. Bd. 20, S. 81. 1914.

[5]) CAMPBELL, J. M. H., C. G. DOUGLAS u. F. G. HOBSON: Journ. of physiol. Bd. 48, S. 303. 1914.

[6]) HALDANE, J. S.: Americ. journ. of physiol. Bd. 38, S. 20. 1915.

[7]) HENDERSON, Y., F. P. CHILLINGWORTH u. J. L. WHITNEY: Americ. journ. of physiol. Bd. 38, S. 1. 1915.

[8]) OZORIO DE ALMEIDA, M.: Journ. de physiol. et de pathol. gén. Bd. 21, S. 466. 1923.

[9]) KRZYWANEK, F. W. u. M. STEUBER: Pflügers Arch. f. d. ges. Physiol. Bd. 197, S. 624. 1923.

[10]) HALDANE, J. S.: Americ. journ. of physiol. Bd. 38, S. 20. 1915; u. Respiration S. 35.

[11]) MILLER, W. S.: Journ. of morphol. Bd. 8, S. 165. 1893; u. Bd. 24, S. 459. 1913; sowie Anat. Anz. Bd. 28, S. 433. 1906. Vgl. auch H. G. WILLSON: Americ. journ. of anat. Bd. 30, S. 267. 1922.

Die angeführten Beobachtungen sind von Krogh und Lindhard[1]) eingehend kritisiert worden[2]). ·In den Versuchen, in denen die Atemfrequenz variiert wurde, während die Atemtiefe sich spontan regulierte, ist kein wirkliches Gleichgewicht vorhanden gewesen. In Versuchen, in denen dies aber der Fall ist, finden sich die großen Schwankungen des schädlichen Raumes bei spontaner Atmung nicht[1])[3]). Hinzu kommt noch folgendes: Wie Krogh und Lindhard hervorheben, müssen nach den anatomischen Verhältnissen auch die Atrien in derselben Weise wie die Alveolen („air-sacs") an dem Gasaustausch teilnehmen. Die in ihnen vorhandene Luft ist deshalb ein Teil der Alveolarluft. Wie in dem Abschnitt Alveolarluft näher auseinandergesetzt wird, gibt die Haldane-Priestleysche Methode in vielen Fällen die durchschnittliche Zusammensetzung der Alveolarluft und das Mittel für die „alveolare exspirierte Luft" nicht befriedigend an. Die Fehler sind aus dort zu erwähnenden Gründen desto größer, je tiefer die Atemzüge werden. Es ist deshalb nicht zulässig, die betreffenden Werte für die Berechnung des schädlichen Raumes zu verwenden.

Eine weitere Methode zur Ermittelung des physiologischen schädlichen Raumes wurde schon von Gréhant[4]) angedeutet und ist später von Siebeck[5]) sowie von Krogh und Lindhard weiter ausgearbeitet worden. Es wird Wasserstoff eingeatmet und bei der folgenden Exspiration wird die Verteilung des Wasserstoffs auf Exspirationsluft und Alveolarluft (nach Haldane-Priestley-Bestimmungen) ermittelt. Die Methode geht ebenfalls auf die Formel von Bohr zurück und hat mit denselben Schwierigkeiten wie die Haldanesche zu kämpfen. Direkte Versuche[6]) haben in der Tat gezeigt, daß der Wasserstoff nicht gleichmäßig in der Alveolarluft verteilt wird. Wegen der großen Diffusionsgeschwindigkeit des Wasserstoffs spielt aber diese Fehlerquelle hier eine geringere Rolle als bei Versuchen mit Luft, außerdem lassen sich die Fehler durch besondere Vorsichtsmaßregeln wesentlich verkleinern. Siebeck fand mit dieser Methode bei ruhiger Atmung Werte von 89—143 ccm, Krogh und Lindhard erhielten 109 bis 181 ccm. Nach Beobachtungen an 10 Versuchspersonen teilt Lindhard[7]) eine Formel zur Berechnung des schädlichen Raumes aus der Rumpflänge mit. Er zeigt ferner die Abhängigkeit des schädlichen Raumes von der Mundhaltung. Bei der Atmung durch die Nase erhält man niedrigere Werte als bei Mundatmung[8]). Während Muskelarbeit fand Siebeck mäßige Vergrößerung, Krogh und Lindhard sahen den schädlichen Raum entweder unverändert oder etwas vergrößert. Daß die wechselnde Füllung der Lungen eine gewisse Bedeutung hat, geht sowohl aus Siebecks wie aus Krogh und Lindhards umfassenden Versuchen hervor. Während die letzteren bei normaler Mittellage einen schädlichen Raum von 80—100 ccm fanden, stieg der Wert bei Erhöhung der Mittellage bis zu einem Maximum von etwa 170—190 ccm. Ähnliche Werte wurden in anderen Fällen erhalten[8])[9]), bisweilen scheint jedoch der schädliche Raum durch eine Erhöhung der Mittellage unbeeinflußt zu bleiben. Als Erklärung der gewöhnlich vorhandenen Vergrößerung nehmen Krogh und Lindhard eine passive Erweiterung der Luftwege an.

---

[1]) Krogh, A. u. J. Lindhard: Journ. of physiol. Bd. 51, S. 59. 1917.

[2]) Vgl. auch R. G. Pearce u. D. H. Hoover: Americ. journ. of physiol. Bd. 44, S. 391. 1917; u. Bd. 52, S. 472. 1920.

[3]) Liljestrand, G.: Skandinav. Arch. f. Physiol. Bd. 35, S. 199. 1917.

[4]) Gréhant, N.: Journ. de l'anat. et de la physiol. Bd. 1, S. 523. 1864.

[5]) Siebeck, R.: Zeitschr. f. Biol. Bd. 55, S. 267. 1910; u. Skandinav. Arch. f. Physiol. Bd. 25, S. 81. 1911.

[6]) Krogh, A. u. J. Lindhard: Journ. of physiol. Bd. 47, S. 30. 1913.

[7]) Lindhard, J.: Journ. of physiol. Bd. 48, Proc. XLIV. 1914.

[8]) Liljestrand, G. u. N. Stenström: Skandinav. Arch. f. Physiol. Bd. 46, S. 93. 1924.

[9]) Arborelius, M. u. G. Liljestrand: Skandinav. Arch. f. Physiol. Bd. 44, S. 215. 1923.

Durch Bestimmung des Äthergehaltes in der Exspirationsluft nach Einatmen von Ätherdämpfen haben HENDERSON und HAGGARD[1]) den schädlichen Raum unter der Annahme berechnet, daß die ganze exspirierte Äthermenge aus der Luft des schädlichen Raumes stammt. Sie finden mit zunehmender Atemtiefe Vergrößerung des schädlichen Raumes, der regelmäßig etwa $^1/_3$ des Atemzuges beträgt. Die Methode hat indessen große Fehlerquellen (z. B. Ätherabgabe von den Wänden des schädlichen Raumes an die Alveolarluft während der Exspiration), so daß die Ergebnisse nicht zuverlässig erscheinen.

Die Alveolarluft.

Methodisches. Allgemeine Vorbemerkungen.

Da der Gasaustausch zwischen Blut und Lungenluft durch die Wände der Lungenalveolen stattfindet, beansprucht diejenige Luft, mit der dieser Austausch geschieht, die Alveolarluft, besonderes Interesse. Die Kenntnis von ihr ist nötig, um den Mechanismus des Austausches näher kennenzulernen, außerdem gibt die Untersuchung dieser Luft wichtige Aufschlüsse über die chemische Regulation der Atmung und der cH im Körper. Auch für das nach dem von FICK angegebenen Prinzip auf den Menschen ausgedehnte Studium der vom Herzen ausgetriebenen Blutmenge ist die Kenntnis der Alveolarluft von Bedeutung.

Im allgemeinen hat man angenommen, daß die Alveolarluft durchschnittlich die Körpertemperatur besitzt; direkte Beobachtungen[2]) scheinen aber dafür zu sprechen, daß sie in Wirklichkeit etwas unterhalb derselben liegt. Wahrscheinlich ist sie bei der vorhandenen Temperatur beinahe vollständig mit Feuchtigkeit gesättigt[3]). Die tatsächliche alveolare Wasserdampfspannung ist nicht bekannt, gewöhnlich hat man mit 47 mm gerechnet, entsprechend einer Sättigung bei 37°, und somit unbedeutend zu hohe Werte gebraucht.

Die Zusammensetzung der Alveolarluft läßt sich indirekt — nach der Formel von BOHR — oder auch direkt bestimmen. Die indirekte Methode wurde von BOHR[4]) für die Bifurkationsluft bei Tieren eingeführt; diese muß eine Zusammensetzung haben, die zwischen derjenigen der Alveolarluft und der Exspirationsluft liegt; er fand gute Übereinstimmung zwischen der so berechneten und der direkt aus den Bronchien entnommenen Luft. Die indirekte Methode ist dann beim Menschen von LOEWY[5]) zur Berechnung der alveolaren Sauerstoffspannung und später in zahlreichen anderen Fällen gebraucht worden[6])[7]), die Ergebnisse werden aber von der früher hervorgehobenen Unsicherheit bez. des persönlichen schädlichen Raumes (d. h. inklusive schädlichen Raumes von Mundstück und Ventil) sehr beeinträchtigt. Nachdem die früher erwähnte Methode zur Bestimmung des schädlichen Raumes mit Hilfe von Wasserstoff ausgearbeitet worden war, konnte die Zusammensetzung der Alveolarluft mit einem ganz anderen Grad von Zuverlässigkeit berechnet werden.

---

[1]) HENDERSON, Y. u. H. W. HAGGARD: Hoppe-Seylers Zeitschr. f. physiol. Chem. Bd. 130, S. 126. 1923.

[2]) LOEWY, A. u. H. GERHARTZ: Pflügers Arch. f. d. ges. Physiol. Bd. 155, S. 231. 1914.

[3]) Vgl. G. LILJESTRAND u. A. V. SAHLSTEDT: Skandinav. Arch. f. Physiol. Bd. 46, S. 94. 1924.

[4]) BOHR, CHR.: Skandinav. Arch. f. Physiol. Bd. 2, S. 248. 1891; auch Nagels Handb. S. 140.

[5]) LOEWY, A.: Pflügers Arch. f. d. ges. Physiol. Bd. 58, S. 409 u. 416. 1894.

[6]) DURIG, A. u. N. ZUNTZ: Biochem. Zeitschr. Bd. 39, S. 459. 1912.

[7]) DURIG, A.: Denkschr. d. mathem.-naturw. Kl. d. Akad. d. Wiss., Wien, Bd. 86, S. 410. 1911.

Einen sehr wesentlichen Fortschritt in der Atmungsphysiologie bedeutete die Entdeckung, daß Alveolarluft in einfacher Weise gewonnen werden könne, wenn die Versuchsperson eine genügend tiefe Exspiration mache. Das Prinzip der Methode ist zuerst von Aggazzotti[1]) angegeben; Haldane und Priestley[2]) gebührt aber das Verdienst, sie praktisch ausgestaltet und ihre große Brauchbarkeit gezeigt zu haben. Wurden die Proben teils am Ende einer normalen Exspiration, teils am Ende einer normalen Inspiration entnommen, so gab — nach Haldane und Priestley — das Mittel aus diesen Proben die durchschnittliche Zusammensetzung der Alveolarluft. Ihre ursprüngliche Methode der Probeentnahme ist von verschiedenen Seiten sowohl für Menschen[3--14]) als auch für Tiere[15]) [16]) [17]) abgeändert worden. Besondere Erwähnung verdienen diejenigen Modifikationen, bei denen die letzten Mengen von einer Reihe normaler Exspirationen verwertet werden, so daß also keine aktive Mitarbeit der Versuchsperson nötig ist.

Ich werde nun zunächst die direkten und die indirekten Methoden miteinander vergleichen.

Was die direkte Methode betrifft, so wäre ja nach Haldane und Priestley die durchschnittliche Zusammensetzung der Alveolarluft während eines Atemzuges in der eben angegebenen Weise zu erhalten. Verschiedene Umstände sprechen indessen dafür, daß dies nicht der Fall ist. Über die Schwankungen, die sich während der Inspiration in der Zusammensetzung der Alveolarluft finden, wissen wir wenig. Es ist wohl anzunehmen, daß das Mittel für die Inspirationsphase ziemlich nahe mit demjenigen für die Exspiration übereinstimmt, ein gewisser Unterschied kann indessen vorhanden sein [Krogh[18])], weshalb es nicht ohne weiteres berechtigt ist, allein aus den Schwankungen während der Exspirationsphase auf den Durchschnitt während eines Atemzuges zu schließen. In Wirklichkeit geben die beiden Alveolarluftproben — am Anfang und Ende der Exspiration — auch keine sicheren Durchschnittswerte für die Exspiration. Die Alveolarluft muß nämlich das Maximum des Kohlensäuregehaltes und das Minimum des Sauerstoffgehaltes erst nach Ende der Exspiration erreichen, entsprechend der Zeit, die nötig ist, bis die in dem schädlichen Raum vorhandene Alveolarluft wieder eingeatmet worden ist[18]) [19]) und ihr atmosphärische Luft gefolgt ist. Die Haldane-Priestley-Probe am Ende einer Exspi-

[1]) Aggazzotti, A.: Labor. scient. internat. du Mont Rosa Bd. 1, S. 232. Turin 1904.
[2]) Haldane, J. S. u. J. G. Priestley: Journ. of physiol. Bd. 32, S. 225. 1905.
[3]) Fitzgerald, M. P. u. J. S. Haldane: Journ. of physiol. Bd. 32, S. 486. 1905.
[4]) Lindhard, J.: Journ. of physiol. Bd. 42, S. 343. 1911.
[5]) Henderson, Y. u. D. G. Russel: Americ. journ. of physiol. Bd. 29, S. 436. 1911/12.
[6]) Hough, T.: Americ. journ. of physiol. Bd. 30, S. 18. 1912.
[7]) Boothby, W. M. u. F. W. Peabody: Arch. of internal med. Bd. 13, S. 497. 1914. (Vergleich verschiedener Methoden.)
[8]) Higgins, H. L. in F. G. Benedict: A study of prolonged fasting. Carn. Inst. of Wash., Publ. Nr. 203. S. 170. Washington 1915.
[9]) Jenny, E.: Biochem. Zeitschr. Bd. 87, S. 331. 1918.
[10]) Yamada, M.: Biochem. Zeitschr. Bd. 89, S. 27. 1918.
[11]) Loeb, L. F.: Zeitschr. f. d. ges. exp. Med. Bd. 11, S. 16. 1920.
[12]) Trendelenburg, W.: Zeitschr. f. d. ges. exp. Med. Bd. 14/22, S. 311. 1921.
[13]) Schall, L.: Zeitschr. f. d. ges. exp. Med. Bd. 14/22, S. 322. 1921. (Vergleich der verschiedenen direkten Methoden.)
[14]) Barlocco, A.: Rif. med. Bd. 37, S. 507. 1921.
[15]) Scott, F. H.: Journ. of physiol. Bd. 37, S. 313. 1908.
[16]) Krogh, A. u. M.: Skandinav. Arch. f. Physiol. Bd. 23, S. 180. 1910.
[17]) Meyer, A. L.: Americ. journ. of physiol. Bd. 45, S. 16. 1917/18.
[18]) Krogh, A.: Skandinav. Arch. f. Physiol. Bd. 30, S. 387. 1913.
[19]) Bohr, Chr.: Nagels Handb. S. 140.

ration gibt also für die Kohlensäure einen Wert, der etwas niedriger als das Maximum während des Atemzuges liegt. Hierzu kommt noch, daß die zeitlichen Änderungen im Kohlensäure- bzw. Sauerstoffgehalt während der Ausatmung nicht immer proportional der Zeit verlaufen. KROGH und LINDHARD[1]) haben automatische Alveolarluftproben aus verschiedenen Tiefen der Exspirationen gesammelt und dadurch gezeigt, daß der Kohlensäuregehalt während ruhiger Atmung im Laufe der Ausatmung erst schnell, dann immer langsamer steigt (Abb. 48). Auch der Sauerstoffgehalt ändert sich nicht proportional der Zeit. Während Muskelarbeit scheinen dagegen die Änderungen in der Zusammensetzung der Alveolarluft ziemlich gleichmäßig zu sein. Es ist weiter zu bemerken, daß während derjenigen Zeit, in der die beschleunigten Exspirationen der Probeentnahme liegen, eine Änderung in der Zusammensetzung der Probe stattfindet[2])[3]) (Steigerung des Kohlensäure- und Senkung des Sauerstoffgehaltes), die bei Ruhe, vor allem bei gewöhnlichem Luftdruck, unbedeutend ist, die aber in Arbeitsversuchen wesentlich werden kann.

Die Luft wird in den Lungen zum Teil durch Diffusion gemischt, daneben spielen sicher Strömungen und Wirbelbewegungen eine wichtige Rolle [vgl. DRESER[4])]. Von großer Bedeutung ist in diesem Zusammenhange die Frage, inwieweit die Alveolarluft in einem gegebenen Augenblick gleichmäßige Zusammensetzung hat, mit anderen Worten, ob die Mischung vollständig ist. Wenn das nicht der Fall ist, muß es überaus schwierig sein, mit einer direkten Methode sichere Durchschnittswerte zu bekommen.

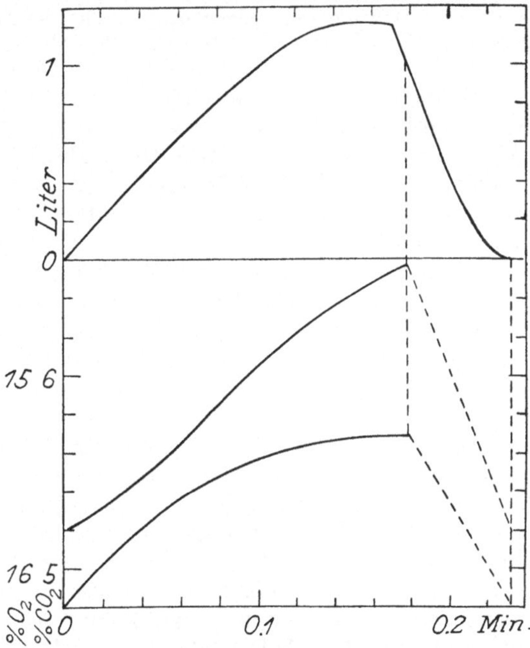

Abb. 48. Kohlensäuregehalt (untere Kurve) und Sauerstoffgehalt (mittlere Kurve) der Alveolarluft während eines Atemzuges (obere Kurve) in Ruhe. Nach KROGH und LINDHARD.

Durch die Beobachtungen und Auseinandersetzungen von KROGH und LINDHARD[5]) wird es nun höchst wahrscheinlich, daß die Alveolarluft in der Tat nicht vollkommen homogen ist, sondern daß sie, je tiefer man kommt, immer kohlensäurereicher und sauerstoffärmer wird. Bei gewöhnlicher ruhiger Atmung sind die Unterschiede vermutlich höchst unbedeutend, während sie bei tiefer Atmung in Ruhe ziemlich beträchtlich werden können. Während Muskelarbeit dürften dagegen die Mischungsverhältnisse wieder verbessert werden, so daß die Heterogenität unbedeutend ist.

HALDANE und PRIESTLEY führen als Stütze für ihre Auffassung an, daß die direkten Proben während Ruhe konstante Zusammensetzung zeigen, wenn die Exspiration eine

[1]) KROGH, A. u. J. LINDHARD: Journ. of physiol. Bd. 47, S. 431. 1914.
[2]) Siehe Fußnote 6, S. 201.
[3]) KROGH, A. u. J. LINDHARD: Journ. of physiol. Bd. 47, S. 30. 1913.
[4]) DRESER, H.: Zeitschr. f. d. ges. exp. Med. Bd. 26, S. 233. 1922.
[5]) KROGH, A. u. J. LINDHARD: Journ. of physiol. Bd. 51, S. 59. 1917.

gewisse Größe übersteigt. In späteren Versuchen[1]), in denen die Atemfrequenz willkürlich variiert wurde und infolgedessen sehr große Änderungen in der Atemtiefe erzielt wurden (vgl. S. 199), zeigten sich die Werte bei genügender Tiefe der Exspirationen ebenfalls konstant. Mit zunehmender Atemtiefe wurden aber die notwendigen Exspirationen immer tiefer (Vergrößerung des schädlichen Raumes nach Haldane). Indessen ist Haldane[1]) nicht mehr der Auffassung, daß die Luft in allen Alveolen dieselbe Zusammensetzung hat. Er meint, daß die Luft in den Luftsäckchen („air-sacs") von gleichmäßiger Zusammensetzung ist, während jene in den Atrien wesentlich von ihr abweicht. Mit der direkten Methode erhält man also nicht eine durchschnittliche Alveolarluftprobe, sondern das, was Haldane als tiefe Alveolarluft bezeichnet. Diese soll vollkommen homogen sein und gibt nach Haldane das Mittel für diejenige Luft, mit dem das Blut in Austausch tritt. Die Tatsache, daß die Atrien ebenso wie die Luftsäckchen ihre eigenen Arteriolen haben[2]) und daß das Blut nicht von den Wänden der Atrien zu den Wänden der Luftsäckchen fließt, widerspricht aber dieser Annahme. Daß die tiefe Alveolarluft nach verschieden tiefen Exspirationen konstant gefunden wird, bedeutet nur, daß die vorhandenen Unterschiede kleiner sind als die nicht unwesentliche Unsicherheit bei den verschiedenen Proben.

Wenn also die direkte Methode meiner Ansicht nach das Mittel für die Alveolarluft auch nicht zuverlässig gibt, so ist doch zu sagen, daß erstens der Fehler in vielen Fällen vermutlich klein ist, und daß zweitens die Methode trotzdem außerordentlich brauchbar ist, wenn es auf einen Vergleich unter Verhältnissen ankommt, die die absoluten Werte in annähernd derselben Weise beeinflussen.

Auch die Berechnung der Zusammensetzung der Alveolarluft nach Bohrs Formel gibt keinen Durchschnittswert. Wie schon erwähnt, bekommt man hier nur das Mittel für diejenige Alveolarluft, die mit einer Exspiration entfernt wird (exspirierte Alveolarluft), die aber etwas kleiner sein muß als das Mittel der ganzen Exspiration. Nach Krogh und Lindhard[3]) findet sich zwischen den Werten sowohl während Ruhe wie während Arbeit ein kleiner, ziemlich konstanter Unterschied. Die indirekte Methode hat den Vorteil, daß die Berechnung für eine größere Reihe von Respirationen ausgeführt wird, während die direkte Methode (in ihrer ursprünglichen Form) nur nach zwei Atemzügen berechnet wird und das Resultat folglich viel leichter von kleinen Schwankungen in der Atmung beeinflußt wird[4]). Da die Zuverlässigkeit der berechneten Werte mit den Bestimmungen des schädlichen Raumes zusammenhängt, können bei oberflächlicher Atmung ganz kleine Fehler bei diesen zu ziemlich großen Fehlern für die Alveolarluft Anlaß geben. Bei größeren Atemzügen sind dagegen kleinere Fehler des in Rechnung gezogenen schädlichen Raumes ohne Bedeutung. In Übereinstimmung mit Krogh und Lindhard[5]) läßt sich deshalb sagen, daß bei oberflächlicher Atmung die direkte Methode zuverlässiger ist, während umgekehrt bei tiefer Atmung den berechneten Werten am meisten getraut werden kann.

Die alveolare Kohlensäurespannung[6]) und die chemische Regulation der Atmung.

Haldane und Priestley fanden bei gewöhnlichem Barometerstande während der Ruhe in Selbstversuchen für die alveolare Kohlensäurespannung die folgenden Werte:

---

[1]) Haldane, J. S.: Americ. journ. of physiol. Bd. 36, S. 20. 1915; auch Respiration S. 35.

[2]) Miller, W. S.: Journ. of morphol. Bd. 8, S. 177. 1893.

[3]) Krogh, A. u. J. Lindhard: Journ. of physiol. Bd. 47, S. 432. 1913.

[4]) Durig, A. u. N. Zuntz: Biochem. Zeitschr. Bd. 39, S. 460. 1912.

[5]) Krogh, A. u. J. Lindhard: Journ. of physiol. Bd. 51, S. 83. 1917.

[6]) Um an Einheitlichkeit zu gewinnen, werden im folgenden für die Alveolargase nur die Spannungswerte angegeben. In Fällen, wo nur der Prozentgehalt gegeben wird, habe ich für gewöhnliche Verhältnisse mit einem atmosphärischen Druck von 760 mm (und einem Feuchtigkeitsdruck in den Alveolen von 47 mm) gerechnet.

Tabelle 4.

Versuchsperson	Kohlensäurespannung in mm Hg		
	Ende der Inspiration	Ende der Exspiration	Mittel
J. S. H.	39,2	40,3	39,8
J. G. P.	43,8	45,3	44,6

Die Werte zeigten sich von der Atemfrequenz unbeeinflußt und waren während längerer Zeit auffallend konstant.

Wurde die Inspirationsluft mit Kohlensäure versetzt, so entstand vermehrte Ventilation, während die alveolare Kohlensäurespannung nur unbedeutend stieg. Eine Erhöhung der alveolaren Kohlensäurespannung um 1,6 mm wurde in der Ruhe von einer Verdoppelung der alveolaren Ventilation begleitet. Zu ähnlichen Ergebnissen kamen CAMPBELL, DOUGLAS, HALDANE und HOBSON[1]). Nach CAMPBELL, DOUGLAS und HOBSON[2]) wird die totale Ventilation pro Min. um 4—6,3 Liter pro mm Steigerung des alveolaren Kohlensäuredruckes vermehrt[3]), entsprechend einer Änderung des p_H des Blutes um 0,006—0,008[4]) [5]). Hiermit übereinstimmende Werte bekam LILJESTRAND[6]). Mit Rücksicht auf die oben diskutierte Unvollständigkeit der Mischung der Alveolarluft dürften die angeführten Werte Minimalwerte sein. LINDHARD[7]) erhielt dagegen eine weit geringere Empfindlichkeit des Atemzentrums; seine Methodik ist aber kaum völlig befriedigend.

Bei Erhöhung des Sauerstoffgehaltes der Inspirationsluft bis auf etwa 600 mm erhielten HALDANE und PRIESTLEY keine Einwirkung auf die Kohlensäurespannung der Alveolarluft, während die alveolare Sauerstoffspannung von etwa 100 mm bei gewöhnlichen Verhältnissen kontinuierlich bis auf 512 mm zunahm. Später ist aber gezeigt worden[8])[9]), daß eine gewisse Senkung der alveolaren Kohlensäurespannung stattfindet, wenn die Sauerstoffspannung genügend erhöht wird (etwa 1,4 mm Senkung bei einem Sauerstoffdruck von einer Atmosphäre). Wurde dagegen die Sauerstoffspannung der Luft vermindert, dann zeigte sich von einem Sauerstoffdruck der Inspirationsluft von etwa 100 mm und der Alveolarluft von etwa 60 mm an eine deutliche Senkung des alveolaren Kohlensäuredruckes. Sauerstoffmangel regt also erst unter besonderen Verhältnissen die Atmung an, während, wie aus den Versuchen gefolgert wurde, die Atmung normalerweise durch die Kohlensäurespannung im Atemzentrum reguliert wird. In einer Reihe von wichtigen Arbeiten werden diese Fragen bezüglich der Zusammensetzung der Alveolarluft näher verfolgt.

Bei Steigerungen des Luftdruckes nahm zwar der Gehalt der Alveolarluft an Kohlensäure ab, die Spannung blieb aber konstant, wie HALDANE und PRIESTLEY fanden und HILL und GREENWOOD[10]) sowie BOYCOTT und HALDANE[11]) be-

[1]) CAMPBELL, J. H. M., C. G. DOUGLAS, J. S. HALDANE u. F. G. HOBSON: Journ. of physiol. Bd. 46, S. 301. 1913.

[2]) CAMPBELL, J. M. H., C. G. DOUGLAS u. F. G. HOBSON: Journ. of physiol. Bd. 48, S. 303. 1914.

[3]) OZORIO DE ALMEIDA, M.: Journ. de physiol. et de pathol. gén. Bd. 21, S. 304. 1922, hat das Material mathematisch bearbeitet.

[4]) HASSELBALCH, K. A. u. C. LUNDSGAARD: Biochem. Zeitschr. Bd. 38, S. 77, u. Bd. 41, S. 247. 1912.

[5]) HASSELBALCH, K. A.: Biochem. Zeitschr. Bd. 78, S. 112. 1916.

[6]) LILJESTRAND, G.: Skandinav. Arch. f. Physiol. Bd. 35, S. 271. 1917.

[7]) LINDHARD, J.: Journ. of physiol. Bd. 42, S. 337. 1911.

[8]) YAMADA, M.: Biochem. Zeitschr. Bd. 89, S. 27. 1918.

[9]) DAUTREBANDE, L. u. J. S. HALDANE: Journ. of physiol. Bd. 55, S. 296. 1921.

[10]) HILL, L. u. M. GREENWOOD: Proc. of the roy. soc. of London (B) Bd. 77, S. 451. 1906.

[11]) BOYCOTT, A. E. u. J. S. HALDANE: Journ. of physiol. Bd. 37, S. 355. 1908.

stätigten. Wurde der Luftdruck während kurzer Dauer vermindert, dann zeigte sich[1]) die alveolare Kohlensäurespannung ebenfalls bis zu einem Barometerstand von 550 mm konstant. Bei niedrigerem Luftdruck dagegen sinkt — in Übereinstimmung mit den Ergebnissen bei herabgesetzter Sauerstoffspannung und gewöhnlichem Barometerstande — die alveolare Kohlensäurespannung mit zunehmender Geschwindigkeit. Dauerte der Aufenthalt bei erniedrigtem Druck längere Zeit, dann begann die Senkung der alveolaren Kohlensäurespannung schon oberhalb 550 mm. Aus den Beobachtungen von Lutz und Schneider[2]) geht indessen hervor, daß eine schnell eintretende Senkung schon bei unbedeutender Druckreduktion vorkommt; sie ist aber klein. Die Senkung blieb aus, wenn bei unverändertem Totaldruck Sauerstoff zugeführt wurde; sie war also durch den Sauerstoffmangel bedingt. Schon früher hatte man[3]) mit der indirekten Methode eine starke Erniedrigung der alveolaren Kohlensäurespannung im Höhenklima gefunden, und ähnliche Beobachtungen sind dann von verschiedenen Seiten[4—10]) gemacht worden. Ward fand die Senkung wesentlich größer als in Kammerversuchen. Daß die Akklimatisation der alveolaren Kohlensäurespannung bisweilen ziemlich langsam vor sich gehen kann, geht aus den Beobachtungen auf Pike's Peak hervor[8]), wo es 3—14 Tage dauerte, ehe die alveolare Kohlensäurespannung ihren niedrigsten Wert erreicht hatte. Von Fitzgerald[9]) wurde bei dauernd in verschiedenen Höhen lebenden Personen gefunden, daß die Senkung der alveolaren Kohlensäurespannung proportional der Herabsetzung des Barometerdruckes verläuft, indem eine Spannungserniedrigung von 4,2 mm auf 100 mm Totaldruckerniedrigung kommt. Hierdurch wird der Herabsetzung der alveolaren Sauerstoffspannung gewissermaßen entgegengewirkt (Abb. 49).

Wenn die alveolare Kohlensäurespannung durch forcierte Atmung genügend erniedrigt wurde, trat in Versuchen von Haldane und Poulton[11]) Apnöe ein, die in kurzdauernden Versuchen erst dann aufhörte, wenn die alveolare Kohlensäurespannung wieder normale Höhe erreicht hatte. Bei längerer Apnöe dagegen kann die Atmung wieder beginnen, ehe die alveolare Kohlensäurespannung auf die alte Höhe gekommen ist; gleichzeitig war aber die alveolare Sauerstoffspannung stark erniedrigt. [Apnöe nach Erniedrigung der alveolaren Kohlensäurespannung bleibt bisweilen aus, einen solchen Fall hat Boothby[12]) näher beschrieben.] Mit dem Aufhören der Apnöe tritt in gewissen Fällen periodische Atmung ein[13]). Wie Douglas und Haldane gezeigt haben, treten dann parallel mit den Atemperioden Schwankungen der Alveolargasspannungen auf, die für Kohlensäure klein, für Sauerstoff dagegen groß sind. Überhaupt ist die Wirksamkeit der Kohlensäureanhäufung auf das Atemzentrum viel regelmäßiger als

---

[1]) Boycott, A. E. u. J. S. Haldane: Journ. of physiol. Bd. 37, S. 355. 1908.

[2]) Lutz, B. E. u. E. C. Schneider: Americ. journ. of physiol. Bd. 50, S. 280. 1919/20.

[3]) Durig, A. u. N. Zuntz: Arch. f. (Anat. u.) Physiol. Bd. 28, Suppl. S. 417. 1904.

[4]) Ward, O. R.: Journ. of physiol. Bd. 37, S. 378. 1908.

[5]) Douglas, C. G.: Journ. of physiol. Bd. 40, S. 454. 1910.

[6]) Hasselbalch, K. A. u. J. Lindhard: Skandinav. Arch. f. Physiol. Bd. 25, S. 361. 1911; sowie Biochem. Zeitschr. Bd. 68, S. 265. 1915.

[7]) Durig, A.: Denkschr. d. mathem.-naturw. Kl. d. Akad. d. Wiss. Wien Bd. 86, S. 414. 1911.

[8]) Douglas, C. G., J. S. Haldane, Y. Henderson u. E. C. Schneider: Phil. Transact. London (B) Bd. 203, S. 206. 1912/13.

[9]) Fitzgerald, M.: Phil. Transact. London (B) Bd. 203, S. 351. 1912/13.

[10]) Barcroft, J., C. A. Binger, A. V. Bock, J. H. Doggart, H. S. Forbes, G. Harrop, J. C. Meakins u. A. C. Redfield: Phil. Transact. London (B) Bd. 211, S. 363. 1923.

[11]) Haldane, J. S. u. E. P. Poulton: Journ. of physiol. Bd. 37, S. 390. 1908.

[12]) Boothby, W. M.: Journ. of physiol. Bd. 45, S. 328. 1912.

[13]) Douglas, C. G. u. J. S. Haldane: Journ. of physiol. Bd. 38, S. 401. 1909.

die Wirkung des Sauerstoffmangels, weil der große Vorrat an Kohlensäure gewissermaßen als Puffer dient[1]). Bei möglichst langdauerndem Anhalten der Atmung steigt der Kohlensäuredruck und sinkt der Sauerstoffdruck in den Alveolen beträchtlich. Daß hierbei schon ein gewisser Sauerstoffmangel vorhanden ist, obgleich der Sauerstoffdruck in den Alveolen oft 70—80 mm beträgt, geht daraus hervor, daß nach Einatmen von Sauerstoff der Kohlensäuredruck höher ansteigt, als wenn nur gewöhnliche Luft geatmet wird, ohne zwingend

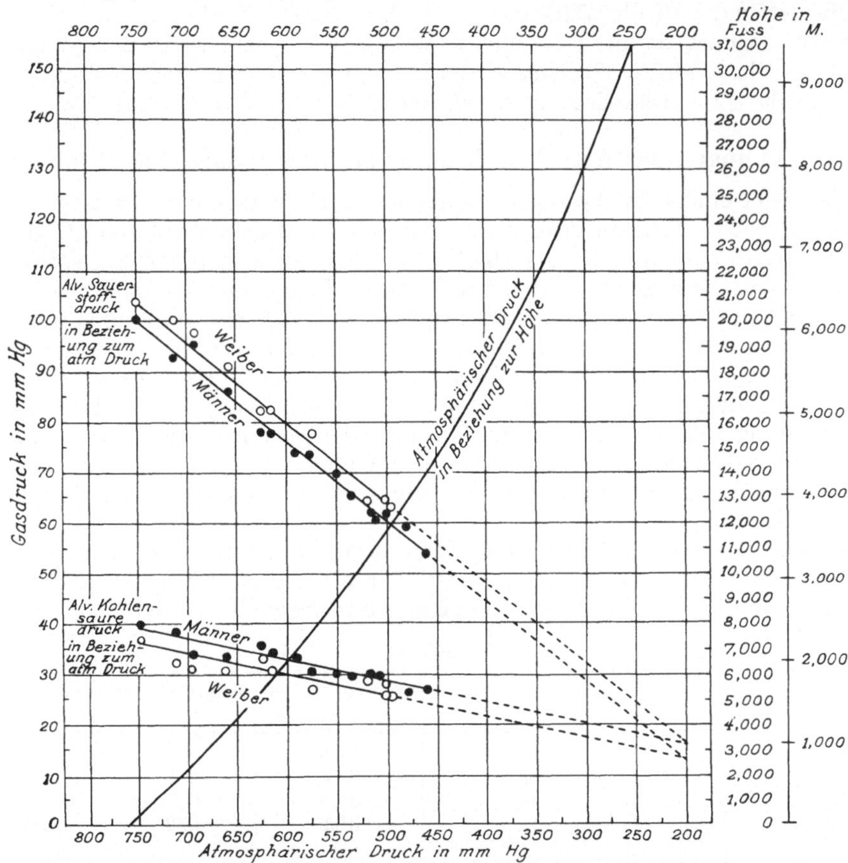

Abb. 49. Alveolare Gasspannungen bei Menschen, die in verschiedenen Höhen wohnhaft sind. Nach M. FITZGERALD.

einen Atemzug auszulösen [HILL und FLACK[2])]. Ein bei der Entstehung des Sauerstoffmangels mitwirkender Faktor ist wahrscheinlich, daß der Kreislauf gewissermaßen durch das Anhalten des Atems in gewissem Grade behindert wird. Wird dieselbe Luft hin und her geatmet, dann kann ohne größeres Unbehagen eine höhere Kohlensäurespannung in den Alveolen erreicht werden, als wenn der Atem nur angehalten wird [2])[3])[4]).

Während HALDANE und PRIESTLEY anfangs der Auffassung waren, daß die Kohlensäure eine spezifische Wirkung auf die Atmung ausübte, wurde im

[1]) DOUGLAS, C. G. u. J. S. HALDANE: Journ. of physiol. Bd. 38, S. 420. 1909.
[2]) HILL, L. u. M. FLACK: Journ. of physiol. Bd. 37, S. 104. 1908; u. Bd. 40, S. 347. 1910.
[3]) WARDLAW: Proc. Linn. Soc., New South Wales Bd. 41, S. 786. 1916.
[4]) LAURENS, H.: Americ. journ. of physiol. Bd. 46, S. 147. 1918.

Anschluß an die Erfahrungen von Boycott und Haldane hervorgehoben, daß
das Atemzentrum wahrscheinlich auf die kombinierte Wirkung von Kohlensäure und anderen Säuren d. h. die Wasserstoffionenkonzentration des Blutes
antwortet. Es wurde vermutet, daß bei Sauerstoffmangel eine Bildung von
Milchsäure zustande kommen sollte. Vor allem durch die Untersuchungen von
Winterstein[1]) und Hasselbalch[2]) kann als feststehend betrachtet werden,
daß in der Tat die cH des Blutes von größter Bedeutung für die Regulation der
Atmung ist und daß die Wirkung der Kohlensäure auf die Atmung nicht spezifisch ist, sondern dadurch bedingt wird, daß vermehrte Kohlensäurespannung
die cH des Blutes steigert[3]). Umstritten ist dagegen die Wirkungsweise des Sauerstoffmangels. [Ich verweise auf die Darstellung von Winterstein[4])].

Schwankungen der Alveolarluft unter physiologischen Verhältnissen.

Nachdem einerseits die oben besprochenen Untersuchungen gezeigt haben,
daß die alveolare Kohlensäurespannung durch Einwirkung auf die cH des arteriellen Blutes eine erhebliche Rolle bei der Regulation der Atmung spielt, und
andererseits nachgewiesen worden ist [Porges, Leimdörfer und Markovici[5]),
vgl. auch [4])], daß bei gewisser cH die alveolare Kohlensäurespannung ein Maß für
die Verteilung der basischen Valenzen zwischen Kohlensäure und anderen sauren
Gruppen gibt, bekommen die Schwankungen der alveolaren Kohlensäurespannung
unter verschiedenen Verhältnissen erhöhtes Interesse. Über die alveolare Kohlensäurespannung des Menschen unter wechselnden physiologischen Bedingungen
finden sich zahlreiche Angaben. In vielen Fällen ist gleichzeitig die alveolare
Sauerstoffspannung ermittelt worden, die sich im allgemeinen in entgegengesetzter Richtung bewegt.

Mit der direkten Methode haben Fitzgerald und Haldane[6]) bei Gesunden
in Meereshöhe zahlreiche Bestimmungen der alveolaren Kohlensäurespannung
ausgeführt, die in der folgenden Tabelle zusammengestellt werden:

Tabelle 5.

Versuchspersonen	Zahl der Versuchspersonen	Mittlere alveolare Kohlensäurespannung in mm Hg		
		Untere Grenze	Mittel	Obere Grenze
Männer	27	32,6	39,2	44,5
Frauen	32	30,4	36,3	41,0
Knaben	16	30,6	37,2	42,1
Mädchen	11	31,2	35,2	40,1

Die folgende Tabelle umfaßt eine Reihe von Versuchen an Männern:

Tabelle 6.

Verfasser	Zahl der Versuchspersonen	Alveolare Kohlensäurespannung in mm Hg			Alveolare Sauerstoffspannung in mm Hg		
		Untere Grenze	Mittel	Obere Grenze	Untere Grenze	Mittel	Obere Grenze
Hill und Flack[7]) . .	17	28,9	37,9	45,2	87,6	99,6	115,0
Cook und Pembrey[8])	10	34,7	39,7	43,5	99,2	106,0	111,0

[1]) Winterstein, H.: Pflügers Arch. f. d. ges. Physiol. Bd. 138, S. 167. 1911.
[2]) Hasselbalch, K. A.: Biochem. Zeitschr. Bd. 46, S. 403. 1912.
[3]) Vgl. auch K. Gollwitzer-Meier: Biochem. Zeitschr. Bd. 151, S. 54. 1924.
[4]) Winterstein, H.: dies Handbuch Bd. 16.
[5]) Porges, O., A. Leimdörfer u. E. Markovici: Wien. klin. Wochenschr. Jg. 23,
S. 1406. 1910.
[6]) Fitzgerald, M. u. J. S. Haldane: Journ. of physiol. Bd. 32, S. 486. 1905.
[7]) Hill, L. u. M. Flack: Journ. of physiol. Bd. 37, S. 104. 1908.
[8]) Cook, F. u. M. S. Pembrey: Journ. of physiol. Bd. 45, S. 430. 1912/13.

Spätere Untersuchungen haben im allgemeinen Werte innerhalb dieser Grenzen ergeben; in seltenen Fällen sind auch Werte außerhalb derselben beobachtet worden. So findet sich beispielsweise bei COLLIP und BACKUS[1]) der hohe Wert von 50,9 mm für die Kohlensäure. Der Gehalt an Stickstoff ist im allgemeinen in der Alveolarluft etwa 80%, d. h. unbedeutend größer als in der Inspirationsluft, da aber der Feuchtigkeitsdruck in der Alveorlarluft einen größeren Teil des Gesamtdrucks ausmacht, wird die alveolare Stickstoffspannung etwas kleiner als diejenige der Inspirationsluft. Die mit der indirekten Methode in der Ruhe erhaltenen Werte stimmen im großen ganzen gut mit den eben angeführten überein, wenn auch in einzelnen Fällen große Unterschiede vorhanden sind, vor allem wenn der schädliche Raum nur geschätzt worden ist[2]). Die Werte der ZUNTZschen Schule sind von DURIG[3]) und von LOEWY[4]) zusammengestellt worden, zahlreiche andere Werte finden sich in den zitierten Arbeiten von KROGH und LINDHARD, LILJESTRAND und STENSTRÖM. Bei einem Vergleich beider Methoden erhielt LINDHARD[5]), allerdings mit einer gewissen Unsicherheit bezüglich des schädlichen Raumes, mit der direkten Methode 37,3, mit der indirekten 34,2 mm für die Kohlensäurespannung. Sehr gute Übereinstimmung mit beiden Methoden erhielten KROGH und LINDHARD[6]) [vgl. auch die Reihenversuche von LILJESTRAND[7])]. Ähnliche Werte wie beim Menschen hat man auch bei nicht narkotisierten Tieren (Hund, Hammel) während der Ruhe gefunden[8]).

Völlig konstant ist die alveolare Kohlensäurespannung aber auch bei derselben Versuchsperson nicht. Unabhängig vom Luftdruck scheint noch ein klimatischer Faktor, der die betreffende Spannung beeinflußt, vorhanden zu sein. BOYCOTT und HALDANE sahen gewisse Schwankungen der Kohlensäurespannung mit den Jahreszeiten, die sie aber auf Temperaturwirkung zurückführten. LINDHARD[9]) fand in Selbstversuchen, daß seine alveolare Kohlensäurespannung in Grönland niedriger war als in Kopenhagen; gleichzeitig beobachtete er eine jährliche Periode mit einem Maximum im Winter und einem Minimum im Sommer. Ähnliche Periodizität hat DURIG[3]) beobachtet, und LINDHARD[10]) fand in umfassenden Untersuchungen an 5 Versuchspersonen eine Erniedrigung der alveolaren Kohlensäurespannung im Sommer um nicht weniger als 11%. Diese Beobachtungen sind hauptsächlich mit der indirekten Methode ausgeführt. Zu übereinstimmenden Ergebnissen mit der direkten Methode kam STRAUB[11]). Nach LINDHARD ist der wirksame Faktor das Licht. Dafür sprechen in gewissem Grade Versuche mit ultraviolettem Licht, das in einigen Fällen eine Erniedrigung der alveolaren Kohlensäurespannung bewirken kann und nach LINDHARD die Reizbarkeit des Atemzentrums steigert. HASSELBALCH und LINDHARD[12]) meinten, in Höhenklima eine deutliche Lichtwirkung auf die

---

[1]) COLLIP, J. B. u. P. L. BACKUS: Americ. journ. of physiol. Bd. 51, S. 168. 1920.
[2]) Vgl. A. E. BOYCOTT u. J. S. HALDANE: Journ. of physiol. Bd. 37, S. 356. 1908.
[3]) DURIG, A.: Denkschr. d. mathem.-naturw. Kl. d. Akad. d. Wiss. Wien Bd. 88, S. 414. 1911.
[4]) LOEWY, A.: Oppenheimers Handb. S. 107. 1911.
[5]) LINDHARD, J.: Meddel. om Grönland Bd. 4, S. 99. 1910.
[6]) KROGH, A. u. J. LINDHARD: Journ. of physiol. Bd. 47, S. 432. 1914.
[7]) LILJESTRAND, G.: Skandinav. Arch. f. Physiol. Bd. 33, S. 171. 1916.
[8]) KRZYWANEK, F. W. u. M. STEUBER: Pflügers Arch. f. d. ges. Physiol. Bd. 197, S. 624. 1923.
[9]) LINDHARD, J.: Meddel. om Grönland Bd. 4, S. 99. 1910.
[10]) LINDHARD, J.: Skandinav. Arch. f. Physiol. Bd. 26, S. 221. 1912.
[11]) STRAUB, H.: Dtsch. Arch. f. klin. Med. Bd. 117, S. 397. 1914/15.
[12]) HASSELBALCH, K. A. u. J. LINDHARD: Skandinav. Arch. f. Physiol. Bd. 25, S. 361. 1911.

alveolare Kohlensäurespannung und gleichzeitig gesteigerte Reizbarkeit des Atemzentrums gefunden zu haben[1]). Spätere Erfahrungen sprechen aber dafür, daß es sich in diesen Fällen doch um eine Wirkung der Luftdruckerniedrigung handelt[2]). Nach Ederer[3]) soll dagegen eine hämatogen bedingte Wirkung des Lichtes vorhanden sein.

Die alveolare Kohlensäurespannung wechselt schon mit der Körperlage, so daß sie beim Liegen im Mittel 1—2,7 mm höher als im Sitzen und 3,8—5,1 mm höher als im Stehen ist[4])[5]). Die Änderung findet schnell statt und dürfte wohl durch Änderungen der Blutdurchströmung des Atemzentrums mit sekundär geänderter Empfindlichkeit erklärt werden können.

Auch im Schlafe findet sich eine deutliche Erhöhung der alveolaren Kohlensäurespannung[6-10]). Die Erhöhung tritt sprungweise ein und scheint in gewissem Grade von der Tiefe des Schlafes abhängig zu sein[7]). Auch hier ist wohl eine Reizbarkeitsänderung im Zentrum anzunehmen. Bewiesen ist sie nicht, obgleich direkte Versuche[10]) gezeigt haben, daß tatsächlich auch die cH des Blutes im Schlafe ansteigt. Es läßt sich nämlich auch denken, daß der Wegfall von verschiedenen sensiblen Reizen genügende Erklärung geben kann, wenn man annimmt, daß in wachem Zustande diese Reize einen annähernd konstanten Zuschuß zum chemischen Reiz geben.

Daß verschiedene sensible Reize durch Anregung der Atmung die alveolare Kohlensäurespannung erniedrigen können, geht aus zahlreichen Beobachtungen hervor. Eine Auswaschung von Kohlensäure unter diesen Bedingungen hat Henderson[11]) nachgewiesen. Meyer[12]) hat beim Menschen durch eine Schraubenklemme am kleinen Finger Schmerzhyperpnöe hervorgerufen und nach einigen Minuten eine Verminderung der alveolaren Kohlensäurespannung um 5 mm gefunden, während die Sauerstoffspannung um sogar 13 mm stieg. In ähnlicher Weise können nach Versuchen von Krogh und Lindhard[13]) die sensiblen Reize bei elektrisch induzierter Muskelarbeit wirken. Bei erhöhter Körpertemperatur beobachtete Haldane[14]) beim Menschen erniedrigte alveolare Kohlensäurespannung, während Scott[15]) in Tierversuchen diese Wirkung sowohl bei Erhöhung wie bei Senkung der Körpertemperatur sah. Im Gegensatz hierzu verhielt sich nach Meyer[16]) die alveolare Kohlensäurespannung beim Hunde unverändert, wenn die Rectaltemperatur sank. In heißen Bädern, die erhöhte Körpertemperatur bewirken, fanden Hill und Flack[17]) bisweilen beträchtliche

---

[1]) Vgl. auch F. Rohrer: Ann. d. schweiz. Ges. f. Balneol. u. Klimatol. 1921.
[2]) Hasselbalch, K. A. u. J. Lindhard: Biochem. Zeitschr. Bd. 68, S. 265. 1915.
[3]) Ederer, S.: Biochem. Zeitschr. Bd. 132, S. 103. 1922.
[4]) Liljestrand, G. u. G. Wollin: Zentralbl. f. Physiol. Bd. 27, S. 1268. 1914.
[5]) Higgins, H. L.: Americ. journ. of physiol. Bd. 34, S. 114. 1914.
[6]) Straub, H.: Dtsch. Arch. f. klin. Med. Bd. 117, S. 397. 1914/15.
[7]) Bass, E. u. K. Herr: Zeitschr. f. Biol. Bd. 75, S. 279. 1922.
[8]) Leathes, I. B.: Brit. med. journ. Nr. 3058, S. 165. 1919. Die Versuche von Leathes sind nicht eindeutig, indem die alveolare Kohlensäurespannung unmittelbar nach dem Erwachen mit derjenigen nach dem Aufstehen verglichen wurde und also auch die Körperlage geändert wurde.
[9]) Endres, G.: Biochem. Zeitschr. Bd. 132, S. 220. 1922.
[10]) Endres, G.: Biochem. Zeitschr. Bd. 142, S. 53. 1923.
[11]) Henderson, Y.: Americ. journ. of physiol. Bd. 25, S. 310. 1910.
[12]) Meyer, A. L.: Journ. of physiol. Bd. 48, S. 47. 1914.
[13]) Krogh, A. u. J. Lindhard: Journ. of physiol. Bd. 51, S. 182. 1917 u. Bd. 53, S. 439. 1920.
[14]) Haldane, J. S.: Journ. of hyg. Bd. 5, S. 503. 1905.
[15]) Scott, F. H.: Journ. of physiol. Bd. 37, S. 313. 1908.
[16]) Meyer, A. L.: Americ. journ. of physiol. Bd. 45, S. 16. 1917/18.
[17]) Hill, L. u. M. Flack: Journ. of physiol. Bd. 38, Proc. LVII. 1909.

Erniedrigung der Kohlensäurespannung und entsprechende Erhöhung der Sauerstoffspannung in den Alveolen. Zu ähnlichen Ergebnissen sind HAGGARD[1])
sowie BAZETT und HALDANE[2]) gekommen. Im kühlen Kohlensäurebade beobachteten LILJESTRAND und MAGNUS[3]) unter Senkung der Rectaltemperatur
ebenfalls erniedrigte Kohlensäurespannung. Eine bisweilen sehr beträchtliche
Erniedrigung (z. B. von 36,2 auf 18,8 mm während Bauchmassage) fanden
LILJESTRAND und STENSTRÖM[4]) während Massage und passiver Bewegungen.
Wichtig ist, daß bei daran nicht gewöhnten Versuchspersonen das Atmen durch
Mundstück und Ventil Überventilation mit Senkung der alveolaren Kohlen-
säurespannung hervorrufen kann[5]). Ist an der anderen Seite ein abnormer
Widerstand bei der Atmung vorhanden, dann kann die alveolare Kohlensäure-
spannung beträchtlich ansteigen[6]).

In ganz entsprechender Weise verhält sich die Alveolarluft bei psychischer
Einwirkung. STRAUB[7]) fand bei einigen Diabetikern deutliche Herabsetzung
der alveolaren Kohlensäurespannung nach Erregung, und BECKMANN[8]) hat
ähnliche Beobachtungen sowohl bei Gesunden wie bei Patienten gemacht. Bei
einer Versuchsperson konnte man beobachten, daß die Spannung vor einer
Prüfung 8 mm niedriger war als gewöhnlich. Versuche von BECKER und OLSEN[9])
sprechen dafür, daß auch durch geistige Arbeit eine entsprechende Senkung
hervorgerufen werden kann.

In den zuletzt geschilderten Fällen ist die Senkung der alveolaren Kohlensäurespannung ein Index für die durch die Überventilation bewirkte Verminderung des Kohlensäurevorrats. Auch durch willkürlich forcierte Atmung läßt
sich, wie zahlreiche Versuche beweisen[10-16]), leicht eine bedeutende Senkung
erzielen — bis auf 12 mm ist beobachtet worden. Bei einer bestimmten Ventilation sinkt die alveolare Kohlensäurespannung mit abnehmender Geschwindigkeit. Einer Erniedrigung der alveolaren Kohlensäure um 1% entspricht bei
gewöhnlichem Barometerstande bei Männern mittleren Gewichts die Auswaschung
von etwa 1 Liter Kohlensäure[13]). Eine durch Überventilation hervorgerufene
bedeutende Erniedrigung des Kohlensäurevorrats ist mit einer ganzen Reihe

---

[1]) HAGGARD, H. W.: Journ. of biol. chem. Bd. 44, S. 131. 1920.
[2]) BAZETT, H. C. u. J. B. S. HALDANE: Journ. of physiol. Bd. 55, Proc. IV.
1921.
[3]) LILJESTRAND, G. u. R. MAGNUS: Pflügers Arch. f. d. ges. Physiol. Bd. 193, S. 527.
1922.
[4]) LILJESTRAND, G. u. N. STENSTRÖM: Skandinav. Arch. f. Physiol. Bd. 42, S. 81.
1922.
[5]) Vgl. J. LINDHARD: Pflügers Arch. f. d. ges. Physiol. Bd. 161, S. 332. 1915 und
L. SCHALL: Zeitschr. f. d. ges. exp. Med. Bd. 14, S. 332. 1921.
[6]) DAVIES, H. W., J. S. HALDANE u. J. G. PRIESTLEY: Journ. of physiol. Bd. 53, S. 60.
1919.
[7]) STRAUB, H.: Dtsch. Arch. f. klin. Med. Bd. 109. S. 223. 1913.
[8]) BECKMANN, K.: Dtsch. Arch. f. klin. Med. Bd. 117 S. 419. 1914/15.
[9]) BECKER, F. C. u. O. OLSEN: Skandinav. Arch. f. Physiol. Bd. 31, S. 81. 1914.
[10]) BEDDARD, A. P., M. S. PEMBREY u. E. I. SPRIGGS: Journ. of physiol. Bd. 31, Proc.
XLIV. 1904.
[11]) POULTON, E. P. u. J. J. S. HALDANE: Journ. of physiol. Bd. 37, S. 390.
1908.
[12]) BOOTHBY, W. M.: Journ. of physiol. Bd. 45, S. 328. 1912.
[13]) LILJESTRAND, G.: Skandinav. Arch. f. Physiol. Bd. 33, S. 153. 1916.
[14]) GRANT, S. B. u. A. GOLDMAN: Americ. journ. of physiol. Bd. 52, S. 209.
1920.
[15]) COLLIP, J. B. u. P. L. BACKUS: Americ. journ. of physiol. Bd. 51, S. 568.
1920.
[16]) DAVIES, H. W., J. B. S. HALDANE und E. L. KENNAWAY: Journ. of physiol. Bd. 54.
S. 32. 1920/21.

subjektiver und objektiver Erscheinungen verbunden[1-19]), von denen neben der Apnoe die folgenden am meisten hervortretend sind: Ameisenkribbeln und evtl. Anästhesie, Schwindel, Gesichtsröte, tonische und klonische Krämpfe sowie erhöhte mechanische Erregbarkeit (Trousseaus und Chwosteks Phänomene) sowie Verminderung der Kohlensäurekapazität des Blutes, Steigerung des Blutzuckergehalts, Herabsetzung der Kohlenhydrattoleranz, Acetonurie, verminderte Phosphat- und Ammoniakausscheidung, aber gesteigerte Alkaliausscheidung durch den Harn. Hohe alveolare Sauerstoffspannung kann diese Wirkungen z. T. verringern[7]). Erhöhung der alveolaren Kohlensäurespannung hat z. T. entgegengesetzte Wirkungen.

Die alveolare Kohlensäurespannung ändert sich, wie zuerst Hasselbalch[20]) gefunden hat, mit der Kost. Kohlenhydratfreie Diät (Fleischdiät) bewirkt eine nach einigen Tagen vorübergehende Senkung, während umgekehrt nach vegetarischer Diät eine gesteigerte Kohlensäurespannung zu verzeichnen ist. Hasselbalch hat gezeigt, daß es sich in diesen Fällen gleichzeitig mit den Änderungen der alveolaren Kohlensäurespannung um Verschiebungen des Basen-Säuregleichgewichts des Blutes handelt, so daß die cH desselben konstant bleibt. Benedict und Joslin[21]) sowie Higgins, Peabody und Fitz[22]) berichten über Senkungen der alveolaren Kohlensäurespannungen um 5—10 mm mit entsprechender Erhöhung der Sauerstoffspannung nach Eiweiß-Fettdiät während einiger Tage. In einem Falle von 31 tägigem Fasten sank die alveolare Kohlensäurespannung am 2. Tage scharf um etwa 4 mm; eine ähnliche Senkung kam am 14. Tage vor, worauf dann keine sichere Änderung mehr eintrat. Wahrscheinlich fanden sich gewöhnlich morgens etwas höhere Werte als abends[23]).

Die Nahrungsaufnahme beeinflußt die alveolare Kohlensäurespannung auch unmittelbar. Higgins[24]) fand in den ersten Stunden nach einer Mahlzeit eine

---

[1]) Speck, C.: Physiologie des menschlichen Atmens. S. 25. 1892.

[2]) Beddard ,A. P., M. S. Pembrey u. E. I. Spriggs: Journ. of physiol. Bd. 31, Proc. XLIV. 1904.

[3]) Bornstein, A. u. B. v. Gartzen: Pflügers Arch. f. d. ges. Physiol. Bd. 109, S. 628. 1905.

[4]) Poulton, E. P. u. J. S. Haldane: Journ. of physiol. Bd. 37, S. 390. 1908.

[5]) Reach, F. u. F. Röder: Biochem. Zeitschr. Bd. 22, S. 471. 1909.

[6]) Vernon, H. M.: Journ. of physiol. Bd. 38, Proc. XX. 1909.

[7]) Hill, L. u. M. Flack: Journ. of physiol. Bd. 40, S. 348 und 360. 1910.

[8]) Henderson, Y.: Americ. journ. of physiol. Bd. 25, S. 310. 1910. Vgl. auch Ozorio de Almeida, A. u. M. Ozorio: Journ. de physiol. et de pathol. gén. Bd. 15, S. 493. 1913.

[9]) Boothby, W. M.: Journ. of physiol. Bd. 45, S. 328. 1912.

[10]) Liljestrand, G., G. Wollin u. J. O. Nilsson: Skandinav. Arch. f. Physiol. Bd. 29, S. 193. 1913.

[11]) Liljestrand, G.: Skandinav. Arch. f. Physiol. Bd. 33, S. 153. 1916.

[12]) Liljestrand, G.: Skandinav. Arch. f. Physiol. Bd. 35, S. 255. 1917.

[13]) Henderson, Y. u. H. W. Haggard: Journ. of biol. chem. Bd. 33, S. 333, 345. 1918.

[14]) Leathes, J. B.: Brit. med. journ. Nr. 3058, S. 165. 1919.

[15]) Collip, J. B. u. P. L. Backus: Americ. journ. of physiol. Bd. 51, S. 568. 1920.

[16]) Grant, S. B. u. A. Goldman: Americ. journ. of physiol. Bd. 52, S. 209. 1920.

[17]) Davies, H. W., J. B. S. Haldane und E. L. Kennaway: Journ. of physiol. Bd. 54, S. 32. 1920/21.

[18]) Haldane, J. B. S., V. B. Wigglesworth und C. E. Woodrow: Proc. of the roy. soc. of London (B) Bd. 96, S. 1 und 15. 1924.

[19]) Rosett, J.: Brain Bd. 47, S. 293. 1924.

[20]) Hasselbalch, K. A.: Biochem. Zeitschr. Bd. 46, S. 403. 1912.

[21]) Benedict, F. G. und E. P. Joslin: A study of metabolism in severe diabetes. Carn. Inst. of Wash. Publ. Nr. 176, S. 126. Washington 1912.

[22]) Higgins, H. L., F. W. Peabody und R. Fitz: Journ. of med. res. Bd. 34. (New ser. Bd. 29), S. 263. 1916.

[23]) Higgins, H. L. in F. G. Benedict: A study of prolonged fasting. Carn. Inst. of Wash., Publ. Nr. 203. Washington 1915.

[24]) Higgins, H. L.: Americ. journ. of physiol. Bd. 34, S. 114. 1914.

Steigerung bis auf etwa 6 mm. Erdt[1]) hat ähnliche Beobachtungen gemacht und fand deutlich eine Tageskurve, die im wesentlichen von den Mahlzeiten abhängt. Higgins sah die Erklärung teils in aktiver Resorption, teils in einer gewissen Schläfrigkeit. Von Porges, Leimdörfer und Markovici[2]), die ähnliche Wirkung der Mahlzeiten auf die venöse Kohlensäurespannung fanden, wurde hervorgehoben, daß die Sekretion von Magensaft die Kohlensäurespannung des Blutes beeinflußt, indem dem Blut bei der Sekretion von Salzsäure saure Valenzen entzogen werden. Die Richtigkeit dieser Auffassung ist durch eine Reihe späterer Untersuchungen bestätigt worden. Dodds[3]) fand innerhalb $^1/_2$ bis $^3/_4$ Stunden nach der Nahrungsaufnahme Steigerung der alveolaren Kohlensäurespannung, die später von einer ähnlichen Senkung unter den Nüchternwert gefolgt wurde, bis dieser nach etwa 3 Stunden wieder erreicht wurde. Die primäre Steigerung war bei Achlorhydrie[4]), sowie in einem Falle, wo der größte Teil des Ventrikels entfernt worden war[3]), ebenso nach Atropinisierung der Magenschleimhaut[5]) herabgesetzt oder aufgehoben, bei Hyperchlorhydrie größer als normal[4]). Die sekundäre Senkung blieb bei einem Patienten mit Sklerose des Pankreas[6]), sowie nach Atropinapplikation im Duodenum aus. Nach Histamin und Gastrin, die eine fördernde Wirkung auf die Magensaftsekretion ausüben, sind ebenfalls vorübergehende Steigerungen der alveolaren Kohlensäurespannungen in gewissen Fällen beobachtet worden[7]).

Die Schwangerschaft geht mit einer Senkung der alveolaren (bzw. venösen) Kohlensäurespannung einher[8])[9]). Als Ursache kommt in erster Linie eine Verschiebung des Basen-Säuregleichgewichts in Betracht[10]). Durch ähnliche Verschiebungen wird die alveolare Kohlensäurespannung offenbar in vielen Krankheiten stark beeinflußt, worauf hier aber nicht näher eingegangen werden kann[11]). Weitere Beispiele entsprechender Verschiebungen geben die Steigerung der alveolaren Kohlensänrespannung bei der Alkalose nach Einnahme von Bicarbonat[12]) und die Senkung bei der Ammoniumchlorid- und Calciumchloridacidose[13])[14]).

Während der Muskelarbeit (Gehen, Laufen) fanden Haldane und Priestley mit der direkten Methode Erhöhung der alveolaren Kohlensäurespannung mit gleichzeitiger Senkung der Sauerstoffspannung. Über ähnliche Versuche berichtet Supersaxo[15]). In Versuchen von Douglas und Haldane[16]) wuchs die Kohlensäurespannung bis zu einer gewissen Grenze mit dem Gaswechsel, wenn dieser aber weiter vermehrt wurde, sank sie wieder. Die zuerst eingetretene Erhöhung der Kohlensäurespannung war im Verhältnis zur Ventilationszunahme etwa ebenso groß wie in Ruheversuchen mit Kohlensäureeinatmung.

[1]) Erdt H.: Dtsch. Arch. f. klin. Med. Bd. 117, S. 497. 1914/15.
[2]) Porges, O., Leimdörfer u. Markovici: Zeitschr. f. klin. Med. Bd. 73, S. 389. 1911.
[3]) Dodds, E. C.: Journ. of physiol. Bd. 54, S. 342. 1921.
[4]) Bennett, T. I. u. E. C. Dodds: Brit. journ. of exp. pathol. Bd. 2, S. 58. 1921.
[5]) Dodds, E. C. u. T. I. Bennett: Journ. of physiol. Bd. 55, S. 381. 1921.
[6]) Bennett, T. I. u. E. C. Dodds: Lancet Bd. 202, S. 1138. 1922.
[7]) Lim, R. K. S., A. R. Matheson und W. Schlapp: Journ. of physiol. Bd. 57, Proc. S. LII. 1923.
[8]) Hasselbalch, K. A.: Skandinav. Arch. f. Physiol. Bd. 27, S. 1. 1912.
[9]) Leimdörfer, A., J. Novak u. O. Porges: Zeitschr. f. klin. Med. Bd. 75, S. 301. 1912.
[10]) Hasselbalch, K. A. u. S. A. Gammeltoft: Biochem. Zeitschr. Bd. 68, S. 206. 1915.
[11]) Vgl. hierüber R. Staehelin: Schweiz. med. Wochenschr. Jg. 52, S. 8. 1922; sowie H. Straub: Ergebn. d. inn. Med. u. Kinderheilk. Bd. 25, S. 1. 1924.
[12]) Davies, H. W., J. B. S. Haldane und E. L. Kennaway: Journ. of physiol. Bd. 54, S. 32. 1920/21.
[13]) Haldane, J. B. S.: Journ. of physiol. Bd. 55, S. 265. 1921.
[14]) Haldane, J. B. S., R. Hill und J. M. Luck: Journ. of physiol. Bd. 57, S. 301. 1923.
[15]) Supersaxo, P.: Biochem. Zeitschr. Bd. 106, S. 56. 1920.
[16]) Douglas, C. G. u. J. S. Haldane: Journ. of physiol. Bd. 45, S. 235. 1912.

Haldane[1]) meint deshalb, daß die Ventilationssteigerung in diesen Fällen nur durch die Steigerung der alveolaren Kohlensäurespannung bedingt wird, während bei vermehrter Arbeit noch ein oder mehrere andere Faktoren mitwirken müssen. In Versuchen auf Pike's Peak zeigte sich dagegen schon bei mäßiger Arbeit Senkung der alveolaren Kohlensäurespannung, während sie bei ganz geringer Arbeit unverändert blieb[2]). Diese Ergebnisse werden mit dem relativen Sauerstoffmangel in Verbindung gebracht. Es ist nun schon früher (S. 203) hervorgehoben worden, daß die direkte Methode während der Muskelarbeit — sowie unmittelbar nach der Arbeit — leicht zu großen Fehlern Anlaß geben kann; deshalb beanspruchen die durch die indirekte Methode erhaltenen Ergebnisse hier besonderes Interesse. Zuntz und seine Mitarbeiter[3]) fanden im Tieflande die Kohlensäurespannung während Arbeit ziemlich unverändert, während sich in der Höhe eine bedeutende Senkung zeigte. Durig[4]) findet bei sich selbst eine gewisse Steigerung in der Ebene, bei seinen anderen Versuchspersonen ist während mäßiger Arbeit die Spannung unverändert. Krogh und Lindhard[5]) fanden keine oder unbedeutende Steigerung der alveolaren Kohlensäurespannung. Auch aus anderen Untersuchungen mit der indirekten Methode[6])[7]) ergibt sich, daß keine regelmäßige Steigerung vorkommt. Bisweilen ist eine kleine Steigerung vorhanden, bisweilen dagegen eine Senkung. Die Hauptsache scheint zu sein, daß die cH des Blutes mit der Größe der Arbeit in bestimmter Weise wächst[7-10]).

Unmittelbar nach anstrengender Arbeit fanden Douglas und Haldane sowie Cook und Pembrey[11]) eine bisweilen beträchtliche Steigerung der alveolaren Kohlensäurespannung. War am Ende der Arbeit „second wind" eingetreten, dann fanden die letzterwähnten Verfasser[12]) eine wesentlich kleinere Erhöhung der alveolaren Kohlensäurespannung; gleichzeitig nahm auch der respiratorische Quotient, aus den Alveolarproben berechnet, ab. Hill und Flack[13]) sahen bei Athleten unmittelbar nach maximalen Anstrengungen (Wettlauf von $^1/_2$ engl. Meile oder mehr) erniedrigte Kohlensäurespannung mit erhöhter Sauerstoffspannung in den Alveolen. Der Unterschied nach Eintritt von „second wind" gegenüber Fällen, wo ein solcher nicht eingetreten ist, könnte vielleicht erklären, daß Hough[14]), der ebenfalls mit der direkten Methode arbeitete, nach mäßiger Arbeit eine leichte Erhöhung der alveolaren Kohlensäurespannung beobachtete, während nach starker Arbeit die Kohlensäurespannung eine Senkung und die Sauerstoffspannung eine Steigerung zeigte. Mit der indirekten

---

[1]) Haldane, J. S.: Respiration. S. 30.

[2]) Douglas, C. G., J. S. Haldane, Y. Henderson u. E. C. Schneider: Phil. Transact. London (B) Bd. 203, S. 222. 1913.

[3]) Zuntz, N., A. Loewy, F. Müller u. W. Caspari: Höhenklima und Bergwanderungen. Kap. 11. Berlin 1906.

[4]) Durig, A.: Denkschr. d. mathem.-naturw. Kl. d. Akad. d. Wiss. Wien Bd. 88, S. 414. 1911.

[5]) Krogh, A. u. J. Lindhard: Journ. of physiol. Bd. 47, S. 112. 1913.

[6]) Lindhard, J.: Pflügers Arch. f. d. ges. Physiol. Bd. 161, S. 324. 1915.

[7]) Arborelius, M. u. G. Liljestrand: Skandinav. Arch. f. Physiol. Bd. 44, S. 215. 1923.

[8]) Parsons, T. R., W. Parsons u. J. Barcroft: Journ. of physiol. Bd. 53, Proc. CX. 1920.

[9]) Barcroft, J. u. Mitarbeiter: Fußnote 10, S. 206.

[10]) Vgl. auch D. P. Barr: Journ. of biol. chem. Bd. 56, S. 171. 1923.

[11]) Cook, F. u. M. S. Pembrey: Journ. of physiol. Bd. 45, S. 430. 1912/13.

[12]) Ebenso N. W. MacKeith, M. S. Pembrey, W. R. Spurrell, E. C. Warner u. H. J. W. J. Westlake: Journ. of physiol. Bd. 55, Proc. VI. 1921 sowie Proc. of the roy. soc. of London (B) Bd. 95, S. 413. 1923.

[13]) Hill, L. und M. Flack. Journ. of physiol. Bd. 36, Proc. XI. 1907/08.

[14]) Hough, T.: Americ. journ. of physiol. Bd. 30, S. 18. 1912.

Methode[1]) ergab sich von Anfang an Senkung. Einigkeit herrscht darüber, daß man mehrere Minuten nach dem Aufhören der anstrengenden Arbeit erniedrigte alveolare Kohlensäurespannung findet, die langsam zur Norm zurückkehrt[1])[2])[3]). Die Rückkehr findet nach HALDANE und QUASTEL[4]) mit konstanter Geschwindigkeit statt und wird weder von Training noch von Zufuhr von Phosphaten beeinflußt.

Eine Sonderstellung nimmt in gewissem Grade die statische Arbeit ein. Nach LINDHARD[5]) ist während solcher Arbeit in den meisten Fällen herabgesetzte Kohlensäure- und erhöhte Sauerstoffspannung gegenüber der Ruhe vorhanden. Unmittelbar nach der statischen Arbeit steigen sowohl Kohlensäure- wie Sauerstoffspannungen über die Ruhewerte.

Zusammenfassend kann man sagen, daß die alveolare Kohlensäurespannung sowohl von der aktuellen Reaktion des Blutes als von der Verteilung der basischen Valenzen zwischen verschiedenen Anionen abhängig ist. Änderungen der cH des Blutes — und also unter gewissen Bedingungen auch Änderungen der alveolaren Kohlensäurespannung — bewirken geänderte Tätigkeit des Atemzentrums. Das Endergebnis wird aber auch von anderen Reizen sowie von der wechselnden Empfindlichkeit des Atemzentrums beeinflußt.

Die Gasspannungen des Lungenblutes.

Um die Gasspannungen des durch die Lungen fließenden Blutes zu bestimmen, kann man das strömende Blut mit einem passenden Gasraum zum Diffusionsausgleich durch die Oberfläche in Verbindung bringen. Die Gasspannungen der betreffenden Luftmischung werden dabei in der Richtung verändert, daß sie sich denjenigen des Blutes nähern. Manchmal kann ein vollständiger Ausgleich erhalten werden, manchmal jedoch muß man sich damit begnügen, durch passende Wahl der Gasmischung eine bald unbedeutend höher, bald unbedeutend niedriger liegende Spannung als die des Blutes zu erhalten und so die gesuchte Spannung innerhalb enger Grenzen zu fixieren. Von PFLÜGER[6]) wurde zuerst für diesen Zweck ein besonderer Apparat, das Aerotonometer, konstruiert; später ist die Methode von BOHR[7]) und FREDERICQ[8]) verbessert worden; dann hat sie KROGH[9]) weiter ausgebaut, vor allem durch sein Mikrotonometer, bei dem der Spannungsausgleich schnell und vollständig geschieht (vgl. S. 221). BARCROFT und NAGAHASHI[10]) haben die KROGHsche Methode für Bestimmungen der Sauerstoffspannung in durch Punktion gewonnenes Menschenblut modifiziert.

Eine Vorbedingung für diese Messungen ist, daß das zu untersuchende Blut nicht im Laufe der Versuche eine beträchtliche Selbstreduktion eingeht, durch die die Sauerstoffspannung wesentlich verkleinert, die Kohlensäurespannung vergrößert werden könnte. Während Beobachtungen von PFLÜGER[11]) dafür sprachen, daß solche Selbstreduktion von bedeutendem Einfluß sein könnte,

[1]) KROGH, A. u. J. LINDHARD: Journ. of physiol. Bd. 53, S. 435. 1920.

[2]) DOUGLAS, C. G. u. J. S. HALDANE: Journ. of physiol. Bd. 38, S. 420. 1909.

[3]) CAMPBELL, J. M. H., C. G. DOUGLAS u. F. G. HOBSON: Phil. Transact. London (B) Bd. 210, S. 87. 1980.

[4]) HALDANE, J. B. S. und J. H. QUASTEL: Journ. of physiol. Bd. 59, S. 138. 1924.

[5]) LINDHARD, J.: Skandinav. Arch. f. Physiol. Bd. 40, S. 185. 1920.

[6]) STRASSBURG, G.: Pflügers Arch. f. Physiol. Bd. 6, S. 65. 1872.

[7]) BOHR, CHR.: Skandinav. Arch. f. Physiol. Bd. 2, S. 238. 1890; vgl. auch ebenda Bd. 17, S. 205. 1905.

[8]) FREDERICQ, L.: Zentralbl. f. Physiol. Bd. 7, S. 36. 1893.

[9]) KROGH, A.: Skandinav. Arch. f. Physiol. Bd. 20, S. 259. 1907/08.

[10]) BARCROFT, J. u. M. NAGAHASHI: Journ. of physiol. Bd. 55, S. 339. 1921.

[11]) PFLÜGER, E.: Zentralbl. f. d. med. Wiss. Bd. 5, S. 321 u. 722. 1867.

haben spätere Versuche mit verfeinerter Methodik gezeigt, daß sie unter normalen Verhältnissen (wenn keine Anämie vorhanden ist) zu unbedeutend ist, um die Spannungsbestimmungen merklich zu beeinflussen[1-5].

Bei den ältesten nach dem angegebenen Prinzip gefundenen Werten für die arterielle Sauerstoffspannung[6][7] ist sicherlich der vorhandene Spannungsausgleich nicht vollkommen gewesen. Fredericq[8] fand bei Hunden, die atmosphärische Luft atmeten, eine arterielle Sauerstoffspannung von etwa 90 bis 100 mm; ähnliche Werte bekam Firket[9] beim Hunde, während die entsprechenden Werte beim Kaninchen 80—100 mm betrugen. Nach Einatmen von Luft mit etwa 600—625 mm Sauerstoffpartiardruck sank beim Hunde die Sauerstoffspannung des arteriellen Blutes ziemlich beträchtlich unterhalb dieses Wertes[10]. Eine Sauerstoffspannung des arteriellen Blutes, die höher als diejenige der Alveolarluft, z. T. sogar höher als diejenige der Inspirationsluft liegt, ist von Bohr[11] sowie von Haldane und seinen Mitarbeitern gefunden worden. Aus Gründen, die im nächsten Abschnitt auseinandergesetzt werden, können diese Bestimmungen zur Zeit nicht als richtig angenommen werden; ich werde sie deshalb hier nicht ausführlicher erwähnen. Von A. und M. Krogh[12] ist gezeigt worden, daß die Sauerstoffspannung der Alveolarluft regelmäßig über der Sauerstoffspannung des arteriellen Blutes liegt, meist etwa 7—14 mm, bisweilen noch mehr.

Beim Menschen hat die Einführung der direkten Arterienpunktion von Hürter[13] — die Methodik ist später besonders von Stadie[14] ausgearbeitet worden — entsprechende Spannungsbestimmungen ermöglicht. Barcroft und Nagahashi fanden auf diese Weise bei gewöhnlichem Luftdruck 99 mm; ein ähnlicher Wert wird von Barcroft und seinen Mitarbeitern[15] gefunden, die auch bei Luftverdünnung ziemlich weitgehende Übereinstimmung zwischen den Sauerstoffspannungen des arteriellen Blutes und der Alveolarluft sahen (vgl. S. 223).

Bezüglich der arteriellen Kohlensäurespannung haben Bohr und Fredericq Werte von etwa 20 mm gefunden, während Firket etwa 30 mm fand (Überventilation?). Nach A. und M. Krogh findet sich ein sehr geringer Unterschied — im Durchschnitt 3 mm — zwischen der Kohlensäurespannung des arteriellen Blutes und der Bifurkationsluft, so daß die durchschnittliche Spannung von Blut und Alveolarluft identisch sein dürften. Diese Übereinstimmung ist von großer Bedeutung. Sie bedingt, daß wir in der Untersuchung der Alveolarluft ein Mittel haben, um die Kohlensäurespannung des Blutes zu bestimmen, das zum Atemzentrum gelangt. Zu einem ähnlichen Ergebnis wie A. und M. Krogh

---

[1] Krogh, A.: Skandinav. Arch. f. Physiol. Bd. 23, S. 193. 1909/10.

[2] Morawitz, P.: Arch. f. exp. Pathol. u. Pharmakol. Bd. 60, S. 298. 1909, sowie Dtsch. Arch. f. klin. Med. Bd. 103, S. 253. 1911.

[3] Douglas, C. G.: Journ. of physiol. Bd. 39, S. 453. 1910.

[4] Warburg, O.: Hoppe-Seylers Zeitschr. f. physiol. Chem. Bd. 66, S. 305. 1910 u. Bd. 76, S. 331. 1912.

[5] Barcroft, J., A. Cooke, H. Hartridge, T. R. u. W. Parsons: Journ. of physiol. Bd. 53, S. 450. 1919/20.

[6] Strassburg: G.: Pflügers Arch. f. Physiol. Bd. 6, S. 65. 1872.

[7] Herter, E.: Hoppe-Seylers Zeitschr. f. physiol. Chem. Bd. 3, S. 98. 1879.

[8] Fredericq, L.: Zentralbl. f. Physiol. Bd. 7, S. 36. 1893.

[9] Firket, P.: Arch. internat. de physiol. Bd. 9, S. 288. 1910.

[10] Fredericq, L.: Zentralbl. f. Physiol. Bd. 8, S. 34. 1894.

[11] Bohr, Chr.: Nagels Handb. S. 145.

[12] Krogh, A. u. M.: Skandinav. Arch. f. Physiol. Bd. 23, S. 179. 1909/10.

[13] Hürter: Dtsch. Arch. f. klin. Med. Bd. 108, S. 1. 1912.

[14] Stadie: Journ. of exp. med. Bd. 30, S. 215. 1919.

[15] Fußnote 10, S. 206.

sind CAMPBELL und POULTON[1]) bei Patienten ohne Atemnot gelangt. Die Alveolarluft wurde dabei nach HALDANE und PRIESTLEY gewonnen; die Kohlensäurespannung wurde in der Weise bestimmt, daß zuerst der Kohlensäuregehalt und dann die Spannungskurve ermittelt wurden. Aus der letzteren läßt sich dann die dem betreffenden Kohlensäuregehalt entsprechende Spannung ablesen[2]). Die Methode ist auch für Sauerstoff brauchbar, und zwar innerhalb derjenigen Teile der Spannungskurve, in denen schon eine kleine Spannungsänderung eine nicht zu unbedeutende Änderung der Sauerstoffaufnahme bewirkt, d. h. bei niedrigem Sauerstoffdruck (vgl. S. 223). Dagegen gelangten PETERS, BARR und RULE[3]) mit derselben Methode zu dem Ergebnis, daß bei zwei von drei gesunden Versuchspersonen während der Ruhe die alveolare Kohlensäurespannung 10—11 mm niedriger war als die Kohlensäurespannung des Blutes. Während Muskelarbeit wurde die Kohlensäurespannung im Anfang gesteigert gefunden, sie kehrte dann zur Norm zurück und sank nach der Arbeit unter diesen Wert[4])[5]). Die Fehlerquellen der Methode machen die Ergebnisse höchst unsicher[6]).

Zur Ermittelung der Gasspannungen des Blutes im rechten Herzen bzw. in der Arteria pulmonalis, hat man teils in derselben Weise wie oben gearbeitet, teils hat man auch die Lunge selbst als Tonometer verwendet. Dabei wurde zuerst mit Hilfe des PFLÜGERschen Lungenkatheters[7]) eine Lungenpartie abgesperrt. Damit hierbei wirklich die Gasspannungen des gemischten venösen Blutes erhalten werden, muß der Gasaustausch vom höheren zu niedrigerem Druck bis zum völligen Ausgleich stattfinden, eine Annahme, die als erwiesen betrachtet werden kann (vgl. unten S. 228). Eine weitere Voraussetzung ist, daß die Lungen selbst keinen nennenswerten Anteil am Stoffwechsel haben. Versuche von BOHR und HENRIQUES[8]) schienen zu zeigen, daß unter Umständen ziemlich erhebliche Oxydationsprozesse in den Lungen stattfinden können, durch EVANS und STARLING[9]) sowie durch HENRIQUES[10]) ist aber später nachgewiesen worden, daß die Ergebnisse durch Versuchsfehler vorgetäuscht worden waren; in Wirklichkeit ist der Stoffwechsel in den Lungen sehr unbedeutend[9]). Beim Menschen läßt sich von den beiden Methoden anscheinend nur die indirekte verwenden. LOEWY und v. SCHRÖTTER[11]) arbeiteten dabei mit Hilfe eines modifizierten Lungenkatheters. Die Methodik wurde dann zunächst von PLESCH[12]) wesentlich vereinfacht und weiterhin von FRIDERICIA[13]) verbessert. Verschiedene Modifikationen sind angegeben worden, teils um gleichzeitig die Kohlensäure- und Sauerstoffspannung zu bestimmen[14])[15]), teils um für besondere Zwecke nur

[1]) CAMPBELL, J. M. H. u. E. P. POULTON: Journ. of physiol. Bd. 54, Proc. XLIX. 1920.
[2]) HAGGARD, H. W. u. Y. HENDERSON: Journ. of biol. chem. Bd. 39, S. 163. 1919.
[3]) PETERS, J. P., D. P. BARR u. F. D. RULE: Journ. of biol. chem. Bd. 45, S. 489. 1921.
[4]) BARR, D. P. u. H. E. HIMWICH: Journ. of biol. chem. Bd. 55, S. 539. 1923.
[5]) BARR, D. P., H. E. HIMWICH u. R. P. GREEN: Journ. of biol. chem. Bd. 55, S. 495. 1923.
[6]) Vgl. G. LILJESTRAND: Jahresber. üb. d. ges. Physiol. Bd. 3, S. 267 und 269. 1924 sowie F. R. FRASER, G. GRAHAM und R. HILTON: Journ. of physiol. Bd. 59, S. 226. 1924.
[7]) WOLFFBERG, S. : Pflügers Arch. f. d. ges. Physiol. Bd. 4, S. 465. 1871.
[8]) BOHR, CHR. u. V. HENRIQUES: Arch. de physiol. (5) Bd. 9, S. 459, 590, 710, 819. 1897, sowie BOHR, CHR.: Skandinav. Arch. f. Physiol. Bd. 22, S. 221. 1909.
[9]) EVANS, C. L. u. E. H. STARLING: Journ. of physiol. Bd. 46, S. 413. 1913.
[10]) HENRIQUES, V.: Biochem. Zeitschr. Bd. 56, S. 230. 1913.
[11]) LOEWY, A. u. H. v. SCHRÖTTER: Zeitschr. f. exp. Pathol. u. Therap. Bd. 1, S. 230. 1905.
[12]) PLESCH, J.: Zeitschr. f. exp. Pathol. u. Therap. Bd. 6, S. 380. 1909.
[13]) FRIDERICIA, L. S.: Biochem. Zeitschr. Bd. 85, S. 308. 1918.
[14]) REDFIELD, A. C., V. A. BOCK u. J. C. MEAKINS: Journ. of physiol. Bd. 57, S. 76. 1922.
[15]) MEAKINS, J. u. H. W. DAVIES: Heart Bd. 9, S. 191. 1922.

die Kohlensäure[1-8]) bzw. die Sauerstoffspannung[9]) festzustellen. Da die Kohlensäure- und Sauerstoffspannungen des Blutes sich gegenseitig beeinflussen, beanspruchen in diesem Zusammenhange nur diejenigen Beobachtungen Aufmerksamkeit, bei denen gleichzeitig Kohlensäure- und Sauerstoffspannungen bestimmt wurden.

Für die venöse Sauerstoffspannung des rechten Herzens erhielt Wolffberg[10]) bei Hunden im Durchschnitt 27 mm, während Strassburg[11]) 22 mm fand. Mit dem von Fredericq angegebenen Tonometer erhielt Falloise[12]) 26 mm. In 5 Versuchen an Patienten fanden Loewy und v. Schrötter nach Spannungsausgleich 35,7—39,2 mm, Plesch bei 6 Patienten die Ruhewerte 33,5—39,6, während die entsprechenden Werte für die vier gesunden Versuchspersonen Fridericias 33,6—48,3 waren. Loewy und v. Schrötter haben in einem Versuche mit sehr geringer Muskelarbeit keine sicheren Änderungen der venösen Gasspannungen gefunden. Wie aus Fridericias Untersuchungen hervorgeht[13]), bewirkt mäßige Arbeit (etwa 200 kgm pro Min.) durchschnittlich eine Abnahme der Sauerstoffspannung um etwa 9,3 mm. Dies steht in bester Übereinstimmung mit den Ergebnissen der Ausnützung des Blutsauerstoffes während der Arbeit; nach Zuntz und Hagemann[14]) sowie nach Krogh und Lindhard[15])[16]) nimmt die Ausnützung zu.

Die Kohlensäurespannung des Blutes der Pulmonalarterie ist in Tierversuchen von Wolffberg 24, von Strassburg 41 und von Nussbaum[17]) 29,2 mm groß gefunden worden. Falloise erhielt 43 mm. Die sehr schwankenden Ergebnisse dürften auch hier auf verschiedener Kohlensäureauswaschung beruhen. Die Beobachtungen an Menschen gaben nach Loewy und v. Schrötter 37,1 bis 49,2, nach Plesch 34,0—44,8 und nach Fridericia 42,4—52,8 mm.

Die venöse Kohlensäurespannung geht im großen ganzen der arteriellen ziemlich parallel; jedoch gilt dies nicht ohne Einschränkung. Sie wird nämlich auch von der Kohlensäureproduktion und der Strömungsgeschwindigkeit des Blutes beeinflußt und ist deshalb viel weniger regelmäßig als die arterielle Kohlensäurespannung[18]). Ähnlich sind bei beiden die Veränderungen z. B. nach einer Mahlzeit[19]), im Schlaf[20]), während der Gravidität[21]).

[1]) Christiansen, J., C. G. Douglas u. J. S. Haldane: Journ. of physiol. Bd. 48, S. 244. 1914.

[2]) Boothby, W. M. u. I. Sandiford: Americ. journ. of physiol. Bd. 40, S. 457. 1916.

[3]) Sonne, C.: Dtsch. Arch. f. klin. Med. Bd. 124, S. 358. 1917/18.

[4]) Henderson, Y. u. A. L. Prince: Journ. of biol. chem. Bd. 32, S. 325. 1918.

[5]) Laurens, H.: Americ. journ. of physiol. Bd. 46, S. 147. 1918.

[6]) Liljestrand, G. u. J. Lindhard: Journ. of physiol. Bd. 53, S. 420. 1920.

[7]) Henderson, Y.: Arch. néerl. de physiol. Bd. 7, S. 378. 1922.

[8]) Loewy, A. u. G. Michel: Zeitschr. f. klin. Med. Bd. 99, S. 15. 1923.

[9]) Barcroft, J., F. J. W. Roughton u. R. Shoji: Journ. of physiol. Bd. 55, S. 371. 1921.

[10]) Wolffberg, S.: Pflügers Arch. f. d. ges. Physiol. Bd. 4, S. 465. 1871 u. Bd. 6, S. 23. 1872.

[11]) Strassburg, G.: Pflügers Arch. f. d. ges. Physiol. Bd. 6, S. 64. 1872.

[12]) Falloise, A.: Bull. de l'acad. roy. de Belgique (Cl. d. sc.) 1902, S. 582.

[13]) Fridericia, L. S.: Biochem. Zeitschr. Bd. 85, S. 308. 1918.

[14]) Zuntz, N. u. O. Hagemann: Landwirtschaftl. Jahrb. Bd. 27, Suppl. 3. 1898.

[15]) Krogh, A. u. J. Lindhard: Skandinav. Arch. f. Physiol. Bd. 27, S. 111. 1912.

[16]) Lindhard, J.: Pflügers Arch. f. d. ges. Physiol. Bd. 161, S. 233. 1915.

[17]) Nussbaum, M.: Pflügers Arch. f. d. ges. Physiol. Bd. 7, S. 296. 1873.

[18]) Erdt, H.: Dtsch. Arch. f. klin. Med. Bd. 117, S. 49. 1914/15.

[19]) Porges, O., A. Leimdörfer u. E. Markovici: Zeitschr. f. klin. Med. Bd. 73, S. 390. 1911.

[20]) Straub, H.: Dtsch. Arch. f. klin. Med. Bd. 117, S. 397. 1914/15.

[21]) Leimdörfer, A., J. Novak u. O. Porges: Zeitschr. f. klin. Med. Bd. 75, S. 301. 1912.

In den Arbeitsversuchen von FRIDERICIA nahm die venöse Kohlensäurespannung um etwa 6 mm zu[1]). Nach Muskelarbeit sahen PORGES, LEIMDÖRFER
und MARKOVICI[2]) Erhöhung der venösen Kohlensäurespannung, die nach übermäßiger Arbeit bald unter die Norm fiel, um diese erst nach längerer Zeit wieder
zu erreichen.

Mechanismus des Gasaustauschs durch die Lungen[3]).

Über die Art der Kräfte, durch die Sauerstoff und Kohlensäure durch die
Lungenwand getrieben werden, ist sehr viel gestritten worden. Zwei prinzipiell
verschiedene Auffassungen stehen einander entgegen, die kurz als die Diffusionstheorie und die Sekretionstheorie bezeichnet werden können. Während nach
der ersteren der Gasaustausch immer als Diffusionsvorgang betrachtet werden
kann, muß nach der anderen Theorie wenigstens unter besonderen Verhältnissen
neben der Diffusion eine aktive Mitwirkung seitens der Epithelien, die als Sekretion bezeichnet werden kann, angenommen werden. Von größter Bedeutung
für die vorliegende Frage ist die genaue Kenntnis der gleichzeitig vorhandenen
Gasspannungen im Lungenblute und in der Alveolarluft. Beobachtungen über
die Spannungsverhältnisse von J. J. MÜLLER[4]) veranlaßten LUDWIG zu der
Annahme, daß in den Alveolen die Kohlensäureausscheidung vom Blute durch
aktive Mitwirkung der Epithelzellen stattfände. Neue Bestimmungen wurden von
STRASSBURG[5]), WOLFFBERG[6]) und NUSSBAUM[7]) mitgeteilt, bei denen gleichzeitig Gasspannungen einerseits im arteriellen Blute oder im Blute aus der rechten
Herzkammer und andererseits in der Exspirationsluft oder der aus einem ab-
gesperrten Lungenlappen erhaltenen Gasprobe bestimmt wurden. Aus den
Ergebnissen wurde geschlossen[8]), daß der Gaswechsel durch die Lungen allein
durch Diffusion erklärt werden könnte. BOHR[9]) hat die betreffenden Untersuchungen eingehend kritisiert und gezeigt, daß sie wegen verschiedener Mängel
unmöglich als beweisend betrachtet werden können. Neuere Versuche, die
BOHR[10]) selbst mit verbesserter Methodik ausführte, ergaben in vielen Fällen
im arteriellen Blut eine höhere Sauerstoffspannung und eine niedrigere Kohlensäurespannung als in der Bifurkationsluft, weshalb eine aktive Zelltätigkeit
angenommen werden mußte. Nach FREDERICQ[11]) war aber in BOHRS Versuchen
kein vollständiger Spannungsausgleich zwischen Blut und Gasraum im Hämat-
aerometer vorhanden. Bestimmungen von FREDERICQ selbst sowie von WEIS-
GERBER[12]) umfaßten nur Spannungsbestimmungen des arteriellen Blutes (mit
dem Tonometer von FREDERICQ) und der Inspirationsluft; da aber keine gleich-
zeitigen Bestimmungen von Exspirationsluft oder Alveolarluft vorgenommen
wurden, sind die Erbebnisse wenig beweiskräftig.

---

[1]) Vgl. auch W. M. BOOTHBY, u. I. SANDIFORD: Americ. journ. of physiol. Bd. 40,
S. 457. 1916.

[2]) PORGES, O., A. LEIMDÖRFER u. E. MARKOVICI: Zeitschr. f. klin. Med. Bd. 73,
S. 301. 1911; ESSEN, H., F. KAUDERS u. O. PORGES: Dtsch. med. Wochenschr. Bd. 47,
S. 1415. 1921.

[3]) Eine eingehende historische Darstellung findet sich bei M. KROGH: Luftdiffusionen
gennem menneskets lunger. Dissert. Kopenhagen 1914.

[4]) MÜLLER, J. J.: Arb. a. d. physiol. Inst. zu Leipzig Bd. 4, S. 37. 1870.

[5]) STRASSBURG, G.: Pflügers Arch. f. d. ges. Physiol. Bd. 6, S. 64. 1872.

[6]) Fußnote 10, S. 218.   [7]) Fußnote 17, S. 218.

[8]) Vgl. z. B. L. FREDERICQ: Arch. internat. de physiol. Bd. 10, S. 391. 1910/11.

[9]) BOHR, CHR.: Nagels Handb. S. 143 ff.

[10]) BOHR, CHR.: Skandinav. Arch. f. Physiol. Bd. 2, S. 236. 1890.

[11]) FREDERICQ, L.: Zentralbl. f. Physiol. Bd. 7, S. 33. 1893. Vgl. auch G. HÜFNER:
Arch. f. (Anat. u.) Physiol. Bd. 14. S. 10. 1890.

[12]) WEISGERBER, G.: Arch. de biol. Bd. 14, S. 441. 1896.

Zu demselben Resultat wie Bohr kamen in bezug auf den Sauerstoff Haldane und Lorrain Smith[1]), welche die Verteilung des Hämoglobins zwischen Kohlenoxyd und Sauerstoff bestimmten, nachdem Luft, die sehr wenig Kohlenoxyd enthielt, bis zum Gleichgewicht eingeatmet worden war. Wenn die entsprechende Verteilung bei bekannten Spannungen von Kohlenoxyd und Sauerstoff bestimmt worden war, konnte die Sauerstoffspannung des Blutes im ersten Falle berechnet werden. Sie fanden auf diese Weise in zahlreichen Fällen die Sauerstoffspannung des arteriellen Blutes sogar höher als die der Inspirationsluft.

Bohr sah eine gewisse Analogie zwischen einer Gassekretion in den Lungen und der lange bekannten Sauerstoffsekretion in der Schwimmblase der Fische[2]). Da diese Sekretion auch nervös beein-

Abb. 50 a.

Abb. 50 a und b. Mikrotonometer nach Krogh. Die Gasblase *2* wird mit der Schraube *4* in die Röhre *3* gesogen (und zum Schluß dort analysiert). Das Blut von der Kanüle geht durch die Leitung *5, 6* und kommt als feiner Strahl durch die Mündung der Röhre *1* (s. Abb. 3b). Das Blut fließt dann durch die Röhre *7* ab, wird in dem Gefäß *10* gesammelt. Die Druckregulation geschieht mit Wasserstrahlpumpe in Verbindung mit *12* und *13*.

flußt werden kann, wurde auf Bohrs Veranlassung versucht, ähnliche Einflüsse auch auf den Lungengaswechsel festzustellen. So wurde von Maar[3]) gefunden, daß die relative Verteilung des Gaswechsels auf die beiden Lungen vom Vagustonus abhängig ist, indem Durchschneidung des einen Vagus gesteigerte Sauerstoffaufnahme und niedrigere Kohlensäureabgabe in der Lunge derselben Seite bewirkt, während Vagusreiz in umgekehrter Richtung wirksam war. Henriques[4]) hat entsprechende Untersuchungen bei Säugetieren durchgeführt und Krogh[5]) fand beim Frosche, daß die Lungenatmung stark von nervösen Einflüssen (Vagus) abhängig war, was aber nicht für die Hautatmung galt. Er meinte deshalb, daß die Hautatmung allein durch Diffusion, die Lungenatmung auch durch Sekretion stattfände.

[1]) Haldane, J. S. u. J. Lorrain Smith: Journ. of physiol. Bd. 20, S. 497. 1897 u. Bd. 22, S. 231. 1897.
[2]) Vgl. hierüber H. Winterstein in seinem Handbuch.
[3]) Maar, V.: Skandinav. Arch. f. Physiol. Bd. 13, S. 269. 1902 u. Bd. 15, S. 1. 1904.
[4]) Henriques, V.: Skandinav. Arch. f. Physiol. Bd. 4, S. 194. 1892.
[5]) Krogh, A.: Skandinav. Arch. f. Physiol. Bd. 15, S. 328. 1904.

In einer Reihe sorgfältiger Arbeiten wurde später die Frage von A. KROGH[1]), teilweise gemeinsam mit M. KROGH, nochmals behandelt. Bei Kaninchen, die mit Trachealkanüle und Respirationsventilen versehen waren, wurde die Zusammensetzung von In- und Exspirationsluft sowie die Atemfrequenz ermittelt. Am Ende des Versuches wurde der gesamte schädliche Raum von Trachea und Kanüle bestimmt, so daß die Zusammensetzung der Bifurkationsluft nach BOHR berechnet werden konnte. Außerdem wurde nach einer modifizierten HALDANE-PRIESTLEY-Methode mit Hilfe eines schmalen Katheters direkte Proben gewonnen. Gleichzeitig hiermit wurden tonometrische Bestimmungen des strömenden Blutes ausgeführt. Nach Einspritzung von Hirudin wurde das Blut von der einen Carotis in das von KROGH[2]) angegebene Mikrotonometer und dann in ein in die andere Carotis eingeführtes T-Rohr geleitet. Die oben erwähnte Unsicherheit bezüglich des Ausgleiches in dem BOHRschen Tonometer machte es notwendig, einen möglichst schnellen Ausgleich anzustreben. Dieser Ausgleich ist u. a. auch von der relativen Fläche des Gasraumes im Tonometer abhängig. Eine sehr große relative Fläche erhielt KROGH, indem er die Gasmenge sehr klein machte, nämlich nur etwa 0,004 ccm (vgl. Abb. 50). Dies hatte auch den Vorteil, daß die Größe des Gasraumes im Verhältnis zur Blutmenge sehr klein wurde, was ebenfalls den Ausgleich beschleunigt. Durch einen besonderen Mikrogasanalyseapparat[3]) konnte die Blase nach Eintritt des vollständigen Druckausgleichs (was sich durch Konstantbleiben des Volumens der Blase zeigte) analysiert werden. Der Sauerstoffgehalt der Inspirationsluft schwankte zwischen 10,35 und 20,95%, der Kohlensäuregehalt zwischen 0,05 und 4,36%. In sämtlichen Versuchen folgte die Kohlensäurespannung des arteriellen Blutes sehr weitgehend der alveolaren Kohlensäurespannung, während die Sauerstoffspannung des Blutes immer niedriger war als die alveolare Sauerstoffspannung; der Unterschied betrug im allgemeinen 7—14, bisweilen 21—28 mm. Durch diese Versuche, deren Ergebnisse jetzt als allgemein gültig gelten, ist gezeigt worden, daß unter den geprüften

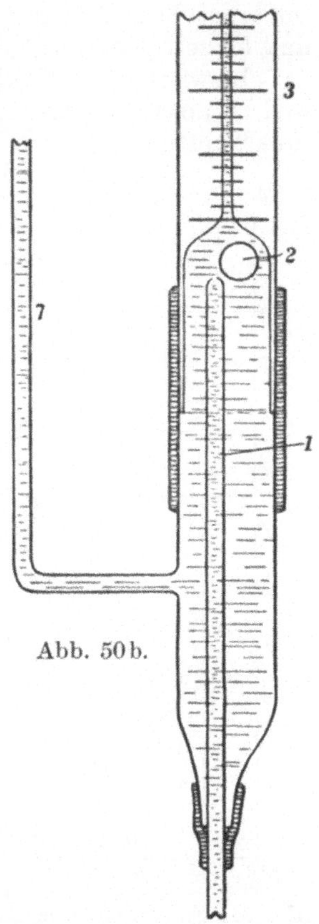

Abb. 50 b.

Verhältnissen während der Ruhe Sauerstoff und Kohlensäure in der Richtung vom höheren zum niedrigeren Druck durch die Lunge passieren (s. Abb. 51).

In anderen, gleichzeitig erschienen Arbeiten von KROGH wurde festgestellt, daß die obenerwähnten Befunde von MAAR, HENRIQUES und KROGH über die nervöse Beeinflußbarkeit des Lungengaswechsels nicht als Beweise für eine Sekretion zu verwerten sind, da die gefundenen Änderungen des Gaswechsels durch vasomotorische Einflüsse erklärt werden können. Gegen die Beobachtungen von HALDANE und SMITH können so schwere Bedenken erhoben werden, daß die Beweiskraft in hohem Grade beeinträchtigt erscheint.

Weiterhin hebt KROGH hervor, daß die anatomische Struktur der Lungenepithelzellen — mehr oder weniger dünne Platten — ebenfalls sicher für die

---

[1]) KROGH, A. u. M.: Skandinav. Arch. f. Physiol. Bd. 23, S. 178 u. 236. 1909/10, sowie KROGH, A.: ebenda S. 193, 200, 217, 224 u. 248.
[2]) KROGH, A.: Skandinav. Arch. f. Physiol. Bd. 20, S. 259. 1907/08.
[3]) KROGH, A.: Skandinav. Arch. f. Physiol. Bd. 20, S. 279. 1907/08.

Diffusion spricht, während z. B. die sauerstoffsezernierenden Zellen der Schwimmblase ein ganz anderes Aussehen besitzen. [Eine dünne Schicht von platten Zellen findet sich auch in dem sogenannten Oval der Schwimmblase und ermöglicht wahrscheinlich eine — durch besondere Einrichtung regulierbare — Herausdiffusion des Sauerstoffs[1]).]

Ebenso spricht die enge Korrelation zwischen der Alveolarluft und der Atmung (vgl. S. 204 u. ff.) in hohem Maße dafür, daß die Kohlensäurespannung im arteriellen Blut der betreffenden Alveolarspannung genau folgen muß und daß keine Spannungsunterschiede durch aktive Sekretion anzunehmen sind.

Inzwischen wurde aber die Kohlenoxydmethode verbessert und von Douglas und Haldane[2]) sowie später von Douglas, Haldane, Henderson und Schneider[3]) angewandt. Sie kamen zu dem Ergebnis, daß zwar unter gewöhnlichen

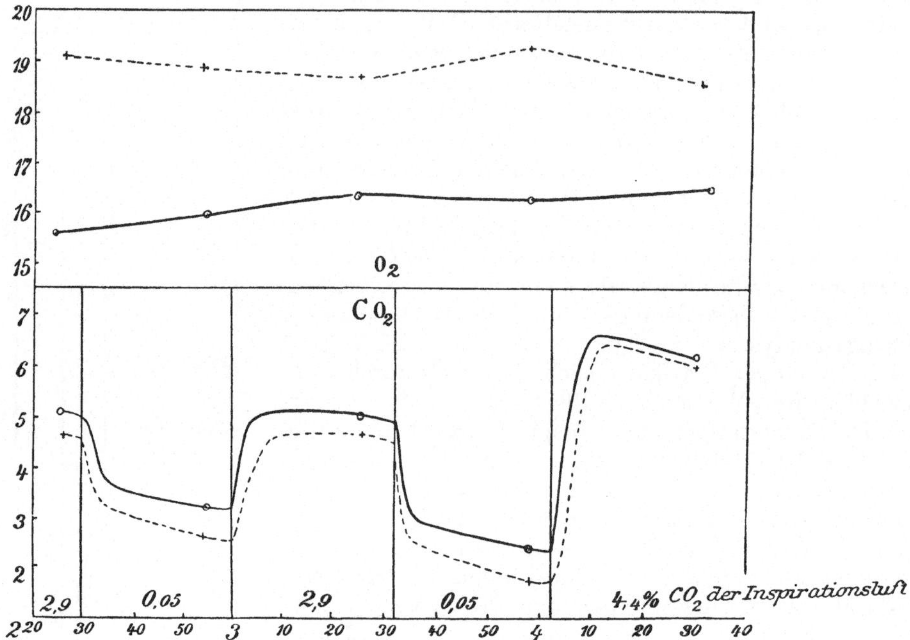

Abb. 51. Sauerstoff- und Kohlensäurespannungen in dem arteriellen Blute (——) und in der Bifurkationsluft (- - - -). Spannungen in Prozent einer Atmosphäre. Nach A. und M. Krogh.

Verhältnissen der Sauerstoff in den Alveolen höhere Spannung als im arteriellen Blut hat, daß dies aber bei Sauerstoffmangel nicht immer der Fall ist. Höhere Sauerstoffspannungen im Blute als in der Lungenluft wurden so von Douglas und Haldane bei höheren Sättigungsgraden des Hämoglobins mit Kohlenoxyd, nach Einatmen von Luft mit niedrigem Sauerstoffgehalt, sowie auch bei anstrengender Arbeit gefunden. Douglas, Haldane, Henderson und Schneider erhielten auf Pikes Peak bei akklimatisierten Versuchspersonen während der Ruhe um etwa 70% höhere Spannungswerte im Blute als in der Alveolarluft, während der Unterschied nur 8—10% betrug, wenn in derselben Höhe sauerstoffangereicherte Luft geatmet wurde. Nach den letzterwähnten Verfassern soll die Akklimatisation an das Höhenklima die Sekretionsfähigkeit der Lungenepithelzellen vermehren.

---

[1]) Vgl. J. S. Haldane: Respiration. S. 211.
[2]) Douglas, C. G. u. J. S. Haldane: Journ. of physiol. Bd. 44, S. 305. 1912.
[3]) Fußnote 2, S. 214.

Diese auffallenden Ergebnisse können aber aus mehreren Gründen nicht als annehmbar gelten. Erstens scheint die Methode überhaupt mit vielen, zum Teil schwer einzuschätzenden Fehlerquellen behaftet zu sein[1]). Bemerkenswert ist in diesem Zusammenhange, daß HARTRIDGE[2]) mit einer Modifikation derselben Methode zu ganz entgegengesetzten Resultaten kam: auch bei Sauerstoffmangel und während Muskelarbeit fand er immer höhere Sauerstoffspannung in der Alveolarluft als im arteriellen Blute. Zweitens besteht, wie M. KROGH[3]) hervorgehoben hat, ein ausgesprochener Gegensatz zwischen den von DOUGLAS, HALDANE, HENDERSON und SCHNEIDER im Höhenklima gefundenen hohen Sauerstoffspannungen des Blutes und den sehr hervortretenden Erscheinungen von Sauerstoffmangel bei den Versuchspersonen. Drittens sind mit tonometrischen Methoden neue Bestimmungen ausgeführt worden, die als entscheidend betrachtet werden müssen.

In einem Versuche an BARCROFT[4]) blieb dieser während 6 Tage einer allmählich sinkenden Sauerstoffspannung ausgesetzt (während der letzten drei Versuchstage sank die Sauerstoffspannung von 100 auf 84 mm). Am letzten Versuchstage wurde Blut aus der Radialarterie entnommen; der Sauerstoffgehalt wurde teils direkt, teils nach Equilibrierung mit der Alveolarluft der Versuchsperson bestimmt. Das Blut enthielt nach der Sättigung mit Alveolarluft mehr Sauerstoff als vorher, und zwar war der Unterschied größer während Arbeit als während Ruhe. Für die Zeit der Arbeit wurde für die alveolare Sauerstoffspannung der Wert von 55 mm gefunden, während aus der relativen Sättigung des arteriellen Blutes der Wert von 48 mm abgeleitet wurde. Zu ähnlichen Ergebnissen kamen in kurzdauernden Versuchen an Hunden C. W. und C. H. GREENE[5]). Gegen den Versuch von BARCROFT macht HALDANE[6]) geltend, daß keine oder nur unbedeutende Akklimatisierung eingetreten war, und offenbar läßt sich diese Bemerkung in verstärktem Maße gegen die Versuche von C. W. und C. H. GREENE geltend machen. Es ist deshalb von besonderem Wert, daß BARCROFT und seine Mitarbeiter[7]) in einer Höhe von 4650 m (Cerro de Pasco in Peru) direkte Spannungsbestimmungen im arteriellen Blut und in Alveolarluftproben nicht nur bei den Mitgliedern der Expedition, sondern auch bei dort wohnhaften und zweifellos akklimatisierten Menschen ausgeführt haben. Die arterielle Sauerstoffspannung des Blutes wurde nach der erwähnten Modifikation des KROGHschen Tonometers bestimmt. Außerdem wurde die relative Sauerstoffsättigung des Blutes ermittelt. Es stellte sich bei diesen Versuchen heraus, daß nie große Unterschiede zwischen den Sauerstoffspannungen des Blutes und der Alveolarluft vorhanden waren. Von den hohen Spannungswerten des Blutes, die DOUGLAS, HALDANE, HENDERSON und SCHNEIDER gefunden hatten, sahen sie nichts. In Übereinstimmung hierzu zeigte sich auch bei den Eingeborenen eine auffallend niedrige relative Sauerstoffsättigung des arteriellen Blutes (82—86%).

Die Gasdiffusion durch die Lungen.

Der Umstand, daß die Gase immer in der Richtung von Stellen höheren zu Stellen niedrigeren Druckes durch die Lungen gehen, ist noch kein Beweis dafür, daß der Gaswechsel nach einfachen physikalischen Gesetzen erklärt werden

---

[1]) Vgl. J. BARCROFT: The respiratory function of the blood. S. 202. Cambridge 1914.
[2]) HARTRIDGE, H.: Journ. of physiol. Bd. 45, S. 170. 1912.
[3]) KROGH, M.: Journ. of physiol. Bd. 49, S. 271. 1915.
[4]) BARCROTF, J., A. COOKE, H. HARTRIDGE, T. R. u. W. PARSONS: Journ. of physiol. Bd. 53, S. 450. 1919/20.
[5]) GREENE, C. W. u. C. H.: Journ. of biol. chem. Bd. 52, S. 137. 1922.
[6]) HALDANE, J. S.: Respiration. S. 255.   [7]) Fußnote 10, S. 206.

kann; dazu muß auch festgestellt werden, ob die quantitativen Verhältnisse mit einer solchen Auffassung übereinstimmen. Es ist mit anderen Worten zu untersuchen, ob der vorhandene Spannungsunterschied genügt, um diejenigen Gasmengen hindurch zu befördern, die unter verschiedenen Bedingungen wirklich hindurchgehen.

Für die Verbreitung eines Salzes in einem Lösungsmittel gilt nach Fick[1] ein Gesetz analog dem von Fourier für die Wärmeleitung gefundenen. Die hindurchdiffundierende Salzmenge (S) ist danach dem Querschnitt (q) und dem Konzentrationsunterschied $(C_2 - C_1)$ direkt proportional und der Länge l der Schicht umgekehrt proportional. Es wird also, wenn die Atmosphäre als Einheit des Druckes gebraucht wird,

$$S = k \frac{q}{l} \frac{(C_2 - C_1)}{760}.$$

Nach Versuchen mit capillaren Röhren, wobei Flüssigkeitsbewegungen keine wesentliche Rolle spielen, ist, wie Stefan[2] zeigte, das Gesetz auch für Gase gültig. Nach Graham[3] verhalten sich außerdem die Diffusionsgeschwindigkeiten zweier Gase, die durch poröse Körper diffundieren, wie die Quadratwurzeln aus den Dichten. In Übereinstimmung hiermit fand Exner[4], der die relativen Diffusionsgeschwindigkeiten von Gasen durch Seifenlamellen bestimmte, daß sie sich wie $\alpha/\sqrt{m}$ verhalten, wenn α der Absorptionskoeffizient und m die Dichte des Gases ist. Pranghe[5] hat dies für Seifenlamellen, nicht aber für Lamellen aus Leinöl bestätigt gefunden. Hüfner[6] hat bei Diffusion von Gas durch Wasser — es wurden die Hohlräume des porösen Minerals Hydrophan mit Wasser gefüllt — Ergebnisse erhalten, die mit den Erfahrungen von Stefan und Exner übereinstimmen; außerdem hat er die absoluten Werte der Diffusion für einige Gase ermittelt. Wroblewski[7] konnte für Kautschuk das Exnersche Gesetz nur annähernd bestätigen. Nach Hagenbach[8] ist es auch für 20proz. Gelatine nur annähernd richtig. (Für Sauerstoff fand er eine außerordentliche Abweichung [Sauerstoffverbrauch der geprüften Gelatine?], während Krogh[9] auch für diesen Werte erhielt, die gut mit den allgemeinen Ergebnissen Hagenbachs übereinstimmen.)

Nach den vorliegenden Untersuchungen dürfte deshalb die folgende Formel wenigstens annähernd gelten:

$$S = k \cdot \frac{(C_2 - C_1) \cdot q \cdot t}{760 \cdot l \cdot \sqrt{m}}.$$

Hüfner benutzt den Diffusionskoeffizienten als Konstante. Diese entspricht $k/\sqrt{m}$ und ist das in 24 Stunden durch die Fläche von 1 qcm und Schichtdicke von 1 cm bei 760 mm Druckdifferenz hindurchdiffundierte Gas, dividiert durch den Absorptionskoeffizienten. Die hindurchdiffundierte Menge erhält man also durch Multiplikation mit dem Absorptionskoeffizienten. Da aber dieser für die tierischen Membranen oft unbekannt ist, erscheint es besser, wie

[1] Fick, A.: Poggend. Ann. Bd. 94, S. 59. 1854.
[2] Stefan, J.: Sitzungsber. d. Akad. d. Wiss. zu Wien (Kl. II) Bd. 77, S. 371. 1879.
[3] Graham, T.: Phil. Transact. London Bd. 151, S. 183. 1861.
[4] Exner, F.: Ann. d. Physik u. Chem. Bd. 155, S. 321 u. 443. 1875.
[5] Pranghe, J.: Inaug.-Dissert., Beibl. z. d. Ann. d. Physik u. Chem. Bd. 2, S. 202. 1878
[6] Hüfner, G.: Ann. d. Physik u. Chem., N. F. Bd. 60, S. 134. 1897.
[7] Wroblewski, S. v.: Wiedem. Ann. Bd. 2, S. 481. 1877.
[8] Hagenbach, A.: Ann. d. Physik u. Chem. N. F. Bd. 65, S. 673. 1898.
[9] Krogh, A.: Journ. of physiol Bd. 52, S. 391. 1919.

Krogh mit der Diffusionskonstante zu rechnen, unter welcher die Gasmenge verstanden wird, die bei 760 mm Druckdifferenz in 1 Min. durch einen Körper von einer Fläche von 1 qcm und einer Dicke von 0,001 mm geht. Bei steigender Temperatur nimmt trotz Abnahme des Absorptionskoeffizienten die Diffusion zu, wahrscheinlich wegen Abnahme der inneren Reibung. Für jeden Grad über 20° beträgt die Steigerung der Diffusion etwa 1% des Wertes von 20° (Krogh). Werte für Diffusionskoeffizienten und Diffusionskonstanten findet man in den angeführten Arbeiten.

Hüfner[1]) hat nun versucht, die Diffusion durch die Lunge zu berechnen. Er nimmt — ohne dafür einen genügenden Grund anzugeben — an, daß die Diffusion durch das Lungengewebe 10 mal langsamer vor sich geht als durch Wasser; er schätzt die Lungenoberfläche auf 70—140 qm und die durchschnittlich zu diffundierende Strecke durch Alveolarwand und Capillarwand auf 0,0004 cm. Da der Diffusionskoeffizient des Sauerstoffs bei 37° etwa 1,68 ist, ergibt sich bei einem Druckunterschied von 110 mm und einem Absorptionskoeffizienten des Sauerstoffs von 0,0245 die pro 24 Stunden hindurchdiffundierende Sauerstoffmenge zu $\dfrac{1,68 \cdot 0,0245 \cdot 110 \cdot 700,000}{760 \cdot 0,0004 \cdot 10}$ ccm und entsprechend pro Min. 724 ccm bzw. — bei einer Lungenoberfläche von 140 qm — 1448 ccm. Die Diffusion allein wäre demnach in vielen Fällen nicht imstande, den Sauerstofftransport durch die Lungen zu erklären. Für die Kohlensäure dagegen fand Hüfner in entsprechender Weise, daß nur ein sehr unbedeutender Druckunterschied nötig ist, um die für die Ruhe angegebene Kohlensäuremenge hindurchdiffundieren zu lassen.

Eine ähnliche Berechnung haben Zuntz und Loewy[2])[3]) ausgeführt. Sie benutzen für die gesamte respiratorische Lungenoberfläche den Wert von 90 qm[4]), für die mittlere Weglänge ebenfalls 0,004 mm. Dagegen sind sie auf Grund von Versuchen an überlebenden Froschlungen zu dem Ergebnis gekommen, daß im Gegensatz zu der Annahme von Hüfner die Permeabilität der Alveolarwände für Gase sogar etwa zweimal so groß ist als für Wasser. Sie berechnen hieraus die Sauerstoffdiffusion zu 254 ccm pro Min. und mm Spannungsdifferenz. Bohr[5]) hat die Berechnung von Zuntz und Loewy eingehend kritisiert und hervorgehoben, daß die Unsicherheit bezüglich der Dicke der Alveolarwände beim Frosch und Menschen sowie der Lungenoberfäche beim Menschen sehr groß ist. Es mag hinzugefügt werden, daß neuere Messungen[6]) nur etwa die halbe Größe der älteren Werte[4])[7]) für die Lungenoberfläche ergeben haben. Aber auch das gefundene hohe Diffusionsvermögen durch das Lungengewebe bedarf einer Nachprüfung. Bemerkenswert ist, daß Krogh bei seinen Messungen über die Diffusionskonstanten verschiedener tierischer Gewebe (Muskel, Bindegewebe) nur 34—41% des Wertes für Wasser fand.

Nach Bohr[8])[9]) bedingt das Eindringen eines Gases in eine Flüssigkeit an und für sich einen gewissen Energieverbrauch. Wenn g die pro Min. eindringende Gasmenge, s die Oberfläche und p der Druck des Gases ist, so gilt die Gleichung:

$$g = \frac{s \cdot \gamma \cdot p}{760}.$$

[1]) Hüfner, G.:, G. Arch. f. (Anat. u.) Physiol. Bd. 21, S. 122. 1897.
[2]) Loewy, A. u. N. Zuntz: Arch. f. (Anat. u.) Physiol. Bd. 28, S. 182. 1904.
[3]) Loewy, A.: Oppenheimers Handb. S. 105.
[4]) Zuntz, N.: Herrmanns Handb. S. 90.
[5]) Bohr, Chr.: Skandinav. Arch. f. Physiol. Bd. 22, S. 246. 1909.
[6]) Willson, H. G.: Americ. journ. of anat. Bd. 30, S. 267. 1922.
[7]) Aeby, Chr.: Bronchialbaum der Säugetiere und des Menschen. Leipzig 1880, S. 90.
[8]) Bohr, Chr.: Ann. d. Physik u. Chem. N. F. Bd. 68, S. 500. 1899.
[9]) Bohr, Chr.: Nagels Handb. S. 141.

Die Konstante γ wird als Invasionskoeffizient bezeichnet. Kennt man nun g, s und γ, dann läßt sich berechnen, wie groß der Druckunterschied eines Gases in der Alveolarluft und in der an diese anstoßenden Schicht der Lungenoberfläche ist. Bohr kam in dieser Weise zu dem Ergebnis, daß die betreffende Druckdifferenz für das Eindringen von Sauerstoff bei relativer Ruhe 29 mm betrug und bei vermehrter Sauerstoffaufnahme proportional derselben stieg. Es wäre also der totale Druckunterschied zwischen Alveolarluft und Blut um diese Größe zu verkleinern, um den für die eigentliche Diffusion verfügbaren Druck zu erhalten. Spätere Untersuchungen[1] [2] haben indessen gezeigt, daß der von Bohr zuerst gefundene Invasionskoeffizient wesentlich zu klein war, und nach den neuesten Erfahrungen Kroghs[3] verläuft die Invasion so schnell, daß man sie bei Berechnungen über die Geschwindigkeit der Gasabsorption in tierischen Flüssigkeiten und Membranen vernachlässigen kann.

Die Unsicherheit in bezug auf die Berechnungen der Diffusion hat dazu Anlaß gegeben, die Größe der Diffusion durch die Lungen in direkten Versuchen zu ermitteln. Bohr[4] hat für diesen Zweck Kohlenoxyd gebraucht. Es liegt kein Grund zu der Annahme vor, daß Kohlenoxyd nicht durch Diffusion allein aufgenommen wird. Die Anwendung dieses Gases bietet besondere Vorteile, vor allem weil wegen der großen Affinität des Hämoglobins zu Kohlenoxyd bei relativ niedriger Spannung große Mengen aufgenommen werden können. In länger dauernden Beobachtungen läßt sich die Kohlenoxydspannung des Blutes aus der relativen Sättigung des Hämoglobins mit Kohlenoxyd berechnen, in kurzdauernden kann sie gleich Null gesetzt werden. Die entsprechende Spannung in der Alveolarluft läßt sich, wie gewöhnlich, indirekt durch Rechnung oder direkt nach Haldane feststellen. Bohr benutzte anfangs zu seinen Berechnungen Versuche, die Gréhant[5] sowie Haldane[6] zu anderen Zwecken ausgeführt hatten, später hat er selbst besondere Versuche mit Kaninchen[7] sowie mit Menschen[8] angestellt. Die Methodik ist von A. und M. Krogh[9] weiter entwickelt worden. Sie fanden mit zwei verschiedenen Methoden bei derselben Versuchsperson, daß pro Min. und mm Druckdifferenz 17—20 ccm Kohlenoxyd durch die Lungen gingen. (Da Oberfläche und Dicke der Wände nicht sicher bekannt sind, kann die Diffusionskonstante nicht nach der S. 225 gegebenen Definition ermittelt werden. Man hat aber den Namen Diffusionskonstante auch bei der Lunge gebraucht, indem hier darunter diejenige Gasmenge verstanden wird, die bei 1 mm Druckdifferenz in einer Minute durch die gesamte Lungenoberfläche geht.) Später hat Frau Krogh[10] Mitteilungen über eine Reihe Bestimmungen bei verschiedenen Individuen gemacht. Es wurde ein tiefer Atemzug Luft mit wenig Kohlenoxyd eingeatmet, dann wurde nach kurzer Zeit ausgeatmet und eine Alveolarprobe entnommen, nach kurzem Anhalten des Atems wieder ausgeatmet und eine zweite Alveolarprobe entnommen. Aus den Alveolarproben ergab sich die alveolare Kohlenoxydspannung am Anfang und Ende des Versuches. Haldane[11] glaubt, daß die Luft nicht gleichmäßig gemischt

[1] Bohr, Chr.: Skandinav. Arch. f. Physiol. Bd. 22, S. 252. 1909.
[2] Krogh, A.: Skandinav. Arch. f. Physiol. Bd. 23, S. 224. 1909/10.
[3] Krogh, A.: Journ. of physiol. Bd. 52, S. 403. 1919.
[4] Bohr, Chr.: Skandinav. Arch. f. Physiol. Bd. 22, S. 261. 1909.
[5] Gréhant, N.: Arch. d. physiol. (5) Bd. 10, S. 315. 1898.
[6] Haldane, J. S.: Journ. of physiol. Bd. 25, S. 225. 1900.
[7] Bohr, Chr.: Zentralbl. f. Physiol. Bd. 23, S. 243. 1909.
[8] Bohr, Chr.: Zentralbl. f. Physiol. Bd. 23, S. 374. 1909.
[9] Krogh, A. u. M.: Skandinav. Arch. f. Physiol. Bd. 23, S. 236. 1909/10.
[10] Krogh, M.: Journ. of physiol. Bd. 49, S. 271. 1915.
[11] Haldane, J. S.: Respiration. S. 246.

wird und betrachtet deshalb die Resultate als nicht zuverlässig. Wie vorher erwähnt, hat die Alveolarluft wahrscheinlich keine ganz gleichmäßige Zusammensetzung; hierdurch könnte ein gewisser Fehler entstehen. Daß dieser aber belanglos ist, kann man daraus ersehen, daß die neue Methode mit der eben erwähnten Versuchsperson denselben — ungewöhnlich niedrigen — Wert gab wie die beiden älteren. Außerdem wurde keine Änderung in den Ergebnissen erhalten, wenn 2—3 mal mit demselben Luftgemisch hin und her geatmet wurde[1]). Aus den gefundenen Werten für die Kohlenoxyddiffusionskonstante der Lungen wurde der entsprechende Wert für den Sauerstoff nach der Gleichung

$$d_{O_2} = d_{CO} \frac{0{,}0242 \cdot \sqrt{28}}{0{,}0184 \cdot \sqrt{32}} = d_{CO} \cdot 1{,}23$$

erhalten, wobei angenommen wird, daß die Absorptionskoeffizienten für Kohlenoxyd und Sauerstoff in dem Lungengewebe dasselbe Verhältnis wie in Wasser haben. Für Kohlensäure wird in entsprechender Weise $d_{CO_2} = d_{CO} \cdot 24{,}6$ gefunden.

Beobachtungen wurden an Kindern wie an Erwachsenen gemacht. Für die Sauerstoffdiffusionskonstante wurden bei erwachsenen Männern während Ruhe Werte zwischen 23 und 43 und während Arbeit zwischen 37 und 56 gefunden. Die Diffusionskonstante ist bis zu einer gewissen Grenze von dem Lungenvolumen unabhängig, steigt aber dann proportional dem Volumen; die Steigerung während der Arbeit ist außerdem auch von Änderungen im Blutstrom bedingt. Eine Andeutung einer Steigerung der Diffusionskonstante im Höhenklima beobachteten BARCROFT und seine Mitarbeiter[2]) [3]) (die auch bei Versuchspersonen, die in der Höhe wohnten, auffallend hohe Werte [41,5—65,3] für die Sauerstoffdiffusionskonstante während der Ruhe erhielten).

M. KROGH hat mit den von ihr gefundenen Werten für die Sauerstoffdiffusionskonstante geprüft, wie weit die während stärkster Muskelarbeit bei gewöhnlichem Barometerstande beobachtete maximale Sauerstoffaufnahme (3760 ccm pro Min.) bzw. ob überhaupt die Höchstleistungen bei Luftverdünnung mit der Diffusionstheorie vereinbar sind. Die Sauerstoffspannung der Alveolarluft wird dabei nach BOHRS Formel berechnet und die mittlere Sauerstoffspannungsdifferenz zwischen Blut und Alveolarluft wird nach dem von BOHR[4]) angegebenen Verfahren graphisch integriert. Sie findet, daß in beiden erwähnten Fällen die Diffusion allein genügen muß.

Nun ist zwar kürzlich eine Sauerstoffaufnahme von 4175 ccm pro Min. beobachtet worden[5]), und bei der Himalayabesteigung ist man ohne Sauerstoffapparate bis zu 8225 m (dem entsprechen 277 mm) hinaufgelangt[6]). Dabei kommen aber folgende Umstände in Betracht: Nach O'BRIEN und PARKER[7]) ist die Löslichkeit des Kohlenoxyds in Serum oder Plasma nur etwa 70% der Löslichkeit in Wasser, während nach BOHR[8]) die Löslichkeit des Sauerstoffs im Plasma 97,5% des Wertes für Wasser beträgt. Nimmt man an, daß die beiden Gase sich im Lungengewebe in demselben Verhältnis wie im Plasma lösen, dann muß die für den Sauerstoff berechnete Diffusionskonstante um etwa 27% zu

---

[1]) KROGH, M.: Journ. of physiol. Bd. 49, S. 297. 1915.
[2]) HARROP, G.: Proc. of the soc. f. exp. biol. a. med. Bd. 19, S. 279. 1922.
[3]) Fußnote 10, S. 206.
[4]) BOHR, CHR.: Skandinav. Arch. f. Physiol. Bd. 22, S. 251. 1909.
[5]) Fußnote 3, S. 193.
[6]) The geograph. journ. Bd. 62, S. 1. 1923.
[7]) O'BRIEN, H. R. u. W. L. PARKER: Journ. of biol. chem. Bd. 50, S. 289. 1922.
[8]) BOHR, CHR.: Nagels Handb. S. 62.

niedrig sein. Damit steht in guter Übereinstimmung, daß Krogh[1]) bei Versuchen mit Bindegewebe und Muskelgewebe einen Wert für die Kohlenoxyddiffusion erhielt, der im Vergleich zu der direkt beobachteten Sauerstoffdiffusion etwa 20% niedriger war, als es die Berechnung aus den Absorptionskoeffizienten im Wasser hatte erwarten lassen. Außerdem geht aus den Untersuchungen von Hartridge und Roughton[2]) hervor, daß die Bindung des Kohlenoxyds zum Hämoglobin relativ langsam vor sich geht, so daß in den Diffusionsbestimmungen nach der Kohlenoxydmethode ein gewisser Kohlenoxyddruck im Blutplasma im Laufe des Versuchs wahrscheinlich vorhanden gewesen ist (die Sauerstoffbindung geht viel schneller). Auch hierdurch wird der gefundene Wert für die Diffusionskonstante zu niedrig.

Für das Höhenklima sind inzwischen wichtige Beobachtungen von Barcroft und seinen Mitarbeitern gemacht worden, aus denen hervorgeht, daß außer den früher bekannten Akklimatisationserscheinungen (gesteigerte Ventilation, vermehrte Hämoglobinmenge) auch eine Änderung der Sauerstoffsättigungskurve des Blutes eintritt, so daß hier schon bei niedrigerem Druck als bei Meereshöhe eine bestimmte Sättigung vorhanden ist. Vielleicht kommt außerdem, wie oben erwähnt, eine Erhöhung der Sauerstoffdiffusionskonstante hinzu. Zu erwähnen ist noch, daß die Arbeit in der Höhe oft einen deutlich spasmodischen Charakter bekommt, d. h. in ganz kurzen Perioden mit dazwischengeschalteten relativen Ruhepausen ausgeführt wird; infolgedessen kann die nötige Sauerstoffmenge zum Teil nach der Arbeit aufgenommen werden. Von besonderem Interesse ist, daß auf der Peru-Expedition ein deutlicher Zusammenhang zwischen niedrigen Diffusionskonstanten und ausgeprägten Erscheinungen von Bergkrankheit vorhanden war.

In dem oben (S. 223) erwähnten Arbeitsversuch beobachteten Barcroft, Cooke, Hartridge, T. R. und W. Parsons eine Sauerstoffaufnahme von 750 ccm pro Min. Da sie einen Spannungsunterschied zwischen Alveolarluft und arteriellem Blut von 7 mm fanden, berechnen sie eine Diffusionskonstante von $\dfrac{750}{7}$, d. h. etwa 100, also bedeutend größer, als die oben angeführten Beobachtungen zeigen. Abgesehen davon, daß der Spannungsunterschied höchst unsicher ist (die Alveolarluftprobe, die nach Haldane genommen wurde, dürfte wahrscheinlich einen zu niedrigen Wert für den Sauerstoff gegeben haben), muß der betreffende Wert wesentlich zu hoch sein, weil mit dem mittleren Spannungsunterschied zwischen Alveolarluft und Lungenblut nicht gerechnet wurde.

Zusammenfassend läßt sich also sagen, daß zur Zeit keine Tatsachen über die Sauerstoffaufnahme durch die Lungen bekannt sind, die nicht mit der Diffusionstheorie vereinbar wären.

Für die Kohlensäure wurde erwähnt, daß ein sehr kleiner Druckunterschied genügt, um die Diffusion derselben zu bewirken. Bohr[3]) hat hervorgehoben, daß die Diffusion der Kohlensäure so schnell vor sich geht, daß nach der Diffusionstheorie völliger Ausgleich zwischen den Kohlensäurespannungen des Blutes und der Alveolarluft eintreten muß. Daß dies auch tatsächlich der Fall ist, geht aus den früher mitgeteilten Untersuchungen von A. und M. Krogh hervor. Es liegt zur Zeit kein Grund vor, eine aktive Mitwirkung der Epithelzellen in Form einer Sekretion anzunehmen. Dagegen kann die Sauerstoffsättigung des Hämo-

---

[1]) Krogh, A.: Journ. of physiol. Bd. 52, S. 391. 1919.
[2]) Hartridge, H. und F. J. W. Roughton: Proc. of the roy. soc. of London (B) Bd. 94, S. 336. 1923 und ibid. (A) Bd. 104, S. 395. 1923.
[3]) Bohr, Chr.: Skandinav. Arch. f. Physiol. Bd. 22, S. 274. 1909.

globins in der Lunge dazu beitragen, daß die Kohlensäure herausdiffundiert, indem das Oxyhämoglobin als stärkere Säure als das reduzierte Hämoglobin die Kohlensäurespannung des Blutes erhöht (vgl. das Kapitel Blutgase).

Daß auch andere in der Lunge lösliche Gase mittels Diffusion durch die Lungenwand befördert werden, ist sehr wahrscheinlich. Bezüglich der indifferenten narkotischen Mittel hat Cushny[1]) diese Auffassung gestützt, und Widmark[2]) hat für das Aceton festgestellt, daß es sich um einen Diffusionsprozeß handelt [von Briggs und Shaffer[3]) bestätigt]. Nach den Untersuchungen von Magnus[4]) schien die Lunge merkwürdigerweise für Ammoniak undurchgängig zu sein, spätere Untersuchungen[5])[6]) haben indessen gezeigt, daß sie auch für Ammoniak in beiden Richtungen permeabel ist.

---

[1]) Cushny, A.: Journ. of physiol.. Bd. 40, S. 17. 1910.
[2]) Widmark, E.: Biochem. journ. Bd. 14, S. 379. 1920.
[3]) Briggs, A. P. und, P. A. Shaffer: Journ. of biol. chem. Bd. 48, S. 413. 1921.
[4]) Magnus, R.: Arch. f. d. exp. Pathol. u. Pharmakol. Bd. 48, S. 100. 1902.
[5]) Lipschitz, W.: Pflügers Arch. f. d. ges. Physiol. Bd. 176, S. 1. 1919.
[6]) Liljestrand, G., C. de Lind u. R. Magnus: Pflügers Arch. f. d. ges. Physiol. Bd. 196, S. 247. 1922.

Regulation der Atmung.

Von

GUSTAV BAYER

Innsbruck.

Mit 11 Abbildungen.

Zusammenfassende Darstellungen.

BORUTTAU, H.: Die Atembewegungen und ihre Innervation, in Nagels Handb. d. Physiol. d. Menschen, Bd. I. Braunschweig 1909. — LANGENDORFF, O.: Medulla oblongata. Ebenda, Bd. IV. — SCHENK, F.: Innervation der Atmung. Ergebn. d. Physiol. Jg. 7, 1908. — BAGLIONI, S.: Zur vergleichenden Physiologie der Atembewegungen der Wirbeltiere. Ebenda, Jg. 11. 1911. — DOUGLAS, C. GORDON: Die Regulation der Atmung beim Menschen. Ebenda, Jg. 14. 1914. — BABÁK, EDWARD: Die Mechanik und Innervation der Atmung, in Wintersteins Handb. d. vergleich. Physiol. Bd. I, 2. Hälfte. Jena 1914—1921. — HALDANE, J. S.: Respiration. New Haven, Yale university press 1923.

I. Das Atemzentrum.

Die schon GALEN[1]) bekannte Tatsache, daß die Abtrennung des Gehirns vom Halsmark die Atembewegungen des Thorax und des Zwerchfelles unter gewöhnlichen Umständen dauernd still stellt, während die akzessorischen Atembewegungen im Bereiche der von Hirnnerven versorgten akzessorischen Atemmuskel noch fortgehen, weist eindringlich auf die führende Rolle, die das Kopfmark beim Atmungsvorgang spielt, hin.

Andererseits können unter besonderen Versuchsbedingungen auch nach Abschaltung des Kopfmarkes die vom Rückenmark innervierten Atmungsapparate noch einigermaßen rhythmisch arbeiten, so daß also auch den spinalen Kernen der Atemmuskel die Fähigkeit rhythmischer Reizaussendung nicht ganz mangelt. Dementsprechend sollen im folgenden die Leistungen des Kopfmarkes einerseits und des Hals- und Brustmarkes andererseits hinsichtlich der Atmungsinnervation gesondert betrachtet werden.

Die anatomische Lokalisation des bulbären Atemzentrums.

Die durch LE GALLOIS und·besonders durch FLOURENS inaugurierten Untersuchungen über die Lage des bulbären Atemzentrums wurden durch GAD und seine Mitarbeiter MARINESCU und ARNHEIM insofern zu einem gewissen Abschluß gebracht, als durch ihre Untersuchungen (schrittweise Abtragung der Substanz der Oblongata durch chemische Ätzung, Kauterisation oder Absaugung und durch Reizversuche mit in die Oblongata eingestochenen feinen Nadelelektroden) der sichere Nachweis erbracht worden war, daß das Atemzentrum in

---

[1]) GALEN: De anat. administr. lib. VIII, cap. IX.

der Formatio reticularis der Rautengrube zu lokalisieren sei, beim Kaninchen
nur in die mehr lateral gelegene Formatio reticularis grisea, bei der Katze auch
in die recht zellreiche Formatio reticularis alba, medial von der Hypoglossus-
wurzel. FLOURENS' Noeud vital ist demnach nicht als Atemzentrum aufzufassen, der durch seine Verletzung bedingte Atemstillstand kommt z. T. durch
Hemmung und zum Teil durch Leitungsunterbrechung zustande. Ebensowenig

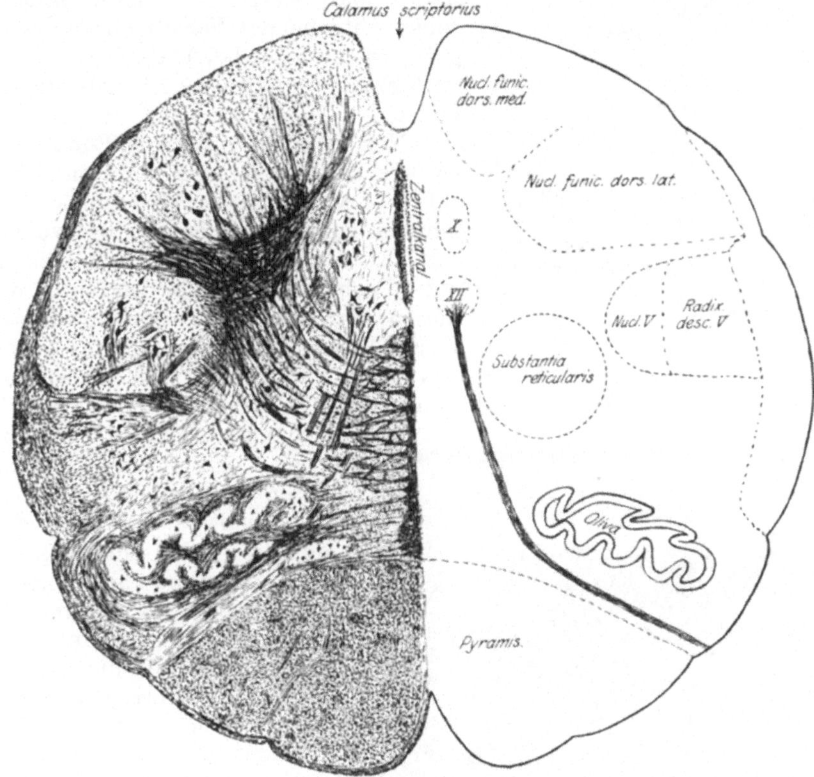

Abb. 52. Querschnitt durch die Medulla oblongata im Bereich des Atemzentrums.

verdienen die verschiedenen von HOLM, MISLAWSKI, GIERKE usw. als Atemzentrum bezeichneten Gebiete die ihnen zugeschriebene Bedeutung, wenn es
sich auch um z. T. für den Atmungsvorgang wichtige Regionen handelt.

ARNHEIM begrenzte das für die Atmungskoordination in Betracht kommende
Gebiet nach vorne am hinteren Rande des Facialiskernes, caudalwärts weniger
scharf etwas unter dem Calamus scriptorius. Die in Betracht kommenden Gebiete liegen ziemlich tief unter dem Boden der Rautengrube in der Substanz
der Oblongata. Ausrottung führt zum sofortigen Atemstillstand, elektrische
Reizung schon beim Schwellenwert zur Beschleunigung der Respiration.

Die experimentell vorzüglich fundierte Lehre von der führenden, koordi-
nierenden und regulierenden Rolle des bulbären Atemzentrums im Sinne GADS
behauptete sich bis zum heutigen Tage trotz der zahlreichen Einwände, die
insbesondere LANGENDORFF *gegen* die Notwendigkeit und Zweckdienlichkeit
eines bulbären Atemzentrums und *für* die Selbständigkeit des Rückenmarkes
hinsichtlich der Atmungsinnervation wiederholt vorbrachte[1]).

---

[1]) LANGENDORFF: zuletzt in Nagels Handb. Bd. 4, S. 334ff. 1909.

Daß die durch das Tierexperiment festgestellten Gebiete auch beim Menschen in hervorragender Weise an der Lenkung des Atmungsvorganges beteiligt sind,

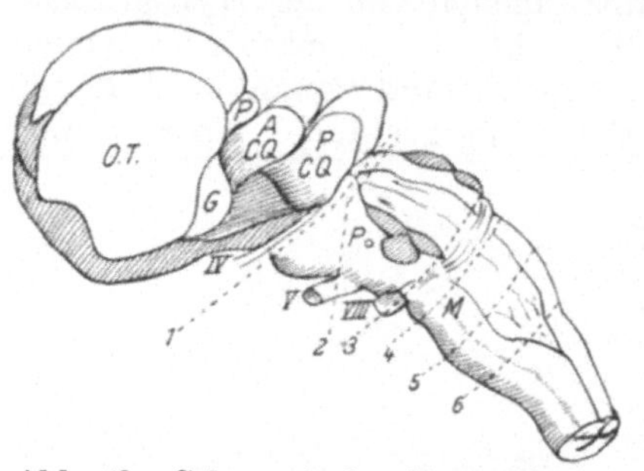

ergibt sich aus der Feststellung histopathologischer Befunde insbesonders bei poliomyelitischen Atmungsstörungen[1]) gerade in der Formatio reticularis grisea und andererseits daraus, daß bei dieses Gebiet verschonenden sonst weitgehenden Schädigungen der Oblongata, wie sie z. B. bei Thrombose der Arteria vertebralis[2]) stattfinden, Atemstörungen ganz fehlen.

Abb. 53. Schematische Darstellung der Schnittführungen durch den Hirnstamm und durch die Rautengrube zum Zwecke der Isolierung der verschiedenen Anteile des Atemzentrums (nach Lumsden).

Nur in einigen wenigen Punkten haben spätere Untersuchungen noch modifizierend auf die Gadsche Lehre vom bulbären Atemzentrum gewirkt. Einen sehr wertvollen Ausbau haben die Untersuchungen von Lumsden[3]) gebracht. So hat Lumsden nachgewiesen, daß die von Arnheim festgestellte obere Grenze des Atemzentrums bedeutend höher oben zu ziehen ist: während ein Querschnitt durch den Hirnstamm unmittelbar hinter den Corpora quadrigemina posteriora die Atmung *nicht* beeinflußt[4]), bewirkt Durchtrennung des Truncus cerebri entsprechend dem vorderen Ponsrande (s. Abb. 53 u. 54) eine gewaltige Änderung der Atmung: sie wird sehr langsam, dadurch daß die Inspirationsstellung sehr lange (2 bis 3 Min.) festgehalten wird. Lumsden schließt daraus, daß frontalwärts von Schnitt 2 das Zentrum liegt, welches die normalen Ateminnervationen aussendet, das *pneumotaxic center*. Auch das tiefere Gebiet zwischen Schnitt 2 und 4 ist zur rhythmischen Reizaussendung befähigt, jedoch entspricht die von ihm aufrechterhaltene Atmung nicht der Normalatmung des höheren Säugetieres; Lumsden nennt dieses Gebiet das *apneustic center*. Dieses Zentrum ist nach einer späteren[3]) Arbeit Lumsdens erregbar durch CO_2-Vermehrung und geringen O_2-Mangel, während stärkerer O_2-

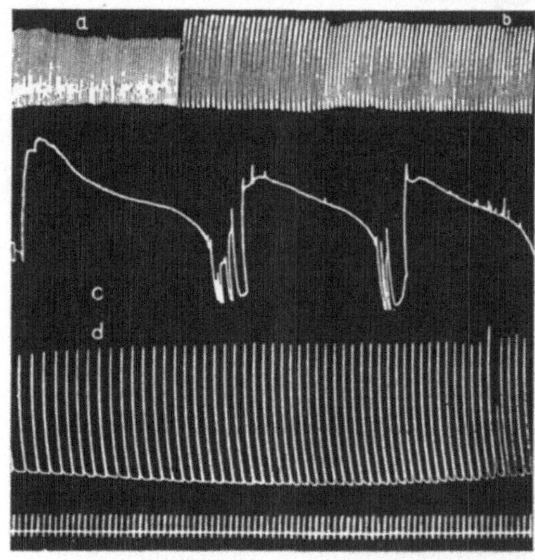

Abb. 54. a normale Atmung; b Atmung nach doppelseitiger Vagotomie; c Veränderung der Atmung nach Schnittführung 2—3; d Keuchatmung nach Schnitt 4.

[1]) Wickman: in Lewandowskys Handb. Bd. 2, S. 858 und in Beitr. zur Kenntnis der Heine-Medinschen Krankheit. S. 49. Berlin 1907. — Harbitz u. Olaf Scheel: Pathologisch-anatomische Untersuchungen über akute Poliomyelitis und verwandte Krankheiten. S. 70, 76, 94. Christiania 1907.

[2]) Bezügliche Literatur bei L. R. Müller: Deutsch. Arch. f. klin. Med. Bd. 86. 1906.

[3]) Lumsden: Journ. of physiol. Bd. 57. 1923 und Bd. 58. 1924.

[4]) Vorausgesetzt, daß durch den Querschnitt keine distalere Teile schädigenden Hämorrhagien bewirkt werden, ein Moment, welches bei früheren Untersuchungen vielleicht nicht immer berücksichtigt wurde.

Mangel es hemmt und dadurch das *gasping center* in Tätigkeit versetzt; es wird normalerweise vom höheren pneumotaxischen gehemmt. Nach Abtrennung des übergeordneten Zentrums kann das apneustische noch durch 2—3 Stunden das Leben der Tiere aufrechterhalten. Durch Schnitt 4 unter den Striae acusticae wird auch das apneustische Zentrum ausgeschaltet, und die Atmung ändert ihren Charakter, indem rasche Inspirationen mit rasch darauf folgenden Exspirationen mit längeren Exspirationspausen folgen; diesen distalsten Abschnitt des Atmungszentrums nennt LUMSDEN das *Keuchzentrum, gasping center.* Unter verschiedenen pathologischen Bedingungen findet ein Erlöschen der Hirnstammzentren von den proximalen gegen die caudalen Teile zu statt, und dann durchläuft die Atmung vor dem völligen Stillstand die eben beschriebenen Stadien.

Existenz eines Exspirationszentrums.

Da die normale Exspiration nach der jetzt wohl allgemein geltenden Anschauung ohne Zuhilfenahme von Muskeltätigkeit erfolgt[1]), kommt die Existenz eines Exspirationszentrums für *normale* Exspiration nicht in Frage. Wohl aber muß ein solches für die verschiedenen Formen *aktiver* Exspiration angenommen werden, wie sie entweder infolge verschiedener die normale Entlüftung der Lunge erschwerender Momente andauernd oder auf gewisse Reize hin als einzelner Exspirationsstoß ausgeführt werden kann. Da die Betätigung der aktiven Exspiration nicht in allen Fällen an eine Änderung der Inspiration gebunden ist, ja sogar unter Umständen aktive Exspiration bei gelähmter Inspiration (Chloralhydrat) noch die Atmung fortführen kann [ADUCCO[2])], wird es notwendig sein, ein eigenes Zentrum für die komplizierte Bewegungskombination der aktiven Exspiration anzunehmen. Auch die Tatsache, daß zahlreiche, sicher zentral angreifende, die Atmung beeinflussende Stoffe in ausgezeichneter Weise die Exspiration beeinflussen ohne auf die Inspiration einzuwirken, spricht für die Existenz gesonderter Zentralstellen für die Leitung der Ein- und Ausatmungsbewegungen [vgl. hierzu auch SCHMIDT und HARER[3])]. Dieses zuerst von LEWANDOWSKY[4]) postulierte Zentrum ist nach LUMSDEN in die untere Hälfte der Rautengrube zu lokalisieren. Die aktive Exspirationsstöße auslösende Reizung der von CHRISTIANI[5]) angegebenen Stelle in den vorderen Vierhügeln trifft nach ARNHEIM[6]) und GIRARD[7]) zweifellos nur Zuleitungsbahnen zu dem viel weiter caudalwärts gelegenen Zentrum.

Kommissurale Verbindungen der beiderseitigen bulbären Atemzentren. Nach mediansagittaler Spaltung der Oblongata bleibt die Koordination der beiderseitigen Atemzentren erhalten. Daß aber dennoch funktionelle Verbindungen zwischen den beiderseitigen Zentren bestehen, ergibt sich daraus, daß Vagotomie nach Medianspaltung nur die Atmung auf der Seite der Vagotomie verlangsamt, Reizung des zentralen Vagusstumpfes nur einseitigen Stillstand veranlaßt und daß bei solcher Trennung der Atemzentren nach beiderseitiger Vagotomie unabhängige und oft sogar alternierende Atembewegungen beider Thoraxhälften zustandekommen [LEWANDOWSKY[8])].

---

[1]) Bezüglich der gegenteiligen Anschauung vgl. SCHULGIN: Zeitschr. f. allg. Physiol. Bd. 10, S. 379. 1910.

[2]) ADUCCO: Ann. di freniatria e scienze affini 1889.

[3]) SCHMIDT u. HARER: Journ. of exp. med. Bd. 37. 1923.

[4]) LEWANDOWSKY: Arch. f. (Anat. u.) Physiol. 1886, S. 487ff.

[5]) CHRISTIANI: Arch. f. (Anat. u.) Physiol. 1880, S. 295; Sitzungsb. Berliner Akad. d. Wiss. 1881 u. 1884.

[6]) ARNHEIM: Arch. f. (Anat. u.) Physiol. 1894, S. 35ff.

[7]) GIRARD: Mem. soc. physique et d'hist. nat. Génève, Suppl.-Bd. S. 112. 1890.

[8]) LEWANDOWSKY: Arch. f. (Anat. u.) Physiol. 1881, S. 78.

Das spinale Atemzentrum.

Wie schon vorhin erwähnt, bleibt unter gewissen Bedingungen auch noch nach Abtragung der Medulla oblongata eine rhythmische Bewegung einzelner Atmungsapparate erhalten: geköpfte Vögel und neugeborene Säugetiere können noch eine Zeitlang rhythmische Thoraxbewegungen zeigen.

Auch bei erwachsenen Säugetieren kann das vom Gehirn abgetrennte Rückenmark noch rhythmische Reize zu den Atmungsorganen schicken, besonders wenn die Erregbarkeit der motorischen Spinalapparate gesteigert ist [nach Strychninvergiftung, Rokitansky[1])] und wenn das Tier nach der Rückenmarkdurchschneidung längere Zeit künstlich geatmet wird. Die „spinale Atmung" tritt bei Tieren, die nach hoher Rückenmarkdurchschneidung der natürlichen Abkühlung überlassen werden, früher auf als bei warmgehaltenen [Wertheimer[2])].

Demnach zeigt der geregelte Ablauf der nach Abtrennung des Kopfmarkes unter den genannten Versuchsbedingungen eintretenden Bewegungen der Atemmuskel eine gewisse koordinatorische, allerdings recht mangelhaft funktionelle Verknüpfung (vgl. z. B. Kurven bei Wertheimer) der diese Muskel versorgenden Rückenmarkskerne an und rechtfertigt so die Bezeichnung der Gemeinschaft dieser Kerne als *spinales Atemzentrum*. Die in diesem spinalen Atemzentrum vorgebildete Bewegungskombination kann zweifellos auch durch mannigfache sensible Einflüsse gefördert oder gehemmt werden; so konnte Langendorff[3]) bei geköpften, keine Spontanatmung zeigenden Versuchstieren durch verschiedene sensible Reize Serien regelmäßiger Zwerchfellkontraktionen und Chauveau[4]) an Pferden nach Abtrennung des Kopfmarkes durch elektrische Reizung sensibler Thoraxnerven „wahre koordinierte Atembewegungen" hervorrufen. Auch scheinen diese Rückenmarkszentren so wie das bulbäre Atemzentrum durch die venöse Blutbeschaffenheit bzw. durch Kohlensäure erregt zu werden [Foà[5])] und durch Alkalien (wie die bulbären Zentren in den Versuchen von Hougardy) ruhiggestellt zu werden (Wertheimer). Trotz alledem ist doch der Standpunkt Langendorffs, der diesen Zentren für die Aufrechterhaltung der normalen Atmung die gleiche Bedeutung wie den bulbären Atmungskernen zusprach, besonders unter Hinblick auf die Ergebnisse bei reizloser Ausschaltung des Kopfmarkes als unrichtig zu bezeichnen.

Die älteren Versuche hatten es ja allerdings unentschieden gelassen, ob für die Inganghaltung der normalen Atmung ständig vom Kopfmark unabhängige Innervationen von diesen spinalen Zentren an die Atemmuskel geschickt werden oder ob die nach Abschaltung der Oblongata auftretenden Erregungen der spinalen Atemkerne die *Folge* der hohen Halsmarkdurchschneidung sind. Gegen die Annahme einer normalerweise bei der Atmung sich selbständig betätigenden Reizaussendung seitens des Rückenmarkes spricht der nach Abtrennung des Kopfmarkes bei erwachsenen Tieren stets eintretende Atemstillstand. Langendorff, der die Autonomie der spinalen Atemzentren durch Jahrzehnte mit größtem Eifer verfocht, führte diesen primären Stillstand der Thoraxatmung nach Halsmarkdurchtrennung auf vom Rückenmarkschnitt ausgehende Hemmungsreize zurück. War diese Anschauung schon durch die Versuche von Porter und Mühlberg[6]) höchst unwahrscheinlich geworden, die nach einseitiger Hals-

[1]) Rokitansky: Wien. med. Jahrb. 1874.
[2]) Wertheimer: Arch. de l'anat. et physiol. Bd. 22. 1886.
[3]) Langendorff: Arch. f. (Anat. u.) Physiol. 1880, S. 518—549.
[4]) Chauveau: Cpt. rend. des séances de la soc. de biol. 1891, Nr. 34.
[5]) Foà, C.: Arch. di fisiol. Bd. 6, S. 536. 1909.
[6]) Porter u. Mühlberg: Americ. journ. of physiol. Bd. 4, S. 334. 1900

markdurchschneidung auch noch nach 8 Tagen keine Zwerchfell- und Thoraxbewegungen auf der durchschnittenen Seite sahen, so wurde sie vollends durch
die Versuche von ADUCCO[1]), ASHER[2]) und W. TRENDELENBURG[3]) widerlegt.
Diese Forscher konnten durch *reizlose* Ausschaltung der Oblongata, ADUCCO
durch Cocain, ASHER durch β-Eukain, TRENDELENBURG durch Kühlung der
Rautengrube oder Ringkühlung des obersten Halsmarkes, eine vollständige
Ruhigstellung der Atmung herbeiführen. Mithin ist die bei erwachsenen Tieren
unter gewöhnlichen Verhältnissen nach hoher Rückenmarksdurchschneidung
eintretende Stillstellung der Atmung nicht durch von der Schnittfläche ausgehende Hemmungsimpulse veranlaßt, die nach längerer künstlicher Atmung
oder nach Strychninwirkung einsetzenden rhythmischen Innervationsimpulse
nicht als Wiederaufnahme einer natürlichen Funktion, sondern als vikariierende
Funktion zu betrachten. Die Fähigkeit zu dieser vikariierenden Funktion ist
wahrscheinlich in der phylogenetischen Entwicklung des Atmungsvorganges
bedingt. Daß diese vikariierende Tätigkeit nicht sofort, sondern erst nach
einiger Zeit erwacht, entspricht den analogen Erscheinungen von Reizempfind-
lichkeitssteigerung[4]) durch Isolierung hinsichtlich der spinalen Gefäßzentren,
hinsichtlich der ventrikulären Reizbildungsstellen nach STANNIUSscher Liga-
tur usw.

Die absteigenden motorischen Leitungsbahnen vom bulbären Atemzentrum
zu den Rückenmarkskernen der Atemmuskel hat SCHIFF in die Seitenstränge,
MARINESCU genauer in den an der Basis des Vorderhornes gelegenen Processus
reticularis lokalisiert, wo sie ungekreuzt abwärts ziehen. Im Bereich der Phreni-
cuswurzeln stehen die motorischen Kerne untereinander in Verbindung, wie sich
PORTER vorstellt in der Weise, daß die Fortsätze der Ganglienzellen in der Mehrzahl zu den Endbäumchen der gleichseitigen vom bulbären Zentrum absteigenden
Fasern in Verbindung treten, in ihrer Minderzahl aber die Medianlinie überkreuzen
und zu den Endbäumchen der kontralateralen Leitungsfasern in Beziehung
treten. Dadurch kann nach halbseitiger Durchschneidung des Rückenmarkes
zwischen Oblongata und den Phrenicuskernen der vom Atemzentrum herab-
kommende Impuls doch noch an die Phrenicusganglienzellen der durchschnittenen Seite herankommen, insbesondere, wenn er sehr stark ist, wie bei
Dyspnoe oder nach Reizung des zentralen Ischiadicusstumpfes oder nach
Reizung des Nervus phrenicus der unverletzten Seite, wobei Erregungen
von im Phrenicus verlaufenden afferenten Fasern[5]) das Atemzentrum in
höhere Erregung versetzen. Der Umstand, daß die Phrenicuskerne jeder
Seite von beiden Hälften des Atemzentrums aus geleitet werden, macht es
auch verständlich, daß die von den beiden Phrenicusstämmen ableitbaren
Nervenströme hinsichtlich der vom Galvanometer registrierten Oszillationen
völlige Übereinstimmung zeigen [GASSER und NEWCOMER[6])]. Es ist sehr
wahrscheinlich, daß auch die Kerne der übrigen Atemmuskel in analoger
Weise mit denen der Gegenseite verknüpft sind. Diese Verbindung bildet sich
nach NIKOLAIDES Versuchen an Hunden und Kaninchen erst im postfötalen
Leben aus[7]).

---

[1]) ADUCCO: Ann. di freniatria e scienze affini 1889.
[2]) ASHER: Ergebn. d. Physiol. Bd. I, 2, S. 366f. 1902.
[3]) TRENDELENBURG, W.: Pflügers Arch. f. d. ges. Physiol. Bd. 135. 1910.
[4]) Vgl. O. LOEWI: Lüdke-Schlayers Lehrb. d. pathol. Physiol. 1922, S. 259.
[5]) ARNHEIM: Arch. f. (Anat. u.) Physiol. 1894, S. 26; PIKE u. COOMBS: Americ. journ.
of physiol. Bd. 59, S. 472. 1922.
[6]) GESSER u. NEWCOMER: Americ. journ. of physiol. Bd. 57, S. 26. 1921.
[7]) NIKOLAIDES: Arch. f. (Anat. u.) Physiol. 1907, S. 68.

II. Periphere Innervation der Atmungsapparate.

Motorische Innervation der Atemmuskel[1].

Bei normaler ruhiger Atmung tätige Inspirationsmuskel:

Zwerchfell	N. phrenicus [beim Hunde auch N. intercostalis XII[2])]	C_{3-5}
Mn. intercostales externi und Mn. intercartilaginei	Nn. intercostales	D_{2-11}

Bei angestrengter Atmung an der Inspiration beteiligte Muskel, inspiratorische Auxilliärmuskel:

Mn. scaleni	Plex. cervicalis et brachialis, rami musculares	C_{2-8}
M. serratus post. sup.	Nn. intercostales	D_{1-4}
M. serratus ant. magn.	N. thorac. longus	C_{5-7}
M. pectoralis maior	Nn. thoracici ant.	C_{5-6}
M. pectoralis minor	Nn. thoracici ant.	C_{7-8} (D_1)
M. sternocleido-mastoideus	N. accessorius, Ram. ext.	C_{2-3}
M. trapezius	N. accessorius, Ram. ext. und Rami muscul plex. cervic. }	C_{2-4}
M. extensor columnae vert.	Rami post. nerv. dors.	—
M. rhomboideus	N. dorsalis scapulae	C_{4-5}
M. levator scapulae	N. dorsalis scapulae	C_{3-5}

Muskel des Kehlkopfes, die an der Atmung beteiligt sind:

M. sternohyoideus	Hypoglossus, Ram. desc.	C_{1-3}
M. sternothyreoideus	Hypoglossus, Ram. desc.	C_{1-4}
M. cricoarythaenoid. post.	Nervus laryng. inf. Vagus	Nucleus ambiguus (BUNZL-FEDERN, KOSAKA u. YAGITA) oder Nucleus alaris (VAN GEHUCHTEN)[3]

Muskel des Gesichts, die bei forcierter Atmung beteiligt sind:

M. dilatator narium ant. et post. M. levator alae nasi (die Erweiterer der Mund- spalte bei größter Ateman- strengung „Luftschnappen")	N. facialis	Facialiskern

Muskel, die bei forcierter Exspiration tätig sind:

Mn. intercostales interni und Mn. infracostales	Nn. intercostales	D_{2-11}
M. rectus abdominis	}	D_{5-12}
M. pyramidalis	} Nn. abdom. interni sive	$D_{12}{-}L_1$
M. obliq. abdom. ext.	} anteriores	D_{5-12}
M. obliq. abdom. int.	}	$D_8{-}L_1$
M. transversus	}	$D_7{-}L_1$
M. triangul. sterni.	Nn. intercostales	$(D_2)\,D_3{-}D_5\,(D_6)$
M. serrat. post. infer.	Rami ext. nervor. dors.	$D_9{-}D_{11}\,(D_{12})$
M. quadratus lumbor.	Rami muscul. e plexu lumbali	$D_{11}{-}L_2$ (oder $L_1{-}L_4$)
M. latissimus dorsi (laterales Bündel) (Hustenmuskel WENCKEBACHS)	N. thoraco-dorsalis	C_{6-8}

---

[1] Angabe der Nervenkerne zumeist nach E. FLATAU: Neurologische Schemata für die ärztliche Praxis. Berlin 1915.

[2] FELIX, W.: Zeitschr. f. d. ges. exper. Med. Bd. 33. 1923. Über die Bedeutung des *Sympathicus* für die tonische Innervation des Zwerchfelles; vgl. die Arbeiten von KEN KURÉ u. Mitarbeitern: Pflügers Arch. f. d. ges. Physiol. Bd. 194, S. 577. 1922.

[3] Zit. nach ZIEHEN: Anatomie des Zentralnervensystems, II. Abt., I. Teil, S. 267 u. 278.

Sensible Innervation der Atmungsorgane.

Im Epithel der größeren und an den Verzweigungsstellen der kleineren Bronchien befinden sich nach O. LARSELL und M. L. MASON[1]) sensible Nervenendigungen, die distalsten in der Wand der Ductus alveolares. Die zentripetalen Nerven [MÖLLGAARD[2]), HUDOVERNIG[3])] ziehen *teils im Vagus* ungekreuzt und gekreuzt (beim Hunde viele, bei der Katze wenige) zum dorsalen Vaguskern — Nucleus alaris, Nucleus alae cinereae — und zum obersten Teil des Tractus solitarius; ob außer den BREUER-HERINGschen Fasern auch noch andere sensible Lungenfasern diesen Weg ziehen, ist ungewiß; denselben Weg ziehen wohl auch die afferenten Fasern von Kehlkopf, Trachea und pulmonaler Pleura; *teils* ungekreuzt und gekreuzt via Vagus, Ansa subclavia, Ganglion stellatum via Rami communicantes zur II. und III. Thorakalspinalganglie und ins Hinterhorn.

Die sensiblen Fasern der parietalen und diaphragmalen Pleura, die einzigen Schmerzempfindung vermittelnden Nerven der respiratorischen Thoraxorgane[4]), ziehen im Wege der Nn. intercostales.

Afferente Fasern gehen vom Zwerchfell auch auf dem Wege des N. phrenicus[5])

Innervation der Bronchialmuskulatur[6]).

Daß elektrische Vagusreizung Kontraktion der Bronchiolen veranlaßt, wurde bereits von WILLIAMS, LONGET[7]) und von VOLKMANN[8]) beobachtet, seither von allen Forschern, die sich mit dieser Frage beschäftigt haben, immer wieder bestätigt. Nach Aufhören des Reizes geht die Kontraktion rasch wieder vollständig zurück (LÖHR[9]). Der Gehalt der beiden Vagi an bronchoconstrictorischen Fasern kann sehr verschieden sein, ja sie können auf der einen Seite sogar ganz oder fast ganz fehlen [DIXON und RANSOM[10])]. Ein Teil der bronchoconstrictorischen Fasern des einen Vagus geht auch zur Lunge der anderen Seite. Gelegentlich sind auch im Halssympathicus bronchoconstrictorische Fasern nachweislich, die aber aller Wahrscheinlichkeit nach dem Vagus angehören. Reflektorisch können die Bronchoconstrictoren durch Reizung des zentralen Vagus- oder Accelleranstumpfes, oder vom Nervus cruralis ant. aus erregt werden [DIXON und RANSOM[10])]. In jüngster Zeit versuchte BRÜNING[11]) unter Hinweis auf die Heilerfolge der von KÜMMEL bei Bronchialasthma vorgenommenen Sympathicusresektion die Anschauung zu begründen, daß beim Menschen der Sympathicus als Bronchoconstrictor aufzufassen und die Asthmaanfall kupierende Wirkung des Adrenalins auf Anämisierung der Schleimhaut und der Muscularis der Bronchen zurückzuführen sei. RITTMANN[12]) hat diese Anschauung jedoch durch pharmakologische Untersuchungen am isolierten überlebenden menschlichen Bronchus widerlegt. — Andererseits gehen bronchuserweiternde Fasern, die teils aus dem 1., 2. und 3. Thorakalsegment stammen und mit

[1]) LARSELL, O. u. M. L. MASON: Journ. of comp. neurol. Bd. 33, S. 504. 1921.
[2]) MÖLLGAARD: Skandinav. Arch. f. Physiol. Bd. 26. 1912.
[3]) HUDOVERNIG: Journ. f. Psychiatr. u. Neurol. Bd. 9. 1907.
[4]) Nach L. R. MÜLLER: zit. nach STAEHELIN in Mohr-Staehelins Handbuch Bd. II, S. 240.
[5]) ARNHEIM: Engelm. Arch. f. (Anat. u.) Physiol. 1894, S. 26; BAGLIONI: Zentralbl. f. Physiol. 1902, S. 649; PIKE u. COOMBS: Americ. journ. of physiol. Bd. 59, S. 472. 1922; DEASON u. ROBB: Americ. journ. of physiol. Bd. 28. 1911.
[6]) Ältere Literatur besonders bei TH. BEER: Arch. f. (Anat. u.) Physiol. 1892, Suppl.
[7]) LONGET: Arch. gen. de med. Bd. 15, S. 234. 1842.
[8]) VOLKMANN: Wagners Handwörterb. d. Physiol. Bd. II, S. 586.
[9]) LÖHR: Zeitschr. f. d. ges. exp. Med. Bd. 39. 1924.
[10]) DIXON u. RANSOM: Journ. of physiol. Bd. 45. 1912.
[11]) BRÜNING: Klin. Wochenschr. 1923, Nr. 50, S. 2272.
[12]) RITTMANN: Wien. med. Wochenschr. 1924.

den Ganglienzellen des Ganglion stellatum in Verbindung stehen, teils durch den Halssympathicus zum Ganglion stellatum als Umschaltstelle herabziehen, mit den Accellerantes zur Lunge derselben und recht oft sehr reichlich auch der anderen Seite. Zum geringen Teile ziehen diese Erweiterungsfasern gelegentlich auch im Vagusstamme, wodurch die öfters beobachtete bronchuserweiternde Wirkung der Vagusreizung [REGNARD und LOYE, SANDMANN, PREVOST und SALOZ[1]), DIXON und RANSOM] ihre Erklärung finden.

E. WEBER[2]) nimmt für die Bronchoconstrictoren neben einem Zentrum im Gehirn ein zweites untergeordnetes im Rückenmark an, wohin er auch ein Zentrum für die Erweiterung der Bronchien verlegt. Elektrische Reizung des peripheren Halsmarkstumpfes verursacht — wohl durch Vermittelung sympathischer Bahnen — Erweiterung der Bronchien.

Reflektorisch können diese bronchenerweiternden Nerven (nach beiderseitiger Vagotomie) durch Reizung des einen zentralen Vagusstumpfes oder des zentralen Accelleranstumpfes erregt werden.

Normalerweise sind die Bronchoconstrictoren tonisch innerviert[3]). Zufolge EINTHOVEN[4]), DIXON und BRODIE[5]), LUCKHARDT und CARLSON[6]), McDOWELL[7]) zeigt dieser Tonus periodische Schwankungen. TRENDELENBURG[8]) vermißte dieselben bei seinen knorpelfrei präparierten überlebenden Präparaten vom Rinderbronchus. Unentschieden ist, ob diese Tonusschwankungen stets gleichzeitig die ganze Muskulatur des gesamten Bronchialbaumes betreffen, wie VOLKMANN meinte, der diesen Mechanismus eine große Bedeutung für die Mechanik der Atmung zuzuschreiben geneigt war, oder ob es sich um eine Peristaltik der Bronchen handelt, die schon HENLE[9]) angenommen hatte. H. H. MEYER[10]) hält letzteres für sehr wahrscheinlich.

(Zur Frage der Innervation der Bronchien vergleiche auch Abschnitt über Pharmakologie.)

Die gleichen Innervationsverhältnisse wie für die Bronchen bestehen offenbar auch für die Muscularis der Trachea [KAHN[11]), GOLLA und SYMES[12])]. Die Muskel der Luftröhre sind bei ruhiger Atmung tonisch innerviert, so daß die Knorpelringe einander beinahe berühren. Bei heftiger Atmung erfolgt Erschlaffung bei der Exspiration, Verkürzung bei der Inspiration [NICAISE[13])].

Nach MÖLLGAARD[14]) stammen die Bronchomotoren aus dem dorsalen Vaguskern und erfahren (bei der Katze) sämtlich im Ganglion nodosum eine Umschaltung, da nach Exstirpation des dorsalen Vaguskernes nur im Vagusstamme *über*, nicht aber auch unter dem Ganglion Markscheidendegeneration auftritt.

[1]) PREVOST u. SALOZ: Arch. internat. de physiol. Bd. 8, S. 327. 1909.
[2]) WEBER, E.: Studies over det respiratorische Nerve system hos fluisoeld yrene. Kopenhagen 1910, zit. nach W. GLASER in L. R. MÜLLER: Der Lebensnerv. S. 222.
[3]) HERMANN: zit. BEER, Eng. Arch. 1892, Suppl. S. 103.— Diese tonische Innervation soll beim Pferd eine sehr kräftige, beim Hund eine geringe sein (LUCIANI: Physiologie des Menschen; deutsche Übersetzung von H. WINTERSTEIN, Jena 1905, Bd. 1, S. 370.)
[4]) EINTHOVEN: Pflügers Arch. f. d. ges. Physiol. Bd. 51. 1892.
[5]) DIXON u. BRODIE: Journ. of physiol. Bd. 29. 1903.
[6]) LUCKHARDT u. CARLSON: Americ. journ. of physiol. Bd. 56, S. 72—112. 1921.
[7]) McDOWALL: Journ. of physiol. Bd. 57, S. LV. 1923.
[8]) TRENDELENBURG, P.: Arch. f. exp. Pathol. u. Pharmakol. Bd. 69, S. 82f. 1912.
[9]) HENLE: Zeitschr. f. rat. Med. 1844.
[10]) MEYER, H. H.: in MEYER und GOTTLIEB: Die experim. Pharmakologie als Grundlage der Arzneibehandlung. III. Aufl. 1914, S. 328.
[11]) KAHN, R. H.: Arch. f. (Anat. u.) Physiol. 1907, S. 398.
[12]) GOLLA u. SYMES: Journ. of physiol. Bd. 46, Proc. XXXVIII.
[13]) NICAISE: zit. bei TIGERSTEDT: Lehrb. d. Physiol. III. Aufl., IX. Kap., S. 386.
[14]) MÖLLGAARD: Skandinav. Arch. f. Physiol. Bd. 26. 1912.

MÖLLGAARD nimmt (nach Analogie mit den Vasomotoren-Ganglienzellen) an, daß die Bronchoconstrictoren über die multipolaren Ganglienzellen gehen und vermutet, daß die unipolaren Zellen des Ganglion nodosum (analog mit den über die unipolaren Spinalganglienzellen laufenden Vasodilatatoren) als Umschaltstellen der Bronchodilatatoren fungieren. Durch das Ganglion cervicale superius sollen keine Bronchomotoren gehen. Da aber in MÖLLGAARDS Versuchen wahrscheinlich nicht alle motorischen Lungenfasern durch die (partielle) Kernexstirpation getroffen wurden, scheint es nicht unwahrscheinlich, daß — vielleicht aus anderen Kernen [Nucleus ambiguus[1])] stammende bronchomotorische Nerven erst in Ganglienzellen der Lunge selbst umgeschaltet werden. Wenigstens finden sich submucös in den Bronchien und im peribronchialen Gewebe zahlreiche Ganglienzellhaufen, die oft recht viele, mit präganglionären Vagusfasern in Verbindung tretende Ganglienzellen enthalten, deren postganglionäre Fasern in die Bronchialmuskulatur eindringen[2]).

Nach KOSAKA und YAGITA[3]) soll andererseits die motorische Innervation der Lunge nur vom Sympathicus bestritten werden.

Ob auch *sekretorische* Nerven in der Schleimhaut der Atemwege vorhanden sind, ist noch fraglich[4]). In der Trachea will KOKIN[5]) sie nachgewiesen haben. (Siehe auch Abschnitt über Pharmakologie.)

Sehr wahrscheinlich wird ihre Existenz und ihre Abstammung vom Parasympathicus durch die gewöhnlich den hypervagotonischen Symptomenkomplex des Asthma bronchiale begleitenden Sekretionsparoxysmen; im Asthmaanfall gereizt, veranlassen sie die Bronchialdrüsen zur Sekretion eines sehr zähen, glasigen Schleimes, der nur schwer vorwärtsgeflimmert werden kann und neben dem Bronchialmuskelkrampf sicher als Atemhindernis eine Rolle spielt.

Nach der heute allerdings ziemlich allgemein verlassenen (vgl. LILJESTRAND: dieses Handbuch Bd. II,S. 224 ff.) Hypothese BOHRS, derzufolge der Gasaustausch in der Lunge nicht lediglich durch Diffusion erfolge, sondern von den Alveolarzellen aktiv durch „Gassekretion" vermittelt wird, wären auch vagische Gassekretionsnerven im Lungengewebe vorhanden [MAAR[6]), HENRIQUES[7])].

Über Vasomotoren der Lungengefäße siehe an anderer Stelle dieses Handbuches.

III. Die Automatik des Atemzentrums und seine Erregung.
Die Reizbildung im Atemzentrum.

Die alte Streitfrage, ob die Reizaussendung seitens des Atemzentrums reflektorisch erfolge[8]), also die Folge irgendwelcher ihm zugehender nervöser Erregungen sei, oder ob die Reize im Atemzentrum selbst „autochthon", unab-

---

[1]) Der nach HUDOVERNIG (Journ. f. Psychol. u. Neurol. Bd. 9, S. 267. 1907) auch als Ursprungskern motorischer Lungennerven zu betrachten ist.

[2]) BUDDE: Anat. Anz. 1904, H. 72; LARSELL: Journ. of comp. neurol. Bd. 33. 1921. u. LARSELL u. MASON: ebenda. MÜLLER, L. R.: Dtsch. Arch. f. klin. Med. Bd. 101. 1910,

[3]) Zit. bei ZIEHEN: Anatomie des Zentralnervensystems Bd. II, 1, S. 278. 1913.

[4]) Vgl. MÖLLGAARD: l. c. S. 370, auch L. R. MÜLLER: Der Lebensnerv, S. 224.

[5]) KOKIN, P.: Pflügers Arch. f. d. ges. Physiol. Bd. 63, S. 622. 1896.

[6]) MAAR: Skandinav. Arch. f. Physiol. Bd. 13. 1902 u. Bd. 15. 1903.

[7]) HENRIQUES: Skandinav. Arch. f. Physiol. Bd. 4. 1892.

[8]) MARSHALL HALL: Memoirs on the nervous system. London 1837; deutsch Marburg 1840; VOLKMANN, W.: Arch. f. (Anat. u.) Physiol. 1841, S. 342; VIERORDT, K.: Wagners Handwörterb. d. Physiol. Bd. II, S. 912. 1844; WINTRICH, W. v.: Virchows Arch. f. pathol. Anat. u. Physiol. Bd. 27, S. 322; SCHIFF, M.: Ges. Beitr. zur Physiol. Bd. I. 1894; MARCKWALD, M.: Zeitschr. f. Biol. Bd. 23. 1887 u. Bd. 26. 1890; BAGLIONI, S.: Zur Analyse der Reflexfunktion. Wiesbaden 1907, u. Ergebn. d. Physiol. Bd. 11. 1911.

hängig von den äußeren Bedingungen der Reizzusendung und Ernährung entstehen[1]), ist zweifellos zugunsten der letztgenannten Auffassung erledigt.

Durch die Versuche von Rosenthal[2]), Schrader[3]), Knoll[4]), Langendorff[5]), A. Loewy [6]), C. Foà[7]) u. a. war gezeigt worden, daß das aller operativ
erreichbaren sensiblen Zuleitungen beraubte Atemzentrum doch noch rhythmische
Reize aussendet. War dadurch auch die Annahme einer nichtreflektorischen
Arbeitsweise des Atemzentrums sehr *wahrscheinlich* gemacht, so mußte man sich
dennoch eingestehen, daß die angestrebte *völlige* Isolierung des Atemzentrums von
allen peripheren Nerveneinflüssen nicht möglich ist, da dadurch die propiozeptiven
von den tätigen Atemmuskeln ausgehenden Reize nicht ausgeschaltet werden

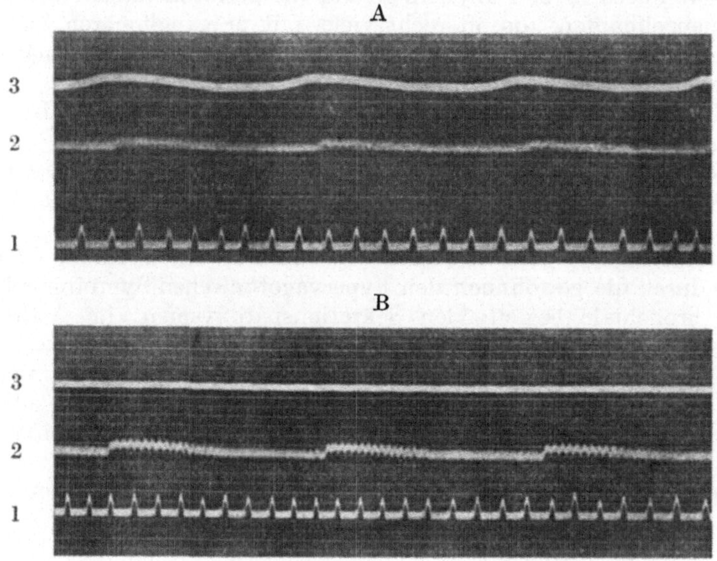

Abb. 55. Reizaussendung des Atemzentrums unter normalen Atmungsverhältnissen (A)
und bei durch Curare ruhiggestellter Atemmuskulatur (B) (nach Winterstein). 1 Zeitmarke ¹/₅″; 2 Aktionsstromkurve vom Phrenicus; 3 Phrenographenkurve.

können, und da die operativen Methoden, die zur Isolierung und zur Reiz-
ausschaltung führen sollen, selbst wieder so viele Reize dem Zentralnervensystem zuführen, z. B. von den Querschnitten aller durchschnittenen afferenten
Nerven und Bahnen. Dieser Umstand gestattete Baglioni noch vor nicht
gar langer Zeit die Vorstellung zu entwickeln, daß die Atmungsrhythmik der
Ausdruck einer reziproken Innervation antagonistischer Muskel sei, indem
jede Atemphase durch Erregung zentripetaler Atemmuskelnerven sich selbst
hemme und die entgegengesetzte Atemphase hervorrufe. Darnach würden
also die Atembewegungen selbst die sensiblen Zuleitungen wachrufen, durch

---

[1]) Rosenthal: Hermanns Handb. d. Physiol. Bd. IV, 2, S. 269ff. 1882; Langendorff:
Arch. f. (Anat. u.) Physiol. 1888, S. 286.
[2]) Rosenthal: Hermanns Handb. d. Physiol. Bd. IV, 2, S. 270. 1882.
[3]) Schrader, M. E. G.: Pflügers Arch. f. d. ges. Physiol. Bd. 41, S. 89. 1887.
[4]) Knoll, Ph.: Sitzungsber. d. Akad. Wien Bd. 95, III. Abt. 1887.
[5]) Langendorff: Arch. f. (Anat. u.) Physiol. 1887.
[6]) Loewy, A.: Pflügers Arch. f. d. ges. Physiol. Bd. 42, S. 245. 1888.
[7]) Foà, C.: Mem. della R. accad. delle scienze di Torino (2) Bd. 62, S. 336. 1911, u.
Arch. di fisiol. Bd. 9. 1911.

die die Atmung in Gang gehalten wird. WINTERSTEIN[1]) hat jedoch bei Nachprüfung dieser Vorstellung mittels Ableitung der Aktionsströme vom Phrenicus gefunden, daß das Atemzentrum nach Ruhigstellung der Atmung (nach Sistierung der künstlichen Ventilation an curarisierten Tieren oder bei durch MELTZER-Insuffation ruhiggestellter Atemarbeit) noch rhythmische Reize aussendet (vgl. Abb. 55). Dieser Befund, der sich übrigens mit den Ergebnissen älterer, von anderen Gesichtspunkten aus unternommener Versuche von MACDONALD und REID[2]) deckt, beweist, daß die durch die Atembewegungen selbst ausgelösten sensiblen Erregungen nicht die Rhythmik der Atmung bedingen. Ebenso ist auch die Vorstellung einer chemischen Selbststeuerung der Atmung in dem Sinne, daß während der Exspiration eine höhere Venosität des Blutes bestehe, die eine Inspiration veranlasse und so zur Behebung der venösen Blutbeschaffenheit führe, wodurch die Aufhebung des Inspirationsreizes veranlaßt werde, als unhaltbar erkannt worden, da auch in Fällen, wo die Atmung nicht in diesem Sinne selbststeuernd wirken könnte, die rhythmische Atmung noch weitergeht, so z. B. bei Einatmung O_2-freier und CO_2-reicher Atemgemische, oder bei Aufhebung der Blutzirkulation in der Oblongata. Zahlreiche andere Tatsachen und Überlegungen, die eine solche Anschauung hinfällig machen, hat MINKOWSKI[3]) zusammengestellt.

Abhängigkeit der Reizbildung von der Blutbeschaffenheit.

Wie die Tätigkeit jedes Organs durch die jeweils an die betreffende Organfunktion gestellten Ansprüche geregelt wird, so wird auch die Tätigkeit der Atmungsorgane beherrscht durch die eben herrschende Venosität des Blutes, deren Behebung die Atmung in erster Linie dient. Dies ergibt sich daraus, daß alle Einflüsse, welche die Venosität des Blutes vermehren, die Tätigkeit der Atmungsorgane erhöhen. Während man sich früher vorgestellt hat, daß bei solchen zu Dyspnöe führenden Anlässen das mehr als normalerweise venöse Blut in der Peripherie den Vagus (MARSHALL HALL, L. TRAUBE) oder andere sensible Nerven (VOLKMANN, VIERORDT, FILEHNE und KIONKA) reize und dadurch das Atemzentrum reflektorisch angeregt werde, weiß man nunmehr, daß es sich im wesentlichen um eine unmittelbare Einwirkung des Blutes auf das Atemzentrum handelt.

Zahllose Untersuchungen über die Bedingungen der Arbeitsvermehrung — Hyperpnöe — und der Arbeitseinstellung — Apnöe — des Atemzentrums bemühten sich festzustellen, ob und welchen Einfluß die das Wesen der Venosität ausmachenden Faktoren, CO_2-Vermehrung einerseits, Sauerstoffmangel andererseits, auf den Atmungsvorgang besitzen. Eine Wiederaufrollung der endlosen älteren Literatur über diese Streitfrage kann hier als nicht dem Prinzipe dieses Handbuches entsprechend um so eher unterlassen werden, als gute Zusammenfassungen über dieselbe in großer Zahl vorliegen und leicht zugänglich sind [MINKOWSKI[4]), WINTERSTEIN[5]), BAGLIONI[6]), GORDON DOUGLAS[7])].

Daß Kohlensäurevermehrung in der Einatmungsluft eine Vermehrung der Atemtätigkeit hervorruft, ist durch zahllose ältere Untersuchungen festgestellt

---

[1]) WINTERSTEIN, H.: Pflügers Arch. f. d. ges. Physiol. Bd. 138. 1911.
[2]) MACDONALD, J. S., u. E. W. REID: Journ. of physiol. Bd. 23, S. 100. 1898/99.
[3]) MINKOWSKI, O.: Krehl-Marchands Handb. d. allg. Pathologie Bd. II, 1, S. 464. 1912.
[4]) MINKOWSKI, O.: Krehl-Marchands Handb. d. allg. Pathologie Bd. II, 1, S. 465ff.
[5]) WINTERSTEIN, H.: Pflügers Arch. f. d. ges. Physiol. Bd. 138, S. 167ff.
[6]) BAGLIONI, S.: Ergebn. d. Physiol. Bd. 11. 1910.
[7]) DOUGLAS, GORDON: Ergebn. d. Physiol. Bd. 14. 1914.

[HERMANN[1]), MIESCHER[2]), KROPEIT[3]), PLAVEC[4]), ZUNTZ und LOEWY[5]) und viele andere]. Zur Erklärung der gegenteiligen Angaben früher Untersucher (BENE-DICENTI u. a. m.), welche der CO_2 keine atmungsanregende, sondern nur eine narko-tische Wirkung auf das Atmungszentrum zusprachen, ist zu berücksichtigen, daß in der Tat bei einer Zunahme der Kohlensäure in der Atemluft auf mehr als 12% sich bereits eine depressive Wirkung auch auf die Atmung geltend machen kann.

Die Lehre von der Bedeutung des Kohlensäurereizes für die Atemregulierung unter normalen Lebensbedingungen hat ihren experimentellen Abschluß und ihre endgültige Formulierung durch die klassischen Untersuchungen HALDANES und seiner Mitarbeiter[6]) erhalten. Mit Hilfe einer eigens zu diesem Zwecke ersonnenen Methode der Bestimmung der Zusammensetzung der Alveolarluft (vgl. LILJESTRAND dieses Handbuch, Bd. 2, S. 202) konnte dargetan werden, daß unter Ruheverhältnissen die alveolare Kohlensäurespannung eine individuell kon-stante[7]) Größe ist und daß das Atemzentrum eine so erstaunliche Empfindlichkeit gegenüber einer geringsten Zunahme der Kohlensäure besitzt, daß eine Steigerung um 0,2% die Alveolarventilation bereits um 100% des Ruhewertes erhöht. HAL-DANES unter den verschiedensten Versuchsbedingungen gewonnene Ergebnisse führten zu der Erkenntnis, daß die Funktion des Atemzentrums unter gewöhnlichen Umständen direkt vom Hauptprodukt der Gewebstätigkeit, der Kohlensäure, be-herrscht wird, und bilden so die unumstößliche Bestätigung der schon 1885 von MIESCHER[2]) ausgesprochenen Hypothese, daß die Kohlensäurespannung im Atem-zentrum der die Atmung bestimmende Faktor sei. Einen besonders schönen Beweis für die erregende Wirkung der Kohlensäure auf das Atemzentrum lieferten dann auch die Versuche WINTERSTEINS[8]), in welchen die ruhende Atmung von Versuchs-tieren, deren Zentralnervensystem mit kohlensäurefreier Ringerlösung durch-spült wurde, bei Umschaltung auf kohlensäure*haltige* Ringerlösung sofort in Gang kam. Eine überzeugende Bestätigung fand HALDANES Lehre auch durch die Analyse der durch Überventilation erzeugbaren Apnöe, die als eine durch Ausschwemmung der Kohlensäure bedingte Ruhigstellung des Atmungszentrums erkannt wurde, dadurch, daß sie sich durch Überventilation mit indifferenten Gasen (Wasserstoff) oder durch Injektion kohlensäurebindender Stoffe (Na_2CO_3) erzeugen läßt (HOUGARDY, MOSSO).

Wenn aber auch durch die eben angeführten Untersuchungen die über-ragende Bedeutung der Kohlensäure für die Reizbildung im Atemzentrum er-wiesen ist, so stellt doch andererseits auch fest, daß auch Sauerstoffmangel des das Atemzentrum umspülenden Blutes (bzw. Verminderung der das Atemzentrum umspülenden Blutmenge infolge der dadurch bedingten geringeren Sauerstoff-darbietung) von Einfluß auf dessen Tätigkeit ist. Allerdings wirken erst recht beträchtliche Herabsetzungen des Sauerstoffgehaltes der Atemluft in meßbarer und subjektiv fühlbarer Weise auf die Atmung ein. So fand z. B. SPECK[9])

---

[1]) HERMANN, L.: Pflüg. Arch. f. d. ges. Physiol. Bd. 3, S. 8. 1870.

[2]) MIESCHER: Arch. f. (Anat. u.) Physiol., S. 335. 1885.

[3]) KROPEIT: Pflüg. Arch.f. d. ges. Physiol., Bd. 73, S. 438.

[4]) PLAVEC: Pflüg. Arch., Bd. 79, S. 150. 1900.

[5]) ZUNTZ und LOEWY: Arch. f. (Anat. u.) Physiol. S. 379. 1897.

[6]) HALDANE u. LORRAIN-SMITH: Journ. of pathol. a. bacteriol, Bd. 1, S. 168. 1892.

[7]) Diese Konstanz besteht allerdings nur unter gleichbleibenden äußeren klimatischen Verhältnissen. Bei Veränderungen des Aufenthaltsortes (LINDHARD: Meddel. om Grönland Bd. 4, S. 99. 1910; STRAUB, Deutsch. Arch. f. klin. Med. Bd. 117. 1915) und mit dem Jahreszeitenwechsel (BOYCOTT und HALDANE: Journ. of physiol. Bd. 37, S. 355. 1908; DURIG: Denkschr. d. med.-naturw. Klasse d. Kais. Akad. d. Wissensch. Wien. Bd. 88. 1911; LINDHARD: Skandinav. Arch. f. Phys. Bd. 26, 1910) treten auch bei der gleichen Ver-suchsperson beträchtliche Änderungen ein.

[8]) WINTERSTEIN: Pflügers Arch. f. d. ges. Physiol. Bd. 138, S. 175. 1911.

[9]) SPECK: Physiologie des menschlichen Atmens S. 110 u. 129.

bei Atmung normaler Luft   eine Ventilationsgröße von   7433 ccm,
    „   „   einer Luft mit 11% O_2 „   „   „   8040 „
    „   „   „   „   „   7,5% „   „   „   „   10713 „

Auch die Versuche von HALDANE und LORRAIN-SMITH brachten analoge Ergebnisse und die Beobachtung, daß das Dyspnöegefühl selbst bei sehr gewaltiger Herabsetzung des Sauerstoffs nur ein sehr geringes ist. Immerhin ist auch unter diesen Bedingungen eine Verstärkung der Atmung vorhanden, solange nicht Kohlensäuremangel und die schließlich lähmende Wirkung der Anoxämie sich geltend machen. Sehr deutlich gibt sich der Einfluß des Sauerstoffmangels auch dadurch zu erkennen, daß die Reizwirkung der Kohlensäure auf das Atemzentrum durch mangelhafte Sauerstoffanbietung bedeutend erhöht wird [LEIM-DÖRFER[1])]. Aus demselben Grunde ist auch die Kohlensäurewirkung nach Blutentziehungen verstärkt [GSELL[2])]. Die Reizwirkung des Sauerstoffmangels am Ende des Apnöeversuches ist auch die Ursache, daß häufig trotz noch beträchtlicher Verminderung der alveolaren Kohlensäurespannung die Atmung wieder in Gang gesetzt wird. Dies beweisen die Versuche von VERNON[3]), der zeigen konnte, daß durch Sauerstofffüllung der Lunge am Ende der Apnöe dieselbe beträchtlich verlängert werden kann.

Hinsichtlich des Mechanismus der Wirksamkeit des Sauerstoffmangels hatte schon PFLÜGER[4]) die Vermutung ausgesprochen, daß die bei verminderter Sauerstoffversorgung des Organismus sich bildenden „leicht oxydierbaren Stoffe" das respiratorische Zentralorgan in der Medulla oblongata erregen. Als solche Stoffe kommen in erster Linie organische Säuren in Betracht, deren rasches Auftreten im Zentralnervensystem bei O_2-Mangel auch tatsächlich durch die Untersuchungen LANGENDORFFS[5]) wahrscheinlich gemacht, durch HOPKINS[6]) nachgewiesen wurde.

Daß Säuren innerhalb gewisser Konzentrationen in der Tat die Tätigkeit des Atemzentrums zu erhöhen vermögen, war bereits durch WALTHER[7]) und durch LEHMANN[7]) nachgewiesen worden und wurde dann unter Vermeidung der den eben genannten Untersuchungen innewohnenden Fehlerquelle einer Kohlensäure-Freimachung im Blute durch die injizierten Säuren durch WINTERSTEINS Versuche am ringer-durchströmten Zentralnervensystem neuerdings bestätigt.

Diese Ergebnisse veranlaßten WINTERSTEIN[8]), die erregende Wirkung der Kohlensäure und des Sauerstoffmangels auf das Atemzentrum auf eine gemeinsame Ursache zurückzuführen und die Theorie aufzustellen, „daß weder der Sauerstoffmangel noch die Kohlensäurespannung als solche, sondern einzig und allein die Wasserstoffionenkonzentration des Blutes die chemische Regulierung der Atmung besorge, indem die Erregbarkeit des Atemzentrums mit der Konzentration der Wasserstoffionen innerhalb gewisser Grenzen parallel geht und die Aufgabe der Atmung darin besteht, die H˙-Ionenkonzentration des Blutes konstant zu erhalten".

---

[1]) LEIMDÖRFER, A.: Biochem. Zeitschr. Bd. 22, S. 45. 1909.
[2]) GSELL: Americ. journ. of physiol. Bd. 63. 1922.
[3]) VERNON: Journ. of physiol. Bd. 38. 1909.
[4]) PFLÜGER, E.: Pflügers Arch. f. d. ges. Physiol. Bd. 1. 1868.
[5]) LANGENDORFF, O.: Neurol. Centralbl. 1885, Nr. 24.
[6]) HOPKINS, zit. bei DOUGLAS u. HALDANE: Journ. of physiol. Bd. 38. 1909.
[7]) WALTHER, F.: Arch. f. exp. Pathol. u. Pharmakol. Bd. 7, S. 148. 1877; LEHMANN, C.: Pflügers Arch. f. d. ges. Physiol. Bd. 42, S. 284. 1888; ferner auch JAQUET, A.: Arch. f. exp. Pathol. u. Pharmakol. Bd. 30. 1892; SIGNORELLI: Arch. internat. de biol. Bd. 55, S. 119. 1911; QUAGLIARIELLO: Arch. di fisiol. Bd. 11, S. 477. 1911.
[8]) WINTERSTEIN, H.: VIII. internat. Physiologenkongress zu Wien, Sept. 1910, Zentralbl. f. Physiol. Bd. 24, S. 811; Pflügers Arch. f. d. ges. Physiol. Bd. 138, S. 167. 1911.

Zu den gleichen Vorstellungen über die Bedeutung der Atmung für die Aufrechterhaltung der Reaktionsverhältnisse des Blutes war auch PORGES[1]) durch Untersuchungen am kranken Menschen gekommen.

Eine exakte Grundlegung dieser Hypothese [„Reaktionstheorie" WINTERSTEIN, „Neutralitätstheorie" HASSELBALCH) gaben HASSELBALCHS[2])] Untersuchungen, welche zeigten, daß beim Menschen durch Diätformen, die in den H·-Ionenhaushalt des Organismus eingreifen, der Hypothese entsprechende Änderungen der alveolaren Kohlensäurespannung bei unveränderter Erregbarkeit des Atemzentrums für Kohlensäure hervorgerufen werden können, und die klassischen Untersuchungen BARCROFTS[3]).

Obwohl sich diese Hypothese eine sehr weitgehende Anerkennung erworben hat, sind doch auch verschiedene Einwände gegen sie erhoben worden und insbesondere sind zwei Streitpunkte auch jetzt noch nicht endgültig erledigt. Der eine betrifft die Frage, ob die Kohlensäure wirklich im Sinne der genannten Theorie durch das H·-Ion oder durch das HCO_3-Anion wirke. Der andere dreht sich um die Bedeutung, die durch andere Einflüsse bedingte Erregbarkeitsänderungen des Atemzentrums für die Atemregulation spielen.

So fanden zunächst LAQUEUR und VERZÁR[4]), daß die C_H, bei der starke Säuren auf das Atemzentrum erregend wirken, von einer weit höheren Größenordnung sind als die, bei welcher Kohlensäure wirksam ist, und schließen daraus auf eine spezifisch erregende Wirkung des HCO_3-Anions, eine Ansicht, die HASSELBALCH[2]) zurückweist, da es zumindest ebenso wahrscheinlich sei, daß bei den körperfremden Säuren das Anion lähmende Wirkungen entfalte und dadurch ihre H·-Ionenwirkung weniger zur Geltung komme. Nach HOOKER, WILSON und CONNET[5]) wäre allerdings eine Hemmungswirkung des Säureanions nicht wahrscheinlich, so daß auch diese Forscher für eine spezifische Reizwirkung des HCO_3-Ions plädieren. SCOTT[6]) zeigte, daß CO_2 *auch bei übernormaler Alkalescenz des Blutes*, herbeigeführt durch Injektion von Sodalösung in die Blutbahn, noch hyperpnoeisch wirkt, und COLLIP[7]) berichtet, daß durch große Dosen von $NaHCO_3$ Apnöe aufgehoben werden kann in einem Zeitpunkt, wo die H·-Ionenkonzentration noch sehr tief ($p_H = 8{,}23$) steht. Demgegenüber vertritt GSELL[8]) die Anschauung, daß durch das Natriumbicarbonat die Dissoziation des Kohlensäuremoleküls zurückgedrängt werde und daß das undissoziierte H_2CO_3 leichter in die Zellen des Zentralnervensystems eindringe und hier Säurewirkung entfalte. Es würde sich also um eine intracelluläre Acidose bei Hyperalkalämie handeln. Auch WINTERSTEIN[9]) sucht in diesem Momente die Erklärung für die anscheinend mit der Regulationshypothese in Widerspruch stehenden Befunde, indem er besonders auf die Beobachtungen JACOBS'[10]) hinweist, daß mit Neutralrot angefärbte Seesterneier in verschieden zusammengesetzten Lösungen gleicher $p_H = 7{,}2$ verschiedene Reaktion ihres Zellinhaltes (durch verschiedene Färbung erkennbar) aufweisen. Unter Berücksichtigung dieser Umstände formuliert WINTERSTEIN

---

[1]) PORGES, O.: Wien. med. Wochenschr. 1911, S. 786; Verhandl. d. Ges. f. inn. Med. u. Kinderheilk., Sitzungsber. v. 9. II. 1911; PORGES, LEIMDÖRFER u. MARKOVICI: Wien. klin. Wochenschr. 1910, Nr. 40.

[2]) HASSELBALCH: Biochem. Zeitschr. Bd. 46. 1912.

[3]) BARCROFT: The respiratory function of the blood. Cambridge 1914.

[4]) LAQUEUR u. VERZÁR: Pflügers Arch. f. d. ges. Physiol. Bd. 130. 1909.

[5]) HOOKER, WILSON u. CONNET: Americ. journ. of physiol. Bd. 43. 1917.

[6]) SCOTT, R. W.: Americ. journ. of physiol. Bd. 47. 1918/19.

[7]) COLLIP, J. B.: Journ. of physiol. Bd. 54. 1920.

[8]) GSELL: Proc. of the soc. f. exp. biol. Bd. 20. 1923.

[9]) WINTERSTEIN, H.: Naturwissenschaften Bd. 11, H. 28/29. 1923.

[10]) JACOBS, M. H.: Americ. journ. of physiol. Bd. 51. 1920; Journ. of gener. physiol. Bd. 5. 1922.

die Reaktionstheorie dahin, daß das Ausmaß der Lungendurchlüftung reguliert wird durch die Wasserstoffzahl im Atemzentrum, die von den in ihm sich abspielenden Stoffwechselvorgängen, von der Wasserstoffzahl des umspülenden Blutes und von dem Permeierungsvermögen der die Reaktion bestimmenden Bestandteile abhängt.

Nach dieser Auffassung wäre dann wohl auch die interessante, ebenfalls scheinbar der Regulationshypothese zuwiderlaufende Tatsache, daß tief narkotisierte Tiere, deren Atemzentrum sich noch durch Spontanatmung betätigt, gegen weitgehende Veränderungen der H·-Ionenkonzentration unempfindlich sind [TREVAN und BOOKS[1])], und der von VAN SLYKE, AUSTIN und CULLEN[2]) erhobene Befund, daß in Äthernarkose schwere Acidosis ohne Vermehrung der Lungenventilation vorhanden sein kann, auf Änderungen der Nervenzellenpermeabilität zurückzuführen und so mit der Reaktionshypothese in Einklang zu bringen. Und vielleicht üben auch die Produkte der Muskelarbeit einen Einfluß auf die Durchlässigkeit der Nervenzelle aus, wodurch sich die Beobachtung BARRS[3]) erklären könnte, daß nach Muskelarbeit die Acidosis zunimmt zu einer Zeit, wo die Lungenventilation bereits wieder gewaltig abgenommen hat. Es wird Sache künftiger Forschungen sein, nachzuweisen, ob allen scheinbaren Erregbarkeitsänderungen des Atemzentrums derartige Prozesse zugrunde liegen oder ob nicht doch auch noch andere Momente außer dem H·-Ionenzustand des Zellinhaltes die Reizbildung beeinflussen können. Nach neuesten Untersuchungen von GOLLWITZER-MEYER[4]) hängt die Erregbarkeit des Atemzentrums für den H-Ionenreiz von der Konzentration der anderen Ionen des Blutes ab und ist auch proportional dem Quotienten

$$\frac{[K'][HPO_4'' + H_2PO_4']}{[Ca\cdot\cdot][Mg\cdot\cdot]}\,.$$

Eine andere Einwendung gegen die Gleichartigkeit der Reizwirkung bei Kohlensäurevermehrung und bei Sauerstoffmangel könnte sich auch aus der Feststellung HENDERSONS[5]) ergeben, daß O_2-Mangel im Gegensatz zur CO_2-Vermehrung nach Vagotomie nicht mehr hyperpnoisch wirke, eine Feststellung, die allerdings mit den Ergebnissen SCOTTS[6]) in Widerspruch steht. Immerhin müßte ein solcher Unterschied nicht gerade auf verschiedene Vorgänge im Atemzentrum bezogen werden, sondern könnten hierbei auch unter den beiden Bedingungen verschiedene Einflüsse von seiten des Gefäßsystems oder der Erfolgsorgane der Atmung mit im Spiele sein.

Nicht im Einklang mit der Reaktionstheorie steht wohl auch die Behauptung LUMSDENS[7]), daß das Exspirationszentrum nur durch Kohlensäurevermehrung, nicht aber durch Sauerstoffmangel gereizt werde.

In diesem Zusammenhange muß auch auf die Befunde BABÁKS[8]) hingewiesen werden, daß bei Arthropoden, Fischen und Amphibien Kohlensäureanhäufung im Gegensatze zu Sauerstoffmangel *nicht* erregend auf das Atemzentrum wirkt (vgl. hierzu BETHE, dieser Band).

---

[1]) TREVAN und BOOKS: Journ. of physiol. Bd. 54, CXXXI. 1921.
[2]) VAN SLYKE, AUSTIN und CULLEN: Journ. of biol. chem. Bd. 53, S. 277. 1922.
[3]) BARR, D. P.: Journ. of biol. chem. Bd. 56, 1923.
[4]) GOLLWITZER-MEYER, KL.: Klin. Wochenschr., 3. Jahrg., S. 1959. 1924.
[5]) HENDERSON, Y: Journ. of biol. chem. Bd. 50, S. 2, III—IV. 1922.
[6]) SCOTT, F. H.: Journ. of physiol. Bd. 37. 1908.
[7]) LUMSDEN: Journ. of physiol. Bd. 58. 1923.
[8]) BABÁK, E., u. FOUSTKA: Pflügers Arch. f. d. ges. Physiol. Bd. 119. 1907; BABÁK u. DĚDEK: Pflügers Arch. f. d. ges. Physiol. Bd. 127. 1909.

IV. Reflektorische Beeinflussung der Atmung[1]).
1. Vagusreflexe.

Die bedeutungsvollste nervöse Beeinflussung des Atmungsvorganges ist die durch den Vagus. Sie macht sich nach BREUER und HERING in der Weise geltend, daß jede inspiratorische Dehnung der Lunge durch Reizung zentripetaler Vagusfasern inspirationshemmend wirkt, und jede exspiratorische Zusammenziehung der Lunge reflektorisch eine Inspiration herbeiführt. Während die inspirationshemmende Wirkung unbestritten blieb, hat die Frage nach der Existenz einer exspirationshemmenden, inspirationsanregenden Wirkung langdauernde Kontroversen veranlaßt. Durch Versuche mit reizloser Vagusausschaltung bei stark kollabierter Lunge (SCHENK, DOSE, PFLÜCKER, F. W. FRÖHLICH), insbesondere aber durch die Ableitung von Aktionsströmen vom Vagus sowohl bei der Inspiration als auch bei forcierter Exspiration (ALCOCK und SEEMANN) steht es nunmehr aber fest, daß auch exspirationshemmende, inspirationsanregende Impulse durch den Vagus zum Atemzentrum abfließen, die sich aber erst bei sehr verstärkter Exspiration geltend machen[2]). Wie Lungendehnung bzw. -kollaps wirken nach STEFANI und SIGHICELLI auch Erhöhung bzw. Erniedrigung des intraalveolären Druckes. Von einer atelektatischen Lunge gehen hingegen keine inspiratorisch wirksamen Impulse aus (LOEWY).

Durch diese „nervöse Selbststeuerung" werden die Inspirations-, und bei aktiver Exspiration die Exspirationsmuskel vor übermäßiger unzweckmäßiger Anstrengung geschützt und die Ökonomie der Atemarbeit gewährleistet. Die Unzweckmäßigkeit der Atemarbeit nach Fortfall dieser Regulation infolge von Vagusausschaltung ergibt sich daraus, daß nach Vagotomie trotz Vertiefung der Atmung die Atemgröße meist infolge der hochgradigen Verlangsamung gleichbleibt oder vermindert ist. LINDHAGEN[3]) fand nach reizloser Vagusausschaltung Verringerungen des Atemvolumens bis zu 34% der ursprünglichen Größe, andererseits aber auch wieder Vergrößerungen bis zu 39%, SCOTT[4]) Schwankungen von − 15% bis + 11%.

Die unökonomische Führung des Atmungsvorganges nach Vagotomie[5]) veranlaßt bei manchen Tieren (Meerschweinchen und Ratten, besonders bei jungen Individuen) nach wenigen Minuten bis zu 2 Stunden den Tod [TOURNADE, DUBOIS, LOEWIT[6])]. Für andere Tiere hat allerdings die vagale Atemregulierung keine solche vitale Bedeutung. NICOLAIDES konnte Kaninchen, SCHAFER Katzen nach doppelseitiger Vagotomie monatelang am Leben erhalten.

Auch die nach Vagusausschaltung erst allmählich (mitunter allerdings schon nach wenigen Atemzügen) auftretenden Spätfolgen, Verlängerung der

---

[1]) Vgl. hierzu auch BETHE, dieses Handbuch Bd. 2, S. 27 ff.

[2]) Auf Grund seiner Vagusreizungs- und Vagusdurchschneidungsversuche schließt NIKOLAIDES, daß bei den Vögeln die durch den Vagus abfließenden *inspirations*anregenden Impulse auch schon bei der *Normal*atmung der Vögel eine Rolle spielen (Engelm. Arch. 1914, S. 553).

[3]) LINDHAGEN: Skandinav. Arch. f. Physiol. Bd. 4, S. 296. 1893.

[4]) SCOTT: Journ. of physiol. Bd. 37. 1908.

[5]) OZORIO DI ALMEIDAS: Cpt. rend. de séances de la soc. de biol.: Bd. 86, S. 571. 1922. Behauptung, daß der letale Erfolg der beiderseitigen Vagotomie beim Meerschweinchen nicht auf Vagusausschaltung, sondern auf *Vagusreizung* zurückzuführen sei, ist von GIUSTI und HOUSSAY: Cpt. rend. de séances de la soc. de biol. Bd. 87, S. 569. 1922 durch Versuche reizloser Vagusausschaltung widerlegt worden.

[6]) TOURNADE: Cpt. rend. de séances de la soc. de biol. Bd. 74, S. 956. 1913; DUBOIS, CH.: ebenda, S. 1057; LOEWIT, M.: Arch. f. exp. Pathol. u. Pharmak. Bd. 77, S. 186. 1914. Werden die beiden Vagi ungleichzeitig mit einer zwei- bis dreiwöchigen Zwischenpause durchschnitten, so nimmt nach der zweiten Durchschneidung die Atemfrequenz bedeutend zu. [NICOLAIDES: Arch. f. (Anat. u.) Physiol. 1905, S. 467.]

Atempausen, tetanischer Charakter der Inspirationen, wurden ebenfalls als Ausdruck einer durch die vermehrte Inspirationsanstrengung bedingten Er-müdung des Atemzentrums, also auch als Folge der unrationellen Arbeitsweise des Atemzentrums gedeutet (GAD).

Unklar ist bisher, ob bei der In- und Exspiration verschiedene Nerven-fasern bzw. -endigungen gereizt werden oder ob *eine* Art von Fasern bei In- und Exspiration in verschiedener Weise erregt wird. BORUTTAU[1]) und FRÖHLICH-SCHULGIN[2]) treten für die letztere Annahme ein, jedoch begegnet immerhin diese Vorstellung, derzufolge die gleichen zentralen Vaguszellen je nach der Art oder Intensität der Reizung einmal das Inspirationszentrum, das andere Mal das Exspirationszentrum erregen müßten, gewissen Schwierigkeiten. SCHENCK[3]) führt als Argument gegen die Auffassung, daß Verschiedenartigkeit des Reizes, der auf die pulmonalen Vagusendigungen wirkt, einmal inspiratorisch, dann exspiratorische Wirkungen entfalte, den Befund ALCOCK und SEEMANNS[4]) an, die beim Aufblasen und beim Aussaugen der Lunge beide Male *gleichartige* Ak-tionsströme vom Vagusstamme ableiten konnten.

Hinsichtlich der Art und Weise, in welcher die afferenten BREUER-HERING-schen Fasern mit dem Atemzentrum verknüpft sind, hat PLATTNER[5]) mittels BRÜCKES Methode der schwebenden Reizung den Nachweis erbracht, daß die beiderseitigen Vagi vor ihrem Angriff am Atemzentrum eine gemeinsame intra-zentrale Strecke durchlaufen.

Die Ansprechbarkeit des Atemzentrums für den Vagusreiz ist in hohem Maße von seinem Zustand abhängig: bei unter Morphinwirkung stehendem [DOOLEY und ANDREWS[6])] oder ansonsten geschwächtem Atemzentrum (durch Ermüdung, Neurasthenie, Anästhesie, Giftstoffe) (DAVIES, HALDANE und PRIST-LEY[7]) erhöht, bei dyspnoisch erregtem Atemzentrum herabgesetzt [LEWAN-DOWSKY[8])]; andererseits fanden MACLEOD und PAGE[9]) die Reflexerregbarkeit des Atemzentrums nach intravenöser Säurezufuhr oder bei Sauerstoffmangel- oder Kohlensäuredyspnöe nicht deutlich verändert.

Außer dem Zustand des Atemzentrums spielt für die Betätigung der BREUER-HERING schen Reflexe sehr wahrscheinlich auch die Geschwindigkeit, mit der die Lungenvolumsänderung erfolgt, eine bestimmende Rolle. Es ist anzunehmen, daß bei sehr allmählichem Eintritt der inspiratorischen Lungenweitung, also bei „einschleichendem" Reiz, die Reizschwelle erst bei einem höheren Dehnungsgrad erreicht werde als bei brüsker Dehnung. Dieser Umstand mag die bei manchen pathologischen Prozessen, bei welchen große Teile der Lunge von der Atmung ausgeschlossen sind, und die normal gebliebenen Anteile des Lungenparenchyms sich bei der Vergrößerung des Thoraxraumes dementsprechend stärker und schneller inspiratorisch entfalten, auftretende Verflachung und Beschleunigung der Atmung bedingen [MINKOWSKI[10])].

Außer durch die Volumschwankungen der Lunge werden auch durch (künst-lich mittels faradischer Reizung des Phrenicus hervorgerufene) Kontraktionen des Zwerchfelles sensible Vagusfasern erregt, die reflektorisch Glottisschluß

[1]) BORUTTAU: Nagels Handb. d. Physiol. Bd. 1, S. 44. 1909.
[2]) SCHULGIN: Zeitschr. f. allg. Physiol. Bd. 10. 1910.
[3]) SCHENCK: Ergebn. d. Physiol. Bd. 7, S. 90. 1908.
[4]) ALCOCK u. SEEMANN: Journ. of physiol. Bd. 32, S. XXX. 1905; Pflüg. Arch. f. d. ges. Physiol. Bd. 108, S. 426. 1905.
[5]) PLATTNER, FR.: Zeitschr. f. Biol. Bd. 79. 1923.
[6]) DOOLEY u. ANDREWS: Proc. of the soc. f. exp. biol. a. med. Bd. 20, S. 5. 1923.
[7]) DAVIES, HALDANE u. PRISTLEY: Journ. of physiol. Bd. 53. 1919/20.
[8]) LEWANDOWSKY: Arch. f. (Anat. u.) Physiol. 1896, S. 213.
[9]) MACLEOD u. PAGE: Americ. journ. of physiol. Bd. 60, S. 134. 1922.
[10]) MINKOWSKI: Krehl-Marchands Handb. Bd. II, 1, S. 491. 1912.

[R. du Bois-Reymond und Katzenstein[1])] und exspiratorischen Atemstillstand [Mislawsky und Luria[2])] hervorrufen.

Von den Vagusenden in der Lunge und in den übrigen Teilen des Respirationstractus her kann die Tätigkeit des Atemzentrums noch durch mannigfache Einflüsse (außer durch den Dehnungs- und Kollapsreiz) modifiziert werden. So nimmt Henderson[3]) an, daß Sauerstoffmangel auf diesem Wege das Atemzentrum zur Hyperpnöe reize, und Suñer und Bellido[4]) zeigten kürzlich mit der circulation croisée von Fredericq, daß die Berührung der Lungenalveolen mit kohlensäurehaltigen Atemgemischen die Atmung beeinflusse, auch wenn das Atemzentrum mit dem Blute eines normale Luft atmenden Hundes durchblutet wird. Suñer will auch die Säurehyperpnöe zum Teil durch Empfindlichkeit der Vagusenden für den Blutreiz erklären, wogegen Piras[5]) und W. Frey[6]) Einspruch erheben. Haggard und Henderson[7]) fanden, daß Schwefelwasserstoff in geringen Konzentrationen nur bei intakten Vagis atmungsfördernd wirke.

Auch Eppinger, Papp und Schwarz[8]) vermuten, daß Kohlensäure sensible Vagusfasern in der Lunge reize und auf reflektorischem Wege das Atmungszentrum errege. Sie suchen ihre Vermutung dadurch zu erhärten, daß sie vor und während intravenöser Kohlensäureinjektion bei Hunden den CO_2-Gehalt, die CO_2-Spannung und die aktuelle Reaktion des Arterienblutes bestimmen; da die beiden Bestimmungen keine (oder keine wesentlichen) Änderungen des Blutes erkennen ließen, schließen sie, daß noch andere Vorrichtungen offenbar reflektorischer Art existieren müssen, die unabhängig von einer hämatogenen Beeinflussung das Atemzentrum zu erhöhter Tätigkeit veranlassen. Ein Eingreifen der hämatogenen Regulation finde nur dann statt, wenn die nervöse versage. Daß Kohlensäure reflektorisch bei intakten Vagis das Atemzentrum von den Atemwegen aus inspiratorisch anrege, hat übrigens bereits 1870 Berns[9]) in Donders Laboratorium zu beweisen gesucht (s. S. 272).

Daß es gerade bei Pulmonalstenose trotz schwerster Cyanose meist nicht zur Dyspnöe kommt und daß die Kurzatmigkeit bei kardialem Asthma mit dem Schwinden der Lungenkongestion infolge Erlahmens des rechten Herzens sich bessert, sind für Eppinger Gründe, die ihn in der Auffassung, daß das Atemzentrum reflektorisch von der Lunge aus gereizt werde, bestärken. Das reflektorische Moment sei das erste, nur wenn das Atemzentrum darauf nicht reagiert, trete die hämatogene Beeinflussung in ihre Rechte.

Gewisse reizende Gase und Dämpfe (Ammoniak, Äther usw.) wirken (wie von der Nasenschleimhaut durch Reizung sensibler Trigeminusenden) so auch von den übrigen Luftwegen aus vorübergehenden Glottisschluß und Atemstillstand hervor. In der Frage, welche Anteile der Atemwege als Ausgangspunkte für diesen Reflex in Betracht kommen, herrscht zwischen den einzelnen Untersuchern [Knoll[10]), Francois-Franck[11]), Falk[12]), Brodie und Russell[13]) u. v. a.] keine Überein-

---

[1]) du Bois-Reymond, R. u. Katzenstein: Arch. f. (Anat. u.) Physiol. 1901, S. 513.
[2]) Mislawsky u. Luria: Zentralbl. f. Physiol. Bd. 15, S. 481. 1901.
[3]) Henderson: Journ. of biol. chem. Bd. 50. 1922.
[4]) Suñer u. Bellido: Journ. de physiol. et de pathol. gén. Bd. 19. 1921.
[5]) Piras: Arch. di fisiol. Bd. 20, S. 359. 1922.
[6]) Frey, W.: Klin. Wochenschr. 1923, Nr. 15, S. 674.
[7]) Haggard u. Henderson: Americ. journ. of physiol. Bd. 61. 1922.
[8]) Eppinger, Papp u. Schwarz: Das kardiale Asthma. Ein Versuch zu einer peripheren Kreislaufpathologie. Berlin: Julius Springer 1924.
[9]) Berns: Onderz. ged. in het physiol. Laborat. Utrecht 1870.
[10]) Knoll: Sitzungsber. d. Akad. Wien, III. Abt. 1884, S. 479.
[11]) Francois-Frank: Trav. du laborat. Marey 1876, II.
[12]) Falk: Vierteljahrsschr. f. gerichtl. Med. Bd. 16. 1872.
[13]) Brodie u. Russell: Journ. of physiol. Bd. 26. 1900.

stimmung. — Der Reflex wirkt aus in zwei Elemente, in aktive Exspiration und in Inspirationshemmung; das Bild der Atmung ist aber in den einzelnen Versuchen ein ziemlich verschiedenes, da die zwei Elemente je nach der Individualität des Versuchstieres und nach den Versuchsbedingungen in recht verschiedener Weise sich kombinieren können (CRAIGIE). Ob es sich hierbei um einen in seinem afferenten Anteile durch den Vagus abfließenden Reflex handelt, erscheint nach den Versuchen von ROGER[1]) und von CRAIGIE[2]) zweifelhaft.

Hierher gehört auch die kürzlich von DE SOMER[3]) mitgeteilte Beobachtung, daß bei tracheotomierten Tieren die Durchleitung eines im Rhythmus der Atmung richtungwechselnden Luftstromes durch den Larynx die Atmung beschleunigt, wenn der künstliche Larynxluftstrom mit dem (durch Tracheotomie vom Kehlkopf abgelenkten) respiratorischen Luftstrom richtungsgleich ist, hingegen die Atmung verlangsamt, wenn er entgegengesetzt gerichtet ist.

Durch Vaguserregung bedingt ist nach PHILIPS[4]) auch der bei asphyktischen Hunden durch Zug an der Zunge hervorrufbare LABORDEsche Reflex.

Auch Änderungen der *Zirkulationsverhältnisse* in der Lunge scheinen auf dem Wege des Nervus vagus dem Atemzentrum zugemittelt zu werden. Die nach DUNN[5]) infolge Embolie der Pulmonalis auftretende Tachypnöe bleibt nach Vagotomie aus. Vielleicht spielen solche in ihrem afferenten Anteile von der Zusammensetzung der Alveolarluft und von vasomotorischen Verhältnissen bedingte Reflexe auch für die Entstehung der kardialen Dyspnöe eine gewisse Rolle (EPPINGER[6]).

Reizung der sensiblen Vagusendigungen im Kehlkopf über den Stimmbändern oder an ihrer oberen Fläche ruft Glottisschluß hervor, Reizung der Schleimhaut des Respirationstractus unter der Stimmritze *Husten* — tiefe Inspiration, Glottisschluß, der durch aktive Exspiration gesprengt wird.

Besonders leicht ist Husten auslösbar von der Fossa interarytaenoidea und von der Teilungsstelle der Trachea aus, nicht vom Lungenparenchym selbst; die Reizung, welche zum Husten führt, kann hervorgerufen werden durch Fremdkörper auf der Schleimhaut oder durch Veränderungen der Schleimhaut selbst (Entzündung, Sekretmangel), ferner kann Husten ausgelöst werden bei manchen Individuen von der Pleura, von der Schleimhaut des Rachens, der Nase, der Speiseröhre, vom äußeren Gehörgange, von der Serosa der Leber und der Milz, von der äußeren Haut bei Kältereiz, angeblich auch von den Genitalorganen aus. Bei manchen Personen kann auch durch grelle Beleuchtung der Hustenreflex ausgelöst werden.

Husten kann aber auch ohne sensible Zuleitung eintreten, entweder durch direkte Erregung eines die notwendigen motorischen Koordinationen bewerkstelligenden „Hustenzentrums" (KOHTS[7]), etwa durch Gifte — für die Hustenanfälle bei Pertussis wird ein solcher Vorgang vielfach angenommen — oder dadurch, daß dieses bulbäre Zentrum von höheren Gehirnteilen aus in Erregung versetzt wird: willkürliches Husten, hysterisches Husten.

Die Geschwindigkeit der durch die aktive Exspiration beim Husten erzeugten Luftströmung in den verschiedenen Abschnitten der Atemwege zeigt die tieferstehende Tabelle, dazu zum Vergleich die Windgeschwindigkeiten nach BEAUFORTS Windskala [aus ROHRER[8]), Mechanik des Hustens].

[1]) ROGER: Presse méd. Bd. 25, S. 73. 1917.
[2]) CRAIGIE, E. HORNE: Americ. journ. of physiol. Bd. 59, S. 346. 1922.
[3]) DE SOMER: Journ. de physiol. et de pathol. gén. Bd. 81. 1923.
[4]) PHILIPS: Arch. intern. de physiol. Bd. 2, S. 286. 1905.
[5]) DUNN: Quart. journ. of med. Bd. 13, S. 129 1920.
[6]) EPPINGER, H.: Wien. Arch. f. inn. Med. Bd. 2, S. 623. 1921.
[7]) KOHTS: Virchows Arch.f. pathol. Anat. u. Physiol. Bd. 60, S. 201. 1874.
[8]) ROHRER: Schweiz. med. Wochenschr. 1921.

Tabelle 1.

Die Geschwindigkeit der Luftströmung	
beim Husten	bei atmosphärischen Luftströmungen
im Bereiche der Glottis. . 50 —120 m/sec	bei Orkan (Nr. 12) . . . . . . 50 m/sec
Trachea . 15 — 35 „	„ schwerem Sturm (Nr. 11) . . 30 „
Stammbronchus 13 — 32 „	„ starkem Sturm (Nr. 10) . . 21 „
Bronchus 6 mm Durchm. 24 — 62 „	„ Sturm (Nr. 9) . . . . 18 „
„ 2 „ „ 4 — 44 „	
„ 1 „ „ 5 — 25 „	
Bronchiolus 5. Ordn. . . . 1,2— 6 „	
Bronch. respirator. . . . . 0,5— 2,5 „	

Nach Rohrer nimmt die Geschwindigkeit der Luftströmung bei einem
Hustenstoß in den Luftwegen oralwärts nicht stetig zu, sondern erfährt innerhalb
des Bronchialbaumes an 2—3 verengten Stellen desselben, deren Existenz
Aeby an Bronchialausgüssen festgestellt hat, eine beträchtliche Beschleunigung,
und Rohrer schließt hieraus auf eine *staffelförmige* Vorschiebung des Sekretes,
die in der oft zu beobachtenden Serienbildung der Hustenstöße ihren Ausdruck
finde. Der Gleit- und Reibungswiderstand der Bronchialsekrete ist ein so großer,
daß in Bronchialverzweigungen unter 1 mm Durchmesser eine Fortbewegung
durch den Hustenluftstrom nicht angenommen werden kann. Wenn aber auch
in diesem Bereiche daher der Flimmertätigkeit, vielleicht im Verein mit einer
peristaltischen Bewegung der Bronchialmuskulatur [Köpke[1])] die Aufgabe der
Fortbewegung des Sekretes zufällt, so zeigen die schweren Folgen, die ungenügende Exspektoration herbeiführen kann, doch klar die Lebenswichtigkeit
des Hustenreflexes. Andererseits kann Husten allerdings auch bestehen, ohne
daß etwas aus den Luftwegen herauszubefördern ist, wo er dann unnütz ist, ja
bei längerem Bestande schädigend auf die Lunge (Überdehnung, Emphysem,
Zerreißungen, interstitielles Emphysem, Pneumothorax) und auf die Zirkulation
(Stauung in der Lunge, Hypertrophie des rechten Herzen, Stauung im venösen
Schenkel des Kreislaufes) einwirken kann.

2. Von Hirnnerven ausgehende Atemreflexe (mit Ausschluß der Vagusreflexe).

Olfactorius.

Bei den anatomischen Beziehungen des Riechorgans zu den Atemwegen
ist eine funktionelle Beeinflussung der Atmung durch den Riechvorgang notwendigerweise gegeben. Der beabsichtigte Riechakt ist beim Menschen und
vielen Tieren mit einer eigentümlichen Modifikation der Atmung, dem Schnüffeln,
verbunden, das aus einer tiefen, aber sakkadierten Inspiration, meist mit längerem inspiratorischem Atemstillstand und darauffolgender Exspiration besteht.
Pneumoprophysche Aufnahmen solcher Schnüffelatemkurven vom Hunde
bringt die Arbeit von Heitzenroeder[2]). Im Kaninchenversuch fand Beyer[3]),
daß manche Gerüche die Atmung verlangsamen, evt. bis zum exspiratorischen
Stillstand, andere, insbesondere die balsamischen, beschleunigend wirken. Eine
Wirkung durch den Olfactorius kann nur mit Sicherheit als Ursache einer Atmungsänderung angenommen werden, wenn die nasalen Trigeminusenden ausgeschaltet sind, da diese auch Empfangsstellen für gewisse chemische Reize sind.

---

[1]) Köpke: Zeitschr. f. Krankenpflege Bd. 22. 1900.
[2]) Heitzenroeder, C.: Zeitschr. f. Biol. Bd. 62, S. 491. 1913.
[3]) Beyer, H.: Arch. f. (Anat. u.) Physiol. 1901, S. 261.

Opticus.

CHRISTIANI[1]) fand, daß sowohl direkte elektrische Reizung der Sehnerven als auch Lichteindrücke die Atmung zu beschleunigen vermögen. Diese Reflexe fallen bei Narkose (ebenso wie die auf akustische Reize sich einstellenden) rascher als andere Atemreflexe aus und fehlen nach Großhirnexstirpation[2]). Beim Menschen beobachtete SPECK (Arch. f. exper. Pathol. und Pharmakol. Bd. 12, S. 1. 1880) eine hauptsächlich durch Frequenzvermehrung zustande kommende Steigerung der Lungenventilation beim Übergang von einer Atemperiode mit geschlossenen Augen zu einer Atemperiode mit offenen Augen.

Trigeminus.

Daß sehr verschiedene chemische Einflüsse die Trigeminusenden in der Nasenschleimhaut erregen können und so die Atmung beeinflussen können, ist schon höher oben gesagt worden. HOLMGREN[3]) hat diese Tatsache entdeckt, KRATSCHMER[4]) genauer analysiert. Äther, Chloroform, Tabakrauch, Eisessig, Ammoniak, Salzsäuregas, Schwefeldioxyd, Chlor, Brom, Jod, Fluor können auf diese Weise wirken; diese Wirkung besteht bei stärkerer Konzentration in reflektorischem Glottisschluß (besonders gut beim Kaninchen, viel weniger ausgesprochen bei Hund und Katze), durch welchen diesen Stoffen der Zutritt zur Lunge verwehrt wird. Außer dem Krampf der Stimmritze tritt, wie zuerst FRANCOIS-FRANCK[5]) beobachtete und SANDMANN[6]), EINTHOVEN[7]) und SIHLE[8]) bestätigten, auch noch infolge solcher sensibler Reize spastische Kontraktion der Bronchialmuskulatur auf. Daher werden die genannten Stoffe als irrespirabel bezeichnet. Die Bezeichnung ist insofern nicht richtig, als der Glottisschluß kein dauernder ist, wie dies FALK[9]) gezeigt hat, sondern nur so lange währt, bis die venöse Beschaffenheit des Blutes wieder Atembewegungen erzwingt. — Leichtere chemische Reize können von der Nasenschleimhaut aus reflektorisch im Wege des Trigeminus, vielleicht auch über den Olfactorius die Atmung anregen und vertiefen; hierauf beruht die analeptische Wirkung der Riechsalze. Ebenso können auch Reizungen der Trigeminusenden im Auge wirken, so Einträufelung von Äther in den Bindehautsack, die COUVREUR und CHEVROTIER[10]) zur Wiederbelebung Asphyktischer empfehlen. — Gewisse mechanische und chemische Reize der Nasenschleimhaut, insbesondere der vom Nervus ethmoidalis versorgten Partien der unteren und mittleren Muschel sowie des Septums, bei manchen Individuen auch grelle Beleuchtung mit kurzwelligem Lichte [FREUND[11])], lösen den Niesreflex aus, bei welchem nach tiefer Inspiration heftig aktiv exspiriert wird und durch den Strom der Ausatmungsluft ein vorher durch Hebung des weichen Gaumens und durch den Constrictor pharyngis superior geschaffener Verschluß des Rachenraumes gegen die Nasenhöhle gesprengt wird. Es ist sehr wahrscheinlich, daß die Innervierung der am Niesreflex und den diesen häufig begleitenden mannig-

---

[1]) CHRISTIANI: Sitzungsber. d. Berlin. Akad. 1881. Zur Physiologie des Gehirns. Berlin 1885. Arch. f. (Anat. u.) Physiol. 1880 u. 1886.

[2]) KNOLL, PH.: Sitzungsber. d. Akad. Wien, III. Abt. 1885.

[3]) HOLMGREN: Upsala läkaresällskapets handlinger Bd. 2, Nr. 3.

[4]) KRATSCHMER: Sitzungsber. d. Akad. Wien, III. Abt. Bd. 62, 1870.

[5]) FRANCOIS-FRANK: Arch. de physiol. norm. et pathol. 1889.

[6]) SANDMANN: Arch. f. (Anat. u.) Physiol. 1890.

[7]) EINTHOVEN: Pflügers Arch. f. d. ges. Physiol. Bd. 51. 1892.

[8]) SIHLE, M.: Arch. f. (Anat. u.) Physiol. 1906, Suppl., S. 133.

[9]) FALK: Vierteljahrsschr. f. gerichtl. Med. Bd. 16. 1872.

[10]) COUVREUR u. CHEVROTIER: Cpt. rend. des séances de la soc. de biol. 1905.

[11]) FREUND, L.: Zentralbl. f. physik. Therap. u. Unfallheilk. 1909.

fachen Mitbewegungen beteiligten Muskel von einem medullären Zentrum aus
erfolgt, da beim Niesakte Bewegungen in den gelähmten Muskeln Hemiplegischer
zustande kommen. Darüber und über Bahnung und Hemmung des Niesreflexes
vgl. Bárány[1]).

Acusticus-vestibularis.

Bei aufmerksamem Horchen wird der Atem angehalten (übrigens auch bei
andersartiger Anspannung der Aufmerksamkeit, z. B. beim Ablesen wissenschaftlicher Instrumente, worauf schon Saussure in seinem Bericht über die
erste Montblanc-Besteigung hinwies). — Im Tierexperiment beobachtete Christiani, daß Schalleindrücke und 'gleicherweise auch elektrische Reizung des

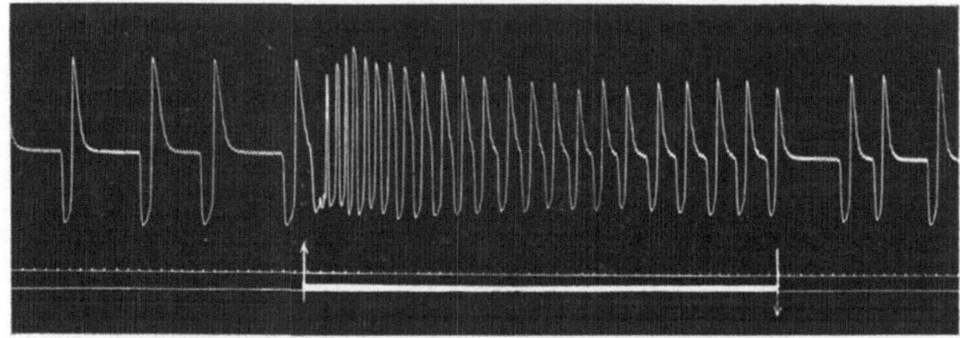

Abb. 56. Kaninchenatmung nach 0,05 Morphin, von ↑—↓ Geräusch.

Acusticus eine Beschleunigung der Atmung hervorrufen. Sehr schön zeigt dies
die hier abgedruckte Kurve Straubs[2]) (Abb. 56).

Allers und Leidler[3]) fanden, daß durch kalorische Erregung eines Laby-
rinthes exspiratorische, durch Reizung beider Labyrinthe inspiratorische Atemhemmung hervorgerufen werden kann, die vom Nystagmus und subjektiven
Schwindelerlebnis unabhängig ist, und Noël Paton berichtete am 11. inter-
nationalen Physiologenkongreß zu Edinburgh (1923) über labyrinthäre Atemreflexe durch Neigung des Kopfes. Beim Frosch führen ebenfalls passive Lageveränderungen zu Veränderungen der Atmung, die nach Labyrinthzerstörung
ausbleiben [Graham Brown[4])].

3. Atemreflexe von spinalen Nerven und vom Sympathicus.

Wohl von allen, die verschiedensten Empfindungsqualitäten übermittelnden
afferenten Nerven aus kann die Atmung beeinflußt werden. Sehr intensiver und
plötzlicher *Kälte-* oder *Wärmereiz* auf die Körperhaut veranlaßt nach Leichtenstern[5]) eine tiefe Inspiration, welche von einem kurzen inspiratorischen Stillstand der Atmung und dann von einer gedehnten und gepreßten Exspiration
gefolgt ist, worauf einige tiefe und rasche Atemzüge den Übergang zur normalen
Atmung vermitteln [vgl. A. Loewy[6])]. Die nach Ablauf des „Kälteschrecks"

---

[1]) Bárány, R.: Monatsschr. f. Ohrenheilk. u. Laryngo-Rhinol. Bd. 47, S. 129. 1913.
(Literatur!).
[2]) Straub, W.: Biochem. Zeitschr. Bd. 57. 1913.
[3]) Allers u. Leidler: Pflügers Arch. f. d. ges. Physiol. Bd. 202. 1924.
[4]) Graham Brown: Pflügers Arch. f. d. ges. Physiol. Bd. 130. 1909.
[5]) Leichtenstern: Zit. bei Brieger u. Herz: Zeitschr. f. exp. Pathol. u. Therap.
Bd. I. 1905.
[6]) Loewy, A.: Pflügers Arch. f. d. ges. Physiol. Bd. 46, S. 202. 1890.

eintretende Vergrößerung der Atmung ist nach STRASSER[1]) durch den infolge der Kältewirkung erhöhten Stoffwechsel bedingt, steht also schon außerhalb des Reflexgeschehnisses. Längerdauernde, auf einen größeren Teil der Körperoberfläche einwirkende mäßige Kältereize verursachen meist Vertiefung der Atmung, insbesondere der Inspiration und eine Erhöhung der Mittelkapazität [HASSELBALCH[2])]. Sehr kräftige Kältereize auf umschriebene Hautpartien rufen nur Frequenzänderung im Sinne einer Beschleunigung ohne Vertiefung hervor. Am stärksten ist die Reaktion bei Kältewirkung auf der Fußsohle [BRIEGER und HERZ[3])]. Bei einzelnen Personen wird durch Kältewirkung auf die Haut auch Husten hervorgerufen [STRÜBING[4])].

Wärme wirkt reflektorisch von der Haut aus auch ohne Erhöhung der Körpertemperatur, ja sogar trotz Verminderung der Körpertemperatur [SIHLER[5])], RICHET[6]) beschleunigend auf die Atmung.

Schmerzhafte Einflüsse führen zu Hyperpnöe. HENDERSON[7]) glaubt diesem Umstande eine große Bedeutung für manche Formen des Schmerzschocks beim Menschen zuschreiben zu dürfen, indem er den Nachweis lieferte, daß die Hyperpnöe zu einer Akapnie führen könne, welche er für zahlreiche Symptome beim Schock verantwortlich macht. Die Schmerzbetäubung bei Operationen hat nach HENDERSONS[8]) Auffassung insbesondere den Zweck, die Schmerzreaktion der Atmung und die davon abhängige Akapniegefahr zu vermeiden. MEYERS[9]) Untersuchungen zeigen, daß schon mäßige Schmerzreize (durch Anlegen von Klemmschrauben an den kleinen Finger) auch bei nur kurzer, 2—3 Minuten dauernder Einwirkung beim Menschen die Atemgröße wesentlich steigern und einen Abfall der alveolaren Kohlensäurespannung bewirken.

Für den bei Ischiadicusreizung auftretenden Zwerchfellreflex hat LANGENDORFF[10]) die Reflexzeit mit 0,0456—0,051″ bestimmt.

Daß durch Muskelkontraktionen in Erregung versetzte Nerven die Atmung reflektorisch beeinflussen können, haben erstmals R. DU BOIS-REYMOND und KATZENSTEIN[11]) hinsichtlich im Zwerchfell endigender afferenter Vagusfasern, hinsichtlich ebensolcher Phrenicusfasern BAGLIONI[12]) nachgewiesen. Auch zentripetale Spinalnerven, welche durch passive Änderungen der Thoraxstellung (beim Zusammendrücken des Thorax von außen und beim Nachlassen dieses Druckes) erregt werden und reflektorisch auf die Atembewegungen des Kehlkopfes wirken, sind von R. DU BOIS-REYMOND und KATZENSTEIN nachgewiesen worden, und SCOTT, GAULT und KENNEDY[13]) haben vom peripheren Teil eines durchschnittenen Intercostalnerven Aktionsströme abgeleitet, wenn der Thorax

---

[1]) STRASSER-KISCH-SOMMER: Handb. d. Hydro-, Balneo- u. Klimatotherapie. S. 45. Berlin u. Wien 1924.

[2]) HASSELBALCH: Dtsch. Arch. f. klin. Med. Bd. 93. 1908; BITTORF u. FORSCHBACH: Zeitschr. f. klin. Med. Bd. 70. 1910.

[3]) BRIEGER u. HERZ: Zeitschr. f. exp. Pathol. u. Therap. Bd. 1. 1905.

[4]) STRÜBING: Wien. med. Presse 1883.

[5]) SIHLER: Journ. of physiol. Bd. 2. 1879/80.

[6]) RICHET: Cpt. rend. des séances de la soc. de biol. 1884; Cpt. rend. hebdom. des séances de l'acad. des sciences Bd. 99. 1884.

[7]) HENDERSON, Y.: Americ. journ. of physiol. Bd. 25, S. 385. 1910; John Hopkins hosp. reports Bd. 21, Nr. 233. 1910.

[8]) HENDERSON, Y.: Americ. journ. of physiol. Bd. 26, S. 260. 1910.

[9]) MEYER: Journ. of physiol. Bd. 48, S. 47. 1914.

[10]) LANGENDORFF: Arch. f. (Anat. u.) Physiol. 1883; JOSEPH: Inaug.-Dissert. Königsberg 1883.

[11]) DU BOIS-REYMOND, R. u. KATZENSTEIN: Arch. f. (Anat. u.) Physiol. 1901, S. 513; 1902, Suppl. S. 430.

[12]) BAGLIONI, S.: Zentralbl. f. Physiol. Bd. 16, S. 649. 1903.

[13]) SCOTT, GAULT u. KENNEDY: Americ. journ. of physiol. Bd. 59. 1922.

erweitert wird. Ein durch afferente Muskelnerven bedingter Atemreflex scheint auch der von Laffond beschriebene, bei jungen Tieren nach Recurrensreizung durch Glottisschluß hervorrufbare Atemstillstand zu sein[1]).

Übrigens wirken nicht nur sensible Nerven, welche über die *Thoraxlage* berichten, sondern offenbar auch die sonst im Körper verteilten Elemente der Tiefensensibilität reflektorisch auf das Atemzentrum ein. Die Synchronisierung der Atmung mit Geh-, Laufbewegungen [Varaldi[2]), Japelli[3]), Coleman[4])] und mit anderen rhythmischen Muskelbewegungen, z. B. beim Raddrehen mit den Armen [Loewy[5])], sind mindestens zum Teil wohl solchen Einflüssen der Muskel- und Gelenkssensibilität zuzuschreiben, vielleicht auch zum Teil der Einfluß, den die Körperstellung auf die Atemfrequenz ausübt [Liljestrand und Wollin[6])]. — Welch gewaltige Einwirkungen von solchen Gewebsempfindungen auf die Atmung ausgeübt werden können, zeigen die Versuche Loewits[7]), Hervorrufung einer tödlichen Asphyxie bei Meerschweinchen durch Streckung, und Huxleys[8]) Atemhemmung bei Enten beim Untertauchen des Kopfes infolge sensibler Zuleitungen seitens der Gelenke und Ligamente der Halswirbelsäule.

Graham[9]) fand, daß Reizung des Sympathicus in der Bauchhöhle exspiratorische Wirkungen entfalte, und Roberts[10]) findet nach Reizung des zentralen Splanchnicusstumpfes Verstärkung der Atmung. Bei decerebrierten Katzen und Kaninchen wirkt mechanische Reizung des Halssympathicus vergrößernd auf Frequenz und Tiefe der Atmung, beiderseitige Durchschneidung führt bei decerebrierten Tieren (besonders bei Kaninchen) alsbald zu einer tödlichen Dissoziation der Atembewegungen der Thoraxwand und des Zwerchfelles (Camis[11]). Und Papilian und Cruceanu[12]) fanden, daß operative oder durch Nicotin herbeigeführte doppelseitige Ausschaltung des Halssympathicus und des Ganglion cervicale superius beim Kaninchen eine bedeutende Verlangsamung der Atmung herbeiführen. — Craigie[13]) glaubt, daß die afferenten Wege für die nach Einbringung von Ammoniak- oder Ätherdämpfen in die tieferen Atemwege auftretenden Atemreflexe durch sympathische Elemente der Lunge gegeben seien. [Im Gegensatze zu Brodie und Russell[14]), Mayer, Magne und Plantefol[15]), die auf Grund ihrer Durchschneidungsversuche den Vagus als afferenten Nerven dieser tiefen chemischen Reflexe betrachten.]

4. Beeinflussung der Atmung von höheren Gehirnpartien aus.

Das Bestehen funktioneller Verbindungen des Atemzentrums mit höheren, corticalen und subcorticalen Gehirnpartien folgt aus unzähligen, allgemein bekannten Tatsachen. Die Atmung ist hinsichtlich Frequenz und Tiefe willkürlich

---

[1]) Laffond: Cpt. rend. hebdom. des séances de l'acad. des sciences Bd. 97. 1883.
[2]) Varaldi: Arch. ital. de biol. Bd. 19. 1893.
[3]) Japelli: Arch. di fisol. Bd. 3. 1906.
[4]) Coleman: Journ. of physiol. Bd. 54. 1920.
[5]) Loewy, A.: Pflügers Arch. f. d. ges. Physiol. Bd. 49, S. 406. 1891.
[6]) Liljestrand u. Wollin: Skand. Arch. f. Physiol. Bd. 30, S. 199. 1913.
[7]) Loewit, M.: Arch. f. exp. Pathol. u. Pharmakol. Bd. 77. 1914.
[8]) Huxley: Journ. of physiol. Bd. 44, Proc. XXIV. 1912.
[9]) Graham: Pflügers Arch. f. d. ges. Physiol. Bd. 25. 1881.
[10]) Roberts: Journ. of physiol. Bd. 55, S. 350. 1921.
[11]) Camis, M.: Arch. néerland. de physiol. de l'homme et des anim. Bd. 7, S. 523. 1922.
[12]) Papilian u. Cruceanu: Journ. de physiol. et pathol. gén. Bd. 21, S. 330. 1923.
[13]) Craigie, E. H.: Americ. journ. of physiol. Bd. 59. 1922.
[14]) Brodie u. Russell: Journ. of physiol. Bd. 26, S. 92. 1900.
[15]) Mayer, Magne u. Plantefol: Cpt. rend. hebdom. des séances de l'acad. des sciences Bd. 170. 1920.

modifizierbar und sie kann willkürlich eine Zeitlang gehemmt werden; über willkürliche Hemmung der Atmung *einer* Thoraxseite berichtet D'ONGHIA[1]). Die willkürliche Steigerung des Atemvolumens führt indes im Gegensatz zu einer in natürlicher Weise durch chemische Einwirkung der normalen Atemreize auf die Medulla oblongata hervorgerufenen Hyperpnöe rasch zu einer zentral bedingten Ermüdung (A. LOEWY). Ein im Zustande der Apnöe befindlicher Mensch kann willkürlich die Apnöe durchbrechen, und andererseits wird im Tierversuch am unnarkotisierten Tiere der Eintritt der Apnöe leicht durch psychische Momente, Schreck, Angst, gehemmt. Über Beeinflussung der Atmung durch optische und akustische Eindrücke vgl. S. 251f.

Diese oberen, die Funktion des Atemzentrums beeinflussenden Bahnen nehmen offenbar — wie die Modifizierung der Atmung durch die verschiedensten Sinneseindrücke, durch Gemütserregungen, geistige Arbeit und Aufmerksamkeitsanspannung[2]) usw. vermuten läßt — von den verschiedensten Rindengebieten ihren Ursprung[3]). Es wäre daher gewagt, einen Rindenbezirk, dessen elektrische Reizung bestimmte, von keinen anderen Bewegungen begleitete Änderungen der Atmung hervorruft [wie das bei der von MAVRAKIS und DONTAS[4]) ermittelten Stelle im oberen Teile der vorderen Zentralwirkung oberhalb des Zentrums für die Nackenmuskeln der Fall ist], etwa als Rindenfeld für die willkürliche Atmung zu bezeichnen.

Ebenso bestehen angesichts der Veränderbarkeit der Atmung durch affektive und vegetative Einflüsse zweifellos auch funktionelle Verknüpfungen des Atemzentrums mit den verschiedensten subcorticalen Hirnteilen; das Ausbleiben der Wärmedyspnöe nach Hirnstammdurchtrennung, ihr Auftreten bei isolierter Erwärmung des Thalamus opticus liefern ein Beispiel für eine solche subcortical bedingte Atmungsänderung.

Wenn auch die durch die oberen Bahnen abfließenden Erregungen die normale automatische Tätigkeit des Atemzentrums nicht bestimmen, so können sie doch unter besonderen Bedingungen von größter Bedeutung für die Automatik sein. Das zeigen, wie viele ältere Versuche, auch die von TREVAN und BOOKS[5]), in welchen vagotomierte Katzen nach Durchschneidung hinter den Corpora quadrigemina posteriosa eingingen. Und ROHRER[6]) behauptet, daß auch beim Menschen unter krankhaften Verhältnissen diese oberen Bahnen von entscheidender Bedeutung für die Aufrechterhaltung der Atmung sein können, indem bei herabgesetzter Vitalität des Atemzentrums willkürliche Fortführung der Atembewegungen die Automatie des Atemzentrums für eine Zeitlang ersetzen und so über eine sonst fatale Krise hinweghelfen können.

Auf Grund histologischer Untersuchungen am Gehirn von unter den Erscheinungen cerebraler Dyspnöe Verstorbenen kommen neuestens HESS und POLLAK[7]) zu dem Schlusse, daß die Substantia ferruginea des Locus coeruleus eine ausgezeichnete Bedeutung als mesencephales Atemzentrum besitze.

---

[1]) D'ONGHIA: Riforma med. Jg. 37, Nr. 51, S. 1193. 1921.

[2]) Vgl. hierzu HESS u. ROSENBAUM: Wien. Arch. f. inn. Med. Bd. 5. 1922 über den Einfluß von Aufmerksamkeitsanspannung auf das CHEYNE-STOKESsche Atemphänomen und KÖHLER u. ROOS: Skandinav. Arch. f. Physiol. Bd. 45. 1924 über Gedankenlesen.

[3]) Vgl. hierzu die Zusammenstellung TSCHERMAKS in Nagels Handb. d. Physiol. des Menschen Bd. IV, S. 45. 1909.

[4]) MAVRAKIS u. DONTAS: Arch. f. (Anat. u.) Physiol. 1905, S. 473.

[5]) TREVAN u. BOOKS: Journ. of physiol. Bd. 56, S. 331. 1922. (Daselbst Literatur über obere Bahnen.)

[6]) ROHRER, FR.: Schweiz. med. Wochenschr. 1921. (Antrittsvorlesung.)

[7]) HESS, L. u. EUG. POLLAK: Med. Klinik Jg. 20, S. 1430. 1924.

Daß auch die *Erregbarkeitsverminderung des Atemzentrums im Schlafe*[1] [H. Straub[2], Bass und Herr[3], Endres[4])] durch eine Herabsetzung des Einflusses supramedullärer Gehirnteile zustandekomme, hat angesichts der dominierenden Bedeutung des Mittelhirns für das Schlafphänomen (die uns durch das häufige Vorkommen von Schlafstörungen bei encephalitischen Mittelhirnprozessen enthüllt wurde) mehr Wahrscheinlichkeit für sich, als Straubs Hypothese, daß eine Änderung in der Tätigkeit des Atemzentrums sekundär den Schlaf herbeiführe.

Daß psychische Einflüsse nicht nur die Atemmechanik beeinflussen, sondern auch das Regulationsniveau der Atmung ändern können, zeigen die Befunde Beckmanns[5] von verminderter alveolärer Kohlensäurespannung unter oft recht geringfügigen psychischen Einwirkungen.

Zu den cortical bedingten Änderungen der Atmung gehören auch die hysterische Tachypnöe; Beckmann fand bei derselben keine Änderung der alveolaren Kohlensäurespannung. Die Atmung ist bei diesen meist anfallsweise auftretenden Zuständen meistens hochgradig verflacht.

V. Atmungsregulation bei abnormen Atmungszuständen.

A. Dyspnöe.

Dank der außerordentlichen Empfindlichkeit des Atemzentrums für den Blutreiz und durch die reflektorische Beeinflußbarkeit des Respirationszentrums seitens verschiedener afferenter Nerven, die bei abnormen Atmungsbedingungen in Erregung versetzt werden, kommt es bei allen Zuständen, bei welchen die Atemtätigkeit in ihrem gewöhnlichen Umfang den Gasaustausch nicht in genügender Weise bewerkstelligen kann, zur Hyperpnöe. Die althergebrachte Bezeichnung dieser Modifikation der Atmung als „Dyspnöe" wird in neuerer Zeit vielfach, mit Recht, bemängelt, da das Praefix dys- sonst in der medizinischen Nomenklatur immer nur zur Bezeichnung des Unzweckmäßigen oder des Krankhaften, oder doch zumindest zur Bezeichnung des Unangenehm-Empfundenen dient und daher für die auch unter gesundhaften Bedingungen vorkommende, häufig höchst zweckmäßige und keineswegs immer subjektiv bemerkbare (vgl. O_2-Mangel-Hyperpnöe) Steigerung des Atemvorganges nicht am Platze ist.

Im folgenden Abschnitte sollen nur die *Ursachen* analysiert werden, durch welche die unter verschiedenen Bedingungen vorkommenden Steigerungen der Atemtätigkeit hervorgerufen werden. Die Veränderung der Arbeitsweise der Atmungsapparate selbst werden hier nur kurz berührt, da im Kapitel: „Pathologische Physiologie der Atmung" von Hofbauer ausführlich hierüber berichtet wird.

---

[1] A. Loewy (Pflügers Arch. f. d. ges. Physiol. Bd. 47, S. 620. 1890) vermutet hingegen, daß eine Erregbarkeitsänderung des Atemzentrums nicht existiere, „vielmehr kann es sich wohl nur um Änderungen in der Summe der Reize handeln, die reflektorisch die Atmung beeinflussen, also um Verminderung oder Fortfall von psychischen, sensorischen und sensiblen Reizen. Auch an Änderungen in der Stärke des Vagusreflexes wäre zu denken. Wird dieser durch den Schlaf vermindert, so sinkt die Frequenz, die Tiefe des einzelnen Atemzuges nimmt zu, ebenso wie der Kolhensäuregehalt der Exspirationsluft. Der Kohlensäuregehalt der Alveolarluft dagegen nimmt eher ab, damit auch der Reiz, den die Kohlensäure des Blutes auf das Atemzentrum ausübt, und darum sinkt die Atemgröße".

[2] Straub, H.: Dtsch. Arch. f. klin. Med. Bd. 117, S. 395. 1915.

[3] Bass u. Herr: Zeitschr. f. Biol. Bd. 75. 1922.

[4] Endres, G.: Biochem. Zeitschr. Bd. 142. 1923.

[5] Beckmann: Dtsch. Arch. f. klin. Med. Bd. 117. 1915.

1. Arbeitsdyspnöe.

Änderung der Atemmechanik bei der Arbeit.

Während einer Arbeitsleistung findet immer eine Zunahme der Ventilationsgröße statt, die je nach der Art der Arbeit in verschiedener Weise zustande-
kommt; gewöhnlich bei ziemlich gleichbleibender Frequenz durch zunehmende
Atemtiefe, so insbesondere immer, solange die Arbeit keine übermäßige und so
beschaffen ist, daß sie der stärkeren Ausweitung des Thorax kein Hindernis
entgegensetzt; andernfalls tritt auch Frequenzsteigerung ein, die insbesondere
bei erschöpfender Arbeit sehr hochgradig sein kann. Eine Beeinflussung der
Frequenz tritt auch ein bei rhythmischen Bewegungen, wo sich die Frequenz
der Atmung den Perioden dieser Bewegung anzupassen sucht. — Jede einigermaßen beträchtlichere Arbeitsleistung ist auch von einer Erhöhung der Mittelkapazität begleitet.

Auch die Rückkehr des Atemvolumens nach Beendigung der Muskeltätigkeit hängt von der Größe und Art der geleisteten Arbeit ab. Wenn diese nicht
eine durch ihre Art und Intensität erschöpfende war, kehrt bei gesunden Individuen die Atemgröße in wenigen Minuten auf ihre ursprüngliche Höhe zurück,
andernfalls kann das Atemvolumen bis zur 20. Minute und länger erhöht bleiben.

Eine andere Art von Beeinflussung bringen gewisse kurzdauernde sehr
hochgradige Kraftleistungen mit sich, während welcher der Atem oft, meistens
nach einer tiefen Inspiration, angehalten wird.

Bei längerdauernden anstrengenden Kraftleistungen besteht meist auch
subjektive Dyspnöe, doch nimmt gewöhnlich die anfangs auftretende Atemlosig-
keit und Frequenzbeschleunigung nach einiger Zeit unter Einsetzen lebhafter
Schweißsekretion merklich ab, so daß die Person die anfangs schwer zu be-
wältigende Tätigkeit nun unter geringerer Beschwernis fortsetzen kann. Die
englischen Sportleute nennen diese Erscheinung „second wind".

Ursachen der Arbeitsdyspnöe.

Die Vermehrung der Kohlensäureproduktion infolge des erhöhten Stoff-
wechsels im arbeitenden Muskel führt zunächst zu ihrer Vermehrung im venösen
Blute und bei gleichbleibender Ventilation auch zur Vermehrung im arteriellen
Blute und damit zur Reizung des Atemzentrums und zur Hyperpnöe. Jedoch
besteht schon bei leichter Arbeit ein Mißverhältnis zwischen dem alveolaren
Kohlensäuredruck und der Steigerung der Ventilation, indem letztere in höherem
Maße gesteigert ist als es der Kohlensäurespannung in der Lunge entspricht.
Dies könnte vielleicht auf das Eingreifen nervöser Einflüsse auf das Atem-
zentrum zu Beginn der Arbeitsleistung zurückgeführt werden (vgl. S. 259). Bei
längerdauernder stärkerer Arbeit kommt es alsbald sogar zu einem Abfallen
der alveolaren Kohlensäurespannung und des CO_2-Gehaltes des Arterienblutes.
Dennoch besteht aber die Ventilationsvermehrung fort. Da auch unter diesen
Bedingungen die Vermehrung der Ventilation durch im Blute zirkulierende
Stoffe erfolgt, wie die klassischen Untersuchungen von GEPPERT und ZUNTZ[1]
erwiesen haben, müssen (konstante Erregbarkeit des Atemzentrums vorausgesetzt) andere chemische Reizstoffe im Spiele sein. Nach all dem, was man über
die Bildung von Milchsäure im arbeitenden Muskel und ihren Übertritt in das
Blut [RYFFEL[2]] weiß, wird man für die im weiteren Verlauf einer Körperleistung
auftretende Ventilationsvermehrung vor allem die Milchsäure verantwortlich
machen dürfen, wobei neben ihrer direkten Reizwirkung auf das Atemzentrum

---

[1] GEPPERT u. ZUNTZ: Pflügers Arch. f. d. ges. Physiol. Bd. 42. 1888.
[2] RYFFEL: Journ. of physiol. Bd. 39. 1909.

auch die durch sie bedingte Herabsetzung der Kohlensäurekapazität zu berücksichtigen ist. Die Verminderung der Kohlensäurekapazität führt im Verein mit der Hyperpnöe zu einer immer weitergehenden Auswaschung der Kohlensäure aus dem Organismus. Die Erzeugung der Milchsäure und die Ausscheidung der Kohlensäure halten aber nicht gleichen Schritt, so daß im Anfange noch ein relativer CO_2-Überschuß im Organismus besteht und mithin die Erregung des Atemzentrums energischer ist, als es der gebildeten Milchsäure entspricht[1]). Allmählich wird aber nun bei fortschreitender Arbeit dieser Kohlensäureüberschuß ausgeschieden. Und dadurch kommt es nun zur relativen Beruhigung der Atmung trotz weitergehender Arbeitsleistung, zum „second wind". Besonders gut würde sich diese Erscheinung erklären, wenn der Kohlensäure, wie das häufig behauptet wird (vgl. S. 244), eine *spezifische* Wirkung auf das Atemzentrum zukäme. Dann könnte trotz *stetig steigender* H-Ionenkonzentration des Blutes infolge allmählicher Verminderung der H_2CO_3 second wind eintreten. (Das second wind dürfte allerdings außer der Kohlensäureausschwemmung noch andere Ursachen haben. Auch die Säureausscheidung durch Harn und Schweiß nimmt mit dem Eintritt dieser Atmungsberuhigung oder wahrscheinlich kurz vor demselben, zu[2]), vielleicht auch infolge des Schweißausbruches die Körpertemperatur ab, wodurch die Empfindlichkeit des Atemzentrums für den chemischen Atemreiz vermindert wird [Bazett und Haldane[3])].

Bei erschöpfender Arbeit oder bei Arbeit unter vermindertem Partialdruck des Sauerstoffs kommt zu den im vorstehenden besprochenen Atemreizen noch als weiterer Reizfaktor Sauerstoffmangel des Atemzentrums hinzu. Während nämlich bei mäßiger Arbeit der O_2-Druck des Arterienblutes normal bleibt oder sogar erhöht ist [Geppert und Zuntz, Hastings[4]), Himwich und Barr[5])], sinkt er bei überanstrengender Arbeit und ebenso bei gleichzeitigem Sauerstoffmangel in der Atemluft [Himwich und Barr, Harrop[6]), Barcroft, Cooke, Hartridge, Parsons und Parsons[7])], offenbar weil nun die die Sauerstoffversorgung hemmenden Faktoren (Beschleunigung der Lungenzirkulation, Abnahme der Sauerstoffkapazität des Hämoglobins infolge fortschreitender Säuerung) die Oberhand gewinnen über die bei leichterer Arbeit die O_2-Aufnahme wirksam fördernden Einflüsse (Hämoglobinvermehrung, Erhöhung des mittleren Alveolarvolumens, Erhöhung der alveolaren Sauerstoffspannung infolge Abnahme des Kohlensäurepartialdruckes). Dieser Sauerstoffmangel wirkt nun teils direkt erregend auf das Atemzentrum, teils dadurch, daß er die bei der Muskelarbeit gebildete Milchsäurebildung vermehrt bzw. ihre Regeneration verzögert.

Eine Anoxämie kann auch bei jenen kurzdauernden Kraftleistungen zustandekommen, bei welchen, wie S. 257 erwähnt, der Atem angehalten wird. In diesen Fällen wird die Füllung der Lunge mit Sauerstoff vor Beginn der Arbeit die sich im Verlauf der Arbeit ausbildende Anoxämie vermindern.

Ob die bei der Arbeitsleistung eintretende Hyperadrenalinämie, die lange vermutet, kürzlich durch Hartmanns[8]) Untersuchungen sicher festgestellt

---

[1]) Infolgedessen kann durch forcierte Atmung *vor* einer Arbeitsleistung (durch Kohlensäureausschwemmung) die Arbeitshyperpnöe vermindert werden.

[2]) Mac Keith, Pembrey, Spurell, Warner u. Westlake: Journ. of physiol. Bd. 55, Proc. VI. March 6, 1921.

[3]) Bazett u. Haldane: Journ. of physiol. Bd. 55, Proc. V.

[4]) Hastings: Publ. health Bull. Nr. 117. 1921 (zit. nach Himwich u. Barr).

[5]) Himwich u. Barr: Journ. of biol. chem. Bd. 47. 1923.

[6]) Harrop: Journ. of exp. med. Bd. 30. 1919.

[7]) Barcroft, Cooke, Hartridge, Parsons u. Parsons: Journ. of physiol. Bd. 53. 1919/20.

[8]) Hartmann: Americ. journ. of physiol. Bd. 59, S. 463. 1923.

wurde, von solcher Größenordnung ist, daß sie durch vasomotorische Einflüsse oder durch Herabsetzung der Sauerstoffdissoziation des Hämoglobins [YAMA-KITA[1])] in den Gang der Ereignisse bei der Arbeitsdyspnöe einzugreifen vermag, steht dahin.

Außer den besprochenen chemischen Einflüssen, die im Falle der Arbeitsleistung auf das Atemzentrum einwirken, wirken auch noch andere Momente modifizierend auf seine Tätigkeit ein. So aller Wahrscheinlichkeit die bei kräftigen Körperleistungen ja sehr beträchtliche Steigerung der Körpertemperatur[2]) und nervöse Einflüsse[3]). MACLEOD sagt hinsichtlich dieser: „Die ersten Erregungen, die (bei der Arbeit) auf (den Vagosympathicus, das Vasomotorenzentrum und) das Atemzentrum einwirken, stammen von der Hirnrinde. Sie strahlen vermutlich von den motorischen Bahnen aus. Das gewichtigste Beweisstück zugunsten dieser Vermutung ist der Umstand, daß Pulsbeschleunigung und Ventilationsvergrößerung auftreten können in dem Augenblicke, in welchem eine Muskelleistung in Angriff genommen wird, bevor noch genügend Zeit zur Bildung chemisch wirksamer Stoffe ist und bevor sich Reflexe von seiten der in Tätigkeit gesetzten Muskel geltend machen könnten. Und der Erregungszustand der Zentren in der Oblongata ist auch zunächst ganz und gar nicht proportional der geleisteten Arbeit. Wenn jemand erwartet, daß eine zu leistende Arbeit große Anstrengung erfordern wird, so wird auch Puls und Atmung sofort bei Beginn der Arbeit zunehmen."

2. Kardiale Dyspnöe.

Unter kardialer Dyspnöe versteht man gemeinhin nur die durch kardiale Zirkulationsstörungen *unmittelbar* bedingte. Die durch Stauungsveränderungen des Lungenparenchyms, durch Lungenödem, Stauungsbronchitis, Hydrothorax, Ascites oder dergleichen bedingte Dyspnöe herzkranker Individuen kommt hier nicht in Betracht. Die reine kardiale Dyspnöe besteht entweder dauernd, auch in der Ruhe, bei schweren Dekompensationen, oder sie tritt teils ohne erkennbaren Anlaß, teils infolge psychischer Erregung oder im Anschluß an Überanstrengungen anfallsweise als Asthma cardiale besonders oft in den ersten Nachtstunden auf, oder sie macht sich nur bei Körperarbeit bemerkbar. Während des Asthmacardiale-Anfalles entwickeln sich sehr häufig mehr oder minder deutliche Symptome eines Lungenödems.

Änderung der Atemmechanik und des Gaswechsels bei kardialer Dyspnöe.

Was die *Veränderungen des Respirationsmechanismus* bei Herzkranken betrifft, wurde gefunden, daß sie häufig schon in der Ruhe ein vergrößertes Minutenvolumen zeigen, das bei mäßigen, wenn auch schon zu subjektiver Dyspnöe führenden Arbeitsleistungen häufig nur im selben Umfange ansteigt wie beim normalen Menschen [KRAUS[4])]. Die Atemfrequenz ist in der Ruhe normal oder vergrößert und steigt bei Arbeitsleistungen in höherem Maße als bei Herzgesunden. Das Anhalten des Atems ist kürzere Zeit möglich und bei Einatmung kohlensäurehaltiger Luftgemische zeigt sich, daß schon geringere CO_2-Mengen zur Hervorrufung einer starken Dyspnöe genügen als bei Herz-

---

[1]) YAMAKITA: Tohoku journ. of exp. med. Bd. 3, S. 567. 1922.
[2]) LUCIANI: Die Physiologie des Menschen, deutsch von H. WINTERSTEIN, Jena Bd. I, S. 396; J. J. R. MACLEOD: Physiology and biochemistry in moderne medicine. 4. Aufl. 1922, S. 434.
[3]) MACLEOD: l. c. S. 430.
[4]) KRAUS: Bibl. med. 1897.

gesunden. Das Atemvolumen ist nur bei schwer dekompensierten Herzkranken verkleinert [Siebeck[1])],

Die Vitalkapazität ist meist vermindert, mitunter bis zur Hälfte des durchschnittlichen Normalwertes [Peabody[2])], die Mittelkapazität ist bei nur leicht dekompensierten Herzkranken normal oder dauernd leicht erhöht [Rubow[3]), Peabody], bei schwer dekompensierten aber meist sehr gering [Siebeck[4]), Bittorf und Forschbach[5]), Bie und Marr[6])].

Was den *Gaswechsel* bei reiner kardialer Dyspnöe anbelangt, so findet man gewöhnlich die Kohlensäurespannung der Alveolarluft vermindert, die Sauerstoffspannung erhöht, und es wurde festgestellt, daß die Kohlensäurespannung unter dem Einfluß von Muskelarbeit sich im selben Sinne und etwa im gleichen Ausmaße ändert wie bei Herzgesunden [Kraus[7]), Porges, Leimdörfer und Markovici[8]), Siebeck[9]), Rubow[10]), Peters und Barr[11]), Campell, Hunt und Poulton[12]), Meakins, Dautrebande und Fetter[13])].

Ursachen der kardialen Dyspnöe.

Früher wurde die *Ursache* der kardialen Dyspnöe fast ausschließlich in einer *Verschlechterung des Gasaustausches in den Lungen* gesucht; für eine solche machte man in den Fällen, in welchen bei guter Funktion des rechten Ventrikels und relativer Schwäche des linken Herzens eine Stauung im Lungenkreislauf besteht, verschiedene Umstände verantwortlich: Verlangsamung der Zirkulation im kleinen Kreislaufe [Traube[14])], Verkleinerung des luftführenden Lungenraumes infolge Überfüllung der Lungengefäße (Traube), Verminderung der Elastizität der Lunge infolge der prallen Überfüllung der Lungencapillaren [Baschs Lungenstarre[15])], ferner Schädigungen der die Alveolarwand auskleidenden Epithelien [Krehl[16])]. Die weitläufige Diskussion, welche jahrzehntelang über diese angeblichen Ursachen des vermeintlich schlechten Gasaustausches in den Lungen bei Stauungszuständen im kleinen Kreislauf geführt wurde, soll hier nicht aufgerollt werden. Es sei nur darauf hingewiesen, daß Noorden bereits 1893 klar dargelegt hat, daß eine Verlangsamung der Zirkulation in der Lunge gerade im Gegensatze zur Annahme Traubes die Bedingungen für den Gasaustausch *günstiger* gestalten würde, ferner daß die Ventilationsgröße bei kardialer Dyspnöe keineswegs immer verringert ist, sondern sogar erheblich vergrößert sein kann [Kraus, Rubow[17])].

Über alle diese Hypothesen, welche die Ursache der kardialen Dyspnöe in erster Linie in der Lunge suchen, kann aber hier um so leichter hinweggegangen werden, da durch vielfältige neuere Untersuchungen das Bestehen kardialer

---

[1]) Siebeck: Dtsch. Arch. f. klin. Med. Bd. 100. 1910.
[2]) Peabody: Physikal. Ber. Bd. 10. 1908.
[3]) Rubow: Ergebn. d. inn. Med. u. Kinderheilk. Bd. 3, S. 83. 1909.
[4]) Siebeck: Dtsch. Arch. f. klin. Med. Bd. 100. 1910.
[5]) Bittorf u. Forschbach: Zeitschr. f. klin. Med. Bd. 70. 1910.
[6]) Bie u. Marr: Dtsch. Arch. f. klin. Med. Bd. 99. 1910.
[7]) Kraus: Bibl. med. 1897.
[8]) Porges, Leimdörfer u. Markovici: Zeitschr. f. klin. Med. Bd. 77, S. 446. 1913.
[9]) Siebeck: Dtsch. Arch. f. klin. Med. Bd. 100. 1910.
[10]) Rubow: Dtsch. Arch. f. klin. Med. Bd. 92. 1908.
[11]) Peters u. Barr: Journ. of biolog. chem. Bd. 45, S. 537. 1921.
[12]) Campell, Hunt u. Poulton: Journ. of pathol. a. bacteriol. Bd. 26. 1923.
[13]) Meakins, Dautrebande u. Fetter: Heart Bd. 10. 1923.
[14]) Traube: Ges. Beitr. (Berlin 1871—1878) Bd. II, 1, S. 308, Anm.
[15]) Basch: Physiologie und Pathologie des Kreislaufs. Wien 1892.
[16]) Krehl: Pathologische Physiologie. Leipzig 1918 (9. Aufl.), S. 646.
[17]) Rubow: Ergebn. d. inn. Med. u. Kinderheilk. Bd. 3, S. 89.

Dyspnöe bei zugänglicher, ja sogar häufig bei übernormaler Gasaustauschfunktion in der Lunge festgestellt ist. Denn man findet bei reiner kardialer Dyspnöe ohne sekundäre Lungenkomplikationen, daß der Sauerstoffsättigungsgrad und das Kohlensäurebindungsvermögen normal oder erhöht und seine Kohlensäurespannung sogar vermindert sein kann, und daß eine die Dyspnöe hochgradig steigernde Arbeitsleistung den Zustand des arteriellen Blutes sogar verbessern kann [EPPINGER und SCHILLER[1]), KORNFELD[2]), CAMPELL, HUNT und POULTON[3]), MEAKINS, DAUTREBANDE und FETTER[4])], und auch die direkte Bestimmung der H-Ionenkonzentration im arteriellen Blute nach der Methode von EVANS und DALE ergab sogar nach der alkalischen Seite zu verschobene Werte [FRASER, ROSS und DREYER[5])]. Mangelhafte Arterialisierung oder Zunahme der Acidität des Arterienblutes kann also nicht als die Ursache der kardialen Dyspnöe betrachtet werden.

Freilich *kann*, entweder wenn Lungenkomplikationen vorhanden sind oder bei hochgradigen Anstrengungen infolge der veränderten mechanischen Bedingungen (verkleinerte Vitalkapazität, vermindertes Reserveluftvolumen), sich *nebenbei* auch noch eine Insuffizienz des Gasaustausches geltend machen, aber die Grundursache für die kardiale Dyspnöe liegt nicht in der Lunge oder in der Lungenzirkulation, sondern in der durch die Herzkrankheit bedingten *Verlangsamung der Zirkulation* im großen Kreislauf bzw. dem ungenügenden Gasaustausch in den Geweben. Dadurch kommt es zur Cyanose, zum Sauerstoffmangel, zur Kohlensäureanhäufung, zur abnormen Säurebildung im Atemzentrum. Und daß Arbeitsleistung, obwohl sie die Beschaffenheit des zum Gehirn fließenden Blutes verbessern kann, zu verstärkter Dyspnöe führt, ist dadurch erklärbar, daß die infolge der Muskelarbeit eintretende bessere Durchblutung der Muskulatur hier nicht im gleichen Maße wie bei Herzgesunden durch eine Beschleunigung der Umlaufgeschwindigkeit des Blutes ausgeglichen werden kann und daher zu einer kollateralen Verschlechterung der Hirnzirkulation führt. Daß in der Tat Sauerstoffmangel bei der kardialen Dyspnöe eine große Rolle spielt, ergibt sich aus der durch Sauerstoffatmung erzielbaren Besserung (RUBOW). Natürlich kann sich diese nur geltend machen, solange die Hirnzirkulation nicht eine allzu schlechte ist. Die kardiale Dyspnöe wäre demnach nach dieser Vorstellung eine zentral anoxämische. Das häufige Auftreten periodischer Atmung bei kardialer Dyspnöe[6]) spricht ebenfalls im Sinne HALDANES für diese Annahme, die wohl als erster FILEHNE[7]) ausgesprochen hat.

Zu einer ganz anderen Vorstellung gelangt EPPINGER[8]) hinsichtlich der Entstehung des *Asthma-cardiale-Anfalles*. Den Ausgangspunkt derselben bildete die Beobachtung, daß der Blutstrom in den Hautvenen beim Asthma-cardiale-Anfall gegenüber der Norm bedeutend beschleunigt ist. Dies wurde zuerst durch die rasche Füllung einer durch mechanische Ausstreifung entleerten Vene gezeigt; dann konnte diese Beobachtung durch plethysmographische und blutgasanalytische Methoden (geringe Differenz im Sauerstoffgehalte des arteriellen und venösen Blutes) bestätigt und dahin erweitert werden, daß dieser Erscheinung ein abnorm rascher Durchtritt des Blutes durch die Capillaren zugrunde liegt.

[1]) EPPINGER u. SCHILLER: Wien. Arch. f. inn. Med. Bd. 2. 1921.
[2]) KORNFELD: Klin. Wochenschr. 1923, S. 1739.
[3]) CAMPELL, HUNT u. POULTON: Journ. of pathol. a. bacteriol. Bd. 26. 1923.
[4]) MEAKINS, DAUTREBANDE u. FETTER: Heart Bd. 10. 1923.
[5]) FRASER, ROSS u. DREYER: Quart. journ. of med. Bd. 15. 1922.
[6]) KÜLBS, F.: Mohr-Staehelins Handb. d. inn. Med. Bd. II, S. 1208. 1908.
[7]) FILEHNE: Arch. f. exp. Pathol. u. Pharmakol. Bd. 11, S. 60. 1879.
[8]) EPPINGER, H., L. v. PAPP u. H. SCHWARZ: Über das Asthma cardiale. Versuch zu einer peripheren Kreislaufpathologie. Berlin: Julius Springer 1924.

Der Capillarkreislauf gleicht dem nach Erwärmung einer Extremität. Durch
Bestimmung des Minutenvolumens wurde die absolute Blutkreislaufgeschwindig-
keit bei Patienten, die zu Asthma cardiale neigen, immer beschleunigt gefunden,
und zwar war sie um so größer, je kürzer vor dem zu erwartenden Anfall untersucht wurde. (Die Untersuchung im Anfalle selbst ist aus technischen Gründen
unmöglich.) Und alle Maßnahmen, die bei Asthma cardiale therapeutischen
Erfolg haben, wurden als solche erkannt, die die Blutgeschwindigkeit herabsetzen
(Morphin, Pituglandol, Einwickeln von Extremitäten). Diese Tatsachen führten
Eppinger zu der Auffassung, daß infolge des widerstandslosen Durchfließens
des Blutes durch die Capillaren im Asthmaanfalle das Blut mit zu großer Wucht
zum Herzen fließe, so daß der linke Ventrikel nicht imstande ist, das ganze An-
gebot zu verarbeiten. Dadurch komme es zur Stagnation im großen Staubecken
der Lunge, die reflektorisch das Atemzentrum anrege. Dieser reflektorische
Anreiz zur Dyspnöe sei der ursprüngliche, zu einer hämatogenen Reizung komme
es nur, wenn dieser erste Mechanismus nicht ausreiche oder versage.

Es wäre zu überlegen, ob dieser Kurzschluß zwischen Arterien und Venen
in gewissen Kreislaufgebieten nicht auch hier in der Weise wirken könnte, wie es
im Abschnitt über die Wärmedyspnöe vermutungsweise ausgesprochen wird
(S. 275).

3. Dyspnöe bei Nephritis.

Die Dyspnöe bei Nephritis ist bis vor kurzem — mit Ausnahme der „großen
Atmung" des urämischen Komas, deren völlige Gleichheit mit der Kussmaul-
schen Atmung im diabetischen Koma eine acidotische oder doch zentral-toxische
Entstehung kundtut — fast immer nur als kardiale Dyspnöe bzw. als unmittelbar
durch Störungen im kleinen Kreislauf bedingt betrachtet worden. So sagt Volhard[1]): „Sicherlich sind sowohl die *bei fast jeder akuten Nephritis* vorkommende
Atemnot, wie die Anfälle von Lungenödem rein kardial bedingt und entstehen
durch Abnahme des Schlagvolumens unter Drucksteigerung im linken Vorhofe,
wenn der linke Ventrikel gegen die Hypertension erlahmt." — Es besteht auch
kein Zweifel, daß diese Betrachtungsweise für manche Formen der unter so vielfachen Erscheinungsformen auftretenden Atemstörungen nephritischer Kranker
als die richtige angesehen werden muß, so für die mit mehr oder minder ausgesprochenem Lungenödem einhergehenden, meist nächtlichen Atemnotanfälle,
der „paroxymalen Hochspannungsdyspnöe" Pals[2]). Und auch ohne Lungenödem beinhaltet eine hochgradige Lungenstauung zweifellos zahlreiche Momente,
die zur Verschlechterung des Gasaustausches in der Lunge und auf diesem Wege
zur Dyspnöe führen *können* (vgl. S. 260).

Daß aber diese pulmonalen Kreislauffaktoren als Ursache für die nephritische
Dyspnöe keineswegs in *allen* Fällen in Betracht kommen, zeigen die häufig *abnorm
niedrigen* Werte der alveolaren Kohlensäurespannung. Außerdem steht doch auch
zu oft die nephritische Dyspnöe nach ihrem ganzen klinischen Aspekt in gar keinem
Verhältnis zu den Körper- oder Lungenkreislaufstörungen, indem diese sehr geringfügig sein können oder ganz fehlen, so daß weder eine Störung des Gasaustausches in
den Lungen noch auch eine kardiale, an der Peripherie des großen Kreislaufes aus-
wirkende Zirkulationsverschlechterung wird immer angenommen werden können.

Für solche, von kardialen Störungen des großen oder kleinen Kreislaufes
unabhängige nephritische Dyspnöeformen kommen verschiedene andere Ent-
stehungsmöglichkeiten in Frage.

---

[1]) Volhard: Mohr-Staehelins Handb. d. inn. Med. Bd. III, S. 1332 (auch S. 1662).
1919; vgl. auch Kornfeld: Klin. Wochenschr. 1923, Nr. 37/38.
[2]) Pal: Med. Klinik 1912, Nr. 50.

Die Schädigung der Niere kann ihr Ausscheidungsvermögen für saure Valenzen herabsetzen und durch diesen Umstand und durch die gegenüber gesundhaften Verhältnissen beschränkte Ammoniakmobilisierbarkeit beim Nephritiker[1]) kann eine Verminderung der Alkalireserve, eine Tendenz zur Acidosis[2]), und damit eine Erregung des Atemzentrums behufs Abatmung von Kohlensäure Platz greifen, welche in verschiedenen Fällen mehr oder weniger vollkommen zum erstrebten Ziele der Aufrechterhaltung der physiologischen Wasserstoffionenkonzentration führt. Die acidotische Entstehung dieser Form der nephritischen Dyspnöe ergibt sich auch aus ihrer Kupierbarkeit durch Alkalidarreichung (MEANS, BOCK und WOODWELL).

Die hier wirksamen Säuren entstammen nicht, wie beim Diabetes, einem abnormalen Stoffwechsel, sondern den normalen Umsetzungen — in erster Linie werden hier die sauren Phosphate in Betracht kommen — und sind daher leicht diätetisch zu beeinflussen, wenn der Säureüberschuß der gewöhnlich üblichen Ernährung durch lactovegetabilische Kost vermindert wird [HUCHARD[3])]. HUCHARD betont, daß man durch diese Kostform die Dyspnöe der Nierenkranken, die er als toxialimentäre bezeichnet, oft auf Jahre hinaus unterdrücken kann.

Nicht kardial bedingte Dyspnöen nephritischer Kranker *bei nicht acidotischem Blutbefund* könnten, entsprechend den Vorstellungen von STRAUB und MEIER, auch durch lokale Gefäßkrämpfe im Bereiche des Atemzentrums hervorgerufen werden. Dieses „*cerebrale Asthma der Hypertoniker*" wäre den transitorischen Amaurosen oder Hemiplegien der Nephritiker an die Seite zu stellen. Solche Kranke zeigen häufig periodische Atmung, was in Einklang mit den von HALDANE und DOUGLAS[4]) entwickelten Vorstellungen über die Entstehung dieser Atmungsform durch zentralen Sauerstoffmangel steht. Diese Form der nephritischen Dyspnöe kann nach STRAUB auch in den Frühstadien einer Nephritis vorkommen, da die Gefäßspasmen, wenigstens bei einer großen Gruppe der Nierenentzündungen, nicht eine von der Funktionsschädigung der Niere abhängige, sondern eine ihr gleichgeordnete Erscheinung darstellen. (Kürzlich hat allerdings KORNFELD unter Kritik von STRAUBS Methodik dessen Hypothese vom zentralen nephritischen Asthma abgelehnt.) Auf die Möglichkeit, daß durch die Ausscheidungsinsuffizienz der Niere bedingte Verschiebungen im Gehalte der die *Erregbarkeit* des Atemzentrums beeinflussenden K-, Ca-, Phosphorsäure-Ionen bei gleichbleibendem Gehalt des Blutes an H·-Ionen Dyspnöe veranlassen könnten, hat in jüngster Zeit GOLLWITZER-MEIER hingewiesen.

Eine weitere Entstehungsursache für nephritische Atmungsstörungen unter dem Bilde des Tachypnöeanfalles erblickt PAL[5]) in einer Steigerung des Hirndruckes. Die prompte Coupierbarkeit solcher Paroxysmen durch eine Lumbalpunktion spricht für den von PAL vermuteten Zusammenhang.

---

[1]) BEGUN u. MÜNZER: Zeitschr. f. exp. Pathol. u. Therap. Bd. 20. 1919.

[2]) PORGES, LEIMDÖRFER u. MARKOVICI: Wien. med. Wochenschr. 1911, S. 786; Verhandl. d. Ges. f. inn. Med. u. Kinderheilk., Sitzungsber. v. 9. II. 1911; SONNE u. JARLÖW: Dtsch. Arch. f. klin. Med. Bd. 124. 1918; KUHLMANN: Dtsch. Arch. f. klin. Med. Bd. 133. 1920; MEANS, BOCK u. WOODWELL: Journ. of exp. med. Bd. 33. 1921; H. STRAUB u. KL. MEIER: Biochem. Zeitschr. Bd. 124. 1921 u. Dtsch. Arch. f. klin. Med. Bd. 138. 1922; FRASER, ROSS u. DREYER: Quart. journ. of med. Bd. 15. 1922.

[3]) HUCHARD, H.: Die Krankheiten des Herzens und ihre Behandlung, deutsch von F. ROSENFELD, II. Aufl. 1919, S. 122.

[4]) HALDANE u. DOUGLAS: Journ. of physiol. Bd. 45. 1912; HALDANE: Brit. med. journ. S. 409. 1921.

[5]) PAL, J.: Med. Klinik 1912, Nr. 50.

Ob, wie Hofbauer[1]) meint, „die eigentümlichen Atemstörungen bei Nierenkrankheiten (aktive Exspiration) durch Störungen einer inneren Sekretion der Niere bedingt sein können" und in welcher Art und Weise diese vermutete hormonale Störung wirken sollte, bleibt dahingestellt.

4. Hyperpnöe bei Sauerstoffmangel.

Die Untersuchungen über die *Atemmechanik*[2]) bei Sauerstoffverminderung zeigen, daß (im Hochgebirge) die *Atemfrequenz* meist sich ändert, bei verschiedenen Personen allerdings nicht gleichsinnig. Häufiger treten Frequenzsteigerungen auf. Die Änderungen sind aber meistens nur gering, die Zunahmen betragen 2—5, die Abnahmen 1—3 Atemzüge pro Minute. Die *Atemtiefe* ist bei denjenigen Personen, die eine Frequenzzunahme zeigen, meist verringert, und umgekehrt. Gelegentlich ist eine Verlängerung der exspiratorischen Atempausen festgestellt worden (Mosso). Die Atemgröße nimmt bei weitaus den meisten Individuen zu, um dann bei längerem Aufenthalt in der Höhe allmählich wieder herabzugehen; dieser Rückgang macht sich jedoch um so weniger bemerkbar, je höher die Aufenthaltsstation liegt. Die Zunahme der Atemgröße bei Muskelarbeit ist im Hochgebirge ausgiebiger als im Tiefland. Die auf den Normalbarometerstand *reduzierten Ventilationsgrößen* sind in der Höhe geringer. Bei sehr raschem Übergang zu niedrigen Sauerstoffdrucken sind anfangs die Änderungen der Atmung bedeutender als nach einigen Minuten [Kellas, Kennaway und Haldane[3])]. Im Hochgebirge besteht eine große Neigung zum Auftreten periodischer Atmung. Die *Vitalkapazität* ist im pneumatischen Kabinett vermindert, noch viel mehr aber beim Übergang ins Hochgebirge. Im letzteren Falle wird die Wirkung des Höhenklimas durch die auf die Vitalkapazität verkleinernd wirkende Muskelarbeit beim Bergsteigen noch bedeutend vermehrt. Als Ursache für die Verkleinerung der Vitalkapazität bei Luftveränderung betrachten Zuntz und Mitarbeiter die Hochdrängung des Zwerchfelles durch die stärkere Ausdehnung der Darmgase. Doch gibt diese Betrachtungsweise keine Erklärung für den beim Verweilen unter niedrigem Druck alsbald stattfindenden Rückgang der Vitalkapazität. Viale[4]) hält eine beim Übergang in die verdünnte Luft eintretende Blutüberfüllung in der Lunge im Sinne Kroneckers und Hegers (vgl. S. 270) mit konsekutiver Elastizitätsabnahme für die Ursache, was in Übereinstimmung stünde mit der von Aron[5]) erhobenen Tatsache, daß der negative intrapleurale Druck bei Luftdrucksverminderung weniger stark negativ ist. Vielleicht steht die Verkleinerung der Vitalkapazität auch in ursächlicher Beziehung zu der von Bohr[6]) festgestellten Erhöhung der Mittelkapazität bei Einatmung sauerstoffarmer Gasgemische.

Dieselben individuellen Verschiedenheiten wie im Höhenklima finden sich auch bei der Reaktion auf andere mit Sauerstoffmangel einhergehenden dyspnöetischen Einflüsse, z. B. beim Atmen aus einem beschränkten Luftreservoir [Hough[7])].

---

[1]) Hofbauer: Ges. f. inn. Med. u. Kinderheilk. Wien, Sitzungsber. v. 28. II. 1918, zit. in Hofbauer: Atmungspathologie und -therapie. Berlin: Julius Springer 1921.

[2]) Zuntz, Loewy, Müller, Caspari: Höhenklima und Bergwanderungen. S. 310 ff. 1906; Loewy, A.: Das Höhenklima, in Dietrich u. Kaminers Handb. d. Balneologie, med. Klimatologie und Balneographie Bd. 3, S. 227. 1924. Leipzig: G. Thieme.

[3]) Kellas, Kennaway u. Haldane: Journ. of physiol. Bd. 53. 1919.

[4]) Viale: Arch. ital. de biol. Bd. 72. 1923.

[5]) Aron: Berlin. klin. Wochenschr. 1904.

[6]) Bohr: Dtsch. Arch. f. klin. Med. Bd. 88. 1907.

[7]) Hough: Americ. journ. of physiol. Bd. 28. 1911.

Die Hyperpnöe durch Sauerstoffmangel ist an sich *nicht* mit dem Gefühl der Atemnot verbunden, so daß bei fortschreitender Sauerstoffverarmung die sauerstoffarme Luft trotz immer weiter fortschreitender Anoxämie ohne das Warnungssignal einer subjektiven Dyspnöe weiter geatmet wird, bei gegebenen Verhältnissen bis zur völligen Asphyxie. Dies wird illustriert durch den Gang der Ereignisse bei Ballonfahrern, die sich in allzu große Höhen hinauf gewagt haben, oder durch den Kohlenoxydtod. Und auch objektiv vermag Sauerstoffmangel die Erregbarkeit des Atemzentrums herabzusetzen. Mosso hat zuerst gezeigt, daß bei einigen Versuchspersonen der Kohlensäurereiz in Höhen über 4000 m weniger auf die Atmung wirke als im Tieflande, und daß einzelne Individuen hier den Atem länger anzuhalten vermögen als in Turin. Nur wenn der Sauerstoffmangel sehr plötzlich eintritt, so daß keine Zeit zur ausreichenden Abatmung der Kohlensäure gegeben ist, macht sich eine merkliche Atemnot geltend (KELLAS, KENNAWAY und HALDANE).

Die *alveolare Kohlensäurespannung* nimmt beim Aufstieg in die Höhe oder bei andersartiger Abnahme der O_2-Spannung sofort ab; sie ist auch bei Individuen, die dauernd in größeren Höhenlagen wohnen, geringer als bei Tieflandbewohnern; dies zeigen die auf untenstehender Tabelle zusammengestellten Mittelwerte aus den Bestimmungen von MABEL FITZ-GERALD[1]).

Höhenlage des Aufenthaltsortes in Metern	Barometerstand	Alveolare CO_2 Druck in mm Hg
Nahe dem Meeresniveau	748	39,2
1554	625	36,0
1829	615	33,9
2131	590	33,1
2371	573	30,7
2704	550	30,1
2896	533	29,9
3075	519	29,5
3139	515	30,2
3270	508	30,1
3444	502	28,0
3810	480	26,5
4300	458	27,0

Nach dem Übergang vom Tiefland ins Hochgebirge nimmt die alveolare Kohlensäuretension noch mindestens 7 Tage lang ab, um sich dann auf ein konstantes Niveau einzustellen. Bei der Rückkehr in die Tiefebene steigt sie dann aber nur sehr allmählich wieder an und erreicht erst frühestens nach 14 Tagen das Ausgangsniveau (Abb. 57).

Der *Sauerstoffdruck in den Alveolen* nimmt mit zunehmender Verdünnung der Einatmungsluft ab, bei verschiedenen Personen verschieden stark, entsprechend der bei ihnen auftretenden Änderung der Atemmechanik, bei verstärkter Atmung weniger.

Schon bei geringem Sauerstoffmangel ist, auch wenn noch keine Verminderung der Sauerstoffsättigung der Erythrocyten besteht, durch die *Verminderung des im Plasma gelösten Sauerstoffes* die Bedingung für eine geringere O_2-Versorgung der Gewebe gegeben. Diese macht sich früher als an anderen Geweben an dem besonders sauerstoffbedürftigen Gehirn geltend. Dadurch kommt es, wenn nicht etwa eine besonders reichliche Vascularisation dem Atemzentrum trotzdem vorerst noch eine genügende Sauerstoffversorgung sichert — wahrscheinlich auf dem Wege einer lokalen Acidosis — zu einer Erregung

---

[1]) FITZ-GERALD, M.: Phil. Transact. London (B) Bd. 203, S. 351. 1912/13.

des Atemzentrums, für deren Entstehung übrigens vielleicht auch noch andere, vermutlich reflektorisch wirksame klimatische Einflüsse in Betracht kommen, für deren Bedeutung die Beobachtungen von LOEWY und MÜLLER[1]) über den Einfluß des Seeklimas auf die Atmung, H. STRAUBS[2]) über Änderungen der alveolaren Kohlensäurespannung bei Übersiedlung von Tübingen nach München sprechen. Auf den Einfluß solcher Reizmomente bezieht A. LOEWY[3]) auch die Verschiedenheit der Wirkung der Luftverdünnung auf das Atemvolumen in der pneumatischen Kammer einerseits und im Hochgebirge andererseits. Die Folge der direkten chemischen und der angenommenen reflektorischen Erregung des Atemzentrums ist in den meisten Fällen eine Erhöhung des Atemvolumens und eine Herabsetzung der CO_2-Tension in der Lunge. Daß sie gelegentlich· ausbleiben können, worauf neuerdings LOEWY hinweist, ist bei Beachtung des durch

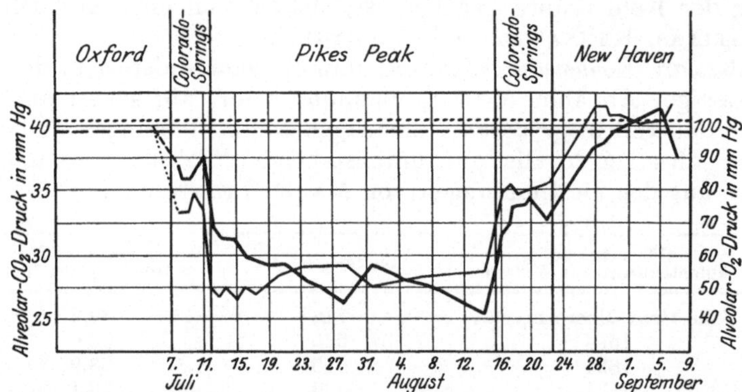

Abb. 57[4]). Verhalten der alveolaren Sauerstoff- und Kohlensäurespannung während und nach längerem Aufenthalt im Hochgebirge. ▬▬ alveolarer CO_2-Druck, ——— alveolarer O_2-Druck.

verschiedene Vascularisationsverhältnisse und durch verschiedene reflektorische Beeinflußbarkeit der einzelnen Individuen erklärlich.

Die Steigerung des Atemvolumens führt zur Verminderung der alveolaren und der arteriellen Kohlensäurespannung. Dadurch ist zunächst die Bedingung zur Entstehung einer relativen Alkalosis geschaffen, die BARCROFT und andere[5]) nachgewiesen haben, ein Zustand, dem allerdings der Umstand entgegen wirkt, daß bei fortschreitendem Sauerstoffmangel auch andere Gewebe des Organismus unter anoxämische Bedingungen gestellt werden[6]), insbesondere dann, wenn auch noch — wie das bei einem Fall des atmosphärischen Sauerstoffdruckes unter 120 mm Hg eintritt, die O_2-Sättigung des Hämoglobins kritisch abfällt. Dadurch nimmt die Säurebildung im Organismus an Umfang zu. Dies bedingt also eine Kompensation des ursprünglich alkalotischen Zustandes, ev. darüber hinaus eine Tendenz zur Acidosis, die zwar durch eine fortschreitende Verminderung der CO_2-Spannung ausgeglichen werden kann. Jedoch ist dieser Ausgleich nicht immer ganz möglich, so besonders nicht bei körperlicher Arbeitsleistung, so daß

---

[1]) LOEWY u. MÜLLER: Pflügers Arch. f. d. ges. Physiol. Bd. 103, S. 1.
[2]) STRAUB, H.: Dtsch. Arch. f. klin. Med. Bd. 117, S. 408. 1915.
[3]) LOEWY, A.: Jahresber. d. ges. Physiol. u. Pharmakol. Bd. 1. 1921.
[4]) DOUGLAS, HALDANE, HENDERSON u. SCHNEIDER: Phil. Transact. London (B) Bd. 203, 1913.
[5]) KOEHLER, BRUNQUIST u. LOEVENHART: Journ. of biol. chem. Bd. 55, pg. IX.
[6]) Die Versuche SCHLAGINTWEITS, der beweisen wollte, daß selbst in großen Höhen ein Sauerstoffmangel des Blutes nicht bestehe, sind, wie kürzlich A. LOEWY[3]) dargelegt hat, weder in ihrer Anlage noch durch ihre Ergebnisse geeignet, die von SCHLAGINTWEIT gezogenen Schlüsse zu rechtfertigen.

in der Tat eine Verschiebung der H'-Ionenkonzentration nach der sauren Seite eintreten kann (Peru-Expedition). Es besteht also in diesem Zeitpunkte Anoxämie der Gewebe, Tendenz zur Acidosis, Hypokapnie und Hyperpnöe.

Die Hypokapnie bietet vielleicht gewisse Vorteile für den Organismus: Gordon Douglas[1]) berechnet, daß infolge des Sinkens der alveolaren Kohlensäurespannung der Sauerstoffdruck in der Lunge nach dreiwöchentlichem Aufenthalt auf Pikes Peak (4300 m Seehöhe) auf 53,6 mm steht, während er nur 38,5 mm betragen würde, wenn eine Erniedrigung der Kohlensäurespannung nicht stattgefunden hätte. Abb. 57 zeigt dieses Ansteigen der alveolaren O_2-Spannung infolge des Abfalles der Kohlensäurespannung. Von diesem Gesichtspunkte aus betrachtet, könnte die Aufrechterhaltung einer niedrigen Kohlensäurespannung erwünscht sein.

So gelingt es dem Organismus, durch diese Mechanismen unter Beibehaltung der Hypokapnie die Sauerstoffdissoziation des Hämoglobins wieder zu erhöhen und dadurch den Geweben wieder eine genügende Sauerstoffversorgung zu sichern. Diese Umstellung der Regulationsvorrichtungen ist offenbar der Hauptfaktor bei der Akklimatisation im Hochgebirge. Dadurch wird die Anoxämie der Gewebe, insbesondere auch die Anoxämie des Atemzentrums verhindert, damit fällt dessen Reizung, somit die Dyspnöe und die Vergrößerung des Atemvolumens (dessen Rückgang schon an früherer Stelle als Akklimatisationserscheinung erwähnt wurde) weg. Die Hypokapnie aber bleibt bestehen, ja sie nimmt sogar noch eine Zeitlang zu (vgl. Abb. 57), offenbar weil sie dem Organismus Vorteile bietet, vielleicht in dem von Douglas dargelegten Sinne einer Erhöhung der alveolaren Sauerstoffspannung. Aber die *Ursachen* der Hypokapnie sind vor und nach Akklimatisation verschiedene. *Vorher* ist sie bedingt durch die zentralanoxämische Hyperpnöe und die allgemeinanoxämische Säurebildung; *nach erreichter Akklimatisation* aber ist sie zum Teil die Folge einer Änderung der Kohlensäureempfindlichkeit des Atemzentrums, zum Teil vielleicht die Folge leichter Verschiebung der H'-Ionenkonzentration nach der sauren Seite zu. So eine Änderung der Erregbarkeit des Atemzentrums im Hochgebirge haben zuerst Hasselbalch und Lindhard[2]), dann Rohrer[3]) nachgewiesen: die Ventilationssteigerung, die durch eine bestimmte Vermehrung der Kohlensäurespannung in der Atemluft im Hochgebirge hervorgerufen wird, ist größer als die durch die gleiche Kohlensäurevermehrung im Tiefland hervorgerufene.

Aber andererseits beinhaltet die Hypokapnie auch ihre großen Gefahren. Diese liegen in der Herabsetzung der Sauerstoffdissoziation des Oxyhämoglobins. Ihr kann nur durch p_H-Verminderung des Blutes begegnet werden. Und so werden alle Mechanismen, welche zur Reaktionsregulierung berufen sind, herangezogen, um die Einregulierung des Organismus auf eine normale (oder vielleicht leicht erhöhte) H'-Ionenkonzentration trotz niedriger alveolarer Kohlensäurespannung zu bewerkstelligen. Die hierzu in Tätigkeit gesetzten Mechanismen sind: 1. Vermehrung der Harnstoffbildung aus Ammoniak, wodurch also der Bestand des Organismus an NH_3 geschmälert, mithin ein alkalescenzbedingender Faktor verringert wird; 2. verminderte Ausscheidung saurer Valenzen durch den Harn. Daß diese Regulationen eingreifen, haben die Untersuchungen des Harns bei Sauerstoffmangel[4]) und unter anderen Verhältnissen, bei welchen eine durch Hyperpnöe bedingte Kohlensäureverarmung des Organismus eintritt[5]), gezeigt.

---

[1]) Douglas, G.: Ergebn. d. Physiol. Bd. 14, S. 371. 1914.
[2]) Hasselbalch u. Lindhard: Skandinav. Arch. f. Physiol. Bd. 25. 1911.
[3]) Rohrer, F.: Ann. d. Schweiz. Ges. f. Balneol. u. Klimat., 1921.
[4]) Kellas, Kennaway u. Haldane: Journ. of physiol. Bd. 53. 1919; Collip u. Backus: Americ. journ. of physiol. Bd. 51. S. 568; Grant u. Goldmann: ebenda Bd. 52, S. 209.
[5]) Hasselbalch u. Lindhard: Biochem. Zeitschr. Bd. 41, S. 1. 1916; Hasselbalch: ebenda Bd. 74, S. 48. 1916.

Eine Erhöhung der Strömungsgeschwindigkeit des Blutes, ein Moment, von dem man vielleicht auch eine Besserung der Sauerstoffversorgung des Organismus erwarten könnte und der auch unter anderen Verhältnissen bedrohter Sauerstoffversorgung (z. B. bei Anämien) in Funktion tritt, scheint im Hochgebirge und unter ähnlichen experimentellen Bedingungen nicht einzutreten [A. LOEWY[1]), DOI[2])] vielleicht weil der Gewinn, den sie an der Peripherie des großen Kreislaufes brächte, durch eine Verschlechterung der Sauerstoffbeladung des Blutes im kleinen Kreislauf aufgewogen würde.

Die gewaltige Steigerung, welche die Atmungsveränderungen und eventuell bestehende Störungen des Wohlbefindens im Hochgebirge oder im pneumatischen Kabinett durch Arbeitsleistungen erfahren, erklärt sich dadurch, daß gewisse Regulationsmechanismen, die im Tiefland und bei ausreichender Sauerstoffdarbietung bei Körperarbeit zur Hintanhaltung von Störungen herangezogen werden, unter den Verhältnissen mangelhafter Sauerstoffdarbietung schon bei Körper*ruhe* in Anspruch genommen sind und ihre Leistung im Falle der Muskelarbeit infolgedessen nicht mehr im selben Maße gesteigert werden kann, so die Vermehrung der Blutkörperchen und die Vergrößerung des mittleren Alveolarvolumens, andere Regulationsvorrichtungen aber bei ihrer weiteren Steigerung entweder keinen proportional vergrößerten Erfolg liefern oder sogar die Lage verschlechtern können, wie die Steigerung der Zirkulationsgeschwindigkeit, die hier zur Verschlechterung des Gasaustausches in der Lunge führen kann[3]).

Aber selbst wenn die Regulationsmechanismen bei Muskelarbeit im Hochgebirge im selben Ausmaße zur Wirkung kämen wie im Tieflande, so wäre damit doch vielleicht noch keine volle Kompensation geschaffen, da die Säureproduktion des Muskels (auch des herausgeschnittenen Froschmuskels) bei vermindertem Sauerstoffdruck infolge mangelhafter Oxydation der gebildeten Milchsäure (MEYERHOF) vergrößert ist. Daher vielleicht die leichtere Entstehung eines „Muskelkaters" bei Hochgebirgstouren und im pneumatischen Kabinett BARCROFT[4]). Allerdings könnte daran gedacht werden, ob nicht bei längerem Aufenthalt im Hochgebirge sich die Akklimatisation auch in der Weise geltend machen könne, daß der O_2-Bedarf für eine bestimmte Muskelleistung herabgesetzt werde [v. SCHRÖTTER[5])].

Bergkrankheit.

Der Eintritt der Bergkrankheit ist in erster Linie abhängig von der Größe der Arbeitsleistung; dementsprechend tritt sie beim Bergsteigen früher ein als bei Personen, die reitend oder in Bergbahnen[6]), im Luftschiff oder im Flugzeug große Höhen erreichen; ferner ist der Ausbruch auch von verschiedenen meteorologischen Momenten abhängig; Sonnenschein und Windstille verstärken im allgemeinen die Erscheinungen. Weiterhin sind aber auch individuelle Momente sehr bedeutsam; Bergbewohner oder Berggewohnte sind im allgemeinen widerstandsfähiger. Aber es gibt auch konstitutionell Bevorzugte. Über die Ursachen der Bergfestigkeit lassen sich, soweit nicht im einzelnen Falle besonders günstige

---

[1]) LOEWY, A.: Respiration und Zirkulation. Berlin 1895.
[2]) DOI: Journ. of physiol. Bd. 55, S. 43; ebensowenig ergaben auch die Untersuchungen der Peru-Expedition Anhaltspunkte für eine Zirkulationsbeschleunigung.
[3]) HIMWICH u. BARR: Journ. of biol. chem. Bd. 57. 1923.
[4]) BARCROFT: Lancet 1921, S. 1277ff.
[5]) SCHRÖTTER, H. v.: Hygiene der Aeronautik und Aviatik. S. 174ff. Wien 1912.
[6]) LOEWY in Dietrich-Kaminers Handbuch Bd. III, S. 251 behauptet im Gegenteil, daß die Erreichung größerer Höhen mittels Bahn die Krankheitserscheinungen besonders leicht zum Ausbruch kommen läßt.

atemmechanische Verhältnisse vorhanden sind, deren individuelle Variabilität sicher manches zur Erklärung der individuellen Empfindlichkeit beitragen kann (LOEWY), nur Vermutungen aufstellen, die sich zum Teil auf ASHERS Befunde über die Beziehungen der O_2-Mangelresistenz zur Schilddrüsen- und Milzfunktion aufbauen ließen[1]), zum Teil die Annahme individuell verschiedener Vascularisationsverhältnisse des Gehirns zur Grundlage nehmen könnten.

Die weiten Resistenzschwankungen gegenüber der Bergkrankheit entsprechen auch den großen individuellen Verschiedenheiten der Widerstandsfähigkeit gegen akute Verminderung des Sauerstoffgehaltes der Atemluft, welche die in Amerika an Tausenden von Personen vorgenommenen Fliegertauglichkeitsprüfungen ergeben haben, bei welchen die unterste Grenze der Sauerstoffkonzentration (diejenige, bei der Bewußtlosigkeit oder Herzschwäche auftrat) individuell zwischen 11,12% und 5,2% schwankte[2]).

Die Hauptsymptome der Bergkrankheit sind: hochgradige Müdigkeit und allgemeine Erschöpfung bei verhältnismäßig leichten Körperleistungen, die sich aber von der im Tiefland auftretenden Ermüdung durch die Raschheit der Erholung unterscheidet; Schläfrigkeit, Schwindel, Ohnmacht, Kopfschmerzen. Häufig völlige Appetitlosigkeit, Erbrechen, Diarrhöen, Atemnot, Herzklopfen, Cyanose, psychische Störungen, die in mancher Beziehung an die bei akuter Alkoholvergiftung auftretenden erinnern; Vergeßlichkeit, Störungen der geistigen Leistungsfähigkeit, Ungeschicklichkeit in der Ausführung selbst sehr gut eingeübter Verrichtungen, z. B. beim Schreiben; häufige Steigerung der Körpertemperatur, die aber den übrigen Krankheitserscheinungen nicht parallel geht.

Nicht nur die Stärke der Reaktion, sondern auch ihre Erscheinungsform ist von individuellen Verhältnissen abhängig. Sehr deutlich kommt dies in den Versuchen von KELLAS, KENNAWAY und HALDANE im pneumatischen Kabinett und bei den vorhin erwähnten Fliegertauglichkeitsprüfungen zum Ausdruck. Im allgemeinen konnten hier zwei Hauptreaktionstypen unterschieden werden. Bei einer Gruppe von Individuen waren die psychischen Funktionen in hervorstechender Weise gestört, es trat Bewußtlosigkeit bei guter Herztätigkeit und bei erhaltenem Muskeltonus ein, während bei einer anderen Gruppe Herzschwäche, akute Herzdilatation, kalter Schweiß, Blässe, Schwinden des Muskeltonus den Abbruch des Versuches notwendig machte. Die Erholung dauerte im letzteren Falle oft länger als eine Stunde, bei den Personen der ersten Gruppe sehr viel kürzer.

Eine Diskussion der mannigfaltigen Theorien über die Pathogenese der Bergkrankheit erübrigt sich nach dem im vorstehenden Abschnitte dargelegten Stand unserer Kenntnis über den Wirkungsmechanismus des Höhenklimas und angesichts der Erfolge hinsichtlich der Verhütung der Bergkrankheit durch Sauerstoffzufuhr[3]). „The suddenness with which it is abolished is dramatic", sagt BARCROFT. Die zuerst von JOURDANET 1861, dann von PAUL BERT ausgesprochene Anoxämie-Hypothese erklärt alle Tatsachen in völlig befriedigender Weise. Andererseits kommt in den von HENDERSON und HAGGARD[4]) sowie von HALDANE, KELLAS und KENNAWAY[5]) vertretenen Auffassungen in gewissem Sinne auch Mossos Akapnie-Hypothese zu ihrem Recht.

---

[1]) STREULI: Biochem. Zeitschr. Bd. 87, S. 359. 1918; MANSFELD u. MÜLLER: Pflügers Arch. f. d. ges. Physiol. Bd. 143; ASHER: Therapeut. Halbmonatsh. 35. Jahrg., S. 222. 1920.

[2]) SCHNEIDER u. TRUESDALL: Americ. journ. of physiol. Bd. 54. 1921.

[3]) Daß auch CO_2-Zufuhr die Erscheinungen der Bergkrankheit günstig beeinflussen kann (MOSSO: Arch. ital. de biol. Bd. 43, S. 355. 1906; GARSEAUX: Cpt. rend. des séances de la soc. de biol. 1919, S. 646) ist die Folge einerseits der Anregung der Atmung und andererseits der Steigerung der O_2-Dissoziation des Hämoglobins.

[4]) HENDERSON u. HAGGARD: Journ. of biol. chem. Bd. 33. 1918.

[5]) KELLAS, KENNAWAY u. HALDANE: Journ. of physiol. Bd. 53, S. 181. 1919.

Dennoch soll die Möglichkeit, daß unter Umständen noch andere Faktoren, vielleicht luftelektrische Verhältnisse, außer dem Sauerstoffmangel eine gewisse Nebenrolle spielen können, nicht ganz von der Hand gewiesen werden. In diesem Belange soll auf die namentlich in den Anden gemachten Beobachtungen hingewiesen werden, daß manche Örtlichkeiten eine zu ihrer Höhenlage in keinem richtigen Verhältnis stehende Wirksamkeit hinsichtlich Hervorrufung der Bergkrankheit besitzen, und auf die Angabe, daß gegen die Pole zu die Höhe, bei der Bergkrankheit auftritt, abnimmt [Knoche[1])]. Vielleicht wird auch die chemische Untersuchung der Atmosphäre in großen Höhen auf ihren Gehalt an Nitrosylverbindungen zur Aufklärung der vorhin aufgezeigten unerledigten Fragen in der Genese der Bergkrankheit beitragen [vgl. Vigneron[2])].

Der anoxämischen Auffassung aller durch das Höhenklima bedingten Erscheinungen steht die auch von Kronecker[3]) vertretene *mechanische* Hypothese gegenüber, die als Ursache der Bergkrankheit und der Höhendyspnöe eine angeblich durch die Luftdruckherabsetzung bedingte Hyperämie der Lunge ansieht. Gegen die physikalischen Vorstellungen, welche dieser Hypothese zugrunde liegen, sind von verschiedenen Seiten schwere Bedenken geltend gemacht worden [H. v. Liebig[4]), Zuntz und Genossen[5]), neuerdings von A. Loewy[6])]. Andererseits sind von P. Heger und seinen Mitarbeitern einige sehr interessante Befunde erhoben worden, die tatsächlich eine stärkere Füllung des Lungenkreislaufes zu beweisen scheinen. So fanden Spehl und Desguin[7]), daß in Brüssel das Verhältnis des Gewichtes des Lungenblutes zu dem des Lungengewebes gleich ist 1 : 15,3, am Col d'Olen jedoch 1 : 10,7. Die sich darin ausdrückende Überfüllung der Lungengefäße hatten Heger und J. de Meyer[8]) auch an Meerschweinchen und Kaninchen, die der Wirkung verdünnter Luft ausgesetzt worden waren, nachgewiesen. Neuerdings führt auch Viale[9]) die vorübergehende Abnahme der Vitalkapazität im Hochgebirge auf diese Kongestionierung der Lunge zurück. Diese Kreislaufstörung führt nach Heger zu einer sich auch elektrokardiographisch ausdrückenden Überlastung des rechten Ventrikels (Heger und J. de Meyer), bei längerer Einwirkung des Höhenklimas zur Hypertrophie der rechten Herzkammer, die Strohl[10]) an Schneehühnern im Vergleich mit Moorhühnern, Heger und Lempen[11]) an Hochlandskälbern nachgewiesen haben.

Der O_2-Mangeldyspnöe können eine Reihe anderer zentrogener anoxämischer Hyperpnöen an die Seite gestellt werden: die nach Abklemmung der arteriellen Gehirngefäße eintretende [Kussmaul und Tenner[12])], die Verblutungsdyspnöe [Gad und Holovtschiner[13]), Doi], die bei Vasomotorenlähmung auftretende

---

[1]) Knoche, W.: Dtsch. med. Wochenschr. 1910, I, S. 481; vgl. hierzu auch W. Caspari in Dietrich u. Kaminers Handbuch der Balneologie, med. Klimatologie und Balneographie. Bd. 3, S. 151. 1924. Leipzig: G. Thieme. Und A. Loewy: ebenda S. 69.

[2]) Vigneron, H.: La nature Nr. 2626. 1924.

[3]) Kronecker, H.: Die Bergkrankheit. Berlin u. Wien 1903.

[4]) Liebig, G. v.: Luftdruck in der pneumatischen Kammer und auf Höhen. Braunschweig 1898.

[5]) Zuntz, Loewy, Müller, Caspari: Höhenklima und Bergwanderungen. Kap. XII, S. 356. 1906.

[6]) Loewy, A.: Jahresber. üb. d. ges. Physiol. u. exp. Pharmakol. Bd. 1, S. 196. 1923.

[7]) Spehl u. Desguin: Arch. ital. de biol. Bd. 51.

[8]) Heger u. J. de Meyer: Livre jub. de Ch. Richet. S. 171. 1912.

[9]) Viale: Arch. ital. de biol. Bd. 72. 1923.

[10]) Strohl: Cpt. rend. hebdom. des séances de l'acad. des sciences Bd. 150. 1910.

[11]) Heger u. Lempen: Congr. de Physiol. 1920.

[12]) Kussmaul u. Tenner: Moleschotts Untersuch. z. Naturlehre Bd. 3. 1857.

[13]) Gad u. Holovtschiner: Arch. f. (Anat. u.) Physiol. 1886, S. 543 u. Suppl. S. 232.

[HOFBAUER[1])], schließlich auch manche paroxysmale Dyspnöen arteriosklerotischer oder nephritischer Patienten, für die wenigstens zum Teil angiospastische Zustände in der Oblongata angenommen werden dürfen [STRAUB und KL. MEYER[2])].

5. Dyspnöe infolge erhöhten Kohlensäuregehalts der Einatmungsluft.

Die Vermehrung der Atmung bei erhöhtem Kohlensäuregehalt der Einatmungsluft macht sich beim Menschen besonders durch Zunahme der Atemgröße bemerkbar, die 15—20 Sek. nach der Darbietung des kohlensäurereichen Atmungsgemisches beginnt und am Ende der ersten Minute sich auf eine konstante Größe eingestellt hat [LOEWY[3])]. Die Beziehungen zwischen alveolarer Kohlensäurespannung und Alveolarventilation zeigt die nebenstehende Kurve (Abb. 58). Nach OZORIO DI ALMEIDA[4]) ist die Beziehung zwischen Atemvolumen (v) und dem Prozentgehalt der Kohlensäure in der Einatmungsluft ($\varkappa$) darstellbar durch die Gleichung $V = \alpha + \beta\varkappa + \gamma\varkappa^2$, in welcher α, β, γ drei individuell verschiedene Konstanten sind, die nach der Methode der kleinsten Quadrate bestimmt werden. — Bei einem weiteren allmählichen Ansteigen der Kohlensäure (ungefähr bei einem Kohlensäuregehalt der Einatmungsluft von 12%) nimmt dann aber die Atemgröße parallel mit der sich dann bei längerdauernder Einwirkung geltendmachenden allgemein narkotischen Wirkung wieder ab. — Gleichzeitig mit der Vermehrung des Atemvolumens tritt unter Kohlensäurewirkung auch eine Erhöhung der Mittelkapazität auf. Die Atemfrequenz wird bei mäßigem

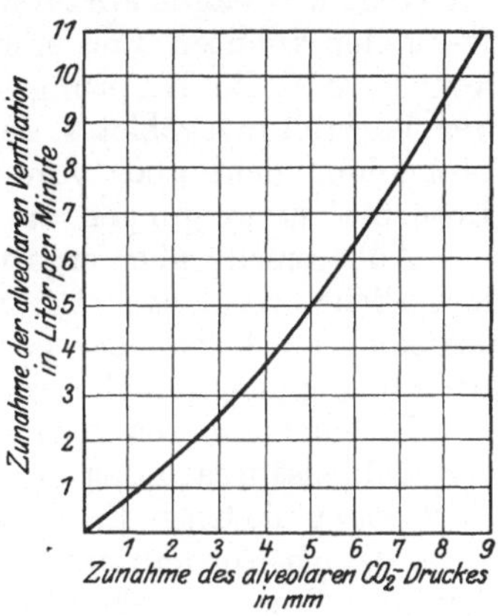

Abb. 58. Abhängigkeit der alveolaren Ventilation von der Kohlensäurespannung in den Lungenalveolen.

Kohlensäuregehalt (etwa bis zu 8% in der Respirationsluft) nicht oder nur geringfügig vermehrt, bei stärkerer Kohlensäurewirkung tritt Tachypnöe auf, der bei entsprechend hoher Konzentration fortschreitende Verlangsamung folgt.

Die Vermehrung der Atmung durch die Kohlensäure macht sich subjektiv erst bemerkbar bei einem Kohlensäuregehalt von über 6% in der Exspirationsluft; bei 8% besteht hochgradige subjektive Dyspnöe. Diese Zahlen verstehen sich für Atmung von Atemgemischen mit normalem Sauerstoffgehalt. Gleichzeitiger Sauerstoffmangel läßt die subjektive Kohlensäuredyspnöe schon bei viel niedrigeren Kohlensäurewerten sehr hohe Grade annehmen [HALDANE und LORRAIN-SMITH[5])].

Die Frage, ob die Kohlensäure als Molekül bzw. durch ihr Anion oder lediglich durch ihre H˙-Kation wirke, ist an anderer Stelle (S. 244) bereits besprochen worden.

Wenn auch längst feststeht, daß im Falle der Kohlensäureatmung der die Hyperpnöe unterhaltende Reiz auf dem Blutwege dem Atemzentrum zugemittelt wird, so ist doch die Frage, ob die Kohlensäure nicht doch auch noch auf einem anderen, reflektorischen Wege das Atemzentrum beeinflusse, Gegen-

---

[1]) HOFBAUER, L.: Wien. klin. Wochenschr. 1919, Nr. 4.
[2]) STRAUB, H. u. KL. MEIER: Dtsch. Arch. f. klin. Med. Bd. 138, S. 233. 1922.
[3]) LOEWY, A.: Pflügers Arch. f. d. ges. Physiol. Bd. 47, S. 606. 1890.
[4]) OZORIO DE ALMEIDA: Journ. de physiol. et de pathol. gén. Bd. 21. 1923; zit. nach Ref. in Ber. üb. d. ges. Physiol. u. exp. Pharmakol. Bd. 22, S. 86.
[5]) HALDANE u. LORRAIN-SMITH: Journ. of pathol. a. bacteriol. Bd. 1. 1892.

stand langer Diskussionen gewesen, die auch jetzt noch nicht ganz verstummt sind [EPPINGER[1])].

Die Vorstellung einer reflektorischen Atmungslenkung durch die Kohlensäure von der Lunge aus, die, von MARSHALL HALL begründet, lange Zeit die Lehre von der Atmungsregulation beherrscht hat, ist später wieder von DONDERS bzw. dessen Schüler BERNS[2]) in dahin modifizierter Form, daß die bei der Ausatmung in den oberen Luftwegen zunehmende Konzentration der Kohlensäure einen reflektorischen Inspirationsreiz darstelle, entwickelt worden. Diese Vorstellung erfuhr durch die Untersuchungen GADS und seiner Schüler M. ROSENTHAL[3]) und ZAGARI[4]) insofern eine Bestätigung, als sie eine inspiratorische, im Wege des Vagus ablaufende Anregung nach Kohlensäureeinwirkung ebenfalls feststellen konnten, und eine dahingehende Erweiterung, daß festgestellt werden konnte, daß die Ursprungsstelle des DONDERS-BERNSschen Reflexes unterhalb des Verbreitungsgebietes der Kehlkopfnerven liege, aber nur von den Hauptbronchien, nicht aber von den Lungenalveolen und von den intrapulmonalen Bronchialverzweigungen aus ausgelöst werden könne.

Andererseits aber ergab sich, daß die zur Hervorrufung dieses Reflexes erforderliche Kohlensäurekonzentration so hoch liegt, daß eine Anteilnahme desselben im Sinne einer peripheren chemischen Selbststeuerung unter normalen Atembedingungen nicht angenommen werden kann.

In einer anderen Richtung aber ist ein Einfluß des Vagus auf den Erfolg der Kohlensäureatmung sicher vorhanden: vagotomierte Tiere beantworten die Darbietung niedriger Kohlensäurekonzentrationen mit einer geringeren Frequenzzunahme als Normaltiere, und bei höheren Kohlensäurekonzentrationen, die bei normalen Tieren beträchtliche Zunahmen der Atemzahl hervorrufen, tritt sogar eine Frequenzverminderung ein. Umgekehrt ist die atmungvertiefende Wirkung der Kohlensäure am vagotomierten Tiere beträchtlicher als am normalen[5]).

6. Wärmetachypnöe.

Durch erhöhte Umgebungstemperatur kommt es bei Säugetieren, Vögeln[6]), Amphibien[7]), Reptilien[8]) und Insekten[9]) zu Änderungen der Atembewegungen, wahrscheinlich im Dienste der Wärmeabgabe.

Bei Säugern nimmt die Zahl der Atemzüge zu, die Tiefe ab; das Maximum der Verflachung wird früher erreicht als das der Beschleunigung. Die Respirationsgröße steigt jedoch, da die Atemtiefe höchstens auf die Hälfte abnimmt, während die Atemfrequenz bedeutend stärker ansteigt [KAHN[10])], beim Hunde, bei welchem die Wärmepolypnöe am augenfälligsten in Erscheinung tritt, kann die Frequenz bis zu 600 in der Minute hinaufschnellen. Wenn aber die Überhitzung des Organismus ein gewisses Maß überschreitet, nimmt die Frequenz wieder ab, die Atemtiefe zu; mit dieser Änderung der Atmung ist dann eine

[1]) EPPINGER, PAPP u. SCHWARTZ: Über das kardiale Asthma. Berlin 1924.
[2]) BERNS: Onderz. gedaan in het Physiol. Laborat. der Utrechtsche Hogeschool. III. Reihe Bd. III, S. 76.
[3]) ROSENTHAL, M.: Arch. f. (Anat. u.) Physiol. 1886, Suppl.
[4]) ZAGARI, J.: Arch. f. (Anat. u.) Physiol. 1891.
[5]) SCOTT, F. H.: Journ. of physiol. Bd. 37, S. 308. 1908.
[6]) HEINEMANN: Pflügers Arch. f. d. ges. Physiol. Bd. 34. 1884.
[7]) ROBERTSON-BRAILSFORD: Arch. internat. de physiol. Bd. 6, S. 388. 1909; SOPRANA: Atti d. R. Istit. Veneto Bd. 63. 1904; PARI: Arch. di fisiol. Bd. 3. 1906.
[8]) Vgl. BABÁK: Wintersteins Handb. d. vergleich. Physiol. Bd. I, 2. Hälfte, S. 826. 1914.
[9]) BABÁK u. ROČEK: Pflügers Arch. f. d. ges. Physiol. Bd. 130. 1909.
[10]) KAHN, R. H.: Arch. f. (Anat. u.) Physiol. 1904, Suppl.

sehr rasche weitere Steigerung der Körpertemperatur und der Tod verbunden. Diese Art der Atmung ist also hinsichtlich der Wärmeabgabe insuffizient. Die durch Erwärmung gesteigerte Atemfrequenz zeigt oft periodische Schwankungen.

Für reflektorische Einflüsse scheint das Wärmezentrum während der Wärmetachypnöe hochgradig empfindlich zu sein (vgl. Abb. 59 c). Reizung des zentralen Stumpfes eines durchschnittenen Vagus verstärkt die Wärmedyspnöe bedeutend; beiderseitige Vagotomie im Zustande der Wärmetachypnöe hat bei Kaninchen sofortiges Sistieren der Polypnöe und den Tod der Tiere zur Folge [KAHN[1])], bei Hunden hingegen eine weiters Frequenzsteigerung [GARRELON und LANGLOIS[2])].

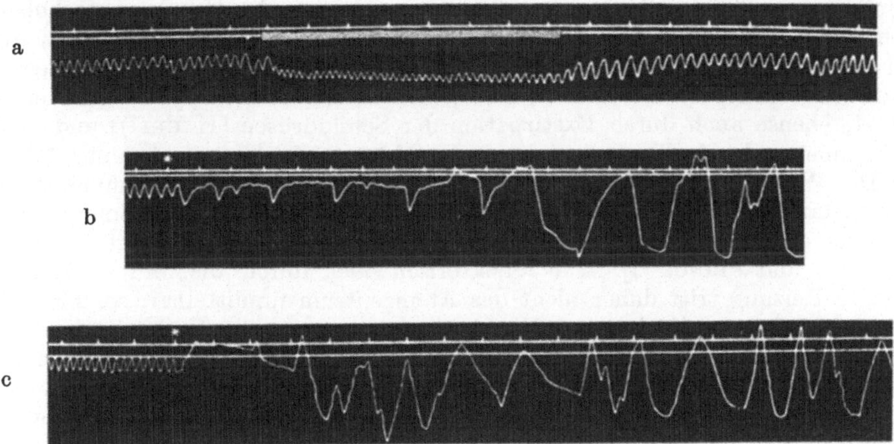

Abb. 59. Veränderung der Wärmepolypnöe des Kaninchens. a durch elektrische Vagusreizung. b durch Vagusdurchschneidung. c durch Ammoniakeinblasung in die Nase.

Tachypnöe läßt sich durch Erwärmen auch noch nach beiderseitiger Vagusdurchschneidung hervorrufen [KAHN[1]), UYENO[3]), RICHET[4])].

Hinsichtlich des Ausmaßes der Wärmepolypnöe ist durch SCIGLIANO[5]) für das Meerschweinchen, durch BABÁK und ROČEK[6]) für Libellulidenlarven, durch LANGLOIS[7]) für Reptilien festgestellt, daß innerhalb eines gewissen Temperaturintervalles eine Steigerung der Umgebungstemperatur um 10° mit einer Vermehrung der Atemfrequenz auf etwa das Doppelte beantwortet wird, also für die Beziehungen der Temperatur zum Atemzentrum die RGT-Regel gilt.

Die Wärmepolypnöe ist zum Teil sicher reflektorischen Ursprungs, zum Teil durch Temperaturerhöhung des das Gehirn durchströmenden Blutes bedingt. Die periphere Auslösung der Wärmehyperpnöe konnte SIHLER dadurch nachweisen, daß bei im Wärmeschrank gehaltenen Tieren, denen abgekühlte Einatmungsluft zugeführt wurde, kolossale Frequenzvermehrung *ohne* Zunahme der Bluttemperatur auftrat. Und RICHET[8]), der sich in zahlreichen Arbeiten mit der Wärmepolypnöe eingehendst befaßt hat, konnte bei Hunden im Zustande

---

[1]) KAHN, R. H.: Arch. f. (Anat. u.) Physiol. 1904, Suppl.
[2]) GARRELON u. LANGLOIS: Cpt. rend. des séances de la soc. de biol. Bd. 57. 1905.
[3]) UYENO: Journ. of physiol. Bd. 57, Nr. 3/4. 1924.
[4]) RICHET: Cpt. rend. hebdom. des séances de l'acad. des sciences Bd. 105. 1887/2.
[5]) SCIGLIANO: Arch. di fisiol. Bd. 9. 1911.
[6]) BABÁK u. ROČEK: Pflügers Arch. f. d. ges. Physiol. Bd. 130. 1909.
[7]) LANGLOIS, P.: Cpt. rend. des séances de la soc. de biol. Bd. 54. 1902; Cpt. rend. hebdom. des séances de l'acad. des sciences Bd. 133. 1902.
[8]) RICHET: Cpt. rend. hebdom. des séances de l'acad. des sciences Bd. 105.

der Wärmepolypnöe sogar eine durch die Polypnöe bedingte Erniedrigung der Körpertemperatur nachweisen. Die Reizzuleitung zum Gehirn erfolgt durch die wärmeempfindenden Hautnerven. Bei narkotisierten Tieren tritt die *reflektorische* Wärmepolypnöe nicht ein (Richet).

Außerdem bewirkt auch die isolierte Erwärmung des das Gehirn umspülenden Blutes, wie sie sich am besten durch Einlegen der Carotiden in Heizröhren erreichen läßt, Tachypnöe [Goldstein[1]), Mertschinsky, Athanasiu und Carvallo[2]), Kahn[3])]. Diese zentrale Tachypnöe tritt erst bei einer bestimmten kritischen Temperatur (beim Hunde bei einer Körpertemperatur von 41,7°) ein und kommt auch bei tief narkotisierten Tieren zustande [Richet, Wood und Cerna[4])]. Durch Apomorphin wird hingegen die Wärmedyspnöe des Hundes aufgehoben, auch durch Eserin und Pilocarpin eingeschränkt [Camus[5])]. Nach Nicolaides und Dontas[6]) wird durch Chloralose, Chinin, Antipyrin und Morphin die Bereitschaft zur Wärmepolypnöe erhöht, durch Chloroform, Äther, Typhustoxin herabgesetzt, ebenso auch durch Exstirpation der Schilddrüsen [Hauri[7])] und noch vollkommener durch Exstirpation von Schilddrüse und Thymus [Ruchti[8])].

Die Wärmepolypnöe kommt nach Durchtrennung des Hirnstammes nicht mehr zustande [Nicolaides und Dontas[9]), Jappelli[10]), Ott[11])] und kann andererseits auch durch isolierte Erwärmung des Corpus striatum hervorgerufen werden [Barbour und Prince[12])]. Die reflektorisch oder durch die Bluterwärmung bedingte Reizung tritt daher nicht das Atemzentrum unmittelbar, sondern zunächst ein höheres, offenbar zum Wärmeregulationszentrum gehörendes Nervengebiet. Eine solche Verknüpfung der für den Wärmehaushalt (wenigstens bei nicht schwitzenden Tieren) sicher sehr bedeutungsvollen Wärmepolypnöe mit den zentralen Temperaturregulierungsvorrichtungen ist wohl schon a priori sehr wahrscheinlich.

Unter dem Einfluß der Erwärmung sinkt die alveolare Kohlensäurespannung [Hill und Flack[13])] und dementsprechend der Kohlensäuregehalt und die Kohlensäurespannung im Blute [Haggard[14]), Mathieu und Urbain[15]), Minkowski[16])]. Dennoch tritt keine Verminderung der Atemtätigkeit ein. Die Wärmetachypnöe ist also offenbar nicht durch den Kohlensäurereiz bedingt, ebensowohl auch vom H·-Ionenreiz des Blutes unabhängig. Erhöhung der alveolaren Kohlensäurespannung durch Einatmen kohlensäurereicher Luftgemische [Garrellon und Langlois[17])] oder durch Röhrenatmung [Kahn[3])] bringt sogar eine bestehende Wärmetachypnöe zum Verschwinden bzw. verhindert ihre Entstehung.

Die Wärmepolypnöe ist, wie schon gesagt, offenbar nicht durch eine Vermehrung des normalen physiologischen chemischen Reizes des Atemzentrums

---

[1]) Goldstein: Arb. a. d. physiol. Laborat. d. Würzburger Hochschule 1872.
[2]) Athanasu Caravallollo: Arch. de physiol. Bd. 10. 1898.
[3]) Kahn: Engelm. Arch. 1904, Suppl.
[4]) Wood u. Cerna: Journ. of physiol. Bd. 13, S. 870. 1892.
[5]) Camus: Cpt. rend. des séances de la soc. de biol. Bd. 74. 1913.
[6]) Nicolaides und Dontas: Zentralbl. f. Physiol., Bd. 25, S. 192. 1912.
[7]) Hauri: Biochem. Zeitschr. Bd. 98, S. 1. 1919.
[8]) Ruchti: Biochem. Zeitschr. Bd. 105, S. 1. 1920.
[9]) Nicolaides u. Dontas: Arch. f. (Anat u.) Phys. 1911, S. 249.
[10]) Japelli: Arch. di fisiol. Bd. 3. 1906.
[11]) Ott: Univ. med. mag. Philadelphia. Bd. VI, S. 417. 1894; zit. nach Winterstein.
[12]) Barbour u. Prince: Journ. of pharmac. a. exp. therap. Bd. 6.
[13]) Hill u. Flack: Journ. of physiol. Bd. 38, Proc. L VII. 1909.
[14]) Haggard: Journ. of biol. chem. Bd. 44. 1920.
[15]) Mathieu u. Urbain: Arch. de physiol. norm. et pathol. Bd. 4. 1872.
[16]) Minkowski: Arch. f. exp. Pathol. u. Pharmakol. Bd. 19. 1885.
[17]) Garrellon u. Langlois: Journ. de physiol. et de pathol. gén. Bd. 8. 1906; Bd. 9. 1907.

bedingt. Dafür spricht auch ihre ganze Erscheinungsform, die von einer eigentlichen Dyspnöe ja ganz verschieden ist. Dennoch können neben dem von höheren
Gehirnteilen zum Atemzentrum fließenden, die Wärmedyspnöe bedingenden
Erregungen doch auch noch andere — auf das Wärmezentrum letzten Endes
chemisch einwirkende — Einflüsse in Betracht kommen, Einflüsse, die alle in
der Richtung einer verschlechterten Sauerstoffversorgung des Atemzentrums
wirken könnten. Fürs erste der Umstand, daß der Sauerstoffgehalt des Blutes,
wie kürzlich Uyeno[1]) nachgewiesen hat, infolge der Oberflächlichkeit der
Atmung herabgesetzt ist, obwohl der Sauerstoffbedarf des Organismus infolge
Stoffwechselsteigerung erhöht ist. Ferner meinen Bazett und Haldane[2]), daß
die durch die Wärmepolypnöe bedingte Hypokapnie durch eine Verminderung
der Sauerstoffdissoziation von Hämoglobin zu Sauerstoffmangel im Gehirn
führen könne. Und schließlich könnte eine zentrale Anoxämie unter dem
Einflusse der Hitze vielleicht auch dadurch zustande kommen, daß durch
die enorme Erweiterung der Capillaren der Haut unter dem Einfluß der
Erwärmung es in diesem Gefäßbereiche gewissermaßen zu einem „Kurzschluß" zwischen Arterien und Venen kommt, wodurch die Blutversorgung
anderer Kreislaufgebiete, so auch des Gehirnes, beeinträchtigt werden könnte.
Allerdings berechnet Uyeno, daß die Beschleunigung der allgemeinen Zirkulation
infolge der Wärmewirkung so groß ist, daß sie nicht allein durch die Beschleunigung der Zirkulation in den Hautgefäßen erklärt werden kann; demnach
müßten auch andere Gefäßbezirke besser durchblutet sein.

Die Atmung im Fieber.

Wenn auch die erhöhte Körpertemperatur sicher bei manchen fieberhaften
Zuständen allein schon die dabei auftretenden Atemveränderungen zu erklären
vermöchte, so wird doch aller Wahrscheinlichkeit meistens im Fieber die
Atmung aus reaktionsregulatorischen Gründen zu erhöhter Tätigkeit veranlaßt. Die Erhöhung der Körpertemperatur würde an sich als physikalischer
Faktor zwar durch verminderte Löslichkeit der Kohlensäure im Blute zu
einer Vermehrung der p_H führen. Aber dieser Umstand spielt gegenüber der
durch die febrilen Stoffwechseländerungen bedingten Tendenz zur Acidosis
eine ganz untergeordnete Rolle. Dafür spricht, daß Fridericia und Olsen[3])
fanden, daß die im Fieber trotz vermehrter Kohlensäureproduktion bestehende Herabsetzung der alveolären Kohlensäurespannung nach Rückkehr
zur Normaltemperatur noch mehrere Tage fortbestehen kann. Daneben wird
man vielleicht auch an toxische Einwirkungen der Infektionserreger auf das
Atemzentrum oder auf mit demselben in funktionellem Konnex stehende
Zentren denken dürfen, wie die Versuche von de Bonis und Pietroforte[4])
mit Pestnucleoproteiden und von Ellinger und und Adler[5]) mit Dysenterie-
toxin zeigen.

Bei manchen Infektionskrankheiten sind übrigens auch anatomische Veränderungen in den entsprechenden Gehirnteilen in Betracht zu ziehen [vgl.
Stern[6]), L. R. Müller[7])].

---

[1]) Uyeno: Journ. of physiol. Bd. 57, Nr. 3/4. 1924.
[2]) Bazett u. Haldane: Journ. of physiol. Bd. 55, Proc. VI. 1923.
[3]) Fridericia u. Olsen: Dtsch. Arch. f. klin. Med. Bd. 107, S. 250. 1912.
[4]) de Bonis u. Pietroforte: Zentralbl. f. Bakteriol., Parasitenk. u. Infektionskrankh.,
Abt. I, Orig. Bd. 48, S. 529. 1909.
[5]) Ellinger u. Adler: Arch. f. exp. Pathol. u. Pharmakol. Bd. 85, S. 100. 1920.
[6]) Stern: Zentralbl. f. d. ges. Neurol. u. Psychiatrie Bd. 29. S. 423.
[7]) Müller, L. R.: Die Lebensnerven S. 457. Berlin: Julius Springer 1924.

7. Stenosendyspnöe.

Bei geringer Stenosierung der großen Luftwege wird die Atmung verlangsamt und tiefer und vollzieht sich mit Hilfe der auxilliären Atemmuskel. Die Veränderung der Atmung tritt sofort mit dem ersten Atemzug nach der Stenosierung ein und hört sofort nach Freigabe wieder auf. Das Minutenvolumen nimmt beim Menschen [Morawitz und Siebeck[1])] und beim Tiere [Köhler[2])] zu. Trotz beträchtlicher objektiver nachweislicher Veränderung der Atmung muß ein Dyspnöegefühl nicht bestehen. Sofort nach Anlegung einer Stenose der Atemwege steigt die Mittellage des Thorax [Siebeck[3]), Bass[4])]. Trotz bedeutender Veränderung der Atmung in der angegebenen Richtung fanden Morawitz und Siebeck [im Gegensatze zu Bass[4])], daß der alveoläre Kohlensäuregehalt *nicht* erhöht ist, solange die Stenosierung nicht ein gewisses Maß überschreitet, sondern sogar eher herabgesetzt ist; auch ein Sauerstoffmangel mit Bildung saurer Stoffwechselprodukte kommt nicht als Ursache der Stenosenbathypnöe in Betracht, da diese sofort nach Freigabe der Luftpassage normalen Atmungsverhältnissen Platz macht, während das durch Säurereiz übererregte Atemzentrum bekanntlich noch eine Zeitlang entsprechend der zur Neutralisierung bzw. Ausscheidung der gebildeten Säuren erforderliche Zeit übererregt bleibt.

Die Abänderung der Atmung bei derartigen Stenosenverhältnissen hat ihre Ursache mithin offenbar in reflektorischen Vorgängen. Die Verlangsamung und Vertiefung wird nur als Ausdruck der durch die geänderten Spannungs- und Entspannungsverhältnisse modifizierten Breuer-Heringschen Reflexe aufgefaßt werden können. Dasselbe gilt nach Bass[4]) auch für die Erhöhung der Mittellage, da sie nach Lähmung der Vagusenden durch Atropin ausbleibt. Für die Heranziehung der Auxilliärmuskel kommen vielleicht Reflexe in Betracht, deren sensibler Anteil durch afferente Atemmuskelnerven läuft, welche dadurch in Erregung kommen, daß die Muskel gegen einen durch die schwerere Füllbarkeit und Entleerbarkeit der Lunge bedingten erhöhten Widerstand arbeiten.

Auch bei *schwereren* Atemhindernissen kommt es, wenigstens anfänglich, auch immer zu einer Vertiefung und Verlangsamung der Atmung, aber die alveolare Kohlensäurespannung *steigt*. Die Folge dieser Kohlensäurerückstauung im Organismus ist, daß nach Aufhebung der Stenose eine beträchtliche Ventilationsvermehrung gegenüber dem Zustande vor Einführung der Stenose auftritt (vgl. Abb. 60). In *diesen* Fällen kommt natürlich außer den reflektorisch

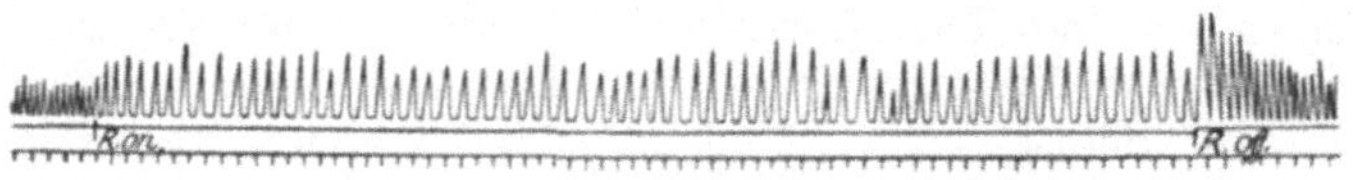

wirksamen, durch die Stenose gegebenen Verhältnissen noch die Reizwirkung der Blutkohlensäure (vielleicht auch außerdem noch eine reflektorische Wirkung der alveolaren Kohlensäure, vgl. S. 272) als Ursachen der Dyspnöe

Abb. 60. Veränderung der Atmung durch Einschaltung eines Widerstandes (*R. on.*) und nach Behebung derselben (*R. off.*).

in Betracht. Bei sehr heftigem Widerstand in den Atemwegen kommt es, je nach dem Zustande des Atemzentrums, früher oder später, zu einer Verflachung und Beschleunigung der Atmung. Durch Erhöhung des Sauerstoffbedarfes des Organismus, Arbeitsleistung oder durch gleichzeitige Verminderung der Sauerstoffspannung der geatmeten Luft läßt sich der Eintritt der oberflächlichen und

---

[1]) Morawitz u. Siebeck: Dtsch. Arch. f. klin. Med. Bd. 97, S. 215. 1909.
[2]) Köhler: Arch. f. exp. Pathol. u. Pharmakol. Bd. 7. 1877.
[3]) Siebeck: Dtsch. Arch. f. klin. Med. Bd. 97, S. 219. 1909.
[4]) Bass: Zeitschr. f. d. ges. exp. Med. Bd. 43, S. 223. 1924.

raschen Atmung beschleunigen. DAVIES, HALDANE und PRIESTLEY[1]) fassen diese
Beschleunigung als den Ausdruck einer übermäßigen Wirksamkeit des BREUER-
HERINGschen Reflexes auf; sie stellen sich vor, daß das ermüdete oder durch
Sauerstoffmangel geschwächte Atemzentrum für die ihm durch den Vagus zu-
gehenden Impulse überempfindlich geworden sei, so daß es schon nach geringer
Lungendehnung eine Inspirationshemmung, nach geringem Lungenkollaps
eine Inspirationsinnervation veranlasse.

Grundsätzlich die gleichen Verhältnisse für die Entstehung der Dyspnöe
wie bei der Stenose der größeren Luftwege bestehen auch bei Verengerung kleiner
Bronchen und Bronchiolen, so im Asthma bronchiale, nur macht sich hier das
Atemhindernis in der exspiratorischen Atmungsphase ganz besonders stark geltend,
entsprechend der schon von BIERMER[2]) entwickelten Vorstellung offenbar deshalb,
weil bei dem exspiratorischen Zusammensinken des Thorax die Bronchiolen, wie
alle Thoraxorgane, eine Pressung und damit eine Querschnittsverminderung
erfahren.

Ein abweichendes Verhalten zeigt die Atmung bei Bronchitiden. Obwohl
hier auch, wie beim Bronchialasthma, eine durch Schleimhautschwellung und
Sekretanhäufung bedingte Lumenverengerung besteht, kommt es nicht zu ver-
langsamter und vertiefter, sondern im Gegenteil zu oberflächlicher und sehr
frequenter Atmung. Zweifellos wird diese Tachypnöe reflektorisch veranlaßt,
entweder durch übererregbar gewordene BREUER-HERINGsche Fasern oder durch
Erregung sensibler Nerven der entzündeten Bronchialschleimhaut selbst, wie
schon COHNHEIM[3]) vermutete. Diese Atemform dürfte insofern im Falle der
Bronchitis zweckmäßig sein, weil sie einer passiven Verschleppung infektiösen
Materials aus den Bronchen in die Lungenalveolen weniger leicht zustande
kommen läßt als eine tiefzügige Atmung.

B. Apnöe.

Die durch intensive künstliche Ventilation beim Tiere hervorgerufene Apnöe,
die als erster ROBERT HOOKE[4]) bei Ausbildung einer Methode der künstlichen
Atmung für den Tierversuch beobachtet hat, und der analoge, beim Menschen
durch forcierte willkürliche Respiration eintretende Zustand mangelnden Atembedürfnisses, haben immer in der Atmungsphysiologie eine besonders große Rolle
gespielt, weil man sich mit Recht von ihrer Erforschung entscheidende Aufschlüsse über die Vorgänge bei der zentralen Atemlenkung versprochen hat.

Bei verschiedenen Menschen ist der Zustand der Apnöe verschieden leicht
herbeiführbar. Bei älteren Leuten soll sie leichter eintreten als bei jüngeren
[Mosso[5])]. Bei manchen Personen ist Apnöe gar nicht hervorrufbar [BOOTHBY[6])].
Ihre Dauer ist von der Intensität und von der Dauer der zu ihrer Hervorrufung
angewendeten forcierten Atmung abhängig, durch sehr tiefe Atemzüge ist sie
leichter produzierbar als durch zahlreiche oberflächlichere mit gleichem Minutenvolumen. Schon durch *einen* einzigen sehr tiefen Atemzug kann die darauf-
folgende Pause auf das 3—6fache ihrer normalen Dauer verlängert werden
(ROSENTHAL). Nach 2 Minuten langer Forcierung der Atmung kann die Apnöe
bis zu 2 Minuten und etwas länger währen. Nach Rückkehr des Atemverlangens

[1]) DAVIES, HALDANE u. PRIESTLEY: Journ. of physiol. Bd. 53. 1919
[2]) BIERMER: Volkmanns Beiträge Nr. 12.
[3]) COHNHEIM: Vorlesungen über allgemeine Pathologie. II. Aufl. Bd. II, S. 177. 1882.
[4]) HOOKE, ROBERT: Philos. Transact. London Bd. 1. 1667. Abgedruckt in Old Physio-
logical experiments by E. C. VAN LEERSUM, Janus 1913.
[5]) Mosso, A.: Arch. ital. de biol. Bd. 40. 1903.
[6]) BOOTHBY: Journ. of physiol. Bd. 45. 1912.

ist die Atmung meist zunächst oberflächlich, oft periodisch. Die willkürliche Unterbrechung der Apnöe erfordert erhebliche Willensanstrengung. Bei unmittelbar nacheinander vorgenommenen Apnöeversuchen nimmt die Dauer der durch eine bestimmte Voratmung hervorrufbaren Atemstillstellung zu (Mosso) und wird ihr Eintritt beschleunigt [Jaquet[1])].

Auch bei Tieren gelingt die Apnöeisierung verschieden leicht und verschieden vollständig, leichter in vertikaler als in horizontaler Körperstellung (Mosso). Auch Tierart und Alter spielen eine Rolle. So sind neugeborene Kätzchen nicht in Apnöe zu bringen [Aronson[2])], neugeborene Meerschweinchen hinwiederum leichter als erwachsene [Foà[3])]. Narkose begünstigt Eintritt und Dauer der Apnöe [Hoppe-Seyler[4]), Weil[5]) u. a.]. Apnöe ist nicht nur durch rhythmische Beatmung der Lunge erzeugbar, sondern auch durch Durchleitung eines konstanten Luftstromes, wie bei der Meltzer-Insufflation oder bei kontinuierlicher Luftdurchblasung durch die Lunge bei Vögeln nach Eröffnung eines pneumatischen Knochens oder eines Luftsackes [Bielitzky[6]), Baer[7]), Grober[8]), Nagel[9]), Wieland[10])], auch schon am Hunde Robert Hooke.

Während der durch Überventilation bedingten Apnöe ist die Reflexerregbarkeit des Atemzentrums eingeschränkt; manche Atemreflexe sind zwar wie unter normalen Verhältnissen auslösbar[11]) oder nicht wesentlich schwerer, so der vokatorische und der durch Ammoniakeinblasung in die Nase auslösbare Exspirationsreflex, aber die in- und exspiratorischen Dehnungsreflexe sind sehr herabgesetzt [Schenk[12])]. Die allgemeine Reflexerregbarkeit der motorischen Rückenmarkszentren und des Vasomotorenzentrums sind ungeändert [Winterstein[13]), Veit[14])]. Hingegen soll angeblich die Ansprechbarkeit des Herzhemmungszentrums vermindert oder erloschen sein[15]).

Die tonische Innervation des Zwerchfelles bleibt auch in der Apnoe erhalten [Dittler[16])], offenbar auch die der anderen Atemmuskel, da sonst die Einhaltung des Apnöezustandes auf der Höhe der Inspiration unmöglich wäre, weil andernfalls die elastischen Kräfte den Thorax in die Exspirationsstellung zurückführen würden.

Für das Zustandekommen der Apnöe ist zweifellos von maßgeblicher Bedeutung die Kohlensäurespannung im Blute und im Atemzentrum, die während der Voratmung durch Abatmung der Kohlensäure reduziert wird. Dies drückt sich darin aus, daß während der Voratmung der respiratorische Quotient bis gegen 2 steigt, dann — während der Apnöe — bis zu 0,2 sinken kann. Ein Hauptbeweisstück für diese Auffassung ist durch Wintersteins[17]) Versuche gegeben, die zeigen, daß bei künstlicher Gehirndurchspülung auch mit *sauerstofffreier*

---

[1]) Jaquet: Arch. internat. de physiol. Bd. 18, S. 189. 1921.
[2]) Aronson: Arch. f. (Anat. u.) Physiol. 1885.
[3]) Foà, C.: Arch. di fisiol. Bd. 9, S. 453. 1911.
[4]) Hoppe-Seyler: Hoppe-Seylers Zeitschr. f. physiol. Chem. Bd. 3. 1879.
[5]) Weil: Arch. f. exp. Pathol. u. Pharmakol. Bd. 54. 1906.
[6]) Bielitzky: Biol. Zentralbl. 1882.
[7]) Baer: Zeitschr. f. wiss. Zool. 1897.
[8]) Grober: Pflügers Arch. f. d. ges. Physiol. Bd. 76. 1899.
[9]) Nagel: Zentralbl. f. Physiol. Bd. 14. 1901.
[10]) Wieland: Arch. f. exp. Pathol. u. Pharmakol. Bd. 79. 1915.
[11]) So z. B. der Atemreflex bei Reizung des zentralen Ischiadicusstumpfes in Leroys Versuchen, Arch. internat. de physiol. Bd. 13, S. 322. 1919.
[12]) Schenk, P.: Pflügers Arch. f. d. ges. Physiol. Bd. 79. 1900; Bd. 83. 1900.
[13]) Winterstein, H.: Zentralbl. f. Physiol. Bd. 24. 1910.
[14]) Veit, Fr.: Inaug.-Dissert. Rostock 1910.
[15]) Puche: Cpt. rend. de séances de la soc. de biol. Bd. 88, S. 617. 1923.
[16]) Dittler, R.: Pflügers Arch. f. d. ges. Physiol. Bd. 130. 1909.
[17]) Winterstein, H.: Pflügers Arch. f. d. ges. Physiol. Bd. 138, 1911.

Ringerlösung Apnöe eintritt, wenn die das Gehirn durchspülende Salzlösung kohlensäurefrei ist, und daß Zusatz von Kohlensäure zur Ringerlösung die Atmung sofort in Gang setzt. Dem entspricht auch die Tatsache, daß Apnöe durch Injektion kohlensäurebindender Alkalien trotz der dadurch gleichzeitig bedingten Herabsetzung der Sauerstoffdissoziation des Hämoglobins hervorgerufen [MOSSO[1]), HOUGARDY[2])] bzw. verlängert werden kann [WEIL[3])].

Die ursprünglich von ROSENTHAL, dem Wiederentdecker der Apnöe, aufgestellte Hypothese, derzufolge das Schwinden des Atembedürfnisses in der Apnöe einem hohen Sauerstoffsättigungsgrade des Blutes und seiner Unterhaltung durch einen hohen O_2-Gehalt der Alveolarluft zuzuschreiben ist, steht heute kaum mehr in Diskussion, da eine Vorratsspeicherung von Sauerstoff als höchstens in ganz geringem Ausmaß möglich erkannt wurde, da auch durch Wasserstoffatmung Apnöe erzeugt werden kann [TRAUBE[4]), HEAD[5]), NEANDER[6]),] und da endlich der Sauerstoffgehalt der Alveolarluft unter 4% und dementsprechend der des Blutes im Laufe der Apnöe tief unter den Normalgehalt sinken kann, ja sogar Erstickung im Zustande der Apnöe eintreten kann [VERWORN, HENDERSON[7])].

Wenn auch der *Eintritt* der Apnöe nicht durch einen hohen Grad von Sauerstoffsättigung des Organismus bedingt ist, so ist doch andererseits das *Ende* der Apnöe durch Sauerstoff*mangel* bedingt oder mitbedingt. HALDANE und POULTON[8]) fanden, daß Füllen der Lunge am Ende der Voratmung mit Sauerstoff die Apnöe bedeutend verlängert. Und VERNON[9]) beobachtete, daß Sauerstoffatmung am Ende einer 2 Minuten langen Voratmung die Apnöedauer verdoppele und sie bei 6 Minuten langer Voratmung bis zu 8 Minuten 13 Sek. verlängern könne.

Dementsprechend ist auch am Ende der Apnöe die alveoläre Kohlensäurespannung meist noch gering (DOUGLAS und HALDANE), bzw. die p_H des Arterienblutes noch hoch [STRAUB und MEIER[10])]. Und wenn auch angenommen werden kann, daß die Kohlensäure im Atemzentrum zu dieser Zeit etwas höher liegt als die des arteriellen Blutes, so spricht doch der Umstand, daß Sauerstoff-Voratmung die Dauer der Apnöe verlängert und dabei die am Ende der Apnöe erreichte Kohlensäurespannung erhöht wird, daß die Wiederkehr des Atembedürfnisses durch zentralen Sauerstoffmangel herbeigeführt wird. Daß das Atemzentrum unmittelbar nach Beendigung der Apnöe mehr durch O_2-Mangel als durch Kohlensäure in Betrieb gehalten wird, zeigt auch der nach Wiederaufnahme der Respiration häufig auftretende periodische Charakter der Atmung an, der, wie HALDANE überzeugend dargetan hat, sich immer einstellt, wenn Sauerstoffmangel die Atmung lenkt.

Für das Zustandekommen der Apnöe ist zweifellos aber auch der *Zustand des Atemzentrums* von größter Bedeutung. Jede Schädigung oder Erregbarkeitsverminderung fördert Eintritt und Dauer des apnöeischen Zustandes, so Narkose[11]), Chloral, welches das Atemzentrum stärker deprimiert, mehr als das in

---

[1]) Mosso, A.: Arch. ital. de biol. Bd. 42, S. 186. 1904.
[2]) HOUGARDY: Arch. internat. de physiol. Bd. 1, S. 17. 1904.
[3]) WEIL: Arch. f. exp. Pathol. u. Pharmakol. Bd. 54. 292.
[4]) TRAUBE: Allg. med. Centralztg. 1862, Nr. 36 und 1863, Nr. 97.
[5]) HEAD: Journ. of physiol. Bd. 10, S. 1. 1889.
[6]) NEANDER: Skandinav. Arch. f. Physiol. Bd. 12, S. 298. 1902.
[7]) HENDERSON: Americ. journ. of physiol. Bd. 25. 1910 u. ff.
[8]) HALDANE u. POULTON: Journ. of physiol. Bd. 37, S. 390. 1908.
[9]) VERNON: Journ. of physiol. Bd. 38, Proc. XVIII. 1909.
[10]) STRAUB u. MEIER: Dtsch. Arch. f. klin. Med. Bd. 138, S. 220. 1922.
[11]) HOPPE-SEYLER: Hoppe-Seylers Zeitschr. f. physiol. Chem. Bd. 3, S. 105. 1879; WEIL: Arch. f. exp. Pathol. u. Pharmakol. Bd. 54, S. 209.

dieser Beziehung weniger wirksame Urethan, kurz vorhergegangene Apnöe-versuche[1]) oder Abkühlung[2]), während Erhöhung der Erregbarkeit, z. B. durch Strychnin [Eisenhardt[3])], Erwärmung [Rosenthal[4])], Ozorio di Almeida[5]), psychische Erregung, Angst, Schmerz [Henderson[6])] der Apnöe entgegenwirken.

Sehr umstritten ist die Frage nach der Bedeutung des Vagus für den Zustand der Apnöe. Sicher kann Apnöe unter gewissen Bedingungen auch nach Vago-tomie noch prompt ausgelöst werden, d. h. die Überventilationsapnöe ist zweifel-los eine chemische, akapnische oder besser gesagt, hypokapnische. Die Versuche Fredericqs an Tieren mit gekreuzter Zirkulation haben hier jeden Zweifel hinweggeräumt. Die Behauptung, daß Vagotomie die Apnöe unmöglich mache

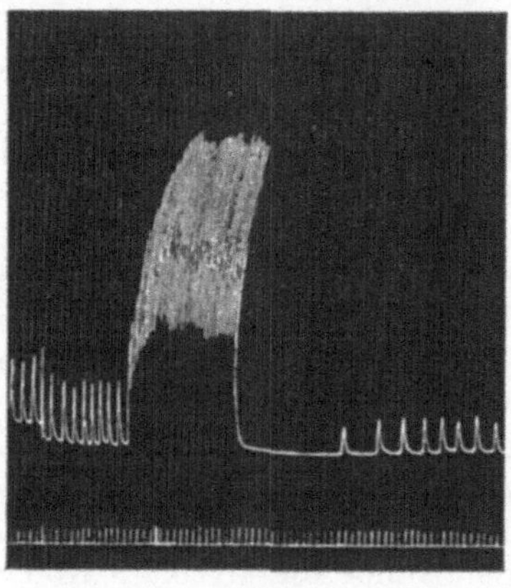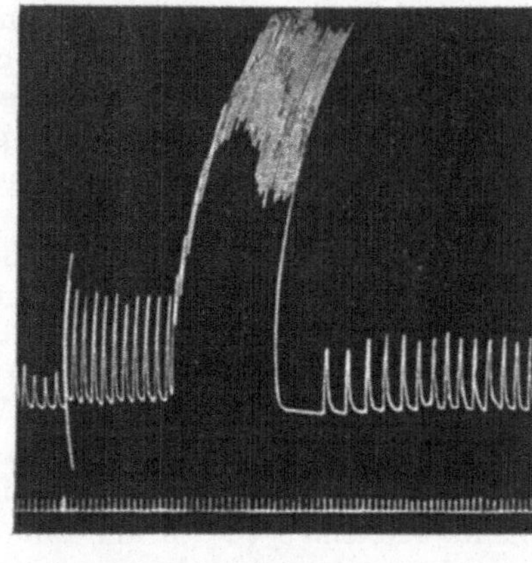

a   b

Abb. 61. Apnöe, hervorgerufen durch Überventilation. a mit gewöhnlicher Luft. b mit einem 7—8% CO_2 enthaltenden Luftgemische.

(Gad, Brown-Sequard) ist also in dieser allgemeinen Fassung unrichtig. Zweifellos richtig ist aber, daß die Erzeugung der Apnöe nach Vagotomie meist schwerer und vielfach unvollkommener möglich ist [Filehne, Rosenbach, Knoll, Head, Eisenhardt u. a.[7]) [8])].

In Fällen, in welchen die Apnöe am intakten Tiere durch Überventilation hervorrufbar ist, nach Vagotomie aber nicht, kann man doch noch einen positiven

---

[1]) Knoll, Ph.: Sitzungsber. d. Akad. Wien, III. Abt., Bd. 74. 1876.

[2]) Foà, C.: Ergebn. d. Physiol. Bd. 11, S. 581.

[3]) Eisenhardt: Pflügers Arch. f. d. ges. Physiol. Bd. 146, S. 452.

[4]) Rosenthal: Hermanns Handb. d. Physiol. Bd. IV/2, S. 273.

[5]) Ozorio di Almeida: Journ. de physiol. et pathol. gén. Bd. 15. 1914.

[6]) Henderson: Americ. journ. of physiol. Bd. 25. 1910.

[7]) Filehne: Arch. f. (Anat. u.) Physiol. 1873; Rosenbach: Studien über den Nervus vagus. Berlin 1877; Knoll: Sitzungsber. d. Akad. Wien, III. Abt. Bd. 85, 86; Head: Journ. of physiol. Bd. 10. 1889; Eisenhardt: Pflügers Arch. f. d. ges. Physiol. Bd. 146, S. 453.

[8]) Andererseits ist aber beobachtet worden, daß mitunter die Apnöe nach Vagotomie sogar länger andauern kann (Head, Scott). Die Ermüdungserscheinungen, die das Atem-zentrum nach Vagotomie gelegentlich zeigt (Gad; vgl. S. 246 u. f.), verraten seine herab-gesetzte Erregbarkeit. Es ist also verständlich, daß ein solchermaßen durch Vagotomie geschwächtes Atemzentrum erst später auf den O_2-Mangel antworten wird, der das Ende der Apnöe bestimmt. Besonders sollen nach Aducco (zit. bei Mosso: Arch. ital. de biol. Bd. 41, S. 458) *junge* Hunde durch Vagotomie ihre Erregbarkeit durch die Venosität des Blutes in hohem Maße einbüßen. — Aber gerade von der Vorstellung heraus, daß die Vago-tomie das Atemzentrum schwächt, sollte man eigentlich nach dem auf S. 279 unten Aus-geführten erwarten, daß die Vagotomie prinzipiell auch den Eintritt und die Dauer der Apnöe fördere. In der Tat trifft aber das Gegenteil zu.

Erfolg erzielen, indem man die Narkose der Tiere einleitet oder vertieft[1]), d. h. die Erregbarkeit des Atemzentrums für den chemischen Reiz herabsetzt.

Es deutet also manches darauf hin, daß der Vagus für die Entstehung des apnöeischen Zustandes von Bedeutung ist; nicht zuletzt auch die Tatsache, daß narkotisierte Tiere leichter in Apnöe verfallen, da ja die Narkose, wie DAVIES, HALDANE und PRIESTLEY[2]) auseinandergesetzt haben, die Ansprechbarkeit des Atemzentrums für den BREUER-HERINGschen Reflex steigern.

Die durch mäßig starke elektrische Reizung des zentralen Vagusstumpfes [MELLANBY und HUGGET[3])] oder die nur bei intaktem Vagus durch Aufblasung der Lungen (auch nur eines Lungenlappens [JOSEPH[4])]) sogar auf der Höhe der Kohlensäuredyspnöe [SCOTT[5])] herbeiführbaren Atemstillstände können allerdings nicht als Beweis für die Existenz einer „Vagusapnöe" angeführt werden, da sich in diesen Fällen die Hemmung der Atmung nur während der Dauer des Reizes geltend macht und keine Nachwirkung zeigt[6]).

Eine Vagusapnöe dürfte nur anerkannt werden, wenn sich nachweisen ließe, daß die bei der Voratmung durch die Dehnungen der Lunge erzeugten Vagusreize sich summieren und die Periode der Überventilation überdauern können. Den Beweis dafür, daß ein solches Geschehnis möglich ist, hat kürzlich MEEK[7]) erbracht, indem er bei Hunden in Morphin-Äthernarkose durch Überventilation mit einem Atemgemisch, das kohlensäurereicher als die Alveolarluft war, eine kurze Apnöe nach dem Aussetzen der künstlichen Atmung erzielen konnte, die nach Durchschneiden der Vagi ausblieb, jedoch auch am vagotomierten Tiere hervorgerufen werden konnte, wenn der zentrale Vagusstamm synchron mit der Atmung durch schwache faradische Ströme gereizt wurde (siehe Abb. 61). Diesen Ergebnissen entsprechen die Versuche C. FOÀS[8]), der im Gegensatze zu FREDERICQ und LEROY[9]) bei forcierter Überventilation eines von zwei durch gekreuzte Zirkulation miteinander vereinigten Hunden auch bei dem überventilierten (in manchen Versuchen sogar nur bei diesem) Tiere Apnöe auftreten sah. Und auch auf die Ergebnisse von GITHENS und MELTZER[10]) sei hier verwiesen, die auch bei kontinuierlicher Durchblasung der Lunge mit einem 5% Kohlensäure enthaltenden Atemgemisch Atemstillstand erzielten.

Aus all dem ergibt sich, daß, wenn es auch unter einfachen Versuchsbedingungen eine reine Vagusapnöe nicht gibt, dennoch der Vagus eine bedeutsame Rolle bei der Apnöe spielt. Gegenüber den Einwänden, daß die Existenz einer Vagusapnöe vom physiologischen Standpunkte aus betrachtet völlig unverständlich wäre [DAVIES, HALDANE und PRIESTLEY[11])], könnte man vielleicht die Vermutung aussprechen, daß dem Vagus unter Überventilationsbedingungen die Rolle zukomme, durch Beschleunigung des Eintrittes der Apnöe der Entstehung einer allzu hochgradigen Akapnie vorzubeugen.

---

[1]) Vgl. z. B. EISENHARDT: l. c. S. 452—453.

[2]) DAVIES, HALDANE u. PRIESTLEY: Journ. of physiol. Bd. 53. 1919/20.

[3]) MELLANBY u. HUGGET: Journ. of physiol. Bd. 57, S. 400. 1924.

[4]) JOSEPH: Americ. journ. of physiol. Bd. 59. 1922.

[5]) SCOTT: Journ. of physiol. Bd. 37, S. 301. 1908.

[6]) Der von SCOTT in Abb. 15 und 16 der angegebenen Arbeit wiedergegebene Versuch scheint allerdings *für* die Möglichkeit einer Nachwirkung des Dehnungsreizes zu sprechen. (Über Nachwirkung der *elektrischen* Vagusreizung vgl. KAUDERS: Pflügers Arch. f. d. ges. Physiol. Bd. 57, S. 367. 1894.)

[7]) MEEK: Americ. journ. of physiol. Bd. 67. 1924.

[8]) FOÀ, C.: Arch. di fisiol. Bd. 7. 1910.

[9]) FRÉDERICQ: Bull. de l'acad. roy. de Belgique 1900/7; Arch. de biol. Bd. 17, S. 561. 1900; LEROY: Arch. internat. de phys. Bd. 13, S. 322. 1913.

[10]) GITHENS u. MELTZER: Proc. of the soc. f. exp. biol. Bd. 12, S. 64. 1916.

[11]) DAVIES, HALDANE u. PRIESTLEY: l. c. S. 60.

Fötale Apnöe.

Es wurde bis vor kurzem ganz allgemein behauptet, daß die Atemmuskel des Säugetierfoetus bis zum Augenblick der Geburt in Ruhe verharren, weil das Atemzentrum keine Reize aussende, obwohl es auf Grund seiner Entwicklung dazu befähigt wäre, wie sich aus der Atemfähigkeit auch sehr vorzeitiger Frühgeburten ergibt. Als Ursache dieser fötalen Apnöe kann ein Mangel des Blutreizes (der für die Überventilationsapnöe zweifellos das Bestimmende ist) nicht angenommen werden, denn das embryonale Blut ist kohlensäurereicher und sauerstoffärmer als das mütterliche Arterienblut[1]). Es wird daher eine geringere Erregbarkeit des fötalen Atemzentrums angenommen werden müssen, wie dies schon SCHWARTZ getan hat; auch nach der Geburt ist noch immer die zur Erregung des Atemzentrums notwendige Kohlensäurespannung hoch und erreicht erst am 10. Lebenstage das beim Erwachsenen vorhandene Niveau [FOÀ[2])].

Ältere und neuere Beobachtungen lassen es allerdings zweifelhaft erscheinen, ob eine fötale Apnöe physiologischerweise immer und unter allen Umständen besteht. Schon 1798 soll PAUL SCHEEL[3]) Atembewegungen des Foetus beschrieben haben. Und WINSLOW[4]) sah nach Eröffnung gravider Uteri unter Schonung der Eihäute bei unversehrt im Fruchtwasser liegenden Katzen- und Hundeembryonen rhythmische Atembewegungen an den Nasenlöchern, dem Brustkorb und am Bauche. Genau die gleiche Beobachtung machte auch 1815 LÉCLARD[5]). In neuerer Zeit berichtete zuerst wieder AHLFELD[6]) auf dem deutschen

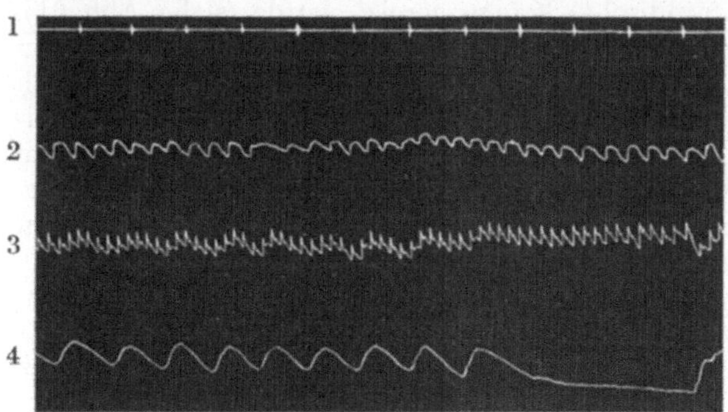

Gynäkologenkongreß 1888, dann durch seinen Schüler WEBER[7]), über rhythmische Bewegungen, die besonders am Rücken des menschlichen Foetus beobachtet und durch die Uteruswand und die Bauchdecken hindurch graphisch registriert werden können, und die er, da sie mit der mütterlichen Atmungs- und Pulsfrequenz nicht, wohl aber mit der Atemfrequenz des Neugeborenen übereinstimmen, als physiologische Atembewegungen des Foetus auffaßte (siehe Abb. 62).

Abb. 62. 1 Zeitmarke 4 Sek. 2 Intrauterine Atembewegungen Frequenz 45. 3 Carotispuls der Mutter Frequenz 81. 4 Mütterliche Atmung, zeitweilig willkürlich angehalten.

An der Richtigkeit der Beobachtung von rhythmischen Bewegungen und ihrer Deutung als fötale Atembewegungen ist nach den vielfachen Bestätigungen

---

[1]) ZUNTZ: Pflügers Arch. f. d. ges. Physiol. Bd. 34, S. 230; COHNSTEIN u. ZUNTZ: Pflügers Arch. f. d. ges. Physiol. Bd. 42, S. 361. 1888.

[2]) FOÀ: vgl. BABÁK, S. 992. Über die Funktion des kindlichen Atemzentrums vgl. auch HISHIKAWA: Schweiz. med. Wochenschr. Jg. 53, Nr. 13. 1923.

[3]) SCHEEL, PAUL: Dissert. Kopenhagen 1798.

[4]) WINSLOW, zit. SELLHEIM: Diskussion zum Vortrag REIFFERSCHEIDTS in der mittelrhein. Ges. f. Gynäkol. u. Geburtsh. 19. II. 1911.

[5]) LÉCLARD: ref. in Meckels dtsch. Arch. f. Physiol. Bd. 1. 1815.

[6]) AHLFELD: Verhandl. d. dtsch. Ges. f. Gynäkol. u. Geburtsh., Halle 1888; Sitzungsber. d. Ges. z. Beförd. d. ges. Naturwiss. in Marburg 1888.

[7]) WEBER: Inaug.-Dissert. Marburg 1888.

[Ferroni[1]), Reifferscheidt[2]), Kouwer[3])] nicht mehr zu zweifeln. Ungewiß ist, in welchem Abschnitte des Embryonallebens die Atembewegungen beginnen, und ob sie nur gelegentlich, vielleicht wenn die Bedingungen des placentaren Gasaustausches sich verschlechtern, auftreten, oder ob sie physiologischerweise vorhanden sind.

Zu dieser Frage nimmt kürzlich Walz[4]) in sehr ansprechender Weise Stellung, indem er darauf hinweist, daß die respiratorischen Thoraxbewegungen beim Erwachsenen eine wichtige Triebkraft für den venösen Blutstrom darstellen, und daß anzunehmen ist, daß fötale Atembewegungen es noch in höherem Maße wären, weil hier die Thoraxvergrößerung keine Lufteinsaugung bedinge, daher desto mehr ansaugend auf das Blut der extrathorakalen Venen wirken würde. Diese Saugung hält nun Walz für äußerst wichtig zur Unterhaltung des Blutstromes in den Nabelschnurvenen. Verstärkte Thoraxtätigkeit würde eine vermehrte Einholung von Blut aus der Placenta zur Folge haben. So diente also auch in der Fötalperiode die Atmung dem Gasaustausche und kann dieser auch schon im Embryonalleben vom Atemzentrum den Bedürfnissen entsprechend reguliert werden.

Winterschlafapnöe.

Den Atmungszustand winterschlafender Tiere hat schon Galenus[5]) als Apnöe bezeichnet. Um einen völligen Mangel von Atembewegungen handelt es sich hierbei allerdings nicht, sondern nur um eine außerordentliche Verlangsamung und meist auch Verflachung. So wurden bei Murmeltieren 1—2, bei der Haselmaus etwa 3 Atemzüge pro Minute gezählt. Ein außerordentlich reiches Material über das Verhalten der Atmung im Winterschlaf hat Babák[6]) zusammengestellt. Es handelt sich wohl auch hier, wie bei der fötalen Apnöe, um eine hochgradige Herabsetzung der Erregbarkeit des Atemzentrums für den Blutreiz. Im Winterschlaf besteht nach den neuen Untersuchungen von Endres[7]) eine Zunahme der physikalisch gelösten Kohlensäure um etwa 130 %, daneben eine Vermehrung der chemisch gebundenen um 35 %. Die C_H des Blutes ist bei 37° C beträchtlich erhöht, doch kommt im Körper des winterschlafenden Tieres diese Erhöhung infolge der Wirkung der niedrigen Temperatur auf die CO_2-Bindungskraft nicht zur Geltung. Die Hypothese Dubois[8]), daß der Winterschlaf eine Kohlensäurenarkose sei, ist durch Dýšeks[9]) unter Babáks Leitung ausgeführte Untersuchungen unhaltbar geworden.

Schluckapnöe.

Während des Schluckaktes wird die Atmung eingestellt; die hierdurch entstehende Atempause beträgt 0,5—3,5 Sekunden; man hat auch diesen Atemstillstand als Apnöe, „*Schluckapnöe*" bezeichnet. Sie tritt meistens in der exspiratorischen Phase ein [Clark[10])].

Atmungszentrum und Schluckzentrum sind außer durch diesen Hemmungsmechanismus noch in anderer Beziehung untereinander funktionell verknüpft.

---

[1]) Ferroni: Ann. di ostetr. e ginecol. 1899, S. 897.
[2]) Reifferscheidt: Pflügers Arch. f. d. ges. Physiol. Bd. 140. 1911.
[3]) Kouwer: Nederlandsch tijdschr. v. geneesk. Bd. 63, II. 1919.
[4]) Walz: Monatsschr. f. Gynäkol. u. Geburtsh. Bd. 60. 1922.
[5]) Galenus: De locis affectis, lib. IV, ed. Ed. Kühn, vol. VIII, S. 284.
[6]) Babák, E.: Wintersteins Handb. d. vergleich. Physiol. Bd. I, 2, Lief. 48, S. 1000 bis 1006. 1921.
[7]) Endres: Zeitschr. f. d. ges. exp. Med. Bd. 43. 1924.
[8]) Dubois: Cpt. rend. de séances de la soc. de biol. Bd. 50. 1898 u. Bd. 51. 1899; Journ. de physiol. 1899.
[9]) Dýšek: Biologicke Listy Bd. 2. 1913 zit. nach Babák.
[10]) Clark, G. A.: Journ. of physiol. Bd. 54. 1921; Proc. S. LIX.

Bei hochgradiger Atemnot kommt es oft zu Schluckbewegungen, die manchmal noch nach Eintritt der völligen Asphyxie einigermaßen rhythmisch fortdauern können. Besonders beim Hunde sind diese Schluckakte immer bei experimenteller Trachealstenose hervorrufbar [DUCCHESCHI[1])]. Wenn es sich bei dieser Erscheinung meistens nur um eine Irradiation vom mächtig erregten Atemzentrum auf das benachbarte Schlingzentrum handelt, so weist doch andererseits die mitunter noch nach Einstellung der Atmung und völliger Unerregbarkeit des Atemzentrums rhythmisch fortdauernde [STEINER[2])] Schluckung auf jene tieferen Entwicklungsstufen der Wirbeltiere hin, bei welchen die Atmung wie bei den Amphibien durch den Schluckmechanismus vollzogen wird [BABÁK[3])].

Durch Pharmaka hervorgerufene Apnöe.

Die durch intravenöse Injektion verschiedener chemischer Substanzen hervorgerufenen vorübergehenden Stillstellungen der Atmung werden nur zu Unrecht häufig auch als Apnöe bezeichnet, zu Unrecht, denn es handelt sich hier nicht um Aufhören der Atmung infolge mangelnden Atembedürfnisses, sondern um Hemmungen der Reizbildung aus verschiedenen, im einzelnen Falle nicht immer ganz klarliegenden Ursachen.

Nach intravenöser Injektion von 1 ccm 0,02 proz. Adrenalinlösung tritt bei Kaninchen und Katzen auf dem Höhepunkt der Blutdrucksteigerung ein Atemstillstand, „Adrenalinapnöe", ein, der von CHEYNE-STOKESscher Respiration gefolgt ist [ROBERTS[4])]. Diese Atemstillstände sind nicht durch Atropin, wohl aber durch Amylnitrit behebbar [FRÖHLICH und PICK[5])], weshalb sie nach PICK und FRÖHLICH wahrscheinlich auf eine Beeinflussung des Atemzentrums infolge Gefäßkontraktion in der Medulla oblongata zurückzuführen sind. Auch ROBERTS sucht nachzuweisen, daß die Veränderungen der Atmung nach Adrenalininjektion weder durch irgendwelche periphere Erregungen bedingt sind noch von der Blutdrucksteigerung abhängen, sondern die Folge einer plötzlichen Anämiesierung der Oblongata sind.

In gleicher Weise machen auch das Adrenalon[6]) (Ketobase des Adrenalins) und Hypophysenextrakte[4]) einen primären Atemstillstand.

Ähnliche Atmungshemmungen treten auch nach intravenöser Injektion anderer Stoffe auf. ROBERTS[7]) sah solche nach Einspritzung von Bariumchlorid, MEISSNER[8]) nach Injektion von Orypan (Vitaminpräparat der Gesellsch. f. chem. Industrie, Basel), Coffeinum natriosalicylicum und, wie WIELAND und MAYER[9]), nach Lobelin; diese „Apnöe" läßt sich durch kleine Paraldehydgaben vermeiden und fehlt nach Atropindarreichung oder Vagusdurchschneidung, ist also auf zentrale Vaguserregung zurückzuführen. Und HANDOWSKY[10]) beobachtet derartige Stillstellungen der Atmung (die durch Vagotomie und Atropin nicht behebbar waren) nach Injektion von Bufotenin, JACOBSON und LANGIER[11]) nach Injektion von Benzylalkohol, JORDAN nach intravenöser Muscarininjektion.

---

[1]) DUCCHESCHI: Physiol. Zentralbl. Bd. 19. 1906; Arch. di fisiol. Bd. 3. 1906.
[2]) STEINER, J.: Biol. Zentralbl. 1887, S. 678.
[3]) BABÁK: Wintersteins Handb. d. vergleich. Physiol. Bd. I, 2, S. 974. 1921.
[4]) ROBERTS, FR.: Journ. of physiol. Bd. 55, S. 346. 1921.
[5]) FRÖHLICH u. PICK: Arch. f. exp. Pathol. u. Pharmakol. Bd. 74, S. 92. 1913.
[6]) JAEGER, EDM.: Cpt. rend. des séances de la soc. de biol. Bd. 85. 1921; JORDAN: Arch. f. exp. Pathol. u. Pharmakol. Bd. 8, S. 28. 1877.
[7]) ROBERTS: Journ. of physiol. Bd. 57, S. 414.
[8]) MEISSNER: Zeitschr. f. d. ges. exp. Med. Bd. 31, S. 175 u. 212. 1923.
[9]) WIELAND, H. u. R. MAYER: Arch. f. exp. Pathol. u. Pharmakol. Bd. 92, S. 208. 1922.
[10]) HANDOWSKY, H.: Arch. f. exp. Pathol. u. Pharmakol. Bd. 86. 1920.
[11]) JACOBSON u. LANGIER: Cpt. rend. des séances de la soc. de biol. Bd. 86. 1922.

Lungengeräusche.

Von

RICHARD GEIGEL

Würzburg.

Zusammenfassende Darstellungen.

EICHHORST, HERMANN: Lehrbuch der physikalischen Untersuchungsmethoden. 3. Aufl. Bd. I. Berlin: Wreden 1889. — GEIGEL, ALOIS: Grundzüge der medizinischen Akustik. Würzburg: Halm 1856. — GEIGEL, RICHARD u. FRITZ VOIT: Lehrbuch der klinischen Untersuchungsmethoden. Stuttgart: Enke 1895. — GEIGEL, R.: Leitfaden der medizinischen Akustik. Stuttgart: Enke 1908. — GEIGEL, R.: Lehrbuch der Lungenkrankheiten. München: J. F. Bergmann 1922. — GERHARDT, CARL: Lehrbuch der Auscultation und Perkussion. 6. Aufl., besorgt von DIETRICH GERHARDT. Tübingen: Laupp 1900. — LAËNNEC: Traité de l'auscultation IV. Bd. par ANDRÉ. De l'auscultation médiate, ou traité du diagnostic des maladies des poumons et du cœur. Paris 1818, 2. Aufl. 1826. Übers. von MEISSNER. Leipzig 1832. — NIEMEYER, PAUL: Handbuch der theoretischen u. klinischen Perkussion und Auscultation vom historischen und kritischen Standpunkte bearbeitet. Erlangen: Enke 1870. (Lit.) — SAHLI, HERMANN: Lehrbuch der klinischen Untersuchungsmethoden. 6. Aufl. I. Bd. Leipzig u. Wien: Deutike 1913. — SEITZ, EUGEN: Die Auscultation und Perkussion der Respirationsorgane nebst einer theoretisch-physikalischen Einleitung von FRIEDRICH ZAMMINER. Erlangen: Enke 1860. — ŠKODA, JOSEPH: Abhandlungen über Perkussion und Auscultation. 6. Aufl. Wien: Seidel & Sohn 1864. (5. Aufl. 1854.) — WINTRICH, M. A.: Krankheiten der Respirationsorgane. Handb. d. spez. Path. u. Therapie von RUD. VIRCHOW, V. Bd., Abt. 1. Erlangen: Enke 1860.

Die Fertigkeit, den Brustkorb künstlich so zu erschüttern, daß er schallt, und aus dem Schall Schlüsse auf die Beschaffenheit des Inhalts, der Lunge, des Brustfells, auch der Luftwege zu ziehen: die Lehre der Perkussion, ist ein Teil der klinischen Diagnostik, die außerhalb unserer Besprechung liegt. Diese betrifft nur die Schallerscheinungen, die durch physiologische Tätigkeit der Organe, hier fast ausschließlich durch die Atmung, erzeugt werden, die dann je nach der regelrechten oder krankhaften Beschaffenheit der Organe verschieden ausfallen. Bei der „Succussio Hippokratis" könnte man zweifeln, ob sie noch zu dem hier zu besprechenden Gebiet gehört. Die Erscheinung wird künstlich hervorgerufen, andererseits gehört dazu gar keine besondere Fertigkeit, die erst gelernt werden muß, wie die Perkussion, und schließlich kann der Kranke selbst, wenn er sich schüttelt, das Sukkussionsgeräusch hervorrufen, und es wird meistens behorcht wie die andern Lungengeräusche.

Diese sind nämlich nur selten so stark, daß man sie als „Ferngeräusche" ohne weiteres vernehmen kann, wenn man mit dem Ohr nur nicht zu weit vom offenen Munde des Kranken entfernt ist; einzelne Geräusche pflanzen sich freilich auf mehr als Zimmerlänge durch die Luft fort. Die leiseren, und das ist die große

Mehrzahl, müssen mit dem aufgelegten Ohr oder Stethoskop behorcht[1]), auscultiert werden. Sie sind so leis, daß sie bei jeder Reflexion, wie beim Übergang von der Brustwand in Luft und von da ins Ohr, bis unter den Schwellenwert der Vernehmbarkeit sinken. Das gilt im besonderen von den

Atemgeräuschen.

Bei der gewöhnlichen Atmung wird die Luft nur durch eine Druckdifferenz von wenigen Millimetern Quecksilber bewegt, bei verstärkter Atmung, wie sie vom Kranken bei der Untersuchung verlangt und angestrebt werden muß, erzeugt der Druckunterschied eine bald mehr bald weniger bedeutende Geschwindigkeit der Atmungsluft. Für einen erwachsenen Mann, der bei der heftigsten Ausatmung einen Druck von 160 mm erzeugen konnte, habe ich[2]) vor vielen Jahren eine Geschwindigkeit von 100 m/sec in einem Querschnitt von 1 qcm gefunden. So groß mag auch der Querschnitt der offenen Stimmritze sein, aber die Mühe, die sich ein Kranker bei tiefem Atmen gibt, ist gewiß viel kleiner als bei jenen Versuchen und die Geschwindigkeit des Luftstroms gewiß viel geringer als 100 m in der Sekunde. In der Glottis entsteht aber nicht nur das Atemgeräusch, das wir zuerst betrachten wollen, sondern auch das, was man von der Stimme am Brustkorb hören kann, worauf wir später zu sprechen kommen.

Vielfach, in der jüngsten Zeit wieder von MARTINI[3]), ist die Meinung vertreten worden, daß die Luft der Trachea und der Bronchien im Kehlkopf nach Art einer Lippenpfeife angeblasen wird. Das ist nicht ganz richtig. In einer Lippenpfeife spielt die Schneide, gegen die der Luftstrom durch eine Spalte geleitet wird, die wichtigste Rolle, und eigentlich entsteht zuerst ein Schneidenton, der durch Resonanz in der Pfeifenröhre die stehenden Schwingungen anregt, die dann den eigentlichen Ton der Pfeife, der Flöte usw. erzeugen.

An einer Spitze oder einer scharfen Kante bleibt die Verteilung der Geschwindigkeit im Querschnitt eines Luftstroms nicht gleichmäßig, der Unterschied zwischen Teilchen, die um dx auseinanderliegen, ist nicht unendlich klein, sondern kann endliche Werte annehmen. Damit reißt der Strom auseinander, und es entstehen, wie die berühmten Untersuchungen von HELMHOLTZ lehren, Wirbel.

An einer scharfen Kante löst sich ein Wirbel nach dem andern ab. Solche Wirbel und Wirbelflächen, die sie erzeugen, sind aber außerordentlich empfindlich und nur dann stabil, wenn folgende Bedingungen erfüllt sind. Die Wirbel der beiden Seiten müssen eine entgegengesetzte Rotation haben; sie müssen gegenseitig versetzt sein; der Quotient Breite des Abstandes der einander folgenden Wirbel durch den Abstand von der andern Wirbelfläche muß 0,283 betragen. Ist ferner die Geschwindigkeit, mit der sich die Luftwirbel ablösen, ungefähr von der nämlichen Größenordnung wie die Schallgeschwindigkeit, so entsteht ein „Schwirrton", der seine Höhe mit der Geschwindigkeit des Luftstroms ändert, bei größerer höher wird. Es wäre immerhin möglich, daß solche Wirbelflächen sich da und dort in krankhaft veränderten Luftwegen bilden und daß manches Stenosengeräusch so zu erklären wäre. Das, was man als fortgeleitetes Atemgeräusch am Brustkorb hört und als *Tracheal-, Bronchial-* oder

---

[1]) GEIGEL, R.: Belauschen und Behorchen. Virchows Arch. f. pathol. Anat. u. Physiol. Bd. 238. 1922.

[2]) GEIGEL, R.: Über die Mechanik der Expektoration. Virchows Arch. f. Anat. u. Physiol. Bd. 161.

[3]) MARTINI, PAUL: Studien über Perkussion und Auscultation. Dtsch. Arch. f. klin. Med. Bd. 139, S. 66 f. 1922. (Habilitationsschrift München.)

auch als *Röhrenatmen* bezeichnet, ist gewiß kein Schwirr- oder Hiebton im oben erwähnten Sinn, denn es ändert bei stärkerem oder schwächerem Atmen, also bei wechselnder Geschwindigkeit des Anblasestromes, die Höhe nicht.

Die Quelle für den Schall liegt allerdings in der Glottis, die ursprüngliche periodische Bewegung der Luft entsteht, indem sie durch eine enge Spalte in einen weiteren Hohlraum strömt.

Die Geschwindigkeit des Luftstromes in einer Spalte ist nach W. KOHL-RAUSCH[1]) cet. par. der Quadratwurzel des Überdruckes annähernd proportional, die Schwingungszahlen des erzeugten Schalls lassen sich aber als lineare Funktionen der Geschwindigkeit darstellen. Bei der Ausatmung entsteht eine größere Druckdifferenz als bei der Einatmung und die Stimmritze ist dabei enger als bei der Einatmung. Das gebildete Geräusch ist also lauter und auch schärfer bei der Ausatmung und wegen der engeren Spalte trotz der größeren treibenden Kraft auch länger. Dementsprechend ist der zweite Teil des Bronchialatmens, das Exspirium, lauter, schärfer und etwas länger. Man ahmt das Bronchialatmen nach, indem man den Mund stellt, um den Buchstaben H oder Ch zu bilden, und mit offenem Munde ausatmet. Daß beide Arten, das H-Atmen und das Ch-Atmen nicht ganz dasselbe bedeuten, wird noch zur Sprache kommen, beide gelten aber als Bronchialatmen und mit Recht.

In einem röhrenförmigen Hohlraum können sich stehende Luftwellen bilden, deren Länge wesentlich von der Länge der Röhre abhängt und die eine Tonquelle darstellen. Die Anregung zur Bildung solcher stehenden Wellen kann jede periodische Bewegung liefern. Das geschieht in der Stimmritze, denn überall da, wo Luft aus einer engen Spalte in einen weiten Hohlraum strömt, gerät sie kurz vor der Mündung in eigentümliche pendelartige Schwingungen[2]). Durch Reflexion und Interferenz in der Röhre werden die stehenden Schwingungen gebildet, was man eine Art von Resonanz heißen kann. Ein Tonerreger resoniert nur auf Töne seiner eigenen Tonbildung („auswählende Resonanz"), einem Körper aber, der keinen eigenen Ton hat, können von einem tönenden Körper Schwingungen von jeder beliebigen Wellenlänge aufgezwungen werden, was man „allgemeine Resonanz" heißt Für die auswählende Resonanz, die in den Luftwegen ausschließlich zur Geltung kommt, wäre auch die Bezeichnung „Mittönen" recht passend. In der Stimmritze liegt nur die Energiequelle für den Schall, der als mehr oder weniger deutlicher Klang in den großen Luftwegen gebildet wird. Die unregelmäßigen Schwingungen im Kehlkopf regen die regelmäßigeren in den Luftwegen an, die mit ihrer Schwingungszahl von etwa 300—500 in der Sekunde dem Eigenton der Röhre entsprechen, sie bringen die Röhre zum Mittönen. „Konsonanz" ist eine gute Übersetzung von Mittönen. Dieser von ŠKODA eingeführte Ausdruck ist vollkommen entsprechend und ganz mit Unrecht von den Neueren fast allgemein verlassen worden. Mit dem Namen „Konsonanzerscheinungen"[3]) kann man, wie dies auch ŠKODA tat, alle die Schallerscheinungen zusammenfassen, die dem Mittönen der großen Luftwege ihre Entstehung verdanken und an denen dies noch mit dem Ohr zu erkennen ist.

Die ganz unregelmäßigen Schwingungen der Luft, die durch den Anblasestrom in der Stimmritze entstehen, werden also durch Reflexion und Interferenz in den Luftwegen, als ziemlich regelmäßig gebauten Röhren mit knorpeliger, reflexionsfähiger Wand, zu *stehenden Schwingungen*. Diese geben einen *Klang,*

---

[1]) KOHLRAUSCH, WILHELM: Exp. Untersuchungen der Töne, welche beim Durchströmen von Gasen durch Spalten entstehen. Wied. Ann. 13. Bd.

[2]) GRIMSEHL: Lehrb. d. Physik. Bd. I, S. 627.

[3]) GEIGEL, ALOIS: Dtsch. Arch. f. klin. Med. Bd. 27. 1856.

dessen Grundton wesentlich von dem bei weitem überwiegenden Längsdurchmesser abhängig ist, und zwar gilt hier das Gesetz der einseitig geschlossenen
Röhren. Nur gegen Rachen und Mundhöhle sind die Luftwege offen, gegen die
Lunge hin nicht, und ganz mit Unrecht spielt in der Diagnostik, z. B. beim „Wintrichschen Schallwechsel“, das Gesetz der offenen und gedackten Pfeifen eine
Rolle, während tatsächlich die Vertiefung des Schalles beim Schließen des Mundes
auf dem Satz von BERNOULLI beruht, wonach der Schall eines einseitig offenen
Hohlraumes leiser wird und sich allmählig, aber nur bis zur nächst niederen
Oktave, vertieft, wenn die Öffnung verkleinert wird. Dabei tritt noch ein ganz
anderer Ton auf, der dem allseitig geschlossenen Hohlraum zukommt. Und
dieser, der um eine ganze Oktave höher ist als der Ton der einseitig geschlossenen
Röhre, bleibt beim völligen Verschluß der letzten Öffnung nur allein mehr übrig,
ein Verhältnis, das schon vor vielen Jahren von A. GEIGEL festgestellt wurde[1]).
Auch der Querdurchmesser einer Röhre ist für die Schallbildung nicht gleichgültig, insofern in zu enger Röhre überhaupt kein Schall entstehen kann. Nach
MARTINI liegt die Grenze etwa bei 5 mm Durchmesser. Als Entstehungsort für
das Bronchialatmen nimmt MARTINI die größeren Bronchien bis herab zu 4 mm
Lumen an. Überhaupt ist es verfehlt, bei der mathematischen Analyse der Luftbewegung in einem Raum, der akustisch entweder frei mit dem äußeren Raum
zusammenhängt oder nur durch schwingungsfähige Wände von ihm getrennt
ist, nicht zugleich auch auf das Mitschwingen des zweiten Systems, der Außenluft etwa, Rücksicht zu nehmen. So spielen die Hohlräume des Rachens, der
Mund- und Nasenhöhle, sogar bei geschlossener Stimmritze, bei der Erzeugung
der stehenden Wellen in den Luftwegen sicher eine mitbestimmende Rolle,
und in der allerjüngsten Zeit ist MARTINI[2]) noch weiter gegangen und hat auch
die Lungensubstanz mitsamt den in ihr verbreiteten allerfeinsten Luftwegen
in den Bereich seiner Untersuchungen gezogen. Nach seiner Auffassung müssen
die großen Luftwege und das Lungengewebe als ein gekoppeltes System von
zwei schwingungsfähigen Körpern aufgefaßt werden. Bei der Analyse kommen
die von HELMHOLTZ angestellten Untersuchungen und aus der neuesten Zeit
die von O. FRANK über gekoppelte Schwingungen vor allem in Betracht. Zum
Studium dieser Dinge muß die Arbeit von MARTINI selbst nachgelesen werden.
Sie ist wichtig, wenn ich mich auch nicht allen Folgerungen MARTINIS anschließen
kann. Bei gekoppelten Schwingungen zwingt der eine schwingende Körper dem
andern seine Schwingungen meist bald auf, und ich zweifle nicht, daß die so
in der Lunge erzwungenen Schwingungen im wesentlichen sich von denen, die im
Bronchialbaum sich gebildet haben, nicht viel unterscheiden werden. Die Schwingungsfähigkeit der Lunge, die physikalisch nichts anderes als einen schaumähnlichen
Körper, ein grobdisperses System: Luft als dispersive Phase in festweichem
Dispersionsmittel, darstellt, ist nicht gering und die *Leitungsfähigkeit* der Lunge
für die Schallwellen, die im Bronchialbaum gebildet wurden, im weiteren Verlauf
bis zur Brustwand, wie dies schon immer erkannt worden, von ganz hervorragender Bedeutung, ganz besonders auch bei krankhaften Veränderungen der
Brustorgane.

Früher[3]) ist viel und heftig darüber gestritten worden, ob die Schallwellen,
die in Trachea und Bronchien gebildet werden, ihre Fortleitung zur Lungen

---

[1]) GEIGEL, ALOIS: Über die physikalische Begründung der Perkussionsresultate.
Dtsch. Arch. f. klin. Med. 1855. Nr. 2 u. 3.

[2]) MARTINI, PAUL: Studien über Percussion und Auscultation (Habilitationsschrift).
Leipzig: Vogel 1922. — Derselbe: Percuss. u. Auscult. Klin. Wochenschr. 3. Jahrg.
19. Febr. 1924. S. 305 ff.

[3]) GEIGEL, ALOIS: Zit. S. 287 und A. WINTRICH: Ein weiterer kritischer Beitrag
zur Lehre über die verschiedenen Percussionsschalle. Dtsch. Arch. f. klin. Med. Bd. 27. 1856.

oberfläche durch die Luft im Bronchialbaum oder durch dessen Wände finden. Die Antwort kann nur lauten: durch beides. Schallwellen in der Luft bringen immer auch die Wände zum Schwingen und umgekehrt. Berechtigt ist die Frage aber, auf welchem Wege sich die Schallwellen *hauptsächlich* fortleiten. Trachea und Bronchien hängen mit ihren Verzweigungen nicht frei in der Luft, sondern sind in das Lungengewebe eingebettet, das in seiner Fähigkeit, den Schall zu leiten, wohl nicht allzusehr von den Bronchialwänden verschieden sein wird. Die Schallwellen, die in der Wand der Luftwege verlaufen, können deshalb leicht aufs Lungengewebe übergehen, leichter als von da zurück in die Luft der Bronchialverzweigungen. Die Schallwellen dagegen, die in der Luft des Bronchialbaums selbst verlaufen, werden zum größten Teil den Verzweigungen der Luftwege, wenigstens eine Strecke weit, folgen und nur ungern und unvollkommen auf die Wand übergehen, aus dem Grunde, weil an einer Trennungsfläche unter sonst gleichen Umständen um so mehr reflektiert wird und um so weniger in die Grenzfläche eintritt, je verschiedener die Schallgeschwindigkeit in den beiden Mitteln ist. Die Schallwellen, die den Verzweigungen des Bronchialbaums folgen, sind bis dahin so gut wie alle durch die Luft fortgeleitet worden. Die Lehre, daß erst durch Resonanz in den kleinsten, wandfester gewordenen Bronchien die für das Bronchialatmen charakteristischen Töne gebildet werden, lehnt MARTINI (S. 170) ausdrücklich ab, Röhren von 1 mm Lumen kommen auch für Leitung des Schalls kaum mehr in Betracht, sie wird schon bei 3 mm sehr schlecht und wahrscheinlich leitet sich das Bronchialatmen vom Ort seiner Entstehung nur etwa bis zu den Bronchien von 2—3 mm Lumen fort. Die Schallgeschwindigkeit in festen Körpern ist größer als die in Luft, deswegen kommt es unter gewissen Bedingungen (Größe des Einfallwinkels bei gegebenem Verhältnis der Schallgeschwindigkeiten in beiden Medien) zur Totalreflexion der Schallwellen, worauf die gute Wirkung der Kommunikationsröhren beruht. So wird es wohl auch in Trachea und Bronchien sein, aber nicht gar weit, denn die Verästelungen des Bronchialbaums zweigen bald in mehr oder weniger stumpfen Winkeln ab. Treffen dann die Schallwellen senkrecht oder nahezu senkrecht auf die Wand, so finden sie die ungünstigsten Verhältnisse zur Reflexion, die günstigsten zum Übergang in die Wand. Dazu kommt noch, daß mit der weiteren Verzweigung des Bronchialbaumes die Wand ihre Knorpeleinlagen immer mehr einbüßt und ihrer im Bereich der Bronchiolen ganz ermangelt. Solche Stellen sind zur Reflexion recht ungeeignet, sie geben dem Stoß der Wellen einfach nach und übertragen ihn auf das anliegende Lungengewebe. Das sind dann die eigentlichen *Übergangsstellen* für den Schall. Wo sie liegen, kann man nicht genau angeben; wenn der Körperoberfläche nahe, dann ist das fortgeleitete Bronchialatmen beim Behorchen leichter und lauter, wenn weitab davon, dann schwerer und leiser oder gar nicht mehr zu hören. Das hängt aber nicht nur von der Lage der Übergangsstellen, sondern auch von der Leitungsfähigkeit des Gewebes ab, das sich zwischen diesen und der Körperoberfläche vorfindet. Ob lufthaltiges Lungengewebe den Schall besser fortleitet oder luftleeres, darüber sind die Meinungen der Forscher auf Grund ihrer Untersuchungen widersprechend. ŠKODA, ZAMMINER, SAHLI messen der infiltrierten Lunge eine schlechtere Schalleitung zu, LAËNNEC, C. GERHARDT u. in den jüngsten Tagen auch wieder MARTINI nehmen umgekehrt an, daß die infiltrierte Lunge den Schall besser leitet als die normal lufthaltige. Den letzteren muß ich ganz entschieden recht geben. Schon die Erfahrungen aus der Pathologie sprechen deutlich dafür. Etwas anderes ist es mit dem Spannungszustand, in dem sich das Lungengewebe befindet. Ein Nachlaß der Spannung, eine Erschlaffung verbessert das Leitungsvermögen für den Schall gegenüber der normal gespannten Lunge.

Je weiter die Übergangsstellen von der Brustwand abliegen und je schwächer von Haus aus das Geräusch in den großen Luftwegen ist, desto leiser und desto undeutlicher wird es beim Behorchen vernommen. Beim Gesunden hört man an den meisten Stellen nur mehr als letzten Rest eine Spur von Exspirium und auch das nur als unbestimmtes Geräusch, seinen Klangcharakter hat es völlig verloren. Eine ähnliche Erfahrung macht man im alltäglichen Leben oft genug. Töne, Klänge, Melodien werden, wenn ihr Schall auf seinem Weg bis zu unserem Ohr geschwächt, „gedämpft" wird, nicht nur leiser, sondern auch verschwommener, sinken zum undeutlichen Summen, Murmeln herab, ohne Klang und ohne bestimmbare musikalische Höhe.

Über das Vorkommen des Bronchialatmens bei Gesunden hat SEITZ (zit. S. 1) die umfänglichsten Untersuchungen angestellt und folgende Angaben gemacht: „Am stärksten ist es am Hals in der Nähe der Glottis zu hören, von da nach unten und außen wird es schwächer. Auch an den Dornfortsätzen der Halswirbel ist es, selbst bei ruhiger Atmung, zu hören, verschwindet bei vielen gegen den 6. und 7. Wirbel, reicht aber bei verstärkter Respiration und Magerkeit viel weiter hinab, bis zur Bifurkation (Mitte des Körpers des 4. Brustwirbels), bis zu dem Punkt, der (nach LUSCHKA) bei gerade herabhängenden Armen in der Mitte zwischen beiden Schulterblättern liegt, wo an deren hinterem Rand die Grätenecke beginnt. Selten reicht das Bronchialatmen noch weiter hinab, so daß man auch vorn über dem Manubrium sterni Bronchialatmen hört. Die seitliche Ausbreitung betrifft am konstantesten die innere Partie der Supraspinalgegend, mitunter zugleich die Interscapulargegend. Seltener reicht es bis zur äußeren Hälfte der Supraspinalgegend, zur eigentlichen Schulterblattgegend oder gar zur unteren Dorsalgegend der Lunge hinab. Vorn greift es am häufigsten auf die Oberschlüsselbeingruben, selten auf die innere Partie der Schlüsselbein- und Unterschlüsselbeingegend über, hier und da sogar bis zur Regio infraclavicularis externa und zur Brustwarzengegend."

„Es ist möglich, bei jedwelchem Gesunden ein über sämtliche Thoraxregionen verbreitetes Bronchialatmen hervorzurufen, wenn wir eine Mundstellung wie bei A oder O geben und zugleich keuchend ein- und ausatmen lassen und wenn wir dabei das nicht auscultierende Ohr verschließen."

„Selbst auf der Höhe des Scheitels ist das Bronchialatmen bei verstärkter Respiration zu hören."

Diese Angaben von SEITZ kann ich nicht in vollem Umfange bestätigen. Für die Untersuchung am Kranken ist der Umstand, daß man am Hals Bronchialatmen hört, gleichgültig. Bei der Auscultation hinten muß man sich zwischen den Schulterblättern in acht nehmen und dessen bewußt bleiben, daß hier auch bei Gesunden Bronchialatmen in wechselnder Ausdehnung vorkommt, regelmäßig in der Höhe der Bifurkation. Auch an den Spitzen muß man wenigstens die Nähe der Wirbelsäule mit dem Ohr oder dem Stethoskop vermeiden, weil das über den Dornfortsätzen regelmäßig hörbare Bronchialatmen manchmal sich doch auch seitwärts verbreitet. An der rechten Spitze häufiger als links begegnet man, wenn man nicht weit genug außen auscultiert, einem Bronchialatmen, das zu sehr folgenschweren Irrtümern bezüglich einer beginnenden Tuberkulose führen kann. Wenn nicht noch andere Zeichen dafür vorliegen, mache ich die Probe immer mit weit außen angelegtem Ohr nochmals. Da aber, meine ich, ist Bronchialatmen immer etwas Krankhaftes.

Bronchialatmen leitet sich verhältnismäßig gut in die Umgebung fort. Daß man es nur an einer sehr kleinen, eng begrenzten, Stelle hört, kommt vor, aber nicht sehr oft. Dagegen hört man nicht selten bei Erkrankung eines Unterlappens das krankhaft erzeugte Bronchialatmen auch fortgeleitet auf der anderen Seite der Wirbelsäule, im gesunden Unterlappen.

Das typische Bronchialatmen setzt sich aus 2 Atemgeräuschen zusammen, die beide bronchial sind und die sich nur durch ihre Stärke und Dauer voneinander unterscheiden. Ganz anders ist es mit dem *Vesiculäratmen.* Nur das Inspirium ist vesiculär und hat den weichen schlürfenden Charakter, wie man ihn nachahmen kann, indem man den Mund wie zu B oder W formt und die Luft einzieht. Dieses vesiculäre Inspirium wird von einem viel kürzeren Exspirium gefolgt, dem man weder den vesiculären Charakter noch auch den bronchialen zuerkennen kann. Deswegen muß man dieses Exspirium nach ŠKODA *unbestimmt* heißen. Viel Mißverständnisse sind schon daraus entstanden, daß man Vesiculäratmen und vesiculäres Atemgeräusch nicht scharf unterschieden hat. Das Vesiculäratmen besteht aus einem vesiculären Inspirium und einem unbestimmten Exspirium. Beide entstehen auch auf ganz verschiedene Weise. Das bei Gesunden in der Regel sehr kurze und leise Exspirium ist nichts anderes als, wie schon erwähnt, der letzte Rest vom Bronchialatmen. Für diese Deutung sprechen viele Erfahrungen aus der Pathologie, wie wir noch sehen werden.

Mit dem vesiculären Inspirium ist es aber eine ganz andere Sache. Das vesiculäre Atemgeräusch entsteht tatsächlich nur während der Einatmung oder, besser gesagt, wenn die Luft in die Lungenbläschen eindringt und auf keine andere Weise. Manche frühere Erklärungsversuche, wie „Reibung in den Vesikeln" u. dgl., können beiseite gelassen werden. Dagegen haben die älteren Autoren vollkommen recht, wenn sie behaupten, daß das vesiculäre Atemgeräusch immer beweist, daß Luft in die Lungenbläschen eindringt.

Eine Reihe fortlaufender Stoßwellen erregt die Schallempfindung, aber eine einzige Stoßwelle tut es auch. Das gibt im Gegensatz zum Schall den *Knall.* Wo das elastische Gleichgewicht eines Körpers plötzlich gestört, der Körper aus seiner Gleichgewichtslage gerissen wird, aber sofort wieder zur Ruhe kommt oder wenigstens die erzeugten Stoßwellen sogleich unter den Schwellenwert der Wahrnehmbarkeit sinken, entsteht der Knall. Er entsteht auch, wenn die Luft mit einiger Gewalt in die Lungenbläschen eindringt und sie aufbläst. Die Lungenbläschen sind viel zu klein, als daß ihre Schwingungen einen wahrnehmbaren Ton erzeugen könnten, er wäre für unser Ohr viel zu hoch. Auch einen Stoß, den das plötzlich aufgetriebene kleine Lungenbläschen erzeugt, kann man nicht hören, weil er zu schwach ist. Wenn aber zu gleicher Zeit von vielen tausend solcher kleiner Bläschen der gleiche Stoß erfolgt, so kann man das wohl bemerken.

Nach der Schätzung von AEBY (frühere Schätzungen ergaben noch bedeutend höhere Zahlen) kann man die Zahl der Lungenbläschen in beiden Lungen = 400 Millionen ansetzen. Das Volumen beider Lungen, das freilich individuell und je nach der Phase der Respiration stark schwankt, zu 4000 ccm angenommen, würde jeder Kubikzentimeter Lungensubstanz 100 000 Vesikeln enthalten. Gering geschätzt wird der Schall in der Lungensubstanz noch aus einer Tiefe von 3 cm vernommen. Die mit diesem Radius beschriebene Halbkugel ist rund 44 ccm groß. So würden also etwa 1 Million 400 000 Lungenbläschen zusammen auscultiert werden.

Die Zeitdauer einer kräftigen Inspiration, wie sie bei der Untersuchung vom Kranken gefordert wird, beträgt etwa 2 Sekunden. In jeder Sekunde werden also hörbar 700 000 Vesikeln aufgeblasen, und würde dies bei tausend immer genau zugleich geschehen, so würde zwischen jedem explosionsartigen Schall immer nur eine Pause von höchstens $1/_{700}$ Sekunde liegen, viel zu klein, als daß man sie noch unterscheiden könnte. Daß die gleichzeitige Entfaltung und Anspannung von über tausend Lungenbläschen einen kurzdauernden Schall liefert, den man gut hören kann, ist einleuchtend, wenn man sich erinnert, wie kleine Energiemengen zur Erzeugung von Schall ausreichen.

MARTINI führt das vesiculäre Geräusch auf periodische Eigenschwingungen des Lungengewebes durch plötzliche Spannungszunahme zurück. Lungenperkussionsschall und Bläschenatmen, deren Tonhöhe (um 100 Schwingungen in der Sekunde) nahe beieinander liegen, sollen sich nur wie der Ton einer geschlagenen und der einer plötzlich gespannten Saite unterscheiden. Eine Saite tönt bei plötzlicher Spannung aber nur, wenn sie vorher schlaff war und durch die Spannung in eine neue Gleichgewichtslage gerissen wird, die sie überschreitet und um die sie dann schwingt. Mit Recht bemerkt MARTINI (zit. S. 4), daß es sich beim Einatmen nicht um ein Aufblasen der Bläschen handelt, wodurch sie entfaltet und gespannt werden, als vielmehr umgekehrt um primäre Entfaltung und Spannung durch den Zug des sich ausdehnenden Thorax mit nachfolgendem Einströmen der Luft. Ob aber der Druckunterschied durch Verminderung des Drucks innen oder Vermehrung des Drucks außen hervorgebracht wird, das ist für den Erfolg gleichgültig. Ist der zuführende Luftröhrenast zu einem Lungenteil verstopft, so wird dieser bei der Einatmung so gut gespannt wie die andern Teile, man hört über ihm aber kein Vesiculäratmen, weil keine Luft bei der Einatmung in seine Bläschen strömt.

In unseren Tagen hat sich FLEISCH[1]) „Über die Entstehung des Vesiculäratmens" geäußert. Er führt sie auf Wirbelbildung der Luft in den Alveolen zurück, die zu Druckschwankungen und so zu Stößen führen sollen, deren große Zahl das vesiculäre Geräusch erzeugt. Den angetretenen, auch experimentellen Beweis am Modell muß ich als völlig mißlungen bezeichnen. Jedenfalls ist die Druckschwankung infolge der Atmung viel größer als die durch Wirbelbildung.

Bei gewöhnlicher, leiser Atmung ist oft das Vesiculäratmen bis zum undeutlichen oder kaum wahrnehmbaren Summen oder Murmeln abgeschwächt, ebenso bei sehr fetten Leuten oder pathologisch abgeschwächten Atmungsgeräuschen, andererseits kann das Vesiculäratmen unter günstigen Bedingungen als „fortgeleitetes" auch da noch gehört werden, wo gar keine Lunge mehr liegt. Geht man nach unten über die Lungengrenze, so wird das Atemgeräusch zwar plötzlich leiser, aber es bleibt als weiches (unbestimmtes) Atmen bald nur zollbreit, bald bei stärkerer Respiration bis in die Magengrube und selbst bis über die untere Lebergrenze wahrnehmbar (SEITZ).

Nach WINTRICH ist das vesiculäre Geräusch in kleinerer Lunge merklich höher, aber immer tiefer als das Atmungsgeräusch des Larynx und der Trachea. WINTRICH deutet das Vesiculäratmen als ein mehr oder weniger sanft schlürfendes Reibungsgeräusch (während der Inspiration). Hierin und daß das vesiculäre Geräusch in kleineren Lungen höher sein soll, kann ich WINTRICH nicht beistimmen. Ich kann dem vesiculären Geräusch überhaupt keine bestimmte Höhenlage zuerkennen.

Das vesiculäre Geräusch wird in seiner reinsten Form nach SEITZ in der Unterschlüsselbeingegend Jugendlicher vernommen. Sonst finden sich oft Übergangsformen, z. B. scharfweiches (nach ŠKODA schlürfendes) Geräusch. Auch über die Verteilung des Vesiculäratmens bei Gesunden hat SEITZ die ausführlichsten Untersuchungen angestellt. Seine Ergebnisse sind nicht ohne weiteres zu verwerten, weil, wie erwähnt, seine Einteilung der Atemgeräusche in scharfe und weiche von der jetzt üblichen abweicht, und wenn sein „weiches Geräusch" zwar ohne Zweifel mit unserem unbestimmten sich deckt, so weiß man nicht

---

[1]) Dtsch. Arch. f. klin. Med. Bd. 147, H. 1/2.

immer sicher, was er mit einem „mehr oder minder scharfen Geräusch" sagen will. Doch sollen von seinen* Ergebnissen wenigstens die wichtigsten mitgeteilt werden.

Das vesiculäre Inspirium ist vorn über der 2. und 3. Rippe am stärksten, etwa in der Mitte zwischen Sternum und Achselhöhle, verliert nach oben bis zum Schlüsselbein wenig, mehr nach abwärts und außen, hier wird es auch „weicher". Gegen das Brustbein wird es merklich leiser (weil die Lunge hier dünner wird), auch nach außen wegen der Dicke der Mm. pectorales. Doch geht die Stärke des Geräusches nicht immer Hand in Hand mit verminderter Dicke der Weichteile. Auch über der absoluten Herzdämpfung („Herzleerheit") hört man Vesiculär-atmen. In der Schulterblattgegend ist es wegen der dicken Bedeckung schwach. Sämtliche Geräusche sind vorn lauter als hinten. Das Vesiculäratmen nähert sich in der Unterschlüsselbeingegend und zwischen den Schulterblättern dem scharfen, in den vorderen unteren und in den hinteren unteren dem weichen.

Die Ausbildung und Verbreitung des unbestimmten Exspiriums erfordert eine gesonderte Betrachtung. Es ist nach unserer Auffassung eine Resterscheinung von Bronchialatmen und da am besten ausgebildet, wo die Fortleitungsbedin-gungen für letzteres verhältnismäßig noch am besten, aber noch nicht so gut sind, daß Bronchialatmen zum Vorschein käme. Da tritt es dann als verlängertes und unter Umständen lauteres, schärferes in die Erscheinung. Es ist wichtig, die Gegenden zu kennen, wo das auch bei Gesunden zutrifft.

Nach SEITZ kommt verlängertes Exspirium besonders an der rechten oberen Brustgegend vor und erhält bei verstärkter Atmung gern schwache Tonfärbung, d. h. wird bronchial. Von besonderer Wichtigkeit ist das Verhalten des Ex-spiriums an den Lungenspitzen, weil darauf bei der Frühdiagnose der Lungen-phthise vielfach das größte Gewicht gelegt wird. Die meisten Autoren, und ich kann dem nur beistimmen, geben an, daß an der rechten Lungenspitze, namentlich hinten, das Exspirium oft länger ist als links, seltener ist es umgekehrt, nur WIN-TRICH gibt an, ein verlängertes und rauheres Exspirium häufiger links gefunden zu haben. THOMSON, LOUIS, SEITZ sind der umgekehrten Ansicht.

Bei der Bildung der *Stimme* sind die Schwingungen in der Stimmritze un-vergleichlich stärker als beim bloßen Atmen. Daher hört man zunächst einmal die Stimme überall da, wo man Bronchialatmen vernehmen kann, aber auch an anderen Stellen, wo dies nicht der Fall ist. Und so gut das unbestimmte Exspirium des Vesiculäratmens am ganzen Brustkorb wahrgenommen wird, trifft dies auch für die Stimme zu. In der Stimmbildung werden an und für sich Unterschiede bemerkbar, die Singstimme ist stärker als die Flüsterstimme, die Höhenlage ist bei Männern, Frauen und Kindern verschieden, die des Brustregisters liegt tiefer als die Fistelstimme. Bei der Untersuchung von Kranken ist es üblich, sie zu lautem Sprechen aufzufordern, aber je nach der Kraft und dem guten Willen kommen die Kranken dieser Aufforderung in recht verschiedenem Grade nach, wie ja auch die Atemzüge bei der Auscultation bald rasch und tief, bald nur langsam und oberflächlich ausgeführt werden. Auf die Stärke des ver-nommenen Geräusches ist auch die Dicke der Weichteile sowie die Entfernung vom Entstehungsort und die Güte der Schalleitung von Einfluß.

Die Stimme erzeugt ein Ferngeräusch; dazu ist sie da, aber das geht uns hier nichts an. Beim Behorchen ist sie am lautesten am Kehlkopf, dann nimmt sie nach abwärts über der Luftröhre langsam ab, ist bei Gesunden über dem ganzen Brustkorb zu vernehmen, auf der rechten Brusthälfte gewöhnlich stärker als links, wie man glaubt, weil der rechte Stammbronchus weiter ist als der linke. Nach der Seite greift sie auf die Schultern und Oberarme über, wird, wenn man beim Auscultieren über die untere Lungengrenze hinunter geht, plötzlich schwächer.

überschreitet sie aber doch. Schon ŠKODA gibt an, daß die Stimme bei alten
Leuten stärker vernommen wird, weil die Knorpel größer und härter seien als
bei jungen; wahrscheinlich liegt der Grund darin, daß mit den Jahren das
Emphysem sich einstellt, die Spannung der Lungen abnimmt und damit die
Schalleitung in den Lungen sich verbessert.

Krankhafte Abänderungen der Atmungsgeräusche.

Eine *Abschwächung* des vesiculären Inspiriums tritt ein, wenn die Luft zu
langsam und kraftlos in die Bläschen eindringt oder wenn auch ein ganz normal
starkes Geräusch sich schlecht bis zur Brustwand fortleitet. In der ersten Richtung ist schon der Wille des Kranken, tief zu atmen, von Einfluß. Negativismus,
Ängstlichkeit, Schmerzen verhindern eine tiefe Atmung. SEITZ sagt hierüber:
„Bei Vielen hört man bei ruhigem Atmen überhaupt kein Geräusch, bei anderen
statt dessen nur ein äußerst schwaches Summen, ähnlich wie das Rauschen,
das wir beim Bedecken des Ohres mit der flachen Hand vernehmen." Bei Kraft-
losigkeit, in der Ohnmacht, bei Scheintoten, wovon WINTRICH selbst einen Fall
beobachtet hat, wird nur ein abgeschwächtes Inspirium oder gar keines vernommen. Von großer Bedeutung ist die Abschwächung des Geräusches bei Verengerung der Luftwege. Eine Stenose der Luftröhre oder des Kehlkopfes ist noch
nicht direkt gefahrdrohend, solange noch Vesiculäratmen vernehmbar ist. Hier
tritt auch der laute Stridor hindernd auf. Bei einseitiger Bronchostenose ist die
Leisheit des Atemgeräusches auf der einen Seite gegenüber der andern ein diagnostisch sehr wichtiges Zeichen. Auf der Seite, wo die Verengerung sitzt, ist es
gewöhnlich auch länger als auf der gesunden Seite, weil die Luft mehr Zeit
braucht, um die Bläschen zu füllen und aufzutreiben. Die Verlegung eines
Luftröhrenastes durch einen Schleimpfropf kann das Atemgeräusch auch
bis zum Verschwinden abschwächen, aber das vergeht, wenn durch kräftigen
Husten das Hindernis beseitigt wird. Mangelhafte Atmung und demgemäß
abgeschwächtes Atmen einer Spitze spielt im ersten Beginn, oder besser
als erste warnende Erscheinung noch vor Beginn der Lungentuberkulose eine
wichtige Rolle.

Zu den Ursachen, die ein auch an sich normales Atemgeräusch abschwächen,
gehört schon ein dickes Fettpolster, gehören Geschwülste, Ergüsse in den Brustfellraum.

Ein besonders *lautes* und *scharfes* Vesiculäratmen hört man bei Kindern so
regelmäßig, daß es als das Normale in diesem Alter angesehen werden muß.
Man hat es deswegen auch *pueriles Atmen* genannt. Man findet es etwa vom
2. Lebensjahr an bis zur beginnenden Pubertät in abnehmender Deutlichkeit,
auch bei Frauen, „namentlich nervösen", soll es vorkommen. Seine Entstehung
verdankt es jedenfalls z. T. der dünnen Bedeckung, z. T. der raschen Atmung.
Bei Erwachsenen hat es nur als vikariierende Respiration eine Bedeutung, wenn
eine Lunge stärker atmen muß, weil die andere aus irgendeinem Grunde von
dem Atemgeschäft ausgeschaltet ist; z. B. bei massenhaftem Erguß oder Pneumothorax hört man es auf der gesunden Seite bisweilen.

Auf pueriles Atmen an einer Lungenspitze hat man früher großes Gewicht
gelegt, als vorbedeutendes Zeichen für Tuberkulose. SEITZ schon hat sich mit
Recht gegen diese Verwertung ausgesprochen. Auf die Lautheit des vesiculären
Inspiriums ist hier gar nichts zu geben. Doch muß man sich auch hier vor Ver-
wechslungen hüten. Beim harmlosen puerilen Atmen ist das Inspirium nur lauter
und schärfer, sonst aber gar nicht verändert. Wenn es auch rauher geworden
ist, so verdankt es dies der Beimischung von Rhonchi, bedeutet Katarrh, und

das ist allerdings immer von Wichtigkeit und ganz besonders an den Spitzen, worauf wir noch bei den Rasselgeräuschen eingehen müssen.

Der zweite Teil des Vesiculäratmens, das unbestimmte Exspirium, ist als Resterscheinung des Bronchialatmens in seiner Stärke und Dauer lediglich von den mehr oder weniger günstigen Fortleitungsbedingungen vom Bronchialbaum, soweit er reflexionsfähig ist, bis zur Brustwand abhängig. Liegen die Übergangsstellen nahe, so ist das Exspirium laut und lang, liegen sie fern, so ist es leis und kurz bis zum Verschwinden. Am liebsten ist es dem Arzt, wenn er an den Lungenspitzen nichts oder so gut wie nichts davon hört. Daß es an der rechten Spitze oft lauter, auch länger ist, wurde schon erwähnt. Bedeutende Verschärfung und Verlängerung weisen immer auf nahe Übergangsstellen hin, sei es, daß die Bronchien erweitert oder ihre Wände starrer und weiterhin reflexionsfähig geworden sind, oder daß das Lungengewebe erschlafft und deswegen besser schallleitend geworden ist, oder daß es sich bereits um die Bildung von kleinen Hohlräumen handelt, die, oberflächlich gelegen, mit den Bronchien offen oder wenigstens in schalleitender Verbindung stehen. Verdichtungen der Lungenspitzen kündigen sich sehr bald durch die Verlängerung und Verschärfung des Exspiriums an. Gewöhnlich sind freilich auch noch andere Zeichen da: Verkürzung, Erhöhung des Perkussionsschalles, eine leichte Dämpfung, aber auch eine ganz vereinzelte Verlängerung und Verschärfung muß, wenn die oben erwähnte Vorsicht bei der Untersuchung gewahrt wird, mitunter genügen, um den Verdacht auf eine beginnende, oder auch eine zur Zeit geheilte Phthise wachzurufen. Meistens geht die Sache weiter, das unbestimmte Exspirium nimmt einen mehr hauchenden Charakter an, wird rein bronchial; dann verändert sich auch das vesiculäre Inspirium, wird erst unbestimmt, dann bronchial, und so ist schließlich das reine Bronchialatmen fertig, und zwar fast allemal das H-Atmen.

Wenn man im Zweifel ist, was man vor sich hat, Vesiculär- oder Bronchialatmen, so muß man daran denken, daß beides vorliegen kann, eine Mischung von beiden Formen. Indem man das Geräusch gegen den Kehlkopf hin verfolgt, kann man die bronchiale Komponente erkennen. Bronchialatmen pflanzt sich leichter in die Umgebung fort, das Vesiculäratmen verschwindet früher, wenn man sich vom Ort seiner Entstehung entfernt.

Andere Male ändert sich das Atemgeräusch während des nämlichen Atemzuges. Man heißt das das *metamorphosierende Atmungsgeräusch*. Meist geht die Sache so, daß der Atemzug mit vesiculärem Geräusch anhebt, das aber bald in unbestimmtes oder bronchiales übergeht. Wahrscheinlich wird durch Verschiebung verstopfenden Schleims der Weg von den groben Luftwegen her bald freier, bald bleibt er mehr verlegt. Die Erscheinung ist auch oft nur vorübergehend zu beobachten und wechselt je nach der Wirkung der Expektoration. Es muß aber noch eine andere, ähnliche Erscheinung geben, der ich allerdings nie begegnet bin. Seitz beschreibt sie mit folgenden Worten: „Es beginnt diese Atmung gewöhnlich mit einem sehr starken, selbst zischenden Geräusch, welches sich etwa dadurch versinnlichen läßt, das man den Mund wie beim Sprechen des Buchstaben G stellt und dazu stoßweise Luft durch den Mund einzieht. Dieses Geräusch begleitet aber nur den Beginn des Inspiriums und springt ganz plötzlich in ein weicheres Atmen über, welches gewöhnlich ein weich bronchiales ist, also in der Art nachgeahmt wird, daß man den Mund wie beim Sprechen des Buchstaben O stellt, und hauchend inspiriert. Das darauf folgende Exspirium behält gewöhnlich den weich bronchialen Charakter bei.“

„Offenbar ist der ein solches Lungengeräusch vermittelnde Vorgang derart, daß eine etwa einer Kavernenmündung entsprechende Verengerung des zuführenden Bronchus im Laufe des Inspiriums plötzlich beseitigt wird, nach beendetem Exspirium aber sich wieder einstellt. Die Erscheinung ist niemals vorübergehend, bleibt durch Wochen und Monate hörbar. Andere Male besteht im Anfang schwaches, weiches Atmen, welches aber plötzlich mit einem knallähnlichen Geräusch in ein deutliches, bis zur Beendigung des Inspiriums fortdauerndes Geräusch — Bronchialatmen — übergeht." SEITZ bezieht die erstgenannte Art mit Sicherheit auf die Anwesenheit von Kavernen, und seien sie auch nur klein.

Das *abgesetzte, sakkadierte Atmen* (respiration saccadée nach LAËNNEC) hat als Ursache eine ungleichmäßige Geschwindigkeit, mit der die Luft in die Vesikeln dringt und sie aufbläst. Man hört das absatzweise auftretende Geräusch am Hals, beim Belauschen von Mund und Nase fast ebenso gut wie am Brustkorb. SEITZ hat das Phänomen am ausführlichsten behandelt. „Das Atmen erfolgt in 1, 2, selbst 3 Absätzen. Es beginnt sehr rasch mit Schlürfen oder Schärfe, sinkt dann plötzlich während eines sehr kurzen Intervalls zu einem weichen, schwachen, mitunter kaum unterscheidbaren Geräusch herab und springt dann wieder zur früheren Schärfe hinauf. Beide Phasen sind an Stärke manchmal gleich, manchmal ungleich, dann bald das eine, bald das andere stärker. Die scheinbare Pause fällt bald in die Mitte, bald in das zweite Drittel. Dazwischen kommen auch einzelne Atemzüge, die glatt und ohne jede Unterbrechung verlaufen. Das sakkadierte Atmen verschwindet bei tiefem Atmen. In Krankheiten und namentlich bei Fieber beobachtet man es daher nur selten, weil die Atmung entweder durch Atemnot angestrengt oder durch erhöhte Temperatur beschleunigt ist. Bei Tuberkulose ist es nur deswegen deutlicher, weil das Inspirium schärfer geworden ist". Eine Erklärung, der ich mich nicht anschließen kann. Vielmehr kommt hier oft die Schwäche der Atemmuskeln in Betracht. „Das Ganze ist im allgemeinen eine ruckweise ‚nachlässige' Atmung." WINTRICH unterscheidet mit Recht sakkadierendes Inspirium (z. B. im Froststadium, bei Ängstlichkeit, Krampfzuständen, Hyperästhesie) und Exspirium (bei alten Leuten, ängstlichen Kindern).

Für eine bestimmte Krankheitsform läßt sich das sakkadierende oder sakkadierte Atmen (beide Formen werden gebraucht) nicht verwerten. Dagegen kommt bei Insuffizienz der Pulmonalklappen ein sehr bezeichnendes absatzweise erfolgendes Atmen vor. Mit jeder Systole wird das Inspirium für einen Augenblick leiser oder verschwindet. Die Erscheinung, die zuerst von C. GERHARDT angegeben und richtig gedeutet wurde, ist auf den Pulsus altus celer im kleinen Kreislauf zu beziehen: die plötzliche starke Ausdehnung der Capillaren hindert das freie Eindringen der Luft in die Bläschen mit jedem Pulsschlag in der Lunge.

Das *Bronchialatmen* ist, wenn es an anderen Stellen als an den obengenannten erscheint, immer etwas Krankhaftes, immer bedeutet es, daß die Fortleitung des Schalles aus den großen Bronchien, wo es entstanden ist, bis zur Brustwand besser geworden ist. Das kann aber verschiedene Gründe haben.

Die Übergangsstellen, an denen die Schallwellen aus den Luftwegen in das Lungengewebe treten, können der Lungenoberfläche näher liegen. Das geschieht z. B. dann, wenn die Bronchien in ihren letzten, feineren Verzweigungen erweitert sind. Es braucht sich bei der Bronchektasie noch nicht um die Bildung von Kavernen zu handeln, und doch kann die Fortleitung in den weiteren Röhren schon merklich besser geworden sein. Schon aus den Versuchen von SCHULZE[1]) wissen wir, daß es nicht möglich ist, durch ganz enge Röhren den Schall, d. h. die Stoßwellen, hindurchzutreiben wegen der zu großen Reibung. Das kommt bei der

---

[1]) SCHULZE, F. A.: Über die Schallgeschwindigkeit in sehr engen Röhren. Drud. Ann. Bd. 130. 1904.

Erweiterung in Wegfall und daher erscheint das Bronchialatmen bei der Bronchektasie. Ebenso wirken auch oberflächlich gewordene Hohlräume, wirkt der Zerfall des Lungengewebes, selbst wenn die Kavernen nur klein sind, aber mit den zuführenden Bronchien in freier Verbindung stehen. Doch ist hier der Ausdruck „frei" in akustischer Bedeutung zu verstehen, d. h. die Schallwellen müssen von den Luftwegen aus auch in den Hohlräumen Schwingungen anregen können. Dazu ist die offene Verbindung der Luft in Röhre und Hohlraum oft erforderlich, aber nicht immer. Auch die große Nähe beider aneinander kann genügen, selbst wenn sie durch eine dünne, schwingungsfähige Wand voneinander getrennt sind. Das erstere ist freilich besser, und häufig macht man die Erfahrung, daß gut ausgebildetes Bronchialatmen verschwindet, wenn sich viel Schleim in den Bronchien angesammelt hat, und daß es nach kräftigen Hustenstößen und Auswerfen wiederkommt.

Erschlafftes Lungengewebe leitet den Schall besser als gespanntes. Daher beobachtet man Bronchialatmen über atelektatischen Bezirken, so an der oberen Grenze von Ergüssen im Pleuraraum (Hydrothorax, pleuritisches Exsudat). Man heißt dies auch Kompressionsatmen, obwohl die Lunge dabei gar nicht zusammengepreßt sein muß, um Bronchialatmen zu zeigen, einfache Erschlaffung genügt. Bei vollkommen luftleeren Teilen tritt auch noch eine andere Art Bronchialatmen ein, wie wir noch sehen werden. Jeder Schrumpfungsvorgang ist auch mit einer Verminderung der Spannung verknüpft und so kommt wieder Bronchialatmen zustande. Hier kann man aber gewöhnlich den Übergang von Vesiculäratmen in Bronchialatmen genauer verfolgen, wegen der längeren Zeitdauer, innerhalb deren sich die Schrumpfung und Entspannung vollzieht. Die beste Gelegenheit dazu ist an den Lungenspitzen gegeben, bei der Lungenphthise. Da gibt es häufig Fälle, wo mancher seinem Ohr nicht recht traut, wo er von „bronchialem Beiklang" oder „Hauch" spricht oder länger von unbestimmtem Atmen, als es eigentlich gerechtfertigt ist.

Das *Bronchialatmen*, das man an der Brust zu hören bekommt, ähnelt dem Geräusch, das man an der Trachea mit aufgesetztem Stethoskop vernimmt, dem eigentlichen Trachealatmen, zum Teil, zum andern ist es doch recht von ihm verschieden. Das erste lautet wie wenn man ein H bilden will und kräftig ausatmet, das zweite lautet wie Ch, viel schärfer als das erste und bietet, obwohl es in der Auscultation mit dem andern gewöhnlich zusammengeworfen wird, eigentlich recht wenig Ähnlichkeit mit jenem.

Beide Arten stellen einen Klang dar, enthalten einen mehr oder weniger deutlichen Grundton und Obertöne. Das Ch-Atmen enthält offenbar mehr Obertöne und verdankt diesen seine schärfere, fast zischende Beschaffenheit. Die Höhe des Grundtons wurde früher schon mehrfach, kürzlich wieder von MARTINI und H. MÜLLER[1]) bestimmt. Sie fanden wechselnde Zahlen, in günstig gelegenen Fällen fanden sich 310, auch 330 und 540 Schwingungen in der Sekunde. Die Obertöne, die den Ch-Laut ausmachen, schätzt MARTINI auf etwas über 1000 Schwingungen ein.

Bemerkenswerterweise kommt die gewöhnliche Art des Bronchialatmens, die wie H klingt, unter allen möglichen Verhältnissen, aber immer dann vor, wenn die Übergangsstellen der Brustwand näher gerückt sind, das schärfere Ch-Atmen aber nur über infiltrierten Lungenteilen. Es lautet entschieden anders als die erste Art von Bronchialatmen und seine Entstehung ist nicht leicht zu erklären. Mit der einfachen besseren Fortleitung des Trachealatmens kommt man hier sicher nicht aus. Andererseits sind aber die Fortleitungsbedingungen über luftleeren

---

[1]) MARTINI u. HEINRICH MÜLLER: Dtsch. Arch. f. klin. Med. Bd. 143, Heft 3, S. 159.

Lungenteilen gewiß besser und dafür spricht auch der Umstand, daß die Fortleitung der Stimme, die doch sicher in der Stimmritze gebildet wird, über infiltrierten Lungenabschnitten besser und lauter gehört wird, wovon wir später noch einmal sprechen müssen. Man muß entweder annehmen, daß die Schallwellen in den Bronchien, die im luftleeren Lappen starr geworden sind, eine Resonanz erfahren, welche Ansicht von Škoda stammt und neuerdings namentlich von Sahli[1]) vertreten wird, oder nach einer andern Erklärung suchen. Ein luftleerer Lappen atmet nicht, und in seinen Bronchien kann ein Schall nicht entstehen, es ist überhaupt sehr fraglich, ob Schallwellen, die weiter oben entstanden sind, sich noch bis in die feineren Bronchien fortleiten können. Das Hin- und Hergehen der Luftteilchen in den Schallwellen findet nicht ohne Reibung statt, und in sehr engen Röhren kann die Reibung so stark hindern, daß Schallwellen überhaupt nicht mehr durchgehen. Schultze gelang es nicht, den Schall durch Röhren mit einem kleinern Durchmesser als 1 mm zu treiben, womit auch die neuesten Untersuchungen von Martini übereinstimmen. Der Einwand, daß die Bronchien in einem infiltrierten, z. B. pneumonischen Lappen, wegen ihrer Kürze einen viel höheren Schall als den tatsächlich beobachteten geben müßten, ist allerdings nicht stichhaltig, denn die in den engen Röhren besonders hohe Reibung vertieft den Schall, so daß die feinen Bronchien einen tieferen Schall geben müssen als ihrer Länge entsprechen würde. Nach Martini entspricht in der Glottis der Grundton des Schalles ungefähr 310—540 Schwingungen in der Sekunde, für die Obertöne wurden etwas über 1000 angenommen. Von dem Klang leitet normales Lungengewebe nur die tiefen Töne korrekt weiter, und die höheren verschwinden, luftleeres leitet aber auch die höheren, und dadurch erhält das Bronchialatmen dann die Schärfe, die den Charakter des Ch ausmacht. Der letzteren Erklärung neige ich mich mehr zu als der Resonanztheorie und nehme mit Martini an, daß luftleere Lunge nicht nur den Schall im ganzen besser leitet als lufthaltige, sondern in ganz besonders hohem Maße die höheren Töne, daß also durch luftleere Lungenstücke eine Auswahl getroffen wird und der Schall, der aus den großen Luftwegen stammt, nicht nur weiter und lauter fortgeleitet wird, sondern auch seinen Klangcharakter ändert. Daher kommt es, daß das Bronchialatmen über pneumonischen Lappen so ganz anders, schärfer lautet als das, das nur der gleichmäßig besseren Fortleitung bis zur Brustwand seine Entstehung verdankt.

Es gibt noch ein drittes Atemgeräusch, das weder im Kehlkopf noch im Lungengewebe, überhaupt nie bei Gesunden entsteht, sondern nur in größeren, mit Luft gefüllten Hohlräumen. Es lautet, wie wenn man über einen bauchigen Krug oder eine Flasche hinbläst und hat demgemäß den Namen *amphorisches Atmen, Krugatmen, Flaschensausen.* Es gehört zu den metallischen Phänomenen der Diagnostik, und man unterscheidet vom tiefen Sausen, dem Grundton, die weit davon entfernten hohen, metallischen Obertöne. Daß es vom Grundton weitab liegende Obertöne sind, die den Metallklang bilden, hat schon A. Geigel erkannt. Wintrich hat die Bedingungen festgelegt, unter denen der Metallklang entsteht, und als solche bezeichnet: die Anwesenheit eines nicht zu kleinen Hohlraums (Durchmesser etwa mindestens 6 cm) mit glatten, reflexionsfähigen gespannten Wänden. Ein zuführender Bronchus, der in den Hohlraum mit verhältnismäßig kleinem Querschnitt mündet, und eine plötzliche, nicht allmähliche Erweiterung des Hohlraums von dessen Mündung an gehören zur Entstehung des auscultatorischen Metallklangs, des amphorischen Atmens, während diese Bedingungen beim perkussorischen nicht erfüllt zu sein brauchen.

---

[1]) Sahli, H.: zit. p. 1. 6. Aufl., Bd. 1, S. 370 f.

Wintrich legt Wert darauf, daß der Hohlraum allseitig geschlossen ist, daß die Schallwellen von Wand zu Wand reflektiert werden und ein „geschlossenes Wellensystem bilden", bittet aber selber um Verzeihung für diesen „unwissenschaftlichen, aber bezeichnenden Ausdruck". Eine befriedigende Erklärung des Metallklangs, hier des amphorischen Atmens, muß auf diskontinuierliche Schwingungen zurückgreifen[1]).

In einem Klang unterscheidet man bekanntlich den Grundton und die Obertöne, von denen die 6 ersten mit dem Grundton musikalisch harmonieren; der 7. und von den höheren viele tun es nicht. Obertöne, die vom Grundton so weitab liegen, daß sie mit diesem nicht mehr verglichen werden können, heißt man metallische Obertöne. Die Verwendung metallischer schwingender Körper wie der Triangel, der Tschinellen usw. zu jeder Stimmung und Tonart beruht gerade auf der Unmöglichkeit des Vergleichs mit den andern in der Harmonie verwendeten Tönen und Klängen; sie stimmen zu allen gleich gut oder gleich schlecht. Bekanntlich hat Fourier nachgewiesen, daß man die verwickeltste Schwingungsform auf eine und immer nur auf *eine* Weise als eine Reihe von Sinusschwingungen darstellen kann, wenn man nur über Phasenlänge und Amplituden frei verfügen darf.

In bewegten Gasen kann der Druck bei großer Geschwindigkeit an einer Stelle unter Null sinken, dann zerreißt hier die Gasmasse, und die Bewegung wird diskontinuierlich. Ist einmal eine solche Trennungsfläche vorhanden, so kann sie sich verlängern, stets aber nur in der Richtung der stärker bewegten Teilchen, niemals rückwärts. Auch bei kleinerer Geschwindigkeit kann dasselbe geschehen, wenn das Gas sich an scharfen Kanten oder Spitzen vorbeibewegt. Die Diskontinuität ist von Einfluß auf die Stärke der Obertöne in einem Klang. Es sei (nach Helmholtz, Tonempfindungen) die Gleichung eines Klangs

$$y = A_0 + A_1 \sin(m x + c_1) + A_2 \sin(2 m x + c_2) + \cdots,$$

dann ergibt die Theorie, daß mit zunehmender Diskontinuität die Amplituden des Grundtons kleiner, die der Obertöne größer werden und die hohen Obertöne um so mehr hervortreten, je diskontinuierlicher die Schwingungen erfolgen. Nach den Untersuchungen von Stokes (zit. nach Helmholtz) ist der Koeffizient A für sehr große Werte von m höchstens von der Größenordnung e^{-m}, wenn die Differentialquotienten der Funktion und diese selbst kontinuierlich sind, von der Ordnung $\dfrac{1}{m^3}$, wenn erst $\dfrac{d_2 y}{d x^2}$ diskontinuierlich ist, von der Ordnung $\dfrac{1}{m^2}$, wenn dies für $\dfrac{d y}{d x}$, von der Ordnung $\dfrac{1}{m}$, wenn es für y selbst zutrifft.

Diskontinuierliche Schwingungen kann man an einer hinreichend großen Kaverne mit gespannten Wänden oder an einem Pneumothorax perkussorisch durch kurzen, schnellenden Schlag erzeugen und so Metallklang hervorrufen. Das amphorische Atmen entsteht dadurch, daß die Luft aus dem Bronchus in die Kaverne oder aus der Fistel in den Pneumothorax in verhältnismäßig feinem Strahl strömt. Die Bewegung setzt sich im Hohlraum fort, während die seitlich von der Öffnung liegenden Teile nicht oder kaum davon mitgenommen werden, sie liegen „im Totwasser". Der Hohlraum gerät also in diskontinuierliches Schwingen, und im Schall treten die hohen, metallischen Obertöne besonders hervor. Das tiefe Sausen entspricht dem Grundton des Hohlraumes und stellt die Schwingungen dar, die auch beim Beklopfen erzeugt werden, wie dies schon vor vielen Jahren von A. Geigel angegeben wurde. Es gibt Fälle von

---

[1]) Geigel. R.: Der Metallklang. Dtsch. Arch. f. klin. Med. Bd. 90.

auscultatorischem Metallklang, bei denen der Grundton bis zum Verschwinden
zurücktritt. Man kann dann von „metallischem Atmen" sprechen.

In der neueren Zeit sind gegen die hier vorgetragene Lehre vom Metallklang
von MARTINI Einwendungen erhoben worden, da die Sätze von HELMHOLTZ
nicht richtig seien, und damit die Grundlage für meine Entwicklungen. MARTINI
stützt sich dabei auf Untersuchungen von KAUFMANN, die ich meinerseits nicht
für beweiskräftig halten kann. Ich muß bei meiner Ansicht bleiben und verweise im übrigen auf die Arbeit von MARTINI (zit. auf S. 3 u. S. 42f.) und
meine Entgegnung[1]).

Wo Bronchialatmen vernommen wird, wird auch eine veränderte, lautere
Stimme hörbar. Sie ist auch klanghältig, hat, wie die einen sagen, etwas Näseln-
des, nach anderen etwas Trompetenartiges. Man heißt das *Bronchophonie*.
Über die Entstehung wäre z. T. zu wiederholen, was vom Bronchialatmen
gesagt wurde. Oft ist die Bronchophonie eher und besser zu erkennen als das
Bronchialatmen, weil die Schallquelle, das Schwingen der Stimmbänder nach
Art einer Zungenpfeife, stärker ist als das Anblasen der Spalte beim bloßen
Atmen. Die leichtesten Grade heißt man bronchiales Flüstern oder Lispeln,
die höchsten, wo auch die Artikulationslaute hervortreten und man beim Behorchen die einzelnen Worte versteht oder sich einbilden kann, sie zu verstehen,
nennt man *Pectoriloquie*.

Die Schwingungen der Stimme erleiden bei ihrem Durchgang durch die
Lunge eine Abschwächung, am wenigsten die, welche in ihrer Schwingungszahl
dem Eigenton der Lunge entsprechen und die Lunge zur Resonanz bringen, am
meisten die höher gelegenen. Für diese bessert sich die Fortleitung, wenn,
z. B. bei einer Infiltration sich die Tonlage der Lunge erhöht. Dann kann
so der Klang der Konsonanten mit seinen verhältnismäßig hohen Obertönen
besser fortgeleitet werden. Genaueres kann hier nicht gegeben, vielmehr muß
auf die wichtigen Arbeiten von MARTINI[2]) und TH. SELLING[3]) verwiesen werden.

Eine eigentümliche Veränderung der auscultierten Stimme muß noch
besprochen werden. Es ist die von LAËNNEC gefundene *Ägophonie* oder das
Ziegenmeckern. „L'égophonie simple consiste dans une résonance particulière de la
voix, qui accompagne ou suit l'articulation des mots . . . elle est tramblotante
et saccadée comme celle d'une chèvre et son timbre, d'aprés la description que
nous venons d'en donner, se rapproche également de la voix du même animal."

Die Ägophonie besteht in einer eigentümlichen meckernden Unterbrechung
der Stimme, zum Teil an Näseln, zum Teil an Schnarren erinnernd. „Le bredouil-
lemént nasal des bateleurs qui font parler le fameux personnage des tréteaux
connu sous le nom de Polichinel. Cette dernière comparaison est souvant de la
plus parfaite exactitude, surtout chez les hommes à voix un peu grave."

Ein ähnliches Geräusch kann man auch, wie schon LAËNNEC angab, erzeugen, indem man durch einen Kamm spricht, um den ein Blatt Papier ge-
schlagen ist, wie das die Kinder oft zum Scherz tun. Bei losem Aufsetzen des
Stethoskops soll man nach SEITZ ein zitterndes Geräusch vernehmen, wie die
Fenster klirren, wenn ein Wagen vorbeifährt. Auch bei Gesunden soll nach ŠKODA
die Ägophonie vorkommen, jedoch nur zwischen den Schulterblättern bei

---

[1]) GEIGEL, R.: Die diskontinuierlichen Schwingungen in der Diagnostik. Dtsch. Arch.
f. klin. Med. Bd. 142. 1924.

[2]) MARTINI: cit. S. 297.

[3]) SELLING, TH.: Verhandl. d. 23. Kongresses f. inn. Med. 1906 und Untersuchungen
des Perkussionsschalles. Dtsch. Arch. f. klin. Med. Bd. 90. 1907. — Derselbe: Die ärztl.
Untersuchungen der inneren Organe bei der Beurteilung der Tauglichkeit zum Heeres-
dienst. Veröffentl. aus dem Gebiete d. Heeres-Sanitätswesens Heft 77. 1923.

mageren Kindern und Frauen, nach WINTRICH nur, wenn die Mundstimme etwas
Zittriges hat, wie bei Greisen. Ich selbst habe die Ägophonie nur über Ergüssen
im Pleuraraum gehört und stehe nicht an, sie für eines der besten Zeichen für
diese zu halten; sie ist aber auch da nach meiner Erfahrung nicht gerade häufig.

Nach der allgemeinen Annahme handelt es sich um eine Zusammendrückung
der Bronchien durch ein mittelgroßes Exsudat, so daß die Wände des Bronchus
sich gerade und nur lose berühren. Die Schwingungen bei der Stimmbildung
reißen die Wände wieder auseinander, so daß sie sich zur Brustwand fortpflanzen
können. Die Wände schlagen aber sofort wieder zusammen und unterbrechen
die Verbindung wieder. So kommt der rasche Wechsel von Laut und Stille zustande, der das Meckern erzeugt. Man begreift, daß nur mittelgroße Ergüsse
die Ägophonie herbeiführen können, kleine unterbrechen nicht, zu große
dauernd die Fortleitung der Schwingungen vom Bronchus bis zur Brustwand,
bei kleinen sind die Bronchi gar nicht, bei großen immer verschlossen.

Nebengeräusche.

Der *Stridor* wird erzeugt, wenn die Atemluft durch eine krankhaft verengte
Stelle in den großen Luftwegen streichen muß. Die gleichmäßige Fortbewegung
der Luft wird durch das Hindernis in eine ungleichmäßige, ruckweise umgeändert,
die Stöße erzeugen in der Luft von Trachea und Bronchien stehende Wellen
durch Reflexion und Interferenz, und so entsteht ein lauter Schall. Die Geschwindigkeit der Luft ist an der engen Stelle um so größer, als gewöhnlich wegen der
Atemnot eine bedeutende Druckdifferenz bei der Atmung erzeugt wird. Hier
ist in der Tat auch oft Gelegenheit zum Auftreten richtiger Schwirrtöne gegeben.
So beobachtet man auch schon bei Gesunden im keuchenden Atem, z. B. bei
und nach raschem Lauf oder bei willkürlich verstärktem Luftholen ein Geräusch,
das ganz ähnlich wie beim Stridor, nur vielleicht nicht ganz so scharf ist.

Der Stridor tritt als Ferngeräusch auf, das niemals überhört werden darf,
denn es bedeutet meist etwas sehr Ernstes und sehr oft etwas, das unmittelbar
nach Hilfe schreit. Die Stenosen hoch oben im Kehlkopf gehen uns hier eigentlich
nichts an. Sie führen zu Ferngeräuschen, bei der Auscultation ist die Abschwächung des Vesiculäratmens jenseits der Stenose die Hauptsache. Vom
Stridor hört man am Brustkorb kaum mehr, als vom Mund aus durch die freie
Luft vernommen wird. Bei Stenosen der Trachea und mehr noch der Stammbronchien kann man aber den Stridor auch bei der Auscultation wahrnehmen
als ein in der Regel ziemlich hochklingendes, stöhnendes oder zischendes Geräusch. Es kann recht lang sein, weil das Inspirium gewöhnlich verlängert ist.
Tritt es, wie bei Stenosen eines Bronchus etwa durch einen Fremdkörper, einseitig oder auf der einen Seite deutlicher als auf der andern auf, so läßt sich
das mit zur topischen Diagnose verwerten. Der Stridor ist häufiger inspiratorisch, kann sich aber auch aufs Exspirium oder auf beides erstrecken. Der

Husten

ist ein Ferngeräusch und bietet nur als solches ein Interesse für den Arzt. Man
kann freilich das Geräusch auch bei der Auscultation wahrnehmen, denn mit
jedem Hustenstoß wird nicht nur die Luft in Mund und Rachen, sondern auch
in den Luftwegen erschüttert, aber aus dem, was man am Brustkorb dabei
hört, lassen sich keine diagnostischen Schlüsse ziehen. Man läßt aber bei der
Untersuchung oft gern den Kranken husten, weil dadurch zweierlei erreicht wird.
Erstens werden die vorher vielleicht verlegten Bronchien bei besserem Aus-

werfen frei und zweitens atmen die Kranken nach jedem Hustenstoß tiefer, und so kommt manche akustisch vorher nicht erkennbare Erscheinung zur Wahrnehmung. Der alte Rat, bei der Auscultation die Kranken aushusten zu lassen, wird zwar mit Unrecht oft vernachlässigt, ist aber in der Tat beherzigenswert. Die

Rasselgeräusche

entstehen, wo der Widerstand, den flüssige oder halbflüssige Massen dem Luftstrom entgegensetzen, ruckweise überwunden und die Fortbewegung der Luft stoßweise wird. Dafür sprechen die Erfahrungen der Pathologie, und das leuchtet auch physikalisch ein, und trotzdem bewegen wir uns hier auf einem ziemlich unsicheren Boden, wenn es darauf ankommt, eine für alle Fälle passende Erklärung zu finden.

Vor allem müssen meines Erachtens hier zweierlei Arten von Nebengeräuschen unterschieden werden. Bei der einen Art werden die flüssigen Massen, die sich der Fortbewegung der Atemluft entgegensetzen, selbst bewegt, und in der Zeitfolge, in der dies geschieht, hört man auch die einzelnen Stöße der Luft. Das Geräusch, das man vernimmt, erfolgt ganz entschieden absatzweise. Das ist das *eigentliche Rasseln.*

Die andere Art entsteht, während die zähflüssigen Teile sich an der Wand, die sie benetzen, nicht verschieben und nur von der vorbeistreichenden Luft erschüttert, gebogen, niedergedrückt werden, um ihrer Oberflächenspannung entsprechend sofort ihre frühere Form und Lage wieder einzunehmen. Das geschieht, wenn die Wand der Luftwege von zäher Flüssigkeit benetzt ist, nicht an *einer* Stelle, sondern an unzähligen. Bald werden die einen, rasch darauf die anderen vom Luftstrom ergriffen, nirgendwo ist die der Wand adhärierende Flüssigkeitsschicht absolut eben, immer wieder erfährt die Luft eine stoßweise Verzögerung, dann nach Überwindung des Widerstands Beschleunigung, und die Stöße in der Luft erfolgen so schnell aufeinander, daß sie das Ohr nicht mehr zu trennen vermag. So wird das Geräusch für den Untersucher ein kontinuierliches. Trocken ist die Schleimhaut der Luftwege nie ganz. Jede Schwellung muß abwechselnde Verengerung und Erweiterung dicht beieinander bewirken, und es kann auch die bloße Anschwellung einer sonst normalen Schleimhaut in der erwähnten Weise zu gehäufter ruckweiser Verzögerung und wechselnder Beschleunigung und so zur Geräuschbildung führen.

Die dabei auftretenden kontinuierlichen Geräusche pflegt man mit Sinneseindrücken aus dem alltäglichen Leben zu vergleichen und heißt sie Zischen, Giemen, Pfeifen, wenn sie musikalisch höher, Schnurren, Brummen, wenn sie tiefer liegen. Denn da diese Geräusche nicht aus einem einzigen explosionsartigen Knall bestehen, sondern in einem Zuge erfolgen, so kann ihre musikalische Höhe zwar nicht genau bestimmt, aber doch, wie bei vielen uns sonst bekannten Geräuschen, im allgemeinen abgeschätzt werden. Mit dem, was wir im gewöhnlichen Leben Rasseln heißen, hat diese Art augenscheinlich und dem Sinneseindruck nach gar nichts zu tun. Rhonchus heißt eigentlich Rasseln, ich schlage aber doch vor, die soeben besprochenen Nebengeräusche *Rhonchi* zu nennen, wie dies vielfach, ohne eine genauere Unterscheidung zu treffen, geschieht. Die hochgelegenen pflegt man von jeher Rhonchi sibilantes, die tieferen Rhonchi sonori zu heißen. Den Namen *Rasseln* und *Rasselgeräusche* möchte ich für die erste Art der Nebengeräusche allein vorbehalten wissen. Ob Rhonchi entstehen oder Rasseln, das hängt wesentlich von der Beschaffenheit der in den Luftwegen befindlichen flüssigen Teile, des Sputums ab. Und zwar beruht der Unterschied in der kolloidchemischen Beschaffenheit des Auswurfs. Dieser ist immer ein kolloides System von einem Dispersionsgrad, der von Fall zu Fall außerordentlich verschieden ist. Von allen den Eigenschaften, die sich mit wechselndem Dispersionsgrad ändern, interessiert uns hier vor allem die Zähigkeit. Sie kann sich ändern bei gleicher prozentualer Zusammensetzung der festen und der flüssigen Phase, und vor allem ist hier der Vorgang der Sorption von ausschlaggebender Bedeutung. Damit ändern sich zwei Eigenschaften, eine Eigenschaft der Oberfläche, die Adhäsion, und die gegenseitige Anziehung der kleinsten Teile untereinander im Innern, die Kohäsion. Beide ändern sich nicht immer im gleichen Maße. Und wo die Adhäsion besonders groß ist und vom Stoß der Luft nicht überwunden werden kann, bleibt die Schicht von Auswurf an der Wand kleben, und deswegen beobachtet man die trockenen Rhonchi ganz allgemein bei Krankheiten mit wenig Auswurf, der nur mit viel Mühe und angestrengtem Husten herausgefördert werden kann. Umgekehrt: beim Rasseln überwiegt die Kohäsion über die Adhäsion, durch das Atmen werden größere Schleimballen bewegt, Blasen geworfen, wird durch den Husten unter kleinerer Anstrengung mehr Auswurf, bald dünner, bald dicker und zäher, herausgebracht.

Sehr feinblasiges Rasseln nennt man auch *subcrepitierendes* Rasseln. Es findet sich vornehmlich beim Katarrh der feinsten Bronchien (Bronchiolitis) sowie beim Lungenödem. Bei letzterem ist der feuchte Charakter des Geräusches besonders wichtig wegen der Ähnlichkeit mit *Knistern* (*Crepitation*, fälschlich auch Knisterrasseln genannt). Das Knistern ist gar kein Rasseln, sondern entsteht, wenn die verklebte Wand der Alveolen und Bronchiolen auseinandergerissen wird. Dabei wird eine Folge von Knallen erzeugt wie beim Vesiculäratmen, nur sind die einzelnen Schallerscheinungen stärker und erfolgen seltener. So entsteht ein Geräusch, dem man die Bildung aus einzelnen Abteilungen wohl anhört. Legt man die oben angestellte schätzungsweise Rechnung zugrunde und nimmt an, daß immer 20 mal so große Lungenbezirke, also rund 20 000 Vesikeln, bei der Einatmung zugleich aufgeblasen würden, so kämen auf die Sekunde rund 35 Stöße, wenig genug, um vom Ohr im Knistern unterschieden zu werden. Knistern wird nur während der Einatmung erzeugt, findet sich beim Lungenkollaps, bei Gesunden mitunter schon nach längerer ruhiger Seiten- oder Rückenlage in den Lungenteilen, die solange nicht geatmet hatten, um nach den ersten tiefen Atemzügen zu vergehen. Es bleibt länger, wenn durch ein geronnenes Exsudat die Alveolen und Infundibeln etwas fester zusammengeklebt sind, wie im ersten Stadium, der blutigen Anschoppung, und im letzten, der Lösung, bei der croupösen Pneumonie. Wie man sieht, stehen sich vesiculäres Atemgeräusch und Knistern physikalisch außerordentlich nahe. Sie unterscheiden sich nur, was die Raschheit anlangt, mit der sich die einzelnen kleinen Knalle folgen. Beim Atemgeräusch folgen sie sich rascher als beim Knistern, und man könnte das vesiculäre Geräusch kontinuierlicher gewordenes Knistern und dieses diskontinuierlicher gewordenes vesiculäres Geräusch heißen.

Beim Lungenödem, der Ausschwitzung von Blutwasser in die Alveolen hinein, wird zunächst ein feinblasiges, ausgesprochen feuchtes Rasseln, dann mit Anhäufung desselben in Bronchien und Trachea ein sehr grobes und lautes Rasseln erzeugt, das zusammen mit der vernichteten Reflextätigkeit zu einem starken Ferngeräusch, zum *Trachealrasseln*, führt. Grobblasiges Rasseln kann überhaupt nur in größeren Hohlräumen entstehen. Sobald die Bedingungen zum Bronchialatmen gegeben sind, nehmen auch die Rasselgeräusche einen *klingenden Charakter* an und bilden einen Teil der Konsonanzerscheinungen. Auch *ein metallisch klingendes* Rasseln gibt es und entsteht wie Metallklang überhaupt durch diskontinuierliche Schwingungen. Hierher gehört das *Blasenspringen* und das *Geräusch des fallenden Tropfens*. Beide entstehen nur in großen

Hohlräumen, Kavernen, die für die Entstehung des Metallklangs überhaupt Gelegenheit geben. Ob das Geräusch des fallenden Tropfens nicht auch zum Teil auf Springen von großen Blasen beruht, mag dahingestellt sein. Es läßt sich nicht leicht denken, daß die Wucht eines fallenden Tropfens, und sei er auch groß und schwer, bei der nur möglichen geringen Fallhöhe zur Bildung von diskontinuierlichen Erschütterungen ausreichen sollte.

Die *Succussio Hippokratis*, das metallische Plätschergeräusch, das über einem Pyopneumothorax entsteht, wenn der Brustkorb geschüttelt wird, ist eigentlich auch nichts anderes als ein künstlich hervorgerufenes, großblasiges metallisches Rasseln. Es entsteht durch den Wellenschlag der Flüssigkeit im Hohlraum. Durch Interferenz der ringsum reflektierten Wellen entstehen, wie man das in der Brandung oft sehen kann, sehr jähe Erhebungen und Wellenberge, die eine örtlich sehr starke und scharf umschriebene Erschütterung der Luft und damit Metallklang erzeugen können.

Man hat immer angenommen, daß die höher gelegenen *Rhonchi sibilantes* in den feineren, die tiefer gelegenen *Sonori* in den gröberen Luftwegen entstehen. In der Tat beobachtet man zwar in den Unterlappen gemeinhin mehr Rhonchi als in den Oberlappen, in den Lungenspitzen aber kaum je einen Rhonchus sonorus. Andererseits klingen die Sonori oft dem Ohr so nahe, daß sie wohl sicher oberflächlich, also in den feineren Verästelungen, entstanden sein müssen. Ferner ist die Möglichkeit, daß ein tieferer Schall sich auch in den feineren Ästen bilden kann, nicht durchweg ausgeschlossen. Denn durch die Reibung werden in engen Röhren die Wellen länger. Diese Verhältnisse kann man noch nicht sicher übersehen, zumal die Rhonchi, im Gegensatz zum eigentlichen Rasseln, sich gern in die Entfernung fortleiten. Die Diagnose Bronchitis diffusa wird auf Grund weitverbreiteter Rhonchi gewiß viel zu oft gestellt. Auch als Ferngeräusch können die Rhonchi auftreten. Bei offenem Munde hört man bemerkenswerterweise aber vorzugsweise die Sibilantes, die doch in den feineren Bronchien entstehen sollen. Ich erinnere mich nicht, überhaupt einen Rhonchus sonorus aus der Ferne gehört zu haben.

Reibegeräusche.

Man hat darüber gestritten, ob im Weltenraume eine völlig gleichmäßige Bewegung der Himmelskörper möglich sei, oder ob der Weltäther eine, wenn auch äußerst geringe, Verzögerung der Bewegung herbeiführe. Jedenfalls ist auf der Erde eine ganz gleichmäßige Bewegung, so daß in der kleinsten Zeiteinheit immer die gleichen Wegstrecken zurückgelegt werden, nicht möglich. Dafür sorgt die Reibung, die sich bei jeder Massenbewegung unweigerlich einstellt, und die nie in jedem kleinsten Zeitteil immer gleich groß ist. Die Reibung ist auch eine Kraft, aber eine eigentümliche. Sie kann nur negative Arbeit leisten, nur verzögern, nie beschleunigen. Der Grad, in dem sie auf einen bewegten Körper einwirkt, und sie kann nur auf bewegte wirken, ist selbst wieder von der Geschwindigkeit abhängig, mit der sich der Körper bewegt, auf den sie wirkt. Die Größe der Reibung oder ihrer Wirkung ist bei rascher Bewegung größer als bei langsamer. Uns geht hier nur die gleitende Reibung von festen Körpern aneinander etwas an. Ganz ohne Reibung kann sich kein Körper an einem anderen, den er berührt, verschieben. Die Stärke der Reibung ist dabei abhängig von der Geschwindigkeit der Bewegung, wovon schon die Rede war, außerdem noch vom Druck, unter dem sich die gleitenden Flächen berühren, auch von der Beschaffenheit dieser Berührungsflächen, nicht aber von ihrer Größe. Das letztere gilt aber nur, wenn die gleitenden Flächen allüberall wirklich ganz gleichmäßig beschaffen sind. Trifft dies nicht zu, und das tut es in Wirklichkeit niemals in aller Strenge, so können an einer großen Berührungsfläche Teile zur Wirksamkeit kommen, wo die Reibung vielleicht wesentlich größer ist als an den anderen, aus denen sich nur die kleinere Fläche zusammensetzt. Damit kann sich der Reibungskoeffizient ändern, wie man ja die Größe heißt, die den Einfluß der Beschaffenheit der Berührungsflächen auf die Größe der Reibung ausdrückt.

Überall, wo ein bewegter Körper eine Stelle trifft, wo die Reibung größer ist, da erfährt er eine Verzögerung der Bewegung, und wenn er durch eine konstante Kraft in Bewegung gesetzt und erhalten wird, so muß er an Stellen, wo die Reibung geringer ist, eine höhere Geschwindigkeit annehmen. Dabei ändert sich die Größe der Reibung wieder mit der Zu- und Abnahme der Geschwindigkeit. Die Folge ist, daß eine ruckweise Bewegung entsteht. Die einzelnen Stöße kann man, wenn sie stark genug sind, hören. Die Geräusche, die so entstehen, heißt man *Reibungsgeräusche.* Man bezeichnet sie im alltäglichen Leben als Krachen, Reiben, Knirschen, Raspeln, Sägen, Pfeifen, Quietschen usw. Ihre musikalische Höhe kann meist nur annähernd abgeschätzt werden, und man kann so höhere von tieferen unterscheiden. Manchen Arten kommt aber eine bestimmte musikalische Lage deutlicher zu, wie oft dem Brummen und Pfeifen. Derartige Geräusche entstehen, indem die wechselnde Verzögerung und Beschleunigung mit einer gewissen Regelmäßigkeit abwechselt, und je öfter das in der Zeiteinheit geschieht, desto höher klingt der Schall, je seltener, desto tiefer, ganz ähnlich wie bei den Schwirrtönen.

Die Lautheit eines Reibungsgeräusches hängt von der Wucht ab, mit der die einzelnen Stöße erfolgen. Ein Hindernis, das leicht überwunden wird, kann die Bewegung des gleitenden Körpers nur wenig verzögern. Je mehr ein Hindernis die Bewegung verzögert und je rascher dies geschieht, eine desto größere vitale Energie muß vom Stoß aufgewendet werden, um es zu überwinden. Im ersteren Fall entsteht ein leises, im letzteren ein lautes Geräusch. So wird im allgemeinen ein schneller bewegter Körper, weil seine Stöße mit größerer Energie erfolgen, ein lauteres Reibungsgeräusch geben als ein langsamerer. Es gibt da aber viele Ausnahmen, die wir aus dem täglichen Leben kennen. Sie beruhen darauf, daß der Reibungskoeffizient selber von der Geschwindigkeit abhängt und in bestimmten Fällen mit steigender Geschwindigkeit sogar bedeutend abnimmt, so z. B. bei der Reibung zwischen Stahl und Stahl (Eisenbahnschienen) und zwischen Stahl und Eis (Schlittschuhlaufen).

In noch einer Weise ist die Stärke jedes einzelnen Hindernisses auf die Lautheit des Schalls von Einfluß. Auch die Kraft, durch die die Bewegung erzeugt und unterhalten wird, bleibt oft nicht konstant, wenn Reibung überwunden werden muß. Bald wird, wenn ein Ort mit geringerem Widerstand getroffen wird, die beschleunigende Kraft die Oberhand gewinnen, und der Körper wird sich rascher bewegen, bald ist es an den Stellen mit größerem Widerstand umgekehrt. Dabei spielt auch die Schnelligkeit, mit der das Hindernis wirksam wird oder zurücktritt, eine Rolle, die Steilheit des Hindernisses, wenn man diesen Ausdruck gebrauchen darf. Das gewaltsame Aufreißen einer zugehaltenen Türe ist hierfür ein bekanntes Beispiel. Wird z. B. bewegte Luft aufgehalten, so steigt der Druck vor dem Hindernis, und die Bewegung erfolgt nach der Überwindung des Widerstandes um so rascher.

Der oben aufgestellte Satz, wonach schneller bewegte Körper im allgemeinen lautere Reibungsgeräusche geben müssen, erfährt also bemerkenswerte Ausnahmen. Auch langsamer bewegte tun dies, wenn die zu überwindenden Hindernisse bedeutender sind, die Zeitdauer, während deren die Verzögerung, das Anhalten des Körpers währt, größer ist.

Reibungsgeräusche, bei denen viel Hindernisse in der Zeiteinheit überwunden werden, empfindet man als feiner, weil die jedesmalige Verzögerung unbedeutend, die Differenz der Geschwindigkeit nur klein ist. Umgekehrt bezeichnet man als grob die, bei denen die einzelnen Stöße nur seltener aufeinanderfolgen, dafür aber um so stärker ausfallen, weil jeder Stoß heftiger ist. Im allgemeinen wird man also sagen können, daß bei einem rasch bewegten Körper leichter feinere, bei einem langsameren grobe Reibungsgeräusche auftreten werden.

Wenn wir das eine Mal mit der Faust auf einen Stein, das andere Mal auf ein Kissen schlagen, so wird in beiden Fällen die Wucht des Schlags auf Null gebracht, das eine Mal aber schneller, das andere Mal in längerer Zeit. Den ersten Schlag empfinden wir als hart, den zweiten als weich. Ebenso können auch zwei Stöße unser Trommelfell ganz gleich stark erschüttern, der eine aber mit plötzlichem Anstieg der Wirkung, der andere langsamer. Und demgemäß bezeichnen wir auch Reibungsgeräusche bald als hart oder rauh, bald als weich, je nachdem an jedem Hindernis die Verzögerung rasch entsteht und wieder verschwindet. Für diese Empfindungen und Bezeichnungen ist also die Steilheit in den Schwankungen der Geschwindigkeitskurve maßgebend.

Das pleuritische Reibegeräusch, oder kurz das *pleuritische Reiben*, entsteht, wo die rauh gewordenen Pleurablätter sich mit einer hinreichenden Geschwindigkeit aneinander vorbeibewegen und solange sie sich dabei berühren. Bei der Atmung ist die relative Geschwindigkeit der Pleurablätter, der Pleura pulmonalis und der Pleura parietalis nicht sehr voneinander verschieden. Das trifft namentlich für die oberen Teile der Lungen zu, die durch die Hebung der Rippen erweitert werden. Die Teile, die sich bei der Einatmung überhaupt nur radial von der Lungenwurzel entfernen, erweitern sich, ohne daß die Pleurablätter sich gegeneinander verschieben. Sie könnten so rauh sein wie sie wollten, hier könnte kein Reiben und kein Reibegeräusch entstehen. Dagegen bewirkt die Zwerchfellatmung, die vornehmlich zur Erweiterung der unteren Teile führt, eine sehr merkliche oder sogar starke derartige Verschiebung. Bei tiefer Atmung treten die Lungen in den vorher von ihr und der Pleura pulmonalis gar nicht berührten Sinus ein, verschieben sich in diesem mit seinem Pleuraüberzug, und wenn die Blätter nur rauh genug sind, so kann und muß hier ein Reibegeräusch entstehen.

So findet es seine natürliche Erklärung, wenn das pleuritische Reiben vornehmlich an den unteren Lungenteilen, in manchen Fällen *nur* hier zur Beobachtung kommt, ferner daß es oft nur bei besonders tiefem Atmen erscheint, bei oberflächlichem aber fehlt. Es ist nicht so selten, daß die Sektion ein überall oder fast überall rauhes, von Fibrin bedecktes Rippenfell zeigt, während im Leben nur an den unteren Teilen Reiben wahrzunehmen gewesen war. Nirgends erkrankt die Pleura so oft wie an den Spitzen, und gerade hier wird pleuritisches Reiben nur selten gehört. Dazu ist die Verschiebung der beiden Pleurablätter gegeneinander hier zu gering, und wenn man ja etwas davon vernimmt, dann ist es meistens ein sehr grobes Reiben, das unter dem Namen *Neuledergeräusch* oder *Lederknarren* bekannt ist. Gerade bei groben Hindernissen genügt, wie wir gehört haben, manchmal auch eine verhältnismäßig kleine Geschwindigkeit, um ein Reibungsgeräusch hervorzurufen.

Ein leises und feines Reiben hört man oft nur während eines Teils der Inspiration, z. B. nur dann, wenn die Lungen hinreichend tief in den Sinus pleuralis mit seinem rauh gewordenen Rippenfell heruntergetreten sind. Die Geschwindigkeit der Verschiebung ist auch nicht in allen Phasen der Respiration gleich groß, so daß sich das Geräusch, besonders wenn es nur leis ist, nicht durch die ganze Ein- oder Ausatmung durchzieht; was bis jetzt nur von der Einatmung gesagt wurde, gilt nämlich, wie das selbstverständlich ist, ebenso auch für die Ausatmung. Ja, in den Fällen, wo man zweifeln kann, was man vor sich hat, ein Reiben oder ein Knistern, und solche Zweifelsfälle sind gar nicht so selten, ist die Entscheidung getroffen, sobald es einmal gelungen ist, das fragliche Geräusch auch während des Exspiriums zu hören; dann ist es sicher kein Knistern.

Patho-Physiologie der Luftwege.

Von

K. AMERSBACH
Freiburg i. B.

Mit 12 Abbildungen.

Zusammenfassende Darstellungen.

Handbuch der Laryngologie und Rhinologie, herausgegeben von P. HEYMANN, Bd. I—III. Wien: Alfred Hölder 1899. — Handbuch der Hals-Nasen-Ohrenerkrankungen, herausgegeben von DENKER und KAHLER, Bd. I und folgende. Berlin: Julius Springer 1925. — SCHMIDT, MORITZ: Krankheiten der oberen Luftwege. Berlin: Julius Springer 1903. — KÖRNER: Lehrbuch der Ohren-, Nasen- und Kehlkopfkrankheiten. Wiesbaden: F. Bergmann 1921. — DENKER-BRÜNINGS: Lehrbuch der Krankheiten des Ohres und der Luftwege. Jena: Gustav Fischer 1922. — MINK: Physiologie der oberen Luftwege. Leipzig: F. C. W. Vogel 1920. — KREHL: Pathologische Physiologie. Leipzig: F. C. W. Vogel 1920. — BRÜNINGS und ALBRECHT: Endoskopie. Stuttgart: Ferd. Enke 1915. — BRÜNINGS: Die direkte Laryngoskopie, Bronchoskopie und Oesophagoskopie. Wiesbaden: J. F. Bergmann 1910.

Die Luftwege, deren anatomische Definition im einzelnen im Abschnitt „Physiologie der Luftwege"[1]) gegeben ist, dienen in ihrer Gesamtheit der Zuleitung der Luft zu den Lungenalveolen. Der Luftstrom unterliegt schon unter normalen Bedingungen im Verlauf seines Durchtrittes durch die verschiedenen Abschnitte der Luftwege einer Reihe von physikalischen Zustandsänderungen. Wechselnde Weite des bzw. der Durchgangsrohre, Biegungen, Knickungen, Verzweigungen, Einschaltung in ihrer Größe variabler Hindernisse (Nasenmuscheln usw.) beeinflussen Strömungsform und Strömungsgeschwindigkeit der Atemluft. Außerdem wird die Luft während ihres Durchtrittes durch die Luftwege, und zwar in der Hauptsache bereits im Bereiche der oberen Luftwege, d. h. oberhalb der Glottis, von corpusculären Elementen größtenteils gereinigt, erwärmt und mit Feuchtigkeit gesättigt. Unter Umständen wird durch Auslösung bestimmter Reflexmechanismen der Zutritt schädliche Bestandteile enthaltender Luft oder anderer Gase verhindert, bereits eingedrungene gasförmige, flüssige oder feste Fremdkörper wieder entfernt werden.

Überdies dienen die zahlreichen, den Luftwegen eingelagerten Endigungen zentripetaler Nerven der Regulierung mannigfacher, die Atmung, die Sekretion, Blutfüllung usw. beeinflussender Reflexautomatismen. Eingeschaltet finden sich endlich in die Luftwege die Ausbreitungen der Riechnerven, sowie das Organ der Stimmgebung mit seinen Resonanzräumen. Da sowohl die phonetischen Fragen als die Störungen der Olfactoriusfunktion an anderer Stelle[2]) ihre Erörterung finden, sind hier lediglich darzustellen die Funktionsstörungen:

1. des Luftdurchtrittes bzw. des Lufttransportes,
2. der Erwärmung der Atemluft,

---

[1]) Vgl. dieses Handbuch Bd. 2, S. 128.　　　[2]) Vgl. dieses Handbuch Bd. 11 u. 15.

3. der Feuchtigkeitssättigung,

4. der Sensibilität und Motilität und der damit zusammenhängenden Reflexvorgänge.

Die unter 2. und 3. genannten Funktionen sind in der Hauptsache abhängig vom Funktionszustand der Schleimhaut. Man kann demnach die Funktionsstörungen im wesentlichen von drei Gesichtspunkten betrachten:

1. Dem der Durchtrittsbedingungen für den Luftstrom, womit gleichzeitig die Reinigung der Atemluft ursächlich im Zusammenhang steht.

2. Dem des Funktionszustandes der Schleimhaut im Sinne der Über- und Unterfunktion. Hiermit steht wiederum Erwärmung und Feuchtigkeitssättigung in enger Beziehung.

3. Dem der Funktionsstörung des gesamten nervösen Apparates, und zwar gleichfalls im Sinne der Über- oder Unterfunktion.

Selbstverständlich ist auch diese Einteilung nicht absolut strikte durchzuführen, da sich immer wieder enge Relationen zwischen den genannten Einzelfunktionen ergeben, und gegenseitige Beeinflussungen in der einen und anderen Richtung dauernd stattfinden.

Wenn schon von den genannten Gesichtspunkten gesehen die Funktionsstörungen in den verschiedenen Abschnitten der Luftwege viel Gemeinsames aufweisen, so bestehen doch andererseits so weitgehende Verschiedenheiten, die sich ausschließlich aus der Lokalisation ergeben, daß die Erörterung dem anatomischen Verlaufe entsprechend, beginnend mit der Nase, endend mit den Bronchien, als die zweckmäßigste erscheint.

Ganz allgemein gesagt, sind Störungen in der Durchlässigkeit der Atemwege nach zwei Richtungen hin möglich. Der Weg kann gegenüber der Norm verengt oder übermäßig erweitert sein. Letzteres ist seltener und von untergeordneterer Bedeutung. Die verschiedenen Grade der Behinderung des Luftzu- und -durchtrittes beherrschen das Bild der Störungen. Die Stenosierung des Atemweges kann für In- und Exspirationsvorgang die gleiche Bedeutung haben, es können aber auch ganz erhebliche Unterschiede hervortreten. Diese sind einerseits im Sitze der Stenose, andererseits in ihrer Art begründet. Einzelheiten hierüber finden bei der Erörterung der Funktionsstörungen der einzelnen Organabschnitte ihre Besprechung. Nur die ventilartigen Stenosen, die in der einen Richtung den Luftstrom wenig oder gar nicht beeinträchtigen, während sie ihn in der anderen stark herabsetzen oder nahezu aufheben können, seien schon hier genannt. Einen, dem Ventilverschluß annähernd gleichartigen Effekt können Verengerungen bedingen, die sich im Bereiche des musculo-articulären Apparates abspielen, und die gegebenenfalls intermittierenden Charakter aufweisen, und nur in der einen oder anderen Phase der Atmung wirksam werden.

Störungen im Bereiche der Luftwege pflegen ihre Rückwirkung so gut wie stets auf weitere Organabschnitte des Organismus zu erstrecken, in erster Linie auf Lungen, Thorax und die die Atmung betätigenden Muskeln, in zweiter Linie auf den Zirkulationsapparat. Diese Rückwirkungen auf die angeschlossenen Organsysteme sind im folgenden jeweils nur andeutungsweise erwähnt, da sie an anderer Stelle ihre eingehende Besprechung finden.

I. Nase und Nasennebenhöhlen.

A. Störungen der Durchlässigkeit für den Atemluftstrom.

Sieht man von den selten angeborenen, häufiger erworbenen totalen Verlegungen der gesamten Nase ab, so ist zunächst zu beachten, daß die Atemluft in der Nase zwei getrennte, theoretisch symmetrische Wege zu durchlaufen hat.

Schon normalerweise ist die Weite des Luftweges in der Nase in weiten Grenzen veränderlich. Das teils muskulär bedingte, teils auf der Elastizität der Gewebe beruhende Spiel der Nasenflügel einerseits, der wechselnde Füllungszustand der kavernösen Bluträume der Nasenschleimhaut andererseits, verursachen Änderungen der Nasenweite und damit der Strömungsform und Geschwindigkeit der Atemluft.

Nur bei einem relativ geringen Prozentsatz „normaler" Individuen besteht tatsächlich eine anatomische Gleichheit in der Weite der beiden Nasenseiten. Eher schon findet sich bei wechselnden formalen Differenzen zwischen beiden Seiten eine annähernde funktionelle Gleichheit. Diese Tatsache stellt allerdings nur ein Moment von sekundärer Bedeutung dar, da nicht so sehr das Verhältnis der Durchlässigkeit beider Nasenseiten zueinander als vielmehr die Gesamtdurchgängigkeit der ganzen Nase in Betracht kommt.

Die Störung in der Durchlässigkeit der Nase für den Luftstrom kann nun einerseits auf zu geringer, andererseits auf zu großer Weite des Cavum nasi beruhen. Wie schon eingangs erwähnt, können Unterschiede in der Auswirkung der Stenosen bei In- und Exspiration sich ergeben. Die übermäßige Weite der Nasenhöhle erscheint in ihren Auswirkungen noch keineswegs genügend klargestellt. Sie stellt ein markantes Symptom der Rhinitis atrophicans dar, und wird als Ursache für die Austrocknungserscheinungen in der Nase bezeichnet, ebenso wie man therapeutische Nasenverengerungen bei solchen Krankheitszuständen für das Verschwinden der Austrocknungsphänomene herangezogen hat. Beide Annahmen erscheinen aber ungenügend gestützt, zumal die letztere. Die therapeutische operative Nasenverengerung wirkt sicher auf anderem als dem Wege der Stenosierung den Austrocknungserscheinungen entgegen [AMERSBACH[1])]. NEUMANN[2]) konnte mit Hilfe von Atemkurven, die mittels des GUTZMANNschen Atemgürtels aufgenommen waren, zeigen, daß durch die operative Verengerung der Nase, vor allem die normalen, im wesentlichen durch das Schwellgewebe bedingten Widerstände ersetzt werden. Bei weiter, atrophischer Nase kommt es zu einer vertieften Atmung die bei körperlicher Anstrengung zusammen mit dem schnelleren Ein- und Ausströmen der Atemluft eine nutzlose Mehrarbeit der Lungen bedingt.

In gewissem Sinne entspricht die abnorme Weite der Nase bei Rhinitis atrophicans in ihrer Auswirkung der Mundatmung. Es fehlen die normalen Widerstände, und die Atemluft wird nicht in ausreichender Weise gereinigt, angewärmt und angefeuchtet (vgl. Mundatmung).

Unter den stenosierenden Momenten unterscheidet man zweckmäßig aus äußeren Gründen die rein morphologisch bedingten, also unveränderlichen und die funktionell verursachten, variablen. Auch hier ist die Trennung strenge nicht restlos durchzuführen, da eine formale Stenose so gut wie stets variable stenosierende Folgeerscheinungen nach sich zieht.

Besteht eine totale Verlegung beider Nasenseiten, so tritt an Stelle der Nasenatmung automatisch die Mundatmung.

Liegt die Verlegung nur einer Nasenseite vor, so hängt die Aufrechterhaltung der Nasenatmung, ebenso wie bei relativer Einengung des Luftweges in beiden Nasenseiten, einerseits von dem Sauerstoffbedürfnis des Organismus und andererseits von den Anpassungsmöglichkeiten der einen oder beider Nasenseiten ab. Totale Verlegungen einer Hälfte sind gegenüber den Einengungen einer oder beider Nasenseiten selten. Als Ursache der Nasenstenose kommen außerordent-

---

[1]) AMERSBACH: Verhandl. d. Ges. Dtsch H.-N.-O.-Ärzte, 1. Tagung Pfingsten 1921, Nürnberg.
[2]) NEUMANN, H.: Passows Beitr. Bd. 20, H. 5 u. 6, S. 289.

lich zahlreiche anatomische und funktionelle Veränderungen in Betracht. Selten findet sich die eine ohne die andere. Besonders bleibt die formale Veränderung wie schon erwähnt, so gut wie nie ohne sekundäre funktionelle.

Das Angesaugtwerden der Alae nasi ist ein physiologischer Vorgang während der Inspiration und die daraus resultierende Stenose hat nach Mink[1]) eine ganz bestimmte, die Atmung regulierende Funktion.

Unter pathologischen Voraussetzungen kann indessen diese Ansaugung zu starker Verengerung des Naseneinganges und gelegentlich auch zu vollkommenem Verschluß führen. Im allgemeinen wird der pathologische Grad der Ansaugung mit einer mangelhaften Funktion der Muskeln des Nasenflügels in Zusammenhang gebracht. Braune[2]) und Clasen[2]) haben an Leichenversuchen gezeigt, daß die Ausschaltung der Muskelfunktion zu hochgradiger Ansaugung führt. Schmidt-huisen[3]) glaubt, daß durch langdauernde Mundatmung es zu einer Atrophie der kleinen Nasenflügelmuskeln komme und in ihrem Gefolge zu einer Ansaugung der Nasenflügel.

Offenbar spielt aber daneben auch der elastische Widerstand des Knorpels eine Rolle [Zarniko[4])], sonst müßte bei Facialislähmungen die Ansaugung des Nasenflügels bei der Atmung regelmäßig eintreten. Eingehendere Beobachtungen hierüber sind allerdings noch erforderlich. Man sieht bisweilen bei Fällen, bei denen eine Ansaugung der Nasenflügel bis zu hochgradiger Stenosierung stattfindet, die willkürliche Erweiterung des Naseneinganges auf muskulärem Wege erhalten. Diese letztere Tatsache kann freilich eine Erklärung auch darin finden, daß bei erhaltener Muskelfunktion und normaler Elastizität der Knorpel eine Störung der automatischen Innervation der Muskeln stattgefunden hat. Daß durch Mundatmung eine so hochgradige Atrophie der Muskulatur, wie Schmidt-huisen sie annimmt, zustande kommt, ist nicht gerade sehr wahrscheinlich, denn auch bei hochgradig behinderter Nasenatmung ist reine und ausschließliche Mundatmung doch relativ selten. Viel eher wäre auch hier an eine Störung der Innervation zu denken.

Unter den anatomischen Ursachen der Nasenstenosierung steht fraglos die Septumverkrümmung in ihren verschiedenen Formen an erster Stelle. Sie ist bei den Kulturvölkern so häufig, daß es bereits Usus geworden ist, von einer „physiologischen“ Verkrümmung zu sprechen, eine Bezeichnung, die wohl angesichts der Häufigkeit diskutabel, im ganzen aber doch nicht zweckmäßig erscheint. Die Deviato septi, mit Crista- und Spinabildung, S-förmigen usw. Krümmungen, beruht in einer Minderheit der Fälle auf äußeren traumatischen Einwirkungen, in der Hauptsache auf Wachstumsstörungen, die indessen im einzelnen noch keineswegs restlos aufgeklärt sind. Im wesentlichen handelt es sich dabei um Wachstumsdifferenzen einerseits zwischen den einzelnen knöchernen und knorpeligen Bestandteilen des Septums selbst, andererseits der Nasenscheidewand als ganzes gegenüber dem sie umgebenden knöchernen Rahmen, die zu Verkrümmungen und Verschiebungen, letztere so gut wie ausschließlich an den Nahtstellen führen [Franke[5])]. Dabei spielt sicher die Vererbung eine Rolle, vor allem da, wo von den beiden Eltern verschiedene, Gehirn- und Gesichtsschädel beeinflussende, Erbfaktoren übertragen werden.

---

[1]) Mink: vgl. Zusammenfassende Darstellungen und Arch. f. Laryngol. u. Rhinol. Bd. 30.

[2]) Braune und Clasen: Zeitschr. f. Anat. u. Entwicklungsgesch. Bd. 2. 1877.

[3]) Schmidthuisen: Verhandl. d. Naturforsch.-Vers. Halle 1891.

[4]) Zarniko: Lehrbuch. Berlin: S. Karger.

[5]) Franke: Über Wachstum und Verbildung des Kiefers usw. Leipzig: Curt Kabitzsch 1921.

Neben der Septumdeviation kommen die selten angeborenen, häufiger erworbenen Atresien, Verwachsungen, Narbenbildungen, als rein formale, Schleimhauthypertrophien, Schleimhautpolypen, Tumoren, als formale, auf der Basis funktioneller Störungen entstandene Stenosen in Betracht.

Unter den funktionellen, zur Stenose führenden Veränderungen spielen in erster Linie die krankhaften Steigerungen der an sich physiologischen Anschwellbarkeit der kavernösen Räume in der Schleimhaut der Nase eine Rolle. Auch andere Faktoren, wie Sekretstauung, können zur Stenose Anlaß geben. Hier zeigt sich die enge Wechselbeziehung zwischen den im Interesse einer Einteilung voneinander getrennten Funktionsstörungen. Soweit bei Sekretstauungen das rein stenosierende Moment in Frage kommt, sind dessen Auswirkungen grundsätzlich gleich denen anderer Stenosen.

Als Typus der Stenose von wenigstens primär rein funktionellem Charakter ist die krankhafte Steigerung der Anschwellungsfähigkeit der kavernösen Räume der Nasenschleimhaut anzusehen. Dieser primäre Charakter rein vasomotorischer Schwellung besteht allerdings in der Regel in solcher Form nur kurze Zeit, da er rasch sekundäre formale Veränderungen hervorzurufen pflegt. Physiologischerweise kommt eine stärkere Füllung der Schwellkörper regelmäßig beim Einnehmen horizontaler Körperlage zustande. Hieraus erklärt sich die immer wieder beobachtete Insuffizienz der Nasenatmung während des Schlafes, auch bei tagsüber relativ ausreichender Luftdurchlässigkeit. Besonders die hintersten Abschnitte der unteren Muschel sind zu derartiger, vasomotorisch bedingter Anschwellung befähigt. Die Beobachtungen Sternbergs[1]) an Nasen, die infolge einer Totalexstirpation des Larynx vollkommen von der Atmung ausgeschaltet waren, zeigten, daß die Durchblutung der Schleimhaut eine gegenüber dem Normalen sehr geringfügige war, daß somit also die starke Durchblutung der Nasenschleimhaut auf dem funktionellen, durch die Atemluft gesetzten Reize beruht.

Als Ursache solcher pathologisch gesteigerter Schwellungszustände kommen örtliche Veränderungen, vor allem Leisten- und Spornbildungen an der Nasenscheidewand, Hypersekretion und Sekretstauung in Betracht. Erkrankungen des Ganglion spheno-palatinum haben ebenfalls diese als Rhinitis vasomotoria bezeichneten Zustände abnormer Anschwellung und Hypersekretion der Nase zur Folge.

Neben der Art der Stenose spielt ihr Sitz eine wesentliche Rolle. Nach den Untersuchungen von L. Rethi[2]) kann eine Hypertrophie oder vasomotorische Schwellung der unteren Muschel nur dann eine Stenose verursachen, wenn sie ihren Sitz am vorderen oder hinteren Ende der Muschel hat. Das entspricht im allgemeinen auch der herrschenden Anschauung über den von dem Atemluftstrom normalerweise eingeschlagenen Wege. Dementsprechend stenosieren auch andere formale Veränderungen in der Nase vorwiegend dann, wenn sie im Bereiche des Weges der Atemluft liegen.

In ihren Auswirkungen gleichen sich die Stenosen verschiedener Ursache natürlich durchaus. Nur mit dem Unterschied, daß die funktionell bedingten (Schwellungszustände usw.) dauernd wechseln können. Nach L. Rethi weicht der Luftstrom den Hindernissen aus. Nur in den Fällen, in denen der Luftstrom vor einem seinem normalen Wege eingelagerten Hindernis ausweichen muß, kommt ein außerhalb dieses physiologischen Weges gelegenes Hindernis zur Geltung. Man kann dementsprechend primäre und sekundäre Stenosen unterscheiden. Diese Tatsache ist es auch, die es so außerordentlich schwer macht,

---

[1]) Sternberg: Zeitschr. f. Hals-, Nasen- u. Ohrenheilk. Bd. 7, H. 4.
[2]) Rethi, L.: Sitzungsber. d. kaiserl. Akad. d. Wiss. Wien Bd. 19, H. 1. 1900.

auf Grund der rein formalen Sachlage ohne funktionelle Prüfung die Durchgängigkeit der Nase richtig zu beurteilen. Je nach dem Sitz kann eine Stenose auch bei sonst vollkommen normaler Durchgängigkeit der Nase die Atmung mehr oder minder vollkommen aufheben. Das geschieht dann, wenn das Ausweichen des Luftstromes vor dem Hindernis nicht möglich ist. Unter zahlreichen anderen Möglichkeiten bewirkt z. B. die seitliche Verlagerung der Cartilago quadrangularis eine solche Stenose.

Bisweilen bedeutet die Stenosierung der einen Nasenseite eine Erweiterung der anderen, dann, wenn eine einfache konvex-konkave Deviation der Nasenscheidewand vorliegt. Der sich daraus ergebende theoretische Ausgleich der Verengerung der einen durch die Erweiterung der anderen Seite pflegt allerdings selten lange zu bestehen, da meistens sekundäre Veränderungen ihn hinfällig machen. Die gesunde Nasenschleimhaut hat die Tendenz, abnorme Weite durch Hypertrophien zu kompensieren. Man kann das besonders bei ausgiebigen Gaumenspalten erkennen, bei denen durch starke Hypertrophie der Schleimhaut sowohl der unteren Muscheln als des freistehenden unteren Septumendes ein teilweiser Verschluß der Spalte herbeigeführt wird.

Derartige kompensatorische Hypertrophien pflegen auf der konkaven Seite der Septumdeviation in der Regel die Nase einzuengen, während auf der Seite der Verengerung die vasomotorische Schwellung meist nur am hintersten Ende der unteren Muschel in Erscheinung tritt. Wie schon eingangs angedeutet, bleibt somit eine primäre Störung, sei sie rein formaler oder funktioneller Art, fast nie ohne sekundäre Veränderungen. Da diese sekundären Störungen meist wieder einen ungünstigen Einfluß auf die primäre Veränderung ausüben, so sehen wir das Eintreten eines Circulus vitiosus in der Nase besonders häufig. Die Störungen sekretorischer, nervöser und formaler Natur greifen dann in schwer zu entwirrender Weise ineinander über. Einiges darüber wird sich noch aus der Erörterung der sekretorischen und nervösen Funktionsstörungen ergeben.

Blutungen aus der Nase.

Die starke Vascularisation der Nasenschleimhaut bringt es mit sich, daß bei leichten Läsionen, oft auch ohne nachweisbares Trauma, starke Blutungen auftreten. Die große Mehrzahl dieser Blutungen entstammt den Gefäßen des Locus Kieselbachi. Die Blutungen können ohne Kunsthilfe außerordentlich bedrohlich werden. Sie sind vielfach bedingt durch Erkrankungen des Zirkulationsapparates und der Nieren. Bei hypertonischen Zuständen kommt ihnen, bei ihrem bisweilen intermittierenden Auftreten, im gewissen Sinne die vorteilhafte Bedeutung eines Überdruckventiles zu.

B. Störungen der Sekretion.

Die Sekretion kann Störungen sowohl in quantitativer als in qualitativer Hinsicht aufweisen. Im ersteren Falle liegt entweder eine Hypo- oder eine Hypersekretion vor. Sowohl die Hypo- als die Hypersekretion pflegen mit Änderung der Zusammensetzung einherzugehen. Hinsichtlich der Zusammensetzung des Nasensekretes existieren zwar noch keine exakten Untersuchungen, besonders nicht des pathologisch veränderten Sekretes, doch unterliegt es gar keinem Zweifel, daß die Erkrankungen der Schleimhaut mit einer Änderung der Sekretzusammensetzung einhergehen. Man kann das bei jedem einfachen Schnupfen beobachten. Im Anfangsstadium wird ähnlich wie bei der sog. Coryza nervosa ein vorwiegend serös-wässeriges Sekret, gelegentlich mit blutiger Beimengung, abgesondert. Im zweiten Stadium findet sich eine wachsende Beimengung von Leukocyten, die im dritten Stadium langsam abnimmt, während gleichzeitig die Schleimkomponente allmählich zunimmt. Viel deutlicher noch als bei den akuten Prozessen treten die Veränderungen der Sekretzusammensetzung bei chronischen Zuständen hervor.

Im Bereiche des Vestibulum nasi kommt eine gewöhnlich als Rhinitis sicca anterior [SIEBENMANN[1]), RIBARY[2])] bezeichnete Erkrankung vor, die neben bestimmten metaplastischen Epithelveränderungen, Verlust des Flimmerepithels usw. zweifellos auch auf einer Veränderung der Sekretzusammensetzung beruht. Das Sekret enthält massenhaft Leukocyten und neigt bei geringem Schleimgehalt zur Eintrocknung und Borkenbildung. Da sich an der Borkenbildung auch die metaplasierten Epithelien beteiligen, so haften die Borken sehr fest, werden sehr groß und können im Bereiche dieser physiologischen Enge zu erheblicher Behinderung der Nasenatmung Anlaß geben. Der Krankheitsprozeß der Rhinitis sicca, ätiologisch noch wenig geklärt, steht auch in engen Beziehungen zu den Blutungen aus der Gegend des Locus Kieselbachi, zu Spontanperforationen des knorpeligen Septumabschnittes und zu spezifischen Infektionen, vor allem Lupus, da Behinderung der Nasenatmung und Juckreiz durch die Borkenbildung fast stets zur Entfernung der Borken mit dem Fingernagel Anlaß gibt.

Viel deutlicher noch als bei der Rhinitis sicca anterior sind die Vorgänge, die sich an die Unterfunktion der Drüsen im Cavum nasi selbst einstellen. Hierher gehört eine ganze Reihe zum Teil ätiologisch noch wenig geklärter Krankheitsprozesse, die teils akut, infolge Drüsenschädigung, z. B. bei Grippe, zum Teil chronisch, infolge von Involutionsvorgängen zur Eintrocknung des Sekretes, Borkenbildung, unter Umständen auch zur fötiden Zersetzung der Borken Anlaß geben.

Das normale Nasensekret, das nur relativ wenig weiße Blutkörperchen, dagegen ziemlich reichlich Schleim enthält, verdunstet fast restlos, und führt niemals zur Borkenbildung. Dieser liegt vielmehr stets nicht eine rein quantitative Reduktion, sondern eine qualitative Änderung des Sekretes zugrunde. Bis zu einem gewissen Grade können nervöse Einflüsse auch auf die Sekretzusammensetzung einwirken. Bei Reizungen des Ganglion spheno-palatinum wird ein dickflüssiges, bei Reizung der Trigeminusfasern (N. maxillaris) im Tierversuch ein wässeriges Sekret erzielt[3]).

Experimentelle Untersuchungen von IRI[4]), die auf eine Erklärung der genuinen Ozaena (Atrophie, Borkenbildung, Foetor) durch neurotrophe Störungen hinzielten, haben allerdings zu einem greifbaren Ergebnis nicht geführt. Neben der starken Beimengung von leukocytären Elementen beruht indessen die Qualitätsänderung des Nasensekretes bei atrophischen Zuständen vor allem auf der Reduktion bzw. dem Fehlen der Schleimkomponente.

Die Lokalisation der Borken entspricht, von der Rhinitis sicca anterior abgesehen, besonders bei den nicht zu weit fortgeschrittenen Fällen dem Wege, den die Atemluft durch die Nase nimmt. Die Borken sitzen also vorwiegend im Bereiche des mittleren Nasenganges.

In größerer Menge angehäuft stellen sie dort ein erhebliches Atemhindernis dar. Trotz starker Atrophie der unteren Muscheln besteht infolgedessen bei atrophischen Prozessen eine, allerdings vielfach nur subjektiv empfundene Behinderung der Nasenatmung. Massenhafte Produktion von Borken in vorge-

---

[1]) SIEBENMANN: Jahresbericht d. Otolaryngolog. Poliklinik Basel 1906.
[2]) RIBARY: Arch. f. Laryngol. u. Rhinol. Bd. 4.
[3]) ASCHENBRAND: Monatsschr. f. Ohrenheilk. Bd. 19.
[4]) IRI, A.: Zeitschr. f. Hals-, Nasen- u. Ohrenheilk. Bd. 5, H. 2.

schrittenen Fällen kann allerdings auch zu objektiv nachweisbaren tatsächlichen Verlegungen der Nase führen. Da die Borkenbildung unter der Einwirkung endo- und exogener Reize wechselt, so kommt der Borkenbildung die Bedeutung einer funktionellen, variablen Stenose zu.

Es kommt indessen den Borken eine über das rein stenosierende Moment hinausgehende Bedeutung insofern zu, als sie einen Druck auf die Schleimhaut ausüben und damit eine weitere Schädigung der an sich atrophischen Mucosa verbunden ist. Auch hier wird ein in der Nase so häufig beobachteter Circulus vitiosus erkennbar.

Die Funktion der Flimmerepithelien, soweit solche bei atrophischen Zuständen noch vorhanden sind, wird durch die Sekretanhäufung, besonders aber durch die Bildung harter Borken stark beeinträchtigt. Die Behinderung der Flimmern durch vermehrte Sekretion ist auch experimentell nachgewiesen. Eine andere Deutung des Verhältnisses von Schleim- und Flimmerzellen lassen die Untersuchungen von Sternberg[1]) zu. Seine Befunde machen es wahrscheinlich, daß Flimmer- und Becher- bzw. Schleimzellen identisch sind, und daß diese beiden Formen lediglich verschiedene Funktionszustände ein und derselben Zelle darstellen.

Die Überproduktion von Nasensekret hängt weniger von hypertrophischen Zuständen der Nase als vielmehr von nervösen und reflektorischen oder entzündlichen Vorgängen ab. Die Übergänge vom noch physiologischen zum bereits pathologischen sind hier recht fließend. Eine Ansammlung des im Übermaß produzierten Sekretes in der Nase kommt nicht ohne weiteres zustande. Solange das Sekret dünnflüssig ist, fließt es zum geringeren Teile durch die vordere Nasenöffnung, zum größeren Teile durch die Choanen ab. Erst die Veränderung der Qualität im Sinne seiner Eindickung, vor allem durch Hinzutreten corpusculärer Elemente, läßt das Sekret in den abhängigen Partien der Nase stagnieren.

Das dauernde Vorhandensein von Sekretmassen im Cavum nasi bedeutet für die Schleimhaut einen Reiz, der entzündliche Vorgänge zur Folge haben kann. Allerdings kommen solche in der Regel nur bei längerer Dauer der Sekretstauung zustande. Auch dann findet wieder eine gegenseitige Beeinflussung im Sinne des Circulus vitiosus statt.

Die Hypersekretion kommt zustande entweder unter der Einwirkung abnorm starker Reize, chemischer oder physikalischer Art, oder aber bei abnormer Erregbarkeit, schon durch normale Reize (Kälte der Atemluft, Staubgehalt usw.).

Bei dem Reflexvorgang des Niesens schließt sich an die explosionsartige, der Entfernung eingedrungener Fremdkörper dienende Exspiration stets auch eine im gleichen Sinne wirksame Hypersekretion der Nasenschleimhaut an. Der Gehalt der Schleimhaut an lymphatischem Gewebe hängt augenscheinlich von dem funktionellen Reiz ab, den die corpusculären Beimengungen der Atemluft darstellen, denn bei Ausschaltung der Nasenatmung macht sich, wie Sternberg[1]) nachweisen konnte, eine starke Reduktion des lymphatischen Gewebes bemerkbar.

Fraglos im Zusammenhang mit der Sekretion der Schleimhaut steht auch ihre bactericide Kraft. Diese ist unter normalen Verhältnissen sehr hoch einzuschätzen, wie vor allem die glatte, reaktionslose Heilung der operativen Eingriffe zeigt. Störungen der Sekretion setzen somit auch die bactericiden Kräfte herab, ungeachtet des Umstandes, daß eine Hypersekretion rein mechanisch reinigend wirkt.

In dem Vorgange der Hypersekretion liegt demnach unter Umständen eine gewisse Kompensation gegen die durch die pathologische Sekretzusammen-

---

[1]) Sternberg, H.: Zeitschr. f. Hals-, Nasen- u. Ohrenheilk. Bd. 7, H. 4.

setzung bedingte Schädigung der bactericiden Kräfte. Umgekehrt fällt bei der Hyposekretion das Fehlen des mechanischen Momentes der Reinigung erschwerend ins Gewicht. Die Experimente von STERNBERG[1]) haben gezeigt, daß eine Resorption kolloidaler Stoffe (Eiweiß) von der Oberfläche der normalen Schleimhaut der Luftwege in nennenswerter Menge nicht statthat. Die Resorption erfolgt vermutlich nur von pathologisch veränderter Schleimhaut.

Tränensekretion.

Der Ausfall des Tränenzustromes bei Stenosen der Tränenwege, Verlust der Tränendrüse usw. verursacht in der Nase keine gröbere Veränderung. Der Verlust an Flüssigkeit wird augenscheinlich durch die normale Nasenschleimhaut ohne Schwierigkeiten ausgeglichen.

C. Störungen der Sensibilität und der Reflexe.

Die zahlreichen von der Nase ausgehenden Reflexe stellen ein noch wenig übersichtliches und zweifellos ungenügend erforschtes Gebiet dar. Zwar sind zahlreiche Beziehungen zu benachbarten Organen sowohl als zu weit entfernten Einzelorganen und Organkomplexen sichergestellt, doch besteht vielfach auch eine Überschätzung der reflektorischen nasalen Einwirkungen. In den Versuchsanordnungen erscheint vor allem, soweit es sich um therapeutische Effekte am Menschen handelt, die Irrtumsmöglichkeit durch suggestive Momente vielfach nicht ausreichend berücksichtigt.

Die Störungen der Sensibilität sowohl als der ihnen angeschlossenen Reflexmechanismen werden in zwei Richtungen manifest. Es kann Untererregbarkeit und Aufhebung der Sensibilität, andererseits verschiedene Grade einer gesteigerten Erregbarkeit zustande kommen. Sogenannte Parästhesien und etwa durch sie ausgelöste Reflexe spielen daneben eine untergeordnete Rolle.

Den Störungen im Sinne der Herabsetzung oder Aufhebung der Sensibilität (verschiedener Qualität) und der davon abhängigen Reflexe, kommt praktisch eine größere Bedeutung beim Menschen nicht zu. Beobachtet wird z. B. bei Erkrankungen des Ganglion Gasseri oder des 1. und 2. Trigeminusastes Herabsetzung und Aufhebung der Sensibilität durch die verschiedensten Ursachen. Es fehlen dann nicht nur die normalen, die Atmung steuernden Reflexe von der Nase aus, wie sie vor allem von MINK[2]) systematisch dargestellt sind, es kommen auch alle der Abwehr und Ausscheidung der verschiedenartigsten Fremdkörper dienenden Reflexe, Atemstillstand, Niesen, Hypersekretion in Wegfall. Die Zerreißung des N. ethmoidalis anterior bei radikaler Operation der Stirnhöhle bzw. des Siebbeins, führt zu solcher Aufhebung der Sensibilität im vorderen Abschnitt der Nase. Schwerwiegende Folgen dieses Zustandes, die sich etwa aus der Aufhebung der Reflexe ergeben könnten, werden indessen in der Regel nicht beobachtet.

Ganz anders sind die Folgen der Übererregbarkeit zu bewerten. Hier resultieren aus Reizen normaler Art und Stärke Effekte in der Nase selbst und der ihr reflektorisch untergeordneten Bezirke, die zu mannigfachen Störungen Anlaß geben.

KILLIAN[3]) hat vor allem gezeigt, daß durch Reizungen der nach ihm benannten Punkte, d. h. des Tuberculum septi und des Agger nasi, in denen sich die Endausbreitungen des N. ethmoidalis anterior hauptsächlich finden, eine ganze Reihe

[1]) STERNBERG, H.: Zeitschr. f. Hals-, Nasen- u. Ohrenheilk. Bd. 8, H. 2.
[2]) MINK: l. c. Zusammenfassende Darstellungen.
[3]) KILLIAN: Verhandl. d. Vereins dtsch. Laryngologen Würzburg 1908.

von Reflexen künstlich auslösen lassen. Es werden von diesen Stellen vorwiegend, wenn auch nicht ausschließlich von ihnen, der Niesreflex mit folgender vermehrter Absonderung von Nasensekret, vorübergehender Atemstillstand, Rötung der Conjunctiva, Tränenträufeln usw. ausgelöst. Der Niesreflex kann bei Überempfindlichkeit der genannten Partien zu Nieskrämpfen ausarten, so daß zahlreiche, dem Niesen entsprechende explosionsartige Exspirationen bis zur Erschöpfung des Individuums sich einstellen können. Am Auge kann sich bei Übererregbarkeit an einer Stelle des Reflexbogens zu der conjunctivalen Reizung Lichtscheu, Blepharospasmus [Kahler-Axenfeld[1])] hinzugesellen.

Neuralgiforme Beschwerden im Bereich der Ausbreitung des N. ethmoidalis anterior, bisweilen auch im ganzen Gebiete des N. maxillaris, können, wie ich[2]) gezeigt habe, auf der Übererregbarkeit der Killianschen Punkte beruhen.

Auch der sog. Heuschnupfen ist als eine Art Ethmoidalisneurose vielfach aufgefaßt worden, was aber sicher nur im symptomatischen, nicht im ätiologischen Sinne gilt.

Greenfield-Sluder[3]) hat gezeigt, daß vor allem die vasomotorischen Störungen der Nase in engen Beziehungen zu Erkrankungen des Ganglion sphenopalatinum stehen. Er hat somit in gewissem Sinne den Ethmoidalisneurosen Killians die Sphenoidalneurosen gegenübergestellt. Und fraglos bedeuten die letzteren für den Begriff der vasomotorischen Rhinitis mehr als die Störungen im Bereiche des N. ethmoidalis anterior. Den Wert eines Experimentes besitzen die Versuche von Sluder[3]), Fein[4]) u. a., die zeigen konnten, daß bei Ausschalten des Ganglion spheno-palatinum die Füllung der kavernösen Bluträume die Hypersekretion der Schleimhaut, die neuralgiformen Beschwerden in der Sphenoidalgegend, ausstrahlend bisweilen in die Orbital- und Oberkiefergegend, zum Schwinden gebracht werden können. Nach Mink wird, wie schon wiederholt erwähnt, beim Durchtritt der Atemluft durch die Nase eine ganze Reihe von Reflexen ausgelöst, die zu einer Art Selbstregulierung einerseits der Nasenweite, zu einer Selbststeuerung andererseits des Gesamtatemmechanismus dienen soll. Es ist nicht zu übersehen, daß die Minkschen Deduktionen nicht ausreichend gestützt erscheinen, da die vollkommene Ausschaltung der Nasenatmung zwar zu ganz bestimmten Änderungen des Atemtypus Anlaß gibt, wie das im physiologischen Teile dargestellt ist, daß aber, wie später noch zu erörtern sein wird, die Mundatmung praktisch keineswegs immer zu so schwerwiegenden Folgezuständen führt, wie sie aus den Minkschen Ausführungen logischerweise sich ergeben müßten.

Eine besondere Bedeutung haben die vor allem von Flies[5]) eingehend erörterten reflektorischen Beziehungen der Nase zu den Genitalorganen, speziell des Weibes, gewonnen. So entstand der Begriff der nasalen Dysmenorrhöe, teils begeistert anerkannt, teils erbittert bekämpft. Die Tatsache, daß durch Cocainisieren bestimmter Nasenabschnitte, unter denen die zu den Killianschen Punkten rechnenden Tubercula septi eine hervorragende Rolle spielen, eine Beseitigung dysmenorrhoischer Beschwerden in vielen Fällen momentan herbeigeführt werden kann, ist auf Grund unzähliger Versuche nicht anzuzweifeln. Strittig bleibt nur die Erklärung. Sie wird von Flies und seinen Anhängern

---

[1]) Kahler: Monatsschr. f. Augenheilk. 1913, H. 1. — Axenfeld: Monatsschr. f. Augenheilk. 1913, H. 1.

[2]) Amersbach: Arch. f. Laryngol. u. Rhinol. Bd. 33.

[3]) Sluder, Gr.: Americ. laryngol. soc. Washington 1910; Internat. Zentralbl. f. Laryngol. 1916; Americ. med. assoc. September 1921.

[4]) Fein: Arch. f. Laryngol. u. Rhinol. Bd. 34; und Verhandl. d. Ges. dtsch. H.-N.-O.-Ärzte, Nürnberg 1921.

[5]) Flies: Zusammenhang von Nase und Geschlechtsorgan 1910.

ausschließlich in reflexneurotischen Vorgängen gesucht, während diese Auffassung von anderer Seite mehr oder minder strikte abgelehnt und das kausale Abhängigkeitsverhältnis in anderer Weise einer Erklärung zuzuführen versucht wird. MÜLLER [Lehe[1])] sieht die auch von ihm angenommene Abhängigkeit bestimmter Formen von Dysmenorrhöe von der Nase in mechanisch bedingten Stauungsvorgängen in den abhängigen Abdominalpartien. Nach MÜLLERS Anschauung spielen dabei neben unwesentlichen Einzelheiten vor allem die Verstärkung des Zwerchfelldruckes und die Behinderung der intravenösen Ansaugung des Blutes zum rechten Herzen eine ausschlaggebende Rolle. Da nach seiner Anschauung diese Vorgänge von der Nase aus dynamisch und regulatorisch beherrscht werden, so glaubt er damit die Erscheinungen der nasalen Dysmenorrhöe im Gegensatz zu der reflexneurotischen Theorie von FLIES ausreichend erklären zu können. Er begegnet sich in dieser Anschauung in gewisser Hinsicht mit MINK, der ja auch der Nase eine weitgehende Bedeutung für die Dynamik von Atmung und Zirkulation zuschreibt.

Man hat auch in periodisch auftretenden Nasenblutungen vikariierende Menses sehen zu müssen geglaubt. Hierbei und bei manchen anderen konstruierten Zusammenhängen ist aber sicher die Grenze des Zulässigen überschritten, der Phantasie ein allzu breiter Raum zugestanden worden. Diese Auswüchse haben vielfach die Forschung von dem sicher nicht gegenstandslosen Kern dieser Wechselbeziehungen abgedrängt.

Auch bei den als nasales Asthma bezeichneten Zuständen stehen sich die Auffassungen hinsichtlich der reflexneurotischen und der mechanisch bedingten Ätiologie gegenüber. Die therapeutischen Erfolge sind vielfach auch hier vom Standpunkt suggestiver Beeinflussungsmöglichkeit zu bewerten.

Überblickt man die nach den drei Gesichtspunkten — Wegsamkeit, Sekretion und Innervation — geordneten Störungen der Nasenfunktion, so wird deutlich, daß die Trennung in dem vorstehenden Sinne eine einigermaßen gewaltsame ist. Die Einzelfunktionen greifen in einer strenggenommen untrennbaren Weise ineinander über. Sie beeinflussen sich, wie das großenteils schon für die normalen Vorgänge gilt, in einer Weise, daß Störungen der einen Art fast unvermeidbar solche der anderen nach sich ziehen. Stenosen wirken auf die sekretorischen Vorgänge schon in dem Sinne zurück, daß die Entfernung überschüssigen Sekrets — in der engeren Nasenseite wird weniger Sekret verdunstet, da weniger Luft in der Zeiteinheit passiert — erschwert wird, was wiederum sofort die Stenosenerscheinungen vermehrt. Anatomische Anomalien, die zur Berührung bestimmter sonst voneinander entfernter Nasenteile führen, bewirken, zumal wenn es sich um nervenreiche Bezirke handelt, Reizzustände, die ihrerseits durch reflektorisch erzeugte Schwellungen (Ganglion spheno-palatinum) und Steigerung, gegebenenfalls auch Konsistenzänderungen der Sekretion die ursprüngliche Schädigung verstärken. Man begegnet auf Schritt und Tritt dem immer wieder erwähnten Circulus vitiosus.

Daneben darf freilich auch nicht übersehen werden, daß die regulatorischen Vorgänge (An- und Abschwellung der kavernösen Räume, Erweiterung des Naseneinganges, Steigerung oder Herabsetzung der Sekretion u. dgl. mehr) auch imstande sind, Abweichungen von der Norm in gewissen Grenzen zu kompensieren.

Nebenhöhlen der Nase.

So wenig klar unsere Vorstellungen über die physiologischen Funktionen der Nebenhöhlen der Nase sind, so einleuchtend sind dem Pathologen die Rückwirkungen krankhafter Vorgänge in diesen auf die Funktion der Nase im engeren,

---

[1]) MÜLLER (Lehe): Arch. f. Laryngol. u. Rhinol. Bd. 31.

der Luftwege im weiteren und der benachbarten Organabschnitte im weitesten Sinn des Wortes. Es bestehen natürlich engste Beziehungen zwischen pathologischen Vorgängen der Nasenhaupt- und nebenhöhlen. Jede Nebenhöhle ausnahmslos hat normalerweise einen in die Haupthöhle mündenden Ausführungsgang. Kommt es infolge Schleimhautschwellung o. dgl. zum Verschluß des Ausführungsganges, so wird die Luft in der Nebenhöhle resorbiert, ähnlich wie beim Tubenverschluß im Mittelohr. Das entstehende relative Vakuum führt zu Schleimhautreaktion, evtl. Transsudation und zu unbestimmten, je nach der Nebenhöhle verschieden lokalisierten und projizierten Kopfschmerzen. Meist entsteht der krankhafte Prozeß primär in der Haupthöhle und geht sekundär auf die Nebenhöhle über. Nicht ganz selten findet aber auch das Gegenteil statt. Die Rückwirkung des pathologischen Zustandes der Nebenhöhle, gleichviel ob er in der Nebenhöhle primär oder sekundär entstand, auf die Nase beruht in erster Linie auf dem Übertreten pathologischer Produkte der Nebenhöhlen in die Haupthöhle. Diese (Eiter, Schleimhautpolypen, Tumormassen usw.) verursachen in der Nasenhaupthöhle sekundäre Stenosenerscheinungen, Entzündungsvorgänge, Sekretionsstörungen, Beeinträchtigungen der Reflexvorgänge, vor allem im Sinne der Hyperfunktion. Umgekehrt wird das Einsetzen dieser sekundären Erscheinungen in der Haupthöhle den Prozeß in der Nebenhöhle, sei es auf rein mechanischem Wege (Abflußbehinderung), sei es reflektorisch, wiederum ungünstig beeinflussen. Die reflektorischen Rückwirkungen erklären sich, um nur ein Beispiel anzuführen, bei der Oberkieferhöhle aus deren nahen Beziehungen zum N. infraorbitalis, der ja bekanntlich bei Dehiscenz des Kanales direkt durch die Kieferhöhle läuft, und der wiederum in engster Verbindung mit dem Ganglion spheno-palatinum steht, in vollkommen ausreichender Weise.

Andererseits beschränken sich die Rückwirkungen der Nebenhöhlenerkrankungen durchaus nicht auf die Nase und die eben geschilderten sekundären Erscheinungen in dieser, es kann vielmehr zu Störungen der benachbarten Organe und Organabschnitte kommen, wobei enge Wechselbeziehungen in der einen und anderen Richtung zwischen Oberkieferhöhle und Zähnen, zwischen Orbita und Siebbeinlabyrinth, zwischen Keilbeinhöhle und N. opticus, Keilbeinhöhle und Hypophyse usw. bestehen.

Das Sekret der erkrankten Nebenhöhlen — auch bei nicht primär entzündlichen Affektionen der Nebenhöhlen, z. B. Tumoren, kommt es fast stets zu sekundären entzündlichen Erscheinungen in den Nebenhöhlen — entleert sich zwar zunächst in die Nase, wird aber von da, zumal bei massenhafter Produktion teilweise, im Liegen so gut wie restlos, in den Rachen entleert. In diesem entstehen reaktive Erscheinungen. Das Sekret gelangt weiterhin in den Kehlkopf und die unteren Luftwege, wo sekundäre Erscheinungen, schwere chronische Bronchitiden, sog. Pseudophthise u. dgl. mehr resultieren. Ein Teil des Sekretes wird verschluckt und macht seine Rückwirkung auf Magen und Darm geltend.

Langdauernde Einwirkung des Nebenhöhlensekretes auf die Schleimhaut erzeugt nicht nur einfache Reizerscheinungen entzündlicher Natur, wie das oben bereits auseinandergesetzt ist, sondern kann auch zu atrophischen Zuständen führen. Bekannt sind die auf Herderkrankungen in den Nebenhöhlen beruhenden Ozaenafälle. Ein kurzer und zusammenfassender Überblick über die Gesamtheit der die Nasenfunktion einschränkenden Störungen wird zweckmäßig erst nach Darlegung der in ähnlichem Sinne wirksamen Veränderungen des Nasenrachenraumes gegeben.

II. Rachen.

A. Nasenrachenraum.

Erscheinungsformen sowie Folgezustände der Funktionsstörungen im Nasenrachen oder Epipharynx haben viel Gemeinsames mit denen der Nase. Man kann
auch hier unterscheiden:

1. Wegsamkeitsstörungen,
2. Sekretionsanomalien,
3. Innervationsstörungen.

a) Störungen der Wegsamkeit.

Hindernisse für den Luftstrom im Bereiche des Nasenrachenraumes bewirken
natürlich auch bei ganz normaler Nasenfunktion eine mehr oder minder ausgiebige Behinderung der Nasenatmung mit durchaus analogen Folgen wie diese.

Bei längerdauernden Störungen der Nasenatmung durch eine Verlegung des
Atemweges im Epipharynx bleibt auch die Nase nie frei von sekundären Veränderungen.

Vor allem infolge der Sekretstauung, die stets durch ein Hindernis im Nasenrachenraum in der Nase zustande kommt, entstehen, auch bei zunächst qualitativ
nicht verändertem Sekret, Reizzustände in der Nase, die anfangs vorwiegend
vasomotorischer Art sind, bald aber auch zu effektiven Hypertrophien Veranlassung geben.

Umgekehrt wird der Epipharynx bei pathologischen Funktionszuständen
der Nase fast stets in Mitleidenschaft gezogen, wie das bereits bezüglich des
Sekretes erkrankter Nebenhöhlen oben geschildert wurde.

Unter den mannigfachen Ursachen der Verlegung des Nasenrachenraumes
spielt vor allem die Hypertrophie der Rachenmandel (adenoide Wucherungen
des Nasenrachenraumes) eine wichtige Rolle. Die Hypertrophie findet sich vorwiegend, aber keineswegs ausschließlich bei jugendlichen Individuen. Das Ausbleiben der normalen Involution beruht bisweilen auf einfach entzündlichen
Ursachen, nicht selten aber auf spezifischen Erkrankungen. Neben der Atmung
beeinträchtigt die Verlegung des Nasenrachenraumes auch die Sprache (Resonanz-
raum) und die Funktion der Ohrtube. Die Funktionsstörung der Ohrtube kommt
in der überwiegenden Mehrzahl der Fälle nicht etwa, wie vielfach angenommen
wird, durch eine direkte mechanische Verlegung des Ostium pharyngeum tubae
auditivae zustande, sondern vielmehr meist indirekt durch Übergreifen chronisch
entzündlicher Erscheinungen von der hypertrophischen und entzündeten Rachenmandel auf den Tubenwulst und die Schleimhaut des Tubenkanals.

Die Verlegung des engen Tubenganges führt im Mittelohr infolge mangelnder
Erneuerung der dort resorbierten Luft [nach der einen Theorie[1]) wird nur der
Sauerstoff, ähnlich wie in den Capillaren der Lungenalveolen, nach anderer Auffassung[2]) die gesamte Luft durch die Lymphcapillaren ähnlich der Luft- oder Stickstoffresorption bei Pneumothorax resorbiert] zu einem Unterdruck in der Pauken-
höhle und den angrenzenden Mittelohrräumen, zur sog. „Einziehung" des Trom-
melfelles, Hydrops ex vacuo, Mittelohrkatarrh, Leitungsschwerhörigkeit, subjektiven Ohrgeräuschen usw. Besonders unangenehm machen sich diese Zustände
bei chronischem Tubenverschlusse geltend.

Die Behinderung der Nasenatmung durch die adenoiden Wucherungen führt
bei wachsenden Individuen zu einer Reihe sekundärer Erscheinungen, vor allem

---

[1]) BEZOLD: zit. nach BOENNINGHAUS: Lehrbuch d. Ohrenheilk. Berlin: S. Karger 1908.
[2]) KÖRNER: zit. nach BOENNINGHAUS: Lehrbuch d. Ohrenheilk. Berlin: S. Karger 1908.

an den Gaumen- und Alveolarfortsätzen des Oberkiefers. Näheres darüber bei der Erörterung der sog. Mundatmung.

Endlich werden im Zusammenhang mit dem Auftreten dieser adenoiden Wucherungen des Nasenrachenraums eigentümliche Störungen der psychischen und intellektuellen Entwicklung der Kinder beobachtet, die von Guye mit dem nicht sehr schönen Namen einer Aprosexia nasalis bezeichnet worden sind. Die Kinder sind denkfaul, in der Schule im höchsten Grade unaufmerksam und wenig aufnahmefähig für neue Eindrücke.

Man hat das mit der Behinderung der Nasenatmung, der nächtlichen Unruhe, der infolge des schlechten Schlafes und schwerer Träume übergroßen Müdigkeit tagsüber zu erklären versucht. In vielen Fällen zeigte sich diese Erklärung aber doch als durchaus unzulänglich. Die oft geradezu verblüffenden Erfolge der Adenotomie, die in wenigen Tagen die Kinder so verändern konnte, daß sie fast nicht wieder zu erkennen waren, verlangten doch eine andere Erklärung. Diese wurde längst schon in innersekretorischen Vorgängen vermutet. Citelli[1]) hat schon 1911 diesen eigenartigen psychischen Symptomenkomplex bei adenoiden Wucherungen des Epipharynx in Beziehungen zur Hypophyse gebracht. Er und neuerdings Palumbe[2]) haben gezeigt, daß Injektion von Hypophysenextrakten bei gleichzeitiger Entfernung der Rachenmandel den genannten psychischen Symptomenkomplex zu beseitigen vermag. Unzweifelhaft bewirkt aber auch ohne Behandlung mit Hypophysenextrakten die Adenotomie allein die Behebung des genannten Zustandes. Demnach erscheint das Problem heute noch ungenügend geklärt. Neben der Möglichkeit, daß Wechselbeziehungen zwischen den adenoiden Wucherungen des Nasenrachenraums und der Hypophyse bestehen, ist auch daran zu denken, daß die Adenotomie Änderungen der Zirkulation zur Folge haben kann, die auf die Hypophyse zurückwirken. Weitere Untersuchungen sind zur Klärung des Problems erforderlich.

Eine weitere eigenartige Tumorbildung des Nasenrachenraums bei Heranwachsenden stellt das sog. Adenofibrom dar. Der an sich pathologisch-anatomisch nicht maligne Tumor erreicht oft erhebliche Ausdehnung, die nicht nur zur Ausschaltung der Nasenatmung, sondern auch zum Eindringen der Geschwulst in die Nebenhöhlen usw. führen kann. Der Tumor wächst zwar nicht infiltrierend, aber stark verdrängend. Beim Eindringen z. B. in die Keilbeinhöhle können Rückwirkungen auf den N. opticus zustande kommen. Bis zur Gefährdung des Lebens des Trägers führen die immer rezidivierenden Spontanblutungen.

b) Störungen der Sekretion.

Die Schleimhaut des Nasenrachenraumes enthält zahlreiche Schleimdrüsen und trägt zur Feuchtigkeitssättigung der Atemluft mit bei. Störungen der Sekretion im Sinne der Hypersekretion sind hier nicht gerade häufig. In der Regel beteiligt sich die Schleimhaut an allen akuten und chronischen entzündlichen Prozessen der Nase; indessen kann sie auch isoliert erkranken. Das Sekret fließt dann bei aufrechter Körperhaltung zum Teil in die Nase, in der Hauptsache aber in die abhängigen Partien des Rachens, in den Larynx, die Trachea, den Magen usw., wo die oben schon angeführten Störungen, Pseudophthise usw. resultieren.

Wichtiger sind die im Gefolge der Hyposekretion und Sekretveränderung eintretenden Störungen. Die Anhäufung von Borken im Nasenrachen kann zum Atemhindernis werden. Die Borken wirken auch auf die benachbarten Abschnitte, auf die Ohrtube usw., zurück. Im übrigen sind die Vorgänge den in der Nase geschilderten analog.

---

[1]) Citelli s. bei Palumbe.

[2]) Palumbe: Zeitschr. f. Hals-, Nasen- u. Ohrenheilk. Bd. 9, H. 1.

c) Störungen der Innervation.

Es kann auch im Nasenrachen eine Überempfindlichkeit der Schleimhaut zustande kommen. Über die verschiedenen Empfindungsqualitäten und quantitativen Unterschiede haben vor allem die Untersuchungen von GYERGYAY[1]) Aufschluß gegeben. Eine große praktische Bedeutung kommt indessen den Sensibilitätsstörungen nicht zu. Reflexneurotische Vorgänge können allerdings auch vom Nasenrachenraum ausgelöst werden, vor allem asthmaähnliche Zustände, die bisweilen bei Verlegung des Nasenrachenraumes durch adenoide Wucherungen, Tumoren, oder auch infolge entzündlicher Reizzustände im Nasenrachenraum beobachtet werden. Gewisse Formen der Enuresis nocturna werden mit Recht mit dem Vorhandensein adenoider Wucherungen im Nasenrachen in Verbindung gebracht. Sichergestellt wird der Zusammenhang allerdings in der Regel nur, wenn durch die Adenotomie die Enuresis geheilt wird.

d) Untersuchung des Nasenrachenraumes.

Zur Ergänzung der bekannten Methode der indirekten Spiegelung des Nasenrachenraums und der Choanen kann man sich einerseits cystoskopähnlicher als Pharyngoskope bezeichneter Instrumente, die Bilder von großer Winkelausdehnung ergeben, bedienen. Sie werden mit nach oben gerichteter Optik in den Mesopharynx hinter das Gaumensegel eingeführt, gegebenenfalls nach vorheriger Anästhesierung, und bedingen im Gegensatz zum Cystoskop keine Füllung des zu untersuchenden Raumes mit Wasser, da hier ja ein präexistierender Hohlraum mit starren Wandungen vorliegt. Solche Instrumente sind angegeben von HAY, FLATAU u. a.

GYERGYAY[2]) hat zur Untersuchung des Nasenrachenraums, der Choanen, und des pharyngealen Abschnittes der Ohrtube ein Verfahren angegeben, bei dem besondere, auf das BRÜNINGSsche Elektroskop (vgl. bei direkter Laryngo-Tracheo-Bronchoskopie) aufzusetzende Rohre einen direkten Einblick gestatten. Das Gaumensegel kann mittels eines gewichtbelasteten Hakens nach oben gezogen werden.

e) Mundatmung.

Die Behinderung der Nasenatmung durch die erörterten Störungen morphologischer, sekretorischer und nervöser (vasomotorischer) Natur in der Nase oder im Nasenrachenraum bedingen Mundatmung; vollständige Aufhebung der Nasenatmung naturgemäß dauernde, teilweise eine intermittierende Mundatmung. Die Mundatmung wird mit Vorliebe als „unphysiologisch" bezeichnet. Tatsächlich ist sie auch der Nasenatmung aus Gründen, die im Abschnitt Physiologie auseinandergesetzt sind, nicht gleichwertig. Es ist schon dort darauf hingewiesen, daß bei der Mundatmung die Reinigung der Atemluft eine viel weniger gute ist als bei der Nasenatmung. Auch die Feuchtigkeitssättigung und Erwärmung der Atemluft ist bei der Mundatmung schlechter als bei der Nasenatmung. Die Unterschiede sind indessen nicht sehr erheblich, wie exakte Untersuchungen gezeigt haben [KAYSER[3])]. Selbst bei länger dauernder Mundatmung nicht. Wenige Menschen sind imstande, bei großer körperlicher Anstrengung mit der Nasenatmung allein auszukommen. Oft wird auch die einmal zu Hilfe genommene Mundatmung gewohnheitsmäßig beibehalten. Nach Freimachung einer durch Veränderungen in Nase oder Nasenrachenraum hervorgerufenen Behinderung der Nasenatmung besteht gewöhnlich die gewohnheitsmäßige Mundatmung noch längere Zeit fort.

---

[1]) GYERGYAY: Arch. f. Laryngol. u. Rhinol. Bd. 33.
[2]) GYERGYAY: Arch. f. Laryngol. u. Rhinol. Bd. 33 (daselbst weitere Literatur).
[3]) KAYSER: Pflügers Arch. f. d. ges. Physiol. Bd. 41. 1887.

Bei wachsenden Individuen führt die Mundatmung zur Bildung stark gewölbter
hoher und schmaler Gaumen mit entsprechenden Veränderungen des Proc.
alveolaris des Oberkiefers. Auch die Form des Thorax soll durch die Mundatmung
bei Heranwachsenden beeinflußt werden. Für die Wachstumsstörungen im Bereiche des Oberkiefers wird das Fehlen des normalen Zungendruckes und der
gesteigerte Zug der Wangenweichteile verantwortlich gemacht. Die Störungen
am Proc. alveolaris treten vor allem nach der Anschauung von Körner dann ein,
wenn während des Wechsels der mittleren Schneidezähne die Nasenatmung
durch adenoide Wucherungen behindert ist. Es kommt dann vorne an der Verbindung der Oberkiefer zu einer Einknickung. Körner führt das auf bisher
ungenügend geklärte, durch die adenoiden Wucherungen bedingte Ernährungs-
störungen zurück. (Vgl. die oben zitierten Anschauungen von Citelli und
Palumbe und die von ihnen angenommenen Beziehungen zur Hypophyse.)
Das durch behinderte Nasenatmung bedingte Ausbleiben der normalen Thorax-
wölbung soll durch den verstärkten Zwerchfellzug verursacht sein, durch den der
vordere und untere Teil des Thorax eingezogen werde.

Bei Erwachsenen kommt es in der Regel nicht mehr zu derartigen sekundären
morphologischen Veränderungen, wohl aber begünstigt die Mundatmung durch
Austrocknungserscheinungen Eindringen von Fremdkörpern, Infektionserregern
usw., Erkrankungen örtlicher und allgemeiner Art. Je nach der Einwirkung der
äußeren Schädigungen beruhen diese mehr auf den Austrocknungsphänomenen,
den Verunreinigungen der Atemluft oder den Schwankungen der Temperatur
[vgl. Sternberg[1]]. Die Behinderung der Nasenatmung kann Abschwächung
des Vesiculäratmens über der (rechten) Lungenspitze bedingen [Bernard[2]].

Bei Säuglingen kann die Behinderung der Nasenatmung zu einem schweren
Hindernis für die Nahrungsaufnahme werden, da während des Saugens die
Atmung unterbrochen wird, und der Säugling dann gezwungen ist, die Nahrungsaufnahme immer wieder zu unterbrechen, um Atem zu schöpfen. Auch beim
Erwachsenen stört die behinderte Nasenatmung bisweilen in gleichem Sinne,
wenn auch in wesentlich geringerem Umfange die Nahrungsaufnahme. Die Nacht-
ruhe ist fast stets durch die behinderte Nasenatmung gestört. Bei offenem Munde
sinkt die Zunge zurück, drückt die Epiglottis nach hinten und verlegt den Kehl-
kopfeingang. Dadurch kann es, ähnlich wie in der Narkose, zu Erstickungsanfällen
kommen. Selbst wenn diese aber ausbleiben, pflegt der Schlaf unruhig und oberflächlich zu sein.

Die Prüfung der Durchlässigkeit der Nase im ganzen und in ihren Hälften
kann auf verschiedene Weise erfolgen. Die Störungen der Durchlässigkeit im Nasenrachenraum sind in diese Prüfung eingeschlossen. In relativ grober Weise
prüft man die beiden Nasenseiten, indem man abwechselnd die eine und die andere
Nasenöffnung verschließt und nun das beim Durchstreichen der Nase entstehende
Geräusch vergleicht. Man muß sich dabei hüten, den Verschluß derartig zu gestalten, daß durch Verdrängung des häutigen Septums oder der ganzen Nasenspitze Form und Umfang der offenbleibenden Seite verändert werden. Bei einseitiger Behinderung tritt das Stenosengeräusch deutlich in die Erscheinung.
Die Prüfung mit der Hauchscheibe nach Zwardemaacker und Glatzel ist in
ihren Einzelheiten im physiologischen Teil erörtert.

Brünings[3]) bestimmt, um die Durchlässigkeit der Nase während der Inspiration festzustellen, die Dauer der forcierten und vertieften Inspiration. Diese

---

[1]) Sternberg: Zeitschr. f. Hals-, Nasen- u. Ohrenheilk. Bd. 7, H. 4.
[2]) Bernard: Arch. internat. de laryngol., otol.-rhinol. et broncho-oesophagoscopie
Bd. 3, Nr. 7.
[3]) Denker-Brünings: Lehrbuch, vgl. Zusammenfassende Darstellungen.

beträgt für beide Nasenseiten durchschnittlich 1, maximal 2 Sekunden, für eine Nasenseite durchschnittlich 2, maximal 4 Sekunden. Man prüft nun beide Seiten gesondert, vergleicht die erhaltenen Werte, addiert sie und teilt die Summe durch 4. So ergibt sich dann nicht nur der Vergleich zwischen beiden Nasenseiten, sondern auch ein zahlenmäßiger Ausdruck für die Einschränkung der Durchlässigkeit einer pathologisch veränderten Nase gegenüber dem normalen Durchschnitt.

B. Mundrachen.

a) Störungen der Wegsamkeit.

Stenosen, die den Mundrachen betreffen, sind in der Regel durch Mundatmung nicht mehr ausgleichbar und stellen daher im Gegensatz zu Verengerungen der Nase und des Nasenrachenraumes bedrohliche, unter Umständen lebensgefährliche Erscheinungen dar. Sind solche Stenosen angeboren oder kommen sie langsam zustande (Narbenschrumpfung bei Lues, Lupus usw.), so tritt, ebenso wie bei den Stenosen des Larynx und der unteren Luftwege, eine weitgehende Gewöhnung ein. Häufig sind Stenosen im Bereiche des Mundrachens nicht.

Daß Hyperplasien im Bereiche des WALDEYERschen Rachenringes ein Atemhindernis darstellen können, steht, wie die Besprechung der adenoiden Wucherungen des Nasenrachens gezeigt hat, außer jedem Zweifel. Daß aber Vergrößerungen der Gaumen- oder Zungentonsille ein ernsthaftes Atemhindernis verursachen, kommt bestimmt nur extrem selten vor. Selbst schwere phlegmonöse Prozesse, die von den Tonsillen ausgehen, pflegen ernsthafte Stenosenerscheinungen für die Atmung erst dann zu machen, wenn das Ödem den Larynxeingang erreicht.

Die sekretorischen Störungen des Mundrachens bewegen sich in ähnlichen Formen, wie das für den Nasenrachen dargestellt wurde. Hypersekretorische Zustände auf verschiedenartiger Basis führen zu den Folgeerscheinungen, die schon bei Besprechung ähnlicher Zustände der Nase und des Nasenrachens erörtert wurden.

Wesentlicher sind die Folgen der Sekretverminderung mit den Austrocknungserscheinungen. Zu einer Borkenbildung, ähnlich wie in der Nase und im Nasenrachen, kommt es aus zwei Gründen allerdings im Mundrachen fast nie. Einerseits tritt hier zu der Anfeuchtung durch die Schleimdrüsen noch die Speichelsekretion hinzu und dann hindert die Bewegung im Mundrachen, vor allem beim Schlucken, die Ansammlung größerer Sekretmengen, nur wenn auch die Beweglichkeit im Bereiche des Mundrachens gestört ist, kommt es zu Sekretanhäufungen.

b) Störungen der Sensibilität.

Im Mundrachen werden Hyperästhesie sowohl als Hypästhesie und Neuralgien beobachtet, doch kommt ihnen eine große praktische Bedeutung nicht zu. Parästhesien entstehen meist auf psychogener Basis. Nach MORITZ SCHMIDT können sie allerdings auch im Gefolge von Fremdkörpern oft lange nach deren Entfernung noch nachgewiesen werden. Reizhusten wird reflektorisch von verschiedenen, meist entzündlich veränderten Bezirken des Rachens ausgelöst. Es handelt sich aber dabei nicht wie in der Nase um bestimmte Punkte. Jedenfalls ist es bisher nicht möglich gewesen, solche den KILLIANschen Punkten identische Bezirke im Rachen festzulegen.

Störungen der motorischen Innervation kommen am Gaumensegel vor. Sie beruhen auf peripher-neuritischen, bulbären, selten myogenen Erkrankungen und spielen für Schluckakt und Stimmbildung eine Rolle, sind aber primär für die Atmung bedeutungslos. Sekundär kann die Atmung in Mitleidenschaft gezogen werden, wenn durch Eindringen von Fremdkörpern in den Nasenrachenraum und die Choanen infolge der Gaumensegellähmung dort sekundäre Erscheinungen der oben geschilderten Art auftreten.

c) Funktionsstörungen des adenoiden Rachenringes.

Im Abschnitt Physiologie sind bereits hinsichtlich des adenoiden Rachenringes die Fragen der Pathologie gestreift, so daß dem hier nur weniges zuzufügen ist.

Greifbares wissen wir über die physiologische Bedeutung des adenoiden Gewebes im Rachen im allgemeinen und der Gaumentonsillen im besonderen bis heute nicht. Alle Versuche, den Nachweis für die Bedeutung der Tonsillen in der Abwehr von Infektionen, bei der Ausscheidung von in die Schleimhaut der Nase und des Mundes eingedrungenen Fremdkörpern und bakteriellen Infektionen, sowie endlich für die innere Sekretion der Tonsille zu erbringen, haben nicht zum Ziele geführt[1]).

Selbst über den Vorgang bei den entzündlichen Erkrankungen der Tonsille, ob diese primär und lokal oder sekundär im Rahmen einer Allgemeininfektion sind, gehen die Meinungen noch ganz erheblich auseinander. Der Begriff der chronischen Entzündung der Tonsillen ist ein viel umstrittener, selbst pathologisch-anatomisch schwer faßbarer. Fast das einzige, was mit einiger Sicherheit gesagt werden kann, ist, daß die Tonsille zwar vielfach bei Allgemeininfektionen nur im Rahmen der Allgemeininfektion erkrankt, daß sie aber sicher häufig auch primär, also zunächst rein lokal infiziert wird, und daß dann von hier sekundär metastatische Entzündungen anderer Organe und Organsysteme (Herz, Nieren, Gelenke usw.) statthaben. Besonders ist das bei den Prozessen der Fall, die als „chronische Tonsillitis" bezeichnet werden, bei denen aber stets rezidivierende Infekte in einzelnen Krypten der Tonsillen sich abspielen. Die Vorgänge in den Buchten der Tonsillen haben fraglos für die pathologischen Vorgänge eine große Bedeutung, nur ist diese bis heute weder in den klinischen Erscheinungen noch pathologisch-anatomisch ausreichend geklärt und daher im einzelnen schwer definierbar. Die Sonderstellung, die den Gaumenmandeln im Rahmen des adenoiden Rachenringes zukommt, beruht sicher wesentlich auf diesen Krypten und den in ihnen sich abspielenden entzündlichen Vorgängen.

Die therapeutischen Erfolge der Tonsillektomie haben eindeutig für eine große Anzahl von Organerkrankungen wie Gelenkrheumatismus, Endokarditis, Nephritis, um nur einige wesentliche Formen zu nennen, die Zusammenhänge zwischen den primären Herden in den Tonsillen und den Folgeerkrankungen gezeigt. Andererseits ist es noch nie möglich gewesen, irgendeinen sicher greifbaren Nachteil für den Gesamtorganismus mit dem Verlust der Tonsillen in Beziehung zu setzen, ebensowenig war das bezüglich der lokalen Verhältnisse im Rachen der Fall, soweit nicht etwa Narbenbildung für die Funktion der Stimme sich als schädlich erwies. Unter gewissen Voraussetzungen, nämlich den Zuständen, die man als chronisch entzündliche der Tonsillen zusammenfaßt, be-

---

[1]) Dietrich, Kümmell, Schlemmer: Referate auf der 3. Tagung d. Ges. Dtsch. Hals-, Nasen- u. Ohrenärzte, Bad Kissingen 1923. Zeitschr. f. Hals-, Nasen- u. Ohrenheilk. Bd. 4, H. 4. — Fleischmann: Arch. f. Laryngol. u. Rhinol. Bd. 34. — Amersbach: Arch. f. Laryngol. u. Rhinol. Bd. 29, H. 1. — Amersbach und Königsfeld: Zeitschr. f. Hals-, Nasen- u. Ohrenheilk. Bd. 1. — Kahler: Zeitschr. f. Hals-, Nasen- u. Ohrenheilk. Bd. 6. (Weitere Literatur s. in den zitierten Arbeiten.)

deutet der Herd in den Mandeln eine schwere Gefahr für den Organismus und überwiegt sicher den problematischen Nutzen dieser Gebilde.

Auch als Ort des Primäraffektes, besonders für Tuberkulose, kommt dem Rachenring und den Gaumentonsillen im besonderen eine Bedeutung zu.

Es soll selbstverständlich nicht geleugnet werden, daß dem adenoiden Rachenring besonders in der Jugend ganz augenscheinlich bestimmte Funktionen zukommen. Aber es muß zugegeben werden, daß deren klare Definition bisher noch aussteht.

III. Kehlkopf.

A. Untersuchungsmethoden.

Die Technik der Untersuchung des Kehlkopfs, der Trachea und der Bronchien hat in den letzten Dezennien sehr bemerkenswerte Fortschritte gemacht. Das im Abschnitt „Physiologie" geschilderte indirekte Verfahren der Laryngoskopie

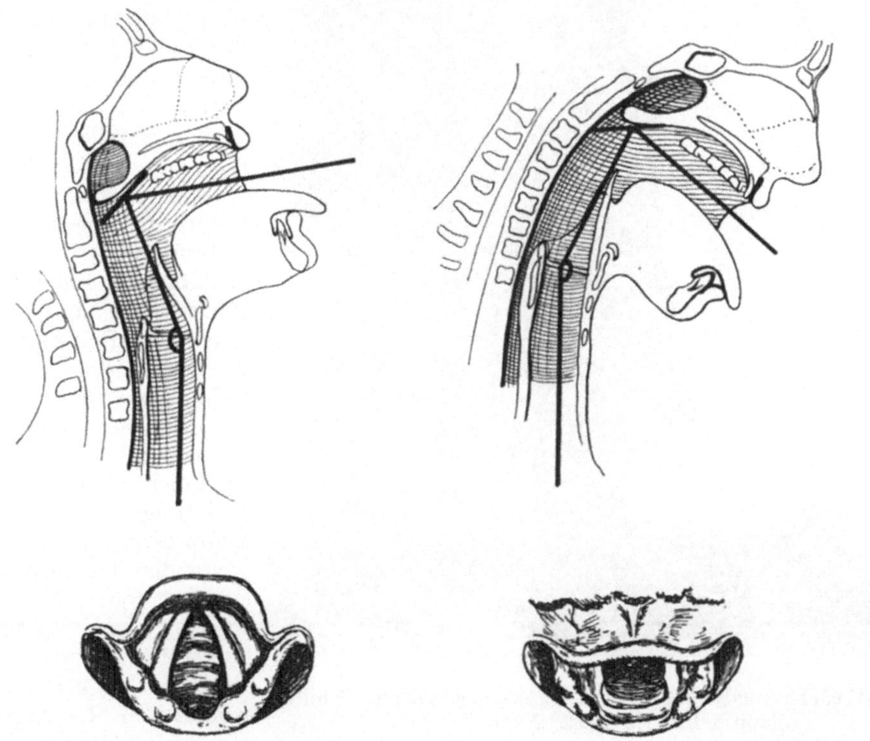

Abb. 63. Strahlengang bei der Laryngoskopie in gewöhnlicher Stellung.

Abb. 64. Strahlengang bei der Laryngoskopie in KILLIANscher Stellung.

am Lebenden [MANUEL GARCIA, TÜRK, CZERMAK[1])] gestattet vor allem die Besichtigung der vorderen Larynxabschnitte, ermöglicht jedoch den Einblick in die häufig erkrankte hintere Commissur des Kehlkopfs sowie in die Tiefe der Trachea meist nur in ungenügender Weise. WILD, KILLIAN u. a. haben daher durch eine modifizierte Stellung des zu Untersuchenden, des Untersuchungsspiegels und des Beobachters besondere Verfahren zur Spiegelung der Larynxhinter-

---

[1]) Vgl. Abschnitt „Physiologie der Luftwege". Dieses Handbuch Bd. II, S. 128.

wand und der Trachea auf indirektem Wege angegeben. Bei der gewöhnlichen Laryngoskopie sitzen Untersuchter und Beobachter sich gegenüber, die Köpfe beider annähernd in gleicher Höhe. Der Kopf des Patienten ist leicht rückwärts gebeugt, der Spiegel liegt der Basis der Uvula an. Bei der Spiegelung der Kehlkopfhinterwand und der Trachea nach Killian steht der Patient aufrecht in strammer Haltung, nur der Kopf wird leicht gegen die Brust nach vorn geneigt. Der Untersucher kniet vor dem Untersuchten und spiegelt in der üblichen Weise, nur mit dem Unterschied, daß der Spiegel etwas weiter nach vorn an das Gaumensegel angelegt und mehr der horizontalen Lage angenähert wird. Meist, nach Brünings in 75% der Fälle, kann man auf diese Weise bis zur Bifurkation der Trachea, in Ausnahmefällen sogar noch ein Stück in den Hauptbronchus vor allem der rechten Seite sehen. Veränderungen des Trachealbaumes und der Luftröhrenwand sind gut zu erkennen. Das Verfahren verdient in mancher Hinsicht sogar den Vorzug vor der direkten Tracheoskopie, da bei dieser leicht Irrtümer über Lageveränderungen und Wandkompression unterlaufen, wenn das Trachealuntersuchungsrohr nicht ganz median und senkrecht eingeführt wird. Das Bild ist wie bei der gewöhnlichen Laryngoskopie seitenrichtig, aber

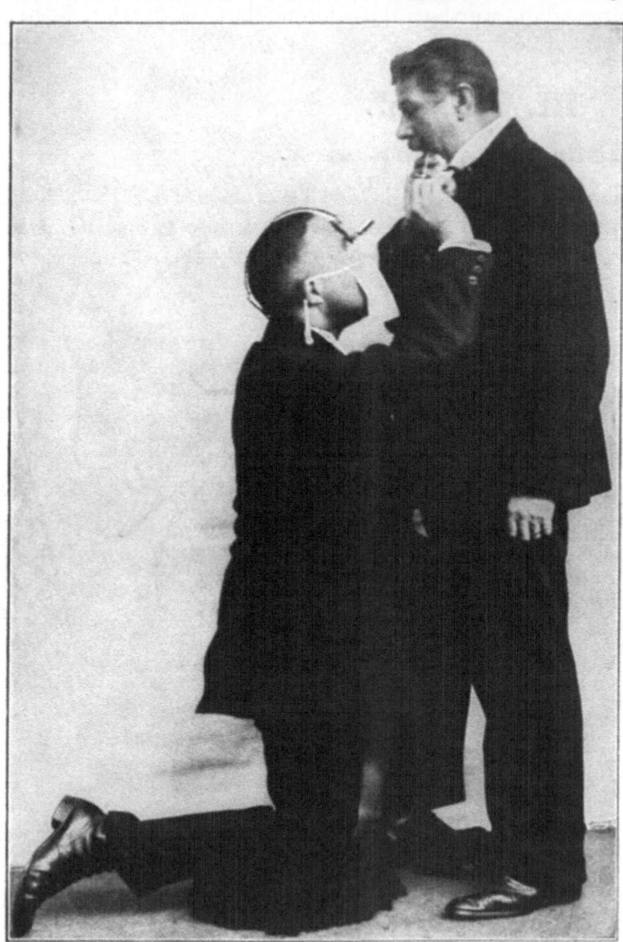

Abb. 65. Laryngoskopie in der Killianschen Haltung. Schutzlappen für den Arzt. Nach Körner.

höhenverkehrt, wie Brünings sich ausdrückt. Dieser Umstand muß bei allen indirekten Methoden berücksichtigt werden. (Abb. 63, 64 u. 65.)

Ergänzungen der Methoden der indirekten Laryngoskopie, vor allem für physiologische Zwecke, stellen die *Stereo-Laryngoskopie* und die *Laryngo-Endoskopie* dar. Erstere arbeitet bei optischer Verkleinerung des Augenabstandes entweder mit stärkerer Fernrohrvergrößerung nach dem Vorgang von Hegener oder mit Lupenvergrößerung nach von Eicken, Brünings und Wessely. Die Laryngo-Endoskopie wird mit den oben schon geschilderten cystoskopartigen Pharyngoskopen ausgeführt, die zu diesem Zwecke mit nach unten gerichtetem optischen Apparat in den Mesopharynx eingeführt werden.

Direkte Methoden.

Das Prinzip der direkten Laryngoskopie beruht auf dem mechanischen Ausgleich der natürlichen Winkelstellung von *Blick-* und Larynxlängsachse, die bei dem indirekten Verfahren auf optischem Wege überbrückt wird. Dieser Ausgleich wird erreicht, indem 1. die Mundöffnung durch maximale Rückwärtsbeugung des Kopfes nach Möglichkeit in die Verlängerung der Kehlkopflängsachse gebracht wird, 2. die Wölbung des Zungengrundes und das Überhängen der Epiglottis mit Hilfe eines flachen oder röhrenförmigen bzw. röhrenförmigen

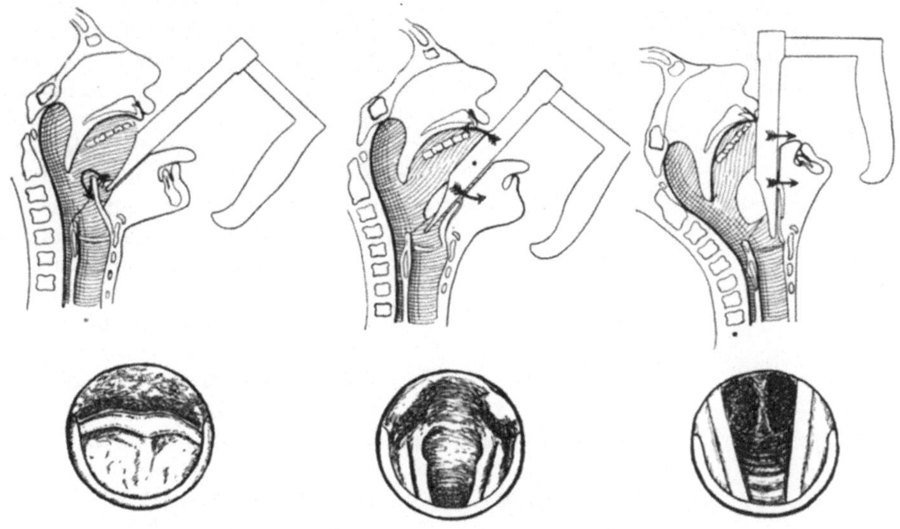

Abb. 66. Autoskopie nach BRÜNINGS.

Spatels mit flachem Ende unter Anwendung mehr oder minder starken Druckes nach vorn disloziert und aus dem Gesichtsfelde gerückt werden. (Abb. 66.)

Die direkte Laryngoskopie gestattet die unmittelbare Betrachtung des Kehlkopfs aus geringer Entfernung und ermöglicht den Einblick in einzelne für die indirekte Betrachtung schwer zugängliche Abschnitte, z. B. des Recessus Morgagni, der nur durch Verdrängung der Taschenfalte nach der Seite durch das Ende des Spatelrohrs ganz übersehen werden kann. Vor allem stellt aber die direkte Laryngoskopie die unentbehrliche Vorstufe der direkten Tracheo-Bronchoskopie dar.

Der sog. „autoskopische Druck“, d. h. die „Kraft“, die zur Verdrängung des Zungengrundes (und Kehldeckels) aufgewendet werden muß, erreicht bisweilen hohe Werte. Um den Druck zu vermindern, die Hand zu entlasten bzw. freizumachen, hat BRÜNINGS[1]) einen *Gegendrücker* konstruiert, der in direkter Verbindung mit dem Handgriff des Elektroskops den Larynx von vorn nach hinten, also in das Gesichtsfeld des Spatelrohres, drängt. (Abb. 67 u. 68.)

KILLIAN[2]) hat bei der Schwebelaryngoskopie das Eigengewicht des Kopfes bzw. Thorax benützt, um die Arbeit des „autoskopischen“ Druckes zu leisten. (Abb. 69, 70 und 71.)

---

[1]) BRÜNINGS. Wiesbaden: J. F. Bergmann 1910.
[2]) KILLIAN, G.: 3. Intern. Rhino-Laryngol. Kongreß, Berlin 1911 und Arch. f. Laryngol. u. Rhinol. Bd. 26, H. 1 u. 2.

B. Störungen der Wegsamkeit.

Der Larynx stellt für den Atemweg schon physiologisch eine relative Stenose dar. Sie ist bei Kindern und Frauen relativ bedeutender als bei Männern.

Neben den in der Nase und im Rachen bereits geschilderten Formen der Stenose begegnen wir hier einer neuen. Die Weite der Glottis ändert sich während der Atmung andauernd, wenn auch bei ruhiger Atmung in sehr engen Grenzen. Das beruht auf dem Stellungswechsel der Stimmbänder. Die Änderung in der Stellung der Stimmbänder wird durch die kleinen Kehlkopfmuskeln bewirkt und verläuft im Cricoarythaenoidgelenk. Der Schluß der Stimmbänder bewirkt schon unter normalen Verhältnissen einen vorübergehenden totalen Abschluß der unteren Luftwege. Störungen des Bewegungsapparates können nun auf verschiedene Weise zu einer Stenosierung des Atemweges Anlaß geben. Da es sich in der überwiegenden Mehrzahl der Fälle nicht um primär myogene oder arthrogene Prozesse, sondern um Erkrankungen des zugehörigen peripheren oder zentralen Nervensystems handelt, so werden diese Formen der Stenose,

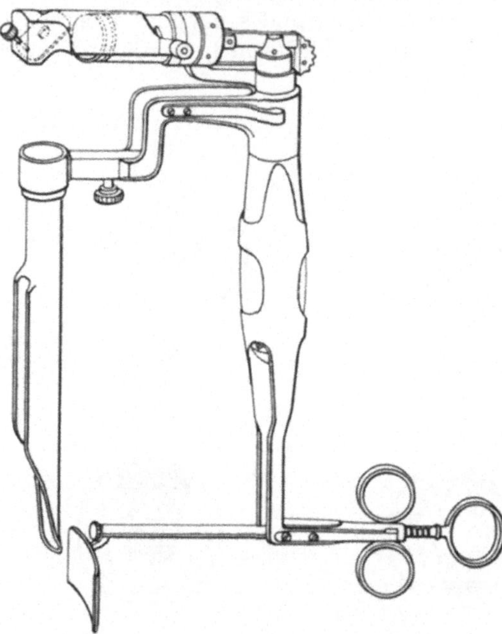

Abb. 67. Elektroskop mit Gegendrücker nach BRÜNINGS.

für die im übrigen die gleichen Gesichtspunkte gelten wie für anders bedingte, zweckmäßigerweise gemeinsam mit den Innervationsstörungen besprochen.

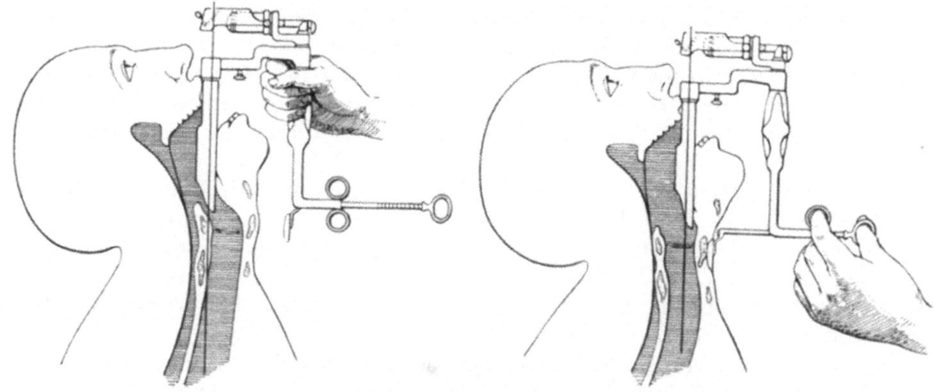

Abb. 68. Wirkungsweise des Gegendrückers nach BRÜNINGS.

Es ist schon für die Stenosen des unteren Rachenabschnittes deren grundsätzliche Verschiedenheit gegenüber denen der Nase und des Nasenrachenraums betont, insofern die für erstere natürliche Kompensation durch die Mundatmung, bei letzteren nicht gegeben ist. Es ist auch oben schon an die großen Unterschiede zwischen der akut einsetzenden und der chronisch entstehenden Stenose hingewiesen.

Ursachen der Stenosierung des Larynx gibt es sehr zahlreiche. Unter den rein morphologischen kommen auch angeborene, das sog. Diaphragma, das im Gegensatz zu Narbenstenosen stets unterhalb der Stimmbänder sitzt, vor. Daneben spielen entzündliche Prozesse der verschiedensten Art und Ätiologie, Stauungsschwellungen, echte Geschwülste, Fremdkörper usw. eine große Rolle.

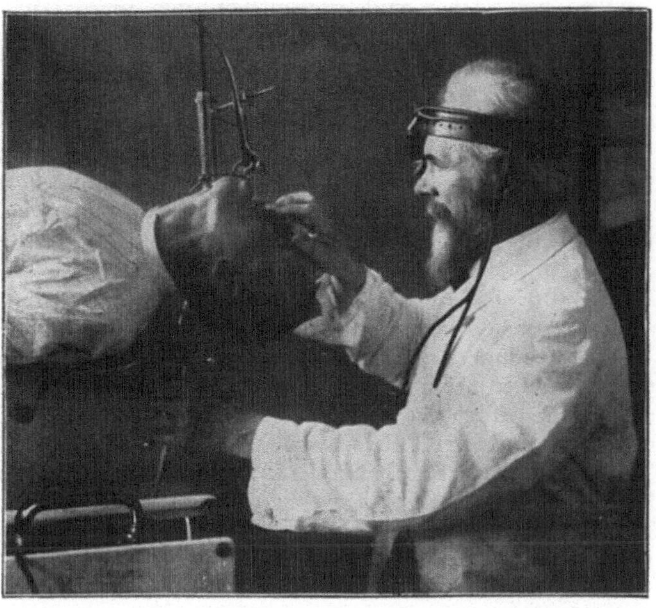

Abb. 69. Schwebelaryngoskopie nach Killian.

Bei den Larynxstenosen erscheint vor allem die Inspiration erschwert. Der Kehlkopf steigt in der Phase der Einatmung bei Stenosen stark herab, am Jugulum und in den Intercostalräumen entstehen Einziehungen. Bei stärkerer Verengerung entsteht ein Stenosengeräusch, das bei Kehlkopfstenosen meist inspiratorisch ist und über dem Larynx auskultatorisch am

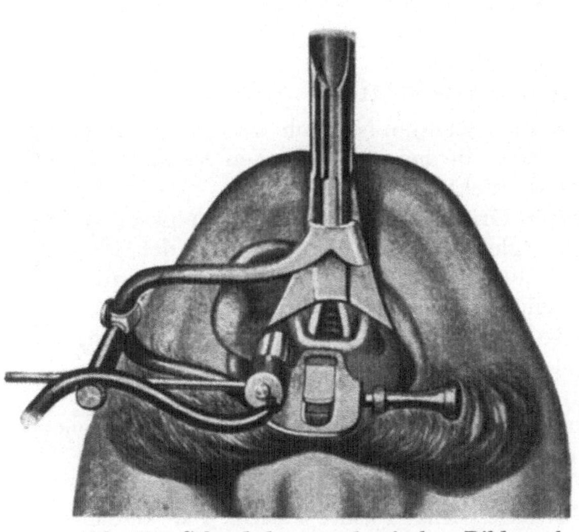

Abb. 70. Schwebelaryngoskopisches Bild nach Killian.

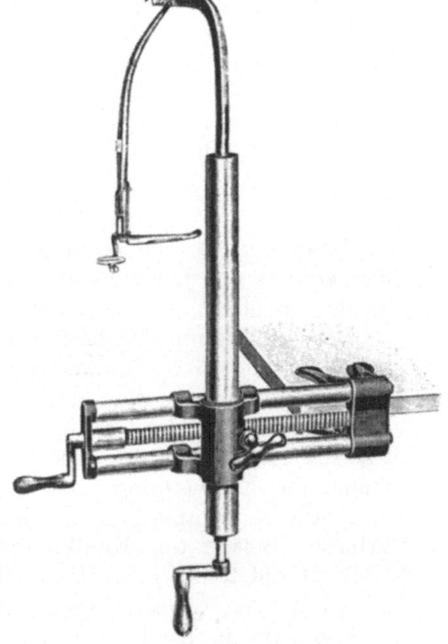

Abb. 71. Schwebelaryngoskop, Galgen mit Hakenspatel nach Killian.

besten nachweisbar und gelegentlich auch fühlbar wird. Daß bei den Larynxstenosen der Stridor inspiratorisch ist, beruht darauf, daß bei der Exspiration
der Kehlkopf durch den von innen wirkenden Druck gedehnt wird, während
bei der Inspiration entgegengesetzte Kräfte wirksam sind. Diese Differenzen
treten vor allem bei jugendlichen und weiblichen Kehlköpfen hervor. Stehen
die Stimmlippen nahe beieinander oder besteht im Bereiche des Aditus laryngis
ein lockeres Ödem der Schleimhaut, so werden durch den sinkenden intratrachealen Druck Stimmbänder oder ödematöse Schleimhautpartien angesaugt und
dadurch die Stenose noch verschärft. Nach Gerhardt[1]) beugen Patienten mit
Larynxstenose den Kopf rückwärts, um die Atmung zu erleichtern.

Brünings[2]) unterscheidet drei Stadien der Atmungsstörung durch Larynx-
bzw. Trachealstenose.

1. Stadium der Kompensation. Durch teilweisen oder vollständigen Ausfall
der normalen Atempause wird ein Ausgleich gesucht. Gelingt das nicht vollständig, so folgt eine starke Verlangsamung und Vertiefung der Atemzüge, die
das Verhältnis zur Pulszahl von 1 : 4 auf 1 : 6 bis 7 treibt.

2. Stadium der Insuffizienz: Ansteigen der Atemfrequenz über die Norm
hinaus bei maximaler Steigerung der Kraft. Die bereits erwähnte Einziehung des
Thorax ist begleitet von motorischer Unruhe, Schweißausbruch und Cyanose,
bei Nachlassen der Herzkraft von Blässe.

3. Stadium der Suffokation. Erschöpfung, Flacher- und Langsamerwerden
der Atemzüge, Verlust des Bewußtseins.

Hochgradige und langdauernde Stenosen bieten stets das Bild erheblicher
Zirkulationsstörungen, wie sie vor allem im 2. und 3. Stadium schon erwähnt
sind, und wesentlich auf der Überlastung des Lungenkreislaufes bei mangelnder
Ansaugung des venösen Blutes in die Hauptvenen zurückzuführen sind.

Besondere Verhältnisse entstehen, wenn es zu einer Ventilstenose kommt,
die theoretisch nach der einen wie nach der anderen Richtung wirksam werden
kann. Ist bei der Inspiration z. B. durch gestielten Tumor oder Fremdkörper
die Verlegung der Luftwege vollständig, so tritt natürlich sehr schnell die
Erstickung ein. Ist bei ganz oder großenteils freier Inspiration die Exspiration
behindert, so kommt es zu zunehmender Erweiterung und Dehnung der Lungen.
Eine besondere praktische Bedeutung kommt dem zu, wenn die Ventilstenose
tiefer in einem Bronchus sitzt.

C. Anomalien der Sekretion.

Zwar enthält die Schleimhaut des Kehlkopfs auch zahlreiche Drüsen,
doch kommt der Überproduktion dieser, die bei entzündlichen Veränderungen
einzutreten pflegt, eine besondere Rolle nicht zu.

Bei Schädigung der Drüsen durch Grippe [Wätjen[3])], Kampfgase, Röntgenbestrahlung usw. kommt es bei gleichzeitiger Veränderung der Sekretzusammensetzung zu Borkenbildung, die besonders bei subglottischem Sitze zu
unter Umständen hochgradigen Stenoseerscheinungen Anlaß geben können.
Sitzt die Borke auf der einen Seite fest und flottiert auf der anderen, so
können die Erscheinungen der Ventilstenose zustande kommen.

Ähnliche Veränderungen zeigen sich bei der Bildung fibrinöser und pseudo-
fibrinöser Beläge der Kehlkopfschleimhaut. Besonders am engen kindlichen
Kehlkopf entstehen gefährliche Stenosen.

---

[1]) Gerhardt, zit. nach Körner: vgl. Zusammenfassende Darstellungen
[2]) Brünings: Lehrbuch Denker-Brünings, Jena: Gustav Fischer, vgl. Zusammenfassende Darstellungen.
[3]) Wätjen: Deutsch. med. Wochenschr. 1919, Nr. 11.

D. Störungen der Innervation.

a) Sensible Innervation.

An der wichtigen Kreuzungsstelle von Luft- und Speiseweg kommt sowohl der Über- als der Untererregbarkeit der sensiblen Nerven und der damit gekuppelten Reflexmechanismen eine große Bedeutung zu. In erster Linie dienen ja die Sensibilität und die ihr angeschlossenen Reflexe dem Schutze der Luftwege gegen das Eindringen von Fremdkörpern.

Übererregbarkeit führt zu ungewolltem und unzweckmäßigem krampfartigem, die Atmung aufhebenden Glottisschluß. Derartige Zustände sind vor allem bei Kindern häufig. Sie können lokal durch örtliche Reizzustände (Entzündung, Fremdkörper usw.) oder auch durch Störungen der peripheren oder zentralen Innervation bedingt sein. Schon bei normaler Sensibilität werden sie durch übermäßige Reize, wie solche unter Umständen therapeutisch angewendet werden müssen (Ätzungen, Faradisation usw.) zustande kommen. Reizhusten mit anschließenden Glottiskrämpfen beruht nicht selten auf einer Übererregbarkeit der sensiblen Larynxnerven gegenüber den physiologischen Reizen der Atmung und der Speiseaufnahme. Reflektorischer Herzstillstand durch starke Reizung der Fasern des N. laryngeus superior durch Fremdkörper — sog. Bolustod — wurde nicht selten beobachtet. Die letzte hierhergehörige Mitteilung stammt von REUTER[1]). Es mag dahingestellt bleiben, ob die Deutung im Sinne eines reinen Reflexvorganges unzweifelhaft ist. Die Fremdkörper verursachen, wie an anderer Stelle hervorgehoben, gerade bei Kindern durch Vordrängung der sehr weichen hinteren Trachealwand nicht selten hochgradige Trachealstenose, so daß diese mindestens als unterstützender Faktor stets in Rechnung zu stellen ist.

Parästhesien kommen ähnlich wie im Rachen meist auf hysterischer Basis zustande, gelegentlich allerdings auch durch lokale Reizzustände.

Viel gefährlicher sind die Folgen der Herabsetzung und *Aufhebung* der Sensibilität. Wenn auch der Schluckmechanismus als solcher noch weiter funktioniert, so kommt doch, wie ja auch gelegentlich bei intakter Sensibilität, sehr bald ein Eindringen von Speisen in den Kehlkopf und die unteren Luftwege zustande. Die Aufhebung der Reflexvorgänge (Husten) hindert die Beseitigung und hat Schluckpneumonie zur Folge.

Die häufig vorgenommene therapeutische Ausschaltung des Ramus internus N. laryngei sup. *einer* Seite scheint zu bestätigen, daß eine gewisse Überkreuzung der Innervationsgebiete besteht, so daß hierbei nur eine Hyp-, nicht eine Anästhesie zustande kommt, und selten in deren Gefolge das Eindringen von Fremdkörpern ermöglicht wird.

b) Motorische Innervation.

Die Beziehungen zu den Störungen der Sensibilität sind sehr enge, doch kann es, da die periphere Bahn der motorischen und sensiblen Innervation in weiten Abschnitten getrennt verläuft, auch zu isolierten, rein motorischen Störungen kommen. Die Hyperkinesen führen zu krampfartigen Zuständen, die, sofern nur die Glottisöffner befallen werden, für die Atmung unmittelbar keinerlei Folgen haben, die aber bei ausschließlichem Betroffensein der Schließmuskulatur oder bei Beteiligung der gesamten Stimmbandmuskulatur infolge des Überwiegens der Schließmuskulatur stets zu einem Glottisschluß und

---

[1]) REUTER, F.: Passows Beiträge Bd. 21, H. 1—6.

Beschränkung oder Aufhebung der Atmung führen. Bei Lähmungen bleibt die der Glottisschließer für die Atmung an sich bedeutungslos, während die der Glottisöffner sehr häufig zu einem Atemhindernis infolge der Glottisverengerung Anlaß gibt.

Die Bedingungen, unter denen die isolierte ein- oder doppelseitige Lähmung der Stimmbandabduction zur Medianstellung des oder der Stimmbänder und damit zur Einschränkung oder Aufhebung der Atmung Anlaß gibt, sind auch heute noch keineswegs ausreichend klargestellt. Nach dem Rosenbach-Semonschen[1]) Gesetz sollen bei chronisch einwirkenden Schädigungen auf den N. laryngeus inferior (Recurrens) zuerst die den Abductor (M. cricoarythaenoideus posticus) versorgenden Fasern funktionsunfähig werden. Danach komme es zunächst zu einer Abductionslähmung, mit sekundärer Contractur der Adductoren. Diese nähert das Stimmband der Medianstellung. Das Rosenbach-Semonsche Gesetz ist gerade in neuerer Zeit von verschiedenen Seiten mit sehr gewichtigen Gründen bekämpft worden[2]). Die Erörterung dieses Problems fällt indessen nicht in den Rahmen dieser Darstellung, da hier nicht die Ursachen, sondern die Folgezustände für die Atmung maßgebend sind. Fest steht aber, daß bei peripherer Schädigung des N. recurrens oder bei Läsion seiner Wurzeln im Bulbus unter bestimmten Voraussetzungen gleichviel, ob auf der Basis isolierter Abductionslähmung mit oder ohne Adductionscontractur, sei es bei der Ausschaltung des gesamten Recurrens oder seiner Wurzeln zu Medianstellung des oder der Stimmbänder kommen kann. Im Gefolge kann dann bei längerer Dauer dieses Zustandes durch sekundäre Schrumpfung der Weichteile und ankylosierende Prozesse in den Gelenken und dem Bandapparat eine Fixation dieser Stellung herbeigeführt werden. Die Folge ist eine Stenose, deren Grad abhängig ist von der Beteiligung nur eines oder beider Stimmbänder, dem Grad der Adduction dieser, und deren Auswirkung wesentlich von dem Tempo der Entstehung bedingt wird, wie oben bereits auseinandergesetzt wurde. Auch die Steigerung der Stenose unter derartigen Voraussetzungen durch die beim Sinken des intratrachealen Druckes bei der Inspiration zustande kommende Ansaugung der Stimmbänder ist bereits erwähnt. Bei mangelhaftem Glottisschluß (ebenso wie übrigens beim Bestehen einer Trachealfistel) leidet die Expektoration, weil es nicht mehr möglich ist, im Tracheo-Bronchialbaum starke Druckdifferenzen herbeizuführen. Dabei ist nicht nur die Plötzlichkeit der Druckentlastung, die explosionsartig die Luft entweichen läßt, maßgebend, sondern auch das Fehlen einer entsprechenden Kompression der intrathorakal gelegenen Abschnitte des Tracheo-Bronchialbaums. Diese erst bringt das ja meist der Wand anhaftende Sekret in den unmittelbaren Bereich des Luftstromes, der seinerseits durch die Lumeneinengung eine Beschleunigung erfährt.

Starre Bronchialwandungen bei älteren Individuen oder infolge irgendwelcher pathologischer Prozesse wirken übrigens in analogem Sinne, da sie der Kompression Widerstand leisten.

Psychogene Glottiskrämpfe kommen nur ausnahmsweise vor, sie stellen im Gegensatz zu dem oben geschilderten organisch bedingten ein relativ harmloses Vorkommnis dar, da derartige Krämpfe stets vor Eintritt ernster Erstickungsgefahr sich spontan lösen.

---

[1]) Semon im Handbuch der Rhino-Laryngologie. Herausgegeben von P. Heymann. Wien: A. Hölder 1900. Vgl. Zusammenfassende Darstellungen.
[2]) Neumeyer, Stuppka, Klestadt, Spiess: Zeitschr. f. Hals-, Nasen- u. Ohrenheilk. Bd. 3.

IV. Luftröhre und Bronchien.
A. Direkte Tracheo-Bronchoskopie.

Als Beleuchtungsvorrichtung dienen vorwiegend sog. Elektroskope, bei denen Lichtquelle und reflektierender Spiegel mit dem Handgriff und Spatelrohrträger fest verbunden sind. (Abb. 67 u. 72.)

Die Einführung der sog. Vorschieberohre durch BRÜNINGS stellte für die Methode eine Verbesserung von größter Bedeutung dar. (Abb. 73.)

War man früher gezwungen, von vornherein die Rohrlänge der zu erreichenden Tiefe anzuwenden und dauernd, auch bei Überschreitung der Larynxenge, mit gleicher Rohrlänge zu arbeiten, so gestattet die Einführung des Vorschieberohres, ʼdas mit uhrfederförmiger Gleitschiene in einer Rinne des Spatelrohres vor- und zurückführbar ist, die Verwendung relativ kurzer Spatelrohre zur ersten Einführung in den Kehlkopf und den oberen Teil der Luftröhre. Nach Erreichung dieses Zieles wird dann sekundär das Verlängerungs- oder Vorschieberohr eingeführt. Das ermöglicht innerhalb weiter Grenzen Verlängerung des Untersuchungsrohres. Das Vorschieberohr wurde zur Bronchoskopie mit seitlichen Öffnungen versehen, um die Atmung auch dann zu ermöglichen, wenn ein Hauptbronchus etwa durch einen Fremdkörper total verlegt, der freie Bronchus aber durch das die Trachealbifurkation passierende Untersuchungsrohr gegen die Luftröhre abgesperrt wird.

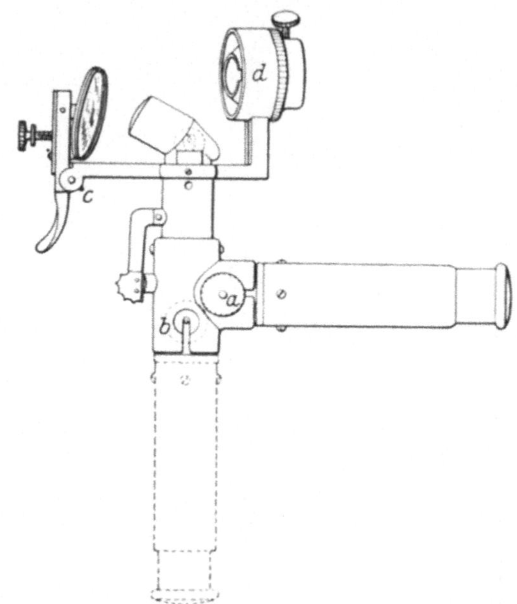

Abb. 72. Elektroskop nach KAHLER-LEITER.

Die direkte Tracheo- und besonders Bronchoskopie hat erst die Beobachtung der physiologischen Verhältnisse und pathologischen Zustände am Lebenden ermöglicht. Die durch den Larynx hindurch von oben ausgeführte Methode wird als obere, die durch eine Trachealöffnung stattfindende als untere Tracheo-Bronchoskopie bezeichnet.

Über die respiratorische Lokomotion, die respiratorische und pulsatorische Bewegung des Tracheo-Bronchialbaumes finden sich Angaben im Abschnitt „Physiologie": Die Beobachtungen unter pathologischen Bedingungen haben vor allem Veränderungen des Lumens und der Wandung zu unterscheiden. Dabei kommen besonders die Lumenveränderungen, Einengung durch Tumoren und Fremdkörper, Narbenstenosen, Verdrängung von außen, Kompression usw. in Betracht. Die Wandbilder gestatten in erster Linie eine Beurteilung des Funktionszustandes bzw. der Veränderungen der Schleimhaut, bis zum gewissen Grade auch der Muskelschichten (Längsstreifung) und des Knorpelgerüstes (Knorpelringe). (Abb. 74.)

Von Tieren eignen sich unter den gewöhnlichen Versuchstieren einerseits große Kaninchen, die nach der Angabe von BRÜNINGS den Vorzug aufweisen, daß sie nicht husten, vor allem aber Hunde, bei denen die Einführung der Rohre verhältnismäßig sehr leicht ist.

B. Störungen der Wegsamkeit.

Den Stenosen kommen, besonders soweit die Trachea in Frage steht, die gleichen gefahrbringenden Momente wie beim Kehlkopf zu.

Der Stridor, den die Stenosen der unteren Luftwege, besonders die intra-thorakal gelegenen verursachen, ist ein exspiratorischer im Gegensatz zu dem des Larynx. Nach Brünings ist das darauf zurückzuführen, daß Trachea und Bronchien durch die Einwirkung des thorakalen Druckes von außen her sich bei der Exspiration verengen. Das gilt allerdings nur so lange, als die elastische Volumänderung von Trachea und Bronchien nicht durch den stenosierenden Prozeß (starre Narben usw.) aufgehoben wird. Nach Gerhardt[1]) senkt der Kranke mit trachealer Stenose den Kopf nach vorne im Gegensatz zu dem mit laryngealer Stenose Behafteten.

Die Stenose kann im Bereich der Luftröhre und Bronchien wiederum auf verschiedenen Ursachen beruhen. Neben Wachstumsstörungen, besonders nach Tracheotomie in früher Kindheit (Chondromalacie der Knorpelringe!), spielen hier entzündliche Prozesse, vor allem solche mit membranösen Ansscheidungen, Stauungsschwellungen, Kompressionen von außen (Struma usw.), vor allem aber Fremdkörper eine erhebliche Rolle. Wesentlich ist, daß der Knorpel dem dauernden Drucke von außen nicht zu widerstehen vermag und Erweichungsprozessen anheimfällt. Die Pars membranacea der Trachea ermöglicht durch ihr Anliegen an der Speiseröhre eine Einengung des Luftröhrenlumens durch

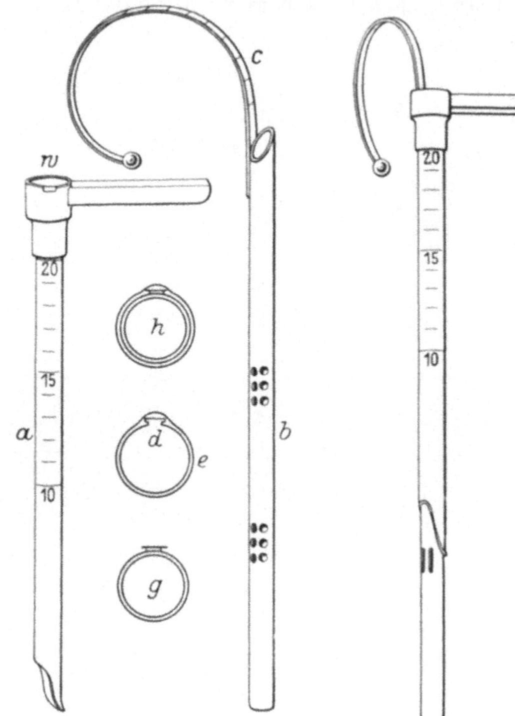

Abb. 73. Bronchoskopierrohr, Spatelrohr und Verlängerungsrohr nach Brünings.

raumbeengende Prozesse der Speiseröhre und des hinteren Mediastinums. Bei Kindern können schon größere Speiseteile beim Schlucken diese Folge haben (deglutitorische Trachealkompression).

Der Fremdkörper in Trachea und Bronchus verursacht besonders anfangs und wenn er beweglich bleibt und im Luftstrom der In- und Exspiration flottiert, nicht nur eine mechanische Stenose, sondern sehr heftige reflektorische Erscheinungen, wie Husten, Würgen usw. Sitzt der Fremdkörper fest, so hören vor allem, wenn er nicht gerade an den Brennpunkten der Reflexauslösung (Glottis, Subglottis, Bifurkation der Trachea usw.) festgekeilt wird, die Reflexerscheinungen rasch auf. Dann ist maßgebend der Grad der mechanischen Stenosierung, der, je nach der physikalischen Beschaffenheit des Fremdkörpers, unter Umständen variabel ist. Früchte, wie Bohnen z. B., können quellen, so daß im Laufe einiger Stunden aus der relativen eine totale Stenose werden kann.

---

[1]) Gerhardt, zit. nach Körner: vgl. Zusammenfassende Darstellungen.

Vollständiger Verschluß der Trachea durch Fremdkörper ist überhaupt nur unter dieser Voraussetzung möglich, da die relativ enge Glottis Fremdkörper, die imstande wären, die Trachea vollkommen zu verlegen, in der Regel nicht passieren läßt. Allerdings kann eine Stellungsänderung bei flachen und breiten Fremdkörpern nach Passieren der Glottis noch gefährliche Stenosen bedingen.

Während bei der Trachea vollkommener Verschluß natürlich sehr rasch zur Erstickung führt, bedingt eine solche im Hauptbronchus nur eine Ausschaltung der *einen* Lunge. In dieser kommt es zur Resorption der Luft und zur Atelektase. Bei der Verlegung eines Bronchus zweiter Ordnung betreffen die Erscheinungen natürlich nur den zugehörigen Lungenabschnitt. Die teilweise Verlegung eines Hauptbronchus wird selten zur Atelektase führen, sondern meist zur Blähung der betreffenden Lungenseite oder einzelner Lungenabschnitte, da, wie oben auseinandergesetzt, das Lumen des Bronchus bei der Exspiration durch den steigenden thorakalen Druck verengt wird, so daß bei der Exspiration weniger Luft ausgepreßt, als bei der Inspiration aufgenommen wird. Dies um so mehr, je forcierter die Atmung erfolgt (reflektorische Hustenstöße usw.!), da hierbei die Lumen- und Druckschwankungen besonders ausgesprochen sind. Die inspiratorische Erweiterung der Bronchien saugt Fremdkörper im Bronchiallumen bei

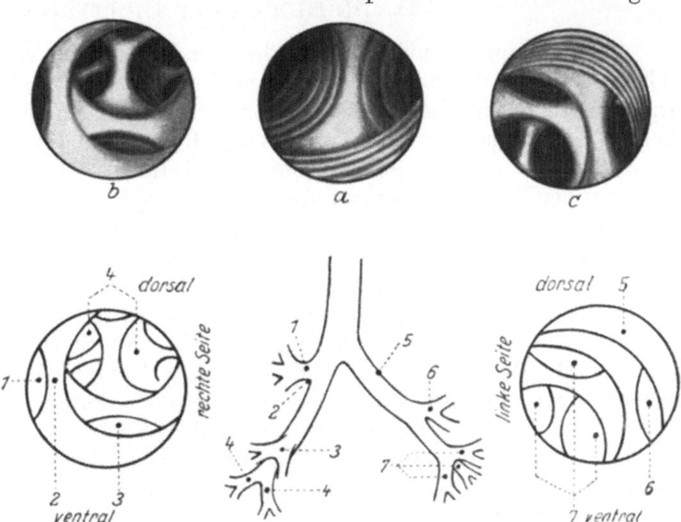

Abb. 74. Endoskopische Bilder nach BRÜNINGS.

jeder Inspiration an, während die exspiratorische Verengerung sie festhält. Auf solche Weise gerät der Fremdkörper immer tiefer in den Bronchus und wird immer fester fixiert. Die Fixation führt dann bei der exspiratorischen Verengerung zu starkem Druck des Fremdkörpers auf Bronchialwand und Schleimhaut.

Sekundär verursachen vor allem stark infizierte, quellbare und vegetabilische Fremdkörper entzündliche Erscheinungen, Pneumonie, Lungengangrän, Lungenabsceß, Pleuritis usw.

Infolge der Blähung der Lunge auf der Seite des Bronchusfremdkörpers kommt es zu einer Verschiebung des Mediastinums und des Herzens nach der entgegengesetzten Seite. Hieraus und aus der Belastung des Lungenkreislaufes ergeben sich die Zirkulationsstörungen.

Selbstverständlich machen Stenosen anderer Ätiologie durchaus analoge Erscheinungen, nur daß bei langsamem Entstehen der Stenose auch hier eine weitgehende Anpassung zustande kommt.

C. Störungen der Sekretion.

Hypersekretion in der Trachea und den Bronchien kann zu einer erheblichen Behinderung der Atmung Anlaß geben. In extremen Fällen kommt es zu einer intensiven Durchmischung des Sekrets mit Luft, besonders bei zähem Sekret zu ausgiebiger Schaumbildung, woraus erhebliche Atembehinderung resultieren kann. Besonders dann, wenn durch irgendwelche Momente die Entfernung des Sekretes erschwert oder aufgehoben ist. Stenosen verschiedenster Art, ebenso wie Wandveränderungen, Bewegungsbeschränkung des Thorax, mangelhafter Glottisschluß usw. kommen hierfür in Betracht.

In der Luftröhre kommt es bisweilen zu einer starken Änderung der Sekretzusammensetzung, verbunden mit Hyposekretion, sog. Ozaena der Trachea. Auch nach Grippe, Röntgenbestrahlung usw. kann durch Drüsenschädigung die Sekretveränderung und Borkenbildung mit den schon für den Larynx geschilderten stenosierenden Folgen zustande kommen.

D. Störungen der Innervation.

Es ist schon angedeutet, daß die Sensibilität und Reflexerregbarkeit in einzelnen Bezirken der unteren Luftwege besonders ausgebildet ist, während sie an anderen Stellen unerheblich ist. Es sind vor allem im Bereiche der unteren Luftwege die Teilungsstellen der Trachea und Bronchien, die eine hohe Reflexerregbarkeit aufweisen. Im allgemeinen nimmt die Reflexerregbarkeit von oben nach unten, d. h. von der Trachealbifurkation nach der Peripherie zu ab. Diese Reflexe, die vor allem der Entfernung eingedrungener Fremdkörper durch Husten, oder der Behinderung weiteren Eindringens schädlicher Gase durch Atemstillstand dienen, können gesteigert, herabgesetzt oder aufgehoben sein. Überempfindlichkeit führt zur Auslösung des Reflexvorganges, wenn dazu kein Anlaß vorliegt, Reizhusten usw. Die gesteigerte Reflexerregbarkeit kann zu asthmaähnlichen Zuständen Anlaß geben.

Die Herabsetzung oder Aufhebung der Reflexerregbarkeit hindert die Beseitigung von Fremdkörpern, die die Glottis passiert haben. Bei erhaltener Sensibilität und Reflexerregbarkeit im Kehlkopf ist das von untergeordneter Bedeutung und kann lange ohne Folgen bleiben. Ist die Reflexerregbarkeit des Kehlkopfs gleichzeitig geschädigt oder aufgehoben, so bedeutet die Störung im Tracheo-Bronchialbaum eine wesentliche Vermehrung der Gefahr.

Die Entfernung von Fremdkörpern kleinen Ausmaßes aus dem Tracheo-Bronchialbaum wird allerdings nicht nur durch den Reflexvorgang des Hustens, sondern auch durch die Tätigkeit der Flimmerepithelien der Tracheo-Bronchialschleimhaut bewirkt. Eine Schädigung dieser erfolgt schon durch Vermehrung der normalen, sie bedeckenden Sekretschicht. Änderungen der Sekretkonsistenz, zumal Borkenbildung, hebt ihre Wirkung nahezu vollkommen auf.

Die Abwehrkräfte der Schleimhaut sind augenscheinlich auch im Tracheobronchialbaum sehr hoch zu bewerten, und denen der Nasenschleimhaut vergleichbar. Die Fremdkörper, die in den Tracheobronchialbaum eindringen, sind so gut wie niemals aseptisch, trotzdem verläuft die Reaktion, sofern nur der Fremdkörper selbst bald entfernt wird, auffallend milde. Bei langdauernden Bronchoskopien, Fremdkörperextraktionen, kommt es sicher sehr oft zu Infektionen der Tracheo-Bronchialschleimhaut, die aber so gut wie niemals ernstere Folgen nach sich ziehen. Anders stellt sich die Situation natürlich sofort dar, sobald durch schwerere Traumen, durch entzündliche Veränderungen usw. diese Abwehrkräfte geschädigt wurden.

Im Rahmen des sehr beschränkten Raumes konnten vor allem bezüglich der Rückwirkungen auf die Lungen und den Zirkulationsapparat vielfach nur kurze Hinweise gegeben werden. Zahlreiche Einzelheiten, die gestörte Funktion der Luftwege betreffend, sind, wie z. B. die Funktion der Gaumentonsillen, im Abschnitt „Physiologie" bereits ausführlicher erwähnt und deshalb aus Gründen der Raumersparnis hier nicht mehr wiederholt worden.

Pathologische Physiologie der Atmung.
(Mit Ausnahme der oberen Luftwege.)

Von

LUDWIG HOFBAUER
Wien.

Mit 41 Abbildungen.

Zusammenfassende Darstellungen.

DURIG: Aufnahme und Verbrauch von O_2. Arch. f. (Anat. u.) Physiol. Suppl. 1903, S. 263. — HALDANE: Respiration. New Haven 1922. — HASSELBALCH: Biochem. Zeitschr. Bd. 78, S. 112. — HENDERSON: Journ. of biol. Chem. Bd. 46, S. 411; Bd. 50. 1922. — HOFBAUER: Atmungspathologie und therapie 1921. Jahresk. f. ärztl. Fortbildung. Febr. 1923 (Literatur!) — LILJESTRAND: Atmung. Jahresb. f. d. ges. Physiol. 1922 (Literatur!) — PEABODY: Arch. of int. med. Bd. 14—22. — STAEHELIN: Klin. Wochenschr. Jahrg. 1, S. 1721. — STRAUB u. MEIER: Dtsch. Arch. f. klin. Med. Bd. 138; Biochem. Zeitschr Bd. 89, S. 156; Bd. 90, S..305; Bd. 124, S. 259. — WENKEBACH: Volkmanns Vortr. N. F. Nr. 465 u. 466. — WINTERSTEIN: Pflügers Arch. f. d. ges. Physiol. Bd. 187 u. 293.

Einleitung.

Störungen der Leistung wurden früher stets als Zeichen einer *organischen* Erkrankung angesehen, insbesondere auf dem Teilgebiete der Erkrankungen des Atemapparates. Relativ neu ist die Erkenntnis, daß sich auch ohne Schädigung des Organes eine Veränderung der Funktion ausbilden könne. Nicht immer aber bedeutet eine verminderte Organleistung auch eine Schmälerung der Leistungs*fähigkeit*; sie stellt oft lediglich die *Folge mangelhafter Übung* dar *bei voll leistungsfähigem Organ.* Die systematische Untersuchung hat gezeigt, daß die *mangelhafte Ausbildung des Atemapparates* gar nicht so selten *als Folge einer ungenügenden Beanspruchung des Organs* anzusehen ist, die *mangelhafte Leistung also die primäre Störung* darstellt, welcher die *ungenügende Ausbildung erst sekundär* sich angliedert. Nun hatte die Laienmedizin (Inder, Chinesen) speziell auf dem Gebiete der Erkrankungen des Atemapparates schon vor Jahrtausenden versucht, nicht bloß behufs Verbesserung der Ausbildung, sondern auch zum Zwecke einer Verhütung und Heilung der Erkrankungen des Atemapparates eine gesteigerte Tätigkeit in Form von Atemübungen zu verwenden. Insbesondere die Verhütung und Bekämpfung der Lungentuberkulose wurde auf diesem Wege immer wieder versucht, von den Vertretern der wissenschaftlichen Medizin jedoch mangels gesicherter theoretischer Grundlagen nicht akzeptiert, obzwar seit alters die Tatsache bekannt war, daß Zusammenhänge zwischen Körperbau und Krankheit bzw. Krankheitsbereitschaft bestehen. Das hatte man zwar empirisch gefunden, aber die wissenschaftliche Erklärung und Erforschung der Art dieser Zusammenhänge fehlte noch und beschäftigte darum unausgesetzt das ärztliche Denken. Insbesondere waren es die Erkrankungen der Lungen, die mit gewissen Verbildungen des Thorax in einen Kausalnexus gebracht wurden; man sprach von einem „krankhaften Habitus". Deutscher Fleiß und Scharfsinn (Rokitansky, W. A. Freund, Kraus, Hart, Pfaundler) erbrachte die Erkenntnis bestimmter, gut nachweisbarer Veränderungen in der Entwicklung des knöchernen Brustkorbes bzw. in der Korrelation der Ausbildung der verschiedenen Anteile des Skelettes, und diese Verschiebung der Skelettausbildung galt allgemein als die *primäre* Veränderung, welche *sekundär* eine Beeinträchtigung der Atemfunktion auslöse. Als Ursache der Krankheitsbereitschaft bzw. der Erkrankung der Lungen wurde die durch die fehlerhafte Entwicklung des Brustkorbes verursachte Behinderung der Luftfüllung bzw. Luftentleerung erklärt. Mit Rücksicht auf die Vererbbarkeit der in Rede stehenden Anomalien der Brustkorbentwicklung und Lungenkrankheiten nahm man als primum movens eine „konstitutionelle Schwäche" in der Anlage des Knochengerüstes an.

Hier wie auf so vielen anderen Gebieten der klinischen Medizin vollzog sich nun in den letzten Jahrzehnten ein gewaltiger Umschwung in der pathogenetischen Auffassung. Neben der bis dahin allein geltenden *anatomischen* Gedankenrichtung verschaffte sich auch die *physiologische* Betrachtung allgemeine Geltung.

W. A. Freund hatte noch die „Disposition" der Lungenspitzen zur Tuberkulose durch anatomische Veränderungen des knöchernen Thorax zu erklären versucht (phthisischer „Habitus") und auf Grund dieser Annahme die Bekämpfung tuberkulöser Lungenerkrankungen durch chirurgischen Eingriff an den Rippen vorgeschlagen. Auf diesem Wege werde die das Lungengewebe drosselnde „Enge" der oberen Brustkorbapertur gesprengt, die Widerstandsfähigkeit des Gewebes genügend gesteigert. Dieser Vorschlag wurde denn auch in einer Reihe von Fällen durchgeführt. Wenckebachs treffende „Argumente gegen die sogenannte anatomische Disposition der Lungenspitzen" erwiesen aber die Unhaltbarkeit dieser Hypothese und lenkten vielmehr die Aufmerksamkeit auf die *geänderte Atemfunktion als Ursache sowohl der Brustkorbveränderungen als auch der Krankheitsbereitschaft bzw. Erkrankung der Lungen.*

Um solche Störungen der Atemfunktion tatsächlich nachweisen zu können, reichte die klinische Untersuchungsmethodik nicht aus. Dazu mußte ihr erst eine **physiologische Untersuchungsmethodik** angegliedert werden, und zwar kamen für die in Rede stehenden Probleme insbesondere in Betracht:

1. die *graphische Darstellung der Atembewegung;*
2. die *Röntgenuntersuchung des Atemapparates;*
3. die *spirometrische und gasanalytische Untersuchung der Atemleistung.*

Am anschaulichsten werden die funktionellen Verschiebungen durch graphische Darstellung der spirometrisch erhaltenen Werte wegen der Gegenüberstellung und des Vergleiches der bei den verschiedenen Affektionen vorkommenden Änderungen der Atemleistung, etwa in Form einer Darstellung, wie sie Abb. 112 bietet. Die links von der eigentlichen schematischen Darstellung der Spirometerwerte angefügte Skizze einer Luftpumpe versinnbildlicht nicht bloß die Pumparbeit des Atemapparates, sondern führt auch die Unentleerbarkeit der „Residualluft" dadurch vor Augen, daß die Abzugsröhre in der Höhe angesetzt ist, bis zu welcher im Schema die Residualluft reicht. Würde der Stempel der Pumpe auch bis zum Boden derselben vorgetrieben, so kann doch die in den unteren Partien befindliche Luft nicht ausgepreßt werden. Als ein besonders krasses Beispiel ist die beim inkompensierten Vitium cordis auftretende Atemstörung neben den Normalwerten veranschaulicht, und der Eindruck der diesbezüglichen Kolumne ist wohl eindringlicher als der der betreffenden Zahlen.

4. die *Thoraxkonstruktionsmethode*, welche die Darstellung jedes Brustkorbdurchschnittes sowie den Vergleich der nach Form und Größe verschiedenen Brustkörbe untereinander ermöglicht.

Die Notwendigkeit genauer und vergleichender Messungen an verschiedenen Patienten und an ein und demselben Kranken zu verschiedenen Zeiten hat STÄHELIN in seinem trefflichen Übersichtsreferat ,,Über das Lungenemphysem" klar dargetan: ,,Schon die Voraussetzung der Durchführung des Programmes hat bisher gefehlt, nämlich die Anwendung *messender Methoden* für die Erforschung der morphologischen und physiologischen Verhältnisse beim Emphysem. Bisher hat man sich in der Regel damit begnügt, durch die bloße Betrachtung die Erweiterung des Thorax und seine Exkursionsfähigkeit festzustellen, die Lungengrenzen zu perkutieren und etwa noch eine Röntgenuntersuchung anzuschließen. Häufig maß man auch den Thoraxumfang mit dem Bandmaß bei In- und Exspiration, und zu Demonstrationszwecken wurde gelegentlich mit Tasterzirkel und Kyrtometer eine Skizze des Brustquerschnittes angefertigt. Systematische Untersuchungen wurden aber noch kaum ausgeführt."

ROHRER hat (s. oben S. 85) eine Methode ersonnen, um aus den orthodiagraphisch bestimmten Maßen der Brusthöhle den Inhalt zu berechnen. Er nimmt ein Orthodiagramm der Brusthöhle von vorn und von der Seite auf, mißt die Flächeninhalte und dividiert deren Produkt durch die Höhe des Brustraumes. Neun Zehntel dieser Zahl entsprechen nach ROHRER dem Inhalte der Brusthöhle, und die Fehlergrenze soll nicht größer als 5, höchstens 10% sein. Demgegenüber ist wohl BLUMENFELD zuzustimmen, welcher glaubt, ,,daß das Verfahren der Messung von HOFBAUER als das Normalverfahren angenommen werden sollte, da es durch Reduktion einen Vergleich auch von verschiedenen Autoren und bei verschiedenen Rassen gewonnener Ergebnisse gestattet". Diese ,,thorakometrische Konstruktionsmethode" gestattet die Bestimmung der verschiedensten Durchmesser und Krümmungen der einzelnen Brustkorbteile und beruht auf folgenden Grundlagen:

Der Stand des ersten und elften Brustwirbeldornes (*A*, *B*, Abb. 75) wird mittels Hautstiftes markiert und hierauf die Entfernung zwischen diesen beiden Marken (*a*) sowie die Entfernung zwischen der oberen Marke *A* und der Incisura jugularis (*b*) resp. dem Ansatze des Processus xyphoideus am unteren Ende des Brustbeinkörpers (*d*) einerseits und ebenso die Entfernung der unteren Marke *B* von diesen beiden Punkten (*c* und *e*) andererseits mittels eines der gebräuchlichen Beckenmesser ermittelt. Auf Grund dieser 5 Maße läßt sich leicht der Sagittalschnitt des Brustkastens zeichnen, indem man die beiden Dreiecke *a b c* und *a d e* auf der gemeinschaftlichen Basis *a* konstruiert. Selbstredend

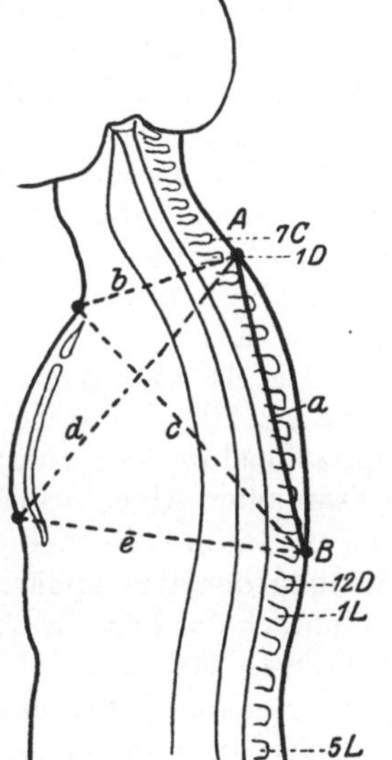

Abb. 75. Schematische Darstellung der Thoraxkonstruktionsmethode.

kann man durch Vermehrung der Punkte an der Vorder- bzw. Hinterfläche des Brustkorbes, deren Abstand von den Punkten *A* und *B* man bestimmt, die ganze Vorder- und Hinterfläche bezüglich auffälliger pathologischer Krümmungen im sagittalen Schattenrisse präzisieren. In manchen Fällen, z. B. beim Birnthorax oder bei stark ausgesprochener Kyphose des Emphysematikers, ist eine solche Veränderung der Methodik geradezu unerläßlich.

Um nun den Vergleich zwischen den verschiedenen so gemessenen Brustkörben zu erleichtern, empfiehlt sich die Reduktion der so erhobenen Maße auf eine konstante Größe sowie die Ausführung der Zeichnungen auf durchsichtigem Papier. Man kann dann die verschiedenen Bilder mit der in allen Fällen gleichgroßen konstanten Linie a aufeinanderlegen und übersieht mit einem Blick die Verschiedenheiten in der Neigung der oberen Brustapertur sowie des Sternums und ebenso dessen relativen Abstand von der Wirbelsäule: die Tiefe des Thorax. Als konstante Größe des Abstandes $A-B$, also der Linie a, wähle ich die Distanz von 5 cm $= a_1$, und die Werte berechnen sich b_1, c_1, d_1, e_1 gemäß der Formel $a : b = 5 : x$, also in der Weise, daß jede der durch Messung gewonnenen Zahlen mit derselben Größe $\dfrac{5}{a}$ multipliziert wird. Am raschesten findet man die reduzierten Werte bei Benutzung der Logarithmentafel. Hierbei wird zum Logarithmus des zu reduzierenden Wertes immer derselbe Wert (der Logarithmus von 5, von dem der Logarithmus des für den betreffenden Fall erhobenen Wertes a subtrahiert wurde) addiert und der diesem Logarithmus entsprechende Zahlenwert aufgesucht. Natürlich läßt sich durch Messung zu verschiedenen Zeiten an ein und demselben Kranken jede Veränderung in der Stellung des Thorax leicht vor Augen führen. Als Beispiel dieser Art gelte die Abb. 98.

Bei Verwendung dieser Methoden in der Klinik ließen sich *gesetzmäßige Zusammenhänge zwischen Form, Leistung und Aufbau des Atemapparates* nachweisen, deren Verständnis durch folgende beim Gesunden gewonnene Daten erleichtert wird.

Die bei Körperruhe mit einem Atemzuge aufgenommene bzw. ausgestoßene Luftmenge wird als „*Atemluft*", die bei möglichster Vertiefung der Einatmung noch aufnehmbare Luftmenge als „*Ergänzungsluft*" (*Komplementärluft*), die bei möglichster Vertiefung der Ausatmung ausstoßbare Luftmenge als „*Vorratsluft*" (*Reserveluft*) bezeichnet. Die Ruheatmung umfaßt beim Gesunden 0,5 l, die bei möglichster Anstrengung der Ein- und Ausatmungskräfte erzielbare „*Bestleistung*" = Vitalkapazität etwa 4 l. Selbst nach möglichst starker Entleerung enthält die Lunge noch immer „*Restluft*" oder „*Residualluft*" in der Menge von etwa 1 l.

Die *Atembewegung sorgt für die Entfernung der* CO_2, von welcher bei Körperruhe ca. 200, bei Arbeit bis zu 1500 ccm per Minute gebildet werden. Die Exspirationsluft (500 ccm) besteht aus einer Mischung der (370 ccm betragenden) CO_2-reichen Alveolarluft mit der (ca. 130 ccm betragenden) Luft aus dem „schädlichen Raum" (Bronchien, Trachea, Kehlkopf, Mund), welche fast die Zusammensetzung der atmosphärischen Luft besitzt. Die Größe der Bestleistung wechselt entsprechend der Größe der Körperoberfläche und beträgt im Durchschnitt ungefähr 4—6000 ccm. Um einen genügenden Gasaustausch zu erzielen, muß eine gute *Austausch*möglichkeit der Lungenblut- und Lungenluftgase gegeben sein, und ferner muß die Alveolarluft einen relativ großen Anteil der Ausatmungsluft bilden. Bei verflachter Atmung werden nur 200 ccm exspiriert, also fast nur die Menge des „schädlichen Raumes". Bei schwerer Körperarbeit steigt die Menge der bei einem Atemzuge entleerten Exspirationsluft bis zu einem Drittel der Bestleistung, also auf 1500—1600 ccm. Während der gesunde, muskelkräftige Mensch imstande ist, seine Restluft nahe dem physiologischen Werte von 1 l zu *erhalten,* erreicht letzterer schon beim körperlich wohl noch Gesunden, jedoch ungenügend Trainierten, einen viel höheren Wert, und zugleich tritt eine beträchtliche *Herabsetzung seiner respiratorischen Bestleistung* in Erscheinung mit dem Resultate einer *ganz bedeutenden Herabsetzung der Lüftungsgröße seiner Lungen*, wie die folgende Rechnung erweist: Beträgt beim muskelkräftigen Menschen die Lüftungsgröße 4 : 1, entsprechend dem Verhältnis von Bestleistung = 4 l : Restluft = 1 l, so wird bei einer Herabsetzung der Bestleistung auf 3,5 l und einer Steigerung der Restluft auf 1,5 l die Lüftungsgröße = $2^1/_3$: 1. Eine Herabsetzung der Bestleistung auf 3000 ccm mit dem Anstieg der Restluft auf 2000 ccm ergibt sogar eine Lüftungsgröße von $1^1/_2$: 1. Nun gehören solche Werte keineswegs zu den Seltenheiten, und sehr oft werden bei Kranken sogar noch weit stärkere Verschiebungen dieser Werte beobachtet.

Beim Gesunden in Ruhe genügen 4—5 l als Minutenvolumen (die in der Minute geatmete Luftmenge), bei Steigerung des Stoffwechsels erhöht sich diese Größe. Ihr Maximum hängt von der Möglichkeit der Atemvertiefung einerseits, der Zahl der Atemzüge andererseits ab. Bei gesunden jungen Menschen beträgt das maximale Minutenvolumen 60,3 l = 12 mal mehr als in Ruhe.

Die *Zahl* der Atemzüge steigt auf durchschnittlich 35 per Minute. Die Atem*tiefe* wird bei rascher Atmung nicht voll verstärkt, sie scheint außerdem abhängig von der Größe der Vitalkapazität und erreicht nach den Untersuchungen von *Barr* und *Peters* (Americ. journ. of physiol. Bd. 54, S. 345) sowohl beim Gesunden wie beim Herzkranken $^1/_3$—$^1/_2$ derselben. Mithin ergibt die Berechnung (bei Annahme einer Vitalkapazität von 4600 ccm) $\dfrac{4600}{3} \cdot 35 = 53,6$ l als maximales Minutenvolumen. Bei angestrengter Arbeit fanden sich während der letzten $1^1/_2$ Minuten Werte zwischen 79 und 129% des berechneten maximalen Minutenvolumens, bei manchen zwischen 79 und 98%. Die Durchschnittsziffer beträgt 96%. Demgemäß läßt sich mit praktisch unwesentlichem Fehler *das maximale Minutenvolumen aus der Größe der Vitalkapazität errechnen*. Bei künstlicher Verkleinerung der Vitalkapazität auf ungefähr die Hälfte, indem der Versuchsperson eine straffe Binde um die Brust gewickelt wird, läßt sich der Einfluß der Behinderung auf das maximale Minutenvolumen studieren.

Ruhig liegend werden 8% des errechneten maximalen Minutenvolumens vom unbeeinflußten Menschen geatmet, beim Stiegensteigen 27%, beim Gewichttragen 34% (bei leichter Atemnot). Bei Einschränkung der Bestleistung hingegen (auf 2100 ccm) werden bei völliger Ruhe im Liegen 25%, beim Steigen 64% (bei leichter Atemnot), beim Gewichttragen 80% der Bestleistung unter dem Zeichen ausgesprochener Atemnot aufgebraucht. Die geatmeten Minutenvolumina waren mit und ohne Verkleinerung der Vitalkapazität annähernd gleich, die Atemnot jedoch im ersteren Falle viel größer. Der O_2-Verbrauch war hierbei etwas vergrößert, wohl entsprechend der vermehrten Atemanstrengung. Hier macht infolge der stärkeren Vermehrung der Atemzahl der „tote Raum" der Luftwege seinen ungünstigen Einfluß geltend. *Das Gefühl der Atemnot steht mithin in ausgesprochenem Zusammenhang mit der Annäherung an das maximale Minutenvolumen, welches sich aus der Größe der Bestleistung errechnen läßt* (STURGIS, PEABODY, HALL, FREMONT-SMITH).

Atmung, Kreislauf und auch der Stoffwechsel sind nämlich als ein physiologisches System anzusehen. Insuffizienz des einen Teils kann mit Hilfe eines anderen ausgeglichen werden. Die bei Körper*ruhe* von einem Blute mit bester Gaskonzentration durchströmten Gewebe sucht der Körper auch bei *Arbeit* in gleicher Weise zu versorgen. Bei Körperruhe werden in der Minute 275 ccm O_2 verbraucht, bei 3,5 Meilen Weg (pro Stunde) hingegen in der Minute 1100 ccm O_2 und bei 5,5 Meilen Lauf (in der Stunde) 2060 ccm O_2, also 4 mal soviel beim Gehen, $7^1/_2$ mal soviel beim Lauf. Demgemäß mußte bei proportionaler Vergrößerung von Minutenvolumen bzw. Atemgröße ersteres von 5 l auf 20 bzw. 37,5 l ansteigen, letztere von 4,5 l pro Minute auf 18 bzw. 33,75 l. Nun fand Krogh mittels seiner Methode bei extremer Arbeitsleistung ein Minutenvolumen von 12, bei einem Athleten als Maximum 21 l, Pearce in Selbstversuchen ein stärkeres Ansteigen der Atemgröße, als er theoretisch deduziert hatte. Bei kardialer Dyspnöe findet sich Herabsetzung der bewegten Blutmenge, hingegen eine meistens deutlich nachweisbare Steigerung des Stoffumsatzes in der Ruhe und eine Steigerung der Atemgröße. Der für die Herzarbeit so bedeutungsvolle Venendruck erreicht sein Optimum, wenn er den Ventrikel diastolisch bis zum Maximum seiner Leistungsgröße füllt. Die Beschleunigung des Herzschlages nützt nur so lange, als vollständige diastolische Füllung dabei möglich ist; daher wirkt Beschleunigung über 150—160 Schläge nicht mehr im Sinne einer Vergrößerung des Minutenvolumens. Der ruhende normale Organismus verwendet von den zugeführten 18,5% O_2 des den Geweben zugeführten Blutes nur 5,5%, so daß 13% als Reserve anzusehen sind. Mithin könnte höchstens $3^1/_2$ mal soviel als in der Ruhe vom Gewebe verbraucht werden, wenn völlige Ausnutzung überhaupt möglich wäre; in Wirklichkeit wird höchstens 2,5 mal soviel als in der Ruhe verwendet. Mithin wäre für die $5^1/_2$ Meilen Stundenleistung 15 l Minutenvolumen nötig, d. h. bei 120 Pulsschlägen 125 ccm Blut als Schlagvolumen. *Während aber der O_2-Gehalt des Blutes von der Atemgröße wenig beeinflußt wird, wirkt dieselbe stark auf den CO_2-Gehalt.* Die Kohlensäure findet sich als freie, locker gebundene, als Carbonat und Bicarbonat, sowie an Protein gebunden beim Normalen im Verhältnis 1 : 20. Der Bicarbonatgehalt steigt während der Blutbewegung durch die Gewebe, sinkt infolge CO_2-Abgabe in den Lungen (Zuntz). Bei niedrigem CO_2-Druck ist relativ mehr an Soda gebunden als bei hohem CO_2-Druck. Bei Hyperventilation sinkt der Gehalt an gebundener CO_2 weniger rasch als der an freier. Beim ruhenden normalen Menschen schwankt der CO_2-Druck der Alveolarluft sehr wenig; schon die Erhöhung um 2 mm Hg verdoppelt die Atemgröße, während die Änderungen des O_2-Gehaltes selbst in großem Umfang dieselbe fast gar nicht ändern (Haldane und Priestley). Daß der CO_2-Druck der Alveolarluft dem des arteriellen Blutes gleich ist (Krogh), kann man, auf Grund der neuesten Feststellungen, nicht *allgemein* behaupten. Soviel aber scheint sicher, daß der CO_2-Druck des arteriellen Blutes in der Regel die Regulation der Atembewegung besorgt, indem gesteigerter CO_2-Gehalt des Blutes infolge der Säuerung das Atemzentrum reizt. Die Konstanz des CO_2-Druckes in der Alveolarluft entspricht wohl der Konstanz der Durchströmung des Atemzentrums. Verstärkte Atemtätigkeit ermöglicht durch Herabsetzung des CO_2-Gehaltes des Blutes eine stärkere CO_2-Abfuhr aus den Geweben, ohne Erhöhung des CO_2-Gehaltes des letzteren.

Beim Gesunden beträgt der „Sauerstoffhunger" des arteriellen Blutes („oxygen unsaturation" Lundsgaard), d. h. die Differenz zwischen dem gefundenen Wert und dem bei völliger Sättigung des Blutes mit O_2 erhobenen Wert, 2,6—8,3% (Mittelwert 5%), der des venösen dagegen 26,8%. Die Differenz zwischen beiden Werten, die „O_2-Abgabe" („head of oxygen"), ist nach Stadie und Doi eine konstante Größe. Die an Katzen durchgeführten Versuche von Morris erweisen aber eine *Inkonstanz* dieser Größe sogar bei demselben Versuchstier; sie wird mit steigendem Sauerstoffhunger immer kleiner, kann sogar negative Werte erreichen, was auf die O_2-Zehrung des Lungengewebes bezogen wird. *Von der Beschaffenheit des durchströmten Gewebes* hängt der O_2-Hunger des venösen Blutes ebensosehr ab wie *von dem O_2-Gehalt des arteriellen Blutes.* Pneumokokkeninfektion löst nach diesem Autor eine Herabsetzung des O_2-*Hungers* aus. Einseitige Behinderung der Lungenatmung (Pneumothorax, Bronchusverschluß) vergrößert den O_2-*Hunger* des arteriellen und venösen Blutes, aber nur wenig die O_2-*Abgabe*. Beiderseitige Behinderung hingegen (Histamininjektion, beiderseitige Bronchialverengerung) sowie Asphyxie steigern den O_2-Hunger und vermindern die O_2-Abgabe. O_2-Inhalation steigert bei Störung des Atemmechanismus den O_2-Gehalt des arteriellen Blutes bis zur Norm, verhindert den Abfall des letzteren, wenn sie vor der Erzeugung eines Pneumothorax verwendet wird (MORRIS).

Erfahrungsgemäß bekommt vielen Patienten mit schwerer Dyspnöe *Sauerstoffinhalation* gut. Das war bisher nicht recht zu verstehen, da bei der Sauerstoffspannung in den Alveolen, wie bisher angenommen wurde, das Hämoglobin fast vollkommen mit Sauerstoff gesättigt ist, bei einem höheren Sauerstoffpartialdruck also nur der *physikalisch* absorbierte Sauerstoff im Blute zunehmen könnte, was nicht eben viel ausmacht. Wenn wir nun aber gesehen haben, wie ungünstig die Bedingungen für die Ventilation bei Kurzatmigkeit sind, so müssen wir die Einatmung von Sauerstoff ganz anders beurteilen. Es ist sehr wohl denkbar, daß in schlecht ventilierte Alveolarbezirke durch das viel größere Diffusionsgefälle bei der Einatmung von Sauerstoff genügend Sauerstoff eindringt, und daß ein zuvor nur wenig arterialisiertes Blut dann reichlich Sauerstoff aufnimmt.

Nicht nur bei normalem O_2-Gehalt der Luft (20%), sondern auch bei Verringerung desselben bis auf 14% wird das Hämoglobin beim *Gesunden* genügend mit O_2 gesättigt, aber schon bei *Anstrengung* genügt der O_2-Gehalt der Luft nicht, und Steigerung des O_2-Gehaltes erhöht die Leistungsfähigkeit (LEONHARD HILL). Bei *Insuffizienz des Atemapparates* oder in *größeren Höhen* verschwindet der „Sicherheitsfaktor", welchen die Differenz zwischen dem für den Gesunden nötigen Wert von 14% O_2 und dem tatsächlich vorhandenen (20%) darstellt, und daher kommt es leicht zu Atemnot. Deshalb *vertragen Pneumonien Höhenlagen von 6000 Fuß so schlecht* (RUDOLF). Anoxämie entsteht 1. bei ungenügender Sättigung des arteriellen Blutes mit O_2, 2. bei Kreislaufverlangsamung, 3. bei Mangel an Hämoglobin, 4. bei Verschiebung der Dissoziationskurve des Oxyhämoglobins. BOHR zeigte, daß bei Herabsetzung des CO_2-Gehaltes im Blute das Hämoglobin weniger leicht den O_2 abgibt. Cyanose bedeutet nach RUDOLF Anoxämie. Fehlen der ersteren schließt aber die letztere nicht aus (z. B. bei CO-Vergiftung). Steigerung des CO_2-Gehaltes der Alveolarluft über 5,6% steigert die Atembewegung, weniger effektvoll nach dieser Richtung ist O_2-Mangel. Von besonderer Bedeutung scheint der O_2-Gehalt des Blutplasmas. Dasselbe enthält normaliter in 100 ccm 0,35 ccm O_2 in Lösung, es kann jedoch durch O_2-Einatmung bis zu 3 ccm gelöst werden. Die Alveolarepithelien scheinen sich passiv zu verhalten.

Kann die ausgeworfene Blutmenge, wie bei stärkerer Körperarbeit, nicht dem gesteigerten Stoffwechsel nachkommen, so treten als Kompensatoren ein: Hyperventilation der Lungen, Steigerung des Venendruckes entsprechend dem gesteigerten Muskeltonus. Bei ungenügender Leistungsfähigkeit derselben entsteht herabgesetzte Arbeitsfähigkeit. Bei Herzfehler, croupöser Pneumonie oder aber auch schon bei mangelhaftem Zusammenspiel der kardiorespiratorischen Funktion walten schon bei Körperruhe *Verhältnisse vor wie beim arbeitenden Gesunden und daher ist Arbeitsleistung dem Kranken unmöglich.* Die Vergrößerung der Atemtiefe ist als wirksamer Faktor sehr in Betracht zu ziehen, da „bei ruhiger, normaler Atmung nicht alle Teile der Lunge entfaltet werden, manche direkt luftarm bleiben, und doch wird das Blut die Capillaren, die die Septa dieser Partien durchsetzen, in reichem Maße durchfließen. Bei Vertiefung der Atemzüge werden auch früher nicht ventilierte Lungenabschnitte der Arterialisation zugänglich gemacht" (DURIG). Anders steht es bei der Atem**beschleunigung**.

„Beschleunigte Atmung ist für den Gasaustausch ungünstiger als ruhige oder gar verlangsamte Atmung. Bei tiefer (760 ccm) und oberflächlicher (340 ccm) Atmung ist die Exspirationsluft vom gleichen Punkte an gleichmäßig zusammengesetzt; der gleichmäßig zusammengesetzte Teil enthält um so mehr Inspirationsluft, je größer das Atemvolumen ist" (SIEBECK).

Bei Arbeitsdyspnöe ist der „schädliche Raum" vergrößert, bei Einatmung von Kohlensäure verkleinert (Verengerung der Bronchiallumina).

Den adäquaten Reiz für das Atemzentrum bildet die Kohlensäurespannung des arteriellen Blutes (ZUNTZ und LÖWY, HALDANE und seine Mitarbeiter). Unter der Einwirkung der Kohlensäurespannung des Arterienblutes regelt die Atmung die Ventilationsgröße so, daß die Kohlensäurespannung der Alveolarluft und damit die des arteriellen Blutes (KROGH) konstant gehalten wird. Die Untersuchungen von WALTER und LEHMANN mit Säureinjektion, von GEPPERT und ZUNTZ, von A. LÖWY u. a. bei der Sauerstoffmangeldyspnöe hatten zu der Vorstellung geführt, daß außer der Kohlensäure auch andere Säuren reizend auf das Atemzentrum wirken. Diese Beobachtungen wurden dann von WINTERSTEIN in einer experimentell und rechnerisch faßbaren Form als „*Reaktionstheorie*" der Atmungsregulation zusammengefaßt, wonach weder der Sauerstoffmangel noch die Kohlensäurespannung als solche, sondern einzig und allein die Wasserstoffionenkonzentration des Blutes die chemische Regulierung der Atmung besorgen. Jede wässerige Lösung, mag sie nun sauer, neutral oder alkalisch reagieren, muß sowohl H-Ionen wie HO-Ionen enthalten. Die Wasserstoffionenkonzentration wird kurz bezeichnet als *Wasserstoffzahl* (H·). Für die graphische Darstellung ist es vorteilhaft, mit dem Logarithmus der Wasserstoffzahl statt mit ihr selbst zu arbeiten, und zwar da dieser nur in extrem seltenen Fällen (in den biologisch in Betracht kommenden niemals) ein positives Vorzeichen besitzt, immer ohne das selbstverständliche Minuszeichen. Diese Zahl nennt man (SÖRENSEN) den *Wasserstoffexponenten* p_H. Derselbe wird mit steigender Säuerung kleiner, H· größer.

Das Blut besitzt die Tendenz, selbst geringe Änderungen seiner Wasserstoffzahl auszugleichen. Die H· der Blutflüssigkeit wird bestimmt durch ihren Gehalt an Carbonaten, Phosphaten und Eiweiß. Die Carbonate haben den größten Einfluß, weil sie in relativ hoher Konzentration vorhanden sind. Der Gehalt des Blutes an gesamter CO_2 beträgt etwa 0,14%. Der Ausgleich geschieht mit Hilfe so prompt arbeitender Regulationsvorrichtungen, daß eine irgendwie größere Abweichung von der normalen H· selbst unter pathologischen Verhältnissen nicht vorkommt, nicht einmal bei jenen Diabetikern, welche massenhaft β-Oxybuttersäure ausscheiden. Künstlich kann man nur ganz vorübergehend etwas größere Schwankungen hervorrufen, wenn man das Blut direkt mit Säuren oder Alkalien überschwemmt. Diese Regulation wird besorgt durch die Lungen und die Nieren. Je nach der Stärke der Atemarbeit scheiden die Lungen mehr oder weniger CO_2 aus. Die Stärke der Ventilation wird, abgesehen von nur vorübergehend in Betracht kommenden *willkürlichen* Beeinflussungen durch das *nervöse Atemzentrum* im verlängerten Mark reguliert. Dasselbe reagiert auf die geringste Erhöhung der H· des umspülenden Blutes mit einer Erhöhung der Atemtätigkeit, wobei wir es außer Betracht lassen, ob dies durch Erhöhung der Tiefe oder der Frequenz der Atemzüge geschieht. Der Mechanismus ist etwa folgendermaßen zu denken: Im Stoffwechsel entsteht ständig CO_2, welche die H· über den normalen Wert zu heben versucht. Das Atemzentrum reagiert darauf derart, daß der Überschuß von CO_2 durch die Lungenventilation eben ausgeschieden wird. So bildet sich ein stationäres Niveau der H· aus, welches je nach der „Reizbarkeit" des Atemzentrums in Kombination mit der Größe des

Zuströmens von CO_2 ins Blut einen ganz bestimmten Wert hat. Reagiert das Atemzentrum infolge Herabsetzung seiner Reizbarkeit (wie etwa nach Narkoticis) erst bei einer höheren H˙, so steigt die H˙ des Blutes (HASSELBALCH), doch ist dieselbe unter allen Umständen fast die gleiche. Bei der Acidose des Diabetikers stellt sich die normale H˙ des Blutes her, trotzdem die Bicarbonatmenge des Blutes vermindert ist, d. h. die CO_2-Spannung[1]) des Blutes unter die Norm sinkt. Die Bicarbonatmenge ist nämlich der CO_2-Menge genau proportional. Das Atemzentrum reagiert nicht eigentlich auf erhöhte CO_2-Spannung, sondern auf erhöhte H˙ (MICHAELIS). Jede Steigerung der H˙ (bzw. Veränderung des Verhältnisses zwischen ihr und der Menge der OH˙) bewirkt eine Verstärkung, jede Verminderung derselben eine Abschwächung der Lungendurchlüftung. Die Reaktion in den Atemzentren hängt ab von den daselbst sich abspielenden Stoffwechselvorgängen sowie von der Reaktion des Blutes. Der Übergang abnormer Säuremengen in die Blutbahn (Acidose) erzeugt eine *hämatogene*, die bei O_2-Mangel in den Zentren selbst stattfindende Säuerung eine *centrogene* Hyperpnöe. In beiden Fällen ist der CO_2-Gehalt und die CO_2-Spannung des Blutes herabgesetzt, und ebenso kann das CO_2-Bindungsvermögen des Blutes herabgesetzt sein. Die Kennzeichnung der verschiedenen Änderungen der Blutbeschaffenheit dürfte zweckmäßig von dem ihnen allen gemeinsamen Symptom ausgehen, von der *Verarmung des Blutes an Kohlensäure*. Statt des von Mosso hierfür vorgeschlagenen Namens dieser Erscheinung „*Akapnie*“ (von kapnos = Rauch, Kohlensäure) wird zweckmäßig, da es sich ja niemals um ein völliges Fehlen der Kohlensäure handeln kann, der von HENDERSON gebrauchte Ausdruck „*Hypokapnie*“ zu verwenden sein.

Diese Hypokapnie tritt in 2 Formen auf: 1. charakterisiert durch die Anwesenheit abnormer Mengen fixer Säuren (z. B. Schwefelsäure, Phosphorsäure, Harnsäure bei reichlicher Eiweißkost, Milchsäure bei starker Muskelarbeit, Acetonkörper unter pathologischen Verhältnissen) und Verschiebung der H˙ nach oben, *hämatogene Hypokapnie* (Acidosis); 2. bedingt durch primäre Verstärkung der Atmungstätigkeit mit Verschiebung der H˙ nach unten und kompensatorisch verstärkter Alkaliausscheidung sowie verminderter NH_3-Bildung, *centrogene Hypokapnie*. Andererseits ist auch eine „*Hyperkapnie*“ möglich, und zwar gleichfalls in 2 Formen: *Hämatogen* (Alkalosis), wenn reichlich Alkali in die Blutbahn gelangt (medikamentös oder bei entsprechender Pflanzenkost), und *centrogen*, wenn die Erregbarkeit der Atemzentren (etwa durch Narkotica) so stark vermindert ist, daß die Regulierung der H˙ auf einem höheren Niveau erfolgt. In beiden Fällen ist die Lungenventilation verringert (*hämatogene* und *centrogene Hypopnöe*), die CO_2-Spannung erhöht. Die H˙ des Blutes wird im ersteren Falle herabgesetzt, im zweiten gesteigert sein (WINTERSTEIN).

Die Atmung hat demnach die Aufgabe, die Reaktion des Blutes konstant zu halten. Voraussetzung für die absolute Gültigkeit dieser Theorie ist, wie namentlich HASSELBALCH hervorgehoben hat, eine konstante Erregbarkeit des Atemzentrums. Bei konstanter Erregbarkeit des Atemzentrums aber ist die Kohlensäurespannung des arteriellen Blutes und der mit diesem im Spannungsgleichgewicht stehenden Alveolarluft ein eindeutiges Zeichen dafür, daß an Stelle der Kohlensäure andere das Atemzentrum reizende Stoffe im Blute kreisen, und das können nach unseren bisherigen Kenntnissen nur nichtflüchtige Säureradikale sein.

---

[1]) Unter CO_2-Spannung des Blutes muß man den Partialdruck der CO_2 in einem Gasraum verstehen, welcher mit dem Blute im Gleichgewicht steht. Da die „Löslichkeit“ der CO_2 in Wasser für jede beliebige Temperatur genau bekannt ist, kann man bei Verwendung der PLESCHschen Methode aus dem Partialdruck der CO_2 den Gehalt des Alveolarblutes an CO_2 oder „freier Kohlensäure“ genau berechnen.

Störungen der äußeren Atmung.
Zusammenfassende Darstellungen.

Eppinger: Das Zwerchfell. Nothnagels Handbuch, II. Ergänzungsband. — Frugoni: Riv. crit. di clin. med. Bd. VII, Nr. 41; XV, 1914; XIX, Nr. 25—28. — Hofbauer: Atmungspathologie und -therapie Berlin 1921. — Staehelin: Schweiz. med. Wochenschr. 1923. — Wenckebach: Volkmanns klin. Vortr. N. F. Nr. 465/466.

Schon beim Gesunden erfolgt die Erweiterung des Brustraumes, welche während der Inspirationsdauer die Zufuhr frischer Luft zu den Lungen ermöglicht, keineswegs in allen Anteilen in gleichem Maße. Bei der *Ruheatmung* bewegen sich fast ausschließlich die caudalen Abschnitte des Brustkorbes, in erster Linie das Zwerchfell, während die cephalen Spitzenanteile nahezu völlig unbewegt bleiben. Im Gegensatze zu diesem Verhalten sind es bei *Atemvertiefung* gerade die oberen Brustkorbanteile, welche hauptsächlich für die Vermehrung der Luftzufuhr sorgen; die hierzu nötige vermehrte Arbeit leisten dabei jene Brustmuskeln, die sich an den oberen Brustkorbanteilen ansetzen, während die caudalen Anteile eher eine Herabsetzung ihrer Arbeitsleistung aufweisen. Diese *relative* Ruhigstellung der basalen Brustwandabschnitte während der angestrengten vertieften Atmung wird bei vielen Menschen schließlich zu einer *absoluten*, also zu einer vollständigen Ausschaltung derselben, insbesondere des Zwerchfelles von der respiratorischen Betätigung. Unter Umständen führt dieser Atemtypus der *rein costalen* Atmung infolge der *Annäherung einzelner Brustwandteile an das Thoraxzentrum während der Einatmung* statt zu einer Weitung des Brustraumes sogar zu einer Verengerung desselben. Das am meisten in die Augen springende Beispiel dieser schon beim Gesunden nicht so seltenen Verschiebung der Atemtechnik bildet die bei rein costaler Atmung mitunter auftretende „*verkehrte Bauchatmung*" (s. Abb. 114). Bei derselben zeigt das Abdomen zwar sehr starke Bewegungserscheinungen beim Atemakte, doch sind diese den physiologischen gerade entgegengesetzt, denn die vordere Bauchwand sinkt während der Inspiration ein und wölbt sich während der Exspiration wieder vor. Bei Röntgenuntersuchung konstatiert man dann gar nicht selten eine Hebung des Zwerchfelles während der Einatmung, die „*pseudoparadoxe Zwerchfellbewegung*", und damit eine Verkleinerung des Brustraumes. Meistens erreicht diese inspiratorische Zwerchfellshebung wohl nur geringe Grade, weil sie fast ausschließlich nur so weit erfolgt, als die unteren Rippenringe, die Insertionspunkte des Diaphragmas, gehoben werden. In weitaus stärkerem Maße erfolgt eine solche pseudoparadoxe Bewegung dann, wenn zu dieser Rippenbewegung als weiterer Faktor noch eine inspiratorische Ansaugung des schlaffgebliebenen Diaphragmas hinzutritt (Chilaidittis Manöver). Hierbei wird bei geschlossener Glottis durch maximale, rein costale Einatmung eine sehr bedeutende Annäherung des Zwerchfelles an den Brustkorbmittelpunkt, also eine *paradoxe Zwerchfellbewegung* erzwungen.

Aber nicht nur die einzelnen Teile des *Brustkorbes* zeigen Verschiedenheiten in ihrer Funktion, sondern auch die Lungen selbst beteiligen sich anläßlich solcher Verschiedenheiten der Brustkorbbetätigung nicht gleichmäßig am respiratorischen Gasaustausche; denn die einzelnen Lungenanteile sind in hohem Maße in ihrer Funktion von der Brustwand als Motor abhängig. Sie bewegen sich nur zugleich mit jenem Anteile derselben, welchem sie unmittelbar anliegen. Das ist aber von großer Bedeutung; die Bewegung ist zur Ventilation unerläßlich, weil nur durch die Bewegung jene intraalveoläre Druckschwankung erzeugt wird, welche eine Ventilation herbeiführt. Begreiflicherweise kann daher eine Lüftung nur in jenen Lungenteilen erfolgen, die dem jeweils respiratorisch bewegten Brustkorbanteil unmittelbar benachbart sind. Schon bei geringer örtlicher Entfernung werden die Alveolen nicht mehr gelüftet, weil sich die respiratorische

Druckschwankung nur auf die benachbarten Lungenteile beschränkt, wie man bei Röntgenuntersuchung an der lokalen Beschränkung der inspiratorischen Aufhellung sehen kann. Diese räumliche Beschränkung der respiratorischen Druckveränderungen im Brustkasten erklärt TENDELOO durch die Einstrahlung des Bronchialbaumes sowie der Bindegewebssepta in das Lungengewebe und durch Verschiedenheiten in der Dehnbarkeit der verschiedenen Lungenbläschen. Diese Erklärung erfuhr eine Ablehnung seitens zahlreicher Physiologen (vgl. ROHRER, S. 98) und ist auch nicht ohne weiteres einleuchtend. Die geringe Fortpflanzung der respiratorischen Druckschwankungen im Lungengewebe erklärt sich schon dadurch, daß die Verbindung jedes Alveolus mit der Außenwelt durch die Luftwege den Druckausgleich ziemlich leicht zustande kommen läßt. Die (aus physikalischen Gründen viel widerstandsreichere) Ausgleichung der Druckschwankung durch das benachbarte Lungengewebe tritt daher so gut wie gar nicht in Erscheinung. Von ganz besonderer Bedeutung ist dieses Verhalten für die Lungenspitzen sowie für die Hilusanteile der Lungen. Die über den knöchernen Brustkorb hinausragende in der fast unbeweglichen Rinne neben den in den Brustraum vorspringenden Wirbelkörpern eingelagerte Lungenspitze wird (KEITH) fast nur dann gelüftet, wenn sich das Centrum tendineum diaphragmatis respiratorisch bewegt, und das ist bei ruhiger Atmung kaum der Fall. Zu einer solchen respiratorischen Bewegung des Centrum tendineum kommt es vielmehr nur bei Atemvertiefung unter Mitwirkung der Bauchmuskulatur (s. Abb. 76). Ähnlich verhalten

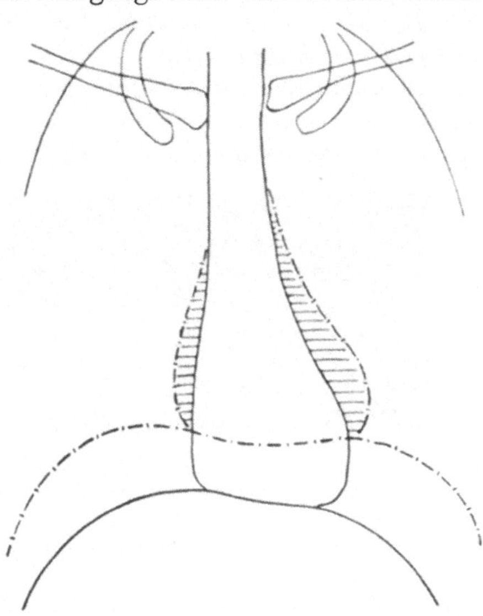

Abb. 76. Der gestrichelte Raum wird beim Sinken des Herzens frei und von den zentralen Lungenpartien ausgefüllt. Letztere werden dabei luftreicher.

sich die ebenfalls zu beiden Seiten der Brustwirbelkörper gelagerten zentralen oder Hiluspartien der Lungen. Sie erfahren Druckschwankungen, also Alveolenlüftung, lediglich dann, wenn die Mediastinalplatte der Pleura parietalis sich caudalwärts bewegt, d. h. wenn das Herz respiratorische Lokomotionsbewegungen ausführt (s. Abb. 76). „Beim Sinken des Herzens wird Raum frei im Innern des Thorax. Hierdurch ist den mittleren und oberen Partien der Lungen Gelegenheit zu innerer Expansion geboten" (WENCKEBACH).

Schon bei ruhiger Atmung überwiegt die Inspiration gegenüber der Exspiration; in noch viel höherem Maße ist dies der Fall bei der Kurzatmigkeit. Führt dieses Überwiegen der Einatmung beim Gesunden zur dauernden Füllung der Alveolen mit Luft, so bewirkt es bei der Kurzatmigkeit eine *Überfüllung* derselben, und zwar aus folgenden Gründen: *Bei der vertieften Atmung* tritt nicht nur die rein physiologische, stärkere Heranziehung der oberen Brustkorbpartien in Erscheinung, sondern dieselbe verläuft überhaupt in ganz anderen Bahnen als die Ruheatmung, sowohl in kinetischer, als auch in statischer Beziehung. In der Mehrzahl der Fälle *entspricht nämlich der Vertiefung der Einatmung nicht etwa eine ebenso große Vertiefung der Ausatmung*, sondern die letztere ist dem Grade nach wesentlich geringer, nicht so selten sogar geringer als bei der Ruheatmung. Daher muß es zu einer Störung des Gleichgewichtes, zur

348   Ludwig Hofbauer: Pathologische Physiologie der Atmung.

Überfüllung der Alveolen kommen. Diese gesetzmäßige Alteration läßt sich leicht demonstrieren, wenn man bei kurzatmigen Patienten die Brustkorbbewegungen graphisch aufnimmt.

Bei graphischer Darstellung zeigt sich denn auch, daß bei vertiefter Atmung die Vergrößerung der Atembewegungen ausschließlich nach der inspiratorischen Seite hin erfolgt, während die Größe der Exkursionen nach der exspiratorischen Seite mitunter nicht einmal jenen Punkt erreicht, bis zu welchem sie bei flacher Atmung gelangte, so daß eine Verschiebung der exspiratorischen Fußpunkte der Atemkurve gegen die inspiratorische Seite eintritt (s. Abb. 77).

Der Brustkasten bleibt mithin während der Atemvertiefung dauernd weiter als während der Ruheatmung.

Nun gilt diese Feststellung aber nicht bloß für die knöcherne Brustwandung, sondern ebenso sehr auch für das Diaphragma. Auch hier „geht die Verschiebung der in- und exspiratorischen Wirkungssphäre soweit, daß die Inspirationsbewegung

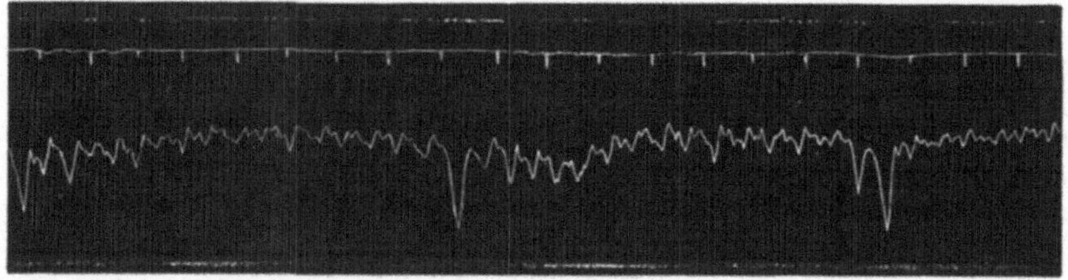

Abb. 77. Atemkurve beim inkompensierten Vitium cordis. Entsprechend dem periodischen Größer- und Kleinerwerden der Atemausschläge wird auch die Entfernung der unteren (inspiratorischen) *und* oberen (exspiratorischen) Gipfel von der Abszisse rhythmisch größer und kleiner. Es bleibt also um so mehr Luft im Brustkorb, je tiefer die Atembewegungen sind.

eine stark gesteigerte ist, die Exspiration hingegen nicht nur nicht gesteigert, sondern sogar in ihrer Intensität gegenüber der Norm herabgesetzt ist" (Holzknecht und Hofbauer) (s. Abb. 78).

Die Bauchmuskulatur als exspiratorische Hilfskraft wird, wie das Verhalten des Zwerchfelles erweist, bei Atmungsvertiefung meist gar nicht oder jedenfalls viel weniger in Anspruch genommen als die Inspirationskräfte, weil sich der Organismus eben der am meisten eingeübten, daher gebahnten Innervationswege, d. h. der inspiratorischen Hilfsmuskulatur bedient. Außerdem ist die Inspirationsmuskulatur eine willkürliche und daher viel steigerungsfähiger, während die Ausatmung — wenigstens bei der Ruheatmung — nahezu lediglich durch elastische, also dem Willensimpuls nicht unterworfene Kräfte besorgt wird. Bei längerdauernder Atemnot steigert sich das schon im Beginne der Atemvertiefung zu beobachtende Überwiegen der oberen Anteile des Brustkorbes über die unteren bezüglich ihrer respiratorischen Leistung noch weiterhin. Während der Einatmung findet dann nicht nur keine Erweiterung der unteren Brustapertur statt, sondern sie wird vielmehr durch die verstärkte Betätigung seitens der hinten oben an der Brustwirbelsäule inserierenden costalen Inspirationsmuskulatur gehoben und nach rückwärts bewegt. Die Folge davon ist, daß *die vorderen Anteile der unteren Apertur während der Einatmung dem Mittelpunkte des Brustkastens angenähert werden, statt sich von demselben zu entfernen; es resultiert die „paradoxe Atembewegung der unteren Brustapertur".* Sinnfällig wird dieses Verhalten bei Messung der Thoraxdurchmesser mittels Tasterzirkel, d. h. bei Verwendung der „Thoraxkonstruktionsmethode". Hierbei zeigt die Distanz ein inspiratorisches Kleinerwerden; es ist das ein für den Emphysematiker geradezu typischer Befund. *Die Bauchdecken sinken während der Einatmung entsprechend der inspiratorischen Hochhebung des Zwerchfelles und der Eingeweide ein und treten während der Ausatmung wieder vor, es resultiert die obenerwähnte „verkehrte Bauchatmung"* (s. Abb. 114). Bei radiologischer Untersuchung sieht man in geeigneten Fällen dementsprechend während des Schlußteiles der Inspiration eine Hebung des Herzens samt dem vorderen Anteil des Diaphragmas. Freilich kann die „verkehrte Bauchatmung" auch eine organische Grundlage besitzen, wie z. B. eine schmerzhafte Erkrankung der Bauchorgane (Peritonitis usw.) oder der Bauchwandungen (rheumatische Affektion der Bauchwandmuskulatur oder des Diaphragmas) (SAWYER). In solchen Fällen ist der Kranke behufs Vermeidung von Schmerzen bemüht, die abdominalen Atemkräfte nach Möglichkeit ruhigzustellen, während der Gesunde über Aufforderung meist bald imstande ist, eine Aktivierung dieser Muskelgruppen vorzunehmen und eine genügende Ausatmungsverstärkung eintreten zu lassen. Unter solchen Versuchsbedingungen zeigt sich, daß physiologischerweise bei der Verstärkung der Luftaustreibung aus den Lungen der Brustkorb fast unbeweglich stehen bleibt, während die erst gegen Ende der verlängerten Ausatmung einsetzende und sich allmählich steigernde Tätigkeit der Bauchmuskulatur das Zwerchfell hierbei immer höher in den Brustraum hinaufdrängt. *Erst wenn infolge der durch die elastischen Kräfte verursachten Verkleinerung des Alveolarinhaltes die restlichen elastischen Kräfte nicht mehr genügen, setzt physiologischerweise der von außen her wirkende Druck ein, welchen die Aktion der auxiliären, muskulären Exspirationskräfte bewirkt, und entfernt den noch zurückgebliebenen Teil der Atemluft aus den Alveolen.* Tritt hingegen die exspiratorische Hilfsmuskulatur schon *vorher* in Aktion, wie dies beim Husten und Pressen der Fall ist, so wird der Luftaustritt nicht etwa gefördert, sondern sogar gehemmt, weil die am Übergang vom Alveolus zum Bronchiolus befindliche klappen-

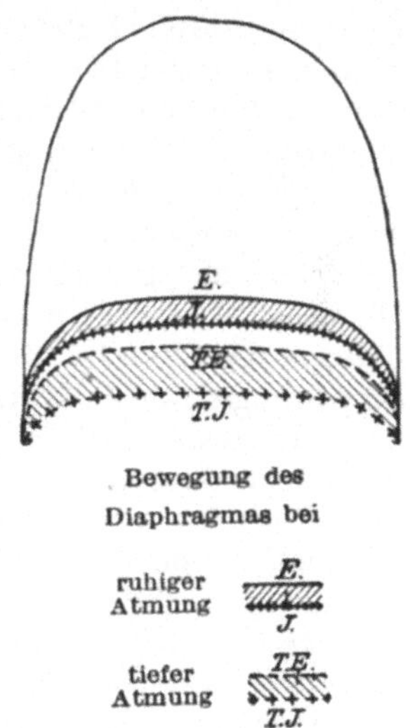

Abb. 78.

ähnliche Schleimhautausstülpung den Ausgang verschließt (LICHTHEIM). Demzufolge kommt es weiterhin zu einer Schädigung der elastischen Elemente der Lunge sowie infolge der Drucksteigerung in den Luftwegen zu einer wesentlichen Beeinträchtigung des Kreislaufes (GERHARDT).

Eine *dauernde* **Vertiefung der Atmung** findet sich bei Urämie, Diabetes, carcinomatösem sowie BASEDOWschem Asthma, metastatischer Carcinose der Lungen, Atmungshindernissen in den Luftwegen, inkompensiertem Vitium und auch beim hysterischen Asthma; eine *dauernde* **Verflachung** bei der „Erleichterung" der Atemarbeit infolge Verkürzung des Atemweges (Mundatmung, Tracheotomie) sowie bei insuffizienter Atemleistung infolge von anatomischen Muskelläsionen (Myopathien), sensibeln Störungen (Intercostalneuralgie, Ozaena, Appendicitis, Cholelithiasis, Ulcus ventriculi usw.) funktionellen Störungen (Enteroptose, nervöse Adynamie usw.), Intoxikationen (Diabetes, M. Basedowii usw.).

Von den **periodisch auftretenden Störungen der Atemtiefe** ist am längsten und besten bekannt das CHEYNE-STOKESsche Atemphänomen. Dasselbe ist dadurch charakterisiert, daß die Atembewegungen zuerst eine Zeitlang an Tiefe stetig zunehmen, um dann während einer ebenso lange dauernden Periode immer kleiner zu werden, worauf eine völlige Atempause von längerer Zeit folgt (s. Abb. 103.) Diese Atemstörung wurde bei bewußtlosen Kranken (Hirnblutung, Meningitis, gesteigertem intrakraniellen Drucke, schweren Kreislaufstörungen, Vergiftungen,

Narkose usw.) oftmals beobachtet. In vielen Fällen jedoch macht sich die periodische Veränderung der Atemtiefe nicht in dieser durch die Einschaltung einer völligen Ruhepause am Krankenbette ohne weiteres erkennbaren Form geltend. Die rhythmische Größenschwankung der einzelnen Atemzüge bleibt dann unerkannt, wenn die Atmung nicht graphisch aufgenommen wird, weil es eben lediglich zur Abflachung der Atmung in periodisch wiederkehrenden Intervallen kommt: „*wogende Atmung*" (oben Abb. 77).

Diese Atemstörung findet sich bei verschiedenen Arten von Autointoxikation (Lungenbrand, Lungenabsceß, Diabetes im Stadium der Säurevergiftung, Lebererkrankungen, Nephritis, Urämie, inkompensiertem Herzfehler) sowie bei exogenen Intoxikationen (Nicotin, Morphin usw.). Verbindet sich mit der wogenden Atmung Erhöhung der Atemfrequenz, so weisen die Atemzüge allmählichen Übergang ihrer Größe auf (s. Abb. 77). Bei Verbindung mit Atmungsverlangsamung hingegen kann es soweit kommen, daß in jede einzelne Phase der wogenden Atmung bloß ein Atemzug fällt, so daß regelmäßig ein großer auf einen kleinen Atemzug folgt[1] (Hofbauer). *Betonung verdient die Erscheinung, daß die wogende Atmung ohne jede Grenze in das Cheyne-Stokessche Atmungsphänomen übergehen kann und umgekehrt.* Diese Erkenntnis gewinnt besondere Bedeutung mit Rücksicht auf die pathogenetische Auffassung des Cheyne-Stokes. Früher wurde (Traube, Filehne) infolge der Beobachtung dieser Atemstörung bei der Hirnblutung die Ursache für das Zustandekommen dieser Atmungsalteration in der Zerstörung gewisser Hirnpartien vermutet. Traube nahm an, daß die Erregbarkeit des respiratorischen Nervenzentrums herabgesetzt sei und dadurch die Atmungsverlangsamung zustande komme, Filehne glaubte auch noch überdies eine ebensolche Störung für das vasomotorische Zentrum annehmen zu müssen. Die methodisch durchgeführte graphische Aufnahme der Atembewegungen am Krankenbette führte aber zur Erkenntnis, daß *diese Anschauungen, welche als Ursache des Auftretens periodischer Atmung schwere essentielle Schädigung des Zentralnervensystems annehmen, nicht aufrecht erhalten werden können.* Findet sich doch diese Rhythmusstörung der Größenausbildung in sehr vielen Fällen für ganz kurze Zeit, ohne daß irgendeine Störung des Sensoriums die Berechtigung zur Annahme einer solchen Läsion des Cerebrums gäbe, und ohne daß eine sonstige anatomische oder funktionelle Ausfallserscheinung cerebraler Natur sich fände. Beim inkompensierten Vitium z. B. stellt diese Atemstörung (s. Abb. 77) sich gar oft ein, um mit Wiederherstellung des Kreislaufes völlig zu verschwinden (Hofbauer). Auch in anderen hierhergehörigen Fällen zeigt sich ein Zusammentreffen der in Rede stehenden Atemstörung mit einer Verschlechterung der Grundkrankheit, ein Verschwinden mit der Besserung, z. B. beim Diabetes, der Nephritis, wobei sowohl das Verschwinden wie das Auftreten des Cheyne-Stokesschen Atemkomplexes auf dem Wege über die „*wogende Atmung*" erfolgt, bei welcher zwar ausgesprochene Größenschwankungen nachweislich sind, aber kein wirklicher Atemstillstand zustande kommt! Es besteht also zweifellos dem Grade nach ein Zusammenhang zwischen den Größenschwankungen und der angenommenen chemischen Alteration. Diese Erkenntnis führt im Zusammenhalt mit der Erfahrungstatsache, daß periodische Atmung bei all jenen Erkrankungsgruppen auftritt, als deren Ursache Störungen des Stoffwechsels bzw. ektogene Intoxikation angenommen werden müssen, zu folgender Auffassung: *Die periodische Atmung ist veranlaßt durch eine toxische Störung des cerebralen*

---

[1] Manchmal tritt eine solche *Respiratio alternans* auch ohne Verlangsamung der Atembewegung auf. Ob es sich auch hier um eine Vorstufe der Cheyne-Stokesschen Atmung handelt, läßt sich nicht mit Sicherheit sagen, da am Krankenbett ein Übergang der beiden Atemformen nicht nachgewiesen werden konnte.

Einflusses auf die Atembewegung, und zwar höchstwahrscheinlich in Form einer Herabsetzung des Einflusses der Hirnrinde auf die subcorticalen Zentren. Diese Annahme stützt sich auch darauf, daß die periodische Atmung beim Gesunden im Schlafe auftritt bzw. daß andere periodisch eintretende Störungen der Sinneswahrnehmung (Hören des Tickens einer Uhr) beim Einschlafen beobachtet werden. Im gleichen Sinne sprechen die so hübschen Feststellungen WASSERMANNS, der in seinen auch graphisch registrierten klinischen Beobachtungen bei der wogenden Atmung eine Reihe periodischer Phänomene am Herzen, Darm, Blase registrieren konnte, die auch beim klassischen Cheyne-Stokes vorkommen. Auch dieser Autor konnte feststellen, daß eine solche Atemstörung nicht nur kein seltenes kardiales Atemphänomen darstellt, sondern sich im Verlaufe der Herzinsuffizienz überhaupt, sogar sehr häufig findet, namentlich, wenn man das dem Cheyne-Stokes ähnliche Atemwogen in Betracht zieht. Nun hatte ich schon vor mehr als 20 Jahren nachweisen können, daß das bei Herzinsuffizienz in Erscheinung tretende wogende Atmen nach Verabreichung weniger Gramme Digitalis völlig verschwindet, was zugunsten der Auffassung einer rein toxischen Ätiologie spricht. Von Bedeutung scheint diese Erfahrung nicht bloß mit Rücksicht auf den *prognostischen* Wert der CHEYNE-STOKESschen Atemstörung, sondern auch in bezug auf die *Pathogenese* dieser Erscheinung.

H. STRAUB und KL. MEIER suchten dieselbe nämlich auf gasanalytischem Wege zu klären. Bei einem Kranken mit hochgradigster Periodizität der Atmung — etwa 25 Sekunden dauernder Apnöe — fanden sich bei Bestimmung der CO_2-Spannung der Alveolarluft nach HALDANE auf der Höhe der Atmung inspiratorische Werte zwischen 18,5 und 19,8 mm, und exspiratorische von 20,4 mm, am Ende der Apnöe hingegen Werte von 28,4—29,4 mm, während HALDANE und DOUGLAS am Ende der Apnöe nach forcierter Atmung 37 mm fanden. Nun ergab die unmittelbar der Alveolargasanalyse angeschlossene Entnahme einer Blutprobe aus der Armvene, wobei ausreichende O_2-Mengen vorhanden waren, eine CO_2-Bindungskurve, welche innerhalb der für normale Vergleichspersonen erhobenen Bezirke, und zwar dicht oberhalb der Mitte derselben liegt. Eine „Hypokapnie" (Verminderung der CO_2-Kapazität) lag mithin in diesem Falle nicht vor. Die Wasserstoffzahl des Arterienblutes aber war hier sehr beträchtlich nach der basischen Seite hin verschoben und wies große Schwankungen auf. Die Cyanose des Patienten gestattete nach den Feststellungen von STADIE und LUNDSGAARD den Schluß, daß in der Mitte des Capillargebietes etwa 33—37% der gesamten O_2-Kapazität des Blutes an das Gewebe abgegeben waren. Diese übermäßige Reduktion des Blutes kann aber nach STRAUBS Ansicht nicht die Ursache der periodischen Atmung gewesen sein: denn er sah bei reiner Herzinsuffizienz trotz viel höhergradiger Cyanose wohl Dyspnöe, aber keineswegs regelmäßig periodisches Atmen. Dadurch sah er sich zu der Annahme einer rein lokalen Veränderung im Zentralnervensystem gezwungen. Zugunsten dieser Auffassung spricht der autoptische Befund multipler Erweichungsherde und einer frischen, tödlich endigenden Ponsblutung. Doch gehen funktionelle Störungen den anatomisch nachweisbaren oft lange voraus, und man muß davor warnen, etwa verallgemeinernd den Schluß ziehen zu wollen, daß periodische Atmung durch organische Veränderungen ausgelöst sein **müsse.** Dem von WINTERSTEIN formulierten Gesetze der chemischen Atmungsalteration folgend *ist als Ursache der periodischen Atmungen ein lokaler O_2-Mangel der das Atemzentrum umspülenden Gewebsflüssigkeit anzunehmen,* derselbe muß jedoch durchaus nicht als Folge einer örtlichen Erkrankung der Blutgefäße angesehen werden. Vielmehr kommt auch beim Fehlen aller Veränderungen irreparabler Natur schon als Folgeerscheinung einer kardialen Insuffizienz periodische Atmung zustande, um mit Wiederherstellung normaler Kreislaufsverhältnisse spurlos zu verschwinden.

Eine Reihe von Autoren hatte versucht, Störungen der Sauerstoffaufnahme in den Lungen für das Entstehen der periodischen Atmung verantwortlich zu machen. Douglas[1]) hatte die Vermutung ausgesprochen, daß es sich bei der Entwicklung des Cheyne-Stokesschen Atmens vielleicht um ein Hindernis für den Durchgang des Sauerstoffes durch die Zellen der Alveolen als Ursache handelt. Auch Brauer kam zu dem Gedanken an eine isolierte Schädigung des Alveolarepithels, und zwar durch seine Beobachtungen bei den letzten Grippeepidemien, bei welchen schon in den Frühstadien der Erkrankung Cyanose auftrat, ehe noch bronchopneumonische Erscheinungen vorhanden waren. Er dachte an eine degenerative Veränderung des atmenden Epithels (,,*Pneumonose*"), und schloß die Entstehung durch zentrale Wirkung aus, weil ,,die Atmung normal, aber gesteigert war" [Schjerning[2])]. Nun konnte aber Hofbauer[3]) zeigen, daß die mit starker Cyanose und Atemnot einhergehenden, prognostisch so dubiosen Fälle von Grippe bei der graphischen Aufnahme der dyspnoischen

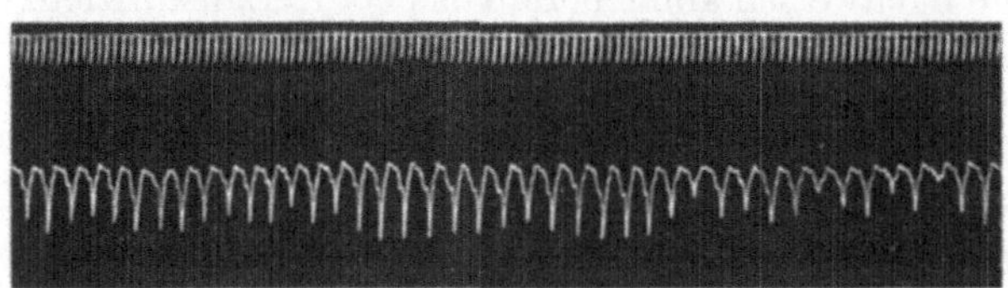

Abb. 79. Wogende Atmung bei Grippepneumonie.

Atembewegungen ... 1. rhythmische Größenschwankungen der Atemzüge, 2. aktive Exspiration, 3. Verkürzung der Exspirationsdauer (manchmal auch Verlängerung der Atempause) erkennen lassen (s. Abb. 79).

Diese Atemkurve entstammt einem Falle, welcher im folgenden kurz skizziert sei.

Pat. *Slan* ..., aufgenommen auf Z. C. 25 am 18. X. 1919, bietet die Zeichen schwerer Dyspnöe mit hörbarer stöhnender Exspiration. Stirbt am 22. X. $^3/_4$4 Uhr nachmittags.

Obduktionsbefund: Grippe, katarrhalische Pharyngitis und Laryngitis, croupöse Tracheitis in den Tonsillen kein frischer Eiter. Im Lumen der Trachea und Bronchien eine sehr große Menge sanguinolentes dünnes Sekret. Im Lumen der kleinen und mittleren Bronchien kein Eiter. Konfluierende Lobulärpneumonie hauptsächlich beider linker Lappen. Die Herde im oberen zumeist rotgrau, die im unteren zumeist rein hämorrhagisch und einzelne aber größere Herde auch im rechten Ober- und Unterlappen. In der Pleurahöhle beiderseits eine große Menge serös-härmorrhagischen Exsudates und die Pleura pulmonalis von einer geringen Menge fibrinösen Exsudates überzogen. Schwere parenchymatöse Degeneration des Myokards und fettige Degeneration der Leber und Nieren. Mäßiger aber ganz deutlicher Milztumor. Gravider Uterus, in dessen Lumen eine 28 cm lange männliche Frucht.

Da auch bei der Grippe die wogende Atmung oft schon nach kurzer Zeit wieder völlig schwindet, um eventuell nach einem kürzeren oder längeren Intervall wieder zu erscheinen, muß hier ebenso wie in allen übrigen Fällen die Möglichkeit einer *Entstehung auf rein funktioneller Basis zugegeben* werden.

Auf Grund solcher Erfahrungen über das Kommen und Schwinden des Cheyne-Stokesschen Symptomenkomplexes ergab sich vor langer Zeit schon die Vorstellung:

Die Zentren der Hirnrinde, die nach der Annahme der Physiologen eine tonische Hemmung der subcorticalen Ganglien bewirken, dürften unter physiologischen Bedingungen beim Menschen das Atemzentrum hemmend beeinflussen, da ein funktioneller Antagonismus zwischen Cortex und subcorticalen Ganglien besteht. Fällt der hemmende Einfluß der Hirnrinde weg, so resultieren die

[1]) Douglas: Ergebn. d. Physiol. Bd. 14, S. 338. 1914.
[2]) Schjerning: Beitr. z. Klin. d. Tuberkul. Bd. 50. 1922.
[3]) Hofbauer: Wien. klin. Wochenschr. 1919.

bekannten Erscheinungen spinaler Reflexsteigerung, wie sie bei Cerebralprozessen so oft konstatiert werden; steigert sich die Funktion der Rinde, z. B. bei gesteigerter Inanspruchnahme, so werden die subcorticalen Zentren gehemmt, die Atmung beispielsweise sistiert. Das anatomische Substrat dieses funktionellen Antagonismus könnte, wie MEYNERT ausgeführt hat, in der eigenartigen Gefäßversorgung des Gehirns erblickt werden.

Bei der Empfindlichkeit nervöser Organe für ungenügende Blutversorgung genügt schon eine geringfügige Schwäche des Herzens, die Relation zwischen den übergeordneten und untergeordneten Zentren zu stören. Auch käme überdies die Möglichkeit in Betracht, daß evtl. Spasmen der Hirnrindengefäße — ähnlich wie sie an den Netzhautgefäßen, an den Beinarterien, an den Mesenterialgefäßen, den Coronarien angenommen werden — auf dem Wege einer corticalen Anäme zu Überfunktion der tieferen Atemzentren Veranlassung geben.

Die Auffassung, daß die periodische Atmung als Folge einer Herabsetzung des Einflusses der Hirnrinde auf die subcorticalen Zentren anzusprechen sei, befindet sich in voller Übereinstimmung mit den Feststellungen von HERING und SHERRINGTON sowie von GOLTZ und LOEB, welch letztere in der tonischen Hemmung geradezu die Haupttätigkeit des Großhirnes erblicken.

Die systematische graphische Untersuchung der Respiration am Krankenbett förderte aber auch die Erkenntnis zutage, daß sich eine **unregelmäßige Änderung der Atemtiefe** recht häufig nachweisen läßt, und zwar bei 1. *Lungenkrankheiten* (Pneumonie, Lungenbrand, Lungenabsceß, Tuberkulose), 2. *Rippenfellkrankheiten* (Pleuritis, Tumor pleurae), 3. *kardialem Asthma*, 4. gewissen *Nervenkrankheiten* (Meningitis, Chorea, Morbus Basedowii, Tabes dorsalis, Hysterie, schmerzhafter Atmung) sowie bei *Fleckfieber*.

Nun sind gewöhnlich die Störungen der Atem*tiefe* vergesellschaftet mit Störungen der Atem*folge*. Das bekannteste Beispiel einer solchen Verquickung bildet der früher erwähnte CHEYNE-STOKESsche Atemtypus, bei welchem neben den Größenschwankungen auch Atemstillstände periodisch auftreten. Ein weiteres Beispiel rhythmisch auftretender Atemstillstände bilden die sog. „*kardiorhythmischen*" *Unterbrechungen der Atembewegung*. Diese finden sich bei einzelnen Erkrankungen der Atemorgane.

Bei 2 Fällen schwerer doppelseitiger Lungentuberkulose mit beiderseitigen Pleuraverwachsungen waren bei starker Atmung kardiorhythmische Unterbrechungen des Atemgeräusches wahrnehmbar, ähnliche Erscheinungen zirkulatorischer Genese in einem Falle von Extrasystolie mit Angina pectoris nervosa. Fiel eine Extrasystole in eine Exspiration so konnte eine Unterbrechung des Atemgeräusches auscultatorisch festgestellt werden (LINASSI).

Im allgemeinen sind solche kardiorhythmische Unterbrechungen der Atemfolge bedingt durch kardiopulmonale Adhäsionen oder andere physikalische Veränderungen des Lungenparenchyms, wodurch letzteres sich nicht den kardiorhythmischen Variationen des endothorakalen Druckes anpassen kann. Ferner lassen sich bei Erkrankungen des Zirkulations- und des Respirationsapparates nicht selten bestimmte Beziehungen zwischen Herz und Lunge feststellen, indem eine Atemphase immer eine bestimmte Anzahl von Herzperioden (meist 2—3) einschließt. Diese Zusammenhänge von Herz- und Atemrhythmus sind in manchen Fällen wahrscheinlich peripheren Ursprunges und kommen reflektorisch zustande. In anderen Fällen aber entstehen sie wohl zentral. Meist ist ein solcher Zusammenhang nur vorübergehend vorhanden, er kann aber auch dauernd bestehen bleiben; bei arrhythmischer Herztätigkeit ist er meist nicht anzutreffen. Dabei hängt nicht etwa der Herzrhythmus von der Atmung ab, sondern umgekehrt die Atmung vom Herzrhythmus (ROCCAVILLA).

Im Gegensatze zu diesen regelmäßigen Variationen der Atemfolge treten scheinbar völlig regellos **Atemstillstände** auf bei:

1. *Nervenkrankheiten* (eitrige Meningitis, Chorea, Tumor cerebelli, Abscessus cerebelli, Hirnblutung, subduraler Blutung, Tabes dorsalis);

2. *Blutdrucksenkung* (schwere Anämie, Tabes dorsalis, Morbus Addisonii, Agonie);

3. *Autointoxikation* (Nephritis, Diabetes, Cholämie, inkompensiertem Herzfehler);

4. *Intoxikationen* (Nicotin usw.).

In vielen der erwähnten Fälle jedoch läßt sich trotz der scheinbaren Arrhythmie bei graphischer Aufnahme eine gewisse Gesetzmäßigkeit nachweisen,

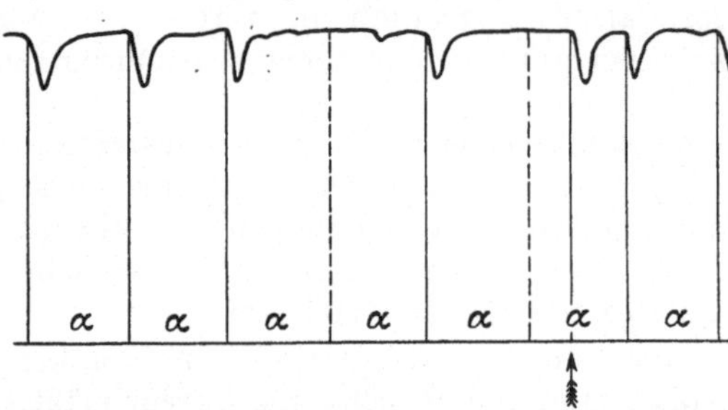

Abb. 80. Atemkurve bei eitriger Meningitis. Scheinbare Arrhythmie der Atembewegung. ↑ Inspiration.

wenn man dem Vorbilde Wenckebachs folgend, die „Unregelmäßigkeiten der Atmung" ebenso analysiert, wie dieser Autor es für die „Unregelmäßigkeiten der Herztätigkeit" einführte. Zunächst läßt sich mittels dieser Methodik feststellen, daß in einer Reihe von Fällen der Atemstillstand durch den Ausfall einer oder mehrerer Atembewegungen zustande kam, die rhythmische Folge der letzteren aber ungestört erhalten bleibt, so daß der auf den Stillstand folgende Atemzug an der ihm gemäß dem vorwaltenden Rhythmus zukommenden Stelle einsetzt. In einzelnen Fällen freilich kommt erst der zweite der Atempause folgende Atemzug im richtigen Moment zur Auslösung (s. Abb. 81). In anderen Fällen geht die Regelmäßigkeit noch

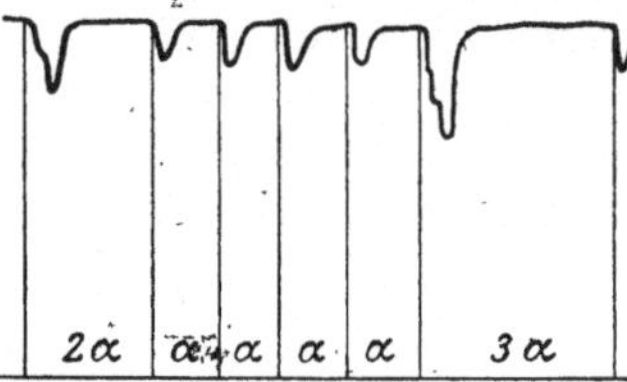

Abb. 81. Atemkurve bei schwerer Cholämie. Anscheinende Arrhythmie. Kompensatorische Atempause. ↓ Inspiration.

viel weiter. Es bleibt nicht bloß der Atemrhythmus erhalten, sondern die Dauer des Atemstillstandes zeigt eine von dem Atemrhythmus überaus abhängige Dauer. Er entspricht genau der Dauer mehrerer Atemzüge. In solchen Fällen ist die Länge der Atempause schon vor Beginn derselben bestimmt und abzulesen an der dem Atemstillstand vorausgehenden Inspirationsbewegung, wenn man sich der graphischen Methode bedient. Diese Inspiration erweist sich nämlich als aus mehreren, ohne jedes Intervall einanderfolgenden, normal tiefen Einatmungsbewegungen zusammengesetzt („*Türmung*", Hofbauer). Auf eine solche aus mehreren aufeinandergetürmten Inspirationen aufgebaute Atembewegung folgt nach Wiedererreichung der exspiratorischen Stellung der Respirationsorgane eine „*kompensatorische Atempause*", die ebensolange dauert, als Zeit notwendig gewesen wäre, um die aufeinandergetürmten Atemzüge in normaler Zeitfolge ablaufen zu lassen (s. Abb. 81).

Freilich ist eine so stark ausgeprägte Regelmäßigkeit nicht in allen Fällen nachzuweisen. In vielen derselben finden sich in den aufgenommenen Atemkurven regellos eingeschaltete Atempausen von verschiedener Dauer ohne jede nachweisbare Beziehung zu der Größe und Dauer der vorausgegangenen Einatmung, selbst in solchen Fällen, wo an einzelnen Stellen sich Beziehungen zum Atemrhythmus bzw. zur vorausgegangenen Inspiration erkennen ließen.

Ohne jede Regelmäßigkeit verlaufende Störungen der Atemfolge („Arrhyth-mie") werden oftmals ohne jede anatomische Veränderung an den Atem-organen beobachtet. Bei der Chorea sowie beim Fleckfieber ist auch bei graphi-scher Aufnahme von einem Rhythmus nichts mehr zu merken, vielmehr lediglich eine Fülle von Unregelmäßigkeiten zu konstatieren. Erwiesen schon diese Er-fahrungen, *daß zum Zustandekommen respiratorischer Arrhythmie eine organische*

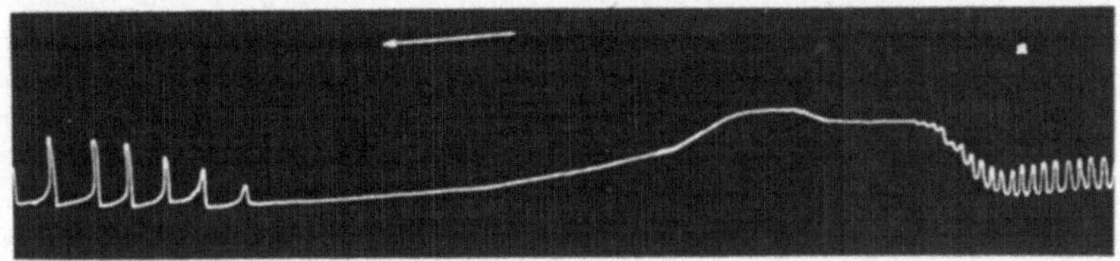

Abb. 82. Atembewegungen des Kaninchens. Bei ✕ Durchtrennung der Bauchaorta.

Veränderung nicht notwendig sei, so gaben einen weiteren Beweis für diese An-nahme die Resultate von Tierversuchen, welche HOFBAUER vor längerer Zeit durchführte. Bei Erzeugung eines plötzlichen starken Blutverlustes läßt sich am Versuchstiere (Hund, Katze, Kaninchen) eine ganz charakteristische Ver-änderung der Atmung hervorrufen: Einerseits werden die Atemzüge überaus tief, andererseits finden sich mehr oder weniger lange dauernde Stillstände ein-geschoben (s. Abb. 82). Diese Atemstörung stellt nicht etwa eine Folge des

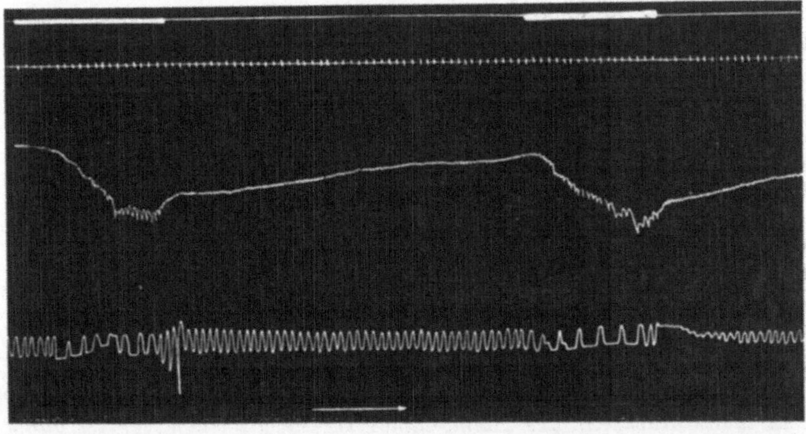

Abb. 83. Atembewegungen des Kaninchens (unterste Kurve) bei starker Blutdrucksenkung infolge elektrischer Reizung des N. depressor. Blutdruckkurve darüberstehend. Über den Kurven Zeit- und Reizschreibung.

Blutverlustes dar, wie man auf Grund der auch in der Klinik bei schwerer Anämie (s. oben) nachweisbaren Unregelmäßigkeiten der Atemfolge annehmen könnte, sondern lediglich eine Begleiterscheinung der konkomitierenden akuten Blut-drucksenkung. Ruft man nämlich beim Tiere eine solche ohne jeden Blutverlust hervor, so treten (zeitlich vollkommen übereinstimmend mit dem Einsetzen der Blutdrucksenkung) die gleichen Atemstörungen auf und verschwinden spurlos nach Aufhören der in solchen Versuchen vorgenommenen Reizung des Nervus depressor (s. Abb. 83). Damit war also erwiesen, *daß zum Zustandekommen der respiratorischen Arrhythmie eine organische Veränderung keine Conditio sine qua non darstelle*. Im Zusammenhalte mit den früher mitgeteilten klinischen Erfahrungen über das Vorkommen von Atemstillständen bei Diabetes, Nephritis, Cholämie usw., welche eine strenge Korrelation zwischen Atembewegung und Atempause erkennen lassen, ergaben sich folgende Schlüsse bezüglich der Regelung der Atemfolge:

1. *Eine Regulation des Atemrhythmus wird durch das nervöse Zentralorgan besorgt, und zwar besteht eine Beziehung zwischen Atemimpuls und Atempause.*

2. *Nach Ablauf einer pathologischen Atempause setzt die Atembewegung oft genau entsprechend dem vorher eingehaltenen Rhythmus wieder ein. Mithin stellt die Automatie der Atembewegung nicht die von Johannes Müller angenommene einer Pendelbewegung entsprechende Folge von einander gegenseitig auslösenden Impulsen für In- und Exspiration dar. Das nervöse Zentralorgan besorgt lediglich die rhythmische Abgabe von* **Einatmungsimpulsen**. *Die Ausatmung des Gesunden hingegen kommt ausschließlich passiv zustande. Sie stellt die ohne Abgabe eines Impulses erfolgende Annäherung des Atemapparates an seinen Ruhezustand dar.*

3. *Der Impuls zur Einatmung ist als das Resultat einer Summation von Reizen anzusprechen, welche sich im Zentralorgane anhäufen und erst bei Erreichung des Schwellenwertes zu einer Entladung in Form des Einatmungsimpulses führen. An Stelle des „Blutreizes“ ist als Ursache der „Ernährungsreiz durch in der Nervenzelle selbst entstehende Stoffwechselprodukte“ zu setzen. Die spontane Tätigkeit der Zentren wird durch autokatalytische, chemische Reaktionen bewirkt, die im Innern der Zelle stattfinden und wahrscheinlich in Autooxydationen bestehen, von denen das eine Produkt der Katalysator ist* (Baglioni). *Nur bei Annahme eines rhythmisch auftretenden Impulses, nicht aber bei Annahme eines kontinuierlichen, ist die in pathologischen Fällen oftmals nachweisbare „Erhaltung des Rhythmus“ trotz eingeschalteter längerdauernder Atemstillstände verständlich.*

4. *Die Einatmungsbewegung hat eine genau dem Rhythmus der Respiration entsprechende „Erschöpfungsphase“ zur Folge, weshalb nach verdoppelter Leistung eine zweimal, nach verdreifachter eine dreimal so lange dauernde Erholungsperiode vonnöten ist. Aus diesen konstanten Erscheinungen läßt sich auch für die Atembewegung das „Gesetz der Erhaltung der physiologischen Reizperiode“ ableiten.*

5. *Die Schwankungen der Frequenz und der Tiefe der Atmung erklären sich als Folgen einer Änderung in der Höhe des Schwellenwertes für die Abgabe eines Impulses einerseits, einer Änderung der Reaktion auf den abgegebenen Impuls im Zentralorgane andererseits. Sinkt der Schwellenwert, so entsteht Tachypnöe, steigt er, so entsteht Bradypnöe. Steigt die Reizbarkeit des Zentralorganes, so erfolgt Vertiefung der Atembewegung, sinkt sie unter die Norm, so resultiert Atemverflachung.*

6. *Der Atemstillstand setzt niemals inmitten einer Atembewegung ein, sondern immer erst nach Rückkehr des Atemorganes in die Ruhelage; er ist daher wohl nicht als Folge eines eigenen Impulses anzusprechen.*

Auch die *Form* des einzelnen Atemzuges, d. h. der *Verlauf der Atembewegung*, erfährt bei den verschiedenen Erkrankungen gesetzmäßige Änderungen.

Verlängerung der Inspirationsdauer findet sich bei:

1. *Krankheiten der Luftwege* (Trachealstenose, Croup, gestielten Polypen oberhalb der Stimmbänder, Lähmung der Glottisöffner, Glottiskrampf, Glottisödem, Pertussis, Perichondritis, Bronchialstenose, Fremdkörper im Larynx, Kompression von außen her, wie etwa bei Oesophagus- oder Mediastinaltumoren, chronische fibrinöse Bronchitis, tuberkulöse Bronchialgeschwüre, Lues der Bronchen);

2. *Lungenerkrankungen* (croupöse Pneumonie, Lungenabsceß, Lungengangrän, Tuberkulose);

3. *Erkrankungen des Rippenfelles* (längere Zeit bestehender Pneumothorax, Pleuritis);

4. *Herzkrankheiten* (Asthma cardiale, trockene Dyspnöe der Arteriosklerotiker, Perikarditis, manche Fälle von Herzfehler, Aortitis purulenta);

5. *Stoffwechselerkrankungen* (Diabetes, Urämie im Stadium des Lungenödems);

6. *Nervenkrankheiten* (Tabes mit Lähmung der Glottisöffner, BASEDOWsche Dyspnöe, schmerzhafte Atmung).

Verkürzung der Einatmungsdauer findet sich lediglich bei der „großen Atmung des Urämikers".

Eine ganz eigentümliche Veränderung des Mechanismus, der Dauer und Stärke der Einatmung tritt ein beim

Singultus.

Die abnormale Atembewegung, welche mit dem Namen des „Schluchzens" oder „Singultus" bezeichnet wird, ist gekennzeichnet durch einen klonischen Krampf des Zwerchfelles, gehört also in die große Gruppe der Respirationskrämpfe, zu welchen auch der tonische Zwerchfellkrampf, der Nies-, Husten-, Gähn-, Lach- und der Schreikrampf gerechnet werden. Die brüske, starke Kontraktion des Diaphragmas, welche hierbei zustande kommt, veranlaßt eine Verflachung und ein Tiefertreten des Zwerchfelles. Bei dieser rasch erfolgenden Bewegung werden diejenigen Eingeweide, welche mit dem Zwerchfell in unmittelbarer Berührung stehen, in Mitleidenschaft gezogen und gezwungen, diesem Stoße auszuweichen, insbesondere der Magen. Auf der anderen Seite wird infolge der Erweiterung des Brustraumes und der hierbei eintretenden plötzlichen Druckerniedrigung die Luft ruckweise angesogen, welche beim Eindringen in die Glottis an den sich plötzlich schließenden Stimmbändern einen kurzen, wie abgehackt klingenden Ton erzeugt. Laryngoskopisch sieht man nämlich beim Singultus ein plötzliches Zusammenklappen der Stimmbänder, und anscheinend kommt es hierbei auch zu einer leichten Abwärtsbewegung derselben. Der Singultus kommt auf dreierlei Weise zustande: 1. reflektorisch ausgelöst von den subdiaphragmal gelegenen Organen, 2. direkt vom Gehirn ausgelöst, 3. unmittelbar durch eine Reizung des N. phrenicus. In den beiden ersterwähnten Fällen muß wohl eine Vermittlung durch das Respirations- bzw. das von manchen Autoren angenommene Singultuszentrum angenommen werden. In einzelnen Fällen beschränkt sich der Krampf auf eine Zwerchfellhälfte. SCHAPIRO glaubt sich auf Grund eines solchen Verhaltens zu der Annahme einer Zweiteilung des Atemzentrums berechtigt. Die Reizung des Respirationszentrums kann entweder durch psychische Einflüsse, Gemütsbewegungen usw. oder organisch ausgelöst werden. Eine solche organisch bedingte Irritation kann zustande kommen als Folge chemischer Reize, welche vermittels des Blutstromes wirken (Venosität, Urämie, Azotämie, toxische Produkte, vornehmlich autotoxischer Art), oder als Folge einer Reizung sensibler Fasern im Ausbreitungsgebiet des N. phrenicus oder sympathicus[1]).

Die häufigste Ursache bilden die Erkrankungen oder auch nur Reizungen der in der großen Leibeshöhle gelegenen Organe, vor allem des Magens, und insbesondere seines oberen Abschnittes. Hier genügt manchmal schon der hastige

---

[1]) Hier muß betont werden, daß der N. phrenicus sensible Fasern für Teile des Herzbeutels, Brust- und Bauchfelles enthält und schon beim Eintritt in die Brusthöhle einen Faden aus dem Ganglion cervicale inferius bezieht. Ferner entsendet der Ramus posterior jeder Seite einen Ramus phrenicoabdominalis an die untere Zwerchfellhälfte, welche mit Zweigen des Sympathicus zum Plexus phrenicus zusammentreten. Außerdem anastomosieren die Endausbreitungen des N. phrenicus an vielen Stellen des Diaphragmas mit marklosen Fasern, welche vom Plexus solaris ihren Anfang nehmen. Ein Teil der sensiblen Nn. phrenico-abdominales geht nach BRÖSIKE durch das Ligamentum suspensorium und coronar. hepatis zum Bauchfell der Leberoberfläche, ja sogar bis zu den Nebennieren und dem Ganglion coeliacum.

Genuß zu kalter oder heißer Speisen, Alkohol- oder Nicotinmißbrauch, starke Brech- oder Abführmittel, Gasaufblähung insbesondere beim Säugling, um Singultus hervorzurufen. Andere Ursachen sind: eingeklemmte Zwerchfellhernien, Magengeschwür oder -krebs, Magendarmkatarrh, Volvulus ventriculi, Leber- und Darmkrebs, Dysenterie, Cholera, Typhus, Verletzungen und Kontusionen des Peritoneums, Pankreaserkrankungen, Ileus, Peritonitis, Oesophagusverengerung in dem unter dem Diaphragma gelegenen Anteile, eitrige Hepatitis, Gallensteine. Besonderes Interesse gewannen die Erfahrungen über das Vorkommen des Singultus bei Erkrankungen der Harnorgane mit Rücksicht auf die Mitteilungen von Marion. Derselbe erwies bei vier an den Harnwegen operierten Patienten eine beträchtliche Vermehrung des Harnstoffes im Blute, also eine Azotämie, welchen Befund freilich Kümmell bei seinen Kranken nicht erheben konnte. Der Singultus wurde hier meistens gesehen bei Prostatektomie, Cystektomie, Entfernung eines Steines aus einer Hufeisennierenoperation, wobei allerdings vielleicht die Abbindung des Nierenstieles ein Mitfassen von Sympathicusfasern zur Folge hatte [Kremer[1]), Küttner[2]), Schoen[3])].

An zweiter Stelle stehen als Ursache des Singultus Erkrankungen von Gehirn und Rückenmark. Das Zentralnervensystem kann infolge *psychischer Erregung* (psychisches Trauma, Angst, Schreck) bzw. Neurasthenie, Hysterie, Epilepsie, Imitation, zu Singultus Veranlassung geben. Außerdem tritt er bei *organischen Läsionen des Zentralnervensystems* auf (Hydrocephalus, Meningitis tub., chronische Myelitis, latente Tuberkulose von Pons und Medulla, Hyperaemia activa spinalis, Epilepsie, Chorea, Apoplexie, Encephalitis, Syringomyelie, Tabes). Ebenso kommt es zu Singultus bei Reizung des Zentralnervensystems durch *chemische Reize:* Kohlensäureüberladung, Sauerstoffmangel, Stoffwechselprodukte, welche insbesondere bei Sauerstoffmangel im Blute auftreten, vor allem saure Produkte des intermediären Stoffwechsels: Milchsäure oder ähnliche Stoffe. Beim fötalen Singultus sind es wohl vor allem Venosität des Blutes oder autotoxische Stoffe aus dem mütterlichen Blute. Letztere Veränderung ist auch die Ursache des Singultus der Schwangeren. Ebenfalls durch chemische Reizung ausgelöst ist der Singultus bei Urämie, Malaria, Diabetes, Kachexie, Grippe. Die Influenza erzeugt einen 1—2 Tage dauernden Nasopharyngealkatarrh, auf den neben gastrointestinalen Störungen, leichtem Fieber, Angst, Erschlaffung ein 2 Tage dauernder „epidemischer Singultus" folgt.

Seltener kommen *Erkrankungen der Thoraxorgane* als Ursache des Singultus in Betracht: Scirrhus und carcinomatöse Drüsen an der Lungenwurzel, ausgedehnte käsige Massen daselbst, welche den Bronchus einschließen, Aneurysmen des Aortenbogens [Kroenig, Weissenrieder, Eppinger[4])], Einbettung des N. phrenicus in Exsudatmassen einer tuberkulösen Mediastinoperikarditis, pleuritische Ergüsse, diffuse Oesophaguserweiterung, Abgang der linken Art. subclavia aus dem Truncus anonymus, Fraktur der 7. Rippe, Rippenluxation mit Verbiegung der Rippen nach dem Magen hin.

Praktische Bedeutung hat insbesondere der *postoperative Singultus* gewonnen, weil er nicht so selten das Ergebnis der operativen Behandlung zunichte macht. Kommt es doch bisweilen so weit, daß tage-, ja sogar wochenlang das Schluchzen anhält, nach einer beschwerdefreien Zeit sich immer wieder einstellt, zuerst bloß Beschwerden in der Gegend des Magens und Zwerchfellansatzes hervorruft, später aber den ganzen Respirations- und Digestionstrakt in Mitleiden-

[1]) Kremer: Singultus. Ergebn. d. Chirurg. u. Orthop. Bd. 15, S. 362.
[2]) Küttner: Dtsch. med. Wochenschr. 1921, Nr. 15.
[3]) Schoen: Zentralbl. f. Chirurg. 1922.
[4]) Eppinger: Das Zwerchfell. Nothnagel, Sppl.-Bd., Wien.

schaft zieht, in manchen Fällen sich mit schweren Störungen des Zirkulationsapparates verbindet, große Nervenerregbarkeit, beschleunigte und keuchende
Atmung und Cyanose, manchmal sogar Erstickungsanfälle herbeiführt. Schließlich löst eventuell schon jeder Bissen schwere Schluchzenanfälle aus, der Patient
verweigert daher die Nahrungsaufnahme und geht endlich an Inanition zugrunde. Demgemäß hat die Eruierung der Ursache dieses postoperativen Symptomenkomplexes die Aufmerksamkeit der verschiedenen Autoren auf sich gezogen. Es ließ sich diesbezüglich feststellen: Das postoperative Schluchzen
tritt in Erscheinung nach jenen Operationen an den Brustorganen, bei denen
am N. phrenicus ein Zug bzw. eine Zerrung stattfand (SAUERBRUCH), nach Thorakoplastik, Pneumolyse, Zwerchfell- und Oesophagusoperationen, ferner nach
Operationen an der Gallenblase und am Magen, und zwar insbesondere nach
ausgedehnten Resektionen, nach Reposition großer Hernien, Entfernung von
Ovarialcystomen, Appendektomie, Einklemmung kleiner Netzteilchen in die
Bauchnaht (PAYR, CLAIRMONT), Operationen an den Harnwegen, aber auch
nach Tibiafraktur mit Säuberung der Wunde und Vernähung des Knochens, bei
Knochenabsceß der Tibia und bei Analfistel usw.

Aus praktischen wie aus theoretischen Gründen verdient nun hervorgehoben
zu werden, daß man trotz Häufigkeit einer organischen Veränderung als Ursache des Schluchzens keinesfalls daran vergessen darf, daß in vielen Fällen
leicht behebbare funktionelle Störungen, wie etwa Gasblähung, Gärungsprozesse
im Magendarmkanale usw., den schweren Symptomenkomplex auslösen, welcher
dann durch Behebung der genannten Störungen zum dauernden Verschwinden
gebracht werden kann. Als Beispiel solcherart sei folgender konsiliariter mit
Kollegen Dr. Hi. beobachtete Fall kurz skizziert:

Moritz Se., 62 Jahre alt, erkrankt plötzlich nachts an Bauchschmerzen, Erbrechen,
Druckempfindlichkeit der rechten Bauchseite, unten mehr als oben, und Darmverschluß.
Dazu kam Fieber. Die Konsiliarärzte Proff. SINGER und CLAIRMONT entscheiden sich, nachdem hohe Klysmen wirkungslos geblieben waren, angesichts des bedrohlichen Zustandes zur
Laparotomie. Diese ergab eitrige Cholecystitis, prallgefüllte, stark vergrößerte Gallenblase,
dieselbe wird exstirpiert. Trübes Serum, Drainage, Fieber. Nach 3 Tagen beginnt unerträg-
licher Singultus, Tag und Nacht den Patienten in Schlaflosigkeit und Schmerzen erhaltend,
die Nahrungsaufnahme störend. Objektiv sonst keine Veränderung. Nach Verabfolgung
verschiedener Medikamente (Cocain u. a.) keine Besserung, Pat. erschöpft. Bei meinem
Besuch starke Auftreibung des Bauches durch Gase und ganz exorbitanter Zwerchfellhochstand. Zur Bekämpfung der Gasbildung erhält Pat. Asa foetida in Pulvern, und im Gefolge
dieser Medikation verschwindet der Singultus in kurzer Zeit dauernd. Heilung.

Verlängerung der Ausatmungsdauer veranlassen:

1. *tracheobronchiale Krankheiten* (Fremdkörper in der Trachea, Polypen
unterhalb der Glottis, Asthma bronchiale, capilläre Bronchitis, chronische
Influenza);

2. *mediastinale Veränderungen* (Tumor mediastini, Asthma cardiale, trockene
Dyspnöe der Arteriosklerotiker, Perikarditis, manche Fälle von Herzfehler);

3. *pleurale Krankheiten* (frischer Pneumothorax, Pleuritis, Tumor pleurae);

4. *Lungenkrankheiten* (croupöse Pneumonie, Tuberkulose, Lungenbrand,
Lungenabsceß, Emphysem);

5. *Stoffwechselerkrankungen* (Nephritis, Urämie im Stadium des Lungenödems).

Verkürzung der Ausatmungsdauer charakterisiert die große Atmung bei
Urämie, findet sich ferner oft beim Herzfehler, beim BASEDOWschen Asthma
und beim Carcinomasthma.

Wenn die physiologischen austreibenden Kräfte zur Überwindung eines
Hindernisses nicht mehr ausreichen, setzen auxiliäre Hilfskräfte ein, um den
Exspirationseffekt genügend groß zu gestalten. Es entwickelt sich eine **aktive**

Exspiration. Zu einer solchen kommt es beim Bronchialasthma, dem Pneumothorax, Tumor pleurae, Tumor mediastini, der Pleuritis sowie der Pneumonie. Manchmal macht sich diese Veränderung im Atemmechanismus durch *hörbaren* exspiratorischen Stridor bemerkbar. Dies gilt ganz besonders von den *tuberkulösen Hilusdrüsen* (B. Schick). Daß es bei dieser Gruppe, den

Erkrankungen des Atemapparates aus rein mechanischen Gründen zu einer Verstärkung der Exspirationskräfte kommt, um die gesteigerten Hindernisse der Luftaustreibung zu überwinden, ist leicht begreiflich. Viel weniger klar ist das Auftreten dieser Veränderung bei den folgenden Gruppen:

Erkrankungen des Nervensystems (Meningitis, Miliartuberkulose an der Leptomeninx auch ohne stärkere Mitbeteiligung des Lungenparenchyms, Hirnblutung) und

Autointoxikationen (Nephritis, Urämie, Diabetes mellitus, Icterus gravis, inkompensiertes Vitium) (s. Abb. 84).

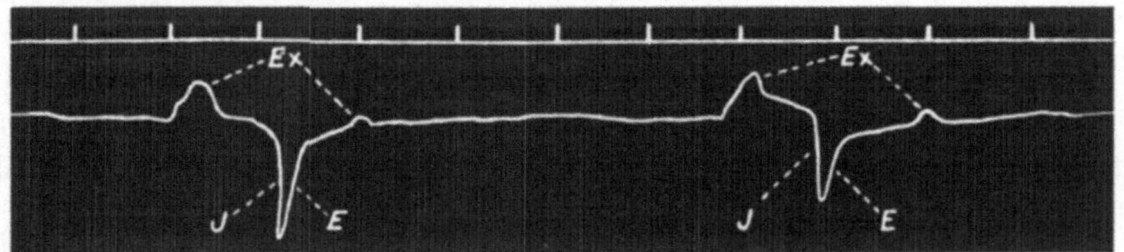

Abb. 84. Atemkurve bei urämischer „großer Atmung". J = Inspiration, E = Exspiration, Ex = Extraexspiration.

Während bei den Erkrankungen des Nervensystems die Atemveränderung wohl sicher durch nervöse, im Zentralorgan ansetzende Einflüsse ausgelöst wird, kommen bei den Autointoxikationen als Ursache vielleicht auch grobmechanische Veränderungen im Sinne krampfhafter Kontraktionen der Bronchialmuskulatur in Frage.

Eine ganz eigentümliche Form der Exspirationsverstärkung bildet der

Husten.

Der Husten ist die Reaktion auf eine Reizung der sensibeln Nerven der unterhalb der Stimmritze befindlichen Atemwege, insbesondere der Fossa arytaenoidea bzw. der Bifurkationsstelle der Trachea, freilich manchmal auch auf eine Erregung sensibler Vagusfasern im Rachen, Oesophagus, Mediastinum, im äußeren Ohr, an der Oberfläche von Leber, Milz bzw. Uterus sowie der Äste des Trigeminus in der Nase. Vor allem spielt hier eine Rolle die mächtige Wirkung der Bauchwandmuskulatur sowie die Tätigkeit des „Hustenmuskels" (Wenckebach) (s. Abb. 85).

„Die starke Kontraktion der Bauchmuskulatur macht sich bemerkbar durch die hervortretenden Reliefs der einzelnen Muskeln. Am meisten auffallend ist aber das Hervortreten eines starken Muskelzuges, der, soweit mir bekannt, bis jetzt nicht als Ausatmungsmuskel betrachtet wurde. Es ist das dicke laterale Bündel des M. latissimus dorsi. Dieser laterale Teil entspringt an der Fascia lumbodorsalis, am hinteren Teile des Darmbeinkammes und an den unteren 3—4 Rippen und inseriert sich am Oberarme an der Spina tuberculi minoris. Dieser Muskelzug, der mit Recht den Namen des Hustermuskels verdient, hypertrophiert bei jedem Huster. Auch bei mageren Lungenpatienten mit stark atrophischer Muskulatur liegt er als mächtiger Strang über dem dürftigen Thorax, um sich bei jedem Hustenstoß in mächtigem Relief sichtbar

zu machen. Er verläuft wie eine Diagonale quer über eine große Zahl von Rippen
an der Seite des Thorax, umfaßt bei fixiertem Oberarm tatsächlich einen großen
Teil des Thorax, komprimiert diesen von der Seite her und zieht, beinahe senkrecht die Rippen kreuzend, die Rippen mit Kraft aufeinander. Durch diesen
Zug zieht er gemeinsam mit der Bauchmuskulatur den Thorax zusammen und
den Rücken krumm. Das ist auch das Typische beim starken Husten: der ganze
Körper krümmt sich unter dem Einfluß des hier geschilderten Mechanismus
nach vorn, und bei jedem Hustenstoß
krümmt der Patient sich tiefer, und zwar
mit einer solchen Kraft, daß beim liegenden Patienten der Oberkörper häufig ruckweise von der Unterlage abgehoben wird."
(Wenckebach.)

Der Husten kann durch den Willen
bekämpft, ja sogar unterdrückt werden.
Sowie dies infolge von Ablenkung ungewollt
geschieht, läßt es sich auch durch Erziehung
erreichen, und nur wo diese fehlt, kommt
es zu ganz ungehemmten Ausbrüchen, welche
oft in einem groben Mißverhältnis zur auslösenden organischen Störung stehen. Besondere Erwähnung verdient es, daß Keuch-
hustenkinder nach Ablauf der Erkrankung
noch lange die Neigung besitzen, auf jeden
unschuldigen Katarrh mit keuchhustenähn-
lichen Anfällen zu antworten (*Autoimitation*
Karger) und nichtinfizierte Kinder in der
Umgebung der kranken ebenfalls denselben
Hustentypus darbieten.

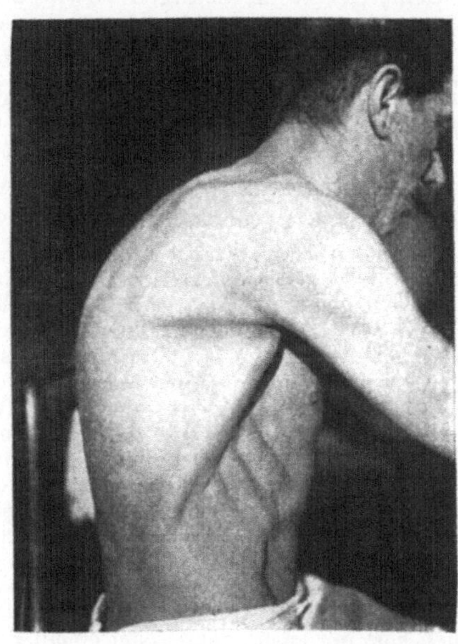

Abb. 85. Hustenmuskeln in Aktion
(nach Wenckebach).

Die Erschwerung bzw. der Ausfall
dieser Muskelaktion, z. B. infolge von
Schmerzauslösung wie etwa nach Laparotomien, behindert den Endzweck des
Hustens, die Expektoration, und veranlaßt dadurch die Neigung zu „postoperativen" Lungenkomplikationen.

Der Mechanismus der *Expektoration* steht freilich bislang nicht fest.
Während Henle und Köpke eine peristaltische Aktion der Bronchialmuskulatur
als Hilfskraft annehmen, machen Aron und Sihle die Steigerung des inter-
pleuralen Druckes, Reichmann die plötzliche Erniedrigung des interpulmonalen
Druckes bei der Sprengung der Glottis, welche beide der Hustenakt veranlaßt,
für den Expektorationseffekt verantwortlich. Daß keineswegs ein korrelates
Verhältnis zwischen Hustenintensität und der Menge des zu Expektorierenden
besteht, sondern lediglich ein solches zwischen Husten und Intensität der Schleimhautreizung, erweisen am raschesten die morgendlichen Hustenattacken des
Mundatmers bzw. die frustranen Hustenanfälle beim Cheyne-Stokesschen Atemtypus, welche genau der Atemperiode entsprechen und während des Atemstillstandes zessieren. Diese *frustranen Hustenattacken* verdanken ihre Entstehung
der Antrocknung des Schleimes in den Luftwegen infolge der *Mundatmung*.
Im übrigen spricht *anfallsweise auftretender Husten* für eine mechanische Reizung
der Äste des N. vagus, wie etwa bei Aortenaneurysmen, Fremdkörpern in
den Luftwegen oder im Pharyngo-Oesophagus. In solchen Fällen kommt es zu
intermittierender Verstärkung der Nervenreizung infolge der Schwankungen des
von der Aorta ausgeübten Druckes bzw. infolge einer Wanderung des Fremd-

körpers. *Schädlich wirkt jede plötzlich einsetzende Exspirationsverstärkung*, also ebenso wie der Husten auch das *Pressen*, und zwar nicht bloß infolge der bereits erwähnten sprengenden Wirkung auf den Alveolus, sondern auch durch den Einfluß der intensiven intrathorakalen Drucksteigerung auf den Blutkreislauf. Ein krasses Beispiel dieser Art findet sich bei den *anfallsweise* auftretenden Störungen im Nachstadium der *Encephalitis*. Abgesehen von den durch die gelähmten Anteile des Atemapparates ausgelösten leicht verständlichen, *organisch bedingten* Atemstörungen sowie der noch während des akuten Stadiums der Krankheit auftretenden Polypnöe sieht man recht häufig im späteren Verlaufe Alterationen der Atmung, welche nicht durch Ausfall der Atemtätigkeit einzelner Teile des neuromuskulären Apparates zu erklären sind und den Eindruck einer *funktionellen Störung* hervorrufen. Meist ist es die dauernde Manifestation eines beim Gesunden nur sporadisch bzw. nur zu bestimmten Endzwecken betätigten Mechanismus. Als Beispiel dieser Art sei der folgende Fall eigener Beobachtung kurz hier eingeschaltet:

Die 5jährige Bronja Fr. aus Krakau machte vor fast einem Jahre Encephalitis durch und leidet seit dem Abflauen der akuten Erscheinungen an eigentümlichen „Anfällen", welche folgendermaßen verlaufen: Sie hört plötzlich zu sprechen auf, wird ganz steif, die Adern am Halse schwellen langsam immer stärker an, die Lippen scheinen dicker zu werden, dabei besteht keine Cyanose, und dieser eigentümliche Zustand hört dann plötzlich auf in Form eines Weinens oder Schreiens des Kindes.

Die Beobachtung eines solchen „Anfalles" ergibt, daß auf eine etwas vertiefte Einatmung ein Stillstand der Atembewegung folgt, mit allmählicher Kontraktion der Bauchwandmuskulatur, welche, immer stärker werdend, eine ziemlich lange Zeit tonisch aufrechterhalten wird. Zu ihr gesellt sich dann eine immer stärker hervortretende Kontraktion der gesamten Muskulatur des Thorax, welche stark plastisch sichtbar wird, mit einer fast unnatürlichen Wulstung der Ober- und Unterlippe, und eine von Minute zu Minute unheimlicher sich ausprägende Anschwellung der beiden Venae jugulares externae. Diese Auftreibung der Venen führt weiterhin sogar zu einer Schlängelung derselben. Während dieser ganzen Periode spricht das Kind kein Wort und ist um keinen Preis zum Sprechen oder Weinen zu bringen. Plötzlich hört mit einem Schrei oder einem Ruf die bisher beobachtete Pause der Atembewegung auf, und sofort verschwindet das ganze beängstigende Bild.

Bei Röntgenbeobachtung eines solchen Anfalles sieht man zunächst eine immer weitergehende Abwärtsbewegung des Diaphragmas, hierauf folgend eine Ruhigstellung desselben, eine damit verbundene immer stärker hervortretende Senkrechtstellung des Herzens mit enormer Verschmälerung desselben und Entfernung von dem Zwerchfell, so daß es mit demselben nur durch eine schmale Brücke in Verbindung erhalten wird. Plötzlich erfolgt — gleichzeitig mit dem Schrei des Kindes — ein Hinaufschnellen des Zwerchfelles mit überaus rascher Verbreiterung des Herzschattens und Verbreiterung des bis dahin so langgezogenen Brustkorbes. Es erweckt den Eindruck, wie wenn ein gedehntes Gummiband plötzlich ausgelassen auf seinen Gleichgewichtszustand zurückkehrte.

Unter pathologischen Verhältnissen treten fernerhin oft

Störungen der Atemfrequenz

in Erscheinung, und zwar Steigerung und Herabsetzung. Eine Steigerung **(Tachypnöe)** tritt auf

1. bei vielen *fieberhaften Krankheiten* (Pleuritis, Tuberkulose, Pneumonie, insbesondere Säufer- und Greisenpneumonie, Meningitis). Daß nicht die Temperatursteigerung Ursache dieser Tachypnöe bildet, daß die „*Wärmetachypnöe*" im klinischen Bilde keine sehr große Rolle spielt, geht schon daraus hervor, daß manche hochfieberhafte Kranke, z. B. Typhuskranke ohne Bronchitis (SIEBECK), ganz ruhig atmen und auch keine typischen Veränderungen ihrer Atemform aufweisen, sowie die Beobachtungen von ROMINGER und ECKSTEIN bei der Meningitis der Kinder. Ferner findet sich Tachypnöe bei

2. *Nervenkrankheiten* (Meningitis, M. Basedowii, Hysterie, Neurasthenie, besonders bei Kombination mit kardialen Erkrankungen);

3. *Erkrankungen des Zirkulationsapparates* (inkompensiertes Vitium, Endo-

karditis, Perikarditis, Hochspannungsdyspnöe, Stenose oder Kompression der Arteria pulmonalis);

4. *Intoxikation* (exogen diabetisches Koma) und

5. *Blutkrankheiten* (Chlorose in eigentümlichen, häufig sich wiederholenden Anfällen, wahrscheinlich infolge Kombination mit Hysterie).

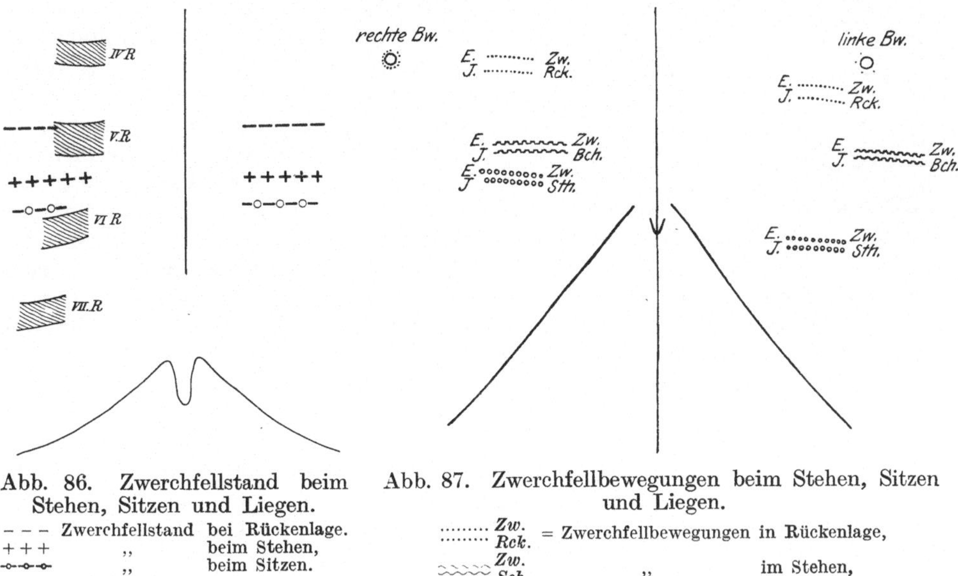

Abb. 86. Zwerchfellstand beim Stehen, Sitzen und Liegen.

– – – Zwerchfellstand bei Rückenlage.
+ + +   ,,   beim Stehen,
-o-o-o-   ,,   beim Sitzen.

Abb. 87. Zwerchfellbewegungen beim Stehen, Sitzen und Liegen.

.... Zw.
.... Rck. = Zwerchfellbewegungen in Rückenlage,

Zw.
Sch.   ,,   im Stehen,

ooooo Zw.
ooooo Sth.   ,,   im Sitzen.

Herabsetzung der Atemfrequenz (Bradypnöe) findet sich bei

1. *bronchialen Erkrankungen* (Trachealstenose, Tumor mediastini);

2. *kardialen Krankheiten* (Asthma cardiale);

3. *Intoxikation* (Nicotin, Coma diabeticum, große Atmung des Urämikers, Influenza).

Lokale Störungen der Atembewegung.

Während in den bisher erwähnten Fällen die Störungen der Atembewegung meist *alle* Teile der Brustwandungen ziemlich gleichmäßig betreffen, macht in einer anderen Reihe sich bloß an einzelnen Stellen des Brustkorbes eine *lokale* Störung der Atembewegung bemerkbar. Die *Ursachen* einer solchen lokalen Atemstörung sind dann am leichtesten zu studieren, wenn sie am **Zwerchfell** sich äußert, weil hier keine so großen Widerstände zu überwinden sind wie bei der Bewegung der knöchernen Brustwand und die auf die Ober- und Unterfläche des Organes einwirkenden Kräfte leichter zu analysieren sind. Dieselben veranlassen schon beim Gesunden oft recht bedeutsame Änderungen des Zwerchfell*standes* und in weiterer Folge auch der Zwerchfell*bewegungen*. Diese physiologischen Alterationen der Zwerchfellstatik und -kinetik machen sich beim *Lagewechsel* des Untersuchten bemerkbar und treten (s. Abb. 88, 89) infolge der Druckschwankungen im Bereiche des Oberbauches auf.

Beim Niederlegen fallen nämlich die Baucheingeweide auf die Unterfläche des Diaphragmas, beim Stehen entfernen sie sich von derselben, können aber noch nicht soweit von demselben abrücken wie beim Sitzen, wo die erschlafften Bauchwände in ihrer Vorwölbung einen großen Teil der Intestina aufnehmen. Diese Druckschwankungen im Oberbauch veranlassen *Veränderungen des Standes der Zwerchfellkuppel*, aber weiterhin auch eine *Veränderung in der Größe der respiratorischen Zwerchfellausschläge.* Durch den Druck im Bauchraum wird

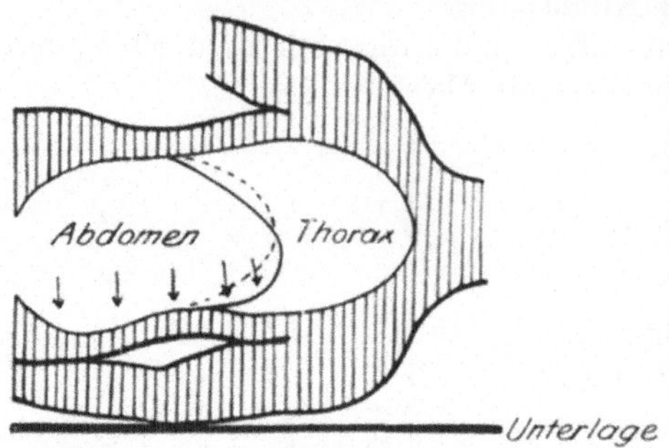

Abb. 88. Zwerchfellstand bei Seitenlagerung.

nämlich das Diaphragma nach oben gedrängt, und im allgemeinen ist der bei inspiratorischer Betätigung der Zwerchfellmuskulatur erzielte lokomotorische Effekt um so größer, je weiter von seiner Ruhelage vor Beginn der Muskelaktion das Zwerchfell entfernt war. Demgemäß bewegt sich diese „untere" Diaphragmahälfte respiratorisch am allermeisten; etwas weniger stark bewegt sich das Zwerchfell bei Rückenlage und immer weniger beim Stehen bzw. Sitzen. Bei Seitenlage herrscht der stärkste Druck auf der Unterfläche der „unteren" Zwerchfellhälfte. Am allerwenigsten bewegt sich die von der Unterlage entfernte Zwerchfellhälfte bei Seitenlage (s. Abb. 89), am allerstärksten die der Unterlage genäherte „untere" Zwerchfellhälfte.

Bei *jeder pathologischen* Änderung des auf der oberen oder unteren Fläche des Organes lastenden Druckes kommt es ebenso außer zu *statischer* Veränderung auch zu *Änderungen der Zwerchfellbewegungen.* Hier aber kann die Lageänderung nicht wie bei den früher erwähnten kurzdauernden Lageveränderungen eine Vergrößerung der respiratorischen Ausschläge auslösen, selbst wenn die Zwerchfellkuppel von der Ansatzstelle des Diaphragmas am Brustkorb stärker entfernt wird, mithin ihre Annäherung an die letztere mit einem größeren Bewegungseffekt verbunden sein müßte. Durch die pathologische Veränderung wird nämlich die Betätigung der Zwerchfellmuskulatur erschwert, und weil ein solcher Widerstand *dauernd* nicht überwunden werden kann, entwickelt sich *bei pathologischen Veränderungen des Diaphragmastandes, gleichgültig ob Hoch- oder Tiefstand, eine Herabsetzung der respiratorischen Ausschläge.* Ferner erfolgt eine solche bei *entzündlichen Vorgängen am Zwerchfell selbst oder bei Entzündung der nahegelegenen Organe* (subphrenischer Absceß, Peritonitis, Paranephritis usw). Bei *einseitiger Ver-*

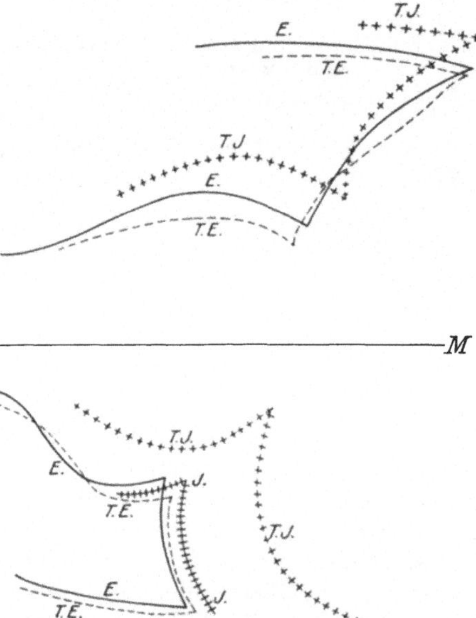

Abb. 89. Zwerchfellbewegungen bei Seitenlagerung.
U = Unterlage,   M = Mittellinie,   + + +T.J. = tiefe Einatmung,   - - -T.E. = tiefe Ausatmung, +++++J. = ruhige Einatmung, ———E. = ruhige Ausatmung.

änderung des intraabdominalen Druckes kommt es so wie bei Seitenlagerung zu Alteration der Zwerchfellausschläge, und zwar auch hier jedesmal zu einer Herabsetzung derselben. Ferner entwickelt sich infolge einer *Skoliose der Brustwirbelsäule* eine Differenz in der Tätigkeit der beiden Zwerchfellhälften. Auf der konvexen Seite der Verkrümmung weist das Zwerchfell viel größere Ausschläge auf als auf der konkaven (s. Abb. 90), wobei neben Druckdifferenzen wohl auch die Verschiebung der Ansatzpunkte des Diaphragmas am knöchernen Thorax ursächlich in Betracht kommt. Lediglich auf die Druckdifferenz ist die einseitige Herabsetzung der Zwerchfellbewegungen, das inspiratorische Nachschleppen oder Zurückbleiben, bei *Bronchialstenose* sowie bei *einseitiger Infiltration der Lunge*, z. B. durch Tumormassen, zurückzuführen. Besondere Aufmerksamkeit wurde der bei *tuberkulöser Infiltration einer Lungenspitze* auftretenden Herabsetzung der respiratorischen Zwerchfelltätigkeit auf der befallenen Seite zugewendet. Endlich kommt es aus rein mechanischen Gründen zu einer Beschränkung der Zwerchfellexkursionen bei *Anwachsung* desselben *an der lateralen Thoraxwand*.

Bei Steigerung der im vorausgehenden erwähnten Einflüsse kann es fast bis zum völligen Verschwinden der respiratorischen Ausschläge kommen; zur „*Ruhe*" kommt es aber fast ausschließlich bei *Pneumothorax*. Denn bei *Anwachsungen* bleibt selbst bei mächtiger Schwartenmasse wenigstens teilweise ein Bewegungseffekt erhalten, und auch bei der *Phrenicuslähmung* kommt es so gut wie niemals zu völliger Ruhigstellung des Zwerchfelles.

Pathologische Bewegungserscheinungen werden vor allem durch lokale Hindernisse veranlaßt, welche sich der Zwerchfellbewegung entgegenstellen, gebildet

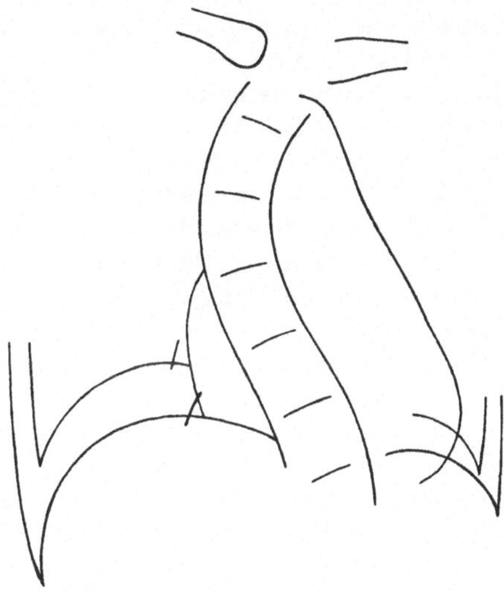

Abb. 90. Zwerchfellbewegungen bei Skoliose der Brustwirbelsäule (Bewegungsskizze).

durch *Narbenstränge*, welche von der Lunge zum Diaphragma ziehen oder gar von der Brustwandung direkt die Bewegung auf den betreffenden Punkt des Zwerchfelles übertragen. Während in den erwähnten Fällen lediglich einzelne Teile eine pathologische Bewegung aufweisen, entwickelt sich in einer anderen Reihe von Fällen eine *Umkehr* der normalen respiratorischen Bewegung im Bereiche einer ganzen Zwerchfellhälfte, die „*paradoxe Zwerchfellbewegung*". Eine solche findet man vor allem beim *Pyopneumothorax*. KIENBÖCK, der erste Beschreiber dieses Phänomens, nahm an, es werde das gelähmte Zwerchfell durch Drucksteigerung, welche das inspiratorische Sinken der gesunden Zwerchfellhälfte im Bauche veranlasse, in die Höhe gerückt. Nur in den wenigsten der hierhergehörigen Fälle aber läßt sich die supponierte Lähmung der paradox sich bewegenden Diaphragmahälfte nachweisen oder auch nur annehmen. (Siehe z. B. den weiter skizzierten Fall, wo bei Seitenlagerung normalsinnige Bewegungen erfolgten.) Solche Erfahrungen führten HOFBAUER zu der Annahme, daß das bis dahin in den Bauchraum vorgestülpte Zwerchfell die auf ihm lagernde Flüssigkeitsschicht durch die Wirkung seiner Muskulatur hebe. Zugunsten dieser Anschauung sprechen auch Erfahrungen wie etwa die folgende: Pat. Lim. (Pr. N. 991/1922) zeigt bei der nach Punktion eines linksseitigen Exsudates vorgenommenen Röntgenuntersuchung am 13. III. 1922: Ausfüllung des ersten unteren Thoraxraumes durch einen nach oben außen ansteigenden Schatten, der paradoxe Bewegung zeigt. In rechter Seitenlage keine respiratorische Verschieblichkeit, in linker, wenn überhaupt, normalsinnige respiratorische Bewegung dieser Begrenzungslinie. Freilich kann eine solche Bewegung auch dann zustande kommen, wenn die inspiratorische Verschiebung des Mediastinums den Pneumothorax um einen größeren Betrag verkleinert, als die Volumenvermehrung durch die inspiratorische Zwerchfellsenkung beträgt (Muralt). Beim Bittorfschen Versuche — tiefe Inspiration bei verschlossener Mund- und Nasenöffnung — sieht man oft eine paradoxe Zwerchfellbewegung auch bei Personen, welche bei gewöhnlicher Atmung normale Atemausschläge darbieten. Bei *chronisch-adhäsiver Pleuritis* kann sie die Folge straffer, zwischen Thoraxwandung und Zwerchfell ausgespannter Bindegewebsmassen darstellen. Beim Pneumothorax ohne Exsudat genügt schon eine Herabsetzung des Muskeltonus, im Tierexperiment die Inhalation von Ammoniak und auch die Lähmung der sensibeln Nervenendigungen im Diaphragma mittels einer 1 proz. Cocainlösung beim Pneumothoraxkaninchen [Unverricht[1])].

Ferner kommt es zu paradoxer Zwerchfellbewegung bei *Stenose der großen Luftwege* sowie manchmal bei *Schädigung der Innervation des Diaphragmas.* Unabhängig von der Atembewegung kommt es bei der *Concretio cordis* cum corde mit *Pericarditis adhaesiva externa* zu *herzsystolischem Zucken des linken Zwerchfells.*

Werden die zu beiden Seiten des *Mediastinums* angreifenden Zugkräfte ungleich groß, wie etwa bei *einseitigen Erkrankungen des Atemapparates* (Bronchostenose, Infiltration, Pneumothorax, Neoplasma), so resultiert nicht bloß eine statische Verschiebung des Mediastinums, sondern es kommt oftmals auch eine *inspiratorische Wanderung des Mittelfelles* zustande, welche in manchen Fällen nach der gesunden, in anderen nach der kranken Seite hin erfolgt. Bei der Bronchostenose kann die Luft die durch die inspiratorische Weitung des Thorax entstandene Druckerniedrigung auf der kranken Seite nicht rasch genug ausgleichen; es erfolgt in diesem Falle wie auch bei einseitiger Infiltration der Lunge eine Wanderung in die kranke Seite hinein. Wenckebach sah bei einer schwartig ausgeheilten *Pleuritis diaphragmatica* Mediastinalwandern als Folge der narbigen Verbindung zwischen Mediastinum und knöcherner Brustwand. Beim geschlossenen *Pneumothorax* wandert das Mediastinum in die kranke Seite, bei breiter Kommunikation des Luftraumes mit der Außenwelt hingegen in die gesunde. Bei der chirurgischen Eröffnung des Brustkorbes sind dann diese Bewegungen des Mittelfeldes so starke und folgen einander infolge der gesteigerten Atmungstätigkeit so rasch, daß der operierende Chirurg den Eindruck *eines Hin- und Herflatterns des Mediastinums* erhält. Das Flattern ist um so stärker ausgesprochen, je schwächer die Befestigung des Mediastinums an der Brustwand ausgebildet ist.

Die respiratorische Bewegung der *knöchernen Brustwand* weist eine *allgemeine Steigerung* auf bei Atemnot sowie bei Wegfall der Atemtätigkeit der caudalen Anteile der Atemmuskulatur (Zwerchfell, Bauchmuskulatur), eine *lokale Steigerung* auf der gesunden Seite bei Behinderung der Atemtätigkeit der Gegenseite durch Erkrankungen (Pleuritis, Pneumonie, Bronchostenose usw.)

Eine *allgemeine Herabsetzung* der respiratorischen Brustwandbewegung tritt ein bei *Paralyse* bzw. *Schwäche der Inspirationsmuskulatur* sowie infolge einer *Ankylose der Rippengelenke oder Verknöcherung der Rippenknorpel,* aber auch beim *Morbus Basedowii.* Pathologische Veränderungen im Bereiche der Brustorgane: *Bronchostenose, Pleuritis, Pneumonie, Pneumothorax, Embolie, Tumor mediastini,* erzeugen entsprechend dem Sitze der Erkrankung Beschränkung der Thoraxbewegung, während Verwachsungen, wie sie bei *Mediastinoperikarditis* vorkommen, sogar zur „Fixierung des unteren Brustteiles bei der Atmung führen" (Wenckebach). Ebenso *lokal beschränkt* sind die Störungen bei adhäsiver *Perikarditis,* doch ist es „eine sehr bedeutende Störung der Bewegung. Diese Störung kommt dadurch zustande, daß die Verwachsungen die Brustwand in der Regio cordis fixieren" (Wenckebach).

Da infolge der Drucksteigerung das Centrum tendineum nicht nach abwärts gezogen werden kann, zieht die Zwerchfellmuskulatur in solchen Fällen die untere Thoraxapertur inspiratorisch nach innen und oben.

---

[1]) Unverricht: Berl. klin. Wochenschr. 1921, S. 768.

Als Ursache für eine Herabsetzung der respiratorischen Brustwandbewegungen wirkt schon die Verschiebung der Ansatzpunkte der Atemmuskeln infolge von Kyphose bzw. *Skoliose*. Besondere Erwähnung verdienen die rein funktionell entstehenden Störungen der Thoraxbewegung als *Vorläufer der Skoliose bei Adoleszenten* bzw. der *,,Lungensklerose* (Atelektase) *der Rekonvaleszenten"*. Ohne jede organische Veränderung entsteht eine recht beträchtliche Herabsetzung der respiratorischen Bewegungen der oberen Thoraxpartien beim *,,Mundatmer"*. *Inspiratorische Einziehung der unteren, insbesondere der lateralen Thoraxpartien erfolgt bei Erhöhung, aber ebenso bei Erniedrigung des intraabdominellen Druckes*, ferner auch bei *Stenose im Bereich der größeren Luftwege, adhäsiver Pleuritis* und *Lungenschrumpfung*. Die Veränderung des Abdominaldruckes infolge von *Ascites, Geschwülsten* der in der Nähe der unteren Thoraxapertur gelegenen Organe (*Leber, Milz*, nicht aber der entfernteren wie etwa Ovarien oder Uterus) oder einer *Enteroptose* wirkt durch Behinderung des normalen Bewegungsmechanismus: Das Centrum tendineum bildet in solchen Fällen [Wenckebach[1])] nicht mehr einen durch die Baucheingeweide gestützten, immerhin aber noch beweglichen Teil des Zwerchfelles. Ebenso entstehen aus rein funktionellen Ursachen jene Ungleichmäßigkeiten der Thoraxbewegung, welche infolge einer stärkeren Beanspruchung der auxiliären Exspirationsmuskulatur (aktive Exspiration) zutage treten, und zwar in Form einer stärkeren Bewegung an den unteren Brustkorbabschnitten.

Folgen der Störungen der Atembewegung.

Zusammenfassende Darstellungen.

Frugoni: Asma bronchiale. 26. Congresso di Medicina interna Roma 1920; Policlino 1922. — Hofbauer: Atmungspathologie und -therapie. Berlin: Julius Springer 1921. — Koch: Thoraxschnitte von Erkrankungen der Brustorgane. Berlin: Julius Springer 1924. — Wenckebach: Atmung und Kreislauf. Volkmanns klin. Vortr. N. F. Nr. 465/466.

1. Änderung der Lungenspannung.

Die Atembewegung dient in allererster Linie dem Gasaustausch in den Lungen, und demgemäß hat jede Störung der ersteren einen Einfluß auf den Ablauf des letzteren. Überdies aber wird nicht bloß die *Atembewegung selbst*, sondern ebenso eine ganze Reihe von Funktionen: die *Durchblutung der Lungen* und die *Lymphströmung in denselben* wie auch der *Kreislauf im allgemeinen* infolge jeder Alteration der äußeren Atmung in tiefgreifender Weise verändert. In erster Linie ist hierfür der Umstand verantwortlich zu machen, daß durch die Atembewegung eine mächtige Kraftquelle in den Lungen erzeugt wird, deren Wirkungen man beim Gesunden kaum merkt, so daß deren Vorhandensein meist nicht entsprechend gewürdigt wird. Diese Kraftquelle ist die

„intrathorakale Saugkraft".

Die Kuppelbildung des Zwerchfelles stellt den einzigen sichtbaren Ausdruck der im Brustraume stetig wirksamen elastischen Kraft dar, welche durch die *,,Spannung"* des Lungengewebes ausgelöst wird, und selbst bei ihrem Zustandekommen wirken noch andere Kräfte mit: der Abdominaldruck einerseits, die Fixation am Mediastinum andererseits. Diese *,,intrathorakale Saugkraft"* (*negativer Thoraxdruck*) verdankt ihre Entstehung und Erhaltung dem Umstande, daß die Lungen des lebenden Organismus durch die Atemfunktion über ihren Gleichgewichtszustand hinaus gedehnt erhalten bleiben. Schon mit dem ersten

---

[1]) Wenckebach: Bezieh. zw. Atmung u. Kreislauf. Volkmanns klin. Vortr. N. F. Nr. 465/466.

Atemzuge wird die Lunge, die in utero im Gleichgewichte gewesen war, durch die Luftfüllung der Alveolen überdehnt und bleibt während des ganzen Lebens infolge der dauernden Nachfüllung der Alveolen durch die Atemtätigkeit in diesem Dehnungszustand erhalten. Bei jeder Änderung der Körperlage schon machen sich lokale Änderungen der intrathorakalen Saugkraft (infolge der dabei entstehenden Verlagerungen des Zwerchfelles, vgl. Abb. 88) geltend. Die Abhängigkeit der Größe der intrathorakalen Saugkraft von der Körperlage konnte Aron manometrisch nachweisen. Wird aber auch durch Lage und Atemtätigkeit die Größe der Saugkraft etwas verändert, so bleibt sie doch im allgemeinen während des ganzen Lebens erhalten und ist ein Ausdruck der durch die Atemkräfte in der Lunge geweckten und stetig erhaltenen elastischen Kraft: der *Lungenspannung*. Dieselbe entsteht in den Lungen mit dem Übergange aus dem fötalen, luftleeren Zustande in den während des ganzen Lebens aufrechterhaltenen Zustand der Luftfüllung der Alveolen. Diese Dehnung der Lungen wurde von vielen Seiten wohl deshalb nicht entsprechend gewertet, weil sie beim Gesunden keine ohne weiteres sichtbaren Effekte zutage treten läßt bis auf den manometrisch gemessen, recht geringfügigen „*negativen Thoraxdruck*". Erst bei pathologischen Veränderungen erweist sich die Größe und Bedeutsamkeit dieser bis dahin fast völlig latenten intrapulmonalen Kraft, von welcher freilich schon frühere Autoren durch ihre klinischen Erfahrungen gewisse, wenn auch etwas vage Vorstellungen besaßen (Skodas „Kontraktionskraft", Traubes „vitale Retraktionskraft"). Zur raschen Orientierung braucht man nur auf das in der Physik wohlbekannte Verhalten der durch Zug bzw. Dehnung aus ihrer Gleichgewichtslage gebrachten Körper zurückzugreifen, und auf diese Weise lassen sich die in der Lunge durch die Luftfüllung ausgelösten elastischen Kräfte ohne die Notwendigkeit der Annahme von mystischen „vitalen" Kräften begreifen und studieren.

Die Größe der „Spannung", welche in einem auf Zug beanspruchten Gegenstande durch diesen hervorgerufen wird, hängt bei Verwendung von Metallstäben als Versuchsmaterial außer von den Eigenschaften des verwendeten Metalles von der Größe der wirksamen Kraft und von dem Querschnitte des Stabes ab gemäß der Formel σ (Spannung) $= P$ (äußere Kraft) $\times F$ (ursprünglicher Querschnitt des Stabes). Dehnung und Spannung weisen innerhalb gewisser Grenzen einen gesetzmäßigen Zusammenhang auf, ausgedrückt durch das Hookesche Gesetz: $\varepsilon = \alpha \cdot \sigma$. α bedeutet darin eine Erfahrungsgröße, den „Dehnungskoeffizienten", d. h. die Verlängerung, welche ein Stab von 1 cm Länge und dem Querschnitte 1 qcm infolge Belastung mit 1 kg/m erleidet. Freilich besitzt das Hookesche Gesetz, welches ausdrückt, daß Spannung und Dehnung einander proportional sind, nur für gewisse Materialien Geltung und

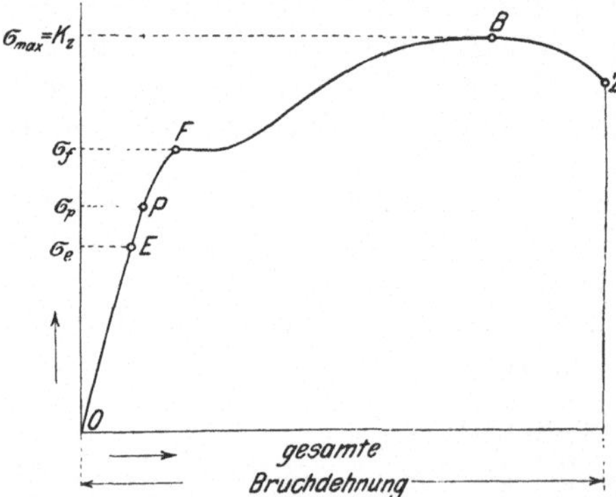

Abb. 91. Dehnungskurve eines Metallstabes (nach Wawrziniok). Auf der Abszisse sind die Dehnungsgrößen, auf der Ordinate die zugehörigen Spannungsgrößen aufgetragen.

nur für elastische Formveränderungen. Wie die Abb. 91 dartut, verläuft die Kurve nur vom Ausgangspunkte 0 bis zum Punkte p geradlinig. Hier hört die Proportionalität zwischen Dehnung und Spannung auf. Im weiteren Verlaufe wendet sich die Kurve in sanfter Krümmung von der Geraden ab. Die Spannung steigt allmählich bis zu ihrem Maximum *B*, um von dort an stetig bis zum Punkte *Z* zu fallen, wo das Zerreißen des Stabes stattfindet. Der Punkt *B* wird als „Bruchgrenze" des Materials bezeichnet. Die Lage von *Z* hängt in hohem Grade von der Geschwindigkeit ab, mit welcher der Stab zerrissen wird.

Nun sind die Lungen des Lebenden infolge ihrer Luftfüllung über ihren Gleichgewichtszustand hinaus gedehnt, wie schon die alten Tierversuche von Löwy erweisen. Die Vagi weisen nach seinen Feststellungen einen dauernden Tonus auf, welcher eintritt, sobald mit dem ersten Atemzuge die Lunge aus dem luftleeren Zustande in den lufthaltigen übertritt, und erst dann erlischt, wenn die Lunge wieder atelektatisch geworden ist. Diese in letzterer Zeit von Schenk und Ishihara vollauf bestätigten Versuchsresultate geben den Beweis für die Richtigkeit der Annahme, daß Änderungen der Lungenausdehnung in ganz anderer Weise wirken müssen als die Dehnung von Körpern, welche vorher in Ruhelage sich befanden, wie etwa die Blech- bzw. Kautschukplatten in den Versuchen von Jansen oder Tendeloo. Völlig im Einklange mit dieser Auffassung stehen die Resultate der klinischen und pathologisch-physiologischen Untersuchungen. Sie führen zu der Annahme, daß *die Lungen des Gesunden sich im Optimum der Spannung befinden, also an dem in der Abb. 91 mit dem Buchstaben B bezeichneten Höhepunkte der Kurve.* Trotzdem nun diese Spannung der Lungen stetig Arbeit vollbringen muß, wie sofort dargetan werden soll, bleibt dieselbe während des ganzen Lebens erhalten. Im allgemeinen ist wohl eine dauernde Kraftwirkung durch eine statische Stellung unmöglich; die Spannung der Lungen aber ist deshalb imstande, dauernd Kraftwirkungen aufzubringen, weil sie immer wieder durch die Einatmung aufgefüllt wird. *Die Lungen stapeln die Kraft der Einatmungsmuskulatur ähnlich einem Akkumulator auf und beeinflussen durch dieselbe nicht bloß die Statik der übrigen Brustorgane, sondern auch den Ablauf verschiedener Bewegungsvorgänge, vor allem den rückläufigen Strom des Blutes zum Herzen im Bereiche des großen Kreislaufes und die Höhe des Blutdruckes sowie die Blutfüllung im kleinen.* Die Spannung der Lungen wirkt in diesem Sinne viel stärker als die Atembewegung. Jede Einatmung geht mit einer Druckerniedrigung im Pulmonalsystem einher, jede Ausatmung mit einer Drucksteigerung. Verlegung der Luftwege verursacht infolge der initialen inspiratorischen Phase der Asphyxie Drucksenkung in der Pulmonalis, welche erst mit der zweiten exspiratorischen Phase der Atemnot sich in eine Drucksteigerung verwandelt. Die Erweiterung der Blutgefäße im Bereiche des pulmonalen Kreislaufes stellt einen mindestens ebenso wichtigen Anteil des kleinen Kreislaufes dar wie die Kraftleistung des rechten Herzens [Hill und Barnard[1])]. Diese mechanisch bedingten Veränderungen beruhen auf der Lungenspannung einerseits, der inspiratorischen Erweiterung des pulmonalen Capillarsystems andererseits. Während der Exspiration verkleinern sich ebenso wie die Lungen auch die Lungencapillaren, bieten daher dem Blutstrome mehr Widerstand. Künstliche Atmung besitzt den gegenteiligen Einfluß, weil die eingepreßte Luft die Capillaren verengert; daher bleibt bei kontinuierlicher Lufteinblasung der Pulmonaldruck dauernd erhöht, der Aortendruck herabgesetzt. Daß bei Verlegung eines Teiles des Pulmonalsystems keine Drucksteigerung auftritt, erklärt Schafer[2]) durch die Annahme einer kompensatorischen Erweiterung des offengebliebenen Anteils.

---

[1]) Hill and Barnard: Journ. of physiol. Bd. 21.
[2]) Schafer: Quärt. journ. of exp. physiol. Bd. 12.

2. „Disposition".

Im gleichen Sinne wie die Blutströmung wird auch die Lymphströmung von der Atembewegung sowie von der Größe der Lungenspannung beeinflußt; doch macht sich bei der Lymphströmung dieser Einfluß angesichts der so geringen Höhe der Druckkräfte, welche von Seiten des Lymphsystems selbst aufgebracht werden, um so stärker bemerkbar. Der tiefgreifende Einfluß der Atembewegung auf die Blut- und Lymphzirkulation der Lunge kommt schon beim Gesunden in Form einer verschiedenen Widerstandsfähigkeit der einzelnen Lungenanteile gegenüber Infektionserregern zum Ausdruck. Die am wenigsten respiratorisch tätigen Partien zeigen denn auch die größte Empfänglichkeit gegenüber der Tuberkulose. Unter diesem Gesichtswinkel der funktionellen Insuffizienz als disponierenden Faktors wird zunächst die generelle Disposition der mangelhaft ventilierten Lungenspitzen sowie auch die Bevorzugung der subapikalen Anteile bei der Ansiedlung des Virus leicht verständlich. Befinden sich die Spitzen doch außerhalb des von der Inspirationsmuskulatur bewegten knöchernen Thorax. Allerdings — könnte man mit Recht einwenden — zieht zu der Pleurakuppe ein sehniger Strang vom Musculus scalenus resp. der M. scalenus minimus selbst, der eine — wenn auch geringe — respiratorische Mitbewegung derselben bewirkt. Und tatsächlich genügt auch schon diese minimale Bewegung der Pleurakuppe, um die äußerste Spitze der Lunge weniger empfänglich für Infektion zu machen. Die Stelle maximaler Disposition liegt denn auch nicht in den obersten, sondern in den „subapikalen" Partien. *Jeder Lungenteil besitzt eben um so größere Disposition zur Erkrankung, je weniger er respiratorisch beansprucht wird.* So wird es auch leicht verständlich, daß die ersten auf dem Lichtschirm wahrnehmbaren Veränderungen oft nicht an der Lungenspitze, sondern in der Gegend des Hilus gefunden werden und sich von hier erst nach der Spitze zu ausbreiten, daß die Krankheit doch wesentlich häufiger, als man vordem annahm, außerhalb der Spitzen die ersten gröberen Veränderungen bewirkt, besonders in der Gegend des Hilus oder zwischen Hilus und Spitze, und daß auch die weiter abwärts gelegenen Teile durchaus nicht nur im jugendlichen Alter von der initialen Tuberkulose befallen werden.

Geradezu als Beweis für die Richtigkeit obiger Annahme eines ursächlichen Zusammenhanges zwischen Disposition für tuberkulöse Erkrankung und mangelhafter respiratorischer Betätigung des Lungengewebes kann die Erfahrung Birch-Hirschfelds ins Treffen geführt werden. Derselbe konnte bei Umkehrung des Atemmodus infolge Hochtreibung des Zwerchfells bei Schwangerschaft eine dementsprechende Umkehrung in der Empfänglichkeit der verschiedenen Lungenanteile nachweisen. Im gleichen Sinne sprechen die übrigen diesbezüglichen Erfahrungen bei Störungen der Kinetik. Am augenfälligsten zeigt sich dies bei „Erleichterung" des Atemholens infolge einer Verkürzung des Atemweges wie etwa *bei Mundatmung* oder *nach Tracheotomie*. In diesen Fällen tritt eine *Atemverflachung* ein, deren Wirkungen sich ebenso wie die Ateminsuffizienz nicht an allen Teilen in gleichem Ausmaß geltend macht, sondern hauptsächlich an zwei Stellen: *an den Lungenspitzen einerseits, den zentralen Partien andererseits*. Hier kommt es am raschesten zur sichtbaren Wirkung der Atemverflachung in Form von Atelektase deshalb, weil sie an Brustwandabschnitte grenzen, welche nur bei vertiefter Atemtätigkeit merkbare Bewegungen ausführen. Weil aber der Luftgehalt jedes Lungenteiles von seiner respiratorischen Betätigung abhängt, so *resultiert als Folge von Verkürzung des Atemweges resp. der konsekutiven respiratorischen Insuffizienz eine Atelektase der Lungenspitzen und Hiluspartien, eine Dämpfung resp. Schattenbildung daselbst.*

Trifft aber der Infektionserreger eine solche mangelhaft funktionierende Stelle des Lungenparenchyms, so erleichtert ihm die hier gemäß allgemeingültigen Gesetzen vorhandene Herabsetzung der Widerstandsfähigkeit des Gewebes die Ansiedlung. Aus dem Vorhandensein einer Dämpfung sowie einer röntgenologisch nachweisbaren Verschattung an diesen Stellen etwa das Vorhandensein einer tuberkulösen Infektion dieser Lungenpartien erschließen, aus dem positiven Ausfall des „Hustenphänomens" (Aufhellung der Verschattung beim Hustenstoße) das Fehlen einer Infektion ableiten zu wollen, geht mithin nicht an. Hierfür ist die „**funktionelle Prüfung**" *des Atemapparates mittels entsprechender Atemübungen unter Kontrolle von Temperatur, Gewicht und Allgemeinbefinden eine conditio sine qua non.*

Hatten die bisher besprochenen funktionellen Verschiebungen der Atembewegung sich erst durch klinische Erfahrungen und experimentelle Forschungen klarlegen lassen, so sind die im folgenden zu erörternden von sichtbaren Erscheinungen so eindeutiger Natur begleitet und oft mit so unangenehmen Empfindungen und einschneidenden Beschwerden verbunden, daß sie sich dem Kranken und Arzt deutlich genug aufdrängen. Von denselben seien zunächst erwähnt die

3. Zwangslagen.

Mit diesem Namen bezeichnet man die bei Erkrankungen des Atemapparates häufig auftretende Erscheinung, daß die Patienten nur in einer ganz bestimmten Stellung, besonders des Oberkörpers, längere Zeit ruhig verbleiben können, in jeder anderen hingegen Lufthunger bzw. unerträglichen „Druck auf der Brust" empfinden. Die häufigste derselben bildet die „*Orthopnöe*". Bei derselben verursacht die Unmöglichkeit, in horizontaler Rückenlage genügend Luft zu bekommen, eine Aufrichtung des Oberkörpers, eine bei Herz- bzw. Rippenfell- oder Lungenkranken häufige Erscheinung. Die Ursache dieses Phänomens sucht man vielfach darin, daß in horizontaler Lage die akzessorische Inspirationsmuskulatur nicht zu voller Wirksamkeit gebracht werden kann. Nun ließ sich aber durch pneumographische Aufnahme der Nachweis erbringen, daß bei der Orthopnöe nicht die *Ein-*, sondern die *Aus*atmung den beeinträchtigten Teil der Atembewegung darstellt und daß diese Erschwerung und Verlängerung der Exspiration vor allem auf einer Herabsetzung der Lungenspannung beruht (HOFBAUER).

Bei *pleuralen* Erkrankungen wirkt die aufrechte, sitzende Körperhaltung deshalb vorteilhaft, weil hierbei das Diaphragma am weitesten nach abwärts in den Bauchraum hineinrückt, mithin die Lunge stärker entfaltet wird, ihre Spannung steigt. Überdies wird beim Sitzen eine maximale Vorwölbung der Bauchdecken erzielt, und demzufolge kann die Bauchmuskulatur einen maximalen exspiratorischen Bewegungseffekt auf die Baucheingeweide und damit auch auf das Diaphragma erzielen. Wenn nun auch im Schlafe die Willkürsaktion der Bauchmuskulatur entfällt, so bleibt doch der Tonus der Bauchwand infolge der durch die aufrechte Körperstellung ausgelösten starken Vorwölbung der vorderen Bauchwandung erhalten, und schon dieser Faktor sorgt für eine starke Rückbewegung des Bauchinhaltes nach dem Aufhören der inspiratorischen Zwerchfellaktion. Letztere aber ist bei dieser Stellung überaus erleichtert, einerseits weil der Druck der Baucheingeweide hierbei wegfällt, andererseits weil durch Bauchmuskeltätigkeit und Bauchwandungstonus eine maximale Verbesserung der Zwerchfellstellung vor Beginn seiner Tätigkeit erzielt wird.

Bei *kardialen* Erkrankungen wirkt die Verbesserung der in der Lunge aufgestapelten elastischen Kräfte deshalb erleichternd, weil die Lungenspannung auch für die Aufrechterhaltung des Blutkreislaufes eine überaus notwendige

Vorbedingung darstellt. Insbesondere ist es der rückläufige, venöse, beim Herzfehler ja am häufigsten und schwersten geschädigte Teil des Kreislaufes, der durch die Lungenspannung bzw. durch deren Effekt, die intrathorakale Saugkraft, gefördert wird. Dazu kommt als weiteres Moment die Verbesserung der Bauchmuskelbetätigung beim Sitzen, ihre Ausschaltung beim Liegen, was mit Rücksicht auf die Rückbeförderung des in der unteren Körperhälfte angesammelten Blutes von ganz besonderem Werte ist. Im Bereiche der unteren Hohlvene macht sich ja die venöse Stauung zuerst bemerkbar! Zwar fallen bei Rückenlage die Zwerchfellausschläge am größten aus, und der Staudamm der Vena cava ascendens, das Foramen quadrilaterum diaphragmatis, ist am meisten ausgeschaltet, aber das Blut kann trotz alledem den Weg zum Herzen nicht finden, weil das Gewicht der Baucheingeweide an dieser Stelle einen so hohen Druck erzeugt, daß das von den unteren Extremitäten hierherströmende Blut von der Stelle des geringeren Druckes gegen die des höheren fließen müßte, um hier passieren zu können! Bei aufrechter Körperstellung hingegen wird dieser auf der Vena cava ascendens lastende Maximaldruck in sein Gegenteil verwandelt, die Kraft der Bauchmuskulatur ad maximum für die Rückbeförderung des Blutes aus der unteren Körperhälfte zum Herzen ausgenützt, weil ja die Baucheingeweide in die Höhlung der vorderen Bauchwand fallen, von derselben umfaßt und am besten ausgedrückt werden, die Vena cava daher ebenfalls, von unten nach oben fortschreitend, maximal entleert wird, und überdies auch das Zwerchfell, von allem Druck der Baucheingeweide befreit, bei seiner inspiratorischen Tätigkeit das große Blutreservoir, die Leber, trefflich auspressen kann.

Auch daß von vielen an Erkrankungen des Zirkulations- bzw. Respirationsapparates Leidenden *Seitenlage* eingenommen wird, ist, unter solchem Gesichtswinkel betrachtet, leicht verständlich. Bei pleuropulmonalen Erkrankungen ist oft deshalb die Lagerung auf der gesunden Seite allein möglich, weil hierbei eine möglichst ausgiebige Ausspannung der Lunge der kranken Seite eintritt, und eine maximale Lüftung der basalen Teile der gesunden Lunge und eine möglichst vollkommene Ruhigstellung der basalen Partien der erkrankten Lunge die Folge ist. Beim Ventilpneumothorax beispielsweise wirkt die letzterwähnte Änderung oft lebenserhaltend. Die Lagerung auf die kranke Seite hinwiederum kann dadurch verbessernd auf die Atemnot wirken, daß die Spannung der gesunden Seite nicht sehr verringert, die respiratorische Funktion der basalen Anteile der kranken Lunge aber unterstützt wird. Überdies spielt hier der Umstand eine nicht zu unterschätzende Rolle, daß die Belästigung des Patienten durch das aus bronchiektatischen Höhlen bzw. den Kavernen bei Tuberkulose, Lungengangrän oder Lungenabsceß auf die Schleimhaut ausfließende Sekret, wodurch der Kranke zu stetigem Husten gezwungen wird, bei der Seitenlage wegfällt. Bei kardialen Erkrankungen wird Seitenlage gewählt entweder wegen einseitiger pleuropulmonaler Komplikationen oder wegen der durch dieselbe ausgelösten Dislokation des Herzens und der zuführenden großen Blutgefäßstämme. In einzelnen Fällen scheint die durch rechte Seitenlage veranlaßte maximale Auspressung der Leber die entscheidende Rolle zu spielen.

In anderen Fällen freilich tritt ein diametral entgegengesetztes Verhalten in Erscheinung; die Patienten vermeiden ängstlich jede Annäherung an die Seitenlagerung („*Klinophobie*"). Die Erklärung hierfür ergibt sich aus folgender Betrachtung: Vornehmlich als Folgeerscheinung entzündlicher Prozesse am Rippenfelle kommt es bei Seitenlagerung zu schweren Symptomen von Atemnot, Druck auf der Brust und Beklemmungsgefühl. Diese Sensationen werden bei einzelnen Patienten durch Lagerung auf die kranke Seite, bei anderen durch Lagerung auf die gesunde Seite hervorgerufen, und zwar infolge *von Anwachsungen des Zwerchfelles an die seitliche Thoraxwand, wodurch wieder die Atembewegung des Diaphragmas behindert wird.*

Die bei Seitenlagerung eintretende Verschiebung der Zwerchfellstatik und -kinetik (s. Abb. 88 und 89) veranlaßt nun bei Verwachsungen im Bereiche des phrenicocostalen Winkels eine Zerrung der Anwachsungen, wenn sich der Kranke auf die gesunde Seite legt, bzw. eine Dehnung des trommelfellartig ausgespannten Diaphragmas (s. Abb. 92) bei Lagerung auf die gesunde Seite.

Manche Kranke suchen ebenfalls aus mechanischen Gründen die *Bauch-* resp. *Knieellbogenlage* auf. Die hierdurch ermöglichte maximale Wirksamkeit der Bauchmuskulatur als exspiratorischer Hilfskraft, die maximale Entlastung der Vena cava von dem sonst auf ihr lastenden Druck der Baucheingeweide als zirkulationserschwerendem Faktor, die Steigerung der Lungenspannung spielen hier eine ausschlaggebende Rolle.

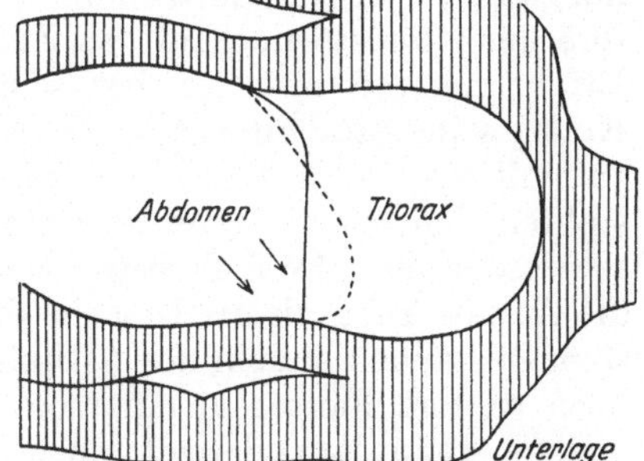

Abb. 92. Stand des Zwerchfelles bei Lagerung auf die kranke Seite, wenn die Pleura im phrenicocostalen Winkel straff narbig verwachsen ist.

Am meisten aber springen die Folgen einer Störung der Atembewegung bei dem Krankheitsbilde in die Augen, welches eben wegen der ungenügenden Einschätzung dieses *funktionellen* Faktors bis in die jüngste Zeit pathogenetisch und therapeutisch so oft vergeblich behandelt wurde, das ist das Bronchialasthma.

4. Asthma bronchiale.

Die Entstehung des bronchialasthmatischen Anfalles ist zwar noch immer nicht völlig klargestellt, doch kann auf Grund der bisher bekanntgewordenen klinischen und experimentellen Erfahrungen die Mitbeteiligung des Atemapparates in kausaler Beziehung gewiß nicht bezweifelt werden. Hatte sich auch die vor einigen Jahrzehnten — insbesondere im Anschluß an die Mitteilungen von HACK — viel diskutierte Ansicht, es seien anatomische Veränderungen in der Nase als Ursache des Asthmas anzusprechen, als unbegründet erwiesen, so hat sich doch weiterhin die Bedeutung des Atemweges für das Zustandekommen des asthmatischen Symptomenkomplexes einwandfrei dartun lassen. Der „Alpdruck", dieser Vorläufer des asthmatischen Anfalles (KUTTNER) ist auf Grund der Beobachtung einwandfreier Autoren (CHIARI, GOLDSCHEIDER, KUTTNER) als Folge einer Verstopfung des nasalen Atemweges anzusehen. Verständlich wird diese *Beziehung zwischen der Mundatmung und dem Asthma*, wenn man die durch erstere veranlaßte *Austrocknung und Reizung der Bronchialschleimhaut und Reizung der bronchialen Vagusfasern* berücksichtigt. Die Austrocknung der Schleimhaut löst wegen der Antrocknung des auf ihr befindlichen Schleimes und der Behinderung der physiologischen Aufwärtsbewegung desselben durch die hierbei lahmgelegte Flimmerbewegung *Kitzel im Halse, trockenen, frustranen Hustenreiz* und „*Druck auf der Brust*" aus. Von diesen Beschwerden bis zum ausgeprägten asthmatischen Anfalle ist aber nur ein Schritt. Dazu kommt dann noch der Einfluß der durch die Verschiebung des Atemmechanismus ausgelösten *Lungenblähung*, welche ebenfalls geeignet ist, den Nervus vagus zu reizen. So konnte LÖWY schon vor langen Jahren bei seinen Untersuchungen über den Erregungszustand des Lungenvagus nachweisen, daß derselbe erst bei Rückkehr der Lungen auf den fötalen, luftleeren Zustand seine sonst stetig ihm innewohnende Erregung verliert, daß der Grund dieses Erlöschens in rein mechanischen Verhältnissen zu suchen sei ... Auch unabhängig von den Atembewegungen besteht schon ein Tonus der Vagi, sobald mit dem ersten Atemzuge die Lunge aus völlig luftleerem Zustande in den lufthaltigen übergeht. Zu ähnlichen Resultaten führten die neueren Versuche von Schenk und Ishihara, die ebenfalls zeigen, daß des Lungenvagus Erregbarkeit sich in direkter Abhängigkeit von der Luftfüllung der Lunge befindet. Ebenso erweisen den Einfluß der Atemstörung auf das Zustandekommen des asthmatischen Anfalles die Erfahrungen Strübings bei seinen Studenten. Dieser Kliniker forderte im Kolleg seine Studenten auf, die Atmungsweise des demonstrierten Asthmatikers zu imitieren. Als Folge der künstlich erzielten Modifikation des Atemholens stellten sich bei mehreren der Hörer ausgesprochene bronchialasthmatische Beschwerden ein. Freilich berechtigen solche Erfahrungen noch keineswegs dazu, die Atemstörung als *die* Ursache des bronchialasthmatischen Anfalles anzusehen. Zum Zustandekommen des Asthma bronchiale gehören sicherlich außerdem auch noch weitere Faktoren, eine sog. *„asthmatische Disposition".* Wenn auch eine genaue Definition derzeit noch unmöglich erscheint, so sprechen doch die klinischen Erfahrungen dafür, hier vor allem an eine *„reizbare Schwäche der Vasomotoren"* zu denken (Hofbauer). In diesem Sinne spricht der so häufige *„nervöse Schnupfen"* sowie die *„Rhinitis vasomotoria"* der Asthmatiker, die Koinzidenz der Sekretionsanomalien im Bereiche des Magen-Darmkanales, die Neigung zu *Urticaria* und *angioneurotischem Ödem,* zu *kalten Händen und Füßen.* Unter diesem Gesichtswinkel wird auch die in den letzten Jahren so vielfach betonte Beziehung des Asthma bronchiale zu *anaphylaktischen Vorgängen* begreiflich. Insbesondere die Franzosen und Amerikaner glauben sich berechtigt, das Asthma als Folge einer Einwirkung gewisser exogener Noxen anzusprechen, deren Spezifizität man durch Cutanproben für das einzelne Individuum festzulegen versuchte. In dieser Beziehung wurden namentlich gewisse Nahrungsmittel, Haare, Federn, Schweiß und Ausdünstung gewisser Tiere (Pferd, Hund, Katzen usw.) beschuldigt. Einzelne Autoren gehen sogar so weit, verallgemeinernd jeden Fall von Bronchialasthma hierauf zurückzuführen. Als Stütze für diese Auffassung wird gewöhnlich der positive Ausfall der Cutanprobe angesehen, die mit dem Extrakte des bezichtigten Nahrungsmittels ausgeführt wird. Solche Cutanproben machte man mit den verschiedensten Eiweißkörpern und betrachtete die sehr bald (ungefähr $^1/_4-^1/_2$ Stunde) nachher auftretende Rötung, Schwellung bzw. Quaddelbildung als Beweis für die gesteigerte Empfindlichkeit des Organismus gegenüber der verwendeten Eiweißgattung deshalb, weil bei Verwendung anderer Eiweißarten die Reaktion ausblieb. Je nach der Substanz, welche asthmatische Anfälle auszulösen vermochte, kamen zur Anwendung: 1. tierische Hautabsonderungen (Epithelien, Haare, Federn vom Pferde, Hunde, Kaninchen, von der Katze und von der Gans); 2. Nahrungsmittel (Eiereiweiß, Weizen, Milchalbumin und Casein). In 78 vergleichenden Versuchen fand Brown bei der *intradermalen* Probe mit demjenigen Protein, gegen welches die Versuchsperson überempfindlich war, ausnahmslos ein positives Resultat, mit der *Kratzmethode* bei Verwendung *flüssiger* Präparate in 82%, bei *trockenen* Pulvern in 50% der Fälle. Die Injektionsmethode ist weniger schmerzhaft, erfordert weniger Zeit als die Kratzmethoden, und die Reaktionen blassen rascher ab. Flüssige Präparate gewähren den Vorteil, daß sich Behandlung und Prüfung der Hautsensibilität mit demselben Präparat vornehmen läßt.

Um *therapeutische* Effekte zu erzielen, braucht man *selbst für hochgradig empfindliche Heufieberpatienten maximale Dosen von Pollenextrakt,* welche mindestens 0,025—0,05 mg N enthalten, für weniger empfindliche sogar solche von 0,1—0,2 mg von aktivem Pollen-N. Bei demselben Patienten kann der Grad der Hypersensibilität von Jahr zu Jahr schwanken, und müssen die therapeutischen Dosen, wenn sie Erleichterung verschaffen sollen, der Intensität der Überempfindlichkeit angepaßt werden. VAN DER VEER plädiert daher für starke Präparate in ausreichender Dosierung, macht aber darauf aufmerksam, daß damit auch die *Gefahren allgemeiner heftiger Reaktionen wachsen, welche bei der Behandlung durch unerfahrene Ärzte sehr bedenklich werden können.*

Die an diagnostische Proben oder therapeutische Injektionen, also an intradermale oder subcutane Zufuhr der Allergene sich anschließenden Reaktionen definiert COOKE als *konstitutionelle* oder *allgemeine.* Damit ist jener Symptomenkomplex zusammengefaßt, welcher bei allergischen Individuen sich einstellt, wenn Allergen resorbiert wird und auf hämatogenen oder lymphogenen Wegen in die Zirkulation gelangt. Im allgemeinen sind die Erscheinungen dieselben, an welchen das betreffende Individuum bei *natürlichem* Kontakt mit dem Allergen leidet, doch können auch Störungen in Organen auftreten, die unter natürlichen Verhältnissen vom Allergen nicht erreicht werden. So zeigte z. B. einer der Kranken von COOKE nach äußerer Einwirkung von Timotheegraspollen stets nur Heufieber, aber nie Asthma, nach der Injektion des Pollenextraktes aber stellten sich Asthma und Schwellungen der Lymphknoten am Halse ein. — Die Symptome der *allgemeinen* Reaktion lassen sich in häufige bzw. gewöhnliche einteilen (Coryza, Asthma, welches auf Bronchialödem beruht und den Tod durch Asphyxie verursachen kann, Urticaria, scharlachartiges Erythem ohne urticarielle Eruption, Pruritus, angioneurotische Ödeme, die sich an jeder beliebigen Stelle des Körpers entwickeln können, Husten) und in seltene (Schwellungen der submaxillaren und cervicalen, sehr selten der präaurikularen Lymphknoten, Kopfschmerz, Fieber, Nausea, die zuweilen von Synkope begleitet ist, Erbrechen, das manchmal sehr bald einsetzt und dann wässerig und außerordentlich kopiös ist, Diarrhöe, krampfartige Bauchschmerzen, Dysmenorrhöe bzw. vorzeitige menstruelle Blutungen, denen Kolikschmerzen in der Unterbauchgegend vorausgehen, Synkope, die ausnahmsweise auch ohne Erbrechen oder Nausea beobachtet wurde, und — in einem Falle — wahrer Herzkollaps mit frequentem, kaum fühlbarem Puls, Blässe, kalter, schweißbedeckter Haut, jedoch ohne Bewußtseinsverlust). — Die allgemeine Reaktion kann entweder eine unmittelbare oder eine „verzögerte" sein. Erstere tritt innerhalb der ersten Stunde nach der Allergenzufuhr auf, letztere frühestens 6 Stunden nach diesem Zeitpunkte. Wenn diese Abgrenzung zunächst rein willkürlich erscheint, ist sie doch klinisch insofern wichtig, als sie die intensiven und gefährlichen Reaktionen von den mehr subjektiv unangenehmen, jedoch nicht lebensbedrohlichen Störungen abtrennt. Die unmittelbaren (gefährlichen) Allgemeinreaktionen können nach jeder Art der Einverleibung des Allergens (diagnostische Probe, therapeutische Injektion, Aufnahme per os) erfolgen, und zwar ebenso wenn die Cutanprobe positiv wie wenn sie negativ ausgefallen war. Immerhin scheint die letztgenannte Kombination selten und auf Fälle von Arzneiallergie (Idiosynkrasie gegen Aspirin) beschränkt zu sein, bei denen man eher eine lediglich auf die Respirationsschleimhaut begrenzte spezifische Hypersensibilität ohne begleitende Hautallergie annehmen muß. Konform dieser Annahme fehlt dann auch in der klinischen Vorgeschichte die Urticaria nach dem Einnehmen des Medikamentes, während gegen Aspirin die synkrasischen Individuen, die an Urticaria litten, positive Lokalreaktion auf intradermale Aspirininjektion liefern.

Einen für die in Betracht kommenden Fragen überaus lehrreichen Fall von Pyramidonidiosynkrasie veröffentlichte G. BAYER: „Ganz kurze Zeit nach der Einnahme des Pyramidons — nach 2—15 Minuten — Juckgefühl in der Nase, mehrmaliges Niesen, Kitzel und Trockenheitsgefühl im Schlund, das zu heftigem

Räuspern reizt; Jucken in den Ohren, Anschwellen der Nasenschleimhaut bis zur völligen Behinderung der Nasenatmung. Auch die Mundatmung ist erschwert, daher Lufthunger, Erstickungsgefühl. Nach stärkeren Anfällen bleibt manchmal schnupfenartige Verstopftheit der nasalen Atemwege zurück, die einen ganzen Tag anhalten kann. Der Puls geht während des Anfalles bis auf 65 zurück, die Pulsspannung nimmt bedeutend ab, die Körpertemperatur bleibt unverändert. Die auch sonst beträchtliche vasomotorische Erregbarkeit der Haut scheint noch etwas stärker ausgesprochen." Möglich wäre, daß sich im Laufe der Jahre mit dem chronischen Pyramidongebrauch eine Änderung herausgebildet hat (Vagotonie: kalte Füße, Bradykardie, Asthmabeschwerden). Doch rufen typische vagotonisierende Stoffe keine den beschriebenen Anfällen ähnliche Erscheinungen hervor.

Gegen die Annahme von Bruck und Klausner, welche auf Grund von Tierversuchen annahmen, daß es sich bei solcher Idiosynkrasie um anaphylaktische Reaktion handle, sprechen die negativ ausgefallenen Übertragungsversuche von Kyrle, Volk u. a., bei welchen die von den erstgenannten Autoren übersehenen Fehlerquellen entsprechend berücksichtigt wurden.

Meist ist die Cutanprobe bei unmittelbarer Allgemeinreaktion *positiv*, und ihre lokale Wirkung manifestiert sich ebenfalls *sofort* nach der intradermalen Einspritzung des Allergens. In diesem Ausfall der Cutanprobe besitzt man einen ziemlich sicheren *Indicator für eine mit der Hautallergie assoziierte Hypersensibilität der Schleimhaut der Atemwege, welche die Grundlage der das Leben bedrohenden asphyktischen Zufälle darstellt*, und die nach einer Statistik von van der Veer auch in der klinischen Vorgeschichte solcher Fälle zum Ausdrucke kommt (bei 95% der untersuchten Individuen deckt sich die unmittelbar und genuin positive Cutanprobe mit positiver Vorgeschichte: Asthma nach Inhalation von Pollen oder tierischem Epithel oder die negative Reaktion mit negativer Vorgeschichte, nur in 5—6% konstatiert man einen Gegensatz zwischen Cutanprobe und klinischer Anamnese).

„Verspätete" Allgemeinreaktion kann entweder bei unmittelbar positiver Cutanprobe auftreten, aber nach Cookes Erfahrungen nur dann, wenn vorher schon mehrere intradermale oder subcutane Allergeninjektionen (meist 8—10) ausgeführt wurden, jedoch nicht nach Erstinjektionen; oder sie zeigt sich bei Menschen mit negativer Hautprobe und gehört dann in eine ganz andere Gruppe von Hypersensibilitätsphänomenen als den eben beschriebenen.

Als Momente, welche den Eintritt von Allgemeinreaktionen begünstigen, werden genannt: 1. die *Art der Allergenzufuhr* bzw. die davon abhängige Schnelligkeit der Resorption, 2. die in weiten Grenzen schwankende *Reaktivität (Empfindlichkeit) des Injizierten*, 3. *die Aktivität der Allergenpräparate*, die von ihrer Natur, der injizierten Dosis, der Konzentration des Allergens und von gewissen Deteriorierungen abhängt, welche die Präparate beim Altern der Lösungen erfahren, und 4. *kumulative Wirkungen*, die sich beim wiederholten Gebrauche sowohl derselben als auch verschiedener Allergene einstellen können.

Für die *Behandlung der Allgemeinreaktionen* ist es vor allem notwendig, daß man den ersten Beginn der Symptome (ausgedehnte Urticariawälle um die Injektionsstelle, aufschießendes Erythem, kurzer paroxysmaler Husten, zunehmende Dyspnöe) sofort erkennt. Man hat dann augenblicklich ein Tourniquet oberhalb der Applikationsstellen des Allergens fest am Arm anzulegen, um das weitere Eindringen der Substanz in den Kreislauf zu hindern; außerdem Adrenalin 1 : 1000 (1 ccm bei Erwachsenen, 0,4—0,6 ccm bei Kindern) subcutan oder bei schweren Erscheinungen intravenös einzuspritzen. Nehmen die Störungen zu, so ist die Dosis alle 2—5 Minuten zu wiederholen. Schädigungen durch zu große Adrenalingaben konnte Cooke nicht konstatieren, vielmehr hält er Adrenalin in genügender Menge für ein souveränes Mittel, das auch die Beherrschung schwerster Reaktionen gestattet. Bei Herzerweiterung, heftiger und angestrengter Atembewegung oder vasomotorischem Kollaps empfiehlt sich Strophanthin intravenös (1 mg beim Erwachsenen). Nach Überwindung des Kulminationspunktes der Attacke Morphin. Atropin ist nutzlos, ja als Antagonist des Strophantins schädlich.

Diejenigen Fälle von Asthma, bei denen das auslösende Allergen *nicht durch Cutanproben nachgewiesen* werden konnte, hat man in zweifacher Weise zu erklären versucht. Man nahm einerseits an, daß der asthmatische Anfall bei solchen Individuen durch *Resorption der Proteine von Bakterien* hervorgerufen wird, welche auf der Respirationsschleimhaut vegetieren (sog. „*bakterielles Asthma*"), andererseits dachte man an *gesteigerte, unspezifische Erregbarkeit der Mucosa der Atemwege*, welche zu vasomotorischem Ödem führt, sobald irgendwelche mechanische, chemische, thermische oder Geruchsreize auf sie einwirken („*Reflexasthma*"). Das „bakterielle Asthma" erscheint durch die Arbeiten von Walter und Rackemann nicht bewiesen. Cooke selbst führte an 50 Asthmatikern Cutanproben mit Extrakten aus, welche die Proteine von zahlreichen Stämmen von Staphylococcus aureus und albus, ferner von den Pneumokokkentypen 1, 2 und 3 enthielten, bekam aber nur bei 2 Patienten positive Reaktionen, bei einem Falle mit Staphylococcus albus und Pneumokokkus 1, bei dem anderen mit Staphylococcus albus. Gerade diese Mikroben aber ließen sich weder aus dem Nasenschleim noch aus dem Bronchialsekret züchten. Auch kann man bei Asthmatikern durch Subcutaninjektion von Bakterienpräparaten nie eine Allgemeinreaktion provozieren, was mit allen anderen sichergestellten Asthma-Allergenen (Drogen, Pollen, Nahrungsstoffen) immer möglich ist, wenn man genügend große Dosen einverleibt. Das vermeintliche bakterielle Asthma ist daher nach Cooke nichts anderes als eine *spezifische Hypersensibilität*, deren Allergen gesucht werden muß und auch gefunden werden kann, wenn man sich an die Indizien der Krankengeschichte hält. Was das Reflexasthma anbelangt, so werden gewöhnlich Heustaub und Wohnungsstaub unter den Faktoren genannt, welche durch mechanischen Reiz das angeblich reflektorische Asthma verursachen sollen. In diesen Staubarten sind jedoch spezifische Allergenproteine unbekannter Natur vorhanden, mit denen positiv Cutanreaktionen erhalten werden, während die Prüfungen mit allen anderen bekannten Allergenen negativ ausfallen, wie Cooke an zwei sehr interessanten Fällen zeigte. Die Anzahl der Stoffe, welche — inhaliert — Asthma hervorrufen, ist somit viel größer, als man gewöhnlich meint. Sie finden sich sogar im Staube der Wohnräume und im Staube des Heues (letztere sind mit dem Polleneiweiß der betreffenden Gräser nicht identisch). *Aus negativen Cutanreaktionen sollte man überhaupt keine Schlüsse auf die Natur des Asthmas ableiten, sondern solche Fälle als „nicht-diagnostizierte" klassifizieren!*

Bemerkt zu werden verdient es wohl, daß, zumindest nach eigenen Erfahrungen, der *alimentäre Charakter des Asthmas keineswegs so häufig sich nachweisen läßt, als dies nach den Mitteilungen der amerikanischen Autoren zu vermuten wäre.* Selbst wenn man, entsprechend dem Vorschlage Cocas, als alimentär bedingt jeden Fall auffaßt, welcher eine Abhängigkeit seines Leidens von der Zufuhr gewisser Nahrungsmittel anamnestisch angibt, ohne daß sich ein solcher Zusammenhang mittels der Cutanmethoden nachweisen läßt, kann man, beim Fortfall jeder subjektiven Einflußnahme, bloß einen relativ sehr geringen Prozentsatz der Fälle in diese Reihe einfügen. Dazu kommt fernerhin die Notwendigkeit einer Abtrennung aller der rein *mechanisch* ausgelösten, durch

Zwerchfellhochstand bedingten, asthmoiden und daher scheinbar durch die Nahrungszufuhr veranlaßten, anfallsweise in Erscheinung tretenden Anfälle von Kurzatmigkeit (WENCKEBACH).

AULD hält, auf Grund von Untersuchungen mittels der Cutanproben, für die *wichtigsten asthmaausösenden Eiweisstoffe:* Ei, Weizen, Hafer, Kartoffel und manche aus Grüngemüse herstammenden Stoffe. Nun betont eine Reihe von Autoren, daß nahezu ebenso wichtig wie die erwähnte Prüfung bzw. der positive Ausfall der Cutanprobe die Aufnahme einer bis ins Detail gehenden Anamnese sei, und COOKE geht hierin so weit, daß er *auch für diejenigen Fälle, in welchen die Cutanprobe negativ ausfiel, bei anamnestischer Angabe eines Zusammenhanges von Nahrungsaufnahme und Asthma ein alimentäres Asthma für erwiesen hält.* Durch Anwendung der verschiedenen von ihm als Antigen angesehenen Eiweißkörper rät er, auch insolchen Fällen die Desensibilisierung und damit die Besserung der asthmatischen Beschwerden zu versuchen. Zur Durchführung der Cutanproben werden hierbei entweder alkoholische wässerige Extrakte mit 14% Alkoholgehalt verwendet oder aber das getrocknete Protein wird direkt auf die scarifizierte und mit Kochsalz betupfte Haut aufgetragen (WALKER). Von hiesigen Autoren hingegen wird oft ein von chemischen Fabriken geliefertes Präparat verwendet. Außerdem wurde von französischen Autoren (PASTEUR, HAGENAU und WATELET) bei einem von ihnen beschriebenen Falle von Hydrorrhoea nasalis untersucht, ob der Patient auf ein aus verschiedenen Arten von Eiweißkörpern zusammengesetztes Probefrühstück, welches unter anderem Eiereiweiß, Milch, Fischeiweiß enthielt, eine Reaktion in Form einer „Crise hemoclasique Widal" zeigt, d. h. einen Leukocytensturz. In der Tat fiel eine Stunde nach Einnahme des Frühstückes die Zahl der Leukocyten von 7700 auf 5700. Dann setzte der anaphylaktische Schock ein und nach Aufhören desselben ging die Zahl der weißen Blutkörperchen wieder zur Norm (auf 9000) hinauf. Sobald der Anfall beendigt war, konnten dieselben Nahrungsmittel ohne jede Schädigung und ohne Änderung des Leukocytenbildes genossen werden. Einen ebensolchen Abfall der Leukocytenzahl von 7000 auf 4800 konnte man durch Verabreichung von Pepton erzielen. Die Leukocytenkrise, welche auf diese Weise durch perorale Zufuhr von Eiweißkörpern ausgelöst wurde, ging den klinischen Symptomen voraus. Die Behandlung erfolgte in diesem Falle in der Form, daß eine Stunde vor dem Essen *Peptonpastillen* gereicht wurden, welche 0,2 g Fleischpepton und 0,15 g Fischpepton enthielten und den Effekt hatten, daß *sowohl die schwere Coryza als auch das Asthma dauernd schwanden.*

Daß durch eine Stunde vor der Mahlzeit gegebenes Pepton die Symptome der digestiven Anaphylaxie vermieden werden können, ist damit zu erklären, daß nach PAWLOW das *Pepton eine starke Magensaftsekretion hervorruft. Durch diese wird die empfindliche Schleimhaut vor den schädlichen Substanzen geschützt* (also ein rein lokaler Vorgang). DALE und KELLAWAY hatten gefunden, daß durch vorgeschicktes Pepton bei sensibilisierten Meerschweinchen der anaphylaktische Schock verhindert wird. DALE nahm an, durch das Pepton würden die Antikörper aus den Geweben ins Blut gedrängt, wo sie dann das Antigen unwirksam machten. Weitere Experimente haben aber die Unhaltbarkeit dieser Annahme erwiesen: das Pepton stattet den Körper direkt mit einer schützenden Substanz gegen das anaphylaktische Gift aus (Produktion von Antianaphylatoxin).

Gegen die Überschätzung der Störung des kolloidalen Gleichgewichtes („Kolloidoklasie") von seiten der Franzosen wendet sich AULD mit Entschiedenheit auf Grund von LOEBS Untersuchung. Als Grundlage der allergischen Zustände ist nach AULD eine angeborene Disposition anzusehen (*abnorme Reaktions-fähigkeit*), die im Laufe des Lebens früher oder später aktiviert wird. Diese Aktivierung kann durch ganz verschiedenartige Substanzen erfolgen. Der gemeinsame Faktor bei den anaphylaktischen Reaktionen ist ebenfalls ein *unspezifisches* Gift. Da bei sehr vielen Asthmatikern die Cutanproben negativ ausfallen — auch mit den sicher schädlichen Substanzen —, ist anzunehmen, daß sich *die auslösenden Gifte erst im Körper bilden*. AULD glaubt, daß die *Wirkung der meisten spezifischen Vaccine nich tspezifisch ist*. *Die Desensibilisierung mit Pepton sei deshalb zu empfehlen, weil sie besonders umfangreich ist und z. B. auch die bakteriellen Intoxikationen einschließt*. Bei *positiver* Reaktion der Haut auf Proteine sei die Wirkung des Peptons eine raschere und häufig auch eine bessere. AULD verwendet in erster Linie das „Amourpepton", das gleichmäßig und frei von Histamin ist. Wittepepton muß erst durch Behandlung mit 96 proz. Alkohol frei von Histamin gemacht werden. Am besten erscheint AULD die intravenöse Darreichung geeignet, danach die intramuskuläre. Intravenös 50 proz., intramuskulär 7,5 proz. Lösung, die, durch Erhitzen auf 60—65° sterilisiert, mit Soda leicht alkalisch und mit 0,5 proz. Phenol haltbar gemacht wird. Er empfiehlt folgende Anwendungsweise: Zuerst kleine Dosis, um Reaktionen zu vermeiden. Niemals während der Anfälle spritzen. Von 0,3 ccm um jedesmal 0,2 auf 1,5 ccm und mehr steigen. Wenn Reaktionen erfolgen, pausieren, und mit geringer Dosis von neuem beginnen. *Die meisten Asthma-, Heufieber- und Migränefälle wurden erfolgreich behandelt,* nur in einzelnen schwierig gelagerten Fällen versagte die Peptonimmunisierung.

Nach BAAGOE ergab bei 2 jugendlichen Asthmatikern die cutane Prüfung mit *Katzenhaaren-* und anderen Extrakten die Abhängigkeit des Leidens von einer Überempfindlichkeit gegen bestimmte Stoffe, die sich auch durch *Umgang mit Katzen, Genuß von Fisch* u. a. erweisen ließ. Durch Vermeidung der schädlichen Agenzien ließ sich Heilung erzielen. In einem dritten Falle, der mit Ekzem kombiniert war, ließ sich trotz festgestellter Überempfindlichkeit gegen eine Reihe von Eiweißstoffen dennoch die auslösende Noxe nicht sicher ermitteln.

TURNBULL beschrieb ebenfalls Fälle von sog. vasomotorischer Rhinitis und Bronchialasthma als anaphylaktisches Syndrom gegenüber verschiedenen pflanzlichen und tierischen Eiweißarten, welche auf Cutireaktion teils mit pflanzlichem, teils mit tierischem Eiweiß positiv reagierten. Er teilt die Proteinüberempfindlichkeit in 2 große Gruppen ein: in *familiär-hereditäre* und in *erworbene* Formen. Er berichtet beispielsweise von Patienten, welche *erst im Alter von 40 Jahren proteinüberempfindlich* wurden. Nun ist keineswegs in allen Fällen die von den Autoren vorgeschlagene Behandlung mittels der spezifischen bzw. unspezifischen Desensibilisation (mittels Pepton-Cutaneinverleibung bzw. Genuß kleinster Mengen von den als Ursache angesehenen Nahrungsmitteln) von Erfolg begleitet. So blieb beispielsweise eine von TURETTIN beobachtete 52 jährige Frau, welche jedesmal nach dem Genusse selbst kleinster Mengen von Brot oder Mehlfrüchten bzw. von Ei hämoklastische Krise bekam, vollkommen refraktär gegenüber der erwähnten Behandlung.

Um so eher scheint mir der Hinweis auf die Erfahrungstatsache nicht überflüssig, daß in der überwiegenden Mehrzahl der hierher gehörigen Fälle ein *dauerndes Verschwinden der asthmatischen Beschwerden* durch die von mir seit über 12 Jahren systematisch durchgeführte *Atemtherapie* erzielt werden kann. Als Beispiel diene der folgende in der Wiener Gesellschaft der Ärzte am 2.III.1923 demonstrierte Fall:

Die 20 jährige Pat. Emma Ka. gibt bei ihrem Eintritt in die Station (18. XII. 1922) an, seit 15 Jahren an asthmatischen Anfällen zu leiden. Der erste Anfall trat im Anschlusse an Keuchhusten auf, und von da ab traten die Anfälle in allmählich sich steigernder Anzahl und Intensität auf, ohne daß Pat. anfänglich eine Ursache hierfür angeben konnte. Mit Sicherheit aber trat und tritt ein Anfall auf, wenn sie Hülsenfrüchte (Bohnen, Erbsen) genießt. Bei der Untersuchung finden sich außer einem ausgesprochenem Volumen pulmonum auctum über beiden Lungen viele pfeifende und giemende Rhonchi, Husten mit zähem, glasigem Auswurf und Eosinophilie, ferner die bei nahezu allen Fällen von Asthma bronchiale sich findenden Zeichen einer „reizbaren Schwäche der Vasomotoren". Dieselbe macht sich durch eine Neigung zu kalten Händen und Füßen bzw. Schweißbildung daselbst bemerkbar sowie durch einen eigentümlichen Hautausschlag in der Gegend der Handgelenke in Form livider, im Zentrum blasser, etwas über das Niveau der umgebenden Haut erhabener kreisförmiger bzw. ovaler Flecken. Sie trägt diese Hautveränderungen schon seit nahezu 2 Jahren, und auch der befragte Dermatologe kann eine sichere Diagnose nicht machen. Die Cutireaktion mit frisch bereitetem Extrakt von Bohnen bzw. Erbsen ergibt negatives Resultat.

Gestützt auf vorher gesammelte Erfahrungen versuchte ich in diesem Falle, der anamnestisch als alimentär-anaphylaktisch sichergestellt war, die Wirksamkeit einer atemtherapeutischen Beeinflussung. Die *Summtherapie* wirkt in solchen Fällen nicht bloß wie in allen anderen infolge *möglichster Ausschaltung jedweder Reizung der bronchialen und pulmonalen Vagusfasern*, sondern auch gemäß der durch sie erlernten dauernden abdominalen Atmung. *Beim Summen werden die Baucheingeweide*, entsprechend der allmählich von unten nach oben fortschreitenden Einziehung der vorderen Bauchwand, *nach oben gegen das Zwerchfell gedrängt und dabei geknetet bzw. ausgedrückt.* Die motorische Leistung der Darmwandmuskulatur wird hierdurch wesentlich unterstützt, der Darminhalt vorwärts getrieben, *die Ausbildung abnormer Fäulnis- bzw. Gärungszustände hintangehalten.* Nun ließ sich in diesem Falle die mangelhafte Leistung sowie der mangelhafte Tonus der Bauchwandmuskulatur in Gestalt einer Adipositas und Schlaffheit der vorderen Bauchwand direkt erweisen. Damit war die Vorstellung nahegelegt, daß *der Anfall durch abnorme Zersetzungsprodukte der genossenen Hülsenfrüchte ausgelöst werde.* Das im anaphylaktischen Schock entstehende Gift ist ja im allgemeinen noch nicht bekannt, ebensowenig das im Pepton enthaltene autonome Gift. Nach Dale und seinen Mitarbeitern wäre es nicht unwahrscheinlich, daß beide Gifte identisch und nichts anderes sind als das sog. Histamin. Diese Base ist von Ackermann durch Bakterienwirkung aus Histidin, einem Eiweißabbauprodukte, erhalten worden. Werden Peptone durch Verdauungsfermente, Trypsin und Erepsin, weiter abgebaut, so resultiert ein Substanzgemenge, welches *Erepton* genannt wird und das nun nicht mehr allein jene Giftwirkungen des Peptons besitzt. In der Norm werden diese Substanzen durch die Darmwand und Leber entgiftet. Auf Grund solcher Vorstellungen läßt sich eine wohltätige Beeinflussung alimentär-asthmatischer Zustände durch Förderung der Arbeitsleistung des abdominalen Muskelmantels, wie sie durch die Summtherapie bewirkt wird, wohl verstehen. In der Tat ließ sich in dem erwähnten Falle ebenso wie in ähnlichen vorausgegangenen mittels systematisch durchgeführter Atmungstherapie ein völliges Verschwinden der asthmatischen Beschwerden erzielen, und jetzt genießt Patientin Hülsenfrüchte ohne alle nachteiligen Folgen.

Nun ist gewiß nicht für alle Fälle, in welchen als Folge des Genusses gewisser Speisen Anfälle von Kurzatmigkeit auftreten, der gleiche Mechanismus verantwortlich zu machen. Prinzipiell zu trennen sind zwei pathogenetisch völlig verschiedene Mechanismen: der *mechanisch* wirksame, welcher *durch Erzeugung von Zwerchfellhochstand* die Atemnot auslöst, und der *chemisch* wirksame, bei dem es zu einer *Reizung der Darmnerven* durch die abnormen Zersetzungsprodukte des Darminhaltes kommt, wodurch die Vagusfasern in abnormer Weise erregt werden; oder aber es erfolgt eine Resorption der obenerwähnten anaphylaktisch wirkenden Abbauprodukte und Übertritt derselben in die Blutbahn. Die rein *mechanisch* hervorgerufene Atemnot wird unter *ganz verschiedenen Erscheinungen* verlaufen, je nachdem, ob es sich hierbei um einen Asthmatiker handelt oder nicht. Im ersteren Falle resultiert ein *vollentwickelter asthmatischer Anfall*, im letzteren das Symptomenbild des *koprastatischen Asthmoids*. Auf jeden Fall aber spielt „die von dem Meteorismus hervorgerufene *mechanische* Störung des Atemmechanismus und die hierdurch bewirkte Störung der Zirkulation eine unverkennbare Rolle" (WENCKEBACH).

„Der außerordentlich prompte Erfolg darmentleerender Mittel scheint mir ebenfalls dafür zu sprechen, daß hier eher ein mechanisches als ein toxisches Moment im Spiele ist ... Wir gewinnen dadurch bessere Einsicht in die Entwicklung der Krankheitserscheinungen und fruchtbare Indikation zur Behandlung" (WENCKEBACH).

Bei der *alimentären Intoxikation* werden, in offensichtlichem Zusammenhange mit enterogenen Noxen, Symptome beobachtet, welche in ihrer Gesamtheit durchaus an „kardiale Kompensationsstörungen" gemahnen: Blässe oder leichte Cyanose des Gesichts, Drucksenkung im arteriellen System, *Tiefstand des Zwerchfelles mit Blähung der Lungen*, erhebliche Schwellung der Leber. Diese Erscheinungen auf eine kardiale Affektion zurückzuführen fällt schwer, zumal nicht nur der klinische, sondern auch der autoptische Befund ein negativer ist. Vielmehr läßt sich vermuten, daß toxische Darmprodukte eine abnorme Blutverteilung, ähnlich der bei kardialer Schwäche, herbeiführen. MAUTHNER hat diese Befunde mit denen bei Schockgiften verglichen, wie sie von ihm und E. P. PICK erhoben wurden. Nach intravenöser Injektion von gewissen Eiweißspaltprodukten beobachteten die beiden Autoren an Carnivoren enorme Anschwellung der Leber infolge von Krämpfen der abführenden Venen, in weiterer Folge mangelhafte Füllung des rechten Herzens und endlich Druckabfall im großen Kreislauf. Bei Durchspülung der Lungen mit den gleichen Substanzen kommt es zu krampfhaftem Verschluß der Endäste der Pulmonalarterie mit Drucksteigerung im Pulmonalishauptstamm, während im linken Vorhof, Ventrikel und Körperkreislauf der Druck rapid abfällt. Die experimentellen Befunde und die klinischen Tatsachen decken sich hier vollständig. Der pathologische Eiweißzerfall, welcher im Darm der kranken Säuglinge entsteht, zeitigt genau die gleichen Erscheinungen an Lungen, Leber und großem Kreislauf, wie das experimentell einverleibte Gift (HESS).

Sicherlich aber ist (wenigstens beim hiesigen so großen Material) die anaphylaktische Genese des Asthmas keineswegs so ausgesprochen häufig, wie dies nach den Berichten der ausländischen Autoren scheinen möchte. Vielleicht erklärt sich die Differenz damit, daß die beim Tiere ermöglichte Hervorrufung eines dem asthmatischen ähnlichen Zustandes die Ausländer bei der Beobachtung des klinischen Materials zu sehr in eine solche Auffassung und anamnestische Vertiefung gedrängt hat. Uns hat die einmal erkannte „Schwäche der Vasomotoren" in allen beobachteten Fällen ohne jede gezwungene klinische und anamnestische Erhebung genügend ausgesprochen sich demonstriert und zusammen mit dem pathologischen Atemweg eine genügende theoretisch fundierte Erklärungsmöglichkeit gegeben. Dieser Gedankengang wurde zwar bisher nicht in dieser konzisen Form, immerhin aber andeutungsweise schon viel früher angebahnt. So lenkte ROSENFELD schon vor Jahren die Aufmerksamkeit auf die Möglichkeit, daß beim Asthmatiker durch eine interkurrente Coryza die Nasenmuschel viel mehr vergrößert werde als beim Gesunden, so stark, daß die Nasenatmung sehr erschwert oder sogar völlig unmöglich gemacht werde. Auf diesem Wege komme es dann zu einer Verengerung der Bronchien mit der Tendenz einer Vorwärmung, aber in störender Weise. Nun tritt aber beim Asthmatiker die reizbare Schwäche der Vasomotoren auch der Schleimhäute des Atemapparates als zweiter Faktor hinzu.

Die reizbare Schwäche der Vasomotoren macht die von Florand, Francois und Flurin beschriebene auch im anfallsfreien Intervalle nachweisliche Hyperästhesie der Schleimhaut der Atemwege gegenüber Kälteeinflüssen besser verständlich. Sie ist wohl auch als Teilfaktor beim Zustandekommen des „Heuasthmas" nicht außer acht zu lassen. Der bei dieser Form des Asthmas als Krankheitsursache angesehene Blütenstaub erzeugt bei seinem Eindringen in die Atemwege nicht bloß deshalb die Schleimhautreizung, weil er dieselbe spezifisch affiziert — d. h. weil der Pollen in diesen Fällen auf die Vasomotoren ungewöhnlich stark wirkt —, sondern auch deshalb, weil in diesen Fällen durch die Mundatmung eine ganz besonders starke Auswirkung der Noxe ermöglicht wird. In diesem Sinne sind wohl die Erfahrungen Hofbauers[1]) zu verwerten, der mit der Rückführung der Patienten auf den physiologischen Atemmodus ein dauerndes Verschwinden der Anfälle oft sehen konnte. Einen weiteren Beweis zugunsten dieser Anschauung hat man wohl in den Erfahrungen von Dietsch zu erblicken. Derselbe erzielte durch die Einführung (Einstäubung) einer milde reizenden Flüssigkeit in die Nase beim Heuasthmatiker einen Niesanfall und dadurch auch einen Palliativerfolg. Das Nebeneinander von zu starker Reizung der Schleimhaut und zu starker Gefäßreaktion derselben erklärt nicht bloß, daß Heufieber, Hydrorrhoea nasalis, Bronchialasthma, chronisch pseudomembranöse Bronchitis und wohl auch der eosinophile Katarrh zusammen in eine Gruppe gehören, sondern ebensosehr die längstbekannten Beziehungen zwischen *Genitalsphäre und asthmatischen Zuständen.*

Seit längerer Zeit schon kehren an meinem Beobachtungsmateriale (atmungspathologische Abteilung Klinik Wenckebach) gewisse Feststellungen immer wieder, welche einen *Zusammenhang zwischen den Funktionen des Genitaltraktes und denen des Atemapparates* nahelegen. Insbesondere bei zwei Arten von Erkrankungen des letzteren werden solche Fernwirkungen anamnestisch angegeben bzw. im Verlaufe derselben beobachtet, beim Asthma bronchiale einerseits, bei der Tuberkulose andererseits.

Als Typus der ersterwähnten Art gelte der im folgenden kurz skizzierte Fall:

Die 23 jährige Pat. Anna Ka. (P. N. 98 ex 1923) gibt bei ihrem Eintritt in die Abteilung an, seit ihrem 16. Lebensjahre an asthmatischen Anfällen zu leiden. Doch hatte sie schon als schulpflichtiges Kind immer an Kurzatmigkeit und Neigung zu Erkältungen gelitten. Ihr Asthma trete vorzüglich zur Zeit der Menses, und zwar prä- bzw. postmenstruell auf. *Sind die Menses mit Krämpfen verbunden, so tritt kein Asthma auf; tritt Asthma auf, so ist die Periode schmerzfrei.* Atemtherapie. Heilung.

Angaben über einen Zusammenhang zwischen Erkrankungen des Genitalapparates und asthmatischen Beschwerden finden sich ja schon seit längerer Zeit in der Literatur. Von Brügelmann[2]) werden „Verschluß des Cervix, die verschiedensten Katarrhe, Peri- und Parametritis, Endometritis, Leukorrhöe, Nymphomanie, Myome und vor allem die Versionen und Flexionen des Uterus" bei der Frau, „Spermatorrhöe, Erkrankungen der Glans, Gonorrhöe und Onanie" beim Mann in Beziehung zum Asthma gebracht. A. Fränkel sah überaus heftige Anfälle bei einer Asthmatica unmittelbar nach der Entbindung auftreten. In allen den erwähnten Fällen machte man die im Gefolge der erwähnten Veränderungen auftretende schmerzhafte Reizung der Nerven für das Einsetzen des Asthmas verantwortlich.

Schon mit Rücksicht auf diese Erklärung der Asthmaentstehung sind Fälle wie der obenerwähnte bemerkenswert, da es hier im Gegenteil zu Anfällen nur

---

[1]) Hofbauer, L.: Kongr. f. inn. Med. Wien 1906. Atmungspathologie. Berlin 1921.
[2]) Brügelmann: Das Asthma. Wiesbaden 1910.

dann kam, wenn die Menses schmerzfrei auftreten, während sie bei schmerzhaften Menstrualkoliken ausbleiben. Ausdrücklich sei bemerkt, daß in diesem Falle aber auch *jede pathologische Veränderung am Genitale der Patientin fehlte,* wie die auf der Klinik Hofrat v. PEHAMS vorgenommene gynäkologische Untersuchung ergab. Mithin ist hier nicht nur die Möglichkeit eines durch Zwerchfellhochdrängung ausgelösten, rein mechanisch bedingten (WENCKEBACH) asthmoiden Zustandes auszuschließen, wie sie in manchen der in der Literatur erwähnten Fälle gewiß vorlag, sondern ebensosehr die einer pathologischen Nervenreizung als Ursache des Asthmas.

Allein die Tatsache, daß in diesem wie in allen ähnlichen bisher zur Beobachtung gelangten Fällen die Erziehung zu einer den Atemapparat möglichst schonenden respiratorischen Beanspruchung *dauernd* genügte, um asthmatische Anfälle zu verhüten, gibt schon einen gewissen Anhaltspunkt für die Erfassung der pathogenetischen Zusammenhänge dieser Erscheinungen. Mit Rücksicht auf den normalen gynäkologischen Befund entfiel hier wohl die Frage nach „kausaler" Behandlung pathologischer Veränderungen am Sexualtrakt, aber es konnte doch andererseits noch an einen Zusammenhang zwischen Asthma und Genitalapparat im Sinne einer Wirksamkeit *innersekretorischer* Einflüsse, welche beim Menstruationsakt in Betracht kommen, bzw. an psychische Einflüsse gedacht werden.

Die im vorausgegangenen beschriebenen Zusammenhänge zwischen Atemapparat und Genitalsphäre beanspruchen zunächst eine gewisse Bedeutung in der noch immer nicht eindeutig gelösten Frage nach der *Pathogenese des asthmatischen Anfalles:* Krampf oder Vasomotorenwirkung, soweit hier überhaupt von einem Entweder-Oder die Rede sein kann. Die *Fernwirkung der sexuellen Vorgänge auf den Gesamtkörper* spricht im Sinne einer *durch Vasomotorenwirkung hervorgerufenen Hyperämie.* In dieser Auffassung werde ich durch schon früher mitgeteilte Erfahrungen bestärkt, die das *Sexualasthma des Mannes* betreffen.

Im gleichen Sinne werden die durch FLIESS' Mitteilungen bekanntgewordenen *menstruellen Anschwellungen der Nasenschleimhaut* und vielleicht auch die seit langem bekannten *menstruellen Vergrößerungen der Schilddrüse* als durch Blutüberfüllung bedingt dem Verständnis nähergebracht. Freilich könnte für die letzterwähnte Erscheinung auch eine Wirkung der ovarialen Hormone auf die Drüsensubstanz der Schilddrüse in Anspruch genommen werden.

LABHARDT und HÜSSY zeigten an Blutdruckkurven eine schön ausgesprochene Wellenbewegung mit dem Höhepunkt am Ende der prämenstruellen Phase. VAN DER VELDEN bestätigt neuerlich, daß einige Tage vor dem Eintritte der Menstruation die Temperatur ihr Maximum erreicht, doch findet GÖTTE dies nicht bei allen Frauen und auch nicht immer an demselben Tage. Wenn die Temperaturerhöhungen ausgesprochene sind, so deutet dies nach diesem Autor auf die Anwesenheit eines Infektionsherdes z. B. tuberkulösen Ursprungs (vgl. weiter unten).

In neuerer Zeit ist es L. FRÄNKEL (Breslau)[1] sogar gelungen, im Tierexperiment eine *vasomotorische Fernwirkung der ovariellen* endokrinen Drüsenprodukte zu erweisen: Mittels einer vom Breslauer Physiologen HUERTHLE angegebenen Versuchsanordnung wurde bei normalen, graviden und kastrierten Kaninchen die Einwirkung der verschiedenen endokrinen Drüsensekrete auf die Höhe des Kopfblutdruckes ermittelt. Hierbei gab „das von HOFFMANN-LAROCHE zur Verfügung gestellte Luteoglandol durch eine große Anzahl von Versuchen gleichmäßig deutliche elektive Dilatation, wenn auch nicht so stark wie Amylnitrit (—0,11 bis —0,20) und etwas geringer als das Epiglandol". Er kommt auf

---

[1] FRÄNKEL, L.: 15. Kongr. d. dtsch. Ges. f. Gynäkol.. Halban-Seitz Handb.

Grund dieser Versuchsresultate zu dem Schluß: „... *daß die aus Corpus luteum hergestellten Präparate ebenso wie das Amylnitrit (aber minder stark) dilatierend auf die Kopfgefäße wirken*".

Freilich darf nicht unerwähnt bleiben, daß selbst bei Berücksichtigung der erwähnten Fränkelschen Versuche eine Lücke zwischen Tierexperiment und den Beobachtungen am Menschen insofern zu überbrücken bleibt, als im erst-erwähnten der Nachweis von Vaṣomotoren im Bereiche der Lungen noch keineswegs allseits als geglückt angesehen wird. Und selbst von denjenigen Autoren, welche diesen Nachweis als gegeben erachten, wird darauf hingewiesen, daß der Ausschlag in diesem Teile des Kreislaufes gegenüber dem in anderen Anteilen bei allen verwendeten Präparaten ein überaus geringfügiger sei, in den geschilderten menstruellen Veränderungen hingegen die Erscheinungen am Atemapparate sehr in den Vordergrund gerückt sind.

Daß weder die Asthmatiker allein solche Zusammenhänge aufweisen, noch auch rein psychische Momente hier in Betracht kommen, erweisen die Erfahrungen bei *Lungentuberkulösen*. Ein Beispiel dieser Art bildet der folgende Fall:

Ottilie Schol., 42 Jahre alt (Pr. N. 185 ex 1923), empfindet seit einem vor 2 Jahren erlittenen Unfall, dem Fall eines schweren Gegenstandes auf die Brust, anfallsweise schwere Atemnot, zum ersten Male in der dem Unfalle folgenden Nacht, verbunden mit Druckgefühl auf der Brust, insbesondere bei jeder stärkeren körperlichen Anstrengung. *Vor dem Eintritte der Menses macht sich jedesmal eine ganz wesentliche Verstärkung der Atemnot bemerkbar. Vor 8 Tagen trat abends plötzlich ohne jede nachweisliche Ursache schwerste Atemnot auf, welche nach ungefähr 2stündiger Dauer mit dem Eintritt der Menses aufhörte.* Die Pat. leidet an einer schweren cavernösen Lungenphthise, derentwegen sie schon mehrere Male in Lungenheilanstalten war.

Im allgemeinen freilich macht sich bei den Tuberkulösen der Einfluß der Genitalsphäre nicht so sehr im Sinne einer Erzeugung von Atemnot, wie in dem eben erwähnten Falle bemerkbar, sondern in anderen Fällen durch eine Aggravation bzw. ein Wiedererscheinen der typischen tuberkulösen Krankheitszeichen („*Mensesreaktion*", H. Maendl). Sie sind wohl als Folge einer Überschwemmung des Organismus mit den in der Umgebung des Lungenherdes aufgestapelten Giftstoffen („*Autotuberkuline*") aufzufassen, welche infolge der Hyperämisierung in vermehrtem Ausmaße in die Zirkulation gelangen.

Diese Diskrepanz kann bis zu einem gewissen Grade ausgeglichen werden, wenn man *die Mitwirkung der früher auseinandergesetzten schädlichen Einflüsse* der Mundatmung *auf die Schleimhaut der Atemwege in Betracht zieht*.

5. Funktionelle Genese organischer Veränderungen am Atemapparat.

Schon die in Abb. 112 gegebene Darstellung, wie durch veränderte Atemtechnik Verschiebungen in der Menge der „Restluft" erzeugt werden, zwingt zu dem Schlusse, daß durch funktionelle Einflüsse eine dauernde Größenveränderung der Lungen und damit auch des Thorax bewirkt werden kann. Bei näherer Beschäftigung mit den Beziehungen zwischen *Atemfunktion und Ausbildung des Atemapparates* ergibt sich nun ein Anschwellen der hierhergehörigen Tatsachen zu einem auf den ersten Blick fast übergroß erscheinenden Ganzen. Die Ausbildung des Atemapparates, seine Widerstandsfähigkeit, die Lokalisation krankhafter Prozesse in demselben werden von der Atemfunktion beherrscht, so daß über die funktionellen Störungen hinweg anatomische Organveränderungen sich entwickeln können. *Daß aus einer veränderten Arbeit eine dauernde Verschiebung der Gestaltung resultiert, die Funktion zu einem die Form und Widerstandsfähigkeit grundlegend beeinflussenden Faktor wird, ist eine Erkenntnis, welche erst jüngeren Datums ist und das Resultat vornehmlich pathologisch-physiologischer Untersuchungen darstellt.*

Die bisher besprochenen *Folgen* der veränderten Atmungsform klingen bald nach dem Aufhören der Atemstörung ab. *Dauernde Verschiebungen* aber treten in Erscheinung, wenn die pathologische Form des Atemholens ebenfalls zu einem dauernden Ereignis wird, also bei all den Kranken, welche andauernd Atemnot — aus welchem Grunde immer — aufweisen. *Alle aufgezählten Verschiebungen der Größe von Einatmung und Ausatmung verursachen bei längerer Dauer auch eine Veränderung in der Form und dem Wachstum der Atemorgane im Sinne der obwaltenden Atemstörung.* Dieses Verhalten verliert alles Rätselhafte, wenn man sich vor Augen hält, daß die Funktion für jedes Organ den physiologischen Wachstumsreiz darstellt. Bei den Atemstörungen läßt sich dieses Verhalten mit Hilfe der physiologisch-klinischen Methoden überaus klar nachweisen. Die resultierenden Verschiebungen betreffen den **gesamten Atemapparat**, also nicht etwa bloß die Lungen, sondern ebensosehr die Wandungen des Brustkorbes, die *Bauchwandungen* und die *Baucheingeweide*, die Ausbildung der *luftzuführenden Wege*, des *Gesichtsschädels* und den *Zirkulationsapparat*.

Als auslösende Faktoren kommen hier in Betracht einerseits die mangelhafte, andererseits die vermehrte Atemleistung. Eine *Herabsetzung der Atemleistung* tritt ein, entweder wenn die Tätigkeit der Atemmuskulatur verringert ist oder die Widerstände gesteigert sind. *Verminderte Muskeltätigkeit* findet sich *inspiratorisch* beim Mundatmer, Bleichsüchtigen und bei den vererbten Fällen von „phthisischem Habitus", ferner bei Erkrankungen des neuromuskulären Apparates, *exspiratorisch* fast nur als Folge einer ungenügenden Betätigung der Bauchmuskulatur. Es kommt dabei zu einer durch die Herabsetzung des Bauchmuskeltonus ausgelösten Vorwölbung des Bauches und Herabsetzung des intraabdominalen Druckes, und damit zu einem Tiefstand des Diaphragmas und Zusammensinken der unteren Brustapertur.

Eine *Steigerung der Widerstände* erfolgt *inspiratorisch* bei Bronchostenose, erhöhtem intraabdominellem Drucke sowie bei Anwachsungen des Diaphragmas im phrenicocostalen Winkel, *exspiratorisch* bei starrem Thorax, Tumoren im Bauchraum, Ascites und beim Meteorismus, schließlich bei starker Fettansammlung in abdomine [WENCKEBACH[1])].

Steigerung der Atemleistung tritt ein: *inspiratorisch* bei jeder Atemnot, gleichgültig ob dieselbe durch Überfüllung der Lungen mit verbrauchter Luft oder durch mangelhafte Füllung derselben hervorgerufen wird, *exspiratorisch* beim Husten und Pressen sowie dann, wenn, wie etwa bei Einlagerung fremder Massen im Brustraum (Pleuritis, Pneumothorax, Perikarditis, Herzhypertrophie, Tumormassen usw.), die Lungenspannung zu erhöhter Wirksamkeit Gelegenheit findet. Im ersterwähnten Falle werden die Lungen ausgedehnt, im letzterwähnten hingegen verkleinert.

Neben den erwähnten Ursachen kommt aber auch jede stärkere *Veränderung der Blutfüllung der Lungen* hier wesentlich in Betracht.

Als Folge einer *vermehrten Blutfüllung* entsteht die von v. BASCH als „Lungenschwellung" bezeichnete Vergrößerung des Organs, als Folge einer *Herabsetzung der Blutfüllung* (Unterbindung der Lungenarterie bzw. Verengerung der Vena pulmonalis nach Abklingen der anfänglichen Blutüberfüllung) eine Lungenschrumpfung.

Nach den früheren Erörterungen (vgl. S. 369) wird es ohne weiteres klar, daß jede Veränderung der Lungenausdehnung infolge der konsekutiven Veränderung der Lungenspannung einen starken Einfluß auf den Ablauf aller Bewegungsvorgänge ausüben muß.

---

[1]) WENCKEBACH: Volkmanns Vortr. S. 465, 466.

Die beiden Gegensätze, *Vergrößerung und Verkleinerung des Organs sind mit gleichgearteter Veränderung der Lungenspannung verknüpft. In beiden Fällen resultiert eine Insuffizienz der zirkulatorischen und exspiratorischen Leistung.* Das mag auf den ersten Blick unverständlich scheinen, erklärt sich aber leicht durch folgende Erwägung: Die gesunde Lunge stellt eben schon in der Ruhelage einen bereits sehr stark über den Gleichgewichtszustand gedehnten Körper dar. Deshalb können für sie nicht die Gesetze gelten, welche für einen im Gleichgewichtszustande befindlichen erhoben werden. Bei einem Körper, der bereits auf dem Höhepunkt seiner Spannung steht, bedeutet jede Veränderung seines Volumens (s. Abb. 91) eine Herabsetzung dieser Spannung. Daher kommt es sowohl bei der Dehnung der Lungen, dem Emphysem, als auch bei dem Kollaps wie etwa bei der Pleuritis zu den gleichen Erscheinungen der kardialen Insuffizienz und der exspiratorischen Minderwertigkeit.

Die Veränderungen der Lungenausdehnung stellen aber bloß einen der vielen Effekte der pathologischen Atemtätigkeit dar. „Organisch" ausgelöste *Vorwölbung des Thorax* stellt in der überwiegenden Mehrzahl der Fälle lediglich die Folge der langdauernden Einwirkung der erwähnten funktionellen Momente dar. Nur im Ausnahmsfalle ist die Annahme einer „primären Wachstumsstörung" berechtigt.

Die Effekte sind um so augenfälliger und treten um so rascher in Erscheinung, je weniger Widerstände die Atemkräfte hierbei zu überwinden haben. Aus diesem Grunde machen sich diese Wirkungen am eklatantesten bemerkbar am Mediastinum, etwas weniger rasch und deutlich am Zwerchfell, noch langsamer am knöchernen Anteil der Brustkorbwandungen.

Entsprechend der luftdichten Einfügung der Lungen in den Brustraum gehen alle Größenveränderungen der Lungen mit entsprechenden *Stellungsänderungen* der Brustwandungen einher. Das Mediastinum, welches einer solchen Verschiebung den geringsten Widerstand leistet, zeigt aus diesem Grunde eine Stellungsänderung am allerersten. Bei Bronchostenose, einseitiger Lungeninfiltration, Pneumothorax sowie (insbesondere interlobärer) Pleuritis, einseitigen Anhäufungen von Tumormassen erfolgt eine Verschiebung des Mediastinums und damit eine Verlagerung des Herzens und der Luftröhre nach der Seite der Erkrankung.

Die *Verschiebung des Mediastinums* läßt sich beim Pneumothorax noch mehr als beim Ergusse erkennen. Die *Verdrängung des Herzens* erreicht oft so hohe Werte, daß völlige Verlagerung des Herzens in toto bis über die Mittellinie bei starkem Überdrucke beobachtet werden kann. Im Gegensatz zu der Verdrängung durch Erguß, wo sich das Herz breit an die vordere Brustwand anlagert, wird es beim Pneumothorax von dieser eher abgedrängt, so daß es nur im spärlichen Ausmaße derselben anliegt. Die *kleine Herzdämpfung bei Pneumothorax* ist deshalb nicht analog der *Emphysemherzdämpfung,* wo das Herz selbst keine oder nur geringfügige Rückwärtsverlagerung erleidet, wenn sich auch die gedehnten Lungenabschnitte zwischen Brustwand und Herz einschieben. Dem steht die große Herzdämpfung *beim Ergusse* gegenüber, wo die *Verbreiterung der Herzdämpfung* in erster Linie auf die Vorlagerung des Herzens und erst in zweiter auf Vergrößerung des Herzens selbst (Dilatation) oder Beteiligung des Ergusses an der Herzdämpfung zurückzuführen ist. Bei rechtsseitigem Pneumothorax wird der Vorhof in medialer Richtung nach hinten und oben gedrängt, die Vena cava inferior lang ausgezogen, das rechte Herzohr zeigt mit seiner Spitze steil nach oben, der Vorhof ist in seitlicher Richtung abgeplattet, der rechte Ventrikel wird nach links gedrängt; es finden sich — kurz gesagt — lauter Erscheinungen von Druck auf die rechte Herzhälfte, und zwar in der

Richtung von vorn unten außen nach hinten oben innen. Der Druck teilt sich vom rechten Vorhof auf den dahinterliegenden linken Vorhof mit. Es findet eine Drehung des Herzens um seine Fixpunkte, von oben gesehen im Sinne eines Uhrzeigers, statt. Bei linksseitigem Pneumothorax wird die Herzspitze gesenkt, das Herz — von oben gesehen — im entgegengesetzten Sinne gedreht, der rechte Ventrikel bohrt sich förmlich in den rechten Vorhof hinein und erhebt sich mit seiner sonst dem Zwerchfell aufliegenden Wandung rechts aus dem Niveau des Zwerchfells heraus. Die Ausbiegung der Cavabahnen nach rechts sind nichts Ungewöhnliches. Bei sehr starkem Überdrucke ist eine Drosselung aller Herzhöhlen oder zum mindesten eine beträchtliche Erschwerung der Entfaltung sicher anzunehmen. Auch die großen arteriellen Gefäße unterliegen bei linksseitigem Pneumothorax direkter Druckwirkung, was sich an der Arteria pulmonalis durch eine gewisse Abflachung ihres Lumens erkennen läßt.

Das Diaphragma als dünne Muskelplatte zeigt aber Änderungen seiner Stellung nicht bloß infolge von Änderungen des Atemtypus, sondern schon infolge einer *Änderung der Körperstellung*. Bei Rücken- bzw. Bauchlage rückt die Kuppe des Diaphragmas bis zum oberen Rande der 5. Rippe in den Brustraum hinauf, beim Stehen befindet sich dieselbe in der Mitte des 5. Intercostalraumes, um beim Übergange in die sitzende Stellung bis zum oberen Rande der 6. Rippe nach abwärts zu sinken. Diese Lokomotion erklärt sich dadurch, daß der Druck, welchen die Baucheingeweide durch ihre Schwere ausüben, einmal mehr, einmal weniger auf der Unterfläche des Zwerchfells lastet. Am allermeisten macht sich dieser Druck bei Seitenlagerung geltend, weil dann der gesamte Druck sich auf *eine* Zwerchfellshälfte vereinigt. (Vgl. Abb. 88.)

Das *Diaphragma* zeigt *Tiefstand* bei Pneumothorax, Pleuritis, Tumor pleurae, entzündlicher Infiltration des Lungengewebes (mit Ausnahme der aktinomykotischen bzw. luetischen) und bei Durchwachsung der Lunge mit Tumoren, bei Hypertrophie des Herzens, Perikarditis sowie bei Emphysem und Volumen pulmonum auctum. Ebenso wirkt die Steigerung des Zwerchfelltonus infolge von Asthma und Hysterie sowie die Herabsetzung des intraabdominalen Druckes bei Enteroptose, Habitus asthenicus, Thorax piriformis, Hernien, Prolapsen, schneller Abmagerung und post partum. Einseitiger Zwerchfelltiefstand entsteht bei einseitiger Ausbildung der erwähnten Veränderungen, insbesondere bei einseitiger postpleuritischer Verwachsung.

Hochstand des Diaphragmas ergibt sich bei Anwachsung des Organs an der lateralen Thoraxwand und Bronchostenose (infolge einer Kompression durch intrathorakale Tumoren, Drüsen oder Narben bzw. Obstruktion der Höhlung durch Neubildung oder Narbe), gewöhnlich bloß einseitig; im vollen Umfange aber infolge Steigerung des intraabdominalen Druckes bei Meteorismus, Peritonitis, Schwangerschaft, Tumor sowie bei Amöbenhepatitis (nach HILL reflektorisch). Die Magenaufblähung veranlaßt Hochstand nur bei gleichzeitiger Schwäche des Diaphragmas (ROSENFELD). Übrigens kann letztere allein schon Zwerchfellhochstand erzeugen. Weitere Ursachen sind schwere Chlorose sowie Mundatmung (auch ohne organische Behinderung der Nasenatmung!).

Es wäre aber verfehlt, etwa alle Stellungsänderungen der Brustkorbwände lediglich vom Standpunkt der Atemmechanik allein erklären zu wollen. Am eindeutigsten zeigen dies die systematischen Untersuchungen von W. KOCH, welcher eine direkte Abhängigkeit der Größe der Verschiebung von der *Beschaffenheit* der im Pleuraraum eingelagerten Masse dartun konnte. Er konnte an Hand seiner so hübschen „Thoraxschnitte" zeigen, daß der *Pneumothorax*, was die Druckwirkung anbelangt, auf das Zwerchfell weniger, auf Herz und Mediastinum mehr Einfluß übt als der *Erguß*. Das findet wohl seine einfachste Erklärung darin, daß die Luftblase vorwiegend vorn oben gelegen ist, wo sie sich auf das ebenfalls vorn gelegene Herz und vordere Mediastinum in großer Angriffsfläche betätigen kann, während die vorderen Zwerchfellabschnitte weniger in Betracht kommen, weil sie am Rippenbogen straff fixiert sind. Bei jedem Pneumothorax ist, wenn keine Verwachsungen zwischen Lungenbasis und Zwerchfell bestehen, das Zwerchfell in seinen vorderen Abschnitten von der Brustwand abgedrängt, und der phrenicocostale Winkel wird in der Regel von vornherein breiter entfaltet, als es beim Erguß der Fall zu sein pflegt. In den hinteren Zwerchfellabschnitten hingegen zeigt sich hier wenig Besonderes, ganz im Gegensatze zum Ergusse, der an dieser Stelle in erster Linie sich auswirkt. Alle Verschiebungen machen sich beim Pneumothorax lange nicht in dem Maße geltend wie beim Erguß, sofern nicht besonders starker *Überdruck* herrscht. Sowie jedoch der Pneumothorax mit Exsudatbildung kompliziert ist, nimmt das Zwerchfell eine besondere Stellung ein (s. Abb. 93). Der *Hämatothorax* bzw. *Hämatopneumothorax* zeigt grundsätzlich ein anderes Verhalten als ein anderweitiger Flüssigkeitserguß. Die dickflüssigen Blutergüsse schaffen besonders ungünstige Verhältnisse, sind sehr massig, außerordentlich schwer esorbierbar und wirken direkt als Fremdkörper. Sie führen daher zu besonders intensiven Schwartenbildungen, und zwar besonders an der Grenze von Cavum und Sinus, und halten sich vielmehr in den höhergelegenen Abschnitten des Pleuraumes und ganz besonders *zwischen den Lungenlappen.*

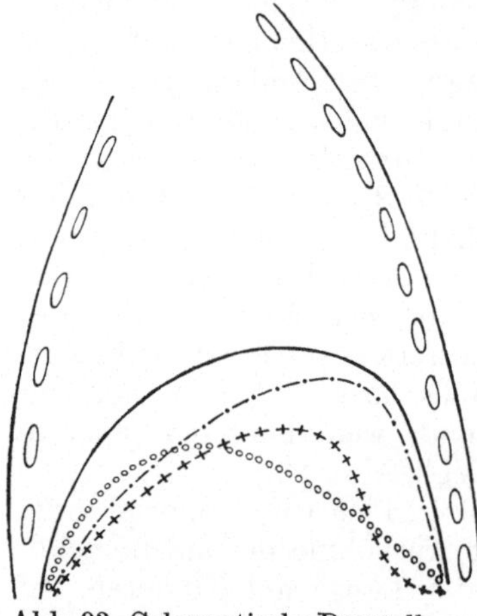

Abb. 93. Schematische Darstellung des Zwerchfellstandes (nach Koch).
—— bei normaler Einstellung,
– · – · bei Pneumothorax,
∞∞∞∞ bei Erguß,
+ + + bei Pneumothorax mit Erguß.

Bei Schußverletzungen des Brustkorbes und Verletzung der Lungen mit Bluterguß erinnert das Gesamtbild der Verlagerungen mehr an das durch Bluterguß erzeugte als an das der Kombination mit Pneumothorax. Bei Verletzungen im Bereiche des Sinus phrenicocostalis findet sich beim Erguß und auch beim Pneumothorax oft kein Tiefstand des Diaphragmas, sondern im Gegenteile ein Hochstand. Man kann so Bilder bekommen, wo das *Zwerchfell hochsteht*, der Unterlappen in dem Sinus phrenicocostalis mit dem Zwerchfell die Wundöffnung tamponiert, die übrigen Lungenabschnitte aber wie beim Pneumothorax verdrängt sind. Die weitere Folge ist die große Neigung des Unterlappens zu Verklebungen mit dem Diaphragma, und aus diesem Grunde kommt es zu den oft ganz besonders derben Verwachsungen zwischen Lunge und Zwerchfell nach *Empyemoperation mit Rippenresektion.*

Auch die statischen Veränderungen der *knöchernen Brustwandungen* können ebensogut organisch wie rein funktionell ausgelöst sein. *Vorwölbung der Brustwandung* entsteht als Folge einer Herabsetzung der Lungenspannung beim pleuralen Ergusse, Pneumothorax und Pneumonie, ferner als Folge einer Steigerung des Inspiratorentonus und insbesondere nach diffuser Bronchitis oder Pneumonie bei Kindern (kuppliger Thorax bei Frühgeburten und jungen Säuglingen, Langstein und Ylppö).

Einsinken der Thoraxwand erfolgt fast immer als Folge einer Tonusherabsetzung seitens der Inspirationsmuskulatur. Dies gilt auch für die meisten Fälle von „postpleuritischer Thoraxverbildung, obwohl dieselbe vielfach als „Folge der Zugwirkung einer pleuralen Schwarte" aufgefaßt wird. Damit soll nicht geleugnet werden, daß bei schrumpfenden Prozessen im Thoraxinnern auch ein Zug der Schwarten an der Innenseite des Brustkorbes bei der Einziehung der Thoraxwand mitbeteiligt sein *kann*. Die Annahme einer solchen Zugwirkung wird nur oft ohne zwingende Gründe gemacht und der Wegfall des Inspiratorentonus als an und für sich genügende Quelle der Brustkorbverbildung nicht ins Kalkul gezogen.

Ebenfalls als Folge einer Herabsetzung des Muskeltonus ist die lokale Eindellung des Thorax beim Birnthorax anzusehen (WENCKEBACH), der durch respiratorische Insuffizienz veranlaßt wird.

Mit diesen Veränderungen gehen wegen der luftdichten Umschließung der Lungen seitens der Thoraxwandungen korrelate Größenschwankungen der Lungen einher. Wird aus welchem Grunde immer die Atemtätigkeit verstärkt, so bleibt dauernd mehr Luft in der Lunge und das Lungenvolumen wird vergrößert. Umgekehrt wird infolge von Ateminsuffizienz, sei sie nur organisch oder rein funktionell, das Organ weniger lufthaltig und damit kleiner. Dieses gesetzmäßige Verhalten gilt nicht bloß für das ganze Organ, sondern in gleicher Weise auch für jeden einzelnen Teil desselben. Es erklärt die Lungenblähung bei Atemnot, selbst bei Steigerung des Widerstandes für die Inspirationsluft (Larynx- oder Trachealstenose) sowie die lokale Atelektasenbildung bei Bronchostenose, pleuralem Erguß, Chlorose, habitueller Mundatmung, Perikarditis, Hypertrophia cordis, interlobärem Pleuraexsudat, Tumor mediastini.

Einen eindeutigen Beweis für die Richtigkeit der funktionellen Auffassung „organischer" Veränderungen erbringen die pathogenetischen Forschungen über die Verbildungen des Brustkorbes als Grundlage der verschiedenen Formen des pathologischen **„Habitus".**

ROKITANSKYS Untersuchungen über die anatomischen Grundlagen des krankhaften Habitus erbrachten wohl schon die Erkenntnis, daß als greifbare Basis für denselben ganz bestimmte Veränderungen im Aufbau des knöchernen Brustkorbes anzusehen seien, doch blieb die Ursache für die Entwicklung dieser Verbildung unbekannt. Bei *„Engbrüstigkeit"* konnten wohl in einer Reihe von Fällen Schrumpfungsprozesse an Lungen und Rippenfell am Seziertische nachgewiesen werden, doch sind sie keine conditio sine qua non. Fehlen doch beim „prätuberkulösen phthisischen Habitus" oft alle organischen Veränderungen der Thoraxorgane! W. A. FREUND glaubte sich berechtigt, in der „Enge" der oberen Brustapertur die Grundlage für die gesamte Verbildung erblicken zu dürfen. „Die starre, enge, obere Apertur hält alle in unmittelbarem oder nahe mittelbarem Zusammenhange mit ihr stehenden Teile nach unten hinten zurück . . . Indem die Klavikeln über ein tiefliegendes Niveau brückenartig hinwegziehen, vertieft sich die Supra- und Infraclaviculargegend immer mehr. Die Schultern springen nach vorn und innen vor, die Schulterblätter heben sich flügelförmig ab. Die schon frühzeitig insuffizient gewordene Atmung verleiht dem Individuum ein blasses kränkliches Aussehen. Das sind die Hauptzüge des Bildes vom *Habitus phthisicus.*" Seither ließ sich aber eine Reihe von Tatsachen erheben, welche diese Auffassung als unberechtigt erweisen. Sowohl die Entstehung der Verkürzung der oberen Rippen und die Entstellung des gesamten Thorax, als auch die gesteigerte Empfänglichkeit der Lungen für die tuberkulöse Infektion lassen sich jedoch mühelos dem Verständnisse nahebringen, wenn man die durch die pathologische Physiologie erhobenen Erfahrungstatsachen berücksichtigt. Fassen wir die *Funktionsstörung als pathogenetische Ursache* auf, so erklärt sich dadurch die Ausbildung des phthisischen Habitus im Gefolge anscheinend ganz verschiedener Ursachen (Asthenie, insuffiziente Muskeltätigkeit, Enteroptose sowie nachweislich *vererbte* Krankheitsanlage). Auch der empirisch erhobene Zusammenhang dieser

Anomalie mit einer gesteigerten Empfänglichkeit für tuberkulöse Infektion der Lungen wird dadurch verständlich. Denn hier wie überall ist es die aktive Betätigung, die den physiologischen Entwicklungsreiz darstellt. *Die Atembewegung als die physiologische Funktion bedeutet für den gesamten Atemapparat den Anreiz für seine normale Ausbildung.* Die vor der Reifung dieser Erkenntnis immer wieder zur Erklärung herangezogenen Hypothesen einer „primären, konstitutionellen Wachstumsstörung" als Ursache der Brustkorbverbildungen mußten vor Wenckebachs treffenden „Argumenten gegen die sog. anatomische Disposition der Lungenspitzen" fallen, und derselbe Autor *lenkte die Aufmerksamkeit auf die geänderte Atemfunktion als Ursache der Brustkorbverbildungen und der Krankheitsbereitschaft.* Bei längerdauernder Bewegungsstörung zeigt der

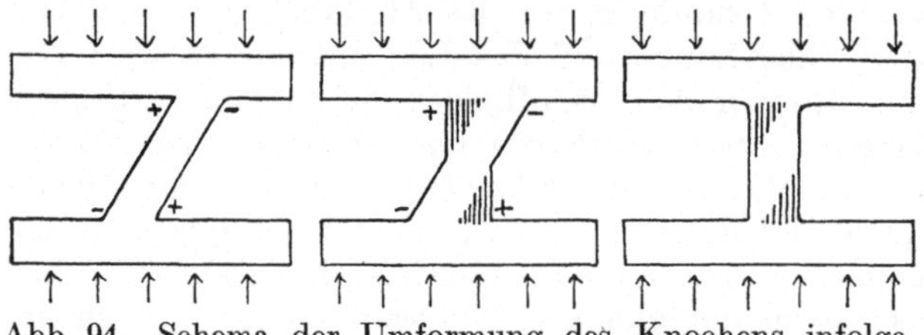

Abb. 94. Schema der Umformung des Knochens infolge geänderter Druckrichtung (nach Roux).

knöcherne Thorax ebenso wie die Lunge Größen- und Formveränderungen, welche ohne Berücksichtigung dieses pathogenetischen Faktors unerklärlich wären. Ganz besonders im wachstumsfähigen Alter veranlaßt jede Atemstörung ganz gesetzmäßig die entsprechenden Anomalien der Ausbildung des Atemapparates. Gefördert wurde diese Auffassung namentlich durch die Feststellungen von Roux, welcher die hierbei vorwaltenden Gesetze genau formulierte.

Jedes einzelne Teilchen des Knochens wird nämlich in gesetzmäßiger Weise durch eine solche Verschiebung der am Knochen ansetzenden Bewegungskräfte allmählich bezüglich seiner Form beeinflußt, wie Roux an Modellen zeigen konnte.

An den Stellen gesteigerten Druckes (bei + in Abb. 94) wird solange Knochensubstanz angesetzt bzw. an den Stellen verringerten Druckes (bei —) solange abgebaut, bis das Bälkchen genau in der Richtung der Kraftwirkung liegt. Diesen Druck und damit den funktionellen Reiz übt nun die Kraft der Atemmuskulatur aus. Die Einatmungsmuskeln erzielen bei ihrer Kontraktion nämlich nicht bloß eine Hebung der Rippen, sondern auch eine Vermehrung ihrer Biegung und auch eine Verstärkung der Wirbelsäulenkrümmung, und diese Wirkungen werden weiterhin erhöht durch die Tonussteigerung in den aktivierten Muskeln.

Noch viel intensiver machen sich die wachstumsfördernden Folgen der Atemleistung geltend an den knorpeligen Bestandteilen des Brustkorbes, den Rippenknorpeln und den Zwischenwirbelscheiben. Aber nicht allein als *wachstumsfördernder*, sondern auch als *formverändernder* Faktor tritt die respiratorische Funktion auf. Die Rippe wird nämlich infolge der Betätigung der von der Mittellinie nach vorn an die Peripherie ziehenden Inspirationsmuskulatur stärker gebogen, so wie etwa ein Bogen durch Verkürzung der Sehne. Unter diesem Gesichtspunkte wird es dem Verständnisse wesentlich näher gebracht, wie die phthisische Thoraxform im allgemeinen entsteht und warum sich die Wachstumsinsuffizienz vorwiegend auf die oberen Teile des Brustkorbes beschränkt. *Die von Rokitansky angenommene „eigentümliche Gesamtorganisation" des Engbrüstigen läßt sich nunmehr analysieren als Folge einer funktionellen Störung, und zwar einer respiratorischen Insuffizienz.* Ausgelöst wird diese respiratorische Insuffizienz durch *langdauerndes Krankenlager während der Entwicklungsperiode*, ebenso aber auch durch die *dauernde Verwendung der Mundspalte als Atemweg.* In den beiden Fällen werden die Inspiratoren, welche an den oberen Anteilen des Brustkorbes inserieren, so gut wie völlig funktionell ausgeschaltet

(s. Abb. 95), und die Folgen machen sich am knöchernen Thorax geltend durch geänderte Stellung der Rippen, ebensosehr wie durch behindertes Wachstum, durch geänderte Form und Ausbildung. Die obere Apertur zeigt infolge der Herabsetzung des Tonus der Inspiratoren abnorme Steilstellung, das obere Ende des Brustblattes bleibt gemäß dem eigentümlichen Bewegungsmechanismus der Rippenringe dem Thoraxzentrum sehr stark angenähert, und alle diese Umstände sind es, aus denen die „*Enge*" *der oberen Apertur* resultiert. Den Beweis für die Richtigkeit dieser Auffassung erbrachte die systematische Anwendung der „*Thoraxkonstruktionsmethode*" (s. oben S. 339) bei den wegen Obstruktion der

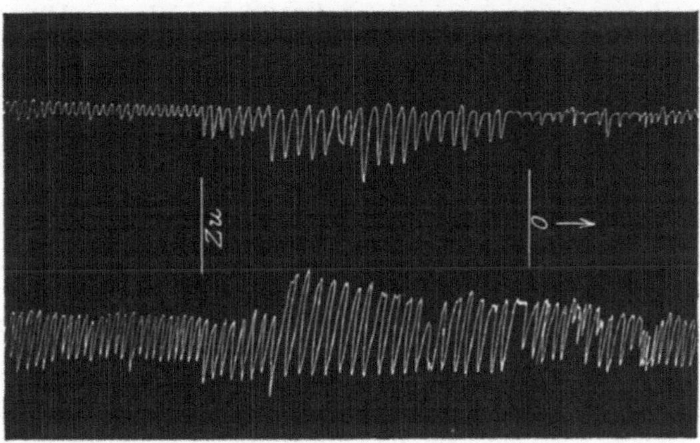

Abb. 95. Pneumographische Aufnahme der respiratorischen Brustwandbewegungen beim Mundatmen (von links nach rechts zu lesen): obere Kurve = Bewegung der apikalen Thoraxanteile, untere Kurve = Bewegung der kaudalen Thoraxanteile. Bei „*Zu*" erhält der Untersuchte den Auftrag, die Lippen aufeinanderzupressen, bei „*O*" darf er den Lippenspalt wieder offen halten.

Nase durch polypöse Veränderungen operierten Kindern, und zwar vor der Operation und einige Zeit nach derselben und nach anschließender „Reeducation respiratoire".

An diesen im Wachsen begriffenen Patienten machte sich neben den erwähnten statischen Folgen auch die Umformung der knöchernen Konstituentien in ganz besonders starkem Ausmaße bemerkbar. Die Verstopfung der Nase hatte zur Mundatmung und damit zu einer Ateminsuffizienz geführt, und diese wieder hatte verzögertes, beschränktes Wachstum der Rippen und auch das flügelförmige Abstehen der inneren Schulterblattränder, ein Charakteristicum des phthisischen Thorax, bewirkt. Nach erfolgter Rückführung zur normalen Nasenatmung ergab sich nun die interessante Tatsache, daß die Rippen verstärkte Krümmung und Wachstumstendenz zeigten und das Abstehen der Schulterblätter verschwand, offenbar infolge der durch die verstärkte Funktion bewirkten Tonusvermehrung der hier ansetzenden Atemmuskulatur. Mithin ist auch für diese Teilerscheinung des phthisischen Habitus als Ursache die respiratorische Insuffizienz erwiesen.

Von diesem Gesichtspunkte aus verliert auch der von F. KRAUS als charakteristisches Merkmal des phthisischen Habitus erhobene Befund einer „abnormen Länge des Lendensegmentes der Wirbelsäule" seinen mystischen Charakter; denn ebenso wie die Rippen treffen auch den thorakalen Anteil der Wirbelsäule zu wenige Wachstumsreize, und infolgedessen bleibt er im Wachstum zurück:

die Lendenwirbelsäule wächst aber normal weiter und überwiegt daher. Es handelt sich also nicht etwa um ein vermehrtes Wachstum des Lendensegmentes, sondern um ein verringertes Wachstum des Brustsegmentes.

Gegen die Verallgemeinerung dieser Auffassung des phthisischen Habitus als Folge einer respiratorischen Insuffizienz scheint die *Vererbbarkeit der Engbrüstigkeit* zu sprechen. Nun wurde aber bei den Deszendenten von Phthisikern und Mundatmern einerseits Neigung zu habitueller Mundatmung — auch ohne jede anatomische Behinderung des nasalen Atemweges — von Lermoyez, andererseits eine Herabsetzung der respiratorischen Sternalwinkelbewegung von Rotschild nachgewiesen. *Es stellt sich mithin auch die respiratorische Insuffizienz als vererbbare Störung der Atemfunktion dar.*

Einen Koeffekt der letzteren bildet sowohl die gesteigerte „*Disposition*" der Lungenspitzen für eine tuberkulöse Infektion, als auch die für den phthisischen Habitus nachgewiesene *Herabsetzung der respiratorischen Bestleistung, der Vitalkapazität.*

Auch auf die Blut- und Lymphzirkulation nimmt die Atembewegung tiefgreifenden Einfluß. Dieser kommt schon beim Gesunden in Form einer verschiedenen Widerstandsfähigkeit der einzelnen Lungenteile gegenüber Infektionserregern zum Ausdrucke, und zwar in der Form, daß die am wenigsten bei der Atemaktion beteiligten Partien die größte Empfänglichkeit für Tuberkulose aufweisen. Die generelle „*Prädilektion*" der Lungenspitzen und der Hiluspartien, die besondere Bevorzugung der subapikalen Anteile entsprechen genau dem physiologischen Verhalten dieser Lungenanteile bei der Atemleistung (s. oben S. 346). Befinden sich doch die Lungenspitzen außerhalb des von der Inspirationsmuskulatur bewegten knöchernen Thorax und auch maximal entfernt von dem Diaphragma. Trotzdem kann dasselbe nach Keith Druckschwankungen auslösen (s. Abb. 96),

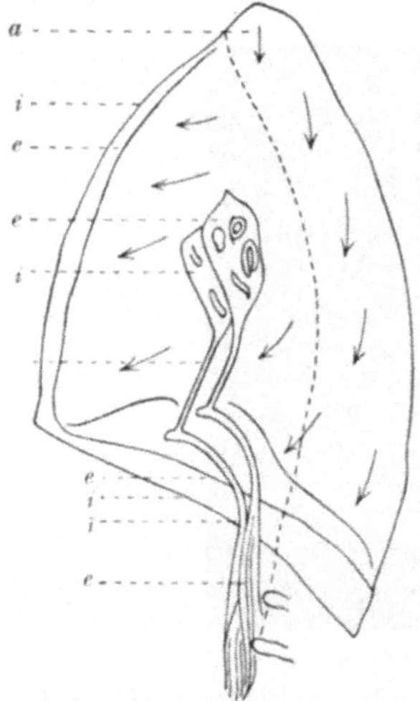

Abb. 96. Wirkung der Kontraktion der hinteren Zwerchfellschenkel auf die apikalen und zentralen Lungenanteile. *i* = inspiratorischer, *e* = exspiratorischer Stand von Hilus und Lungenrand, *a* = Lungenspitze. (Nach Keith.)

die dem ganzen dorsalen Lungenabschnitte bis hinauf zur Lungenspitze zugute kommen, eine auch von Flack[1]), vollinhaltlich angenommene Auffassung, welcher nicht blos theoretische, sondern auch weitgehende praktische Bedeutung zukommt. Da zu der Pleurakuppel ein, wenn auch dünner, sehniger Strang vom Musculus scalenus bzw. ein eigener Musculus scalenus minimus zieht, welcher eine gewisse respiratorische Druckveränderung auszulösen imstande ist, so ist der oberste Anteil der Lungenspitze weniger disponiert für die Ansiedlung des Tuberkelbacillus als die etwas tiefergelegene „subapikale" Partie. Auch die erhöhte Empfänglichkeit der *Hiluspartien* erklärt sich daraus, daß jeder Lungenteil um so weniger Widerstandsfähigkeit, d. h. um so größere „Disposition" zur Erkrankung besitzt, je weniger er funktionell in Anspruch genommen wird. Tatsächlich zeigt sich auch, daß die ersten auf dem Lichtschirm wahrnehmbaren Veränderungen oft nicht an der Lungenspitze, sondern in der Gegend des Hilus gefunden werden, und sich von hier aus erst nach der Spitze ausbreiten. Die Hiluspartien werden, wie das Bild von Keith (Abb. 96) so anschaulich zeigt, nur dann gelüftet, wenn die hinteren Zwerchfellschenkel die Lungenwurzel in Bewegung setzen, d. h. lediglich

---

[1]) Flack: Lancet 1921, Sept. 17, 595.

bei vertiefter Atmung. Geradezu als Beweis für die Richtigkeit dieser Annahme einer funktionellen Pathogenese der „Disposition" für tuberkulöse Erkrankung des Lungengewebes (vgl. weiter S. 409) können die Erfahrungen BIRCH-HIRSCHFELDS am Sektionstische angesehen werden. BIRCH-HIRSCHFELD fand bei einer Schwangeren gemäß der durch die Behinderung der Zwerchfellsbewegungen veranlaßten Umkehrung des Atemtypus den primären Herd in den basalen Anteilen der Lungen und eine Nachuntersuchung der Spätresultate der an der Klinik EISELSBERGS *Tracheotomierten* ergab eine auffallende Häufigkeit von Erkrankungen an Lungentuberkulose bei diesen Patienten. Hier tritt infolge der Verkürzung des Atemweges eine wesentliche Erleichterung des Atemholens ein, es wird ebenso wie bei der *Mundatmung* die vertiefte Atmung ausgeschaltet. Diese Atemverflachung macht ihre Wirkung natürlich in erster Linie an denjenigen Stellen geltend, welche nur bei Atemvertiefung genügend gelüftet werden, also an den Lungenspitzen und am Lungenhilus. Es entstehen daselbst atelektatische, wenig widerstandsfähige und daher leicht der Infektion anheimfallende Herde. *Die generelle „Disposition" des von jeder knöchernen „Incarceration" freien Lungenhilus für Tuberkulose ist deshalb ebenso ausgeprägt wie die der Lungenspitzen, weil beide Anteile unter physiologischen Verhältnissen lediglich bei Atemvertiefung größere Druckdifferenzen aufweisen und bei Atemverflachung gänzlich von respiratorischer Betätigung ausgeschaltet werden.* Ein Gleiches gilt aber auch für andere chronisch verlaufende bzw. stetig rezidivierende Lungenkrankheiten, insbesondere für die *Bronchopneumonie*. Ebenso ist die respiratorische Insuffizienz als gemeinsame Grundursache für das Zusammentreffen von *Skoliose* und *Tuberkulosedisposition der Lungenspitzen* anzusehen.

a) Faßthorax, emphysematöser Habitus.

Die Entstehung des Faßthorax hatte in den letzten Jahrzehnten die Aufmerksamkeit der Anatomen und Kliniker in erhöhtem Maße in Anspruch genommen, besonders nach den aufsehenerregenden Mitteilungen von W. A. FREUND.
Derselbe hatte diese Entwicklungsstörung zum Gegenstande jahrelanger Untersuchungen gewählt und glaubte eine restlose pathogenetische Aufklärung für dieselbe in folgender Weise erbracht zu haben: „Durch eine Veränderung der Rippenknorpel (gelbe Zerfaserung), welche eine Verunstaltung, Auftreibung und Volumenvergrößerung nach jeder Richtung hin bedingt, wird der Thorax in dauernde Inspirationsstellung, die ich starre Dilatation genannt habe, gebracht und damit die Bedingung für Entstehung des Lungenemphysems gegeben. Diese Entartung tritt entweder lokal, gewöhnlich zuerst am 2. und 3. Rippenknorpel, auf oder es werden alle Rippenknorpel gleichzeitig befallen. Sind die Bewegungen der Rippen und des Sternums an eine durch die mechanischen Einrichtungen bestimmte Grenze gelangt, so wird der sich weiter vergrößernde Knorpel einen dauernden Spannungszustand im ganzen

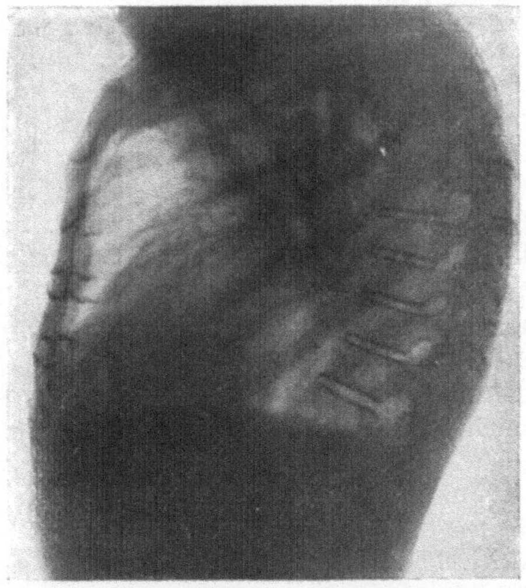

Abb. 97. Rundrücken des Emphysematikers im sagittalen Röntgenbild. Die einzelnen Wirbelkörper zeigen keinerlei Veränderung ihrer Form, von einer Spondylarthritis deformans nichts zu sehen.

Thorax hervorrufen." Die zweckmäßige Bekämpfung dieser Anomalie erblickte er infolgedessen im chirurgischen Eingriff. Während aber Freund nur für gewisse Formen des emphysematösen Habitus diese Genese annahm und vor Verallgemeinerung direkt warnte, versuchte später Löschcke, die Pathogenese des emphysematösen Brustkorbes **allgemein** als Folge *primärer* Veränderungen des knöchernen Thorax darzustellen und eine primäre Kyphosenbildung der Brustwirbelsäule hierfür verantwortlich zu machen, die ihrerseits eine starre Dilatation des Thorax zur Folge haben müsse. Der Druck des sich senkenden oberen Brustkorbes übertrage sich durch das Brustbein auf die unteren Rippen, und zwinge sie, nach abwärts, d. h. in maximale Exspirationsstellung, zu rücken. Diese Exspirationsstellung genüge aber nicht zum Ausgleiche des Mißverhältnisses der oberen und unteren Rippen, und finde daher ein weiterer Ausgleich dadurch statt, daß die oberen Rippen nun ihrerseits in ihren Gelenken maximal gehoben werden. Die Starrheit eines derartigen Thorax erkläre sich dadurch, daß der Thorax in seiner Bewegung als Ganzes durch die Arretierung der schon in maximaler Exspirationsstellung stehenden unteren Rippen an einer weiteren Exspirationsbewegung gehindert sei, während die schon in maximaler Inspirationsstellung stehenden oberen Rippen eine weitere Inspiration nicht mehr zulassen. Nun ergaben aber die Feststellungen über die physiologischen Atembewegungen keineswegs eine so weitgehende Abhängigkeit der oberen und unteren Brustkorbanteile voneinander, daß diese Hypothese Löschckes ohne weiteres annehmbar wäre. Nicht einmal seine Auffassung, daß die freilich bei Emphysematikern so häufige Kyphose durch eine Spondylarthritis deformans bedingt sei, die mit Schwund der Bandscheiben, Verkleinerung und Zusammensinken der Wirbelkörper einhergeht, darf verallgemeinert werden, weil die systematische Untersuchung des emphysematischen Rundrückens mittels Röntgenuntersuchung (Hofbauer) ergibt, daß in

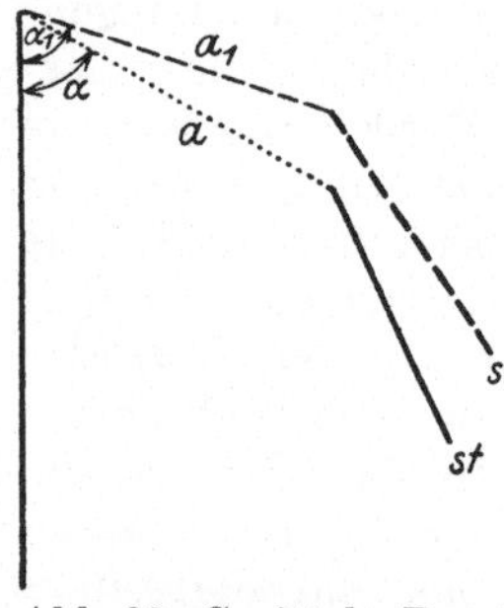

Abb. 98. Sagittaler Brustkorbdurchschnitt (Thoraxkonstruktionsmethode) im bronchialasthmatischen Anfall (a_1, st_1 und α_1) und nach demselben (a, st und α)
a, a_1 = obere Apertur,
α, α_1 = Aperturwinkel,
st, st_1 = Sternum.

der überwiegenden Mehrzahl der Fälle lediglich (s. Abb. 97) eine Bogenstellung der anatomisch völlig unversehrten Wirbelkörper vorliegt und auch diese in sehr vielen Fällen mittels der atemtherapeutischen Erziehung rückgebildet werden kann. Damit ist zugleich der Hinweis auf die Entstehung dieser Verbildung gegeben. Die Erfahrungen der Klinik, vor allem die durch Thoraxkonstruktionsmethode und Kyrtometrie gewonnenen graphischen Darstellungen des Asthmatikerbrustkorbes namentlich beim asthmatischen Kinde vor und nach dem Anfalle, zeigen, daß sowohl die vermehrte Krümmung der Wirbelsäule als auch die verstärkte Hebung und Krümmung der Rippen, welche der asthmatische Anfall am Brustkorbe auslöst, *rein funktionelle Folgen* der vermehrten Einatmungsanstrengung darstellen (s. Abb. 98). Sie verschwinden mit dem Aufhören des Anfalles in kurzer Zeit! Ebenso läßt sich durch Rückführung des emphysematösen auf den richtigen Atemtypus eine dauernde Verbesserung seines Thoraxstandes erzielen. Diese Annäherung an die normale Konfiguration wird leicht begreiflich, wenn man sich die Wirkung der Atemleistung auf den Stand und die Ausbildung des knöchernen Brustkorbes vor Augen hält. Die Steigerung der Atemleistung des Emphysematikers veranlaßt eine Tonussteigerung in der nahezu allein zur Mehrleistung herangezogenen Inspirationsmuskulatur. Infolgedessen bleiben die beweglichen Teile des Thorax dauernd in der Inspirationsstellung: die Rippen sind gehoben und nach außen gedreht, und überdies bleibt ihre Krümmung eine vermehrte. Die Wirkung der in der Abb. 99 durch den Pfeil veranschaulichten thorakalen Inspirationsmuskulatur läßt sich als Resultante zweier Komponenten auffassen, deren eine (in der Abbildung mit β bezeichnete) an der Rippe wie die Sehne am Bogen wirkt. Die andere (mit α bezeichnete) sucht den Punkt b dem Punkte a zu nähern. Als Auswirkung dieser letzteren Kraft erfolgt eine Steigerung der Wirbelsäulenkrümmung in ihrem oberen thorakalen Anteile, weil sich die bei Atemvertiefung stärker herangezogene auxiliäre Hilfsmuskulatur dort ansetzt. Die „obere Brustapertur" wird der Horizontalen nicht bloß genähert, sondern in vielen Fällen sogar über diese hinaus gehoben. Als sichtbaren Ausdruck der respiratorischen Mehrleistung findet man vermehrten Ansatz von Knochensubstanz, eine stärkere Ausbildung und Krümmung der Rippenspangen, ein gesteigertes Längen- und Dickenwachstum der Rippenknorpel. Die Lungen nehmen nicht bloß ein größeres Volumen ein, sondern die Alveolen sind dauernd stärker mit Luft gefüllt; meistens zeigen sich infolge der übermäßigen Ausdehnung der Wandungen Zerreißung und Atrophie des Gewebes, und zwar entsprechend der un-

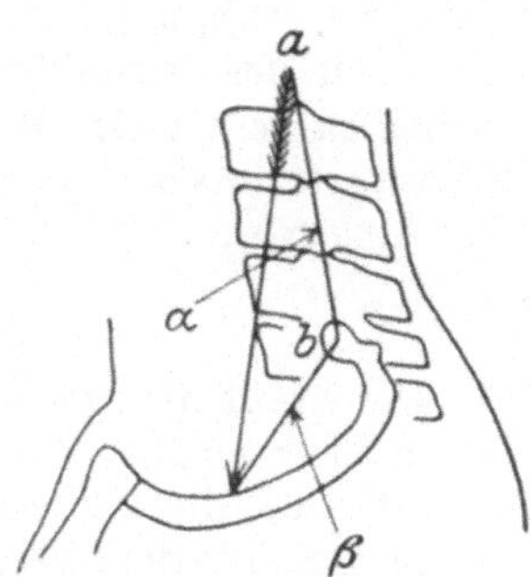

Abb. 99. Schema der Inspiratorenwirkung auf Rippen und Wirbelsäule. Die Komponente α versucht b und a einander zu nähern, die Komponente β die Rippe stärker zu biegen.

gleichmäßigen Verteilung der Inspirationsmuskulatur am Thorax nicht in allen Teilen der Lungen in gleichem Grade. Die den Inspiratoren unmittelbar ausgesetzten Lungenpartien weisen die allerstärksten Veränderungen auf, und an diesen Stellen kommt es manchmal zur Ausbildung größerer Hohlräume, zum „*bullösen Emphysem*". Die funktionelle Verschiedenheit der einzelnen Lungenanteile wird bei der Emphysemlunge kenntlich durch die „*Prädilektion*" *der genannten Randpartien für die stärksten emphysematösen Veränderungen und durch das gleichzeitige Auftreten atelektatischer Partien an anderen hierfür charakteristischen und immer wieder konstatierbaren Stellen!* Sie entstehen als sichtbarer Ausdruck der Lungenspannung, welche sich hier ähnlich wie beim pleuralen Ergusse auswirken kann, weil die übermäßige Füllung der geblähten Lungenanteile es den weniger respiratorisch in Anspruch genommenen Alveolen ermöglicht, sich dem Gleichgewichtszustande zu nähern.

b) Kyphoskoliotischer Brustkorb.

Ist die respiratorische Tätigkeit auf einer Körperseite gestört, wie etwa durch Schmerz bei entzündlichen Veränderungen des Rippenfelles, so kommt es begreiflicherweise auch zu Größenunterschieden in den Muskelkräften, die an den beiden Seiten der Wirbelsäule wirken, und zwar nicht bloß während der Kontraktion der Atemmuskulatur, sondern auch dauernd infolge der begleitenden Tonusdifferenz. Als erste Folge dieser Kraftunterschiede

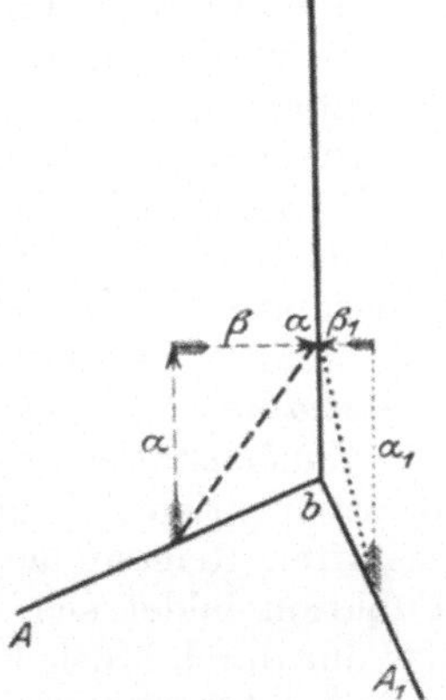

Abb. 100. Einfluß der Verlagerung der knöchernen Ansatzpunkte der Inspirationsmuskel auf die von ihr erzielten Kraftwirkungen. Steht die Rippe höher, so wird β groß und α klein, fällt sie nach abwärts, so wird α groß und β klein.

ergibt sich eine Verschiebung der Wirbelsäule, und damit auch eine *Verschiebung der Ansatzpunkte der Respirationsmuskulatur.* Dadurch wird aber die Kräftedifferenz noch größer, die seitliche Verbiegung der Wirbelsäule, die differente Stellung und Ausgestaltung der Rippen noch stärker, weil (s. Abb. 100) durch die Verlegung der Ansatzpunkte der Muskulatur eine Veränderung der beiden Komponenten resultiert, in welche man sich die Wirkung der Atemmuskulatur zerlegt denken muß (vgl. Abb. 99). Dadurch kommt es weiterhin zu Veränderungen der Form und auch der Ausbildung der knöchernen Bestandteile des Thorax. *Aus der anfänglich rein temporär einsetzenden Störung wird durch den Circulus vitiosus, welchen sie auslöst, eine dauernde Veränderung mit organischer Verbildung des Knochengerüstes.*

c) Postpleuritische Brustkorbverbildung.

Die so oft als Spätfolge einer Rippenfellentzündung auftretende Verbildung des knöchernen Brustkorbes wird allgemein entweder auf den Narbenzug zurückgeführt, den die Schwartenmassen auf die Innenwand des Thorax ausüben, oder als Folge der Exsudation betrachtet. Im ersteren Falle ist die kranke Seite abgeflacht, im letzteren vorgewölbt. Als weitere Konsequenz wird das Hängen der Schulter auf der erkrankten Seite sowie die allfällige seitliche Abbiegung der Wirbelsäule angesehen. Die Klinik dieser Spätfolgen, insbesondere der postempyematischen Thoraxverbildungen, lehrt aber, daß auf diesem Wege eine *allgemeingültige* pathogenetische Klärung unmöglich sei. Insbesondere die „*postempyematische Skoliose*" ließ sich auf diese Weise nicht restlos klären. Während sich nämlich in der Regel nach einer Empyemoperation eine Krümmung der Brustwirbelsäule ausbildet, deren *Konkavität* der *kranken* Seite zugekehrt ist, ist in einer immerhin nennenswerten Zahl nach Rippenfelleiterung die Konkavität der Brustwirbelsäule nach der gesunden Seite gerichtet. Diese der landläufigen Erklärung zuwiderlaufende Erscheinung zog schon seit längerer Zeit die Aufmerksamkeit der Chirurgen auf sich, ohne daß es gelungen wäre, eine befriedigende Lösung zu finden. Daß für das Zustandekommen einer postpleuritischen Skoliose das Vorhandensein von Schwartenmassen im Thoraxinnern keine conditio sine qua non bildet, hatte die Erfahrung an dem Materiale der Brustschußabteilung der Klinik WENCKEBACH sehr bald gelehrt. Damit war für diesen Fall der Beweis erbracht, daß es nicht angeht, anatomische Veränderungen der Brustorgane als Ursache der Brustkorbverbildung anzusehen. Die weitere Vertiefung in das Problem an Hand dieses Materials ließ dann *gesetzmäßig ablaufende pathologisch-physiologische Vorgänge* erkennen.

Zunächst fiel es auf, daß die Veränderungen in der Statik der einzelnen Konstituentien des knöchernen Brustkorbes in einer gesetzmäßigen graduell abgestuften Reihenfolge einsetzen. Bei leichter Behinderung der respiratorischen Funktion bildet sich lediglich eine Stellungsänderung des Schulterblattes aus, das nur durch Muskeltonus in seiner Lage fixiert ist, es resultiert ein sog. „*flügelförmiges* Abstehen des inneren Schulterblattrandes", wie es bei der allgemeinen respiratorischen Insuffizienz des Schwindsüchtigen als „*Engelflügel*"*stellung der Schulterblätter* seit langem bekannt ist. Stärkere Insuffizienz ruft dann eine stärkere Stellungsanomalie der Schulterblätter hervor, es resultiert infolge der Mitbeteiligung der die Klavikeln an ihrem äußeren Ende haltenden Muskulatur ein Herabsinken des distalen Clavicularendes samt dem damit verbundenen Schulterblatte, ein „*Hängen der Schulter*". Erst bei noch weiterhin gesteigerter Beeinträchtigung der Muskeltätigkeit kommt es zu Veränderung der die Brusthöhle direkt umschließenden knöchernen Thoraxanteile: Rippen und Wirbelsäule. Die *Rippen* erfahren zunächst bloß eine statische Verschiebung im Sinne einer *Senkung* ihrer vorderen und lateralen Teile, später eine *Verminderung ihrer Krümmung* und zuletzt sogar eine *Verringerung ihrer Dicke*. Die *Wirbelsäule* weist bei starker Beeinträchtigung der Atemfunktion eine *seitliche Verbiegung* auf.

Schon diese Reihenfolge erweist die *myogene Genese der postpleuritischen Thoraxverbildung*. In ähnlichem Sinne hatte schon vorher SAUERBRUCH die Entstehung der Skoliose dargestellt: „Wir glauben, daß die Skoliose durch die Ruhigstellung der Rippenstümpfe der operierten Seite und durch einseitigen Zug der Muskeln auf der gesunden Seite zustande kommt."

Unter dem so gewonnenen pathologisch-physiologischen Gesichtswinkel ergab das weitere Studium der postempyematischen Skoliose, daß die Veränderungen auch hier nach allgemeingültigen biologischen Grundsätzen eintreten:

Bei Zwerchfellverwachsung würde jeder Versuch einer Muskelkontraktion, einer „defense musculaire", Schmerz erzeugen, weil gemäß den Untersuchungen WENCKEBACHS bei Anspannung der Thoraxmuskulatur die Erhebung des Armes mit einer Eröffnung des Phrenicocostalwinkels einhergeht. Aus diesem Grunde wird jede Tätigkeit der Thoraxmuskulatur ausgeschaltet, es resultiert eine Tonusherabsetzung derselben mit dem konsekutiven Resultate eines Hängens der Schulter und eines Überwiegens der auf der anderen Seite der Wirbelsäule ansetzenden Rückenmuskulatur.

Bei Zwerchfellverwachsung entwickelt sich daher stets ein Hängen der Schulter auf der erkrankten Seite mit Konvexität der Wirbelsäule nach der gesunden Seite.

Nur dann, wenn der phrenicocostale Winkel freigeblieben ist, entwickelt sich dem allgemeinen Gesetze entsprechend eine „defense". Demgemäß *kommt es* in diesen relativ seltenen Fällen *zu* einem Überwiegen des Muskeltonus auf der erkrankten Seite mit dem Enderfolg einer *Hebung der Schulter und einer Skoliose mit der Konvexität nach der erkrankten Seite.*

Den Beweis für die Richtigkeit dieser Auffassung ergaben die Heilerfolge der atemgymnastischen Behandlung auch auf die Verkrümmungen der Wirbelsäule.

d) Thorax piriformis (birnförmiger Brustkorb).

Diese Brustkorbverbildung wurde von WENCKEBACH zuerst beschrieben und wegen seiner Ähnlichkeit mit einer den Stengel nach abwärts gehaltenen Birne so benannt. Er erkannte auch die funktionelle Genese dieser Deformität und erklärte das Zustandekommen derselben mit den Worten: „Es wird rein costal geatmet und die Folgen bleiben nicht aus. Der Brustkorb wird oben stark gehoben und erweitert, unten bleibt er schmal und eng. Wir wissen, wie speziell beim männlichen Geschlechte der Thorax bald bleibend diejenige Form annimmt, welche ihm durch Muskelarbeit gegeben wird" (WENCKEBACH).

Bei dieser Thoraxanomalie sieht man eine starke ballonförmige Auftreibung der oberen Brustkorbanteile, welche mächtige Atemexkursionen aufweisen, während die unteren wie ein Anhängsel daran hängen, starke Verschmälerung und Abflachung zeigen, und beim Atemakte nahezu gar keine Bewegung erkennen lassen. Auch diese Verbildung stellt die Folge zweier konkommittierender Veränderungen dar: einer Stellungsanomalie sowie einer Ausbildungsstörung der knöchernen Bestandteile. Wie sich an geeigneten Fällen durch Lagerungswechsel ad oculos demonstrieren läßt, wird schon durch den Mangel an genügendem Tonus seitens der ungenügend betätigten Bauchwandmuskulatur eine Verengerung der unteren Thoraxapertur und der ganzen unteren Brustkorbanteile erzeugt. Dazu kommt dann bei längerer Dauer der Atemstörung die Wirkung auf das Wachstum der Brustkorbbestandteile. Der obere Anteil weist infolge der respiratorischen Mehrleistung ein stärkeres Wachstum und eine bedeutendere Wölbung sowohl der Rippen als der Wirbelsäule auf, der untere hingegen infolge der respiratorischen Insuffizienz verkümmertes Wachstum und herabgesetzte Krümmung.

e) Rachitischer Brustkorb.

Daß die Folgen mangelhafter Atemleistung sich am Thorax bei abnormer Weichheit stärker geltend machen als beim gesunden Kinde, leuchtet jedermann ein, und an geeigneten Fällen läßt sich das Nebeneinander von Eindellung des Thorax und Atmungsinsuffizienz nachweisen, wie die Beobachtungen von St. Engel[1]) lehren. In denselben war die Ateminsuffizienz so stark ausgesprochen, daß sie den Tod der Patienten veranlaßte. „Die außerordentlich starke Dyspnöe der Kinder steht so im Vordergrunde und macht einen so tiefen Eindruck, daß man sich nicht leicht dem Eindrucke einer schweren Erkrankung der Atmungsorgane entziehen kann. Die Kinder liegen blaß da, cyanotisch, mit angstvoll verzerrtem Gesichte, mühsam um Atem ringend. Die Atemzüge folgen sich jagend hintereinander, der Thorax ist tief eingezogen und durch das Zurückbleiben des Brustkorbes im Wachstum und durch die Verkrüppelung ohnehin stark eingeengt. Der Erweiterungsfähigkeit der Lunge ist somit von vornherein eine enge Grenze gezogen. Wurde nun die Atmung stärker in Anspruch genommen, so tritt eine neue Komplikation hinzu. Die vermehrten Atmungsanstrengungen können zu keinem Ziele führen, weil die weichen und nachgiebigen Rippen sich inspiratorisch einziehen und damit die Ausdehnung der Lungen behindern. Die Kinder werden immer dyspnöischer und müssen schließlich an Atmungsinsuffizienz zugrunde gehen." Die seiner Arbeit entnommene Abb. 101 zeigt sehr deutlich die Verunstaltung des Brustkorbes durch die Atemstörung.

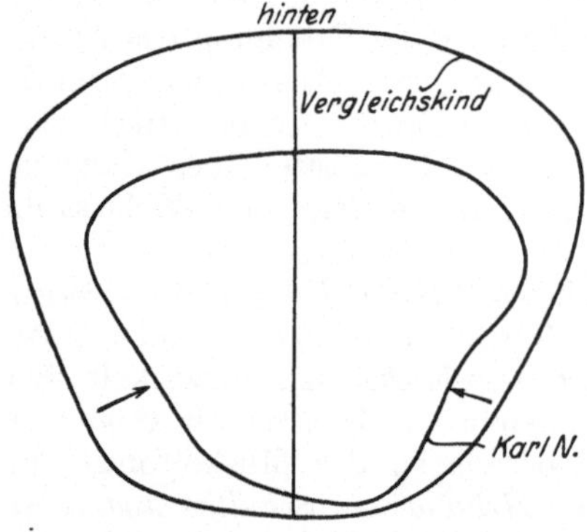

Abb. 101. Querschnitt des rachitischen Brustkorbes (nach St. Engel).

f) Trichterbrust.

Mit diesem Namen wird eine Brustkorbverbildung belegt, bei welcher sich an der Vorderfläche des Thorax eine kraterförmige Einziehung findet. Auch diese Thoraxanomalie ist zum mindesten teilweise die Folge einer Atemstörung. Einziehungen an der unteren Brustapertur machen sich unter gewissen genau definierbaren pathologischen Verhältnissen bei jeder Inspiration bemerkbar, besonders als Folge einer Erhöhung des intraabdominalen Druckes. Bei der Trichterbrust entspricht die Spitze des Trichters dem Ansatzpunkte des schwertförmigen Fortsatzes an den Brustbeinkörper, die Trichteröffnung den Ansätzen des vierten Rippenpaares. Die Lokalisation der Trichterspitze entspricht dem Ansatze des vorderen Zwerchfellanteiles an der Innenseite des Brustkorbes, und bis zu einem gewissen Grade scheint die Annahme gerechtfertigt, daß ein Zug von seiten dieses Diaphragmaanteils als pathogenetischer Faktor in Betracht zu ziehen sei, zumal bei Berücksichtigung der anatomischen Feststellungen von Teutleben. Die von demselben beschriebenen „Ligamenta suspensoria diaphragmatis" fixieren das Centrum tendineum des Zwerchfelles an der Halswirbelsäule, und bilden zusammen mit den vorderen Bündeln des Zwerchfellmuskels eine straffe Verbindung des die Spitze des Trichters bildenden untersten Teiles des Sternums mit der Halswirbelsäule. Sind diese Verbindungen stark entwickelt, vielleicht sogar relativ kurz im Verhältnisse zum Tiefendurchmesser des Brustkorbes, so kann sich der von der Geburt an stetig zunehmende Luftgehalt der Lungen

---

[1]) Engel: Der Rachitistod. Fortschr. d. Med. 1922, S. 543.

durch ein wachsendes Mißverhältnis zwischen Brustkorbdurchmesser und Größe dieser bindegewebigen Verbindung in Form einer zu straffen Ausspannung derselben und eines elastischen Zuges an der Innenseite des Thorax sehr wohl geltend machen.

g) Skoliose.

Im vorausgegangenen ist bereits der Einfluß der Atemstörung auf die „postempyematische Skoliose" hervorgehoben worden. Aber auch bei anderen Skoliosen spielt die funktionelle Störung der Atemleistung nicht selten eine ursächliche Rolle.

Schon ROKITANSKY hatte an eine funktionelle Entstehung der Skoliose gedacht: „Die Bedingungen zur Entstehung der seitlichen Abweichung des Rückgrades in verschiedenen Lebensperioden nach der Geburt sind vorzüglich folgende: . . . in den allermeisten Fällen ist sie in vernachlässigter oder behinderter Übung der Inspirationsmuskeln der einen Seite begründet." Seither wurde von mehreren Autoren die Entstehung von Skoliosen bei Behinderung der Nasenatmung gesehen. DECREFF betonte die Koinzidenz von Mandelschwellung und Skoliose, und auch REEVES hält ein zufälliges Zusammentreffen für ausgeschlossen, denn in manchen Fällen sei der Zusammenhang der spinalen Verbildung mit Störungen der nasalen und pharyngealen Atmung zweifellos. Ebenso fand REDARD, daß Verstopfung der Nase besonders durch adenoide Vegetationen eine sehr häufige Ursache der Kyphosen, Skoliosen und Brustkorbmißbildungen sei. Nach Entfernung des Hindernisses in der Nase seien die Verkrümmungen zurückgegangen. ZIEM konnte sogar beim Versuchstier experimentell durch Vernähen der Nasenlöcher Skoliose erzeugen. Dem Verständnisse nähergebracht werden diese Erfahrungen durch die Feststellung, daß die Mundatmung zu einer respiratorischen Insuffizienz der oberen Thoraxpartien führt, die wieder von einer Herabsetzung des Inspiratorentonus und einer mangelhaften Ausbildung der knöchernen Bestandteile begleitet ist. Wenn nun die Störung nicht beide Seiten in vollkommen gleichem Maße betrifft, so können die anfänglich geringen Differenzen leicht auf dem oben geschilderten Wege (s. S. 395) zu dauernden Verschiebungen der Ansatzpunkte der Atemmuskulatur und damit zur Ausbildung sichtbarer Veränderungen an der Wirbelsäule führen. Als gemeinsame Ursache der *Skoliose* und *Lungenspitzentuberkulose* ist daher die respiratorische Insuffizienz der oberen Thoraxabschnitte, bedingt durch Mundatmung usw. (vgl. S. 391), anzusehen. Auch der *Schmerz* kommt *als Ursache der respiratorischen Insuffizienz* in Betracht, aber nicht bloß bei schwereren Entzündungsprozessen wie etwa dem Empyem, sondern auch schon bei Druckempfindlichkeit der Rückenmuskulatur. „Daß aber auch chronische Muskelstörungen nicht nur zu vorübergehenden Gleichgewichtsstörungen, sondern auch zu dauernden das Wachstum nachteilig beeinflussende Veränderungen führen können, zeigen die Fälle, in denen chronische Appendicitis die Ursache zur Entwicklung der Skoliose abgegeben hatte" [PORT[1])].

h) Lungenemphysem.

Das *Lungenemphysem* stellt einen überaus bedeutsamen Markstein auf dem Wege dar, auf welchem die pathologische Physiologie sich die innere Medizin eroberte. Schon vor der offiziellen Anerkennung der funktionellen Untersuchungsmethodik als klinischem Behelf und Forschungsmittel war auf diesem Teilgebiet die Auffassung zu Tage getreten, daß die pathologische Funktion

---

[1]) PORT: Skoliose. Münch. med. Wochenschr. 1920, S. 1403.

als pathogenetischer Faktor wenigstens insoweit anzuerkennen sei, als man von dem eigentlichen Emphysem die *akute Lungenblähung, das Volumen pulmonum auctum*, abtrennen müsse. Bei dieser Blähung dauere die Vergrößerung des Lungenvolumens nicht an und man könne diese durch zu starke Beanspruchung des Atemapparates (etwa bei sportlichen Bestleistungen infolge der Arbeitsdyspnöe) erfolgte Dehnung durch das Fortbestehen der Rückbildungsmöglichkeit, durch die Beweglichkeit der Lungengrenzen vom echten Emphysem unterscheiden. DURIG[1]) bestimmte nach seiner einwandfreien Methode seine Residualluft vor und nach einer größeren Gebirgstour und fand dabei eine gewaltige Zunahme derselben knapp nach Erledigung der sportlichen Leistung und Rückbildung dieser Residualluftvermehrung innerhalb kurzer Zeit; eine gleiche nach einem sehr anstrengenden 19stündigen Gebirgsmarsch vorgenommene Untersuchung an 2 Personen ergab sogar eine weitere Steigerung der Residualluft am Tage nach dem Marsch um weitere 200 ccm, verlor sich aber im Verlaufe einiger Tage. Hier dauerte wegen des sehr anstrengenden Charakters der geleisteten Arbeit die Wirkung längere Zeit an. Zu dem gleichen Resultate kam HASSELBALCH, ein Schüler BOHRS, bei Versuchen an einem Diener, bei welchem er spirometrische Übungen täglich machen ließ. Auch hier ging die Volumzustande von 500 ccm, welche nach $\frac{1}{2}$ Jahre sich eingestellt hatte, nach Aufhören der Versuche in kurzer Zeit zurück.

Während ASCHOFF[2]) das akute vesikuläre Emphysem, trotzdem es reparabel ist, ebenso als Unterart des Emphysems auffaßt wie das chronische und das senile, reserviert STAEHELIN[3]) den Namen des vesikulären Emphysems nur jenen *dauernden* Gewebsveränderungen, wo es unter Einreißen von Alveolarsepten infolge vermehrten Luftgehaltes zu Elastizitätsverlust und Atrophie des Lungengewebes gekommen ist.

Die Mehrbeanspruchung des Respirationsapparates wurde hier wie auch bei den seither unternommenen Untersuchungen an Glasbläsern, Musikern, welche Blasinstrumente spielen, sowie Bergleuten (LOMMEL, BECKER, STRÜMPELL, BRUNS) als Ursache einer Vergrößerung des Lungenvolumens angesehen. Vgl. diesbezüglich JAGIČ weiter unten. Insbesondere aber die Lungenblähung bei Angstzuständen Geisteskranker (ZIERTMANN) sowie das (infolge der verzweifelten Atembewegungen eintretende) Volumen pulmonum auctum Ertrunkener (PALTAUF) als hierhergehörige Beispiele funktionell entstandener Vergrößerung der Lungen angesehen, sowie auch das „*vikariierende Emphysem*" der gesunden Lunge bei Funktionsausschaltung der erkrankten oder „komprimierten" Lunge auf einer Seite, das nach TENDELOO besser als „*Anfüllungs*- oder *komplementäres Emphysem*" zu bezeichnen wäre. Im allgemeinen aber suchte man *anatomische* Ursachen als Veranlassung für die emphysematöse Entartung des Lungengewebes. Man hatte eingesehen, daß die vorher versuchte Erklärung mittels einer *pathologischen Veränderung des Lungengewebes als unhaltbar aufzugeben sei,* „daß bis jetzt keine histologischen Eigenschaften an den elastischen Fasern in emphysematösen Lungenteilen beobachtet worden sind, welche zur Entstehung des Emphysems bzw. zum Elastizitätsverlust Anlaß gegeben haben könnten. Ganz sicher können wir den Gedanken zurückweisen, daß das Emphysem im allgemeinen als die Folge einer primären Hypoplasie des elastischen Fasergerüstes gedacht werden könne. Im übrigen ließe ein wirklich vorhandener positiver Befund immer noch die Frage offen, ob die anatomische Veränderung, welche der Schädigung der Lungenelastizität entspricht, als Krankheitsursache

---

[1]) DURIG: Zentralbl. f. Physiol. 1903.
[2]) ASCHOFF: Pathol. Anatom. 6. Aufl. Jena 1923.
[3]) STAEHELIN: Ergebn. der inn. Med. und Kinderh. Bd. 14.

oder als Krankheitsfolge anzusehen ist" [Tendeloo [1])]. Ein Gleiches gilt sicherlich von dem Bestreben, die Veränderungen an den Rippenknorpeln als primäre anatomische Ursache der Emphysembildung anzusehen, wie dies Wenckebach in so klarer Weise dargetan hat. Es wurden nämlich eine Zeitlang die Veränderungen am knöchernen Thorax (W. A. Freund, Hart) als pathogenetische Ursache genannt.

W. A. Freund hatte (vgl. S. 393) als *primäre* Veränderung eine Degeneration der Rippenknorpel angenommen, welche zu einer starren Dilatation des Brustkorbes die Ursache abgebe, deren weitere Folge die emphysematöse Entartung der Lungen darstelle. Die Unhaltbarkeit dieser Auffassung erwiesen besonders deutlich die Fälle, bei welchen auf Grund der Empfehlung Freunds die operative Entfernung der degenerierten Rippenknorpel ausgeführt wurde und trotz der so klaren Dilatation des Thorax keine Veränderungen der Knorpel nachweislich waren.

Einen Übergang zu der pathologisch-physiologischen Auffassung bildet die der Bronchitis als auslösende Ursache. Hier wird, wie schon Laennec ausführte, angenommen, daß der größere Widerstand der durch Sekret verstopften bzw. Schleimhautschwellung verengerten Bronchiolen durch starke Inspiration zwar überwunden werde, die Exspirationskräfte jedoch zu schwach seien, um die eingedrungene Luft aus den Alveolen wieder auszutreiben. Tendeloo fügt die Wirkung der häufigen und oft wiederholten Vermehrung des intrapulmonalen Druckes, wie sie durch Anstrengung und ebenso beim Husten ausgelöst wird, hinzu. Aus der Summation der häufigen Überdehnungen resultiere schließlich das Unvermögen der Lungen, aus dem Zustande der Blähung in den normalen zurückzukehren, wie etwa die Bauchmuskulatur nach Ascites oder Gravidität sich nur bis zu einem gewissen Grade erholt (Theorie der elastischen Nachwirkung).

Jagić [2]) hat an einer größeren Zahl von Blasinstrumentenspielern (46 künstlerisch ausgebildete und durch viele Jahre im Berufe stehende Spieler von Blasinstrumenten), mittels moderner Untersuchungsmethoden erheben können, *daß das Spielen von Blasinstrumenten als ätiologisches Moment für die Entwicklung eines Lungenemphysems nicht in Betracht kommt,* daß eine Behinderung der Exspiration gar nicht besteht. Im Gegenteil fanden sich bei allen Spielern außerordentlich ausgiebige Zwerchfellexkursionen. Der vertieften Inspiration folgte eine ausgiebige Exspiration, bei einer Gruppe (Oboe usw.) allerdings erst nach Absetzen des Tones. Außer dieser wertvollen Feststellung verdanken wir Jagić eine zweite, noch bedeutsamere: *das Vorkommen bronchospastischer Zustände im jugendlichen Alter, die schleichend verlaufen, sich in leichten, vorübergehenden, dispnoischen Beschwerden äußern. Jagić nimmt an, daß auch längerdauernde bronchospastische Zustände als ätiologische Faktoren für die Entwicklung eines Lungenemphysems in Betracht kommen.* Ausgelöst werden solche Bronchospasmen sicherlich durch Reizung der tracheobronchialen Nervenendigungen, wie sie bei Zufuhr von ungenügend adaptierter Luft (Mundatmung!) durch Staub, Kälte, Trockenheit veranlaßt wird.

Während nun eine ganze Zeit lang der Streit darüber, ob die das Emphysem auslösende Ursache in- oder exspiratorisch wirke, nicht zur Ruhe kam, zeigte die mittels physiologischer Untersuchungstechnik gefundene Feststellung der beim Gesunden ablaufenden Umstellung des Atemmechanismus bei Atemvertiefung sowie die beim Kranken nachweisbare Verschiebung des Atemmechanismus,

---

[1]) Tendeloo: Studien über die Ursachen der Lungenkrankheiten. München: J. F. Bergmann 1902; Allgemeine Pathologie. Berlin: Julius Springer 1920.
[2]) Jagić, N. und G. Spengler: Emphysem und Emphysemherz. Berlin: Julius Springer 1924. — Jagić und Lipiner: Wiener Klin. Wochenschr. Bd. 32, Nr. 26/27.

daß in Wirklichkeit die *beiden* Anteile der Atmung, die Einatmung wie auch die Ausatmung, beim Zustandekommen des Emphysems ihren Anteil haben.

Schon gelegentlich meiner pneumographischen Studien über die Kurzatmigkeit zeigte sich an den Kurven derjenigen Fälle, welche Größenunterschiede der einzelnen Atemzüge aufwiesen, daß der Zuwachs an Atemausschlag fast immer lediglich nach der inspiratorischen Seite erfolgte (vgl. Abb. 77), der exspiratorische Gipfel hingegen nicht nur das bei früheren Atemzügen erreichte Maximum nicht überragte, sondern sogar hinter demselben zurückblieb, um erst mit dem Verflachen der Inspiration wieder auf seine ursprüngliche Größe zurückzukehren. Hier erwies sich also die Tendenz, inspiratorisch durch Verstärkung, exspiratorisch durch Abschwächung der Bewegungsgröße eine Überfüllung der Lungen mit Luft zustande kommen zu lassen. Da bei der pneumographischen Aufnahme lediglich die statisch-kinetischen Veränderungen der knöchernen Thoraxanteile verzeichnet werden, war es nötig, zu wissen, ob sich ein gleicher Mechanismus bei Atemvertiefung seitens des Diaphragmas nachweisen lasse. Die zu diesem Endzwecke gemeinsam mit Holzknecht durchgeführten Röntgenuntersuchungen führten zu dem Resultate, daß das Zwerchfell und die seitliche Brustwand bezüglich des in Rede stehenden eigentümlichen Mechanismus bei der Atemvertiefung nicht interferieren, sondern gleichsinnig ihre Aktion verändern (s. Abb. 78, S. 349). Bei Vertiefung der Atmung trat lediglich eine Verstärkung der inspiratorischen Zwerchfellsenkung in Erscheinung; sie rückte am Ende der Ausatmung nicht bis zu der bei ruhiger Atmung innegehabten exspiratorischen Endstellung hinauf, sondern blieb tiefer unten stehen. Um nach Möglichkeit diese Ergebnisse durch

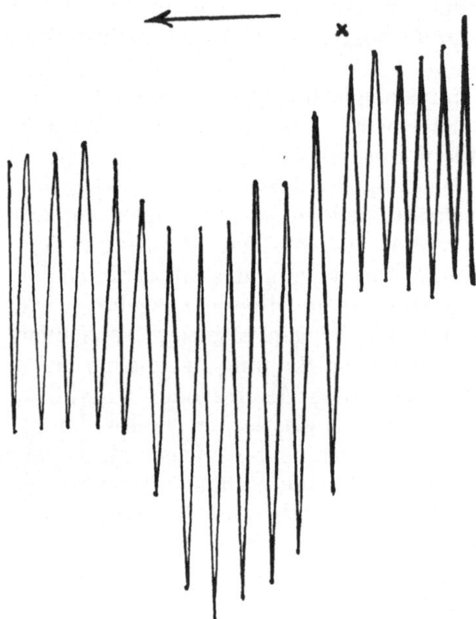

Abb. 102. Spirometerkurve bei Atemvertiefung. Bei × erhält die Versuchsperson den Auftrag, tief zu atmen, nach 6 Atemzügen den Auftrag, damit aufzuhören.

Ueberprüfung mittels geänderter Versuchstechnik zu stützen, unternahm ich die spirometrische Ueberprüfung derselben. Auch hier ergab sich, daß die Versuchsperson bei Aufforderung zu vertiefter Atmung die Inspiration vielmehr verstärkt als die Exspiration, die Spirometerkurve nicht nur eine Entfernung der *inspiratorischen* Spitzen, sondern auch eine Entfernung der *exspiratorischen* Fußpunkte von der Abszisse zeigt. Erst mit dem Aufhören der Atemvertiefung rücken die letzteren allmählich in ihre Ruhelage zurück (s. Abb. 102). *Mithin dringt bei der Atemvertiefung mehr Luft in die Lunge ein, es wird exspiratorisch weniger Luft aus derselben entfernt als bei Ruheatmung, und somit beteiligen sich beide Phasen der Atembewegung an dem Zustandekommen der Luftüberfüllung der Lungen.* Daß hierbei nicht etwa willkürliche Einflüsse mitspielen, ergab mit Sicherheit die Untersuchung an bewußtlosen Kranken, welche Cheyne-Stokessche Atmung aufwiesen (vgl. Abb. 103).

Während der Atemperiode werden selbst die Fußpunkte, also die exspiratorischen Endpunkte der Kurve, immer mehr nach der inspiratorischen Seite hin verschoben

*und bleiben von der Abszisse entfernter als die während des Atemstillstandes ge-
zeichnete Linie.* Auch bei *künstlicher Stenosierung der Luftwege* konnten MORA-
WITZ und SIEBECK ein gleiches Verhalten der Brustwandungen feststellen und
meine spirometrischen Untersuchungen zeigten in voller Übereinstimmung mit
den vorher genannten Ergebnissen, *daß bei Atemvertiefung sich einerseits eine
Verstärkung der inspiratorischen, gleichzeitig aber auch eine Herabsetzung der exspiratorischen Leistung in der Kurve dokumentiert.* Die Gesamtheit der soeben
kurz zusammengefaßten Erfahrungstatsachen sowie die Erkenntnis, daß allen
von den Autoren angegebenen „Entstehungsursachen" des Lungenemphysems
Lufthunger gemeinsam ist, veranlaßte mich zu folgender Annahme:

Das essentielle Lungenemphysem entwickelt sich bei länger dauernder Atemnot. Letztere führt deshalb zu einer Überdehnung der Lunge, weil die Atmungsvertiefung allein oder vorwiegend von einer Inspirationsvertiefung bestritten
wird, während die entsprechende Verlängerung und Verstärkung der Exspiration

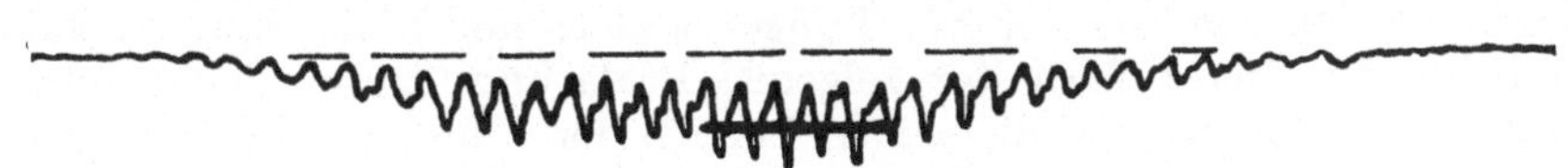

Abb. 103. Pneumographische Aufnahme der Atmung beim bewußtlosen Urämiker. Die
oberen (exspiratorischen) Fußpunkte sinken um so tiefer unter das beim Atemstillstand
innegehabte Niveau, je tiefer die Atembewegungen sind.

ausbleibt. Die Unterscheidung von Volumen pulmonum auctum und Emphysem
(auf Grund der vorhandenen bzw. fehlenden respiratorischen Beweglichkeit der
unteren Lungenränder) kann schon deshalb nicht aufrechterhalten bleiben, weil es
durch entsprechende Übungsbehandlung gelingt, unbewegliche Lungenränder in
bewegliche zu verwandeln. Für beide Veränderungen gilt der gleiche Entstehungs-
mechanismus. Als Beweis für die Richtigkeit dieser Annahme darf wohl der
Effekt der Atmungstherapie herangezogen werden, weil der auf den vorgetragenen
Anschauungen über das Zustandekommen der Lungenveränderung aufgebaute
Plan einer *kausalen* Behandlung: die *Erziehung zu dauernder Verstärkung der
Exspiration und Bremsung der Inspiration zu einer dauernden Rückführung
der Lungen auf ein normales Verhalten, zu dauernder Verbesserung der respiratorischen Leistungsfähigkeit des Atemapparates führt.* Die Kranken werden wieder
geh- und arbeitsfähig, sie können ihrer Beschäftigung selbst dann, wenn dieselbe
ziemlich bedeutende Anforderungen an ihren Atemapparat stellt, wieder nach-
gehen. Daß dabei auch die „konsekutiven" Veränderungen seitens des Zirkulationsapparates (Schwellung der unteren Extremitäten usw.) verschwinden,
kann wohl nur als weiterer Beweis für die Richtigkeit der Auffassung von der
funktionellen Entstehung der anatomischen und funktionellen Störungen beim
Lungenemphysem angesehen werden. *Ausgelöst wird diese funktionelle Verschiebung wohl durch die kaum jemals fehlende Reizung der Bronchialschleimhaut.* Die
Austrocknung („Catarrh sec" LAENNEC) ebenso wie die Reizung der Nervenendigungen, welche die von JAGIČ besonders hervorgehobene Neigung zu Krämpfen
in der Bronchialmuskulatur zur Folge hat, sind Folgen der besonders bei Anstrengung (Stiegensteigen usw.) sowie nachts hervortretenden *Neigung zum
Atemholen bei geöffneter Lippenspalte.* (Vgl. diesbezügl. S. 374ff, 381.)

Freilich ist diese Auffassung der Emphysementstehung noch keineswegs
allgemein akzeptiert und TENDELOO glaubt, die dauernde Dehnung der Lunge
besser durch eine unvollkommene elastische Nachwirkung der Lunge erklären
zu können. Dagegen hat man geltend gemacht, daß die elastischen Kräfte der
Lungen gegenüber denen des Thorax viel zu gering sind, als daß die Lunge,

selbst wenn ihre Elastizität unvollkommen würde, nicht durch die übrigen exspiratorischen Kräfte auf ihr normales Volumen komprimiert werden könnte. Eine solche Argumentation muß nun mit Rücksicht auf die so oft unterschätzte „Spannung" der Lungen (vgl. S. 367 ff.) ganz entschieden zurückgewiesen werden. Stähelin aber hält es für „gar nicht notwendig, daß wir zur Erklärung der dauernden Lungenblähung eine Elastizitätsverminderung der Lungen annehmen müssen. Die Rückkehr der Blähung könnte auch durch eine Veränderung in der Elastizität des über seine Norm gedehnten Thorax, sogar durch einen vermehrten Tonus der Inspirationsmuskulatur mit folgender Veränderung im anatomischen Bau erklärt werden". Diese Auffassung nähert sich fast bis zu vollkommener Übereinstimmung der von mir vertretenen funktionellen pathogenetischen, und zugunsten derselben spricht auch die von Tendeloo verfochtene Bemerkung, eine Erklärung könne nur dann richtig sein, wenn sie nicht bloß die Entstehung einer Erweiterung, sondern auch die spezielle Lokalisation des Emphysems erkläre. Tendeloo weist besonders darauf hin, daß das Emphysem vorwiegend in den vorderen unteren Lungenrändern und in der Spitze lokalisiert ist, und gibt für dieses Verhalten folgende Erklärung: Durch den verstärkten inspiratorischen Zug werden diejenigen Partien der Lunge am meisten gedehnt, welche der inspiratorischen Kraft am meisten ausgesetzt sind, also vorwiegend der vordere und untere Lungenrand. Umgekehrt wird beim Husten die Luft, welche bei geschlossener Stimmritze nicht nach außen entweichen kann, von den Stellen, wo ein starker exspiratorischer Druck ausgeübt wird, in jene Partien getrieben, welche nicht unter dem Einflusse einer solchen Kraft stehen und deshalb weniger Widerstand bieten, und das sind vorwiegend die Lungenspitzen. Diese Erklärung des Spitzenemphysems beim Huster kann um so weniger auf Widerstand stoßen, als man ja bei solchen Kranken bei jedem Hustenstoße die Vorwölbung der Fossae supraclaviculares sehen und fühlen kann und die aufgeblähten Luftsäcke daselbst sieht und fühlt. Demgegenüber wird der andere Teil der Tendelooschen Erklärung betreffs der Bevorzugung des vorderen und unteren Lungenrandes in Zweifel gezogen, namentlich von Rohrer. Tendeloos Voraussetzung, daß sich Druckkräfte, welche an einer bestimmten Stelle der Lungen wirken, nicht weit ins Lungengewebe fortsetzen, so daß ihre Wirksamkeit auf einen engen Lungenbezirk beschränkt bleibt, führt ihn nämlich zu der Hypothese, daß ein starker Zug an der Stelle des Lungenrandes lediglich die Bläschen am Rande erweitere, die zentralen Läppchen dagegen kaum beeinflussen könne. Diese Hypothese von der ungleichen Beeinflussung der verschiedenen Lungenläppchen wird nun von den meisten Physiologen abgelehnt. Rohrer versucht daher, eine Erklärung der eigentümlichen Lokalisation des Emphysems auf eine andere Weise zu geben. Er berechnet den Widerstand, welcher dem Luftstrome auf dem ganzen Wege vom Munde bis zu den Alveolen gegenübersteht, und zeigt, daß der Widerstand auf dem Wege bis zu den periphersten Läppchen etwa doppelt so groß ist als bis zu den zentralsten, und schließt daraus, es müsse sowohl der Einstrom als der Abstrom der Luft in den periphersten Läppchen erschwert sein, die Druckdifferenz in den Alveolen zwischen In- und Exspiration am allergrößten sein. Da dieser Erklärungsversuch den Kliniker nicht ohne weiteres zu befriedigen vermag, versuchte ich, am Lebenden der in Rede stehenden Frage näherzukommen durch Röntgenuntersuchungen, bei denen die erwähnten Prädilektionsstellen sichtbar gemacht werden, und dies gelingt in genügend übersichtlicher Weise durch Sagittalaufnahmen des Thorax beim Emphysem und dem Volumen pulmonum auctum. Als Beispiel einer solchen Aufnahme beim Emphysematiker gelte die Abb. 97. Man sieht an derselben (und ebenso an allen ähnlichen Fällen) die gewaltige Organverschiebung im Bereiche des vorderen Mediastinums, besonders die absonderlich große Distanz zwischen dem vorderen Herzgefäßrand und der Innenwand des knöchernen Brustkorbes, ausgefüllt von einem übermäßig hellen, d. h. außerordentlich stark luftgeblähten Lungengewebe. Diese Partie der Platte zeigt eine auffallend starke Luftfüllung des Gewebes; etwas weniger lufthaltig, aber noch immer viel mehr als die übrigen Teile der Lungen sind die hinten unten gelegenen, basalen Lungenanteile, und diese vom normalen Verhalten soweit entfernte *relative Ver-*

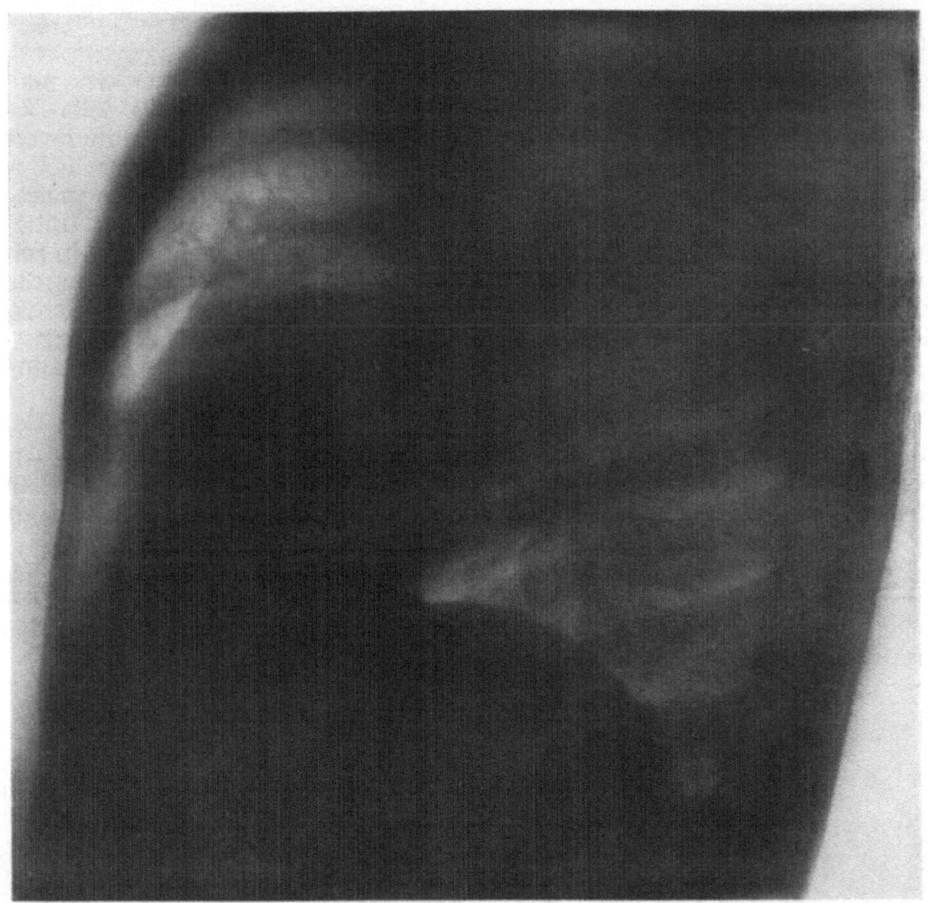

Abb. 104. Sagittale Röntgenaufnahme des 11 jährigen Patienten Carl Stra (Pr. Nr. Spez. XI). Man beachte die ungleichmäßige Verteilung der Blähung in dem Lungenfeld.

teilung der Luft in den Lungen bildet einen konstanten typischen Befund beim Lungenemphysem.

Im ersten Augenblicke ist man natürlich bereit, einen Einwand gegen diese Deduktion in dem Sinne vorzubringen, daß ja ein großer Teil der Verbreiterung des oberen Lungenfeldes auf der Platte die Folge einer Veränderung seitens des Thoraxskelettes darstelle. Das Sternum zeigt auf der Platte eine mächtige Krümmung, vor allem infolge einer Abknickung im Sternalgelenk. Gewiß spricht diese Vergrößerung des Sternalwinkels nicht im Sinne der FREUND-ROHRERschen Auffassung, daß die Thoraxveränderung auf präsenilen Veränderungen im

Sinne einer Verknöcherung der knorpeligen Anteile beruhe, welche entweder im Sinne Freunds rein mechanisch das Lungenemphysem bedinge oder im Sinne Rohrers unabhängig von den Lungenveränderungen sich ausbilde. Vielmehr ist darin bloß eine Bestätigung der Auffassung von der rein funktionellen Genese der Lungen- und Thoraxveränderungen zu sehen. Wo die mächtigsten Inspiratoren ansetzen, findet sich die stärkste Blähung der Lungen und die mächtigste Verbildung des Skeletts. Die scheinbare Ausnahme von der Regel: die polsterartige Vorwölbung der Lungenspitzen beim hustenden Emphysematiker erweist nur, daß beim Hustenstoß die unter Druck gesetzte Lungenluft dorthin gepreßt wird, wo mangels einer festen Unterlage das Lungengewebe am leichtesten überdehnt werden kann. Demgemäß *sind neben der ersterwähnten funktionellen Mehrleistung der Inspiratoren hier Exspirationskräfte beim Zustandekommen von Lungenblähung am Werk.* Immerhin aber war, um in diesem Schlusse sicher zu sein, die Ausschließung aller Altersveränderungen nach Möglichkeit Gebot. Aus diesem Grunde habe ich die Fälle von Volumen pulmonum auctum bei möglichst jungen Patienten in gleicher Weise zur Untersuchung herangezogen und bin durch die völlige Übereinstimmung der in solchen Fällen erhaltenen Resultate (s. Abb. 104) um so sicherer in der Auffassung des Emphysems als Folge rein funktioneller Ursachen geworden. Man kann fürderhin nicht von einer inspiratorischen **oder** exspiratorischen Genese des Lungenemphysems sprechen. **Die Insuffizienz und pathologische Form der Ausatmung ist ebenso verantwortlich zu machen wie die Mehrleistung der Einatmung.**

Als Experimentum crucis aber ist der Erfolg der atemtherapeutischen Beeinflußbarkeit dieser Veränderungen anzusehen. Gelingt es doch durch Erziehung zu ruhiger Einatmung *und* verlängerter Ausatmung nicht bloß den Husten sowie die Lungenblähung zu bekämpfen, sondern in gleichem Ausmaße die Thoraxverschiebungen zum dauernden Verschwinden zu bringen!

Im Anschluß an diese ausschließlich durch Alterationen der Atembewegung veranlaßten „organischen" Veränderungen sollen nun auch solche Anomalien kurze Besprechung finden, bei welchen *die Störung der Atemtätigkeit nur eine* **Komponente** *bei der Entstehung* darstellt.

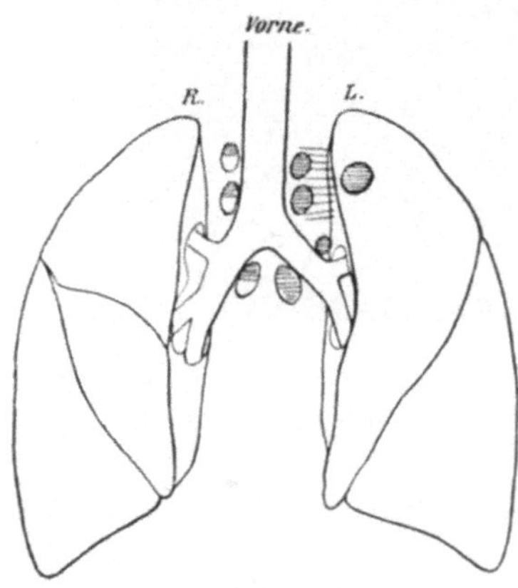

Abb. 105. Schematische Darstellung der im Hilus gelegenen Lymphdrüse (nach Ghon).

Atemstörungen als pathogenetische Komponente.

Ein überaus klares Beispiel dieser Art bilden

a) Organische Veränderungen der Bronchialdrüsen.

Dieselben sind in der unmittelbaren Umgebung des Bronchialbaumes gelagert, und zwar ihrer Hauptmasse nach in der lockeren Bindegewebsmasse des Mediastinums rund um die Teilungsstelle der Trachea und entlang des Anfangsteiles der Hauptbronchien (s. Abb. 105). Dieser ihrer Anordnung gemäß spricht man bei ihrer Vergrößerung oft von Schwellung der *„Hilusdrüsen".* Die Aufmerksamkeit ist in den letzten Jahren in steigendem Ausmaße denselben zugewendet worden mit Rücksicht auf die ihnen zugeschriebene pathogenetische Bedeutung für jene unklaren *langdauernden Fieberzustände ohne nachweislichen organischen Befund („Drüsenfieber").* Tatsächlich lassen sich hierbei oftmals im Röntgenbilde vergrößerte

Drüsenschatten in der Hilusgegend nachweisen. Meist sind dieselben in eine ebenfalls dunkler erscheinende Umgebung eingelagert, und die Gesamtheit dieser Verschattung und Drüsenschwellung wird gemeiniglich als der Ausdruck einer tuberkulösen Infektion angesehen. Bemerkenswert ist jedoch, daß selbst die Röntgenologen bezüglich der noch als gesund oder schon als krank zu bezeichnenden Drüsenschattengröße bzw. -dichtigkeit keineswegs völlig übereinstimmende Urteile abgeben, so daß schon nach dieser Richtung

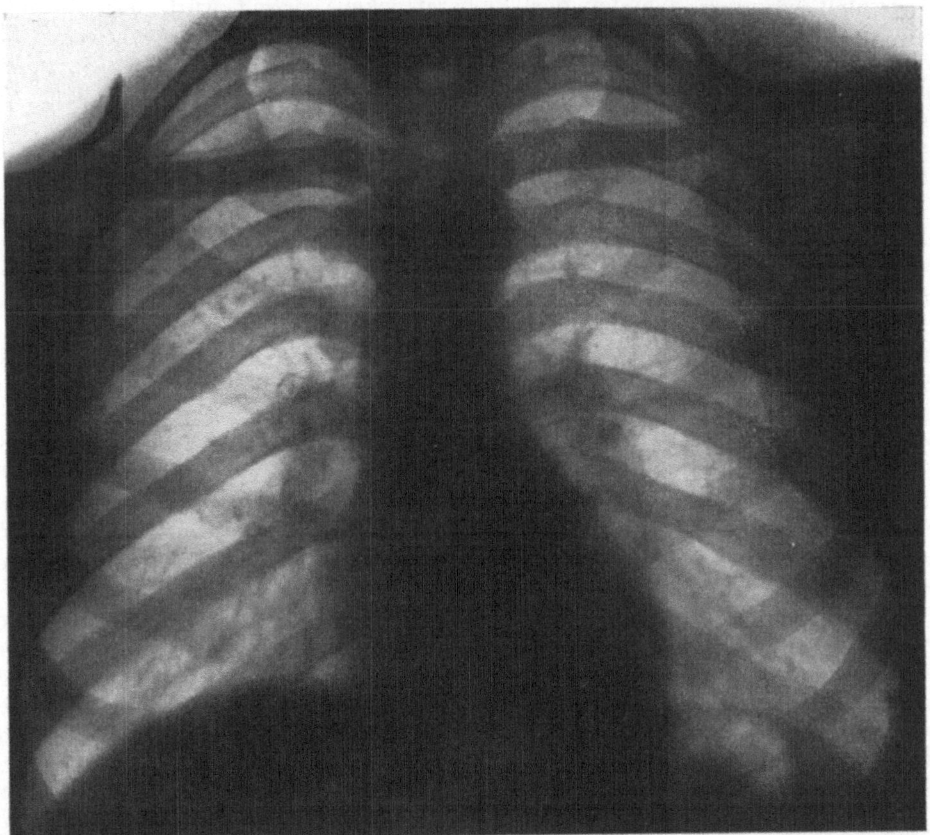

Abb. 106. Vergrößerung des Hilusschattens auf nichtspezifischer Grundlage beim Mundatmer.

eine Klarstellung vonnöten und bis dahin Vorsicht in der Verwertung des (evtl. ohne Beifügung des Bildes abgegebenen) Röntgenbefundes zu empfehlen ist! Gewiß ist aber, daß selbst bei unzweifelhafter Vergrößerung der Bronchialdrüsen diese Schwellung nicht ohne weiteres als Zeichen einer Drüsentuberkulose angesehen werden darf. Der „*Hilusschatten*" erweist nicht mehr, als daß die Hilusanteile der Lungen weniger lufthaltig sind; das kann aber auch in längerdauernder Mundatmung begründet sein (vgl. oben S. 347). Die Hilusgegend wird ja, wie bereits öfters dargelegt, ebenso wie die Lungenspitze nur bei vertiefter Atmung genügend gelüftet. Da nun bei Mundatmung die Respiration flach und oberflächlich wird, so werden die Hiluspartien luftärmer, atelektatisch, im Röntgenbild verschattet. Außerdem führt die Mundatmung zu einer Reizung und Austrocknung der Luftröhrenschleimhaut mit trockenen Rasselgeräuschen und in weiterer Folge zu einer Schwellung der zugehörigen Lymphdrüsen, und das sind eben die Hilusdrüsen. Daß neben der einfachen thermischen und mechanischen Reizung hier auch die Aufnahme von Eitererregern eine Rolle spielt, braucht wohl kaum erst dargetan zu werden. Doch ist in den meisten Fällen von einer *spezifischen* Infektion keine Rede, und dies beweist auch der Erfolg einer einfachen Umschaltung des falschen Atemmechanismus auf den physiologischen, durch welche in vielen Fällen völlige Heilung — wenn auch oft unter Erhaltenbleiben der bei Röntgenuntersuchung nachweisbaren Veränderungen —, d. h. spurloses Verschwinden der Fieberattacken, erzielt wird. Daraus geht wohl zweifellos die Richtigkeit der Annahme einer *unspezifischen Genese der Hilusschatten und Hilusdrüsenvergrößerung hervor*. Sie sind die *Folge einer durch pathologisch veränderte Atemtechnik hervorgerufenen entzündlichen Reizung der tieferen Atemwege*.

b) Tuberkulose.

Erwies sich die „*Disposition*" und „.Prädilektion" des Lungengewebes für die tuberkulöse Infektion als Folge respiratorischer Insuffizienz, so bildet andererseits die Atemstörung auch einen gewichtigen Faktor beim Zustandekommen der klinischen Erscheinungen und gewisser organischer Veränderungen, wenn die Infektion bereits erfolgt ist. Das sind in allererster Linie *Abmagerung, Fieber* und *Schweiße* sowie *Appetitmangel* im Verlaufe längerdauernder Atemvertiefung, oft begleitet von einer ausgesprochenen „*lokalen Reaktion*", ganz wie bei der Tuberkulininjektion. Schon die durch körperliche Bewegung, größere Spaziergänge usw. ausgelöste „*Arbeitsdyspnöe*" erzeugt solche Zustände (Penzoldt, Sorgo und Mändel). Bedingt wird diese starke Reaktion dadurch, daß durch die vertiefte Respirationsbewegung das in der Umgebung des tuberkulösen Herdes immer aufgehäufte Tuberkulin zu gesteigerter Resorption gebracht wird und gewissermaßen „*Autotuberkulinisation*" hervorruft mit denselben klinischen Symptomen wie eine starke Tuberkulininjektion. Den vollen Beweis für die Richtigkeit dieser Auffassung geben die Erfahrungen bei Körperruhe, wo jede Atemvertiefung bei solchen Kranken ausgeschaltet ist, bzw. bei respiratorischer Ruhigstellung der Lunge durch Anlegung eines künstlichen oder Entwicklung eines spontanen *Pneumothorax*, durch *Plombe* oder *Thorakoplastik*. Im Falle einer Kombination der Tuberkulose mit asthmatischen Anfällen macht sich die Wirkung der gesteigerten „Autotuberkulinisation" bei jedem Anfalle durch Fieberattacken bemerkbar. Auf die gleiche Weise ist mindestens ein Teil der Fälle zu erklären, bei welchen *Fieber nach Aufregungszuständen* auftritt, welche ja ebenfalls eine Atemvertiefung bewirken. Eine zweite Reihe von Effekten der Respirationsbewegung bei der Tuberkulose stellen bleibende Alterationen dar, welche demgemäß um so größere Bedeutung besitzen. Die Respirationsbewegung veranlaßt nämlich in geeigneten Fällen eine *Propagation der Infektion in bis dahin gesund gebliebene Lungenanteile auf dem Lymphwege* („*lymphograde Infektion*"). Das bestbekannte Beispiel dieser Art stellt die nach Ruhigstellung der Lunge (Anlegung eines künstlichen Pneumothorax, Thorakoplastik) nicht so selten auftretende rapide Ausbreitung des Prozesses von der Lungenwurzel in die bis dahin gesunde Lunge dar (s. Abb. 107). Hier kann man die Verbreitung des Prozesses auf dem Lymphwege direkt verfolgen, und dieselbe erklärt sich als rein mechanisch ausgelöste Wirkung der inspiratorischen starken Druckerniedrigung in der gesunden Thoraxhälfte, welche aus der durch die Anlegung des Pneumothorax ausgeschalteten Lunge die infektiöse Lymphe ansaugt. Daß die respiratorischen Druckschwankungen die Vorwärtsbewegung auch corpusculärer Elemente in den Lymphwegen beherrschen, konnte ich am Ver-

suchstiere in letzter Zeit erweisen. In die Lungen eingespritzte Tuscheauf-
schwemmung wurde bei Aufrechtbleiben der Atembewegung in die Lymphgefäße abgeführt, bei Anlegung eines künstlichen Pneumothorax blieben die
Farbstoffpartikel in der Lunge liegen. Auf Grund dieser Erfahrungen wurden
diejenigen Fälle von progredienter Tuberkulose verständlich, bei denen sich in
überraschend kurzer Zeit eine rapide Ausbreitung des bis dahin kleinen Herdes

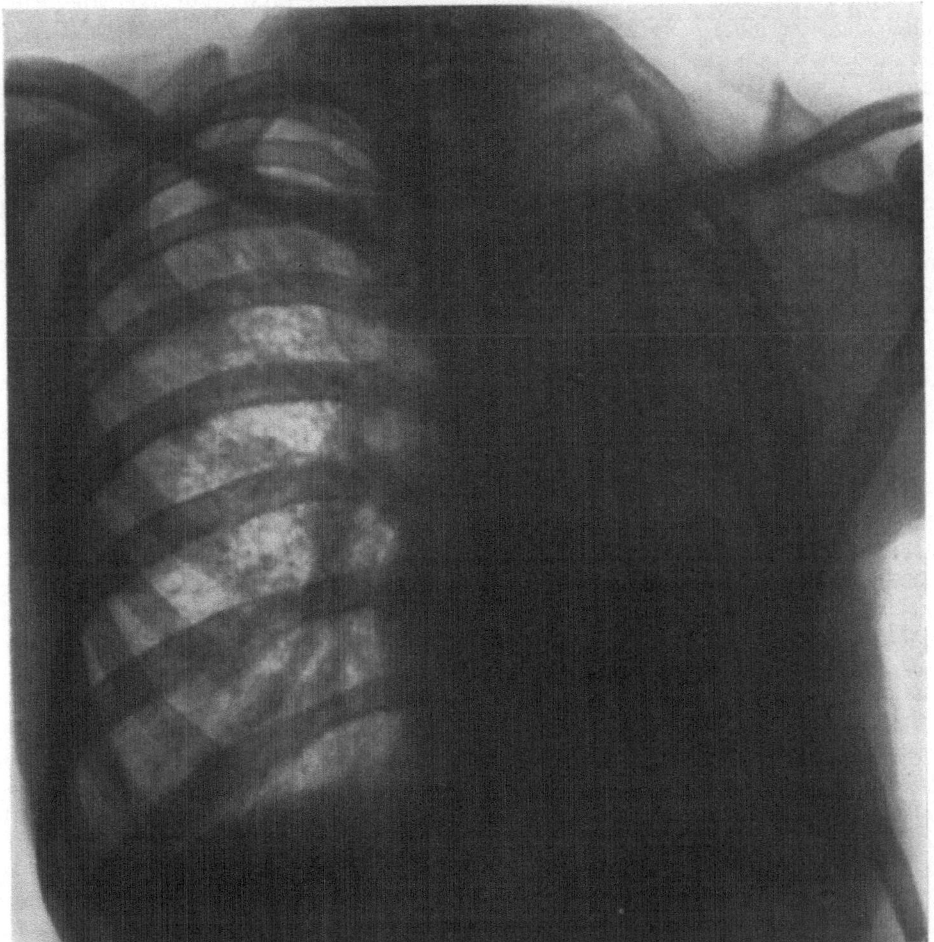

Abb. 107. Vom Hilus aus rapid fortschreitende Überschwemmung der gesunden Lunge
mit Tuberkeln im Gefolge einer Thorakoplastik.

über seine weitere Umgebung einstellt, verbunden mit schweren Allgemein-
erscheinungen. Die Auffassung einer solchen rapiden Überschwemmung der
Lunge als Folge einer lymphograden Ausbreitung führte zu dem Versuche
einer *Bekämpfung dieser Propagation durch Ruhigstellung der befallenen
Lungenpartien* **mit peinlichster Vermeidung jeder unnötigen Einschränkung
der atmenden Lungenfläche** und jeder unnötigen Atemnot. Dieser Forderung
entspricht die Verhütung jedes Überdruckes beim Pneumothorax, die Durchführung der Thorakoplastik in mehreren, zeitlich getrennten Etappen (Hof-

Bauer und Ranzi), und die bisherigen günstigen Resultate sprechen zugunsten der obigen Annahme.

An diesem Beispiele der ganz gegensätzlichen Wirkung des Pneumothorax bei Lungentuberkulose, einmal Propagation der Infektion über die bis dahin gesunde Lunge, das andere Mal Verhütung eines Weitergreifens auf die gesunden Lungenteile, läßt sich am besten demonstrieren, wie wichtig die Kenntnis der pathologischen Physiologie auch für den Therapeuten ist.

Im ersten Falle tritt die Infektion der gesunden Lunge auf, weil die Ausschaltung der *ganzen* Lunge auf der erkrankten Seite zu einer Mehrleistung der anderen Seite Veranlassung gibt mit der Folge einer inspiratorischen Ansaugung von (Blut und) Lymphe von der kranken Seite her, auf welcher keine inspiratorische Druckerniedrigung statthat.

In den zweiterwähnten Fällen hingegen war *vor* dem Eingriff dieses im obigen Falle erst durch den Pneumothorax gegebene Verhalten schon in Geltung. Infolge der Vertiefung der Atembewegung würden aus dem infolge der Erkrankung von der respiratorischen Betätigung nahezu ausgeschalteten Lungenanteil die in die Lymphwege bereits eingedrungenen Bacillen in die Lymphwege der gesunden Umgebung gesogen und derart die rapide Verbreitung des Prozesses durch die Atembewegung in die Wege geleitet. Dadurch, daß diese noch gesunden Teile durch *partielle* Thorakoplastik respiratorisch ruhiggestellt wurden, entfiel die Kraft zur Ansteckung, und die Infektion blieb beschränkt, der Organismus wurde ihrer Herr.

c) Hypostatische Pneumonie.

Die *hypostatische Pneumonie* stellt ebenfalls eine Lungenerkrankung organischer Natur dar, bei deren Entstehung die Bewegungsstörung eine ursächliche Rolle spielt. Zwar fand Jamin „in Rückenlage die Senkung des Zwerchfelles im hinteren Teile der Kuppe sehr ausgiebig", und die respiratorischen Zwerchfellausschläge beherrschen die hintersten unteren Partien der Lungen funktionell; doch *wird die Mehrleistung der Zwerchfellmuskulatur bei dauernder Rückenlage bald in das Gegenteil übergehen* müssen, weil die Belastung der Unterfläche des Zwerchfelles durch die darauffallenden Baucheingeweide nur kurze Zeit inspiratorisch überwunden werden kann und die Muskulatur ermüdet. Überdies bewirkt schon die Rückenlage an sich eine *funktionelle Beeinträchtigung der Bauchmuskulatur, die gerade für den Hustenstoß unentbehrlich ist, der die angesammelten Schleimmassen zu entfernen hätte.* Ebenso lassen sich folgende organische Veränderungen des Herzens nur verstehen bei Berücksichtigung der durch Störungen der Atemtätigkeit gesetzten Behinderungen des Kreislaufes.

d) Herzhypertrophie bei pleuralen Erkrankungen.

Seit langem schon war es bekannt, daß bei Verwachsung der beiden Pleurablätter miteinander ebenso wie bei länger dauerndem Ergusse in den Pleuraraum sich bei der Obduktion Verdickung der Herzwandung vor allem im Bereiche des rechten Ventrikels regelmäßig findet. Doch genügt schon die Obliteration einer Pleurahöhle, um eine deutliche Hypertrophie des rechten Ventrikels zu bewirken (Romberg), und zwar entspricht der Grad der Verdickung ungefähr der Ausdehnung der Verwachsungsfläche, wie Hirsch vermittels seiner Herzwägungen nachweisen konnte; Matthes fand bei der Sektion eines Brustkindes schon nach bloß 11 tägigem Bestehen eines linksseitigen Ergusses eine „außerordentliche Dilatation und Hypertrophie des rechten Ventrikels". Den einwandfreiesten Beitrag zu dieser Frage erbrachte zweifelsohne Carlström durch seine röntgenologischen und pathologisch-anatomischen Untersuchungen beim *therapeutischen Pneumothorax.* In seinem eigenen Falle und ebenso in dem von ihm veröffentlichten des Kollegen WALTER HALAHULT war vor Anlegung des Pneumothorax das Fehlen jedweder pathologischen Veränderung von seiten des Herzens klinisch und röntgenologisch nachgewiesen worden. In seinem eigenen Falle ließ sich schon 2 Wochen nach Anlegung des Pneumothorax zeigen, daß der Herzschatten vergrößert war. Bei der Obduktion, welche ungefähr 2 Monate nach dem Anlegen des Pneumothorax erfolgte, prävalierte der rechte Ventrikel über den linken, welcher eher wie ein Adnex des ersteren aussah. „Nach dem Aufschneiden des Herzens fallen die Wände des rechten Herzens nicht zusammen, wie es gewöhnlich der Fall zu sein pflegt, sondern behalten ihre Form wie bei Kammerwandhypertrophie. Die rechte Kammerwand mißt in der Dicke 7 mm, die linke 9 mm. Das Myokard ist blaß, die Klappen bieten keinen pathologischen Befund, die Aorta scheint etwas eng zu sein."

Wie ist nun das Zustandekommen dieser Herzveränderungen zu erklären, deren Entstehung als Folgezustand der pleuralen Erkrankung über jeden Zweifel erhaben ist? Solange man im allgemeinen lediglich auf pathologisch-*anatomische* Vorstellungen die theoretische Erklärung klinisch erhobener Befunde basierte, versuchte man diese sekundäre Herzhypertrophie bei pleuralen Erkrankungen dadurch zu erklären, daß infolge der Veränderungen im Rippenfelle die Strombahn in den Lungen komprimiert, mithin der zu überwindende Widerstand vergrößert, die die Arbeit des rechten Ventrikels eine erschwerte sei. Gegen die allgemeine Gültigkeit dieser Erklärung spricht wohl am deutlichsten das Vorhandensein dieser Hypertrophie des rechten Ventrikels auch bei der Concretio pleurarum, wo von einer Kompression der pulmonalen Blutbahn ja gewiß gar keine Rede sein kann. Hingegen bereitet das Verständnis dieser Herzveränderungen keine Schwierigkeit, wenn man die Bedeutung der Atemtätigkeit und der „Lungenspannung" für die Aufrechterhaltung des normalen Kreislaufes, ganz besonders des pulmonalen Anteiles desselben, in Rechnung zieht. Die beiden diametral entgegengesetzten Veränderungen der beiden Lungen, die Luftverarmung auf der Seite des Ergusses, die „vikariierende Emphysembildung" auf der anderen wirken bezüglich der daraus resultierenden Veränderung der Lungenspannung gleichsinnig. Es kommt zu einer Herabsetzung dieser durch die Inspiratorenleistung stetig auf maximaler Höhe erhaltenen intrathoracischen Kraft, und ebenso wie diese Herabsetzung wirkt auch die der Atemausschläge auf der Seite der pleuralen Affektion.

e) Herzhypertrophie bei Lungenkrankheiten.

Scheinbar bildet eine Ausnahme von diesem sonst regulären Verhalten das Herz in einer Reihe von Fällen von Lungenemphysem. Das „*Emphysemherz*" tritt nämlich in zwei ganz verschiedenen Formen am Sektionstisch in Erscheinung. Beim Lebenden kommt zu der tatsächlich vorhandenen organischen Veränderung des Herzmuskels die durch die Veränderung des Zwerchfellstandes hervorgerufene, bei klinischer und röntgenologischer Untersuchung erkennbare scheinbare Verkleinerung. An der Leiche aber sind derlei Täuschungen ausgeschlossen, und die genannten beiden Gruppen von „*Emphysemherz*" lassen sich sehr gutgrob anatomisch sondern. Einerseits findet sich eine Vergrößerung des Herzens, und zwar eine vornehmlich das rechte Herz betreffende Dilatation und Hypertrophie des Ventrikels, andererseits aber findet man beim Emphysem häufig ein abnorm kleines rechtes Herz mit überaus schwacher Muskelwandung. Dieser letztere Befund ist zwar seit langer Zeit bekannt, jedoch pathogenetisch nicht klargestellt worden. Die Vergrößerung des rechten Herzens, die Dehnung und Verdickung seiner Wandungen ließ sich leicht mit der Mehrarbeit erklären, welche dieser Herzanteil infolge des Zugrundegehens so vieler Capillarnetze in den zerrissenen Alveolarwandungen zu leisten habe. Weniger übereinstimmend lauten die Angaben betreffs des Einflusses der Alveolardehnung auf den Durchströmungswiderstand in den Lungencapillaren. Auf der einen Seite wird darauf hingewiesen, daß die Längsdehnung der Capillaren zu einer Verschmälerung des Lumens führen müsse, auf der anderen hingegen die gerade entgegengesetzte Wirkung einer Strömungserleichterung als sicher angenommen. Sieht doch Bohr in der Lungenblähung einen nützlichen Vorgang, welcher den Gasaustausch erleichtere. Diesen rein anatomischen Erklärungsversuchen gegenüber scheint viel eindeutiger *die Heranziehung der funktionellen Störungen zur Erklärung der Hypertrophie und Dilatation des rechten Herzens beim Emphysem. Die einseitige Vertiefung der Atembewegung zugunsten der Einatmung führt* selbstverständlich ebenso *zu einer Überfüllung der Lungencapillaren mit Blut* wie zu einer Überdehnung der Alveolen infolge der Überfüllung mit Luft. In den Lungencapillaren kommt es *zu einer ungewöhnlich großen Ansammlung von Blut,* zu einer Stauung desselben, *und in dieses überfüllte Staubassin* mit ungenügendem Abfluß *kann der rechte Ventrikel das ihm zufließende Blut nur schwer und unter verstärktem Drucke entleeren.* Als Folge dieser dauernden Mehrleistung des rechten Herzens zeigt sich eine Erweiterung der rechten Herzhöhle und eine Verdickung der Muskelwandung. So klar aber auch die Vergrößerung des Herzens beim Emphysem an Hand dieser pathologisch-physiologischen Darlegungen geworden ist, die Verkleinerung des Herzens beim Emphysem scheint zunächst ein von der pathogenetischen Klarlegung noch weit entferntes Symptom. Sie scheint bis zu einem gewissen Grade erklärlich dann, wenn man Erfahrungen heranzieht, welche bei rein funktionellen Verschiebungen, bei *sportlichen Maximalleistungen,* dieselbe Veränderung am Herzen wahrnehmen ließen. Bei exzessiver Sportleistung kommt es ebenso wie beim Lungenemphysem zu einem ausgesprochenen Zwerchfelltiefstand, und dieses Nebeneinander von Herzverkleinerung und Tiefstand des Diaphragmas legt den Gedanken nahe, hier einen ursächlichen Zusammenhang anzunehmen. Zugunsten eines solchen Konnexes sprechen die klinischen Untersuchungen von Eppinger und Hofbauer, welche zeigten, daß bei der Ausatmungsverstärkung, also während des Zwerchfellhochstandes, mehr Blut dem Herzen von der unteren Körperhälfte zufließt als während der Einatmung, also der Zeit des Zwerchfelltiefstandes. Um so bedeutender muß demgemäß die Verringerung der Blutzufuhr zum Herzen dann sein, wenn das Diaphragma wie beim Emphysem dauernd sich in exzessiver Inspirationsstellung befindet! Als Ursache dieser Beschränkung des Blutabflusses beim Zwerchfelltiefstand ist die durch letzteren ausgelöste Abklemmung der aufsteigenden Venenstämme anzusehen. Im gleichen Sinne sprechen aber auch Erfahrungen experimenteller Natur. Schon die Veränderungen, welche die großen Abdominaldrüsen, vor allem die Leber, bei Arbeitsleistung aufweisen, zeigen, welch bedeutenden Einfluß man der Größe des Zuflusses von Blut aus dem Gebiete der aufsteigenden Hohlvene für die Größe und Funktionstüchtigkeit des Herzens zuerkennen muß. Grober, Külbs und Rössle machen auf die Tatsache aufmerksam, daß bei Arbeitssteigerung der rechte Ventrikel viel mehr als der linke sich an der Hypertrophie beteiligt und parallel mit dieser Vergrößerung des rechten Ventrikels eine Gewichtszunahme der großen Abdominaldrüsen, vor allem der Leber, einhergeht. Hasebroek geht an Hand des vorliegenden Tatsachenmaterials sogar so weit, anzunehmen, daß „für die Entstehung der idiopathischen Herzvergrößerung beim Menschen der erhöhte Zuflußbetrieb zum Herzen die Hauptrolle spielt. Auf diesem Wege wird jedenfalls die isoliertere Hypertrophie und Dilatation des rechten Herzens ohne weiteres erklärt“, und auch Ortner betont die Wichtigkeit des Ausfalles der diaphragmalen Atmung bei der Concretio und Accretio cordis für das Zustandekommen der Veränderungen an Herz und Leber. Es scheint demgemäß nicht ganz unberechtigt, anzunehmen, daß bei besonders starker Ausbildung der durch den Zwerchfelltiefstand ausgelösten Behinderung des Rückflusses des venösen Blutes aus der unteren Körperhälfte die Verkleinerung des Herzens beim Emphysem sich ausbildet. Zugunsten einer solchen Auffassung darf wohl der Umstand erwähnt werden, daß auch die sonstigen mit Verkleinerung des Herzens einhergehenden pathologischen Zustände, Angina pectoris hysterica, Asthma bronchiale, exzessive Sportleistungen, gleichzeitig einen Tiefstand des Diaphragmas aufweisen. Aber auch die bei *Pertussis* nicht so selten nachfolgende Herzmuskelerkrankung, welche als mächtige Dilatation und Hypertrophie des linken Ventrikels in Erscheinung tritt, muß gemäß dem Urteil HAUSERS[1]) nicht als toxisch bedingt, sondern als „infolge der Überanstrengung" aufgetreten angesehen ·werden.

Beeinflussung der respiratorischen Funktion durch Erkrankungen des Atemapparates.

Erkrankungen des knöchernen Brustkorbes.

Es bedarf wohl nicht erst langer Beweisketten für die Erklärung der seit langem festgestellten Behinderung der Atemleistung durch mangelhafte Ausbildung des Atemapparates. Das bekannteste Beispiel bildet der asthenische, *phthisische Habitus*. Die bei demselben nachweisbare *Herabsetzung der Bestleistung, der vitalen Kapazität*, beruht jedoch nicht bloß auf der mangelhaft ausgebildeten, zu kleinen Lunge, also dem Manko an arbeitendem Organe, sondern ebensosehr auf der funktionellen Insuffizienz, der ungenügenden Verwendung des Organes. Aus diesem Grunde zeigte sich auch bei den mehrfach durchgeführten Durchschneidungen der zu engen oberen Rippen, daß das Manko an respiratorischer Leistungsfähigkeit mit der Chondrotomie keineswegs schon zum Verschwinden gebracht wurde, sondern erst durch systematische Atemübungen ausgeglichen werden konnte. Ebenso kommt es aber auch zu Behinderung der Atemfunktion, wenn der knöcherne Brustkorb zu weit, die Lunge gewissermaßen zu groß geworden ist. Der *starr dilatierte Thorax* des Emphysematikers läßt bei Prüfung auf seine Leistungsfähigkeit mittels der physiologischen Untersuchungsmethoden einen schweren Ausfall erkennen. Läßt man einen normalen Thorax atmen, so konstatiert man auf der Höhe der Inspiration eine Abnahme der Neigung der oberen Brustapertur gegen die Horizontale um mindestens 10—15°. Bei Untersuchung von Patienten hingegen, welche an starr dilatiertem Brustkorbe litten, konnte VAN DEN VELDEN eine Verminderung des Neigungswinkels schon vor Beginn der respiratorischen Beanspruchung feststellen, bei letzterer jedoch eine sehr starke Herabsetzung, wenn nicht gar eine völlige Aufhebung der Bewegungsfähigkeit der oberen Apertur. Der starr dilatierte Thorax steht eben schon in Ruheverhältnissen mit seinem ganzen Bewegungsmechanismus nahe der oberen Grenze seiner Leistungsfähigkeit. Dementsprechend ergeben sich bei solchen Kranken bei Prüfung ihrer Vitalkapazität immer stark herabgesetzte Werte. Bei sehr ausgeprägten Fällen beträgt diese Verminderung eine sehr weitgehende Einengung der erreichbaren Bestleistungen bis auf weniger als 1500 ccm, ja sogar bis auf bloß 800 ccm gegenüber der Normalleistung von 4000 ccm. Hatte FREUND den Umbau des Thorax durch primäre Veränderungen der Rippenknorpel vor allem im Auge gehabt, so konnte dann v. SALIS durch systematische Untersuchung der Wirbelgelenke in hierhergehörigen Fällen zeigen, daß hier schwere Veränderungen vorliegen, die Knorpelveränderungen mithin nicht für sich allein betrachtet werden dürfen, wodurch die Stellung, die ihnen

---

[1]) HAUSER: Berl. klin. Wochenschr. 1921, Nr. 8.

Freund angewiesen hatte, eine zweifelhafte wurde. Einen weiteren Schritt tat Loeschcke dadurch, daß er die Kyphose in den Mittelpunkt der Betrachtung stellte.

Daß bei einer *Kyphoskoliose der Hals- bzw. Brustwirbelsäule* eine Beeinträchtigung der Atemfunktion sich einstellen muß, leuchtet ohne weiteres ein, wenn man sich die Verschiebung vor Augen hält, welche die Ansatzpunkte der Atemmuskulatur hierbei erfahren (vgl. Abb. 100). Nicht bloß die vertebralen Ansatzpunkte, sondern ebensosehr die costalen Insertionspunkte erfahren eine räumliche Verschiebung, weil die Lage der Rippen infolge der Dislokation der Rippengelenke ebenfalls eine weitgehende Veränderung erfährt. Demgemäß wird das Resultat der Muskeltätigkeit der Atemmuskulatur ein wesentlich herabgesetztes.

Ist aber schon jede Verkrümmung der Wirbelsäule als Ursache einer Behinderung der von der Wirbelsäule zur Thoraxwandung ziehenden Atemmuskulatur anzusehen, so kommt als weiteres der respiratorischen Funktion hinderliches Moment die durch die statische Verschiebuug der Ansatzpunkte des Zwerchfelles geschaffene Beeinträchtigung seiner Tätigkeit hinzu, sowie die durch die Verschiebung der Baucheingeweide ausgelöste Erschwerung seiner inspiratorischen Abwärtsbewegung (s. diesbezügl. Abb. 90). Ganz besonders ausgesprochen werden die Atemstörungen dann, wenn sich zu der Verkrümmung der Wirbelsäule noch eine Bewegungseinschränkung der einzelnen Teile hinzugesellt. Das ausgesprochenste Paradigma für die daraus resultierende Atemstörung sind die schweren Atemstörungen, mit welchen die **„chronische Versteifung der Wirbelsäule"** einhergeht. Die thorakale Atmung ist in manchen der Fälle bloß in dem Maße behindert, als es den erwähnten statischen Verschiebungen entspricht, in anderen jedoch völlig aufgehoben. Die Residualluft zeigt bemerkenswerterweise ganz geringe Werte, die Reserveluft ist um fast die Hälfte des bei Gesunden nachweislichen Wertes verringert, und ein gleiches Verhalten zeigt die Komplementärluft. Die Vitalkapazität vermindert sich bei solchen Patienten ebenso wie auch die Total- bzw. die Mittelkapazität um fast die Hälfte des beim Gesunden gefundenen Wertes. Diese eigentümliche Verschiebung ist als die mechanische Folge der Verschiebung der Muskelansätze der Atemmuskulatur (der thorakalen wie der abdominalen!) anzusehen. Die verstärkte Tätigkeit der Bauchmuskulatur, welche in der bei solchen Kranken so oft sichtbaren „queren Bauchfurche" sich plastisch genug ausprägt, tritt in der Verringerung der Residualluft deutlich genug in Erscheinung.

Erkrankung des Rippenfelles.

Die *Atemnot bei Erkrankungen des Rippenfelles* wurde bis in die jüngste Zeit als selbstverständliche Folge einer Zusammendrückung der Lunge erklärt. Durch die im Rippenfellraum angesammelte Flüssigkeit bzw. festen Massen werde die Lunge an ihrer inspiratorischen Vergrößerung mehr oder weniger verhindert. Diese Vorstellung wurde auch durch die bei der Sektion gewonnenen Eindrücke unterstützt. Findet sich doch nahezu immer bei Anwesenheit einer größeren Exsudatmenge die benachbarte Lungenpartie ihres normalen Luftgehaltes beraubt, sie ist weniger voluminös als beim Gesunden. Dazu kommt dann noch das veränderte Aussehen der Lunge der gesunden Seite, welche eine Steigerung der Luftfüllung, ein „kompensatorisches Emphysem", erkennen läßt. Analysiert man jedoch die am Krankenbette nachweisliche Atemnot mit Hilfe der graphischen Aufnahme der Respiration, so ergibt sich das eigentümliche Resultat, daß im Gegensatze zu der erwähnten Annahme die *Atemstörung bei Erkrankungen der Pleura nicht die Charakteristica einer inspiratorischen trägt, sondern die einer exspiratorischen. Die Ausatmung erweist sich als in hohem Ausmaße geschädigt, in mehreren Abschnitten verlaufend.*

Besonders überzeugend macht sich diese Wirkung der Einlagerung einer fremden Masse in den Pleuralraum in denjenigen Fällen bemerkbar, welche vor dem Auseinanderweichen der beiden Pleurablätter keine wesentlichen anatomischen Alterationen des Atemapparates aufzuweisen hatten. Diesen Vorbedingungen entspricht am meisten ein Patient, bei dem *plötzlich* sich ein *Pneumothorax* etwa als Folgezustand einer kleinen subpleuralen beim Husten geplatzten Kaverne eingestellt hat. Mangels anderweitiger, an und für sich schon Atemstörungen auslösender pathologischer Veränderungen am Atemapparate tritt dann die durch die Luftblase im Rippenfellraume hervorgerufene Veränderung der Atembewegung am reinsten in Erscheinung. Die Einatmungsbewegung erscheint völlig unverändert, der inspiratorische Schenkel der Atemkurve weist ungebrochenen, steil nach abwärts gerichteten Verlauf auf, der exspiratorische Schenkel hingegen führt die Veränderung der Atmung, welche man bei genauerer Betrachtung am

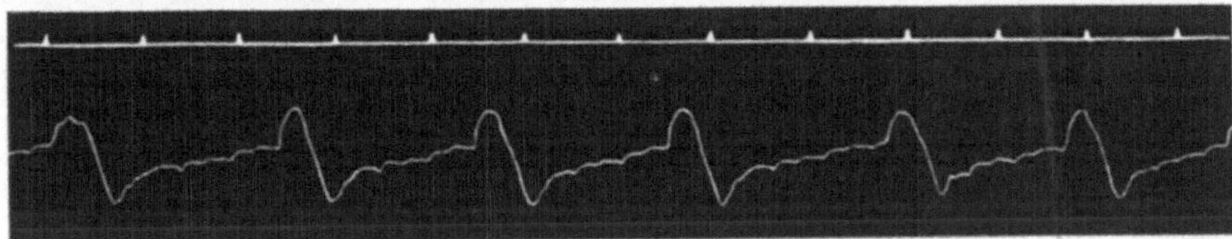

Abb. 108. Atemkurve bei recentem Pneumothorax ohne wesentliche Veränderungen im Atemapparat, ↓ = Einatmung, ↑ = Ausatmung.

Krankenbette schon merkt, klar vor Augen: Die Ausatmung vollzieht sich in mehreren Abschnitten, es werden hierbei die auxiliären Muskelkräfte in Anspruch genommen, und zwischendurch bemüht sich der Atemapparat vergeblich, die Luft in genügender Menge aus den Lungen auszutreiben, während dies beim Mithelfen der Auxiliarkräfte (zu Beginn und am Ende) sogar in verstärktem Ausmaße geschieht, so daß der Endteil des exspiratorischen Kurvenschenkels abnorm steil der Abszisse zustrebt.

Viel weniger klar tritt die Atemstörung dann vor Augen, wenn zu der durch die Luftblase gesetzten Atemstörung noch weitere durch pathologische Veränderungen bedingte hinzutreten und das Bild durch die Beimengung anderer Alterationen verwischen. Schon bei *längerem Bestehen des Pneumothorax* zeigen sich auch Störungen der Atembewegung während der Einatmung; infolge der Veränderungen am Atemapparate kommt es zu Verflachung der Inspirationsbewegung. In den frischen wie auch in den alten Fällen aber fällt die normalerweise stets vorhandene Atempause fort, und die Frequenz der Atmung ist eher etwas herabgesetzt. Wesentliche Form- oder Größendifferenzen machen sich so gut wie nie bemerkbar.

Von wesentlichem Einflusse auf die Intensität und auch auf die Form der Atemnot bei pleuralen Erkrankungen insbesondere beim Pneumothorax ist das Verhalten des Mittelfelles. Diese relativ dünne Scheidewand zwischen den beiden Thoraxhälften wird in einem solchen Falle nicht mehr durch die Gleichheit des zu beiden Seiten auf sie ausgeübten Zuges ruhig an ihrer Stelle belassen. Die Lunge der affizierten Seite hat jetzt einen großen Teil ihrer Retraktionskraft eingebüßt, die stärkere Zugkraft der gesunden Seite macht sich bemerkbar und zieht das Mediastinum vom Krankheitsherd weg. Diese Verschiebung der Mediastinalplatte dauert so lange an, bis wieder gleich große Kräfte zu beiden Seiten wirken und sich daher die Wage halten, d. h. bis auch die Lunge der gesunden Seite sich durch Zusammenziehung um genügend viel verkleinert hat. Die auf diese Weise zustande kommende Luftverarmung der „gesunden“ Lunge läßt sich bei geeigneten Patienten auch auf der Röntgenplatte demonstrieren (Hofbauer), doch fehlt bei der Sektion jede organische Veränderung, welche dieser Verdunklung entspräche.

Zu einer solchen Luftverarmung der Lunge auf der gesunden Seite kann es freilich nur dann kommen, wenn eine entzündliche oder gar schwartige Verdickung des Mediastinalblattes fehlt, weil eine solche dem Zuge der gesunden Lunge genügend starken Widerstand entgegensetzt. Zu dieser Wirkung des Pneumothorax gesellt sich ferner das sog. „*Mediastinalflattern*". Diese besonders beim chirurgischen Pneumothorax sehr in die Augen springende und beängstigend wirkende Folge des Lufteintrittes in einen Pleuraraum entsteht deshalb, weil die Atemanstrengungen des Patienten zur Ausbildung gewaltiger Druckdifferenzen in den beiden Brusthälften führen und das weiche Mediastinum dementsprechend bei jedem Atemzuge hin und her gesogen wird. Durch diese Mediastinalbewegung wird die Anstrengung der Atemmuskulatur zum großen Teile paralysiert, die Atemnot mithin noch weiterhin gesteigert. Brauer glaubt sich überdies berechtigt, als Ursache der Atemnot eine pathologische Bewegung der im Atemapparate befindlichen Luft annehmen zu können, und schuf für die so bewegte Luftmenge den Namen „Pendelluft". Unter der Pendelluft versteht er das Folgende: Die atmende Lunge bläht, je forcierter ihre Bewegung ist, ausatmend die Kollapslunge auf, saugt einatmend die Kollapslunge leer, es pendelt also eine besonders schlechte Luft aus einer Lunge in die andere. Auf dem Boden der Erkenntnis, daß das Mediastinalflattern die Ursache der so bedrohlichen Atemnot beim chirurgisch entstandenen Pneumothorax darstelle, entschloß sich Garré zur Fixation des flottierenden Mediastinalblattes in solchen Fällen und konnte in der Tat durch diesen Eingriff, Festhalten oder Festnähen des Mittelfelles, die Dyspnöe momentan beheben.

Das Resultat der spirometrischen Untersuchungen beim Pneumothorax wird unter dem Gesichtswinkel der mechanischen Auffassung der Atemstörung leicht verständlich. Die Vitalkapazität ist stark verringert, die Atemgröße meistens unverändert, manchmal sogar erhöht. Die Komplementär- und die Reserveluft sind verkleinert, die Residualluft hingegen vergrößert.

Die *Pleuritis* wirkt nicht bloß durch die auch für den Pneumothorax gültige Herabsetzung der exspiratorisch wirksamen Lungenspannung, sondern ebensosehr durch die schmerzhafte Reizung der Pleura auf die Atembewegung. Wegen der — wohl nicht in allen Fällen gleich stark ausgesprochenen — Schmerzhaftigkeit der Affektion sind auch die Atemstörungen nicht immer gleichmäßig und auch nicht gleich stark ausgeprägt nachweisbar. Immer aber tritt eine Erschwerung der Ausatmung in Erscheinung, ein Fehlen der Atempause und eine Herabsetzung der Atemfrequenz. Die Einatmung nimmt in manchen Fällen eine verlängerte Zeit für sich in Anspruch. Ein Einfluß der Beschaffenheit des Exsudates auf die Form der Atemstörung macht sich nicht bemerkbar. Die Atemgröße steigt beim pleuralen Ergusse an, die Vitalkapazität ist ebenso wie die Reserve- und Komplementärluft verringert, die Residualluft hingegen zeigt entsprechend der bei graphischer Aufnahme der Atembewegung nachweisbaren Erschwerung der Exspiration eine bedeutende Vermehrung. Nach Resorption des Exsudates bleiben gewöhnlich Schwartenmassen im Pleuraraume zurück, welche leichtbegreiflicherweise schon mechanisch die Atemfunktion beeinträchtigen; doch entspricht keineswegs in allen Fällen die Größe der Atembehinderung der der Schwartenmasse! Als krasses Exempel sei nach dieser Richtung der bei Kriegsinvaliden nicht so selten zu erhebende Befund einer weitgehenden Beeinträchtigung der Vitalkapazität sowie auch schon der Ruheatmung erwähnt, welche als Spätfolgen eines Durchschusses des Thorax sich bemerkbar machen und außer der Einschuß- und Ausschußöffnung keinerlei Veränderung bei klinischer und ebenso bei Röntgenuntersuchung erkennen lassen! Der straffe, oft faden-dünne Narbenstrang, welcher die beiden gegenüberliegenden Brustwände mit-einander verbindet, erzeugt bei jedem Versuche einer inspiratorischen Thorax-erweiterung so starke Schmerzempfindungen, daß der Kranke schon automatisch zu ganz flacher Atmung sich veranlaßt sieht.

Auf eine weitere bei *Concretio pleurae* auftretende Störung der äußeren Atmung sei kurz hingewiesen; sie besteht in der Umkehrung des für den Ge-sunden geltenden Gesetzes der pendelartigen Bewegung des Diaphragmas (s. Abb. 89) bei Seitenlagerung. Bei Lagerung eines solchen Patienten auf die Narbenseite fehlen die starken Ausschläge der „unteren" Zwerchfellhälfte, und es bewegt sich sehr stark die „obere" Hälfte des Diaphragmas.

Bezüglich der nach Entleerung des **Empyems** auftretenden Störungen der Atmung vgl. oben S. 372f. Beim *Tumor pleurae* findet sich ebenfalls Erschwerung der Exspiration wie bei den sonstigen pleuralen Erkrankungen, jedoch im Gegensatz zu denselben meistens eine Differenz in der Größe der Atemexkursionen an den verschiedenen Stellen der Brustwandungen, sowie eine Erhöhung der Atemfrequenz. Ueberdies werden oft ziemlich bedeutende Größenunterschiede der Atempausen beobachtet.

Erkrankungen der Lungen.

Die **Erkrankungen des Lungenparenchyms** lassen ebenfalls das gesetzmäßige Auftreten bestimmter Atemstörungen nachweisen: Bei der Lungenentzündung kommt es zu einer Verlängerung der In- und der Exspirationsdauer sowie zu dem Einspringen der auxiliären Ausatmungsmuskulatur. Oft fehlt die Atem-pause und die Gleichmäßigkeit der Größe der Atemzüge. Eine Änderung dieser beschriebenen Störungen tritt ein, wenn sich im Anschlusse an die Pneumonie eine Abszeßhöhle oder gar eine Gangrän des befallenen Lungenabschnittes ent-wickelt. Beim *Lungenabsceß* sind Ein- und Ausatmungsdauer wesentlich ver-längert, und es finden sich Größenunterschiede der Atemexkursionen sowie der Atempausen und Atemdauer, welche nicht gar so selten eine gewisse Regel-mäßigkeit erkennen lassen. Viel ausgesprochener sind diese Regelmäßigkeiten bei dem *gangränösen Zerfall des Gewebes*. Hier beherrscht oft das vollentwickelte CHEYNE-STOKESsche Atmungsphänomen die Szene. Freilich kommt es nicht immer zu vollständigem Atemstillstand, sondern bloß zu „*wogender Atmung*". Manchmal wechseln diese beiden Atemalterationen miteinander ab. Auf eine Phase von CHEYNE-STOKESscher Atmung, während welcher die Bewußtlosigkeit stärker ausgesprochen zu sein pflegt, folgt eine Epoche von wogender Atmung, gepaart mit einer viel weniger stark ausgeprägten Bewußtseinsstörung. Dieses Verhalten spricht zugunsten der Auffassung, daß diese Atemstörungen auf ein und derselben Basis aufgebaut sind (vgl. S. 350), die wogende Atmung lediglich die weniger stark ausgeprägte Form derselben Schädigung darstelle wie das CHEYNE-STOKESsche Atmungsphänomen. Beide Störungen verdanken einer Vergiftung des Zentralnervensystems ihre Entstehung, welche durch den Übertritt fauliger Zersetzungsprodukte aus dem Krankheitsherde in die Zirkulation ausgelöst wird. Aber nicht immer und auch nicht in jedem Falle ist diese Regelmäßigkeit stets gleich stark ausgesprochen. Gar nicht so selten läßt sich auch bei graphischer Aufnahme der Atembewegung in hierhergehörigen Fällen nur ein völlig regel-loses Schwanken der Tiefe der Atemzüge konstatieren.

Die *Tuberkulose* der Lungen veranlaßt eine Verlängerung der Ausatmungs-dauer, die Betätigung auxiliärer Exspirationsmuskulatur, manchmal auch eine Verlängerung und Verflachung der Einatmung. Die verschiedenen Abschnitte der Brustwandungen weisen oftmals eine Differenz in der Ausprägung dieser Störungen auf. Die Atemfrequenz ist in manchen Fällen, wohl infolge von Fieber oder infolge der Schwere des Prozesses und der Stärke der Ausbreitung, stark erhöht. Ganz besondere Bedeutung gewinnt durch die grundlegenden Arbeiten von Peabody[1]) die bei Lungentuberkulose nachweisbare Einschränkung der Vitalkapazität (s. Abb. 112), da dieser Autor die prognostische Bedeutung dieser Funktionsstörung dartun konnte. Sie wird an der Hand der bekannten theoretischen Feststellungen (S. 340, 343, 370, 408) bis zu einem gewissen Grad verständlich.

Für das *Emphysem* hatte schon Waldenburg eine exspiratorische Lungeninsuffizienz nachgewiesen. Die erschwerte Ausatmung macht sich hierbei durch eine Verlängerung der Ausatmungsdauer sowie durch einen wenig steil aufsteigenden Verlauf des exspiratorischen Kurvenschenkels bemerkbar. Freilich macht sich nicht gar so selten der Einfluß der auxiliären Ausatmungsmuskulatur geltend in Form eingeschalteter steiler Kurvenanteile, in manchen Fällen sogar mit dem Effekt einer abnorm rasch und steil verlaufenden Gesamtexspiration. Auch bei spirometrischer Untersuchung tritt eine solche Veränderung voll zutage. Daß die Vitalkapazität bei dieser Krankheit vermindert ist, ist lange bekannt, und dies erklärt sich wohl als Folge der Erweiterung der Lunge, zum Teil aber wohl auch als Folge der Thoraxstarre. Diese Verminderung der Vitalkapazität muß bei Atemvertiefung hinderlich sein. Dazu kommt aber fernerhin, wie Stähelin und Schütze nachweisen konnten, der Umstand, daß der Emphysematiker tiefer atmet als ein Gesunder, und, wie Reinhardt zeigen konnte, daß der CO_2-Gehalt der Exspirationsluft beim Emphysematiker herabgesetzt ist. Das kommt offenbar daher, daß die eingeatmete Luft sich beim Emphysematiker in der Lunge schlecht verteilt. Dadurch entsteht Kohlensäureanhäufung in den schlecht ventilierten Alveolen. Durch eine verstärkte Atmung können die gut zugänglichen Alveolen so stark gefüllt werden, daß der CO_2-Gehalt im Blut ihrer Capillaren stärker herabgesetzt wird als normal und daß das Mischblut in den Lungenvenen einen normalen Kohlensäuregehalt erhält. Anders liegt es mit dem Sauerstoff. Das Hämoglobin wird mit diesem schon bei der normalen Atmung nahezu gesättigt, und die stärkste Ventilation kann hier nichts mehr verbessern. Sie bringt aber auch in dem schlecht ventilierten Alveolarbezirk keinen normalen Sauerstoffgehalt mehr zustande. Deshalb muß das Blut in den Lungenvenen und Körperarterien zwar einen normalen Kohlensäuregehalt, aber einen herabgesetzten Sauerstoffgehalt aufweisen, und in der Tat hat Meakins ein solches Verhalten bei schweren Emphysematikern gefunden, und er konnte auch zeigen, daß Sauerstoffatmung die Arterialisation des Blutes weitgehend bessern kann. Der Sauerstoffmangel ist insofern von Bedeutung, als er in manchen Fällen die Cyanose erklärt, welche man gewöhnlich auf die Zirkulationsstörung bezieht. Daß durch Sauerstoffverarmung die Cyanose erzeugt wird, gilt allerdings in erster Linie für Fälle mit schwerer Bronchitis, und aus den Versuchen Meakins' geht die Bedeutung der Bronchitis für das Verhalten der Blutgase deutlich genug hervor. Die so oft im Vordergrunde der Erscheinungen stehende chronische Bronchitis erzeugt durch die Schleimhautschwellung ein merkliches Hindernis für den inspiratorischen Luftstrom. Diese Behinderung prägt sich bei graphischer Aufnahme durch Verflachung und Verlängerung des inspiratorischen Anteiles des Pneumogrammes aus. Oft finden sich überdies Größen- und Formunterschiede der Atemelevationen. Die Frequenz ist wenig verändert, hingegen stärker die Pausengröße. Im Zusammenhange mit regel-

---

[1]) Peabody: Arch. of internal med. Bd. 12—22.

mäßig auftretenden Größenunterschieden finden sich dann Atemalterationen, welche an *wogende Atmung*, ja sogar an voll ausgeprägten CHEYNE-STOKESschen Atemtypus gemahnen. Zu diesen Störungen der äußeren Atmung gesellen sich dann ziemlich häufig asthmoide Zustände, welche ebenfalls als durch die anatomischen Veränderungen des Atemapparates ausgelöst angesprochen werden müssen. Die *Verminderung der Vitalkapazität* wird zu einem gewissen Teile sicherlich auch durch die Bronchitis mit ausgelöst. Im allgemeinen neigt man zu der Ansicht hin, daß die Herabsetzung der Vitalkapazität in erster Linie dadurch zustande komme, daß die Lungen sich nicht genügend entleeren können. Man müßte dementsprechend vorwiegend eine Verminderung der Reserveluft erwarten. Aus den Untersuchungen von BRUNS sowie von FORSCHBACH und BITTORF geht aber hervor, daß immer noch eine wenn auch geringe *Reserveluft* vorhanden ist und daß der Thorax bisweilen in seiner *Einatmungsfähigkeit gleich beschränkt ist wie in seiner Ausatmungsfähigkeit.* Die *Komplementärluft* ist in fast derselben Weise herabgesetzt wie die Reserveluft.

Erkrankungen der Atemwege.

Für das Verständnis der bei pathologischen Veränderungen der luftzuführenden Wege auftretenden Störungen der Atemleistung ist es von Wert, daß nicht wie sonst lediglich eine *organische* Erkrankung eine Störung der physiologischen Leistungsgröße hervorruft, sondern schon die rein *funktionelle Alteration eine nachweisbare Beeinträchtigung der Atemfunktion zur Folge hat.* Bei Benutzung der Mundöffnung als Eintrittspforte der Inspirationsluft kommt es nicht bloß zu Hustenanfällen sowie zu asthmoiden Anfällen, sondern auch zu einer fast vollständigen Ausschaltung der oberen Brustkorbanteile von der Atembewegung und damit der oberen Lungenteile von der respiratorischen Leistung. Gleichzeitig stellt sich ein Höhertreten des Zwerchfelles ein (WENCKEBACH). Vie lweitergehend sind die bei organischen Veränderungen der Atemwege ausgelösten Alterationen der Atemtätigkeit. Bei der *Bronchitis fibrinosa* sieht man Verlängerung der Einatmungsdauer gepaart mit Verflachung der Inspiration und Erschwerung sowie Verlängerung der Exspiration. Während derselben treten die auxiliären Exspirationsmuskeln in Tätigkeit. Die Atemfrequenz ist herabgesetzt, die Atempausen fehlen. Entsprechend der ungleichen Ausprägung der krankhaften Veränderungen an den verschiedenen Anteilen des Bronchialbaumes machen sich Differenzen in der Form und Größe der einzelnen Atemexkursionen an verschiedenen Stellen des Brustkastens bemerkbar. Ähnlich gestaltet sind die Atemstörungen bei der *Bronchitis putrida.* Hier kommen außer den durch die organischen Veränderungen des Bronchialbaumes ausgelösten auch die durch die Resorption putrider Stoffe bedingten Symptome der *Autointoxikation* zum Vorschein: Ausgesprochene Form- und Größenunterschiede der Atemexkursionen lassen sich in der pneumographischen Kurve nachweisen, ganz ähnlich den ebenfalls durch Autointoxikation bedingten Veränderungen in der Atemkurve bei Lungengangrän.

Dasselbe ist der Fall bei der *Bronchektasie,* da ja auch diese zur Autointoxikation Veranlassung gibt. Hier führt die Resorption der fauligen Stoffe aus der Bronchialhöhle öfter sogar zur Ausbildung wogender Atmung, das Ausfließen der Sekretmassen aus derselben bei bestimmter Körperlage zu quälendem Husten. Eine überaus tiefgreifende Wirkung auf den Atemakt besitzen die *Verengerungen der Luftwege.* Bei allen mit Verengerung des laryngealen Luftweges einhergehenden Erkrankungen (Laryngitis, Perichondritis, Larynxödem, Croup, Pseudocroup, Fremdkörper, Lues, Retropharyngealabsceß, perilaryngealer Absceß, Tuberkulose oder Neubildung in der Luftröhre, Phlegmone, Senkungsabsceß, Oesophaguskrebs, Tumoren der Schilddrüse, der Thymus, Lymphdrüsen, Spasmus glottidis,

Lähmung der Glottisöffner, manchmal beim hysterischen Asthma) wird die Atmung mühsam, verlangsamt und vertieft. Das Bild der inspiratorischen Dyspnöe bieten alle diejenigen Fälle, in welchen das Hindernis oberhalb der Stimmritze liegt. Im Gegensatze hierzu sind die Fälle mit einem Hindernis, welches unterhalb der Stimmritze liegt, gekennzeichnet durch exspiratorische Dyspnöe. Bei allgemeiner Verengerung des Luftweges (Diphtherie, Croup, Kompression usw.) kommt es zu inspiratorischem Einsinken des Brustkorbes, namentlich im Jugulum, Epigastrium, an den Claviculargruben und den Intercostal-räumen. Die Mittellage der Lungen wird sofort beim Einsetzen der Stenose erhöht, also schon zu einer Zeit, wo noch die chemischen Alterationen der Alveolarluft fehlen (Morawitz und Siebeck). Außer der Erschwerung und Verflachung der Inspiration entwickeln sich nicht so selten bei der Stenose der Atemwege auch Zeichen einer Beeinträchtigung der Exspiration. Das eklatanteste Beispiel dieser Art bildet der hörbare exspiratorische Stridor bei den intrathorakalen Drüsentumoren der Kinder (Schick). Aber auch in anderen Fällen läßt sich gar nicht so selten, besonders bei pneumographischer Aufnahme, das Einspringen exspiratorischer Auxiliarmuskulatur nachweisen. Die Atempausen fehlen ganz, die Atmung ist verlangsamt.

Bei einer Stenose an einem einzelnen Bronchus oder eines seiner Hauptäste finden sich bedeutende Differenzen in der Bewegungsgröße der verschiedenen Brustwandanteile und der Atmungsform derselben. Trotzdem die Inspiration die vornehmlich gestörte ist, kommt es in allen Fällen zu einer Lungenblähung. Besonders stark ausgeprägt ist diese Folgeerscheinung beim Bronchialmuskelkrampf, wie beispielsweise beim anaphylaktischen Schock.

Fremdkörper in den Luftwegen veranlassen oftmals entsprechend ihrer Wanderung vom Kehlkopf in die Trachea und in die Bronchialverzweigung, oftmals aber auch umgekehrt infolge von kräftigen Hustenattacken wechselnde Symptome, indem einerseits die Atembehinderung eine Zeitlang inspiratorisch, dann wieder exspiratorisch sich bemerkbar macht und zwischendurch pertussisähnliche Anfälle mit vollkommen freier Atmung wechseln. Beim Eintritt von Komplikationen und terminal wird die Respiration freilich oberflächlich und rasch, um schließlich immer langsamer werdend zu sistieren. *Mediastinaltumoren* wirken nicht bloß infolge der Verengerung des luftzuführenden Weges, sondern auch infolge ihrer Einlagerung in den Brustraum, also wie eine fremde, die Lungenspannung herabsetzende Masse und überdies in manchen Fällen auch infolge autotoxischer Produkte, wie etwa der *intrathorakale Kropf* oder die *vergrößerte Thymus*. Hier muß noch im Anschluß erwähnt werden die ebenfalls durch Verengerung der Atemwege zum Teile wenigstens hervorgerufene Atemstörung beim *Asthma bronchiale*. Sie ist charakterisiert durch eine weitgehende Erschwerung und Verlängerung der Exspiration und das Einspringen auxiliärer exspiratorischer Hilfskräfte, welche bei pneumographischer Aufnahme der Atemstörung (s. Abb. 109) in Form eines winklig gebrochenen exspiratorischen Schenkels der

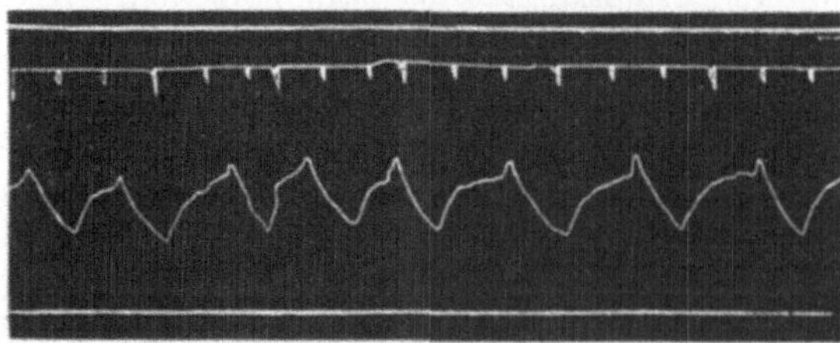

Abb. 109. Atemkurve im bronchialasthmatischen Anfalle. ↓ = Inspiration, ↑ = Exspiration.

Kurve (gemäß dem nur während einzelner Teile der Ausatmung wirkenden Muskel) in Erscheinung tritt. Die Frequenz ist herabgesetzt, die Atempause fehlt, Größe und Dauer der Atemexkursionen sind nur wenig verschieden.

Herzfehlerlunge.

Bis heute ist es noch nicht sichergestellt, welche Mechanismen hier die maßgebende Rolle spielen. Von besonderer Bedeutung für das Verständnis der Atemstörung scheint die Erkenntnis von den *Wechselbeziehungen zwischen Kreislauf und Atmung*. Während man früher glaubte, daß die Veränderung der Atmung als **Folge** der veränderten Kreislaufstätigkeit anzusehen sei und als Ursache derselben einesteils eine „Starre" des Gewebes (v. BASCH), anderesteils eine verminderte Durchgängigkeit desselben (KRAUS) annahm, drängen neuere Feststellungen zur Betrachtung auch im entgegengesetzten Sinne zu der Vorstellung einer schädlichen Beeinflussung des Kreislaufes durch Störungen der Atembewegung. Gemäß derselben stellt die Veränderung der Atemtätigkeit beim Herzkranken mit eine *Ursache* der Kreislaufsinsuffizienz dar. Diese Vorstellung entwickelt sich schon angesichts des von KROGH erbrachten exakten Nachweises, daß das Minutenvolumen des Herzens geradezu eine Funktion der Atmung ist, und des von DURIG betonten Einflusses vertiefter Atmung auf die Durchblutung der Lunge (s. oben S. 343). Unter diesem Gesichtswinkel erhalten nun erhöhte Bedeutung die spirometrischen Erhebungen, welche beim Herzkranken schon vor Jahren von deutschen Forschern begonnen (SIEBECK), in den letzteren Jahren besonders von PEABODY[1]) und seiner Schule zu erhöhter Bedeutung gebracht wurden.

Der Herzkranke zeigt regelmäßig verringerte Vitalkapazität, bis zu 1500 statt 4000 ccm, deren Drittel er ja *dauernd* nur als Höchstleistung aufbringen kann. Bei *Ruhe* atmet er nur 300 ccm, also bei Abzug des „toten Raumes" (Inhalt der luftzuführenden Wege) nur 180 ccm Alveolarluft. Während beim Gesunden die Exspirationsluft $3{,}5-4\%$ CO_2 enthält, enthält sie beim dekompensierten Herzfehler bloß 2%, nicht nur wegen relativer Vermehrung der Luft im „schädlichen Raum", sondern auch wegen Verringerung des CO_2-Gehaltes der Alveolarluft $(2{,}5-4{,}5\%$ statt $5{,}5\%)$. Der Gasaustausch zwischen Lungenblut und Alveolarluft ist eben herabgesetzt; daher wird das Minutenvolumen gesteigert (bis auf 10 800 ccm ziemlich häufig). Dazu kommt noch der bis um 50% gesteigerte Grundumsatz des Herzkranken (PEABODY und DU BOIS).

Die Bestleistung ist beim Herzkranken oft in genauer Proportion zum Grade der Kurzatmigkeit eingeschränkt (PEABODY, DRINKER und BLUMGART); sie beträgt bei beträchtlicher Dyspnöe selten mehr als 30% der *normalen* Größe. Wir sehen also die Unfähigkeit entsprechender Atemvertiefung und, bei mangelnder Übung, eine Unmöglichkeit ausreichenden respiratorischen Gaswechsels. *Die Bestimmung der Bestleistung gibt demgemäß oft einen Fingerzeig für die funktionelle Güte von Atmung und Kreislauf, selbst bei fehlenden physikalischen Anzeichen.* In vorgeschrittenen Fällen entspricht die Herabsetzung der Bestleistung dem vorhandenen Lungenödem, Hydrothorax, der Leberschwellung usw. Beim Fehlen solcher organischer Veränderungen wird sie (SIEBECK, PEABODY) durch Vorstülpung der durch den gesteigerten Druck im Pulmonalsystem überfüllten Alveolarcapillaren erklärt, welche gleichzeitig zu Verringerung der Restluft führt. Versuche an Katzen haben PEABODY und BLUMGART gezeigt, daß bedeutende Grade von pulmonaler Stase *ohne* wesentliche Erhöhung des pulmonalen Blutdruckes entstehen können; die Lungen nehmen eben sehr viel Blut in sich auf; der rechte Ventrikel kann eine wesentliche Druckerhöhung auch gar nicht aushalten. Wenn durch Abklemmung der Pulmonalarterie ein Anstieg nur um wenige Millimeter erzielt wird, geht das Tier zugrunde. Die Lüftungsänderung entspricht mehr der geänderten Blut*menge* als dem geänderten Blut*druck*. Bei chronischem Herzfehler mit Hypertrophie des rechten Ventrikels

---

[1]) PEABODY: Arch. of internal med. Bd. 20, S. 433ff., 443ff., 468ff.

mag ja der Druck abnorm hoch sein, aber im Beginn ist die Druckerhöhung gegenüber der Blutmengenerhöhung wohl nicht groß, und trotzdem beginnt die Bestleistung kleiner zu werden, sobald der Herzmuskel zu versagen anfängt. Die Blut*überfüllung* ist maßgebender, und daher setzt die Dyspnöe und die Herabsetzung der Bestleistung bei *Mitralstenose* so früh ein, ist dagegen bei *Aorteninsuffizienz* so wenig ausgesprochen und erst bei relativer *Mitralinsuffizienz* deutlich bemerkbar. Pulmonalödem und Rhonchi sprechen für Herzschwäche und sind verursacht durch pulmonale Kongestion; vor Auftritt dieser Zeichen ist der Druck nur wenig erhöht, kein sonstiges Zeichen verrät die Alterationen im pulmonalen Kreislauf, die pulmonale Überfüllung erzeugt aber schon die Verringerung der Bestleistung und es zeigt sich Neigung zu Dyspnöe. *Demgemäß gibt die Bestimmung der Bestleistung die früheste Erkenntnismöglichkeit und Orientierung über den pulmonalen Kreislauf.* Ist einmal Exsudation (Rasselgeräusche) eingetreten (abhängig von der Behinderung der Blutströmung und der Herzschwäche), so ist viel stärkere Herabsetzung der Bestleistung vorhanden und

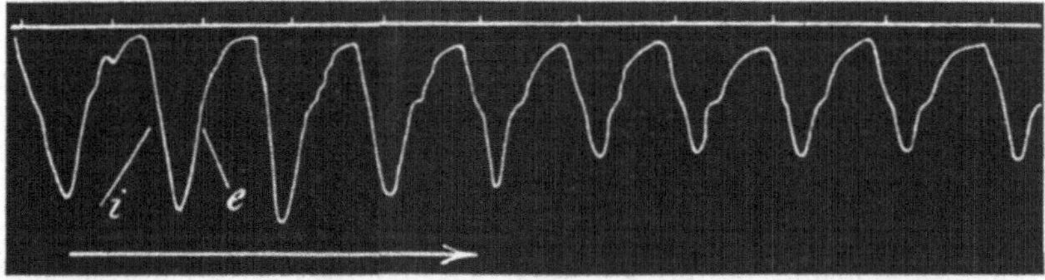

Abb. 110. Atemkurve des inkompensierten Herzfehlers *vor* Digitalisgebrauch. ↓ = Einatmung, ↑ = Ausatmung.

stärkere Neigung zu Dyspnöe. *Die Myokardschwäche dokumentiert sich oft anfänglich allein durch Kurzatmigkeit, verbunden mit Herabsetzung der respiratorischen Bestleistung, ohne jedes weitere Symptom* (Rasselgeräusche).

Wilson und Dayton haben auch für Kinder die Richtigkeit der von Dreyer, Peabody u. a. für den Erwachsenen gefundenen Verringerung der Vitalkapazität bei Herz- und Lungenkrankheiten festgestellt (s. Abb. 112).

Allgemein zugegeben wird heutzutage, daß die Atemnot des Herzkranken sowohl durch mechanische als auch durch chemische Alterationen ausgelöst wird, doch sind die Mechanismen, welche hierbei die maßgebende Rolle spielen, noch keineswegs sichergestellt bzw. bezüglich ihrer Wirkungsgröße von allen Autoren gleich hoch eingeschätzt. Gewiß wird durch eine Behinderung des respiratorischen Gasstoffwechsels in den Lungen auch die innere Atmung schwer geschädigt und auf diesem Wege eine Änderung in der Größe und Wirkung der chemischen Atemreize in die Wege geleitet. Aber schon die Frage nach der Natur des wirksamen chemischen Atemreizes ist zu verschiedenen Zeiten und von seiten der verschiedenen Autoren keineswegs gleichmäßig beantwortet worden. Während man früher vor allem den Mangel an Sauerstoff als die Quelle der Atemnot ansah, haben neuere Untersuchungen sichergestellt, daß vornehmlich die ungenügende Abfuhr der in den Geweben gebildeten Stoffwechselprodukte, aber nicht etwa der Kohlensäure allein, hier die maßgebende Rolle spielt. Hatte Miescher zeigen können, daß die Dyspnöe bei Erstickung ebenso wie der Atemstillstand bei Überventilation nur als Steigerung oder Fehlen des Kohlensäurereizes auf das Atemzentrum aufzufassen sind, und den Kohlensäurereiz mit der Mikrometerschraube des Mikroskopes verglichen, indem dieser Reiz auf das feinste das Spiel des Atemapparates reguliert, so konnte Haldane mittels der von ihm angegebenen gasanalytischen Methoden zur Untersuchung der Atem-

luft dartun, daß die Luftmenge, welche in der Zeiteinheit geatmet wird, so groß
ist, daß die Kohlensäurespannung in der Lungenluft annähernd konstant bleibt,
also wahrscheinlich diese Kohlensäurespannung das Maß der Atemtätigkeit bestimmt. Neben den Erfahrungen bei der kardialen Dyspnöe waren es nun
hauptsächlich die bei Atmung unter erniedrigtem Druck (auf hohem Berge
oder in der pneumatischen Kammer), welche zeigten, daß neben der Kohlensäure
noch andere chemische Reize auf das Atemzentrum wirken, Stoffwechselprodukte,
welche bei Sauerstoffmangel im Blute auftreten, vor allem saure Produkte des
intermediären Stoffwechsels, Milchsäure und ähnliche Stoffe. WINTERSTEIN
prüfte im Tierversuche den Gedanken, daß der Atemreiz durch die im Blute
vorhandenen sauren Substanzen gebildet werde, durch die vorhandene Menge
an Säure-Kationen, durch die Wasserstoffionenkonzentration. Die Atmung ist
so reguliert, daß die Reaktion des Blutes annähernd neutral ist, d. h. daß die
beiden Ionen des Wassermoleküls, die Wasserstoffionen und die Hydroxylionen
in annäherungsweise gleicher Menge vorhanden sind. Die Verlangsamung der

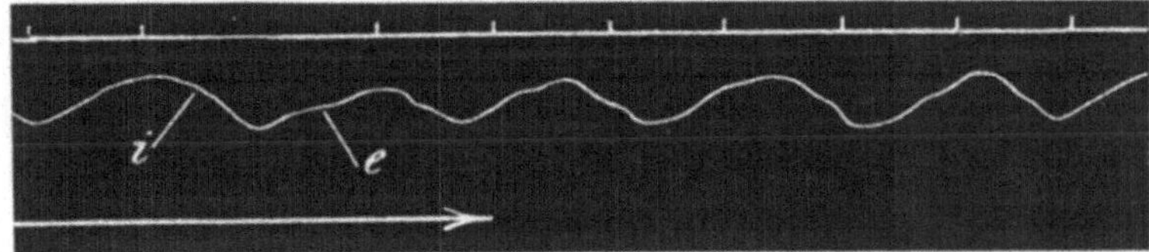

Abb. 111. Atemkurve desselben Herzkranken wie in Abb. 110 *nach* Digitalisgebrauch.

Blutströmung beim Vitium cordis nun löst eine Verminderung der Sauerstoffaufnahme sowie eine Stauung der Kohlensäure aus, und hierdurch bzw.
durch die im Blute kreisenden vermehrten sauren Stoffe wird das Atemzentrum
gereizt. Im Sinne einer solchen Erklärung der kardialen Dyspnöe spricht der
Umstand, daß beim inkompensierten Vitium eine andere Atemstörung zu konstatieren ist als nach Verabfolgung der die Kompensation vermittelnden Digitalis.
Zwar besteht in beiden Fällen eine Erschwerung der Exspiration und ein bei
pneumographischer Aufnahme deutlich erkennbares Eingreifen der auxiliären
Hilfskräfte (s. Abb. 110, 111), doch ist die Form und Größe eine ganz andere vor
und nach Einleitung der Kompensation: Vor derselben ist die Atmung tief
und beschleunigt, die Inspiration verläuft übermäßig schnell, wie auch die
Exspirationsbewegung in ihrer Gänze einen beschleunigten Verlauf aufweist.
Nach Verabfolgung der Digitalis hingegen ist die Atemkurve verflacht und die
Atmung des Herzkranken verlangsamt. Dieses Verhalten führte HOFBAUER
schon vor längeren Jahren als einen strikten Beweis gegen die BASCHsche Lehre
an, welche in der Atemnot des Herzkranken ganz allgemein das Symptom einer
Lungenschwellung und -starre erblicken wollte. Wäre dem so, so müßte der
Inkompensierte eine flachere Atmung aufweisen als der Kompensierte, da doch
die starre Lunge im Sinne dieser Lehre sich nur weniger respiratorisch bewegen
müßte als nach Eintritt der Kompensation. Hingegen erklärt sich der erwähnte
pneumographische Befund sehr gut bei Annahme einer chemischen Ursache für die
Atemnot und Atembewegungsveränderung. Im gleichen Sinne spricht auch die
bei solchen Aufnahmen der Atmung deutlich erkennbare Neigung zu periodischem
Größer- und Kleinerwerden der Atembewegung, d. h. zu wogender Atmung,
welche ja (vgl. S. 350) ebenfalls ein Zeichen von Störungen der chemischen
Regulation darstellt und nur im Stadium der Inkompensation nachweisbar ist,
nach Verabfolgung der Digitalis aber sich nicht mehr zeigt. Bedeutung gewann
die BASCHsche Lehre in neuerer Zeit besonders durch die namentlich von seiten

der Amerikaner mit verstärktem Interesse aufgenommenen Untersuchungen der kardialen Dyspnöe mittels spirometrischer Technik. Schon vorher hatten FORSCHBACH und BITTORF die Veränderung der Mittellage beim Vitium als schädliche, die respiratorische Tätigkeit behindernde Folge einer Lungenstarre im Sinne von BASCH erklärt im Gegensatze zu RUBOW, welcher im Sinne der von BOHR vertretenen Lehre die Erhöhung der Mittellage beim Herzkranken als Mittel zur Vergrößerung der respiratorischen Oberfläche und Erleichterung der Blutzufuhr zu den Lungen, also als günstige Veränderung ansah. Die Studien über die Veränderungen der Vitalkapazität, welche regelmäßig bei Erkrankungen der Respirations- und Zirkulationsorgane sich nachweisen lassen, werden systematisch von seiten der Amerikaner seit Jahren durchgeführt und haben von neuem den beim Vitium cordis nachweislichen Veränderungen großes Interesse verschafft. Die Tatsache, daß bei Lungentuberkulose und beim Herzfehler sich eine bedeutende Einschränkung der Vitalkapazität nachweisen läßt, deren Größe in einem strikten Zusammenhang mit der Schwere der Erkrankung steht, hatte wegen der prognostischen Bedeutung dieser Feststellung PEABODY und seine Schule zu einer systematisch angelegten Untersuchung der hier wirksamen und pathogenetisch bedeutsamen Faktoren veranlaßt. Zunächst ließ sich hierbei feststellen, daß die Neigung zu Dyspnöe des Herzkranken bei jeder körperlichen Betätigung in demselben Maße steigt, als die Vitalkapazität fällt, und daß diese Korrelation nicht etwa bloß bei schwerer Inkompensation, sondern auch vor Eintreten derselben konstant auftritt im Gegensatze zu den rein klinischen Symptomen, welche sooft bezüglich der Schwere des Falles täuschen können. Daß die Schwäche der Patienten die Herabsetzung der Vitalkapazität nicht hervorrufe, wurde PEABODY schon durch die Tatsache nahegelegt, daß beim Herzkranken eine Herabsetzung der Vitalkapazität um 75% des Normalwertes nicht gar so selten ist, bei schwerster körperlicher Schwäche jedoch bloß um 20—30% verringert erscheint. Dazu kommt noch, daß bei solchen Herzkranken die in kurzen Intervallen mehrmals vorgenommene Untersuchung keine wesentliche weitere Herabsetzung des einmal eruierten Wertes ergab, wie dies bei Annahme der Ermüdbarkeit als Ursache wahrscheinlich gewesen wäre. Die Annahme einer Störung des HERING-BREUERschen Reflexes, welche es zu einem vollen Ablauf der einzelnen Abschnitte des Atemaktes nicht kommen lasse, als Ursache der Verkleinerung der Vitalkapazität, lehnt PEABODY ebenfalls ab mit Rücksicht auf das jedem schwer Herzkranken mögliche Atemhalten auf der Höhe der In- und Exspiration. Die Erfahrungen, welche LEVINE und WILSON beim *„nervösen Herzen"* [*Irritable heart*[1])] gesammelt haben, lehren, daß hier trotz der ausgesprochenen Neigung zu Schwäche, Ermüdbarkeit und Atemnot nur die „permanently unfit" eine meritorische Herabsetzung der Vitalkapazität (87%) aufweisen, und zu dem gleichen Resultat kamen ADAM and STURGIS (Americ. journ. of the med. sciences Bd. 158, S. 816. 1919). Dies gab PEABODY den vollen Beweis dafür, daß beim organisch Herzkranken andere Faktoren im Spiele sein müssen. Der Versuch, durch die Einatmung von CO_2 die Störung des Atemmechanismus beim Herzkranken näher zu analysieren, ergab, daß, während bei Inhalation einer Inspirationsluft von 4,2—5,4% CO_2 Gehalt sich Normale und Herzkranke gleich verhalten, bei progressiv steigendem Gehalt der Inspirationsluft an CO_2 sich wesentliche Unterschiede zeigen: Während beim Gesunden die Zahl und Tiefe der Atemzüge allmählich so lange ansteigt, bis das Achtfache des normalen respiratorischen Minutenvolumens erreicht wird, tritt beim Herzkranken mit steigendem CO_2-Gehalt der Atemluft viel rascher Dyspnöe ein, sowie die Unmöglichkeit, weiter diese Luft zu atmen, weil die Atemgröße nicht um eben-

---

[1]) LEVINE und WILSON: Heart. 7, 53, 1919.

soviel gesteigert werden kann wie beim Gesunden. Schon wenn das Atemvolumen um das Zwei- bis Dreifache gesteigert war, waren die Patienten nicht mehr zur Fortsetzung des Versuches fähig. Mithin ist die Beschränkung der Atemvertiefung als ein gewichtiger Faktor für die Entstehung der Atemnot des Herzkranken anzusehen. („The limitation of the depth of breathing is thus an important factor in the production of dyspnea in patients with heart disease.")

Nach Ablehnung aller anderen Ursachen der Beschränkung der Vitalkapazität (wie pleurale Flüssigkeitsansammlung, Bronchitis, Atelektase usw.) kommt PEABODY zu dem Schlusse, daß hier *ein mechanischer Faktor als Ursache in Betracht kommen müsse* und glaubt im Sinne der v. BACHSchen Lehre die Lungenstarre dafür verantwortlich machen zu können. Mit dieser Auffassung steht ja in vollstem Einklange die von ihm nachgewiesene innige Korrelation zwischen Schwere der Erkrankung und Einschränkung der Vitalkapazität, und auf Grund dieser Auffassung hält er die Bestimmung der Vitalkapazität für das beste Mittel zur prognostischen Beurteilung des Vitiums.

So groß aber auch das Verdienst PEABODYS ist, an Hand jahrelanger systematischer Untersuchungen mit Sicherheit die mechanische Natur eines Teiles der bei dem Zustandekommen der kardialen Dyspnöe wirksamen Faktoren nachgewiesen zu haben, so wichtig auch der Hinweis auf den innigen Konnex zwischen Schwere der Kreislaufsstörung und der Einschränkung der respiratorischen Bestleistung ist, so kann doch schon auf Grund seiner eigenen Mitteilungen ein Zweifel an der allgemeinen Richtigkeit der von ihm gegebenen pathogenetischen Ausführungen kaum unterdrückt werden. Vergleicht man die von ihm als Abb. 1

in der 4. Mitteilung beigegebene Reproduktion der spirometrischen Kurve eines schwer inkompensierten Vitiums im Beginne der wiedereintretenden Kompensation mit der nebenan gestellten, von einem Gesunden stammenden Kurve, so fällt zunächst auf, daß — entgegen seiner Annahme einer mechanischen Behinderung der Lungenbeweglichkeit infolge von „Lungenstarre" — die in- und exspiratorischen Schenkel ebenso steil verlaufen, wie die der gesunden Kontrollperson, ja sogar steiler. Dieser Befund entspricht genau den von mir beim inkompensierten Vitium pneumographisch erhobenen Befund (s. Abb. 110), auf Grund dessen die Allgemeingültigkeit der BASCHschen Lehre bekämpft wurde. Völlig unhaltbar erscheint aber der Versuch, die Beschränkung der Vitalkapazität mittels vorhandener Lungenstarre zu erklären, wenn man die PEABODYSche Kurve näher betrachtet. *Die Bewegungsbeschränkung betrifft nämlich lediglich den exspiratorischen Schenkel und läßt den inspiratorischen völlig unbeeinflußt.* Diese Eigentümlichkeit der

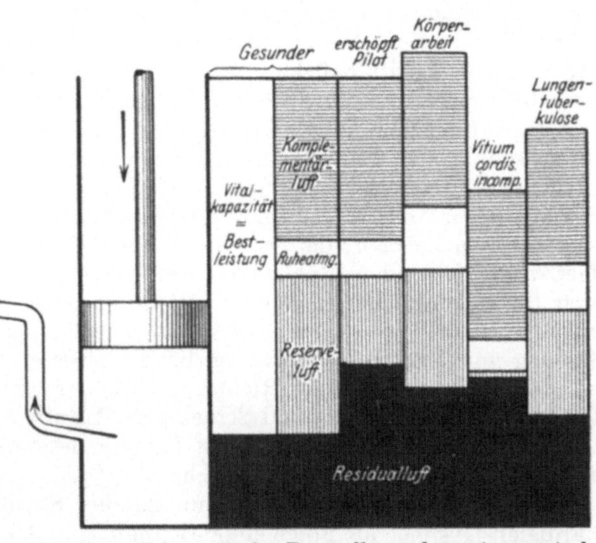

Abb. 112. Schematische Darstellung der spirometrisch erhobenen Werte beim Gesunden, Erschöpften, Arbeitenden, Herzkranken bzw. Lungentuberkulösen. Nach den Messungen von DURIG, FLACK, FORSCHBACH und BITTORF, HASSELBALCH, SIEBECK, PEABODY.

kardialen Dyspnöe beim inkompensierten Vitium berechtigt wohl zur Ablehnung einer Erklärung mittels einer supponierten Lungenstarre. *Hingegen bleibt die von* Peabody[1]) *gegebene Erklärung derselben als Folge einer mechanischen Behinderung der Atembewegung völlig zu Recht bestehen.*

Der Mechanismus dieser rein mechanischen Beschränkung der respiratorischen Bestleistung läßt sich nun an Hand von Beobachtungen, welche ich am Materiale der Wenckebachschen Klinik machen konnte, ohne Schwierigkeiten aufzeigen. Bei Betrachtung der Atembewegung solcher inkompensierter Vitien war schon lange die Diskrepanz zwischen der angestrengten Tätigkeit der thorakalen Inspirationsmuskulatur und der *völlig fehlenden Betätigung der abdominalen Exspiratoren* aufgefallen. Meist kommt es sogar zu „*verkehrter Bauchatmung*". Die vordere Bauchwand wird bei der Inspiration in den Bauchraum hineingesogen und tritt bei der Exspiration wieder etwas vor. Diese klinische Feststellung schien für die Erklärung der bei spirometrischen Untersuchungen immer wieder zutage tretenden Einschränkung der respiratorischen Bestleistung ein gewisses Interesse beanspruchen zu können. Insbesondere bei graphischer Darstellung (s. Abb. 112) fällt die exspiratorische Insuffizienz durch das **fast völlige Aneinanderrücken von Ruheatmung und Residualluft** in die Augen. Auch die Zusammenhänge zwischen Kreislaufsinsuffizienz und Einschränkung der Vitalkapazität lassen sich an Hand der vorliegenden klinisch-physiologischen Feststellungen ohne Zwang begreifen. Konnten doch vor Jahren schon Eppinger und Hofbauer den fördernden Einfluß der exspiratorischen Bauchmuskelaktion auf den rückläufigen Blutlauf im Bereiche der unteren aufsteigenden Hohlvene nachweisen, und zwar gerade an demjenigen Teile, wo die Insuffizienz am ersten, regelmäßigsten und meisten in die Augen springt, an den Beinen. Es gelang aber sogar noch ein weiterer Schritt auf dem Wege zum Beweise der Richtigkeit der Annahme, daß die Inaktivität der exspiratorischen Muskelkräfte der Bauchwandungen an der eigentümlichen Minderleistung des Respirationsapparates Herzkranker vor allem schuld sei. Der Versuch einer systematischen Erziehung zu aktiver Betätigung der Bauchmuskulatur führte bei Herzkranken zum völligen Verschwinden der von allen Autoren als charakteristisches Zeichen der kardialen Atemstörung angegebenen Zeichen: der so bedeutenden Einschränkung der Bestleistung, der fast völlig fehlenden Möglichkeit vertiefter Exspiration, also der Austreibung von Reserveluft. Bei schweren Vitien ließ sich eine dauernde exspiratorische Atemvertiefung anerziehen, und mit derselben ging ganz im Sinne der Auffassung von Peabody eine wesentliche Verbesserung des Wohlbefindens einher, so daß auch nach dieser Richtung seine Annahme eines Konnexes zwischen Größe der Vitalkapazität und Schwere der Insuffizienz, und somit der Bedeutung der spirometrischen Untersuchung für die prognostische Beurteilung der Herzinsuffizienz völlig zu Recht besteht.

In den letzten Jahren ist nun zu den Studien über die Entstehung der kardialen Dyspnöe als Folge einer Behinderung der intrapulmonalen Gaswechselvorgänge eine Untersuchungsreihe gekommen, die sich in ganz anderen Bahnen bewegt: die Feststellung der Kreislaufsgeschwindigkeit bei dyspnoischen Zuständen, wie sie insbesondere Eppinger[2]) unter Zuhilfenahme physiologischer Methodik am Krankenbett in vorbildlicher Weise systematisch durchführte. Auf diesem Wege wird es möglich, die auf dem *arteriellen* Anteile der Blutbahn sich auswirkenden pathologisch-physiologischen, d. h. funktionellen Störungen kennenzulernen. Dies scheint von um so größerer Bedeutung, als die ungenügende Zufuhr von Sauerstoff zu den Geweben, insbesondere zu dem hierfür

---

[1]) Peabody: Arch. of internal med. Bd. 14, S. 1914ff.
[2]) Eppinger, Pap und Schwarz: Asthma card. Berlin: Julius Springer 1924.

so empfindlichen Atemzentrum begreiflicherweise zu Atemstörungen führen muß. Letztere treten ja deshalb so leicht und rasch in Erscheinung, weil die Gewebe fast gar kein Speicherungsvermögen für den Sauerstoff besitzen [HALDANE[1]), VERWORN, DURIG]. Auf Grund solcher Erfahrungen spricht man ja auch vom Sauerstoffhunger der Gewebe, und haben ROSENBACH, STRAUB[2]) und WASSERMANN die Bedeutung der auf dem arteriellen Anteil der Blutbahn sich abspielenden pathogenetischen Faktoren aufzuzeigen, sich mit Erfolg bemüht. Hatte HALDANE[1]) die „*seichte Atmung*" als ein Symptom anoxämischer Gewebsinsuffizienz des Atemzentrums dartun können, so gelang ein Gleiches WASSERMANN[3]) für den kardiovasculären *Cheyne-Stokes.* „Die ungenügende arterielle Durchblutung führt zu seichter Atmung und diese wieder zu ungenügender Lungenlüftung. Körperliche Betätigung wird leichter ertragen als Ruhe, sie regt den peripheren Atemapparat an."

Störungen der respiratorischen Funktion als Folge von Stoffwechselerkrankungen.

Für das Verständnis der Atemstörungen bei *Nierenkranken* ergaben sich wichtige Anhaltspunkte durch die Analyse der Alveolar- bzw. Blutgase, welche mit den von englischen und amerikanischen Autoren angegebenen Methoden angestellt wurden (HALDANE und seine Mitarbeiter, BARCROFT). Mit Hilfe dieser Methoden wurde es möglich, die *Atemstörungen der Nierenkranken* nicht nur pathogenetisch zu klären, sondern auch den Weg für ihre therapeutische Beeinflussung aufzuzeigen. Schon vor Jahren hatten STRAUB und SCHLAYER mitgeteilt, daß bei Urämischen mit urämischer Dyspnöe die Kohlensäurespannung der Alveolarluft, nach der Methode HALDANES bestimmt, bis unter die Norm erniedrigt ist. Nach HALDANE[1]) ist diese Veränderung darauf zu beziehen, *daß bei Urämie im Blute saure Substanzen auftreten, die einen abnormen Reiz für das Atemzentrum bedingen* und dadurch zur Herabsetzung der Kohlensäurespannung in den Alveolen und im arteriellen Blute führen. STRAUB hatte versucht, diese auf indirektem Wege erschlossene Veränderung des Blutes direkt nachzuweisen durch Bestimmung der Dissoziationskurve (s. unten) des Blutes, welche die prozentuale Sättigung des Blutes mit Sauerstoff bei Änderung des Sauerstoffpartialdruckes anzeigt. Die Dissoziationskurve des Blutes, die eine leicht S-förmige Linie darstellt, wird ermittelt, indem man Blut mit Gasmischungen von bekanntem Sauerstoffgehalt in Berührung bringt und nach Eintritt des Gleichgewichtes bestimmt, zu wieviel Prozent der maximalen Sättigung das Blut bei dem bekannten Sauerstoffpartialdruck der Gasmischung mit Sauerstoff gesättigt ist. Der Sauerstoffpartialdruck wird als Abszisse, die zugehörige prozentuale Sättigung als Ordinate aufgetragen. Die tatsächlich bestimmten Punkte werden durch eine Kurve verbunden. Diese heißt die Dissoziationskurve des Blutes.

BARCROFT konnte zeigen, daß von allen bisher untersuchten Bedingungen nur eine die Dissoziationskurve meionektisch macht, nämlich eine Acidose des Blutes. Unter Acidose des Blutes versteht BARCROFT das Auftreten abnormer Mengen von nichtflüchtigen Säuren im Blute, die eine Verdrängung der Kohlensäure bewirken. Die Dissoziationskurve des Blutes ist ein sehr empfindlicher Indicator etwaiger Acidose des Blutes.

Auch von NAUNYN wurde das Wesen der Säurevergiftung (Acidose) in dem Auftreten nichtflüchtiger Säuren gesehen, die der Kohlensäure Alkali wegnehmen

---

[1]) HALDANE: Respiration. London 1922.
[2]) STRAUB und MEYER: Dtsch. Arch. f. klin. Med. Bd. 138. 1922.
[3]) WASSERMANN: Wien. Arch. f. inn. Med. Bd. 5.

und dadurch Kohlensäure aus dem Blute verdrängen. Als Indicator für die Verminderung des Alkaligehaltes dient der Kohlensäuregehalt des arteriellen Blutes.

Die Funktion der Nieren erstreckt sich überwiegend auf die Ausscheidung der Phosphate, nur in geringem Maße auf die der Carbonate. Als wichtige Unterstützung der Regulation kommt freilich in pathologischen Fällen von Säurebildung eine chemische Abart des Stoffwechsels hinzu, indem an Stelle des Harnstoffs teilweise Ammoniak produziert wird, welches die abnorm gebildete Säure neutralisiert. Von diesen Überlegungen aus war der Nachweis, daß bei vielen Nierenkranken die Kohlensäurespannung der Alveolarluft — nach HALDANES Methode bestimmt — zum Teil sehr erheblich unter die Norm herabsinkt, der erste sichere Hinweis auf eine Störung des Blutgehaltes durch fixe Säuren. Auch der zur selben Zeit von PORGES, LEIMDÖRFER und MARKOVICI geführte Nachweis, daß die nach der Methode von PLESCH mit dem venösen Blute des rechten Herzens künstlich in Spannungsgleichgewicht gesetzte Alveolarluft bei Nierenkranken eine Herabsetzung der Kohlensäurespannung erfährt, spricht in demselben Sinne. Freilich ist letzterer Beweis nicht eindeutig, weil die Analyse am Venenblute ausgeführt ist. Die Untersuchungen der Kohlensäurespannung der Alveolarluft wurden aufs wertvollste ergänzt durch Untersuchungen des Blutes selbst. Bei zweien der Nierenkranken, bei denen zuerst die Herabsetzung der alveolaren Kohlensäurespannung gefunden worden war, ließ sich eine Veränderung der Sauerstoffbindungskurve des Blutes, eine Meionexie, nachweisen, wie sie durch Säurezusatz zum Blute erzielt werden kann.

Daß die Aufgabe der Niere, das Gleichgewicht zwischen nichtflüchtigen Säuren und Basen im Blute aufrecht zu erhalten, bei vielen Nierenkranken versagt, ergibt sich aus dem Ausfall der „Alkalitoleranzprobe" (STELLARDS, PALMER, PEABODY).

Bei der Untersuchung der Kohlensäurebindungskurve des Blutes haben sich in zahlreichen Fällen grobe Abweichungen von der Norm ergeben, die beweisen, daß diese Kranken nicht imstande sind, das Gleichgewicht zwischen Basen und Säuren in ihrem Körper aufrechtzuerhalten. Bei nahezu der Hälfte der Fälle stehen zur Bindung der Kohlensäure abnorm wenige basische Valenzen zur Verfügung, es besteht also eine Acidose des Blutes im Sinne von NAUNYN.

Die Erklärung dieser Befunde scheint naheliegend. Von den im Körper gebildeten Säuren wird die Kohlensäure durch die Lungen, alle nicht gasförmigen Säuren vorwiegend durch die Nieren ausgeschieden. Zur Neutralisation stehen dem Körper die in der Nahrung zugeführten basischen Valenzen und außerdem das im Körper gebildete Ammoniak zur Verfügung. Bei Säureüberschuß der Nahrung wird der Urin des Gesunden stark sauer, bei Basenüberschuß alkalisch. Die kranke Niere verliert, wie wir wissen, diese normale Variationsbreite mehr und mehr. Die Reaktion des Urins nähert sich ebenso wie das spezifische Gewicht, die Gefrierpunktserniedrigung und der Gehalt an den verschiedensten Salzen den entsprechenden Werten des Blutes. Eine geringe Zunahme der nichtflüchtigen Säuren des Blutes wird nicht mehr wie beim Normalen mit einer starken Zunahme des Säureüberschusses im Urin beantwortet (BEGUN und MÜNZER), sondern die sauren Valenzen werden sehr verzögert beseitigt. Zugeführtes Alkali wird retiniert, dem Nierenkranken müssen bis 80 g Natr. bicarbonic. zugeführt werden, ehe der Urin gegen Lackmus alkalisch reagiert. *Die Hypokapnie der Nierenkranken kann man also als die Folge dieser Störung der normalen Variationsbreite auffassen. Sie entsteht, weil die kranke Niere nicht mehr imstande ist, einen ausreichend sauren Urin hervorzubringen, der den Überschuß der sauren Valenzen aus dem Körper entfernt.*

Die Hypokapnie der Nierenkranken entsteht nach dieser Vorstellung auf einer etwas anderen Grundlage als die Hypokapnie bei experimenteller Säurevergiftung und als die Hypokapnie bei *Diabetes mellitus*. Bei letzterer Krankheit werden im Körper infolge der Stoffwechselstörung abnorme Mengen pathologischer Säuren gebildet, die nicht bis zu Kohlensäure und Wasser verbrannt werden und deshalb bei der Ausscheidung ihren Weg durch die Nieren nehmen müssen. Die Hypokapnie des Zuckerkranken entsteht also, weil die gesunde Niere nicht imstande ist, neben den normalen auch noch große Mengen krankhaft entstandener saurer Valenzen auszuscheiden. Der Nierenkranke dagegen wird hypokapnisch, weil seine kranke Niere nicht ausreicht, um den normalerweise zu bewältigenden mäßigen Säureüberschuß durch den Urin zu beseitigen.

Die Störung der Eukapnie der Nierenkranken fassen wir als den Ausdruck einer Niereninsuffizienz auf, als den Beweis für das Versagen einer wichtigen Teilfunktion der Niere. Daß diese Störung mit den Veränderungen des Reststickstoffs nicht parallel geht, ist nach dem Gesagten wohl verständlich; denn ihr Auftreten hängt nicht nur von dem Grade der Funktionsstörung, sondern auch von dem Grade der Belastung dieser Funktion ab. Beim Diabetes mellitus z. B. versagt diese Funktion der normalen Niere deshalb, weil sie durch große Mengen dazukommender pathologischer Säuren über ihre Leistungsfähigkeit hinaus belastet wird. Die Funktion der kranken Niere wird natürlich um so eher versagen, und zwar je mehr die Nahrung einen Überschuß saurer oder basischer Valenzen enthält. Die Blutzusammensetzung braucht aber selbst bei hochgradiger Funktionsschwäche nicht gestört zu sein, wenn nur die Nahrung annähernd gleichviele saure und basische Valenzen enthält.

Entsprechend der Hypokapnie wird ein vermehrter Reiz des Arterienblutes auf das Atemzentrum ausgeübt und dadurch die Kohlensäurespannung der Alveolarluft herabgesetzt. Die niedrige Kohlensäurespannung in den Alveolen ist der objektiv meßbare Ausdruck für die bei all diesen Fällen klinisch beobachtete Dyspnöe. Die Richtigkeit der Reaktionstheorie ist also für diese Fälle streng bewiesen, namentlich dort, wo die Wasserstoffzahl trotz enormer Hypokapnie gewahrt bleibt. Aber nicht alle hypokapnischen Punkte zeigen den Grad von Überventilation, der gerade zur Kompensation ausreicht und die normale Wasserstoffzahl des Arterienblutes erhält. Bei zwei Punkten ist die Ventilation über das erforderliche Maß hinaus erhöht und die Kohlensäurespannung soweit herabgesetzt, daß die wahre Reaktion des Arterienblutes nach der basischen Seite verschoben ist; trotz der Hypokapnie besteht also Alkalose. Um daher ein Urteil über die Verhältnisse zu gewinnen, die für die Dyspnöe der Nierenkranken verantwortlich sind, genügt weder die Bestimmung der Kohlensäurebindungskurve, noch die Bestimmung der Kohlensäurespannung des Arterienblutes durch Alveolargasanalyse allein. Erst die Kombination beider Methoden gestattet ein klares Verständnis der maßgebenden Einflüsse und eine Prüfung, inwieweit die Reaktionstheorie der Atmungsregulation Geltung besitzt. Durch dieses Prüfungsverfahren erkennt man, daß tatsächlich bei vielen Nierenkranken ebenso wie beim Gesunden die Kohlensäurespannung des Arterienblutes durch die Ventilationsgröße so eingestellt wird, daß die Wasserstoffzahl des Arterienblutes sich von dem Werte 7,33 nur unbedeutend entfernt. Wird die Kohlensäurekapazität des Blutes durch die Nierenkrankheit und ihre Folgen herabgesetzt, besteht also Hypokapnie des Blutes, so kann selbst bei sehr hochgradiger Herabsetzung der Bindungskurve trotzdem durch Überventilation die arterielle Wasserstoffzahl normal erhalten werden. Dieser physiologische Kompensationsmechanismus führt zu einer Form der Dyspnöe, die zweckmäßig und für den Organismus nützlich ist. *Die Dyspnöe vieler Nierenkranker ist also durch die Hypokapnie des Blutes erklärt und bedeutet eine Kompensation dieser Hypokapnie entsprechend der Reaktionstheorie der Atmungsregulation.* Sie erhält die Wasserstoffzahl des Arterienblutes auf ihrem normalen Werte.

Damit grenzt sich eine Form der Dyspnöe bei Nierenkranken ab, die durch Hypokapnie des Blutes ausgelöst wird. Hypokapnie ist im vorliegenden Zusammenhang der Ausdruck einer schweren Niereninsuffizienz. Dementsprechend tritt diese Form der Dyspnöe im Spätstadium der Nierenkrankheit auf. *Es erscheint daher richtig, ausschließlich für diese im Spätstadium als Ausdruck einer Niereninsuffizienz auftretende Dyspnöe durch Hypokapnie des Blutes die Bezeichnung „urämische Dyspnöe" vorzubehalten.*

Diese cerebrale Dyspnöe der Nierenkranken ist verschieden von der *zentrogenen Dyspnöe* durch Sauerstoffmangel. Unsere Nierenkranken lebten in einer Atmosphäre mit vollkommen ausreichendem Sauerstoffgehalt; infolge der Überventilation der Alveolen war zweifellos der Sauerstoffpartialdruck in diesen abnorm hoch. Das Blut hatte also vollkommen ausreichende Möglichkeit, sich in den Lungen mit Wasserstoff zu sättigen. Eine Erkrankung der Lungen, die den Gasaustauch in den Alveolen behindern könnte, lag nicht vor. Eine ungenügende Sättigung des Blutes mit Sauerstoff kann also nicht für diese Dyspnöe verantwortlich gemacht werden. Winterstein hat nun seine Reaktionstheorie in der Weise formuliert, daß nicht eigentlich die Reaktion des Arterienblutes, sondern die Reaktion der Gewebsflüssigkeit in den Atemzentren selbst die Größe der Ventilation bestimme. Bei der hämatogenen Dyspnöe stimmt die Reaktion des Blutes mit der der Gewebsflüssigkeit im wesentlichen überein. Nicht so bei der zentrogenen Dyspnöe. Ist diese durch Sauerstoffmangel hervorgerufen, so werden in den Atemzentren selbst abnorme Mengen saurer unvollständiger Reaktionsprodukte gebildet. Da bei den Nierenkranken ein universeller Sauerstoffmangel nicht angenommen werden kann, lassen sich die bei diesen Kranken maßgebenden Verhältnisse nur dann in den Rahmen der bisherigen Vorstellungen unterbringen, wenn an Stelle des allgemeinen Sauerstoffmangels entweder eine lokale Asphyxie der Atemzentren oder ein unbekannter Atemreiz für die Dyspnöe verantwortlich gemacht wird. Man müßte also zur Erklärung eine lokale Kreislaufstörung im Bereich bestimmter Gehirngebiete annehmen. Nicht unbedingt muß es sich dabei um anatomisch faßbare Gefäßveränderungen handeln. Von Volhard ist ja bei Nierenkranken das Auftreten von Gefäßspasmen für eine Reihe von Krankheitserscheinungen verantwortlich gemacht worden. Solche lokale Gefäßspasmen sind manchmal im Bereiche der Gehirngefäße direkt nachweisbar. Mehrfach kam es in diesem Falle zu transitorischen Amaurosen, wobei ophthalmoskopisch nur stark verengte Retinalarterien nachweisbar waren. Durch solche lokale Kreislaufstörungen ließe sich leicht erklären, weshalb bei vielen Nierenkranken die Atemnot ausgesprochen anfallsweise auftritt, ferner weshalb diese Anfälle mit besonderer Vorliebe bei Nacht auftreten, und schließlich weshalb sie bei manchen Fällen von psychischen Einflüssen abhängig zu sein scheinen.

Klinisch machen sich bei der *Nephritis* die Störungen der Atembewegung in verschiedener Weise bemerkbar, nicht bloß je nach der Art der Parenchymveränderung, dem Grade ihrer Ausbildung und dem Grade der Kompensationsmöglichkeit des Gesamtorganismus, sondern auch je nach dem Verhalten des Atemapparates. Als typische Veränderung der Atembewegung sind zu nennen:

    1. *Aktive Exspiration;*

    2. *periodische Störungen in der Größenausbildung der Atembewegung.* Diese gemeinschaftlichen Grundzüge lassen sich bei beiden Gruppen der nephritischen Atemstörungen immer wiederfinden, bei den mit *Verflachung* der Atembewegung einhergehenden ebenso wie bei den durch *Vertiefung* gekennzeichneten. Ganz besonders ausgeprägt ist die Wirkung muskulärer Ausatmungskräfte bei der „*großen Atmung*" des Urämikers. Im ersten Stadium der Urämie zeigt bei voller Entwicklung der großen Atmung (s. Abb. 84) die pneumographische Kurve

mächtige und rasch verlaufende Ein- und Ausatmung: steil absinkenden, vergrößerten, inspiratorischen und jäh aufsteigenden exspiratorischen Kurvenschenkel. Trotz der bedeutenden Steigerung der Ordinatenwerte findet sich als Zeichen des raschen Verlaufes der Atembewegung ein sehr kleiner Abszissenwert derselben. Demgemäß sind die einzelnen Atemzüge durch lange Atempausen voneinander getrennt. Während derselben macht sich zuweilen die Tendenz zu aktiver Exspiration in Form einzelner „Extraexspirationen" bemerkbar. Entwickelt sich im Verlaufe des urämischen Anfalls Lungenödem oder waren schon vorher Bronchitis bzw. Stauungserscheinungen vorhanden, so laufen Ein- und Ausatmung nicht in dem geschilderten Eiltempo ab. Aber selbst dann fehlen niemals völlig die Zeichen der muskulären Exspirationsverstärkung. Außer diesen Atemveränderungen finden sich noch in manchen Fällen als Zeichen des gesteigerten Blutdruckes die paroxysmale kardiale Hochspannungsdyspnöe und die paroxysmale cerebrale Hochspannungsdyspnöe (PAL).

Beim *M. Addisonii* kommt es manchmal zu anfallsweise auftretender Atembeschleunigung bzw. zu rhythmischem Größer- oder Kleinerwerden der Atemzüge, Beschleunigung der Atmung mit heftiger subjektiver Atemnot (STRAUB). Gleichzeitig wird das Atemgeräusch über der ganzen enorm geblähten Lunge immer leiser. BITTORF hinwiederum fand bei einem Nebennierenvenenverschluß und M. Addisonii die gegenteilige Respirationsveränderung: die Atmung, die anfangs 24 betrug, wird plötzlich ganz selten und tief, etwa alle $^1/_4$ Minute ein langer tiefer Atemzug, der Puls ist beschleunigt, fadenförmig.

Beim *Diabetes mellitus* lassen sich Flachheit und langsamer Verlauf der Atembewegung mit Fehlen der Respirationspausen schon dann nachweisen, wenn sich sonst noch gar keine gröberen Störungen bemerkbar machen. Viel ausgesprochenere Störungen der Atembewegung sind vergesellschaftet mit dem *Coma diabeticum*. Hierbei tritt „große Atmung" auf, charakterisiert durch tiefe, geräuschvolle Atemzüge einerseits, lange dauernde dazwischengeschaltete Atemstillstände andererseits. Charakteristisch ist für die Atemstörung die *Umkehr des Zeitverhältnisses der In- und Exspiration*. Die Inspiration wird hier abnorm verlängert, die Exspiration verkürzt. Bei starker Ausprägung dieser Veränderungen können sie schon mit freiem Auge bemerkbar werden. Besonders auffallend sind tiefe langgezogene Inspirationen ohne jeden Stridor, mit nachfolgender kurzer Exspiration (NOORDEN). Oft ist beim Diabetiker *wogende Atmung* (vgl. S. 350) zu finden, besonders dann, wenn schwere Stoffwechselveränderungen, vor allem Acidose sich nachweisen lassen. Mit dem Verschwinden der Acidose tritt auch die wogende Atmung in den Hintergrund. Ebenso ist die *aktive Exspiration* oft nur zeitweise bemerkbar, um nach einiger Zeit wieder zu verschwinden. Sie macht sich nicht selten in Form *stöhnender Ausatmung* am Krankenbette bemerkbar. Diese aktive Exspiration ist ganz besonders dann häufig, wenn etwa zum Diabetes noch entzündliche Prozesse an den Nieren hinzutreten.

Störungen der Innervation.

Zusammenfassende Darstellungen.

EPPINGER und HESS: Vagotonie. Berlin: August Hirschwald 1915. — HOFBAUER: Atmungspathologie und -therapie. Berlin: Julius Springer 1921. — LANGLEY: Autonomes Nervensystem. [Berlin: Julius Springer 1922. — MÜLLER, L. R.: Die Lebensnerven. Berlin: Julius Springer 1924. — LUMSDEN: Regulation of Respiration. Journ. of physiol. Bd. 58, Nr. 1, 2, 4 und 5.

Bis in die jüngste Zeit hinein hat man sich nahezu ausschließlich mit der willkürlichen Innervation der Atemmuskulatur beschäftigt und dementsprechend zwar einzelne Zentren der Atembewegung gefunden, die funktionellen Störungen der Atembewegungen aber, wie sie die Klinik insbesondere bei Benützung der physiologischen Untersuchungsmethodik vor Augen führt, keineswegs restlos erklärt oder auch nur analysiert. Immerhin haben einerseits die systematische pneumographische Aufnahme der Atemstörungen, andererseits die zur Klarstellung der Wirkung therapeutischer Eingriffe wie insbesondere der Phrenicusdurchtrennung unternommenen theoretischen Untersuchungen schon jetzt eine wesentliche Bereicherung unseres Wissens auch in physiologischer Beziehung zur Folge gehabt.

Die in der Klinik sich aufdrängenden Fragen haben speziell auf diesem Gebiet zu einer weitgehenden Förderung der physiologischen Erkenntnisse geführt.

Schon die anatomische Lokalisationsfrage hat in den letzten Jahren, durch klinische Beobachtungen angeregt, eine nicht unwesentliche Ausgestaltung erfahren. Den derzeitigen Stand unserer diesbezüglichen Kenntnisse führt die Skizze Abb. 113 vor Augen. Alle diese lokalisatorischen Arbeiten sind aber nicht imstande, uns einen Einblick in die *Genese der Rhythmusstörungen* zu gewähren, deren am längsten bekannte die Cheyne-Stokessche *Atemstörung* darstellt. Diese hat gegenüber all den übrigen, als „Unregelmäßigkeiten" der Atembewegung kurz abgetanen, das Kennzeichen einer Periodizität, deren Entstehung im Laufe der Jahre verschieden erklärt wurde. Zur Zeit, wo man lediglich eine anatomische Forschungsrichtung gelten ließ, versuchte man die Schädigung einer ganz bestimmten Hirnpartie als Ursache des Auftretens periodischer Atmung annehmen zu müssen. Mit Rücksicht auf das Auftreten des Cheyne-Stokesschen Atmens im Verlauf einer Hirnblutung erklärte Traube dasselbe als Folge einer Herabsetzung der Erregbarkeit des respiratorischen Nervenzentrums, zu welcher Filehne noch die des vasomotorischen Zentrums hinzufügte. Diese Anschauung, daß als Ursache der Atemstörung schwere essentielle Störungen des Zentralnervensystems anzunehmen seien, wurde unhaltbar durch das Resultat der systematisch durchgeführten graphischen Aufnahme der Atemstörung bei den klinischen Patienten. Dasselbe zwingt vielmehr zu der folgenden Annahme: *Das rhythmisch erfolgende Größer- und Kleinerwerden der Atmungsausschläge,* welches einmal bis zum periodischen Aufhören der Atembewegung sich steigert, während ein anderesmal selbst beim Minimum der Atemleistung eine Bewegung noch nachweisbar bleibt, *wird ausgelöst durch ein und dieselbe Veränderung, durch eine lediglich funktionelle* (toxisch bedingte) *Herabsetzung des die Atemzüge stets auf derselben Höhe erhaltenden Einflusses der Hirnrinde auf die subcorticalen Zentren.* Selbst bei organischen Veränderungen am Zentralnervensystem (wie etwa einer Meningitis tuberculosa) kann das Cheyne-Stokessche Atmen nicht organischen Veränderungen seine Entstehung verdanken, kann, wie die Erfahrungen von Eckstein[1]), Rominger und Wieland erweisen, wieder in normales Atmen übergehen, eine auch prognostisch und therapeutisch keineswegs bedeutungslose Erfahrungstatsache.

Um die Eigentümlichkeiten der bei pathologischen Veränderungen in dem Bereiche des Nervensystems auftretenden Atemstörungen zu verstehen, ist es nötig, sich vor Augen zu halten, daß die *Atembewegung ein Mittelding zwischen willkürlicher und automatisch erfolgender Bewegung darstellt.* Sie kann einerseits jederzeit willkürlich verstärkt und gebremst, sowie in ihrem Rhythmus verändert werden, und geht andererseits auch beim Wegfall aller Willkürimpulse (Schlaf usw.) automatisch und rhythmisch weiter. Diese Doppelrolle macht schon von vorneherein eine gewisse Zweiteilung der Innervation wahrscheinlich und

---

[1]) Rominger und Eckstein: Atemstörung bei tuberkulöser Meningitis. Arch. f. Kinderheilk. Bd. 70, S. 258.

lassen sich in der Tat nur auf diesem Wege die Differenzen zwischen experimentell erhobenen „Atemzentren" und den Erfahrungen der Klinik begreifen. Entsprechend dem verschiedenen Sitze und der verschiedenen Natur der Erkrankung würde man nämlich eine Mannigfaltigkeit im klinischen Bilde der Atemstörung bei Affektionen des Großhirns erwarten, aber man sieht sich in dieser Hinsicht so gut wie immer enttäuscht. Selbst bei umfangreicher Zerstörung des Hirns durch einen Bluterguß sieht man nicht selten keinerlei Veränderung der Atembewegungen. Nur in ganz vereinzelten Fällen lassen sich typische Alterationen nachweisen. Bei *Hirnblutung* findet sich manchmal eine ausgesprochen aktive Exspiration bzw. eine Veränderung der Größenausbildung, welche sich bis zu der vollentwickelten CHEYNE-STOKESschen Atmung steigern kann. In einzelnen Fällen entwickelt sich lange dauernder Atemstillstand. DUKEWORTH sah dies bei einem traumatischen subcorticalen Bluterguß an der Vereinigungsstelle des Temporal-, Occipital- und Parietallappens des Großhirns und MACEWEN bei einem subduralen, über den Bereich der hinteren Schädelgrube ausgedehnten Bluterguß, welcher in den 4. Ventrikel eingedrungen war. Beim *Hirnabsceß* tritt in vielen Fällen Verlangsamung der Atmung ein, oft freilich nur wenig ausgeprägt. BORRIES[1]) fand: Die für die Respirationslähmung bei Absceß charakteristischen Symptome sind: totale Bewußtlosigkeit mit Apnöe in Verbindung mit wohlerhaltener Funktion des Herzens und des vasomotorischen Systems. Der Puls schlägt noch einige Minuten nach Aufhören der Respiration und kann, wenn künstliche Respiration eingeleitet wird, noch längere Zeit seine Funktion bewahren (von wenigen Minuten bis zu 48 Stunden). Die Bewußtlosigkeit ist immer vorhanden. Als Sektionsbefund ist typisch die Herabpressung der Cerebellartonsillen ins Foramen magnum mit Kompression der Medulla oblongata und konsekutiver Dilatation der Ventrikel. Auch ein Patient mit völliger Respirationslähmung kann durch Operation geheilt werden, selbst im terminalen Stadium ist der Patient durch künstliche Atmung und Incision des Abscesses zu retten.

Fast lediglich bei Mitaffektion des Inhaltes der hinteren Schädelgrube treten pathognomonisch bedeutsame Störungen der Respiration ein, sowohl bei Herdaffektionen als bei Allgemeinerkrankungen des Zentralnervensystems oder etwa bei Meningitis. Am längsten bekannt sind solche Atemstörungen beim *Tumor cerebelli*. Die Atemstörungen beim Kleinhirntumor sind nicht durch Formänderung der einzelnen Atemzacken charakterisiert, sondern durch Alteration in der Aufeinanderfolge der Atemzüge. Relativ häufig kommt es zu einem Aussetzen der Atmung während ziemlich lange dauernder Zeitabschnitte. Ich selbst beobachtete einen solchen beängstigend lange dauernden Atemstillstand in einem hierhergehörigen Falle, bei welchem es durch künstliche Atmung gelang, das Leben bis zum Wiedereintritt natürlicher Atembewegungen zu erhalten, und dann lange Zeit keine Wiederholung der Apnöe sich einstellte. JACKSON und RUSSEL sahen in einem Falle von Cerebellarcyste sogar ein durch Stunden hindurch andauerndes Aussetzen der Atemtätigkeit bei Erhaltenbleiben der Herzaktion. Beim *Kleinhirnabsceß* folgen die Atemzüge unregelmäßig aufeinander. Zuweilen stellt sich ausgesprochen CHEYNE-STOKESscher Atemtypus ein. Bei vereinzelten dieser Fälle kommt es (wohl infolge einer Fernwirkung auf die Medulla oblongata) zu lange dauerndem Atemstillstande bei guter Herztätigkeit. Wenn auch in solchen Fällen durch künstliche Atmung das Leben noch stundenlang erhalten werden kann, so kommt es doch nach solchen Atemstillständen beim Kleinhirnabsceß nicht mehr zum Erwachen des Patienten, außer dann, wenn die operative Eröffnung des Abscesses die Causa peccans entfernt. Daß lediglich dann charakteristische Störungen

---

[1]) BORRIES: Atemstörung bei Hirnabsceß. Acta oto-laryng. Bd. 1, S. 591.

auftreten, wenn sich die Erkrankung im Bereiche der *hinteren Schädelgrube* abspielt, wird begreiflich durch die Anhäufung der für den Verlauf der Atembewegung in Betracht kommenden nervösen Zentralapparate im Bereiche der hinteren Schädelgrube. Am klarsten werden diese Verhältnisse gemacht durch die neueren Versuche, welche Lumsden am Tiere durchführte und zur schematischen Darstellung (s. Abb. 113) brachte, welch letztere das enge Nebeneinander der verschiedenen „Zentren" erkennen läßt.

Lumsden konnte experimentell vier Zentren im Bereiche der Medulla oblongata feststellen, und zwar ein Inspirationszentrum („gasping centre") an der Stelle des Nœud vital (Abb. 113, Nr. 5 u. 6), ein Exspirationszentrum knapp darüber (4—5), ein Zentrum für den inspiratorischen Tonus („apneusis"), durch welches einzelne verlängerte Einatmungsbewegungen ausgelöst werden, in der Höhe der Striae acusticae (3—4) und das höchstgelegene atemregulatorische Zentrum („pneumotaxic center") in der oberen Hälfte des Pons gelegen, welches den normalen Atemtypus durch periodische Durchbrechung des Inspirationstonus („apneusis") gewährleistet.

Die im Verlaufe der *Meningitis* auftretenden Atemstörungen sind bei Mitbeteiligung der hinteren Schädelgrube durch die Einschaltung mehr oder minder lange dauernder Atemstillstände (bis zu etwa 15 Sekunden Dauer!) gekennzeichnet. Eine solche Atempause wird gewöhnlich durch eine besonders tiefe Einatmung beendet. Diese Einschaltung *länger dauernder Apnöe* zwischen normal große Atemzüge (Biotsches Atmen) tritt bei *eitriger Cerebrospinalmeningitis* geradezu charakteristisch in Erscheinung bei Mitbeteiligung der Organe der hinteren Schädelgrube, darf jedoch nicht als ein absolut prognostisch ungünstiges Zeichen angesehen werden, wie ein von mir beobachteter Fall beweist.

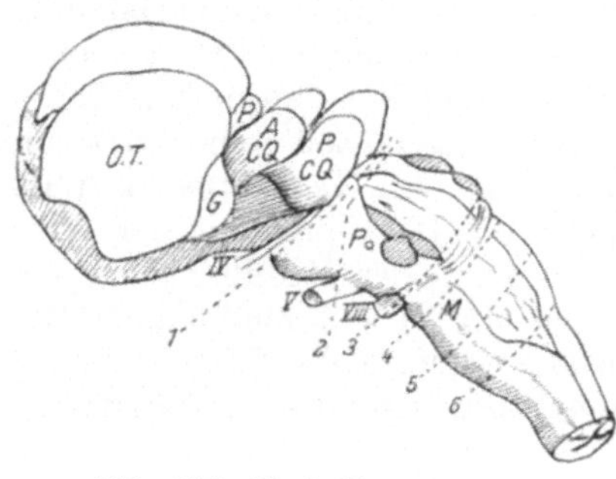

Abb. 113. Nach Lumsden.

Im völligen Einklange mit diesen Erfahrungen beschreiben Conner und Stillmann dieses besonders beim Erwachsenen häufig auftretende Symptom als charakteristisch für die Meningitis nichttuberkulöser Natur. Sie beobachteten überdies einen „*Wellentypus*" der Atmung, gekennzeichnet durch: Störung in Rhythmus, Stärke und Muskeltonus ohne eigentliche Atempausen. Diese Störung ist wohl als identisch mit der *wogenden Atmung* (vgl. S. 350) anzusprechen. Zu halbseitiger Atemstörung führen manchmal „*pontine Hemiplegien*", wie der Fall von Dackau[1]) zeigt.

Von den *Erkrankungen des Rückenmarkes* gibt vornehmlich die *Tabes dorsalis* zu schweren Atemstörungen Veranlassung. Beim Kehlkopfschwindel (Charcot) tritt eine kurze tönende Einatmung ein, der Kranke glaubt zu ersticken und stürzt bewußtlos zu Boden. Die Kehlkopfkrisen (Féréol) sind charakterisiert durch anfallsweise auftretenden Husten mit Dyspnöe, zuweilen gepaart mit einem beängstigenden Laryngospasmus. Die Lähmung der Kehlkopfmuskeln (Abductorenlähmung) verursacht Erstickungsanfälle mit einem besonders während des Schlafes auftretenden stridorösen Atemgeräusch. Bei den Gefäßkrisen der Tabiker kommt es zum Atmungsstillstande. Egger sah bei einem Falle von Tabes habituelle Herabsetzung der Atemfrequenz, bei welcher durch forzierte Atmung eine Apnöe selbst bis zu 120 Sekunden herbeigeführt werden konnte.

---

[1]) Dackau: Halbseit. Atemstör. b. pont. Hemipl. Dtsch. med. Wochenschr. 1922, S. 1549.

Manchmal entwickeln sich Unregelmäßigkeiten der Atembewegung mit einge-schaltetem Atemstillstande (EPPINGER und HESS), welche weder mit der habi-tuellen Neigung zur Atemverlangsamung zu identifizieren, noch in die Gruppe derjenigen Atemalterationen zu stellen sind, welche Larynxkrisen begleiten.

Die akuten Atemstörungen bei der *Tabes*[1]) sind gekennzeichnet durch Anfälle von Apnöe und Bewußtlosigkeit, die während gastrischer Krisen auftreten, von 5—6 Minuten Dauer. Künstliche Atmung bringt das Bewußtsein schnell zurück. Sie sind nicht wie bei Larynxkrisen lokal, sondern zentral bedingt. Daneben zeigen sich manchmal Atemstörungen bei Tabes unter dem Bilde des CHEYNE-STOKESschen Atmens oder des BIOTschen Atemtypus.

Viel erfolgreicher für das Studium der Atemstörungen verlaufen die rein *toxischen* Alterationen. Sie sind fast durchwegs gekennzeichnet durch das Auftreten periodischer Atemstörungen. Als Paradigma sei die bei *Nicotinabusus* (Havannazigarrenrauchern) auftretende Atemstörung genannt: Es kommt da gewöhnlich abends, wenn die Leute schon mehr geraucht haben, dazu, daß bei sonstigem vollständigen Wohlbefinden die Atmung enorm verlangsamt wird. Die Leute bemerken selbst, daß sie nicht atmen und nur in großen Pausen und mit einer gewissen Mühe zu respirieren vermögen. Dabei ist die Herzaktion durch-aus normal, insbesondere sind keinerlei stenokardische Erscheinungen nachweis-bar. Neben diesen schon von FONSSARD beschriebenen Atemstörungen, die beim Aussetzen des Rauchens bald vorübergehen, sieht man dann auch noch Atmungs-formen periodischen An- und Abschwellens, mitunter auch eine dem CHEYNE-STOKESschen Atmen analoge Form mit mehr minder großen Pausen, die bei sonst vollständigem Wohlbefinden 79 Sekunden betragen kann (FR. PICK). Im Tierversuche konnte OZORIO DE ALMEIDA[2]) beim chloralisierten Hunde durch intravenöse Injektion von *Nicotin* einen lange dauernden Atemstillstand zustande bringen, der nicht etwa durch gleichzeitig einsetzende Blutdruckalteration (vgl. oben S. 355) hervorgebracht wird. Nichtanästhesierte Tiere zeigen diese Nicotinapnöe ebenfalls, doch wird sie in manchen Fällen bei solchen Tieren durch Krampfanfälle unterbrochen. Die dazu notwendigen Gaben sind nicht erheblich, sie werden in der Mehrzahl der Fälle wiederholt ertragen. Dadurch nun, daß beim Menschen sich eine solche Einschaltung lange dauernder Atemstill-stände nicht so selten bei ganz verschiedenen Krankheiten (Nephritis, Diabetes mellitus, inkompensiertem Herzfehler, Icterus gravis) findet, gewinnt diese Form der Atemstörung geradezu eine pathognomonische Bedeutung für das klinische Bild der *Autointoxikation.* Gesteigert wird diese Bedeutsamkeit der Atemstill-stände dadurch, daß man mit dem Zurückgehen der Erscheinungen der Auto-intoxikation ein Verschwinden der Atemstillstände konstatieren kann. Ganz anders sieht aber die Atemstörung aus, welche durch den *M. Basedowii* aus-gelöst wird. Dieselbe tritt in zwei verschiedenen Formen auf: 1. als dauernde Störung charakterisiert durch Abflachung der Atemelevationen und Verlänge-rung der Ein- und Ausatmung, Unregelmäßigkeiten der Form und Größe der einzelnen Elevationen der Atemkurve und regellos eingeschaltete Atempausen von variabler Dauer (HOFBAUER). 2. als anfallsweise auftretende Atemstörung mit Vertiefung der Atmung, rasch ablaufender In- und Exspiration und lange dauernden Atempausen (HOFBAUER). In manchen Fällen tritt solche schwerste Atemnot gleichzeitig mit Tachykardie und Bewußtlosigkeit auf und wird später von „abnorm tiefer und beschleunigter Atmung" abgelöst (PÄSSLER).

---

[1]) PETTE: Akute Atemstörung bei Tabes dorsalis. Münch. med. Wochenschr. 1921, S. 1188.

[2]) OZORIO DE ALMEIDA: L'apnée nicotinique. Journ. de physiol. et de pathol. gén. Nr. 18, S. 744.

Sainton und Schulmann[1]) untersuchten die Basedowische Atemstörung mittels Spirometrie und Radioskopie und fanden ebenfalls, daß die Atemstörung für die Basedowsche Krankheit charakteristisch und nicht etwa durch mechanische Beeinflussung von seiten der Atemwege ausgelöst ist. Alle Basedowiker sind polypnoisch, es entsteht bald eine Tachypnöe. Die dabei leicht entstehende Tachykardie geht derselben parallel. Die Zwerchfellexkursionen sind gering.

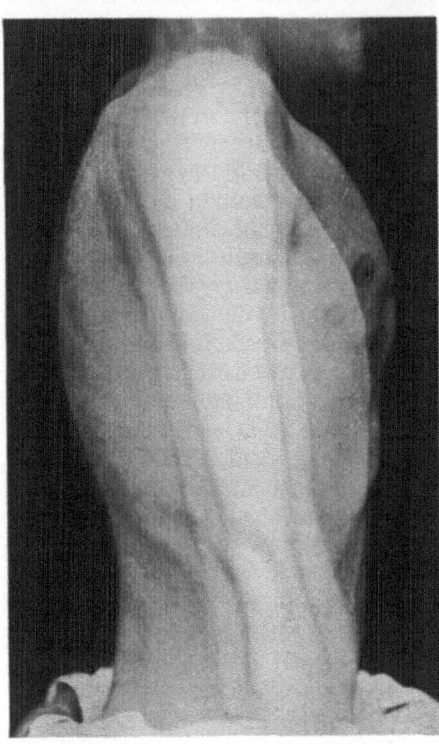

Abb. 114. „Verkehrte Bauchatmung". Beim Inspirium wird der Brustkorb stark gehoben, die vordere Bauchwand sinkt ein, beim Exspirium sinkt der Brustkorb ein, die vordere Brustwand tritt wieder vor; daher kreuzen sich die in $\times$ exspiratorischen Silhouetten.

Daß der Basedowiker wegen des gesteigerten Stoffwechsels und seiner verschwenderischen Verwendung der Reserven polypnoisch ist, stimmt auch mit seiner geringen Fähigkeit zum Anhalten des Atems überein. Während der Gesunde dies 50 Sekunden lang kann, vermag der Basedowiker den Atem bloß 18 Sekunden anzuhalten. Seine Atmung, insbesondere die Exspiration, wird durch Druck auf die Augäpfel stark beeinflußt.

Erkrankungen der peripheren Nerven können ebenfalls Atemstörungen hervorrufen und zwar dann, wenn entweder die Atmung durch die Entzündung *sensibler* Fasern schmerzhaft wird oder die *motorischen* Nerven für die Atemmuskulatur betroffen wurden. Im ersteren Falle kommt es zur Verlängerung und Verflachung der Einatmung, Ungleichheit in der Größenausbildung der einzelnen Atemexkursionen und der Größe der Atempausen. In einzelnen Fällen allerdings erfolgt, wohl aus Utilitätsgründen, eine Verschiebung der Atemtätigkeit in der Form, daß nur ein Teil der zur Verfügung stehenden Motoren verwendet wird, wobei nicht selten ein Abwechseln der zur Atemtätigkeit herangezogenen Atemmuskeln zu beobachten ist, also nur eine geringe Zeit hindurch dieselben Anteile der Brustwandungen dem Atemgeschäft obliegen. Solches Verhalten findet oft seine Erklärung durch zeitweise Behinderung der Atemtätigkeit in einzelnen Anteilen der Thoraxwandungen, wie z. B. die durch Blähung von Magen oder Darm veranlaßte Behinderung der Zwerchfellstätigkeit.

Eine Störung der *motorisch* wirksamen Nerven manifestiert sich rein mechanisch durch Behinderung der Luftströmung oder Ausfall der Arbeitsleistung der Atemmuskulatur. Einseitige Reizung des peripheren *Vagus*endes übt eine verengernde Wirkung auf die Bronchialmuskulatur beider Lungen aus, nur ist die Wirkung auf der gleichen Seite meist stärker. Periphere Vagusreizung hat bisweilen Erweiterung des Bronchiallumens durch Wirkung auf die Bronchialmuskulatur zur Folge, und zwar hat oft die Reizung eine Erweiterung auf der Seite der Reizung, verbunden mit einer Verengerung auf der Gegenseite, ausgelöst (Weber). Die

---

¹) Sainton und Schulmann: La Respir. des Basedowiens. Ann. de med. Bd. 12, S. 173.

Reizung des N. laryng. superior veranlaßt eigentümliche Atemstillstände, unterbrochen durch sehr vereinzelte tiefe Inspirationen. Am meisten Interesse hat in neuerer Zeit der *N. phrenicus* für sich in Anspruch genommen, und zwar nicht bloß mit Rücksicht auf die bei Röntgendurchleuchtung der Patienten zu beobachtenden Bewegungsstörungen des Diaphragmas, sondern insbesondere mit Rücksicht auf die durch SAUERBRUCH[1]) und seine Schule, DENK[2]) systematisch durchgeführte *chirurgische Durchschneidung* bzw. *„Exairese"* (vgl. S. 438) *des N. phrenicus zu therapeutischen und diagnostischen Zwecken.*

Schon vorher hatte die seit Jahrzehnten stetig zunehmende Verwendung der Röntgenuntersuchung der Brustorgane gezeigt, daß unsere Vorstellungen betreffs der Bewegungen des Diaphragmas eine wesentliche Korrektur erheischen, daß der Mangel einer sichtbaren, genügend großen Zwerchfellbewegung nicht ohne weiteres zu der Diagnose einer Schädigung der Innervation oder der Leistungsfähigkeit des Zwerchfellmuskels berechtige.

Das von GERHARDT als Zeichen einer Zwerchfellähmung angegebene *Einsinken der vorderen Magengrube bei der Inspiration* findet sich (s. Abb. 114) bei *„verkehrter Bauchatmung"* trotz Fehlens jeder organischen Innervationsstörung, und ebenso kommt es hierbei oft zu *pseudoparadoxer Zwerchfellbewegung* (vgl. S. 345), als Folge einer rein costalen Atmung mit funktioneller Ausschaltung der Zwerchfelltätigkeit.

Klinisch zeigt sich *Zwerchfellhochstand* und *Bewegungseinschränkung* bei Schädigung des N. phrenicus durch Gifte, Trauma, Druck von Tumoren oder Abscessen bzw. Schädigung des Nerven oder der Cervicalregion des Rückenmarks, sowie beim Vorhandensein intrathorakaler Tumormassen. Die gleichen Erscheinungen treten auf bei Ascites, Gasansammlung im Bauch, Tumoren daselbst, Peritonitis, subphrenischem Leber- oder perinephritischem Absceß, ferner im Frühstadium akuter Pleuritis [PANCOASTS[3]) Reflexaktion]. Dagegen zeigt sich bei Tuberkulose der oberen Lungenpartien, Emphysem, Pneumothorax, pleuralem Erguß, Aneurysma, Myositis bzw. degenerativen Prozessen im Muskel Beweglichkeitseinschränkung bzw. -mangel mit Zwerchfell*tief*stand.

Da die klinischen Erfahrungen keine eindeutige Beantwortung der Frage nach den Bewegungsstörungen geben, welche die Ausschaltung des N. phrenicus zur Folge hat, versuchte man eine Klärung im Tierversuche[4]) mittels Durchschneidung bzw. Durchfrierung. Das *Durchfrieren des N. phrenicus* geschah am Halse nach Freilegung des Nerven mittels $1^{1}/_{2}$ Minuten langer Einwirkung von Äthylchlorid;

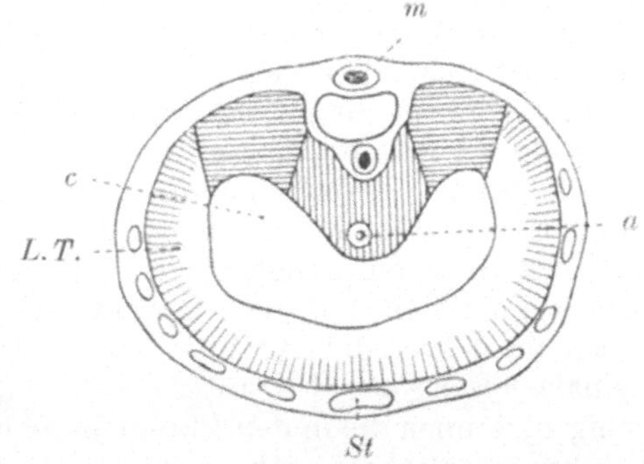

Abb. 115. Schema der motorischen Zwerchfellinnervation (nach FELIX). Wagerechte Strichelung: N. intercostalis 12; senkrechte Strichelung: Phrenicus und Sympathicus, ohne Strichelung: Phrenicus.

---

[1]) SAUERBRUCH: Chir. d. Brustorgane Bd. 1. Berlin: Julius Springer 1920. — BRUNNER: Chirurg. Behandl. d. Lungentuberk. Leipzig 1924.

[2]) DENK: Wien. klin. Wochenschr. 1925.

[3]) PANCOAST: Funktionelle Störungen des Zwerchfells. New York med. journ. a. med. record Bd. 111, S. 353.

[4]) BALDERRY: Experimentelle Studien über die Unbeweglichkeit des Zwerchfelles. New York med. journ. a. med. record Bd. 117, S. 202.

sie erzeugte Herabsetzung der Zwerchfellbewegungen, die Durchschneidung aber eine Lahmlegung des Zwerchfelles, beiderseitige Durchschneidung den Tod, die einseitige Durchfrierung bei Pleuraerguß Hochstand und Bewegungslosigkeit des Diaphragmas. Die Ruhigstellung des Zwerchfelles hat also keine einheitliche Ursache [Matson[1])].

Die systematisch durchgeführten tierexperimentellen Untersuchungen [Ken-Kuré und seine Schule[2]), W. Felix[3])] ergaben, daß es gar nicht angehe, den N. phrenicus als den einzigen motorischen Nerven der Zwerchfellmuskulatur anzusprechen. Felix glaubte, daß in der nervösen Versorgung sich der N. phrenicus hier mit dem N. intercostalis 12 und dem N. sympathicus nach ganz bestimmten Regeln teile (Abb. 115). Motorisch wird das Zwerchfell in seinem Hauptteile durch den N. phrenicus innerviert; der N. intercostalis 12 versorgt das Zwerchfell an seinem Ursprungteile an der 12. Rippe, und der Sympathicus gemeinsam mit dem N. phrenicus innerviert den lumbalen Abschnitt des Diaphragmas. Die serösen Überzüge des Zwerchfelles werden in ihren zentralen Partien auch durch den sympathischen Phrenicus, in ihren peripheren Partien (auf den Rippenursprüngen) durch die untersten Intercostales innerviert. Die sympathische Innervation quergestreifter Skelettmuskulatur ist noch nicht einwandfrei sichergestellt. Boeke will besondere Endplättchen in der quergestreiften Muskulatur gefunden haben. Diese sollen mit Sympathicusfasern verbunden sein. De Boer glaubt experimentell nachgewiesen zu haben, daß „der Sympathicus den Muskeltonus der quergestreiften Muskulatur innerviert". Bei Fröschen und Katzen durchschnitt er die Rami communicantes auf einer Seite in der Höhe der zum Hinterfuß gehörigen Wurzeln. Darauf verschwand der Tonus im gleichseitigen Hinterfuß. Es tritt also dasselbe ein wie nach Durchschneidung der hinteren Wurzeln.

Den Befund von Cavalié, wonach der Vagus motorische Fasern zu den den Oesophagus umschließenden Muskelbündeln abgeben sollte, konnte Felix nicht bestätigen. Um eine möglichst vollkommene Ausschaltung des N. phrenicus zu erzielen, hat es sich als notwendig erwiesen, auch den von dem Hauptstamme gesondert ziehenden Nebenphrenicus mit zu eliminieren. Er wird bei der Phrenicotomie nicht mit durchtrennt und erklärt man damit oft die nicht so seltenen ungenügenden Operationsresultate. Um solche auszuschalten, hat Sauerbruch an die Stelle der Phrenicotomie die Ausreißung des Nerven, die „Exairese", gesetzt. Bei diesem Eingriff wird der Nebenphrenicus mit exstirpiert.

Am Halse empfängt der N. phrenicus aus einem im wesentlichen sympathischen gangliösen, auf der Pleurakuppel liegenden Plexus (Plexus suprapleuralis) einen bis mehrere feinste Äste. Da an der Bildung des Pl. suprapleuralis sich auch spinale Fasern aus den untersten Cervical- und den ersten Thorakalnerven beteiligen, können die in den Phrenicus ziehenden Äste des Plexus neben hauptsächlich sympathischen auch noch spinale Fasern enthalten.

So gut wie alle Phrenicusäste, welche sensible Endigungen in den serösen Überzügen des Zwerchfelles besitzen, aber auch einzelne motorische Äste des Phrenicus stehen mit dem Sympathicus in Zusammenhang. So drängt sich der Gedanke auf, daß die sensibeln Äste des Phrenicus aus sympathischen Fasern bestehen. Vielleicht führt nach diesen Beobachtungen der Sympathicus auch Fasern für den Zwerchfellmuskel.

Ken-Kuré[2]) und seine Mitarbeiter nehmen, vom Weiterbestehen des Zwerch-

---

[1]) Matson: Unregelmäßigkeiten der Zwerchfellbewegung. Amer. journ. of the med. sciences Bd. 163, S. 826.

[2]) Ken-Kuré: Zeitschr. f. d. ges. exp. Med. 1922; Pflügers Arch. f. d. ges. Physiol. 1921/22.

[3]) Felix, W.: Dtsch. Zeitschr. f. Chirurg. Bd. 171.

felltonus nach Phrenicotomie ausgehend, an, die tonische Innervation des Diaphragmas, sowie auch der übrigen quergestreiften Skelettmuskulatur erfolge sowohl durch spinale als auch durch sympathische Nerven. Durch Ausreißung des N. phrenicus am Halse erzielte er Lähmung und Stillstand in Ausatmungsstellung, selten eine geringe normal erfolgende Bewegung, aber keine Tonusabnahme. FELIX jedoch findet erst nach Exairese des Phrenicus, also Ausschaltung *sämtlicher* Wurzeln, widersinnige Bewegung des Zwerchfelles. Die Durchleuchtung entscheidet die Frage nach der Zwerchfellähmung nur bei widersinniger Bewegung. Beim Ausbleiben derselben ist nach FELIX die Besichtigung des Zwerchfelles vom Bauche her allein ausschlaggebend. Als *mechanische* Ursachen des Zwerchfelltonus kommen in Betracht: Lungenzug, Seitenzug der gesunden Zwerchfellhälfte und Druck der Bauchorgane. Das Diaphragma kann durch völlige Ausschaltung seiner Bewegungsnerven und der mechanischen Kräfte zur völligen Entspannung gebracht werden, die Annahme eines eigenen, vom Bewegungsnerven unabhängigen, für sich nervenversorgten Muskeltonus des Zwerchfelles hat daher keine Berechtigung. KEN-KURÉS auf Rückenmarksdurchschneidungsversuchen aufgebaute Annahme, daß die tonusgebenden sympathischen Nervenfasern nicht im Phrenicus, sondern unterhalb desselben aus der Medulla austretend in den Nn. splanchnici verlaufen, stößt FELIX auf Grund klinischer Beobachtungen um, zumal er auch im Tierversuche weder die von KEN-KURÉ beobachtete Tonusabnahme nach Splanchnicusdurchtrennung noch auch eine Vermehrung des Zwerchfelltonus nach Splanchnicusreizung (ebenso wie auch KEN-KURÉ!) fand. Er gibt daher auch seine eigene Ansicht von der motorischen Funktion der Pars lumbalis diaphragmalis durch den Sympathicus (s. oben) auf. Da nach Entfernung der sympathischen Ganglien ein der Dystrophia musculorum progressiva ähnliches Bild auftritt und völlige Entartung nur nach Ausschaltung der spinalen *und* sympathischen Fasern (Ausreißen des Phrenicus), so erklärt dies Verf. zum Teil in Übereinstimmung mit LANGLEY durch den starken Zug an den Muskelscheiden beim Ausreißen bzw. durch die eigenartige Austrittsweise des Phrenicus und „reflektorische" Wirkungen.

Diese Verhältnisse gewinnen besondere Bedeutung mit Rücksicht auf den eigentümlichen Modus der *Wechselbeziehungen im Innervationsmechanismus der beiden antagonistischen Muskelgruppen*, welche die muskulöse Umkleidung des Bauchraumes darstellen. Ist es doch erwiesen, daß das *Zwerchfell einerseits* und die *Bauchmuskulatur andererseits* antagonistisch auch reflektorisch beeinflußt werden. Während der inspiratorischen Zwerchfellkontraktion erfolgt gleichzeitig eine antagonistische aktive Erschlaffung der Bauchwandmuskulatur. Es erfolgt nämlich die von der Kontraktion des tätigen Muskels völlig verschiedene „Spannung" des Muskels auf eine ganz andere Weise als die Kontraktion. Nach FRANK werden die Elemente der Sperrung vom Parasympathicus innerviert, nach FRÖHLICH und MEYER[1]) aber weder vom Sympathicus noch vom Parasympathicus, sondern von einem besonderen, nicht von extraspinalen Ganglien unterbrochenen Tonussystem. Die *Indikation für eine künstliche Schädigung des N. phrenicus* ist gegeben bei rein isolierter tetanischer Starre des Zwerchfelles sowie bei hartnäckigem Singultus, sowie als diagnostische Voroperation bei extrapleuraler Thorakoplastik [NEUHÖFER[2])].

So hat sich denn auch für dieses Teilgebiet die Notwendigkeit der Zusammenarbeit von Theorie und Praxis in der medizinischen Forschung ergeben mit dem

---

[1]) FRÖHLICH und MEYER: Zentralbl. f. Physiol. Bd. 26, S. 2. 1912; Arch. f. exp. Pathol. u. Pharmakol. Bd. 79. 1915; Bd. 87. 1920.

[2]) NEUHÖFER: Künstliche Phrenicusschädigung. Mitt. a. d. Grenzgeb. d. Med. u. Chirurg. Bd. 35, S. 1. 1922.

Resultate gegenseitiger Befruchtung durch neue Fragestellung und geänderte Auffassung der klinischen Erfahrungen hier ebenso wie auf den übrigen Anteilen der Physiologie des Atemapparates. *Erst durch die Einführung der in der Einleitung erwähnten physiologischen Untersuchungsmethoden in die Klinik erwuchs die Möglichkeit eines tieferen Einblickes in das pathologische Geschehen bei Erkrankungen des Atemapparates, in die Wirkungen der pathologischen Atemfunktion auf den Organismus.* Die Analyse der am Krankenbette beobachteten Störungen mittels dieser Methodik führte zu den Feststellungen über die Natur und Genese der beim Gesunden latent wirksamen mächtigen intrathorakalen Kraft der „Lungenspannung", über die durch Änderungen in der Atemfunktion ausgelösten krankmachenden und krankhaften Veränderungen am Atemapparat, sowie am Gesamtorganismus.

Die pathologische Atemfunktion stellt eben nicht bloß die **Folge,** *sondern zum mindesten in gleichem Ausmaß auch die* **Ursache** *von krankhaften Organveränderungen dar.* Diese Erkenntnis führte weiterhin zum Versuche einer **kausalen Bekämpfung** *der krankhaften Veränderung* durch *entsprechende* **funktionelle Umschaltung.** In den meisten Fällen gelingt eine solche schon durch *passive Beeinflussung der Atembewegung* (Lagerung) oder aber durch *aktive* (Atemübungen). Bei anderen Krankheiten freilich bildet die pathologische Atemfunktion bloß eine die *Wirkungen des exogenen Erregers verstärkende Komponente* (vgl. S. 406ff.). Ein Beispiel dieser Art, die Lungentuberkulose (vgl. S. 408ff.), erfordert oft mit Rücksicht auf die bedrohlichen Erscheinungen bzw. den ungenügenden Erfolg ein brüskes Eingreifen. Vorzüglich wirkt hier gegen die Autotuberkulinisation die chirurgische Behandlung (Pneumothorax, Thorakoplastik, Plombierung) durch *Bremsung* der Atemtätigkeit. Sie bewirkt ein geradezu zauberhaftes Verschwinden der bedrohlichen Symptome (Fieber, Abmagerung usw.). Freilich darf hier nicht mit der Ruhigstellung der erkrankten Lungenteile die therapeutische Aufgabe als erledigt betrachtet werden, sondern muß sich die allmähliche Rückführung zu respiratorischer Betätigung der erkrankten Lunge daran anschließen. Zeigt dieses Beispiel, wie nötig in manchen Fällen die *Verwendung der beiden Extreme* in entsprechender Aufeinanderfolge ist, die *Wirkungen* einer exogenen Noxe zu bekämpfen, so wirkt bei anderen Erkrankungen (Emphysem, Asthma, Vitium cordis) die *funktionelle Umschaltung* als **kausale Therapie.**

Jede solche Umschaltung der Atemtätigkeit kann freilich nur dann den gewünschten Erfolg erzielen, wenn sie auf genauer Analyse der krankmachenden Störungen aufgebaut ist und deshalb stellt der therapeutische Effekt ein wichtiges Kriterium für die Richtigkeit der theoretischen Grundlagen dar. Demgemäß stellen theoretische Forschung und klinische Erfahrung um so inniger aneinandergekettete Teile der Gesamtmedizin dar, miteinander unlösbar verbunden durch die pathologische Physiologie.

Operative Verkleinerung der Lunge.

Von

A. BRUNNER und F. SAUERBRUCH
München.

Mit 5 Abbildungen.

Zusammenfassende Darstellungen.

MINKOWSKI: Die Pathologie der Atmung, in KREHL-MARCHAND: Handb. d. Allg. Pathol. Bd. II, 1. Abt. Leipzig 1912. — SAUERBRUCH: Chirurgie der Brustorgane. Bd. I u. II. Berlin 1920 u. 1925. — STAEHELIN: Die Erkrankungen der Trachea, der Bronchien, der Lungen und der Pleuren, in MOHR-STAEHELIN: Handb. d. inn. Med. Bd. II. Berlin 1914.

Die operative Verkleinerung der Lunge hat bei der ungeahnten Entwicklung der Chirurgie der Brustorgane in den letzten 20 Jahren eine große Bedeutung gewonnen. Unter dem Schutze des Druckdifferenzverfahrens, das 1904 von SAUERBRUCH angegeben und eingeführt worden ist, gelingt es, bei Neubildungen der Lunge *Resektionen* vorzunehmen oder bei umschriebenen Bronchektasien ganze Lungenlappen ohne Gefahr für die Kranken zu entfernen. Die schon lange bekannte Tatsache, daß Lungentuberkulosen unter dem Drucke eines Pleuraexsudates oder unter einem spontan aufgetretenen Pneumothorax ausheilen können, bildete für FORLANINI und MURPHY die Veranlassung zur Einführung des *künstlichen Pneumothorax*. Ähnliche Überlegungen ließen die *extrapleurale Thorakoplastik* entstehen, deren grundsätzliche Bedeutung schon von QUINCKE und C. SPENGLER erfaßt worden war. BRAUER und FRIEDRICH erweiterten sie, um bei bestehenden Brustfellverwachsungen einen vollwertigen Ersatz für den künstlichen Pneumothorax zu schaffen. Die Gefahren der großen Operation wurden durch Änderungen der Technik vermindert und das Verfahren von WILMS und SAUERBRUCH ausgebaut. Die auf diese Weise geschaffene *Einengungsbehandlung* wurde durch die *künstliche Zwerchfellähmung* und die *extrapleurale Pneumolyse* mit anschließender Plombierung erweitert und findet nicht nur bei der Behandlung der Tuberkulose, sondern auch bei eitrigen Erkrankungen der Lunge und der Luftwege zunehmende Verwendung.

Alle diese Eingriffe haben eine Einschränkung des Lungenvolumens zur Folge, die in der Regel von den Kranken überraschend gut vertragen wird. Es erhebt sich daher die Frage nach der kleinsten, zum Leben notwendigen Lungenmenge.

Kleinste, zum Leben notwendige Lungenmenge.

Es ist dem Kliniker aus den Beobachtungen am Krankenbett und dem Pathologen nach Sektionsbefunden schon lange bekannt, daß eine hochgradige Einschränkung der Atmungsoberfläche durch fortschreitende Lungenentzündungen, pathologische Zerstörungen und große Luft- und Flüssigkeitsansammlungen in den Brustfellhöhlen mit dem Leben vereinbar ist, sofern die Einengung nicht allzu rasch erfolgt. *Bei langsamer Entwicklung der Atemstörung kann eine vollkommene Kompensation der Ateminsuffizienz zustande kommen* (Minkowski). Die Erfahrungen bei der Pneumothoraxbehandlung der Lungentuberkulose haben gezeigt, daß der Ausfall einer ganzen Lunge nicht die geringsten Störungen hervorruft. Es ist sogar ein doppelseitiger Pneumothorax mit dem Leben vereinbar, sofern Verwachsungen einen völligen Kollaps der Lunge verhindern.

Die Frage nach der kleinsten zum Leben notwendigen Lungenmenge wurde mehrfach bei Tierversuchen erörtert. Lichtheim[1]) zeigte schon 1879, daß etwa *drei Viertel vom Gefäßgebiet der Lungenarterie* ausgeschaltet werden können, ohne daß der Blutdruck im großen Kreislauf abnimmt. Es fließt demnach auf den noch vorhandenen freien Bahnen genügend Blut zum linken Vorhof, um dem Bedarf an arterialisiertem Blut zu genügen. Hellin[2]) stellte fest, daß Kaninchen trotz *doppelseitiger Eröffnung der Pleurahöhlen* stundenlang am Leben bleiben, ja bei anschließendem Verschluß der Wunden sich sogar wieder vollständig erholen können, sofern die Öffnungen in der Brustwand nicht allzu ausgedehnt sind. Er führt diese Beobachtungen als Beweis dafür an, daß die Lungen auch beim offenen Pneumothorax nicht vollständig kollabieren.

Ähnliche Versuche wurden von Friedland[3]) bei Hunden und Katzen unternommen. Es ergab sich auch hier, daß *die Tiere den doppelseitigen offenen Pneumothorax vertragen, wenn die Durchmesser beider Öffnungen in der Brustwand kleiner sind als die Hälfte der Durchmesser der beiden Hauptbronchen.*

Die Verschließung eines offenen Pneumothorax hatte immer eine bedeutende Besserung des Zustandes der Tiere zur Folge, sofern der Verschluß der Fistel während der Ausatmung erfolgte. Es kann dann die folgende Einatmung eine wirksame Blähung der Lunge herbeiführen. Die Atemzüge waren bei geschlossenem oder nur eng geöffnetem Pneumothorax tiefer, rascher und häufiger als in der Norm, so daß die Menge der Atemluft und der Gaswechsel pro Stunde normale oder sogar erhöhte Werte erreichen können. Friedland stellte mit dem Gadschen Aeroplethysmographen fest, daß auch bei eng geöffnetem Pneumothorax allmählich ein vollständiger Kollaps der Lunge eintritt.

Garrè hat schon früher darauf aufmerksam gemacht, daß die beim einseitig offenen Pneumothorax entstehende Atemnot nicht eine Folge der Einengung der Atmungsoberfläche ist, sondern sich einstellt, weil der Gasaustausch in der anderen Lunge durch das Mittelfellflattern und das Auftreten von sogenannter Pendelluft (Brauer) eingeschränkt, ja sogar unmöglich gemacht wird.

Man kann mit einem einfachen Versuch nachweisen, daß trotz vollständigen Ausfalles der Atmung einer Lunge die Folgen eines offenen Pneumothorax fehlen können. Unterbindet man unter Anwendung des Druckdifferenzverfahrens den Hauptbronchus der eröffneten Seite im geblähten Zustande der Lunge, so bleiben alle schweren Erscheinungen aus, weil die Pendelbewegung der Luft zwischen eingeengter und gesunder Lunge unterbrochen und das Mittelfellflattern im wesentlichen verhindert wird.

Sauerbruch[4]) konnte zeigen, daß ein Hund, der durchschnittlich 800 ccm in der Minute atmet, mit einem Gaswechsel von nur 70 ccm auskommen kann. *Es genügt demnach der elfte bis zwölfte Teil des Atemvolumens zur Deckung des Sauerstoffbedürfnisses.*

<hr>

[1]) Lichtheim: Arch. f. exp. Pathol. u. Pharmakol. Bd. 10. 1879.

[2]) Hellin, D.: Über das Kollabieren der Lunge bei Pneumothorax. Berlin. klin. Wochenschr. 1901, Nr. 40.

[3]) Friedland, M. F.: Die pathologische Physiologie des doppelseitigen Pneumothorax. (Russisch.) Ref. in Zentralbl. f. Tuberkuloseforsch. Bd. 22, S. 102. 1924.

[4]) Sauerbruch, F.: Zur Pathologie des offenen Pneumothorax usw. Mitt. a. d. Grenzgeb. d. Med. u. Chirurg. Bd. 13. 1904.

In voller Übereinstimmung mit diesen experimentellen Feststellungen kam STAEHELIN[1]) durch theoretische Überlegungen und physikalische Be rechnungen zu der Annahme, daß *elf Zwölftel der atmenden Lunge außer Funktion treten dürften, ohne daß der Gasaustausch für die Erhaltung des Lebens ungenügend würde.*

Die respiratorische Oberfläche der Lunge ist so groß, daß sie durch rein physikalische Kräfte in kurzer Zeit bedeutende Gasmengen durchtreten lassen kann. ZUNTZ berechnet die Oberfläche der Lunge eines 70 kg schweren Mannes bei einem Luftvolumen der Lunge von 3000 ccm auf mindestens 90 m². Unter Zugrundelegung der Werte für die Dicke der Alveolensepta, die Gasspannung und die Diffusionsgeschwindigkeit ermitteln LOEWY und ZUNTZ[2]) die Sauerstoffmenge, die durch die gesamte Lungenoberfläche hindurchtreten könnte, auf 9495 ccm in der Minute, während nur 250 ccm in der Ruhe, 3000 ccm bei größter Arbeitsleistung erforderlich sind.

Aus diesen Zahlen geht hervor, daß die Atmungsoberfläche der Lunge beinahe 40 mal soviel leisten könnte, als zur Bestreitung des Sauerstoffbedürfnisses in der Ruhe notwendig ist, und dreimal mehr, als der Körper bei stärkster Arbeit bedarf. Wenn wir auch annehmen müssen, daß bei der Einengung der Lunge der Energieumsatz in der Ruhe infolge stärkerer Beanspruchung der Atemmuskulatur erhöht ist, so ist doch die Zahl von STAEHELIN sicher nicht zu hoch gegriffen.

Rückwirkungen der Lungenverkleinerung.

Wird die Atmungsoberfläche durch Erkrankungen oder durch operative Maßnahmen eingeengt, so sucht der Körper den Ausfall auszugleichen. Durch eine *Vermehrung und Vertiefung der Atemzüge* wird die atmende Lunge sehr bald den gleichen Gesamtgaswechsel erreichen. Abgesehen davon, daß unter besonderen Umständen die Kranken wegen Schwäche und Ermüdungsgefühl größere Muskelanstrengungen nach Möglichkeit vermeiden, haben Untersuchungen des Gaswechsels ergeben, daß im allgemeinen eine Einschränkung der Zersetzungen und des Sauerstoffverbrauchs im Organismus nicht erfolgt (MINKOWSKI). Im Gegenteil, die stärkere Beanspruchung der Atemmuskulatur führt, wie schon erwähnt, zu einer Steigerung des Energieverbrauches. Die Beobachtungen von ZUNTZ[3]) und seinen Mitarbeitern zeigen, daß geübte Bergsteiger weit höhere Grade von Luftverdünnung vertragen können als der Durchschnitt der Menschen. Man darf daher wohl annehmen, daß bei erschwerter Sauerstoffversorgung durch Gewöhnung allmählich eine bessere Ausnützung der zugeführten Energie eintritt; haben doch die Untersuchungen von KATZENSTEIN und GRUBER[4]) dargetan, daß verschiedene Menschen je nach der Geschicklichkeit, mit der sie ihre Muskulatur zu bestimmten Verrichtungen verwenden, mit größerem oder geringerem Stoffaufwand gleiche Kraftleistungen vollbringen können.

Die kompensatorischen Leistungen des Körpers sind ganz andere, wenn mit der Einschränkung der Atmungsoberfläche zugleich auch die Strombahn der ihr zugehörigen Gefäße eingeengt oder ganz verschlossen wird, als wenn nur der Luftgehalt vermindert ist. Im letzteren Falle wird der Teil des Blutes, der in einem luftlosen Lungenabschnitt kreist, nicht arterialisiert. Der aus der Lunge zum

[1]) STAEHELIN: s. Literatur S. 441.
[2]) LOEWY und ZUNTZ in MICHAELIS: Handb. d. Sauerstofftherapie. Berlin 1906.
[3]) ZUNTZ, LOEWY, MÜLLER, CASPARI: Höhenklima und Bergwanderungen. Berlin 1906.
[4]) Zitiert nach MINKOWSKI.

444   A. Brunner und F. Sauerbruch: Operative Verkleinerung der Lunge.

linken Herzen zurückfließende Blutstrom besteht demnach aus einer Mischung von sauerstoffreichem und von kohlensäuregesättigtem Blut.

Nach den Untersuchungen von Sackur[1]) und Bruns[2]) ist beim Pneumothorax der Sauerstoff des arteriellen Blutes fast um die Hälfte vermindert, der Kohlensäuregehalt dagegen annähernd normal. *Die mangelhafte Arterialisation bedingt die Dyspnöe.*

Da der erhöhte Kohlensäuregehalt eine Reizung des Atemzentrums hervorruft, so antwortet dieses mit einer Steigerung des Atemvolumens. Es entsteht daraus eine *Hyperventilation* (Minkowski), indem in solchen Fällen die Ausatmungsluft sauerstoffreicher und kohlensäureärmer ist als normal. Es wird aber auch auf diese Weise nie eine Arterialisation des Gesamtblutes herbeigeführt werden können, da eine Übersättigung des Hämoglobins mit Sauerstoff in den atmenden Lungenalveolen nicht möglich ist. Das Hämoglobin sättigt sich in der Lunge schon bei der normalen O-Spannung in der Alveolarluft nahezu vollständig mit Sauerstoff. Der durch die Hyperventilation hervorgerufene geringe Zuwachs der alveolaren O-Spannung kann daher die Sauerstoffaufnahme ins Blut nicht mehr wesentlich erhöhen.

Ein gewisser Ausgleich wird allerdings dadurch geschaffen, daß bei allen Zuständen ungenügender Atmung die Blutkörperchenzahl vermehrt und dadurch der Hämoglobinvorrat des Körpers gesteigert wird. Für die Atmung verdünnter Luft ist diese Tatsache schon seit Berts[3]) grundlegenden Untersuchungen bekannt. Naunyn[4]) hat als erster eine erhebliche Zunahme des Hämoglobingehalts bei chronischer Dyspnöe, Malassez[5]) eine Vermehrung der Blutkörperchenzahl bei Zyanotischen beobachtet.

Wesentlich günstiger liegen die Verhältnisse, wenn bei der Ausschaltung eines Lungenabschnittes auch *zugleich der pulmonale Kreislauf unterbrochen wird.* Es fließt dann das gesamte Lungenblut durch atmende Teile des Organs und kann in normaler Weise Sauerstoff aufnehmen und Kohlensäure abgeben. Es ergibt sich aus dieser Erkenntnis, daß z. B. die operative Entfernung einer ganzen Lunge eine bessere Lüftung des Blutes gewährleistet als die Einengung durch einen vollständigen Pneumothorax, und wir verstehen, daß die Resektion eines Lungenlappens vom Körper anstandslos vertragen wird. Wenn bei einer chronischen Lungentuberkulose das Gewebe durch Zerfall teilweise zerstört und die Gefäße durch narbige Schrumpfung der Umgebung eingeengt werden, so macht sich der Ausfall des atmenden Gewebes weniger bemerkbar als bei einer rasch fortschreitenden Lungenentzündung, die nur die Alveolen mit Exsudat anfüllt, auf die Gefäße aber ohne Rückwirkung bleibt.

Die Mehrbelastung der erhaltenen Lunge nach der Ausschaltung eines Teiles des Organs führt fast regelmäßig zu einem gewissen Grad von *Emphysembildung.* Es handelt sich dabei aber sicher nur zum Teil um ein echtes Emphysem mit Ausdehnung der Alveolen und Schwund der Septen. Daneben besteht zweifellos eine Neubildung von Lungengewebe im Sinne einer *kompensatorischen Hypertrophie* (Friedrich, Sauerbruch), die die notwendige Mehrarbeit ermöglicht, ähnlich wie nach der Fortnahme einer Niere die andere hypertrophiert und dadurch den funktionellen Ausfall ausgleicht.

---

[1]) Sackur: Zur Lehre vom Pneumothorax. Zeitschr. f. klin. Med. Bd. 29. 1895; Virchows Arch. f. pathol. Anat. u. Physiol. Bd. 150.

[2]) Bruns, Oskar: Die künstliche Luftdruckerniedrigung über den Lungen usw. Münch. med. Wochenschr. 1910, Nr. 42.

[3]) Bert, Paul: Sur la pression barométrique. Paris 1878.

[4]) Naunyn: Korresp.-Blatt f. Schweiz. Ärzte 1872.

[5]) Malassez, A.: De la numération des globules rouges du sang etc. Thèse Paris 1873.

Durch die experimentellen Untersuchungen von Nissen[1]) wurde die Möglichkeit einer solchen ausgleichenden Umgestaltung der einen Lunge nach der Ausschaltung der anderen neuerdings bestätigt.

In den ersten Wochen nach der Ausschaltung der einen Lunge durch Bronchusunterbindung sah er die Alveolen der gesunden Lunge stark vergrößert, die Gefäße auffallend erweitert. Sprengungen der Alveolarwände, wie sie aus der Histologie des Emphysems bekannt sind, konnten nur ganz vereinzelt festgestellt werden. Die elastischen Fasern des Alveolargerüstes scheinen wegen seiner Dehnung eher vermindert zu sein. Von der vierten Woche an nahmen die Alveolarwände hauptsächlich durch Vermehrung und Verbreiterung der elastischen Fasern an Dicke zu. Die Gefäße werden grobwandiger. An der Wandverbreiterung trägt die Muskularis den Hauptanteil. Da am Ende der 6. Woche deutliche Gefäßneubildung festgestellt werden konnte, so ist ohne weiteres möglich, daß in fortgeschrittenen Stadien auch eine Neubildung von Alveolen stattfindet. Über das Vorkommen einer *Hyperplasie* lassen ja die Untersuchungen von Haasler kaum einen Zweifel.

Die Einengung der Strombahn im Gebiete des kleinen Kreislaufs zwingt das rechte Herz zu einer Vermehrung seiner Tätigkeit, wenn in der Zeiteinheit die gleiche Blutmenge durchgetrieben werden soll. Die erhöhten Anforderungen bewirken immer eine gewisse *Hypertrophie*. Werden die Ansprüche aber durch eingreifende Operationen zu sehr gesteigert, oder verkleinern nach der gewollten Einengung chronische Erkrankungen der Lunge die Strombahn immer weiter, so kann es, wie bei den primären Herzerkrankungen, schließlich zu einer *Insuffizienz* des Organs mit Stauungszuständen kommen.

Eine Kompensation des Lungenausfalles ist lange Zeit möglich, weil unter normalen Verhältnissen die Größe des Gaswechsels das unbedingt notwendige Maß weit überschreitet. Sie hat aber einen leistungsfähigen Blutkreislauf zur Vorbedingung. Er kann ungenügend werden, wenn die Pumpkraft des überbelasteten Herzens nachläßt oder wenn die Strombahn durch Schrumpfung der peripheren Lungengefäße zu sehr eingeengt wird.

Nach der heutigen Auffassung *vollzieht sich die Anpassung der Zirkulation aber nicht nur nach mechanischen Gesetzen*. Die Lunge besitzt *Vasomotoren*, die ihre Durchblutung bei eintretenden Störungen regulieren und dabei eine große Autonomie gegenüber dem Körperkreislauf besitzen. Im allgemeinen scheint sich aber die Änderung der Durchblutung der Lunge nur in engen Grenzen zu vollziehen.

Die *reflektorische Empfindlichkeit der Brustorgane* findet ihre Bestätigung in der klinischen Beobachtung, daß die embolische Verstopfung einer kleinen Lungenarterie schockartig zum Tode führen kann, während die Unterbindung eines Hauptstammes anstandslos vertragen wird, wenn der Intimareflex ausbleibt.

Reichen die kompensatorischen Kräfte nicht aus, so treten die Folgen ungenügender Blutlüftung auf und führen unter dem Bilde langsamer Erstickung in mehr oder minder kurzer Zeit zum Tode. Als Zeichen der *chronischen Dyspnöe* machen sich verschiedene *Störungen der Stoffwechselvorgänge* bemerkbar. Das Ansteigen des respiratorischen Koeffizienten $CO_2 : O_2$ weist auf einen Verbrauch von intramolekulären Sauerstoff hin. Die Steigerung der osmotischen Spannung des Blutes [Koranyi[2])] mit Gefrierpunktserniedrigung ist zum Teil wohl eine Folge der Überladung des Blutes mit überschüssigen Kohlensäuremolekülen. Das Auftreten von Zucker im Harn, die Ausscheidung von Milchsäure und die gesteigerte Abgabe von Harnsäure sind der Ausdruck einer durch Sauerstoffmangel bewirkten Oxydationsstörung.

Die Sauerstoffverarmung des Hämoglobins bedingt wenigstens zum Teil die Cyanose. Die im Blut angehäufte Kohlensäure übt eine narkotisierende

<hr>

[1]) Nissen, Rudolf: Die Bronchusunterbindung. Dtsch. Zeitschr. f. Chirurg. Bd. 179, S. 160.
[2]) Koranyi: Zeitschr. f. klin. Med. Bd. 33. 1897.

Wirkung auf das Gehirn aus, die Kranken werden apathisch und benommen, bis schließlich eine Lähmung des Atemzentrums erfolgt.

Da wir auf Grund der klinischen Erfahrungen und nach den Tierversuchen wissen, daß eine Einengung der Lunge schließlich bis auf etwa $^1/_{12}$ ihrer ursprünglichen Größe mit dem Leben vereinbar ist, wird der Chirurg im allgemeinen bei ihrer operativen Verkleinerung in dieser Beziehung keine unliebsamen Störungen befürchten müssen. Es muß aber selbstverständlich namentlich bei der chirurgischen Behandlung der Lungentuberkulose dem Zustand der anderen Lunge bei der Anzeigenstellung weitgehend Rechnung getragen werden. Man darf aber nicht übersehen, daß die Funktion der Brustorgane nicht nur von ihrer räumlichen Ausdehnung abhängig ist. *Die zurückbleibenden Lungenteile können nur eine genügende Lüftung des Blutes besorgen, wenn ihre Beweglichkeit und ihre Ausdehnungsfähigkeit nicht gehemmt sind.* Breite Brustfellverwachsungen mit Abflachung der entsprechenden Thoraxseite und verminderte Beweglichkeit des Zwerchfells können eine Gegenanzeige für eine Verkleinerung der gegenüberliegenden Lunge bilden.

Die nach der Abtragung einzelner Lungenteile unter Umständen entstehende Schwartenbildung vermag auch die Herztätigkeit ungünstig zu beeinflussen, so daß unter Umständen eine cardiale Atemnot die Folge ist.

Wir sahen nach der Entfernung eines kindskopfgroßen Ganglioneuroms aus der linken Brusthöhle eine Nekrose der ganzen linken Lunge, weil offenbar ihre Gefäßversorgung durch den operativen Eingriff Schaden gelitten hatte. Die rechte Lunge vermochte selbstverständlich den Sauerstoffbedarf vollkommen zu decken. Als aber später durch ausgedehnte Entknochung der ganzen linken Brustkorbhälfte die große Höhle beseitigt war, wurde das Herz durch die narbigen Schwarten in Mitleidenschaft gezogen. Es entstand dadurch eine gewisse Kurzatmigkeit, die durch den Ausfall der Atmungsoberfläche nicht erklärt werden konnte, weil die Kranke sich schon vorher an die Einengung gewöhnt hatte.

Es muß daher das Bestreben des Chirurgen sein, nach lungenverkleinernden Eingriffen durch entsprechende Maßnahmen dafür zu sorgen, daß die zurückbleibenden Organe weder durch störende Narbenbildung noch durch Verziehung oder Verdrängung in ihrer Tätigkeit gehemmt werden.

Verschiedene Formen der Lungenverkleinerung.

a) Lungenresektionen werden in erster Linie bei umschriebenen bösartigen Neubildungen ausgeführt. Unter Umständen sind sie auch angezeigt bei frischen Verletzungen mit Zerreißung einzelner Lungenabschnitte oder sogar ganzer Lappen, um eine sichere Stillung der bedrohlichen Blutung zu ermöglichen. Die Exstirpation ganzer Lungenlappen ist das Verfahren der Wahl bei der chirurgischen Behandlung umschriebener angeborener Bronchektasien, die sich in der Mehrzahl der Fälle im wesentlichen auf den linken Unterlappen beschränken.

Kleinere *Resektionen* lassen sich unter dem Schutze des Druckdifferenzverfahrens bei aseptischen Wundverhältnissen technisch leicht ausführen und geben eine gute Prognose. Der Ausfall des Lungengewebes ist für den Körper ohne Bedeutung. Sehr oft werden eine stärkere Blähung der umgebenden Lungenabschnitte und eine Einziehung der Brustwand über der Operationsstelle einen Raumausgleich schaffen können. Ist trotz der Blähung der Lunge während des Verschlusses der Brustwand ein Pneumothorax zurückgeblieben, so wird er in verhältnismäßig kurzer Zeit durch Aufsaugung des Gases vollständig verschwinden.

Vermag der Hohlraum nicht durch die Verschiebung der Nachbarorgane ganz beseitigt zu werden, so wird er sich durch Transsudation aus den umgebenden Geweben mit einer klaren Flüssigkeit füllen. Die durch die Resorption der Luft bewirkte Druckverminderung saugt gleichsam das Transsudat an (sog. *Ersatz-exsudat*).

Bei der *Exstirpation ganzer Lungenlappen* sind die Verhältnisse wesentlich schwieriger. Die Operation als solche ist keineswegs ungefährlich, da *bei allen Eingriffen im Bereich des Hilus reflektorisch durch Vermittelung von Vagus und Sympathicus verschiedene Störungen* von der vorübergehenden Blutdrucksenkung und Änderung der Atmungszahl bis zu länger dauerndem Atemstillstand, Bewußtlosigkeit oder plötzlichem Herzstillstand mit Tod eintreten können. Durch

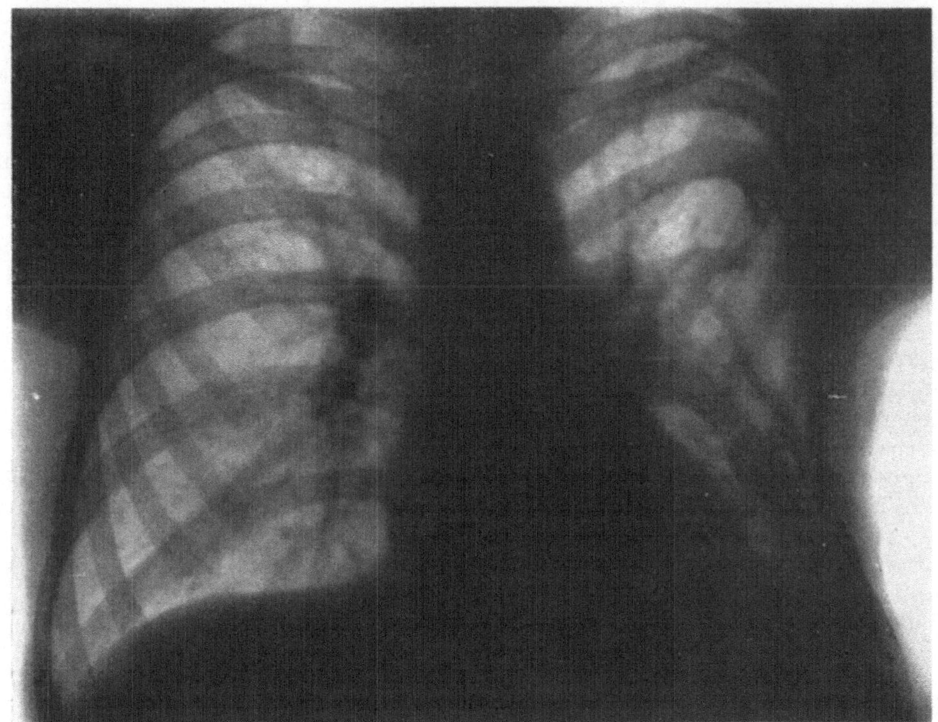

Abb. 116. Röntgenaufnahme des Brustkorbes nach Exstirpation des linken Unterlappens wegen Bronchektasien.

die Anwendung tiefer Narkose wird die reflektorische Erregbarkeit nach Möglichkeit herabgesetzt.

Da ein primärer operativer Verschluß des Bronchusstumpfes auch bei aseptischem Vorgehen, z. B. bei der Entfernung eines Lungenlappens wegen einer Neubildung, nur ausnahmsweise gelingt, wird man auf nachträgliche Komplikationen gefaßt sein. Trotz Einstülpung des Bronchus und Sicherung der Nahtstelle durch das Darübernähen benachbarter Weichteile wird eine fortschreitende Nekrose des von der Ernährung abgeschlossenen knorpeligen Rohres nach 4—5 Tagen eine Bronchialfistel entstehen lassen, die zur Bildung eines Pneumothorax Veranlassung gibt. Wenn nicht rechtzeitig durch Absaugen von Gas oder Wiedereröffnung der Wunde für einen Druckausgleich gesorgt wird, kann ein *Spannungspneumothorax* mit allen seinen üblen Folgen auftreten.

Viel ernster ist das Ereignis nach der Resektion eines bronchektatisch veränderten Lappens, weil der durchtrennte und unterbundene Hauptbronchus in seinem Innern infektiösen Schleim und Eiter enthält. Die Erfahrung hat gezeigt, daß unter diesen Bedingungen bei einzeitig ausgeführten Eingriffen nach der Abstoßung des abgebundenen Bronchus das starre Rohr sich gegen den Mittelfellraum zurückzieht und regelmäßig zu einer tödlich verlaufenden Mediastinitis Veranlassung gibt. Um diesen Ausgang zu vermeiden, geht man bei Bronchektasien grundsätzlich mehrzeitig vor. In einer ersten Sitzung wird, wenn immer möglich, die *Arteria pulmonalis* des entsprechenden Lungenlappens *unterbunden.* Nach den Untersuchungen von Bruns und Sauerbruch[1]) wird dadurch schon eine hochgradige Schrumpfung des Lappens herbeigeführt, die allerdings zur Heilung des Leidens nur selten ausreicht. Unter der Einwirkung des intrapleuralen Eingriffes bilden sich aber Verwachsungen, die für die später auszuführende Lappenamputation die Gefahr einer Infektion der freien Pleura unmöglich machen. Durch die Adhäsionsbildung im Bereich des Lungenstiels wird ein nachträgliches Sichzurückziehen des Bronchusstumpfes in den Mittelfellraum verhindert. Man wird immerhin grundsätzlich die Wunde zum Teil tamponieren, damit nach Lockerung der Bronchusligatur die eitrigen Absonderungen aus den Luftwegen nach außen abgeleitet werden.

Die Resektion eines ganzen Lungenlappens bedingt eine Verkleinerung des Organs, die durch kompensatorische Erweiterung der übrigen Lappen, durch eine Abflachung der entsprechenden Brustkorbseite und durch eine Verziehung des Mittelfelles ausgeglichen werden kann. Weil dadurch aber Herzbeschwerden hervorgerufen werden können, wird der Chirurg von vornherein durch eine Resektion mehrerer Rippen im Sinne der extrapleuralen Thorakoplastik für einen Raumausgleich sorgen. Die Abb. 116 zeigt die Verhältnisse nach der Exstirpation des linken Unterlappens mit gleichzeitiger Kürzung der unteren fünf Rippen. In zweckmäßiger Weise wird die Brusthöhle auch von unten her durch eine künstliche Zwerchfellähmung eingeengt.

b) Die künstliche Verkleinerung der Lunge durch Einfüllen von Gas in den Brustfellraum und ihre Rückwirkung auf die Atemtätigkeit sind in einem früheren Abschnitt besprochen. Es wurde schon betont, daß die Erfahrungen mit dem künstlichen Pneumothorax einwandfrei bewiesen haben, daß die Ausschaltung einer ganzen Lunge vom Körper anstandslos vertragen wird.

c) Eine dritte Gruppe von Eingriffen führt eine Verkleinerung der Lunge herbei, indem die Form der Brustwand verändert wird. Die künstliche Zwerchfellähmung, die extrapleurale Thorakoplastik und die extrapleurale Pneumolyse finden bei der Einengungsbehandlung der Lungentuberkulose, der Bronchektasien, der Lungeneiterungen und der chronischen Rippenfellentzündungen unter sinngemäßer Kombination und Anpassung an den gewünschten Erfolg vielfache Anwendung. Sie unterscheiden sich sowohl nach ihrer räumlichen Wirksamkeit als auch in bezug auf die mehr oder weniger ausgesprochene Rückwirkung auf die Atemtätigkeit.

1. Die künstliche Zwerchfellähmung.

Man erreicht eine vollständige Lähmung der einen Zwerchfellhälfte, indem man nicht nur den N. phrenicus am Halse in seinem Verlauf auf dem M. scalenus anterior aufsucht und durchtrennt, sondern zugleich nach dem Vorgehen von Willy Felix[2]) den peripheren Nerven im Sinne einer Neurexairese nach

[1]) Bruns und Sauerbruch: Die künstliche Erzeugung von Lungenschrumpfung usw. Mitt. a. d. Grenzgeb. d. Med. u. Chirurg. Bd. 23. 1911.
[2]) Felix, Willy: Anatomische, experimentelle und klinische Untersuchungen über den Phrenicus und über die Zwerchfellinnervation. Dtsch. Zeitschr. f. Chirurg. Bd. 171, S. 283. 1922.

THIERSCH herauszieht. Man unterbricht auf diese Weise nicht nur den Hauptstamm aus C_4; sondern auch die in 20—50% der Fälle beobachteten *Nebenwurzeln*, die meist aus C_5 kommen und sich erst innerhalb des Brustkorbes, in der Regel dicht unterhalb des Brustbein-Schlüsselbeingelenks, mit ihm vereinigen. GOETZE[1]) erreicht das gleiche Ziel mit seiner „radikalen Phrenicotomie", bei der er den Hauptstamm des Nerven vorsichtig bis zur Einflußstelle der Sympathicusfasern aus dem Ganglion cervicale inferius unter geringem Vorziehen mit Stieltupfern freipräpariert und so tief als möglich abschneidet und zugleich den aus der obersten Wurzel des Plexus brachialis kommenden N. subclavius reseziert. Mit der fortschreitenden *Atrophie des Zwerchfells* tritt ein Hochstand ein, der nach den Messungen und Berechnungen von A. BRUNNER[2]) eine Verkleinerung der darüberliegenden Lunge um ein Sechstel bis ein Drittel ihres Volumens, d. h. durchschnittlich um 400—800 ccm, bewirkt. LANGE[3]) fand mit Hilfe der Spirometrie eine Verminderung der Vitalkapazität von durchschnittlich 300—400 ccm.

Die Veränderungen der Atmung durch den Zwerchfellhochstand sind in einem früheren Abschnitt besprochen.

Es muß hier ausdrücklich darauf hingewiesen werden, daß die Bedeutung der Zwerchfellatmung wahrscheinlich lange überschätzt worden ist. Die klinischen Beobachtungen bei intrathorakalen Eingriffen von SAUERBRUCH und anatomische Überlegungen von FICK und FELIX[4]) sprechen dafür, daß die *Kontraktion des Zwerchfells bei ruhiger Atmung in der Hauptsache eine Versteifung der Scheidewand zwischen Brust- und Bauchraum bedeutet* und dadurch ein Ansaugen der Bauchorgane bei der Einatmung verhindert. Die Richtigkeit dieser Auffassung wird gestützt durch die klinische Erfahrung, daß die doppelseitige Phrenicotomie bei einem sonst gesunden 12jährigen Jungen keine Störung zurückließ, während die Ausschaltung der Costalatmung durch Rückenmarksverletzungen unterhalb des 4. Cervicalsegmentes bei Erhaltensein der Zwerchfellatmung auf die Dauer mit dem Leben nicht vereinbar ist.

Physiologisch interessant und klinisch bedeutungsvoll ist die Feststellung, daß die von DUCHENNE, EPPINGER, OPPENHEIM[5]) u. a. angenommene *Erschwerung der Expektoration* und die dadurch erleichterte Entstehung von Lungenentzündungen nach der Zwerchfellähmung durch die vielfältige Erfahrung gerade bei der Tuberkulosebehandlung *widerlegt* worden sind. Es muß wohl zugegeben werden, daß durch die Phrenicusunterbrechung die Atmungsgröße und damit die Lüftung der Lunge verringert werden. SAUERBRUCH und JEHN konnten aber schon nach den ersten Erfahrungen mit der Phrenikotomie mitteilen, daß die Hustentätigkeit darunter nicht leidet. Wir wissen heute aus zahlreichen klinischen Beobachtungen, daß die Mehrzahl der Kranken *sogar eine Erleichterung des Aushustens* feststellt. Bei genauer Überlegung kann diese Tatsache nicht befremden.

Bei jeder gewaltsamen Ausatmung — und eine solche stellt der Hustenstoß dar — spielt die Bauchmuskulatur die Hauptrolle. Durch eine starke Erhöhung des intraabdominellen Druckes wird bei geschlossener Stimmritze das Zwerchfell nach oben gedrängt, bis eine beträchtliche Steigerung des Thoraxinnen-

---

[1]) GOETZE, OTTO: Die radikale Phrenicotomie usw. Arch. f. klin. Chirurg. Bd. 120, S. 224. 1922.

[2]) BRUNNER, ALFRED: Die chirurgische Behandlung der Lungentuberkulose. Leipzig 1924.

[3]) LANGE, KURT: Über pathologische und therapeutische Zwerchfellähmung. Dtsch. Zeitschr. f. Chirurg. Bd. 169, S. 199.

[4]) In SAUERBRUCH: Chirurgie der Bauchorgane. Bd. I. Berlin 1920.

[5]) Siehe bei FELIX, zitiert S. 448.

druckes erreicht ist. Wird nun die Stimmritze plötzlich geöffnet, so tritt ein rascher Druckausgleich durch die Luftwege nach außen ein, wobei durch den Luftstrom die angesammelten Sekrete mitgerissen werden. Da *das Zwerchfell bei der Ausatmung nur eine passive Rolle spielt, kann es auch unter normalen Verhältnissen die Expektoration nicht erleichtern.* Im Gegenteil, sein Tonus wirkt der Tätigkeit der Bauchpresse entgegen. Ist es aber gelähmt, so vermag sich der erhöhte intraabdominelle Druck durch die schlaffe muskuläre Scheidewand fast ungehindert nach oben fortzupflanzen. Die Erleichterung des Aushustens bei den Phrenikotomierten wird uns verständlich. Sie findet ihre objektive Bestätigung in der Tatsache, daß der Auswurf bei vielen Kranken in den ersten Tagen nach der Operation zunimmt.

2. Die extrapleurale Thorakoplastik.

Die extrapleurale Thorakoplastik wird heute fast ausschließlich in der von Sauerbruch angegebenen paravertebralen Form ausgeführt. Es wird dabei aus der 1. bis 11. Rippe unmittelbar neben der Wirbelsäule ein 5 bis 12 cm langes Stück reseziert. Die Abb. 117 zeigt die Lage und Ausdehnung der zu entfernenden Rippenabschnitte.

Bei dem ursprünglichen Brauer-Friedrichschen Verfahren wurden die Rippen in ihrer ganzen Ausdehnung von der Wirbelsäule bis zum Knorpelansatz reseziert. Man hoffte auf diese Weise eine größtmögliche Einengung der kranken Lunge herbeizuführen, die in ihrem Erfolg der

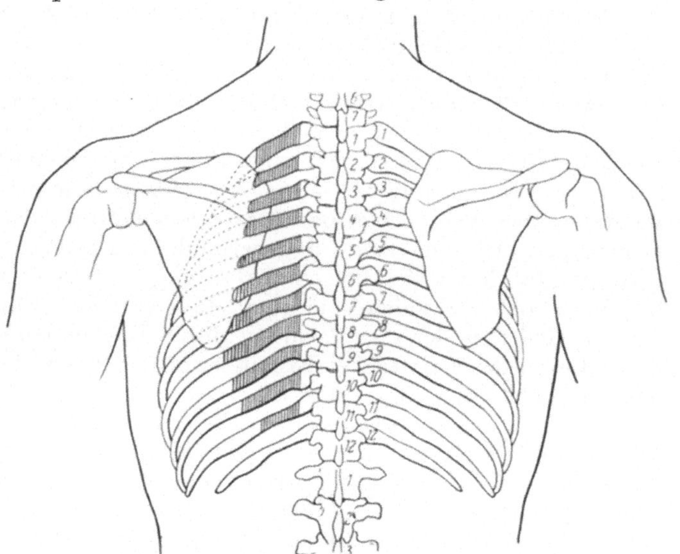

Abb. 117.   Die gestrichelten Rippenstücke werden bei der paravertebralen Thorakoplastik entfernt.

Wirkung eines vollständigen Pneumothorax kaum nachsteht. Der Eingriff ist auch bei schwerkranken Phthisikern technisch ausführbar. Seine Rückwirkungen auf die ganze Atemtätigkeit sind aber so schwerwiegend, daß man ihn in der früheren Form nicht mehr anwendet.

Die ihrer knöchernen Stütze beraubte Brustwand läßt bei der Atmung den äußeren Luftdruck unmittelbar auf die darunter liegende zusammengefallene Lunge einwirken. Durch die bei der Einatmung entstehende Verdünnung der Luft in den Luftwegen der gesunden Seite wird durch Vermittelung des Bronchialbaumes auch der Druck in der eingeengten anderen Lunge herabgesetzt. Ein Druckausgleich kommt dadurch zustande, daß der Atmosphärendruck die wie ein schlaffes Segel bewegliche Brustwand nach innen drückt, die Lunge weiter einengt und bei beweglichem Mittelfell dieses so weit nach der gesunden Seite hinüberdrängt, bis auch in der noch atmenden Lunge die durch die Hebung des Brustkorbes und das Tiefertreten des Zwerchfells bewirkte Druckverminderung beseitigt ist. Kommt es bei der nachfolgenden Ausatmung durch das Sinken des Brustkorbes und den Zwerchfellhochstand zu einer Druckerhöhung, so wird sie nur zum kleinsten Teil durch ein Abströmen der Luft durch die Luftröhre nach außen ausgeglichen. Der Druck wird sich auf dem kürzeren Wege nach dem Bronchialsystem der eingeengten Lunge fortpflanzen und bei der Erweiterung des Organs die entknochte Brustwand nach außen drängen. Sie macht auf diese Weise Bewegungen, die dem Normalen entgegengesetzt sind und die man daher als *paradox* bezeichnet. Es entstehen durch die *paradoxe Atmung* die gleichen Strömungen, wie sie für die Pathologie des offenen Pneumothorax schon von GARRÈ richtig gedeutet worden sind. Das Auftreten der sogenannten *Pendelluft* und das *Flattern des Mittelfelles* verhindern die Arterialisation des Blutes und stören die Herztätigkeit in bedrohlicher Weise.

Bei der paravertebralen Thorakoplastik sind die Verhältnisse wesentlich günstiger, die Gefahren daher kleiner. Aus den Abb. 118 und 119 geht hervor, daß die Rippenenden in der Regel wieder in eine mehr oder weniger innige Berührung

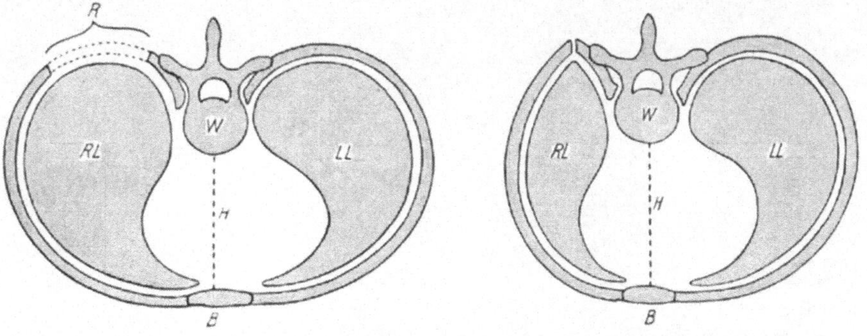

Abb. 118.   Abb. 119.

Schematische Darstellung der Brustkorbeinengung durch die paravertebrale Rippenresektion. *R* = entferntes Rippenstück.

miteinander treten. Von dem zurückgelassenen Periost aus entstehen im Laufe einiger Wochen Callusbrücken, die eine ausreichende Festigkeit der Brustwand gewährleisten.

Im unmittelbaren Anschluß an die Operation besitzt aber die seitliche Brustwand infolge der elastischen Verbindung zwischen Rippen, Rippenknorpeln und Brustbein eine gewisse Beweglichkeit, die eine paradoxe Bewegung in umschriebenem Maße zustande kommen läßt. Sie kann auch hier schwerwiegende Folgen nach sich ziehen, wenn das Mittelfell nicht durch frühere entzündliche Veränderungen starr geworden ist. Die Gefahren lassen sich aber durch eine sachkundige Nachbehandlung wesentlich vermindern. Durch sorgfältig angelegte Verbände unter Zuhilfenahme elastischer Heftpflasterstreifen wird der Brustwand ein äußerer Halt gegeben. Bei den starken intrapulmonalen Drucksteigerungen unter heftigen Hustenstößen wird außerdem die kranke Seite durch das Pflegepersonal so kräftig gestützt, daß eine nennenswerte Erweiterung nicht entstehen kann.

Die Thorakoplastiklunge nimmt namentlich dann, wenn die Rippenstümpfe miteinander wieder in feste Verbindung getreten sind, in umschriebenem Maße an der Atmung teil.

Aus der Abb. 119 ist ersichtlich, daß die Wirkung einer typischen Thorakoplastik beschränkt ist. Nach den Messungen von BRUNNER[1]) beträgt die Ein-

---

[1]) Zitiert auf S. 449.

engung 600—900 ccm, d. h. ein Viertel bis drei Achtel der ursprünglichen Größe;
ist zugleich das Zwerchfell durch eine künstliche Lähmung hochgestellt, so kann
sie bis 1500 ccm, gleich fünf Achtel, gehen. Der Erfolg kann gesteigert werden,
wenn man in einer späteren Sitzung auch noch die Rippen vorn reseziert. Man
herält dadurch eine Volumeneinschränkung, wie sie dem Erfolg der großen
Brauer-Friedrichschen Plastik entspricht und die wir auf 1800 ccm, d. h. auf

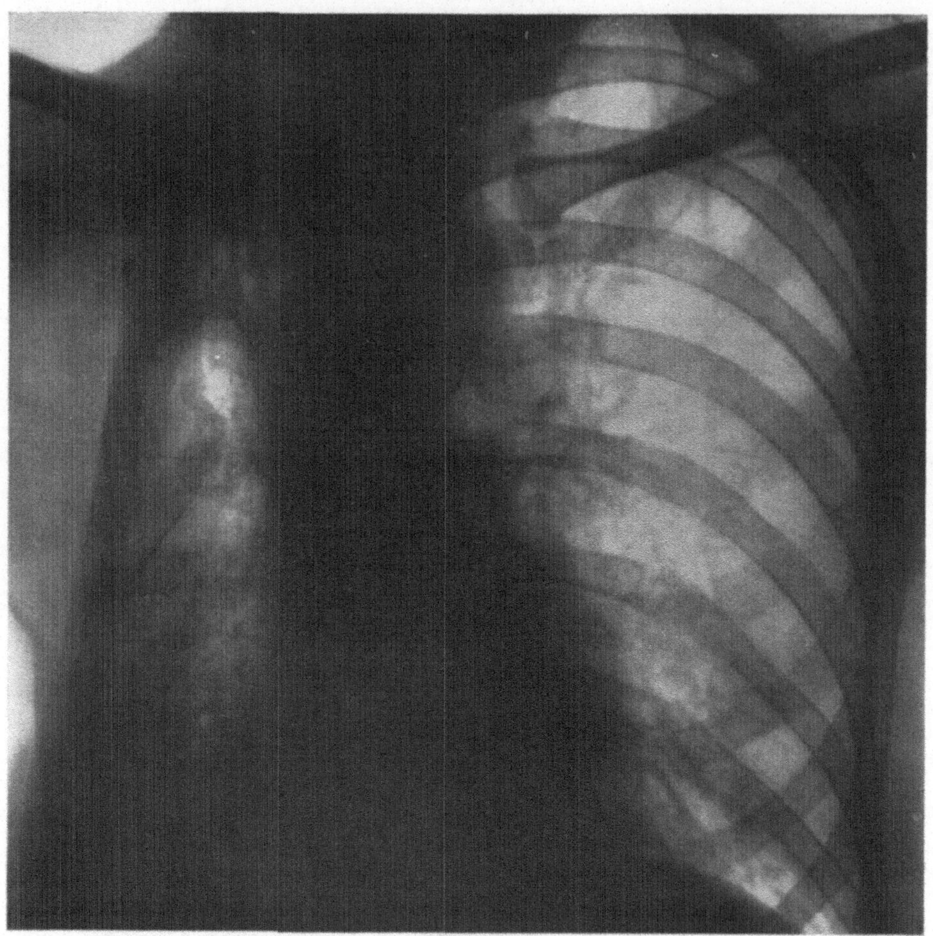

Abb. 120. Thorakoplastische Einengung einer tuberkulös erkrankten rechten Lunge durch
paravertebrale und parasternale Rippenresektion.

drei Viertel der früheren Ausdehnung bemessen. Die Abb. 120 zeigt das Ergebnis
einer solchen Operation im Röntgenbild. Da ein Teil der Lunge hinten neben
der Wirbelsäule in dem Winkel vor den Querfortsätzen durch die operative
Einengung aber nicht betroffen werden kann, wird es uns verständlich, daß
eine Thorakoplastik unter ausgedehntester Rippenresektion in ihrem Erfolg
einem Totalpneumothorax, der die zusammengefallene Lunge gegen die Lungenwurzel zurückdrängt, nie ganz gleichkommen kann. Wir erkennen in dem
schmalen Lungenstreifen oben immer noch die Reste einer Kaverne, die trotz
der beinahe vollkommenen Entknochung nicht ganz komprimiert ist.

Man ist immer wieder erstaunt, wie gut solch ausgedehnte Rippenresektionen von den Kranken vertragen werden, sofern die Eingriffe in mehreren Sitzungen ausgeführt werden, so daß der Körper sich allmählich an die veränderten Bedingungen anpassen kann. Es entsteht regelmäßig eine *Skoliose* mit Konvexität nach der operierten Seite, die sich aber immer in mäßigen Grenzen hält. Man weiß, daß die Rippen infolge ihrer straffen Bandverbindung eine aktive Einwirkung auf die Wirbelsäule ausüben. Werden sie durch eine starke Pleuraschrumpfung im Anschluß an ein Empyem auf der einen Seite einander genähert, so biegen sie dadurch die Wirbelsäule konvex nach der anderen Seite aus. Unter normalen Verhältnissen halten sich die Kräfte, die von Rippe zu Rippe wirken und die durch die Spannung der Intercostalmuskeln und das Ligamentum intercostale dargestellt werden, das Gleichgewicht. Wir fassen sie mit Frey[1]) unter dem Begriff der *thorakalen Seitenspannung* zusammen. Werden die Rippenringe der einen Seite durch paravertebrale Resektion unterbrochen, so wird das am Thorax herrschende Gleichgewicht gestört, denn nun kann von der operierten Thoraxseite aus über die Rippen keine aktive Einwirkung mehr auf die Wirbelsäule ausgeübt werden. Die thorakale Spannung hört auf der operierten Seite fast völlig auf zu bestehen. Auf der gesunden Seite aber bleibt sie unverändert und muß nun ihrerseits, da ihr von der kranken Seite her fast jede Gegenwirkung fehlt, ein bedeutendes Übergewicht erlangen.

Die Verbiegung der Wirbelsäule ist im Anschluß an die typische paravertebrale Thorakoplastik in der Regel nicht sehr ausgesprochen, da es nach Ablauf mehrerer Wochen zwischen den Rippenstümpfen zu neuen knöchernen Verbindungen kommt, die den Rippen wieder eine Rückwirkung auf die Wirbelsäule im physiologischen Sinne erlauben.

Abgesehen von einer äußerlich erkennbaren Verschmälerung der operierten Brustseite, kommt eine nennenswerte Entstellung des Körpers auch bei ausgedehnter Entknochung nicht zustande. Die äußerliche Form des Rumpfes wird wesentlich beeinflußt durch die Gestaltung des Schultergürtels. Da er, abgesehen von der leichten Senkung, nicht verändert wird, wird man dem Operierten, wenn er bekleidet ist, die Folgen der Operation nicht ansehen.

Die Veränderungen werden bedeutungsvoller, wenn die Rippenresektionen nicht zur Einengung der darunterliegenden kranken Lunge, sondern im Sinne der Schedeschen Plastik zur Beseitigung großer Empyemresthöhlen ausgeführt werden. Die durch die schweren Veränderungen des Brustfelles hervorgerufene Schrumpfung zieht oft das Mittelfell und seine Organe in Mitleidenschaft und kann durch die Störung der Herztätigkeit unangenehme Kurzatmigkeit hervorrufen.

3. Die extrapleurale Pneumolyse.

Zur Behandlung umschriebener krankhafter Veränderungen der Lunge wird bei verödetem Brustfellspalt vielfach die extrapleurale Pneumolyse angewendet. Von einer kleinen Rippenresektionsstelle aus wird die aus Pleura parietalis und pulmonalis bestehende Brustfellschwarte von der Innenseite der Rippen so weit abgelöst, bis eine genügende Entspannung der darunterliegenden Lunge erreicht ist. Der auf diese Weise geschaffene Hohlraum wird nach dem Vorschlage von Tuffier mit Fett, nach Baer mit Paraffin gefüllt. Es gelingt durch diese *Plombierung* z. B. umschriebene Kavernen zur Ausheilung zu bringen. Die Plombierung unterscheidet sich von der Thorakoplastik darin sehr wesentlich, daß *sie den Atemmechanismus nicht stört.* Während man sogar bei einer

---

[1]) Frey, E. R.: Die Entstehung der habituellen Dorsalskoliose. Dtsch. Zeitschr. f. Chirurg. Bd. 169, H. 1/2. 1922.

Teilplastik und bei sorgfältigen festhaltenden Verbänden es nicht verhindern . kann, daß die mobilisierte Brustwand, wenigstens in der ersten Zeit, in umschriebenem Maße paradoxe Bewegungen ausführt, die das Aushusten erschweren und Sekretaspirationen herbeiführen, fallen diese Gefahren bei der Plombierung weg. Die Resektion einer einzelnen Rippe auf einige Zentimeter fällt nicht ins Gewicht. Die Verkleinerung des kavernösen Oberlappens bringt den Kranken nicht in Gefahr, da der Unterlappen weiter atmen und durch Hustenstöße den Auswurf wirksam nach außen entleeren kann. Die Atmung wird in den von der Plombe nicht unmittelbar zusammengedrückten Lungenteilen nicht im geringsten beeinflußt.

Die durch die Plombierung hervorgerufene *Einengung der Lunge* bemißt sich nach dem Volumen des eingeführten Fremdkörpers. In der Regel werden Plomben von 200—400 ccm eingelegt. Einzelne Chirurgen sind aber auch schon bis 1000 und mehr ccm gegangen. Im allgemeinen empfehlen sich so große Plomben aber nicht, weil sie als *Fremdkörper* mit zunehmender Größe einen stärkeren Reiz auf das umgebende Gewebe ausüben. Er kann nicht nur zur Entstehung von Exsudaten führen, die die Einheilung unmöglich machen, sondern vermag sogar einen Einbruch des Fremdkörpers in die darunter liegende Kaverne vorzubereiten.

Bei großen, dünnwandigen Kavernen, die durch die Pneumolyse zum Zusammenfallen gebracht worden sind, wird man wegen der Gefahr des späteren Durchbruchs keine Plombe einlegen, sondern sie nur vorübergehend durch einen entsprechenden Mulltampon zusammenpressen. Damit aber nach der Entfernung des *Tampons* keine extrapleurale Höhle zurückbleibt, die bei ihrer späteren Verkleinerung durch Schrumpfung des umgebenden Gewebes eine Wiederausdehnung der Lunge bewirken würde, muß man von vornherein die sie bedeckenden Rippen so weit beweglich machen, daß sie eine spätere Verödung der Höhle zulassen.

Pharmakologie der Atmung.

Von

GUSTAV BAYER

Innsbruck.

Zusammenfassende Darstellungen.

HEINZ, R.: Handb. d. exp. Pathol. u. Pharmakol. Bd. II, 1. Hälfte, S. 527—611. Jena: Gustav Fischer 1906. — MAGNUS, R.: Pharmakologie der Atemmechanik. Ergebn. d. Physiol. Jg. 1, 2. Abteilung, S. 425—445. 1902.

I. Pharmakologie des Atemzentrums.
Methodik der pharmakologischen Untersuchungen zentral atmungsbeeinflussender Stoffe.

Die Frage, ob ein chemischer Stoff das Atemzentrum selbst unmittelbar beeinflußt (entweder seine Ganglienzellen erregt oder lähmt, oder ihre Erregbarkeit für den physiologischen Atemreiz erhöht oder herabsetzt), diese Frage ist bei . der pharmakodynamischen Analyse atmungbeeinflussender Stoffe immer wieder gestellt worden, und die verschiedenen Untersucher haben sie mit verschiedenen Methoden zu beantworten gesucht. So hat man die Verlängerung oder Abkürzung einer durch Überventilation hervorgerufenen Apnöe als Maßstab für eine Herabsetzung oder Erhöhung der Erregbarkeit des Atemzentrums benützt [FILEHNE[1]), KNOLL[2]), WIELAND[3])]. LOEWY[4]) hat den größeren oder geringeren Zuwachs, den die Atemgröße bei einem unter dem Einflusse eines Pharmakons stehenden Individuum durch eine bestimmt dosierte CO_2-Zugabe zur Atemluft erfährt, verglichen mit dem Zuwachs der Atemgröße, den die gleiche CO_2-Zugabe beim pharmakologisch unbeeinflußten Individuum zeitigt; ein stärkerer Zuwachs der Atemgröße nach der Einwirkung eines chemischen Stoffes zeigt eine höhere, ein geringer Atmungszuwachs eine verminderte Erregbarkeit des Atemzentrums an. DRESERS[5]) Methode bestand darin, daß festgestellt wurde, eine wie große Kohlensäurevermehrung oder Sauerstoffverarmung die Luft in einem geschlossenen Gasbehälter, aus welchem ein Versuchstier einatmete und in welchen es wieder ausatmete, erfahren hat in dem Zeitpunkt, in dem sich die Atemexkursionen gegenüber denen zu Versuchsbeginn eben verdoppelt haben.

Andere Methoden suchen festzustellen, wie sich die *Atemarbeit* unter dem Einflusse von Pharmaca ändert und schließen aus quantitativ veränderter

[1]) FILEHNE: Arch. f. exp. Pathol. u. Pharmakol. Bd. 11. 1879.
[2]) KNOLL: Sitzungsber. d. Akad. Wien, III. Abt., Bd. 74. 1876.
[3]) WIELAND, H.: Arch. f. exp. Pathol. u. Pharmakol. Bd. 79. 1915.
[4]) LOEWY, A.: Pflügers Arch. f. d. ges. Physiol. Bd. 47. 1890.
[5]) DRESER: Pflügers Arch. f. d. ges. Physiol. Bd. 72, S. 485. 1898.

Arbeitsleistung auf verstärkte bzw. abgeschwächte Innervation des Atemzentrums (Langlois und Richet[1]), Dreser). Ferner hat man die zentrale Wirkung atmungsmodifizierender Stoffe durch ihre Wirksamkeit bei direkter Applikation auf die Rautengrube [Adducco[2]), Asher[3])] oder durch die Verschiedenheit ihrer Wirkung einerseits bei herzwärts, andererseits bei hirnwärts gerichteter Injektion zu erweisen gesucht [Knoll[4])].

Eine andere, zur Zeit viel verwendete Methode zur Beurteilung des Erregbarkeitszustandes des Atemzentrums fußt auf der Überlegung, daß *bei höherer Erregbarkeit* des Atemzentrums schon die *normale* Kohlensäurespannung des die Medulla oblongata umspülenden Blutes *Hyperpnöe* hervorrufen müsse, die so lange währe, bis durch dieselbe so viel Kohlensäure aus dem Organismus eliminiert worden ist, daß dadurch die Kohlensäurespannung des Blutes in dem Maße *vermindert* sei, als die Erregbarkeit gesteigert ist. Die CO_2-Spannung des Arterienblutes bzw. die ihr (bei normalen pulmonalen Atembedingungen) gleiche CO_2-Spannung in den Lungenalveolen wird als Maß der Erregbarkeit verwendet [Higgins[5]), Beckmann[6]), Jenni[7]) u. a.].

Eine zentral lähmende Wirkung eines Pharmakons wird ferner häufig dann angenommen, wenn nach Verabreichung einer chemischen Substanz Atemstillstand früher als der Herzstillstand eintritt und die Atemmuskeln dabei direkt und indirekt erregbar sind und kein Anhaltspunkt vorliegt, einen reflektorischen Atemstillstand anzunehmen.

Die Wertigkeit der angeführten Methoden für die Beantwortung der Frage, ob eine arzneiliche oder toxische Wirkung am Atemzentrum selbst angreift, ist offenbar eine sehr verschiedene. Und sehr häufig ist auch ohne Anwendung von zur Entscheidung der Frage beitragenden Versuchen der zentrale Angriff von Stoffen am Respirationszentrum behauptet worden. So verdienen denn die im folgenden aus der Literatur zusammengesammelten Angaben über zentrale Atmungserregung und -lähmung vielfach nicht ohne weiteres als den Tatsachen entsprechend hingenommen zu werden. Fallen doch sogar die mit den *besten* Methoden gewonnenen Ergebnisse manchmal weit auseinander. (Vgl. die widersprechenden Ergebnisse, die die Kohlensäurezuwachsmethode und die Bestimmung der alveolaren Kohlensäurespannung bei der Analyse der Erregbarkeitsänderungen im Schlafe ergeben haben. S. 256.)

Anorganische Stoffe, welche das Atemzentrum beeinflussen.

Natrium; nach großen Dosen Kochsalz kommt es zunächst zu mitunter sehr bedeutender Beschleunigung der Atmung, schließlich zu zentraler Atemlähmung vor dem Herztode [Hermanns[8]), Falck[9]), Müller[10]), Joseph und Meltzer[11])].

Ammoniumsalze üben nach Funke und Deahna[12]), Böhm und Lange[13]) eine starke Reizwirkung auf das Atemzentrum aus, die sich in einer nach kurzem,

---

[1]) Langlois u. Richet: Cpt. rend. des séances de la soc. de biol. S. 779. 1888; Cpt. rend. hebdom. des séances de l'acad. des sciences Bd. 108, S. 681.

[2]) Adducco: Ann. di fren. e scienze aff. 1889.|

[3]) Asher: Erg. d. Physiol. Bd. 1, Abt. 2, S. 366. 1902.

[4]) Knoll: Sitzungsber. d. Akad. d. Wiss. Wien, III. Abt., Bd. 74, S. 233. 1876.

[5]) Higgins, H. L.: Americ. journ. of physiol. Bd. 34, S. 114. 1914.

[6]) Beckmann, K.: Dtsch. Arch. f. klin. Med. Bd. 117, S. 430. 1915.

[7]) Jenni, E.: Biochem. Zeitschr. Bd. 87, S. 331. 1918.

[8]) Hermanns: Inaug.-Dissert. Marburg 1872.

[9]) Falck: Virchows Arch. f. pathol. Anat. u. Physiol. Bd. 56. 1872.

[10]) Müller: Inaug.-Dissert. Marburg 1872.

[11]) Joseph u. Meltzer: Journ. of pharm. a. exp. therap. Bd. 2, S. 271. 1911.

[12]) Funke u. Deahna: Pflügers Arch. f. d. ges. Physiol. Bd. 9. 1874.

[13]) Böhm u. Lange: Arch. f. exp. Pathol. u. Pharmakol. Bd. 2, S. 364. 1874.

durch Vagusdurchschneidung ausschaltbarem inspiratorischen Stillstand [LANGE[1])] eintretenden enormen Beschleunigung der Atmung ausdrückt. Außer dieser sehr rasch eintretenden, wahrscheinlich dem NH_4-Kation zuzuschreibenden Wirkung kommt den Ammoniumsalzen noch eine indirekte Reizwirkung auf das Atemzentrum auch bei Resorption aus dem Darme zu, dadurch, daß das NH_4 zu Harnstoff umgebildet wird und der Säurerest des Salzes p_H erniedrigend wirken kann [J. B. S. HALDANE[2])].

Calciumsalze bewirken nach BUSCAINO[3]) bei Injektion in die Carotis am Hunde zuweilen nach vorübergehender Erregung eine Verminderung des Rhythmus und der Tiefe der Atmung, und GARDELLA[4]) erzielte durch direkte Aufbringung von Calciumsalzlösungen auf die Oblongata Atemstillstand.

Bariumsalze bewirken nach BÖHM[5]) eine von der Blutdrucksteigerung unabhängige Reizung des Atemzentrums.

Magnesiumsalze haben, wie MATTHEWS und BROOCKS[6]) an Tieren mit gekreuzter Zirkulation feststellen konnten, auch eine zentral atemlähmende Wirkung, die sich aber im natürlichen Verlaufe der Magnesiumvergiftung nicht geltend macht, da hier früher periphere Atemmuskellähmung stattfindet.

Silbersalze scheinen in kleinen Dosen zentrale Atemlähmung hervorzurufen [GAETHGENS[7])].

Zinn bewirkte in WHITES[8]) Versuchen in SCHMIEDEBERGS Laboratorium starke Respirationsbeschleunigung und Dyspnöe, die auf zentrale Erregung des Atemzentrums bezogen wird.

Lanthan bewirkt eine auch an morphinisierten Tieren sich geltend machende (wahrscheinlich zentral bedingte) Atmungsanregung [BACHEM[9])].

Fluor ist nach TAPPEINER[10]) ein ausgesprochenes Gift des Atmungszentrums, das in kleinen Dosen als erstes Symptom eine Erregung der Atmung bewirkt, in großen Dosen die Tiere durch Respirationslähmung tötet.

Arsenik wirkt nach LESSER[11]) in kleinen Dosen zentral erregend, dann zentral lähmend.

Dasselbe gilt nach CZAPEK und WEIL[12]) auch für das *Tellur* und *Selen;* bei Vergiftungen mit diesen Stoffen ist die zentrale Respirationslähmung die unmittelbare Todesursache.

Schwefelwasserstoff wirkt nach HAGGARD und HENDERSON[13]) in kleinen Dosen peripher durch Vagusreizung erregend und lähmt in größeren das Atemzentrum.

Kohlensäure. Die therapeutische Verwendung dieses physiologischen Reizstoffes für das Atemzentrum als Anregungsmittel für die Atmung käme nur bei unkompensierten hypokapnischen Zuständen in Betracht. Mosso[14]) hat sie vom Standpunkte seiner Akapniehypothese aus bei der Bergkrankheit mit Erfolg verwendet (vgl. S. 269 Anm.) und HENDERSON, HAGGARD und COBURN[15]) die

---

[1]) LANGE: l. c. S. 370.

[2]) HALDANE, J. B. S.: zit. nach J. S. HALDANE: Brit. med. journ. 1921, march 21, S. 410.

[3]) BUSCAINO: Riv. di patol. nerv. e ment. Bd. 17. 1912.

[4]) GARDELLA: zit. nach BIBERFELD: Ergebn. d. Physiol. Bd. 12, S. 4.

[5]) BÖHM: Arch. f. exp. Pathol. u. Pharmakol. Bd. 3. 1875.

[6]) MATTHEWS u. BROOCKS: Journ. of pharm. a. exp. therap. Bd. 2, S. 87. 1910/11.

[7]) GAETHGENS: Univ.-Programm Gießen 1890.

[8]) WHITE: Arch. f. exp. Pathol. u. Pharmakol. Bd. 13. 1881.

[9]) BACHEM: Arch. internat. de pharmacodyn. et de thérapie Bd. 17, S. 363. 1907.

[10]) TAPPEINER: Arch. f. exp. Pathol. u. Pharmakol. Bd. 27. 1890.

[11]) LESSER: Virchows Arch. f. pathol. Anat. u. Physiol. Bd. 73 u. 74. 1878.

[12]) CZAPEK u. WEIL: Arch. f. exp. Pathol. u. Pharmakol. Bd. 32. 1893.

[13]) HAGGARD u. HENDERSON: Americ. journ. of physiol. Bd. 61. 1922.

[14]) MOSSO: Arch. ital. de biol. Bd. 43, S. 355. 1906.

[15]) HENDERSON, HAGGARD u. COBURN: Journ. of the Americ. med. assoc. Bd. 77, Nr. 6, S. 424. 1921.

Anwendung der Kohlensäure zur Bekämpfung der „Narkoseakapnie" in Erwägung gezogen. Und Haggard und Henderson[1]) empfehlen bei Kohlenoxydvergiftung an Stelle der reinen Sauerstoffatmung die Verwendung von Atemgemischen, die aus 90% Sauerstoff und 10% Kohlendioxyd bestehen.

Schwefelkohlenstoff-Vergiftung tötet durch Lähmung des Atemzentrums [von Brunn[2])].

Organische Stoffe, welche auf das Atemzentrum wirken.
Narkotica der Morphinreihe.

Bei Kaninchen bewirkt Morphin in Dosen, die das Großhirn noch ganz unbeeinflußt lassen [Biberfeld[3]) 0,4 mg, Eisenhardt[4]) 0,2 mg pro kg subcutan] Herabsetzung der Frequenz, und etwas größere Dosen setzen auch die Atemtiefe und das Atemvolumen bedeutend herab [Wilmanns[5]) schon 2 mg]. Die Wirkung auf die Frequenz ist die beträchtlichere, so auch beim Menschen. Bei größeren Dosen, 0,05—0,1 g, tritt zunächst häufig periodische Atmung, die sich bis zum Cheyne-Stockesschen Atmen ausbilden kann, durch 10—20 Min. ein, daraufhin kommt es, nach größeren Dosen um so sicherer, zur Frequenzvermehrung[6]) [Filehne[7]), jedoch nie beim Menschen!] bei gleichzeitiger Blutdrucksteigerung [Mayor[8])]. Diese Wirkungen sind bei Tieren mit hoher Ausgangsfrequenz und größerem Atemvolumen sinnfälliger als bei solchen mit von Hause aus niedrigeren Atemwerten. Macht[9]) fand, daß kleine Dosen bei verminderter Frequenz durch Vermehrung des Atemvolumens die Respiration bessern können, ebenso fanden von Böck und Bauer[10]) Steigerung der Atemgröße bei Katzen, was auch Fraenkel[11]) behauptet hatte, dessen Untersuchungen die Grundlage zur Empfehlung des Morphins als eines den Nutzeffekt der Atmung verbessernden und dabei lungenschonenden Pharmakons, einer „Digitalis der Atmung", geworden sind[12]). Meissner[13]) bestreitet auf Grund seiner Kaninchenversuche die Richtigkeit dieser Vorstellung.

Die Erregbarkeit des Atemzentrums fand A. Loewy mit seiner Kohlensäurezuwachsmethode herabgesetzt, worauf wohl die *subjektiv angenehme* Wirkung des Morphins bei quälender Dyspnöe beruht. Infolge der verminderten Erregbarkeit ist Apnöe an morphinisierten Tieren leichter auslösbar (Filehne). Beim Menschen ist bereits nach kleinen, noch keineswegs narkotisch wirkenden Dosen die alveoläre CO_2-Spannung erhöht [Higgins und Means[14]), Beckmann[15]), Jenni[16])],

---

[1]) Haggard u. Henderson: Journ. of the Americ. med. assoc. Bd. 77, Nr. 14, S. 1065. 1921.

[2]) von Brunn: Ztschr. f. Medizinalbeamte S. 646. 1902.

[3]) Biberfeld, J.: Ergebn. d. Physiol. Bd. 17, S. 305, Anm. 1919.

[4]) Eisenhardt: Pflügers Arch. f. d. ges. Physiol. Bd. 146, S. 452. 1912.

[5]) Wilmanns: Pflügers Arch. f. d. ges. Physiol. Bd. 66. 1897.

[6]) Nikolaides u. Dontas (Zentralbl. f. Physiol. Bd. 25, S. 197. 1912) glauben. daß diese Polypnöe durch eine Erregung des Wärmezentrums durch das Morphin bedingt sei, also eine Wärmepolypnöe bei normaler Körpertemperatur sei.

[7]) Filehne: Arch. f. exp. Pathol. u. Pharmakol. Bd. 11, S. 54.

[8]) Mayor u. Wiki: Arch. internat. de pharmacodyn. et de therapie Bd. 21. 1911.

[9]) Macht, D.: Journ. of pharm. a. exp. therap. Bd. 7. 1915.

[10]) v. Böck u. Bauer: Zeitschr. f. Biol. Bd. 10.

[11]) Fraenkel, A.: Münch. med. Wochenschr. 1891, Nr. 30.

[12]) Meyer, H. H., Meyer u. Gottlieb: Die experimentelle Pharmakologie als Grundlage der Arzneibehandlung. III. Aufl. S. 325. 1914.

[13]) Meissner R.: Zeitschr. f. d. ges. exp. Med. Bd. 31, S. 167. 1923.

[14]) Higgins u. Means: Journ. of pharmacol. a. exp. therapeut. Bd. 7. 1915.

[15]) Beckmann R.: Dtsch. Arch. f. klin. Med. Bd. 117. 1915.

[16]) Jenni, E.: Biochem. Zeitschr. Bd. 87. 1918.

und zwar für viele Stunden. Die Herabsetzung der Erregbarkeit des Atemzentrums führt zur stärkeren Venosität des Blutes [C. A. EWALD[1])], der Kohlensäuregehalt des Arterienblutes ist erhöht [EPPINGER[2])], es kommt zurVerschiebung der p_H des Blutes nach der sauren Seite zu, die aber noch lange vor Abklingen der Morphinwirkung auf das Atemzentrum, also bei noch hochstehender alveolarer Kohlensäurespannung, durch das Eingreifen der Nieren- und Magensaftsekretion kompensiert, ja überkompensiert wird [SCHOEN[3]), ENDRES[4])]. Die Morphinlähmung des Atemzentrums ist verhältnismäßig leicht zu beheben durch Atropin[5]) [VOLLMER[6])], Lobelin [WIELAND[7])], Alkohol (WILMANNS), Adrenalin usw. Nach SCHMIDT und HARER[8]) scheint das Exspirationszentrum stärker von Morphin beeinflußt zu werden.

Die reflektorische Erregbarkeit des Atemzentrums (für Laryngeusreizung, Ammoniakeinblasung) ist unter Morphinwirkung bei decerebrierten ·Katzen erhöht [CUSHNY[9])]. Dazu im Gegensatz steht die klinische Erfahrung, daß Morphin den durch sensible Erregung der Schleimhaut des Respirationstraktus bedingten Husten in so vorzüglicher Weise beruhigt.

Was die *Derivate des Morphins* und die verschiedenen *anderen Alkaloide des Opiums* anbelangt, so ist ihre Atemwirkung in manchen Punkten noch nicht völlig geklärt; sicher ist aber, daß viele Opiumalkaloide im Gegensatz zum Morphin entsprechend der vorherrschenden Krampfgiftnatur starke zentral erregende Wirkungen auf das Atemzentrum besitzen, so *Narkotin* [v. SCHROEDER[10]), W. STRAUB[11]), MEISSNER[12]), MACHT[13]) u. a.], *Laudanin* [DOSE[14])], *Thebain* (MACHT); auch *Kryptopin* regt das Atemzentrum zunächst an [SIPPEL[15])], um es allerdings dann bei nur wenig höheren Dosen zu lähmen [MUNK[16])]. Das gleiche gilt für das *Apocodein*. Auch das Apomorphin erregt das Atemzentrum in geringeren Dosen und lähmt in großen Dosen [HARNACK[17])]. Eine besonders intensive Erregungswirkung auf das Atemzentrum bei verhältnismäßig geringer Giftigkeit besitzt das *Allylnorkodein* [POHL, MEISSNER[18])] und soll sich daher als Atmungsanaleptikum und dynamisches Antidot zentral atemlähmender Gifte empfehlen. — *Narcein, Aponarcein* (v. SCHROEDER), *Morphinschwefelsäure* [STOLNIKOW[19])], *Normorphin* [HEIMANN[20])] sind unwirksam, *Brommorphin, Norcodein* schwächer wirksam als Morphin [STURSBERG[21])].

[1]) EWALD, C. A.: Du Bois' Arch. 1876, S. 454.
[2]) EPPINGER, H. u. SCHILLER: Wien. Arch. f. inn. Med. Bd. 2, S. 618.
[3]) SCHOEN: Arch. f. exp. Pathol. u. Pharmakol. Bd. 101. 1924.
[4]) ENDRES: Zeitschr. f. d. ges. exp. Med. Bd. 41, S. 601. 1924.
[5]) Beim Menschen soll sich allerdings Atropin als Antidot des Morphins hinsichtlich Atmungsverbesserung nicht bewähren. BORNSTEIN: Dtsch. med. Wochenschr. 1921, S. 647. (Vgl. hierzu S. 460 unter Atropin.)
[6]) VOLLMER: Arch. f. exp. Pathol. u. Pharmakol. Bd. 30. 1892.
[7]) WIELAND, H.: Arch. f. exp. Pathol. u. Pharmakol. Bd. 92. 1922.
[8]) SCHMIDT u. HARER: Journ. of pharmacol. a. exp. therapeut. Bd. 19, S. 269. 1922.
[9]) CUSHNY, A.: Journ. of pharmacol. a. exp. therapeut. Bd. 4 u. 6. 1912—1915.
[10]) v. SCHROEDER: Arch. f. exp. Pathol. u. Pharmakol. Bd. 17. 1883.
[11]) STRAUB, W.: Biochem. Zeitschr. Bd. 41. 1912.
[12]) MEISSNER: Biochem. Zeitschr. Bd. 54. 1913.
[13]) MACHT, D.: Journ. of pharmacol. a. exp. therapeut. Bd. 7. 1905.
[14]) DOSE: Dissert. Kiel 1890.
[15]) SIPPEL: Dissert. Marburg 1874.
[16]) MUNK, J.: Dissert. Berlin 1873.
[17]) HARNACK: Arch. f. exp. Pathol. u. Pharmakol. Bd. 2. 1874.
[18]) POHL, J.: Zeitschr. f. exp. Pathol. u. Therap. Bd. 17. 1915; MEISSNER: Zeitschr. f. d. ges. exp. Med. Bd. 31, S. 183. 1923.
[19]) STOLNIKOW: Hoppe-Seylers Zeitschr. f. physiol. Chem. Bd. 8. 1883/84.
[20]) HEIMANN: Zeitschr. f. exp. Pathol. u. Therap. Bd. 17. 1915.
[21]) STURSBERG: Arch. internat. de pharmacodyn. et thérapie Bd. 4. 1898.

Das *Heroin* (Diacetylmorphin) scheint trotz mancher gegenteiliger Angaben stärker atmungsgiftig zu sein wie das Morphin; ebenso widerspruchsvoll sind die Angaben über die Atemwirkungen von *Peronin* (Benzylmorphin), *Dionin* (Äthylmorphin) und *Kodein* (Methylmorphin).

Alkaloide, welchen eine zentrale Atemwirkung zugeschrieben wird.

Anagyrin (Alkaloid der in den Mittelmeerländern als Purgiermittel verwendeten Leguminose Anagyris foetida) reizt nach Loewi[1]) das Atemzentrum.

Anhalonium-Alkaloide, wirksame Bestandteile einer in Nordmexiko zur Herstellung eines Berauschungsmittels, „Peyotl" oder „Pellote", verwendeten Kakteenart; nach Dixon[2]) zentrale Respirationslähmung.

Aconitin, betrifft beim Kaltblüter zuerst das Respirationszentrum; auch beim Kaninchen energisches Atemgift mit z. T. zentraler Wirkung [Böhm, Böhm und Wartmann[3])].

Aspidospermin, wie die übrigen Quebrachoalkaloide in kleinen Dosen erregend, in großen lähmend [Cow[4]), Harnack und Hoffmann[5]), Meissner[6])]. Beim Aspidospermin prävaliert die erregende Wirkung.

Atropin, erregt das Atemzentrum stark, besonders auffallend ist die Beschleunigung (der bei Kaninchen eine kurze, nach Vagotomie ausbleibende Verlangsamung vorangehen kann (v. Bezold[7]), aber auch die Atemtiefe und das Minutenvolumen werden vergrößert [Meissner[6])]. Daher vielfach als Analepticum der Atmung, besonders bei toxischer Lähmung des Atemzentrums, empfohlen[8]). Kürzlich berichtet aber Bornstein[9]), daß Atropin, selbst in dreifacher Maximaldosis, die mit Zuntz-Geppertscher Apparatur am Menschen gemessene Lungenventilation nicht beeinflusse, weder am normalen Individuum noch am morphinisierten, daß die durch Morphin herabgesetzte Erregbarkeit des Atemzentrums durch Atropin nicht beeinflußt werde[10]). Wenn auch nicht in diesem extremen Maße, so deuten doch auch andere Untersuchungen auf eine Unvollkommenheit des Antagonismus von Morphin und Atropin hinsichtlich ihrer Atemwirkung; so fanden Schmidt und Harer[11]), daß die für die Morphinwirkung charakteristische Schwächung der exspiratorischen Mechanismen durch das Atropin nicht behoben werde. — Unverricht[12]) teilt mit, daß es unter dem Einflusse von Atropin zu einer Dissoziation der Thorax- und Zwerchfellatmung kommen kann, indem erstere periodisch aufhören, während das Zwerchfell unverändert seine Atembewegungen weiter macht. Auch bei der durch Erhöhung des intrakraniellen Druckes bedingten zentralen Atemlähmung erweist sich Atropin als ein (im Vergleich zu anderen Atmungsexzitantien) unzuverlässiges Erregungsmittel[13]). Atropin lähmt auch die zentripetalen Lungenvagusfasern [Bass[14])].

---

[1]) Loewi, O.: Arch. internat. de pharmacodyn. et de thérapie Bd. 8. 1901.

[2]) Dixon: Journ. of physiol. Bd. 25, S. 77. 1899.

[3]) Böhm: Arch. f. exp. Pathol. u. Pharmakol. Bd. 1. 1873; Böhm u. Wartmann: Verhandl. d. physik.-med. Ges. Würzburg 1872.

[4]) Cow: Journ. of pharmacol. a. exp. therapeut. Bd. 5. 1914.

[5]) Harnack u. Hoffmann: Zeitschr. f. klin. Med. Bd. 8.

[6]) Meissner: l. c. S. 181 (Atropin), S. 176 (Aspidospermin).

[7]) v. Bezold: Untersuch. a. d. physiol. Laborat. zu Würzburg Bd. 1. 1867.

[8]) Meyer-Gottlieb: 3. Aufl., S. 36. 1914.

[9]) Bornstein, A.: Dtsch. med. Wochenschr. 1921, S. 647.

[10]) Die ältere Literatur über den Antagonismus Morphin — Atropin findet sich bei E. F. Bashford: Arch. internat. de pharmacodyn. et de thérapie Bd. 8. 1901.

[11]) Schmidt u. Harer: Journ. of exp. med. Bd. 37. 1923.

[12]) Unverricht: Berlin. klin. Wochenschr. 1896, Nr. 25.

[13]) Loevenhart, Malone u. Martin: Journ. of pharm. and exp. therap. Bd. 19, S. 13. 1922.

[14]) Bass, Zeitschr. f. d. ges. exp. Med. Bd. 44, S. 463. 1925.

Atropinschwefelsäure, nach TRENDELENBURG[1]) stärker atmungserregend als Atropin [vgl. auch MEISSNER[2]) und E. GROSS[3])] und stellt die Kohlensäureempfindlichkeit des durch Morphin unempfindlich gewordenen Atemzentrums wieder her.

Chinin nach HEUBACH[4]) (bei BINZ) zuerst erregend, dann lähmend; die zentral erregende Wirkung analysierten kürzlich SUGATA und TATUM[5]).

Cocain, zentral erregend, bei morphinisierten oder chloralisierend besser auf die darniederliegende Respiration einwirkend als Atropin [WOOD und CERNA[6])]; bei direkter Aufbringung auf die Medulla oblongata lähmend [ADDUCCO, MOSSO, ASHER[7])].

Colchicin, bei Vergiftungen mit Colchicin am Warmblüter ist (offenbar zentrale) Atemlähmung die unmittelbare Todesursache [ROSSBACH, DIXON und MALDEN[8])].

Conessin, tötet durch (offenbar zentrale) Atemlähmung [BURN[9])].

Curare hat ebenfalls eine zentral respirationslähmende Wirkung, die aber nur unter besonderen Versuchsbedingungen (hirnwärts gerichtete Injektion durch die Carotis) in Erscheinung tritt, sonst' durch die früher auftretende periphere Curare-Lähmung verdeckt wird [NIKOLSKI und DOGIEL[10])].

Cynoglossin, zentrale Lähmung nach MARMÉ und CREITE[11]).

Cytisin, zuerst erregend, dann lähmend [RADZIWILLOWICZ[12])].

Daphniphyllin, lähmt das Atemzentrum [PLUGGE[13])].

Fritellin (Alkaloid aus den Zwiebeln der in China und Japan heimischen und dort als Expektorans verwendeten Fritillaria verticillata), nach YAGI[14]) zentral lähmend.

Gelseminin, nach CUSHNY[15]) zentral atmungslähmend.

Hyoscyamin scheint auch hinsichtlich der Atemwirkung mit dem Atropin übereinzustimmen (TRENDELENBURG).

Lobelin (Alkaloid des indianischen Tabaks) wirkt stark erregend auf das Atemzentrum, es vergrößert die absolute Kraft der Atembewegungen und das Atemvolumen [DRESER[16])] und erhöht die Kohlensäureempfindlichkeit des Atemzentrums [WIELAND[17])]. Seinen Wert als Atmungsanalepticum zeigen die klinischen Versuche von ECKSTEIN und ROMINGER[18]) und von MIKULICZ-RADECKI[19]) bei Asphyxie des Neugeborenen. Große Dosen lähmen (WIELAND und MAYER). (Über primären Atemstillstand siehe Apnöe, S. 284.)

---

[1]) TRENDELENBURG, P.: Arch. f. exp. Pathol. u. Pharmakol. Bd. 73. 1913.
[2]) MEISSNER: l. c. S. 189.
[3]) GROSS, EBERH.: Zeitschr. f. d. ges. exp. Med. Bd. 4. 1916.
[4]) HEUBACH: Arch. f. exp. Pathol. u. Pharmakol. Bd. 5. 1876.
[5]) SUGATA u. TATUM: Journ. of pharm. and exp. therap. Bd. 21, S. 293. 1923.
[6]) WOOD u. CERNA: Journ. of physiol. Bd. 13, S. 870. 1892.
[7]) ADDUCCO: Ann. di fren. e scienze aff. 1889; ASHER: Erg. d. Physiol. Bd. I/2, S. 366f. 1902.
[8]) DIXON u. MALDEN: Journ. of physiol. Bd. 37. 1908.
[9]) BURN, J.: Journ. of pharmacol. a. exp. therapeut. Bd. 6. 1914/15.
[10]) NIKOLSKI u. DOGIEL: Pflügers Arch. f. d. ges. Physiol. Bd. 47, S. 96. 1890.
[11]) MARMÉ u. CREITE: Göttinger Nachr. 1870.
[12]) RADZIWILLOWICZ: Dorpater Arb. Bd. II. 1888.
[13]) PLUGGE: Arch. f. exp. Pathol. u. Pharmakol. Bd. 32, S. 280. 1893.
[14]) YAGI, S.: Arch. internat. de pharmacodyn. et de thérapie Bd. 23. 1913.
[15]) CUSHNY, A.: Arch. f. exp. Pathol. u. Pharmakol. Bd. 31, S. 49. 1893.
[16]) DRESER, H.: Arch. f. exp. Pathol. u. Pharmakol. Bd. 26. 1889.
[17]) WIELAND: Arch. f. exp. Pathol. u. Pharmakol. Bd. 79. 1915.
[18]) ECKSTEIN u. ROMINGER: Zeitschr. f. Kinderheilk. Bd. 28, S. 225. 1921.
[19]) MIKULICZ-RADECKI: Zentralbl. f. Gynäkol. Bd. 46. 1922.

Die *Lupinusalkaloide* scheinen zentral das Atemzentrum zu lähmen[1]).

Muscarin bewirkt schon als eine der ersten Erscheinungen beim Warmblüter starke, zentral bedingte Atembeschleunigung, bei größeren Dosen Tod durch zentrale Atemlähmung [SCHMIEDEBERG und KOPPE[2])]; ebenso wirkt auch Cholin [vgl. TRENDELENBURG[3])].

Nicotin; seine Wirkung auf das Atemzentrum hat zuerst WINTERBERG einer eingehenden Untersuchung unterzogen. Die erregende Wirkung auf das Atemzentrum zeigen schön WOLFFS[4]) Untersuchungen über den Antagonismus Morphin-Nicotin.

Pseudaconitin (aus Aconitum ferox) und *Lappaconitin* (aus Aconitum lycoctonum var. septentrionale) wirken wie Aconitin zentral respirationslähmend [BÖHM, ROSENDAHL[5])].

Physostigmin bewirkt nach der Meinung der meisten Untersucher zunächst eine zentrale Reizung, dann eine Lähmung des Atemzentrums [BIBERFELD[6])].

Quebrachoalkaloide siehe Aspidospermin.

Scopolamin; die Angaben über seine Atemwirkungen sind sehr widerspruchsvoll (vgl. KUNKEL, S. 259f.). Immerhin liegen in der älteren und neueren Literatur [vgl. O. KLAUBER[7])] Angaben vor, die auf eine zentral lähmende Wirkung hinweisen.

Solanin soll ebenfalls zentrale Atemlähmung hervorrufen [PERLES[8])].

Spartein lähmt allmählich das Atemzentrum; daneben geht allerdings noch eine curareartige Wirkung einher, durch die der Zwerchfellstillstand bedingt ist [CUSHNY und MATTHEWS[9]), MUTO und ISHIZAKA[10])].

Strychnin, das schon seit langem als atmungserregendes Mittel geschätzt wurde, gibt auch im Tierversuche, insbesondere bei vorher toxisch geschädigtem Atemzentrum, in nicht krampferregenden Mengen Beschleunigung und Vertiefung der Atmung [WOOD und CERNA[11]), BIBERFELD[12])]; die Beschleunigung tritt nach CUSHNY an vagotomierten Tieren noch mehr hervor. Die spinalen Atemzentren können besonders bei jungen Tieren durch Strychnin erregt und zu selbständiger Aussendung von einigermaßen rhythmischen Reizen an die Atemmuskulatur angeregt werden [ROKITANSKI[13]), NITSCHMANN[14])].

Taxin scheint nach BORCHERS[15]) durch zentrale Atemlähmung zu töten, das von PFENNINGER[16]) studierte Taxusalkaloid ruft allerdings *Herz*tod hervor.

Temulin ruft zentralen Respirationsstillstand, ohne Krämpfe und bei erhaltener Erregbarkeit des Nerven und des Muskels hervor [HOFMEISTER[17])].

Veratrin tötet nach BEZOLD und HIRT[18]) sowie nach LISSAUER[19]) durch zentrale Atemlähmung.

---

[1]) LOEWENTHAL: Über einige Eigenschaften der Lupinusalkaloide. Königsberg 1868; zit. nach LEWIN.

[2]) SCHMIEDEBERG u. KOPPE: Das Muscarin. Leipzig 1869.

[3]) TRENDELENBURG, P.: in Heffters Handbuch d. exp. Pharm. Bd. 1, S. 588.

[4]) WOLFF, HERB.: Arch. f. exp. Pathol. u. Pharmakol. Bd. 74. 1913.

[5]) ROSENDAHL, H.: Arb. a. d. Dorpater pharmakol. Inst. Bd. 9 u. 12.

[6]) BIBERFELD, J.: Pflügers Arch. f. d. ges. Physiol. Bd. 103, S. 111—112.

[7]) KLAUBER, O.: Münch. med. Wochenschr. 1911, Nr. 41.

[8]) PERLES: Arch. f. exp. Pathol. u. Pharmakol. Bd. 26, S. 99. 1889.

[9]) CUSHNY u. MATTHEWS: Arch. f. exp. Pathol. u. Pharmakol. Bd. 35, S. 129. 1895.

[10]) MUTO u. ISHIZAKA: Arch. f. exp. Pathol. u. Pharmakol. Bd. 50, S. 1. 1903.

[11]) WOOD u. CERNA: Journ. of Physiol. Bd. 13, S. 870. 1892.

[12]) BIBERFELD, J.: Pflügers Arch. f. d. ges. Physiol. Bd. 103, S. 266.

[13]) ROKITANSKI: Wien. med. Jahrb. 1874.

[14]) NITSCHMANN: Pflügers Arch. f. d. ges. Physiol. Bd. 35. 1885.

[15]) BORCHERS: Dissert. Göttingen 1876.

[16]) PFENNINGER: Zeitschr. f. d. ges. exp. Med. Bd. 29, S. 310, 1922.

[17]) HOFMEISTER: Arch. f. exp. Pathol. u. Pharmakol. Bd. 30. S. 226. 1892.

[18]) v. BEZOLD u. HIRT: Bezolds Untersuch. Bd. I, S. 73. 1867 (zit. nach MAGNUS).

[19]) LISSAUER: Arch. f. exp. Pathol. u. Pharmakol. Bd. 23, S. 36. 1887.

Yohimbin erregt zentral (0,01 mg pro kg Hund), sowohl Frequenz als auch Atemtiefe nehmen zu [MÜLLER[1])], größere Dosen (0,055 g pro kg Kan.) töten durch Lähmung des Respirationszentrums [GUNN[2])].

Glykoside mit zentraler Atemwirkung.

Asclepiadin scheint durch (zentralen?) Respirationsstillstand zu töten [GRAM[3])].

Digitoxin tötet Kaninchen durch zentrale Atemlähmung; geringere Dosen ($^1/_{15}$—$^1/_4$ der letalen) bewirken eine Förderung der Atmung, besonders hinsichtlich des Volumens, weniger konstant hinsichtlich der Frequenz; jedoch spricht auch im Förderungsstadium das Atemzentrum weniger gut auf Kohlensäure an; es handelt sich also nicht um eine Erhöhung der physiologischen Erregbarkeit, sondern um eine direkte chemische Reizwirkung auf das Atemzentrum [E. GROS[4])].

Hederin macht nach MOORE[5]) (offenbar zentral bedingten) Atemstillstand.

Saponine; Agrostemma-Saponin bewirkt nach BRANDL[6]) Lähmung des Atemzentrums.

Strophanthin wirkt wie Digitoxin, jedoch wird hier das Herz so schwer geschädigt, daß der Herztod dem Atemstillstand kurz vorangeht oder beide gleichzeitig eintreten (GROS). Das unter Morphinwirkung stehende Atemzentrum wird durch Strophanthin besonders leicht schon in sehr kleinen Dosen geschädigt [MEISSNER[7])].

Einfluß der Hypnotica der Alkohol-Chloroformgruppe auf das Atemzentrum.

Alkohol: Seine atmungsanregende Wirkung, die zuerst BINZ auf dem Kongreß für innere Medizin 1888 therapeutisch empfohlen und von ihm und seinen Mitarbeitern vielfach experimentell untersucht wurde, gibt sich auch im Tierversuche durch langanhaltende Steigerung des Atemvolumens kund. Diese Wirkung wird auf Grund ihres sofortigen Eintrittes bei Injektion in die Carotis als zentral bedingt aufgefaßt [WILMANNS[8])]. Am normalen Atemzentrum ist die Wirkung des Alkohols geringer als am ermüdeten oder krankhaft geschwächten [WENDELSTADT[9])]. Auf die erregende Wirkung folgt nach mäßigen Gaben beim Menschen keine depressive Phase [WEISSENFELD[10])]. Ganz große Gaben führen zur Atemlähmung. Auch durch die Herabsetzung der alveolären Kohlensäurespannung läßt sich die erregende Wirkung des Alkohols (in Form von *Wein* verabfolgt) feststellen [JENNI[11])]. An der Wirkung des Weines sind wahrscheinlich auch die **Ester** beteiligt, deren in geringen Dosen atemanregende, in großen lähmende Wirkung VOGEL[12]) gezeigt hat. Nach großen Mengen *Bier* fand BECKMANN[13]) eine stundenlang dauernde Herabsetzung der Erregbarkeit des Atemzentrums.

Äther wirkt bei jeder Art der Darreichung zunächst erregend, dann in sehr hohen Dosen lähmend auf das Atemzentrum. Als intern zu verwendendes Atemanalepticum ist er in Form der *Hoffmannstropfen* (Äther, Alkohol āā) volks-

[1]) MÜLLER, FR.: Arch. internat. de pharmacodyn. et de thérapie Bd. 17. 1907.
[2]) GUNN, J.: Arch. internat. de pharmacodyn. et de thérapie Bd. 18. 1908.
[3]) GRAM: Arch. f. exp. Pathol. u. Pharmakol. Bd. 19. 1885.
[4]) GROS, E.: Zeitschr. f. d. ges. exp. Med. Bd. 4. 1916. (Literatur!)
[5]) MOORE, B.: Journ. of pharmacol. a. exp. therapeut. Bd. 4. 1913.
[6]) BRANDL: Arch. f. exp. Pathol. u. Pharmakol. Bd. 54, S. 270. 1906.
[7]) MEISSNER, R.: l. c. S. 196ff.
[8]) WILMANNS: Pflügers Arch. f. d. ges. Physiol. Bd. 66. 1897.
[9]) WENDELSTADT: Pflügers Arch. f. d. ges. Physiol. Bd. 76.
[10]) WEISSENFELD: Pflügers Arch. f. d. ges. Physiol. Bd. 71. 1898.
[11]) JENNI: Biochem. Zeitschr. Bd. 87. 1918.
[12]) VOGEL: Pflügers Arch. f. d. ges. Physiol. Bd. 67. 1897.
[13]) BECKMANN: Dtsch. Arch. f. klin. Med. Bd. 117. 1915.

tümlich. Subcutan verwendet regt er ebenfalls die Atmung mächtig an; Meissner fand bei Kaninchen nach dieser Form der Applikation eine langdauernde Vertiefung der Atmung mit bedeutender Vergrößerung des Minutenvolumens. Hierbei mag zur direkten Wirkung auf das Atemzentrum noch eine reflektorische, von der Reizung sensibler Hautnerven durch den injizierten Äther kommen. In gleicher Weise wirkt der Äther auch bei der Inhalationsnarkose. Die Atemvermehrung durch Äther und durch andere bei Körpertemperatur leicht verdampfende Stoffe kann teleologisch, als der raschen Ausscheidung dieser Stoffe dienend, betrachtet werden. Der Äthernarkose-Tod erfolgt bei noch gut arbeitendem Herzen; er kann entweder durch Lähmung des Atemzentrums durch allzu hohe Ätherkonzentration im Blute bedingt sein, oder, besonders bei langdauernder Narkose, im Sinne Hendersons[1]) dadurch, daß durch die Reizung des Atemzentrums eine Hyperpnöe und dadurch eine Akapnie zustande kommt, die (besonders wenn nun durch Vertiefung der Narkose eine Senkung der Kohlensäureempfindlichkeit des Atemzentrums eintritt) zu einer tödlichen Akapnie führt. Kohlensäurezufuhr kann hier rettend wirken[1]).

Chloroform. Hier geht die anfängliche Erregung des Atemzentrums [Knoll[2]), Cushny[3]), Arloing[4]) u. a.], die sich durch beträchtliche Vertiefung der Atmung kundgibt, viel rascher als bei Äther in das asphyktische Stadium über. Langlois und Richet[5]) fanden, daß die Kraft der Inspiration weniger beeinflußt wird als die der Exspiration. Die Fähigkeit, exspiratorische Hindernisse zu überwinden, erlischt bei chloroformierten Hunden rasch. Zu analogen Ergebnissen gelangen Schmidt und Harer[6]). Es kann unter dem Einflusse von Chloroform auch zu einer Dissoziation der Arbeit des Zwerchfells und der Thoraxmuskeln kommen, so daß sie einander entgegenarbeiten [Murray[7])].

Prinzipiell gleich wirkt *Chloralhydrat*, das, wie zuerst Gutmann[8]) angab und Cushny bestätigt, vor allem die Atemfrequenz herabsetzt; durch größere Dosen wird auch die Atemtiefe fortschreitend vermindert. Die Atemwirkung des Chloralhydrat macht sich erst bei deutlich narkotischen Gaben bemerkbar. Dabei soll nach Loewy[9]) die Empfindlichkeit des Atemzentrums für den Kohlensäurereiz nicht oder nur geringfügig geändert, mitunter sogar etwas erhöht sein. Im Gegensatze zu Langlois und Richet[10]) fand Adducco[11]) am chloralisierten Hunde Erlöschen der thorakalen Inspiration unter Erhaltung, sogar unter Steigerung einer bald nur abdominalen, bald nur thorakalen aktiven Exspiration; diese Beobachtung deckt sich mit früheren Angaben von Christiani[12]) und steht in Übereinstimmung mit der Tatsache, daß in sehr *tiefer* Chloralnarkose Vagusreizung nur noch exspiratorische Erfolge liefert [Fredericq[13])]. Die Chloral-

---

[1]) Henderson, Haggard u. Coburn: Journ. of the Americ. med. assoc. Bd. 77, S. 424. 1921; Henderson u. Scarbrough: Americ. journ. of physiol. Bd. 26, S. 279. 1910.

[2]) Knoll: Sitzungsber. d. Akad. Wien, III. Abt., Bd. 74. 1876.

[3]) Cushny: Zeitschr. f. Biol. Bd. 28. 1891.

[4]) Arloing: Cpt. rend. hebdom. des séances de l'acad. des sciences Bd. 89.

[5]) Langlois u. Richet: Cpt. rend. des séances de la soc. de biol. S. 779, 1888; Cpt. rend. hebdom. des séances de l'acad. des sciences Bd. 108, S. 681.

[6]) Schmidt u. Harer: Journ. of exp. med. Bd. 37. 1923.

[7]) Murray: Med. chir. soc. Edinburgh, 1. April 1885; zit. bei Magnus: Ergebn. d. Physiol. Bd. I/2, S. 413.

[8]) Gutmann: Arch. f. (Anat. u.) Physiol. 1875.

[9]) Loewy, A.: Pflügers Arch. f. d. ges. Physiol. Bd. 47, S. 613. 1890.

[10]) Langlois u. Richet: Cpt. rend. hebdom. des séances de l'acad. des sciences Bd. 108, S. 681.

[11]) Aducco: Ann. di fren. e scienze aff. 1889.

[12]) Christiani: Sitzungsber. d. Akad. d. Wiss. Berlin 1881, Monatsber. S. 213.

[13]) Fredericq: Arch. f. (Anat. u.) Physiol. 1883, Suppl.

hydratlähmung des Atemzentrums ist durch Lobelin viel schwerer behebbar als die durch Morphin hervorgerufene [WIELAND[1])].

Amylnitrit wirkt ebenso wie die vorgenannten Stoffe, indem es das Atemzentrum in größeren Dosen lähmt, in kleineren erregt. Die erregende Wirkung soll sich bei schwer durch Chloroform oder Äther geschädigtem Atemzentrum geltend machen [BADER[2])]. Die Atemwirkung scheint von Veränderungen der Zirkulation unabhängig zu sein [FILEHNE[3]), S. MAYER und FRIEDRICH[4]), HUSEMANN[5])].

Äthylchlorid empfahl KULENKAMPFF[6]) zur Beseitigung schwerer Erregungszustände des Atemzentrums.

Formaldehyd scheint ebenfalls zuerst zentral erregend zu einer gewaltigen Respirationsbeschleunigung und dann zu Lähmung des Atemzentrums zu führen [POHL[7])].

Auch *Paraldehyd* wirkt in kleinen Dosen nachhaltig bessernd auf das Minutenvolumen [MEISSNER[8])].

Urethan wirkt nur in narkotisierenden Dosen auf die Atmung. SCHMIEDEBERG[9]) konstatiert bei Kaninchen auf der Höhe der Betäubung Vertiefung und Beschleunigung der Atmung; die erregende Wirkung des Urethans soll sich sogar am durch Chloral deprimierten Atemzentrum geltend machen. Andererseits fanden WIELAND und MAYER[10]) ebenfalls am Kaninchen eine Herabsetzung des Atemvolumens (bei gleichbleibender Frequenz) um 32%; nach CUSHNY[11]) wirkt Urethan hauptsächlich herabsetzend auf die Frequenz, weniger auf die Atemtiefe. Mit Morphin kombiniert potenziert es dessen Giftigkeit für das Atemzentrum ganz außerordentlich [WOLFF[12])].

Veronal wirkt zunächst häufig etwas erregend [JACOBI und RÖMER[13])], in größeren Dosen in einer durch atmungsanregende Mittel nur schwer behebbaren Weise herabsetzend auf die Leistungen des Atemzentrums (MEISSNER).

Bitterstoffe und andere organische Substanzen.

Andromedotoxin macht zentrale Atemlähmung [KUNKEL, S. 942; HAYASHI und MUTO[14])].

Coriamyrtin; seine atmungsanregende Wirkung, die KÖPPEN[15]) veranlaßte, es als Kollapsanalepticum zu empfehlen, hat WIELAND[16]) bestätigt.

Grayanotoxin setzt die Erregbarkeit des Atemzentrums herab [KUBO[17])].

Pikrotoxin wirkt auf das Atemzentrum wie Strychnin.

---

[1]) WIELAND: Arch. f. exp. Pathol. u. Pharmakol. Bd. 92. 1922.
[2]) BADER: Lancet 1875, S. 644; zit. HUSEMANN.
[3]) FILEHNE: Pflügers Arch. f. d. ges. Physiol. Bd. 9, S. 470. 1874.
[4]) MAYER, S. u. FRIEDRICH: Arch. f. exp. Pathol. u. Pharmakol. Bd. 5, S. 76. 1876.
[5]) HUSEMANN: Arch. f. exp. Pathol. u. Pharmakol. Bd. 6. 1877.
[6]) KULENKAMPFF, zit. HELLWIG: Zentralbl. f. Chirurg. Bd. 48, S. 731. 1921.
[7]) POHL, J.: Arch. f. exp. Pathol. u. Pharmakol. Bd. 31, S. 296. 1893.
[8]) MEISSNER: l. c.
[9]) SCHMIEDEBERG: Arch. f. exp. Pathol. u. Pharmakol. Bd. 20. 1886.
[10]) WIELAND u. MAYER: Arch. f. exp. Pathol. u. Pharmakol. Bd. 92. 1922.
[11]) CUSHNY: Proc. of the roy. soc. of med., therapeut. a. pharmacol. sect., Bd. 6, S. 123; ref. Zentralbl. f. d. ges. exp. Med. Bd. 4, S. 382. 1913.
[12]) WOLFF, HERB.: Arch. f. exp. Pathol. u. Pharmakol. Bd. 74. 1913.
[13]) JACOBY u. RÖMER: Arch. f. exp. Pathol. u. Pharmakol. Bd. 66. 1911.
[14]) HAYASHI u. MUTO: Arch f. exp. Pathol. u. Pharmakol. Bd. 47. 1902.
[15]) KÖPPEN: Arch. f. exp. Pathol. u. Pharmakol. Bd. 29. 1892.
[16]) WIELAND: Arch. f. exp. Pathol. u. Pharmakol. Bd. 79. 1915.
[17]) KUBO, O.: Arch. f. exp. Pathol. u. Pharmakol. Bd. 67. 1912.

Die von VAN HOSSELT[1]) pharmakologisch geprüften *Derridstoffe*, indische Fischgifte, die weder zu den Glykosiden, Saponinen, Digitalisstoffen, noch zu den pikrotoxinartigen Krampfgiften eingereiht werden können, wirken vorwiegend auf das Atemzentrum, je nach der Konzentration, erregend oder lähmend.

Valdivin, ein Bitterstoff aus einer Simarubacee, scheint nach KUNKEL (S. 943) auch hierher zu gehören und das Atemzentrum zu lähmen.

Die *Oxyphenyläthylaminbasen* entfalten nach BRY[2]) zum Teil sehr stark atemerregende Wirkungen.

Nach den Versuchen von KÜLZ und LEONHARDI[3]) scheint das tetrarhodanato-diaminochromisaure Natrium („Reineckesaure" Natrium) in kleinen Dosen nach vorhergehender Erregung zu lähmen.

Ob *Adrenalin*, das kürzlich als Atmungsanalepticum von BORNSTEIN[4]) warm empfohlen wurde, eine direkte zentrale Atemwirkung besitzt oder nur auf dem Wege über geänderte Schädeldurchblutung oder durch seine p_H-verschiebende Wirkung [VOLLMER[5])] auf das Atemzentrum einwirkt, ist unentschieden. Angesichts der Flüchtigkeit aller sonstigen Adrenalinwirkungen ist es sehr auffallend, daß die frequenzsteigernde Wirkung des Adrenalins bei morphinvergifteten Kaninchen stundenlang, sogar unter allmählicher Steigerung, vorhalten kann [GUBER[6])]. Bei direkter Auftropfung auf die Rautengrube beeinflußt es die Atmung nicht [PENTIMALLI[7])]. (Über primären Atmungsstillstand bei intravenöser Adrenalininjektion s. S. 284.)

Cyankalium bewirkt in kleinsten Dosen (0,1—0,2 mg pro mittelgroßes Kaninchen) zentral bedingte Dyspnöe [GEPPERT[8]), WILMANNS[9])] und Verstärkung der maximalen Arbeitsleistung der Respirationsmuskeln [DRESER[10])], bei wenig größeren Dosen (0,4—0,5 mg) schon Atemstillstand durch Lähmung des Atemzentrums [HAYASHI und MUTO[11])], bei vorsichtiger Dosierung als Atmungsanalepticum brauchbar [LOEVENHART, MALONE und MARTIN[12])].

Coffein vermehrt nach MEISSNER[13]) Atemvolumen und Frequenz bei morphinisierten Tieren mitunter nach einer völligen Ruhigstellung der Atmung (nach intravenöser Injektion). HIGGINS[14]) fand als Ausdruck einer Erregbarkeitssteigerung des Atemzentrums Senkung der alveolären Kohlensäurespannung [auch BECKMANN[15])]. Außer dem Coffein sind auch noch andere destillierbare frequenzsteigernde Stoffe im Kaffee- und Teeaufgusse vorhanden [ARCHANGELSKY[16])]. Wie Kaffee wirkt auch *Cola* (BECKMANN) herabsetzend auf die alveoläre Kohlensäurespannung.

Campher vermehrt nach MEISSNER das Minutenvolumen, mehr die Tiefe des einzelnen Atemzuges als die Frequenz. Übereinstimmende Ergebnisse erhielt

---

[1]) VAN HOSSELT: Arch. internat. de pharmacodyn. et de thérapie Bd. 21. 1912.

[2]) BRY, GERD.: Zeitschr. f. exp. Pathol. u. Therap. Bd. 16. S. 186. 1914.

[3]) KÜLZ u. LEONHARDI: Arch. f. exp. Pathol. u. Pharmakol. Bd. 103, S. 168. 1924.

[4]) BORNSTEIN: Dtsch. med. Wochenschr. 1921, S. 647.

[5]) VOLLMER: Klin. Wochenschr. 1923, S. 593.

[6]) GUBER, A.: Arch. f. exp. Pathol. u. Pharmakol. Bd. 75. 1914.

[7]) PENTIMALLI, F.: Arch. per le scienze med. Bd. 37. 1913.

[8]) GEPPERT, J.: Zeitschr. f. klin. Med. Bd. 15. 1889.

[9]) WILMANNS: Pflügers Arch. f. d. ges. Physiol. Bd. 66, S. 196. 1897.

[10]) DRESER: Arch. f. exp. Pathol. u. Pharmakol. Bd. 26.

[11]) HAYASHI u. MUTO: Arch. f. exp. Pathol. u. Pharmakol. Bd. 48. 1902.

[12]) LOEVENHART, MALONE u. MARTIN: Journ. of pharm. and exp. therap. Bd. 19, S. 13. 1922.

[13]) MEISSNER: l. c. S. 175 (Coffein) u. S. 172 (Campher). (Dort ältere Literatur.)

[14]) HIGGINS: Americ. journ. of physiol. Bd. 34. 1914.

[15]) BECKMANN: Dtsch. Arch. f. klin. Med. Bd. 117, S. 430. 1915.

[16]) ARCHANGELSKY: Arch. internat. de pharmacodyn. et de thérapie Bd. 7. 1900.

Rohrer[1]) mit einem löslichen Campherpräparat. Analog, aber stärker wirkt nach Lewin[2]) *Bornylamin*. Die Wirkung des *Thymols* scheint eine viel intensivere zu sein; 0,06 g pro kg Hund rufen sofortigen zentralen Atemstillstand hervor. [Veresterung des Thymols läßt die Krampfwirkung bestehen, macht ihn aber für das Atemzentrum inoffensiv[3])]. Auch *Pulegon* scheint eine zentrale Schädigung der Atmung zu bewirken[4]). *Oxycampher* wirkt nach Heinz und Manasse[5]) nur stark narkotisch auf das Atemzentrum; Impens[6]) fand, daß die subcutane Injektion von 1 g beim Kaninchen die Frequenz herabsetzt, die Atemtiefe und die Atemgröße aber beträchtlich steigert. Leo[7]) fand *p-Oxycampher* und *p-Diketocamphan* in gleicher Weise auf die Atmung wirksam wie Campher, während dem *p-Dioxycamphan* die Atmungswirkung fast ganz fehlt.

Guanidin setzt die Erregbarkeit des Atemzentrums herab und tötet bei langsamer Vergiftung durch Lähmung desselben [Fühner[8])]; ebenso wirkt *Thiosinamin* (Döllken).

Tierische Gifte.

Die Giftigkeit des in Japan wegen seines Wohlgeschmacks hochgeschätzten Igelfisches „Fugu" ist an eine in Wasser leicht lösliche und daher bei der küchenmäßigen Zubereitung leicht auslaugbare Substanz, das *Tetrodontoxin*, gebunden. Diese Substanz hat neben einer curareartigen Wirkung auf die Nervenendigungen eine lähmende Wirkung auf das Atemzentrum, die im Tierversuche am Kaninchen bei subcutaner Injektion nicht allzu konzentrierter Lösungen und bei intravenöser Verabfolgung sehr verdünnter Giftlösungen unmittelbare Todesursache ist [Iwakawa und Kimura[9])].

Schlangengifte. Nach Calmette[10]) schädigt nur das Gift der *Kobra* das Zentralnervensystem, in erster Linie die Zentren im verlängerten Marke, während es seine curareähnliche Wirkung auf die Endplatten der quergestreiften Muskeln erst in einem späteren Stadium geltend macht. Das Kobragift ruft auch, nach Zerstörung seiner hämolytischen Komponente, intracerebral injiziert sofort schwere Störungen hervor [Flexner und Noguchi[11])]. Hingegen ist die neurotoxische Wirkung des Viperidengiftes (Crotalotoxin) sehr viel geringer und, wenn es auch bei direkter Injektion in den Wirbelkanal auf das Atemzentrum wirken kann, so kommt doch diese Wirkung bei subcutaner Beibringung nicht für den Ablauf der Vergiftung in Betracht [Pacella[12])].

Auch verschiedene *Bakteriengifte* scheinen eine direkte Wirkung auf das Atemzentrum zu besitzen und zum Teil an der Entstehung der infektiös-febrilen Tachypnöe und des Kollapses mitbeteiligt zu sein (s. S. 275).

II. Pharmakologische Beeinflussung der Bronchialmuskulatur.

Die Ringmuskulatur der Bronchen kann pharmakologisch unmittelbar oder reflektorisch durch Einwirkung bestimmter Stoffe auf die Schleimhaut des

---

[1]) Rohrer, Fr.: Schweiz. med. Woch. 1921.

[2]) Lewin: Arch. f. exp. Pathol. u. Pharmakol. Bd. 27, S. 226. 1890.

[3]) Busquet u. Vischniak: Cpt. rend. des séances de la soc. de biol. Bd. 83. 1920.

[4]) Lindemann: Arch. f. exp. Pathol. u. Pharmakol. Bd. 42. 1899.

[5]) Heinz u. Manasse: Dtsch. med. Wochenschr. 1897, Nr. 41.

[6]) Impens: Arch. internat. de pharmacodyn. et de thérapie Bd. 6. 1899.

[7]) Leo, H., Heupke u. Kamlah: Dtsch. med. Wochenschr. 1922, Nr. 12; Leo, H.: Arch. f. exp. Pathol. u. Pharmakol. Bd. 103, S. 135. 1924.

[8]) Fühner: in Heffters Handb. d. exp. Pharm. Bd. 1, S. 698.

[9]) Iwakawa u. Kimura: Arch. f. exp. Pathol. u. Pharmakol. Bd. 93, S. 317. 1922.

[10]) Calmette: Handb. d. Tech. u. Meth. d. Immunitätsforschung Bd. I, S. 340f. 1908.

[11]) Flexner u. Noguchi (zit. bei Calmette): Univ. Pennsylv. 1902.

[12]) Pacella: Cpt. rend. des séances de la soc. de biol. Bd. 88. 1923.

Respirationstraktus (s. S. 472) beeinflußt werden. In ihrer direkten Erregbarkeit folgen die Bronchialmuskeln im allgemeinen den für parasympathisch innervierte Organe geltenden Regeln. So wirken *Pilocarpin* [DIXON und BRODIE[1]), BAEHR und PICK[2])], *Physostigmin*, *Cholin* (dieselben) bronchoconstrictorisch; LÖHR fand allerdings die beiden erstgenannten Stoffe merkwürdigerweise nur wenig wirksam. Sehr stark wirkt *Muscarin* [GROSSMANN[3]) u. v. a.]. Dem Cholingehalte ist vielleicht auch die bronchoconstrictorische Wirkung vieler *Organextrakte* [HALLION[4])] zuzuschreiben. [Nur den Extrakten aus Milz, Niere und Schilddrüse fehlt nach HALLION[4]) diese Wirkung auf die Bronchialmuskulatur; jedoch fanden B. ZONDEK und FRANKFURTHER[5]) gerade Schilddrüsenextrakte stark wirksam.]

Verengernd wirken ferner auf den Meerschweinchenbronchus *Pepton* [BIEDL und KRAUS[6]), POLLAK und JANUSCHKE[7]), PAL[8]), LÖHR[9]) auch am Katzenbronchus], *Tyramin* und *Histamin* (BAEHR und PICK, HANZLIK und KARSNER u. v. a.) und die in manchen Beziehungen dem letztgenannten Stoffe ähnlichen Hypophysenpräparate [FRÖHLICH und PICK[10]), HALLION[11]) [12])].

Auch *Ergotoxin* wirkt nach BAEHR und PICK verengernd, zuweilen, ebenso wie *Tyramin*, nach kurzer Dilatation (JACKSON). Sehr stark bronchoconstrictorisch sind auch die im anaphylaktischen Schock (wenigstens beim Meerschweinchen) entstehenden *Eiweißabbauprodukte* und wird diese zum völligen Bronchialverschluß führende Verengerung der unteren Luftwege ziemlich allgemein als unmittelbare Todesursache der Meerschweinchen im Schock betrachtet.

Verengernd wirkt ferner in geringen Konzentrationen *Nicotin* [beim Meerschweinchen (BAEHR und PICK)]; bei der Katze rasch vorübergehende Konstriktion (LÖHR), manchmal mit darauffolgender Erweiterung [DIXON und BRODIE)]; etwas größere Nicotinmengen *wirken dilatierend* [ROY und BROWN[13]), EINTHOVEN[14])]. Durch zentrale Vaguserregung (WIELAND und MAYER) wirkt das krystallisierte reine *Lobelin* im Tierversuche nur bronchoconstrictorisch, die amorphen Präparate und die Extrakte aus der Lobelia wirken hingegen durch Lähmung der Vagusenden bronchodilatierend [DRESER[15])], um welcher Wirkung willen die Droge schon seit ältesten Zeiten von den Indianern als Asthmamittel gebraucht wurde. Kontrahierend wirken auch *Veratrin* (DIXON und BRODIE), besonders stark *Arecolin* [TRENDELENBURG[16]), JACKSON[17])] und manchmal (?) *Curare* [GOLLA und SYMES[18])], das nach EINTHOVEN in großen Dosen lähmend wirkt (auch nach LÖHR hebt Curare Bronchospasmus auf).

---

1) DIXON u. BRODIE: Journ. of physiol. Bd. 29, S. 97. 1903.
2) BAEHR u. PICK: Arch. f. exp. Pathol. u. Pharmakol. Bd. 74. 1913.
3) GROSSMANN, M.: Pflügers Arch. f. d. ges. Physiol. Bd. 42, S. 567. 1892.
4) HALLION: Arch. internat. de physiol. Bd. 18. 1921.
5) ZONDEK, B. u. FRANKFURTHER: Arch. f. (Anat. u.) Physiol. 1914, S. 565.
6) BIEDL u. KRAUS: Zentralbl. f. Physiol. Bd. 24. 1910.
7) JANUSCHKE u. POLLAK: Arch. f. exp. Pathol. u. Pharmakol. Bd. 66. 1911.
8) PAL: Dtsch. med. Wochenschr. 1912.
9) LÖHR: Zeitschr. f. d. ges. exp. Med. Bd. 39. 1924.
10) FRÖHLICH u. PICK: Arch. f. exp. Pathol. u. Pharmakol. Bd. 74. 1918.
11) HALLION: Cpt. rend. des séances de la soc. de biol. Bd. 83. 1920.
12) Die häufig beobachtete günstige Wirkung kleiner Gaben von Hypophysenpräparaten bei Bronchialasthma soll nach HALLIONS Vermutung auf Änderung der Blutfüllung der Lunge beruhen.
13) ROY u. BROWN: Journ. of physiol. Bd. 6, Proc. XXI. 1885.
14) EINTHOVEN: Pflügers Arch. f. d. ges. Physiol. Bd. 51. 1892.
15) DRESER: Arch. f. exp. Pathol. u. Pharmakol. Bd. 26. 1889.
16) TRENDELENBURG, P.: Arch. f. exp. Pathol. u. Pharmakol. Bd. 69. 1912.
17) JACKSON: Journ. of pharmacol. a. exp. therapeut. Bd. 4 u. 5. 1912—1914.
18) GOLLA u. SYMES: Journ. of physiol. Bd. 46, Proc. XXXVIII. 1913.

Morphin hat nach GUNN[1]) in therapeutischen Dosen und selbst in viermal so großen keinen Einfluß auf die Bronchialweite, auch EINTHOVEN und BAEHR und PICK fanden es wirkungslos; in offenbar erst recht hohen Konzentrationen bewirkt es geringe Bronchoconstriction [GUNN, DIXON und BRODIE nach vorübergehender leichter Dilatation (Katze), HIGGINS und MEANS[2])]. TRENDELENBURG sah erst bei Konzentrationen 1 : 1000 Dilatation am überlebenden Ochsenbronchus; die Wirksamkeit des *Morphins* als antiasthmatisches Mittel greift nach all dem also sicher nicht an den Bronchen an. — *Digitalin* Merck fanden DIXON und BRODIE constrictorisch wirksam, LÖHR *Gitalen* unwirksam. — *Bariumchlorid* wirkt durch direkte Muskelwirkung kontrahierend (BAEHR und PICK). Dieser Krampf soll nach LÖHR durch Papaverin lösbar sein. Ebenso wie Bariumchlorid wirkt auch *vanadinsaures Natrium* (BAEHR und PICK) und *Kupfersulfat* [LOEWIT[3])]. TRENDELENBURG fand, daß der überlebende Bronchus durch sehr geringe Steigerungen der OH-Ionenkonzentration der umgebenden Flüssigkeit erregt wird, durch Säurezuwachs irreversibel erschlafft; jedoch bewirkt andererseits intravenöse Injektion von Essigsäure beim Meerschweinchen Bronchospasmus (LOEWIT). TRENDELENBURG fand von Anionen J[4]) und SCN[4]), von Kationen K, Ca[5]), Sr, Ba tonussteigernd, NH_4 unf Mg tonusherabsetzend.

*Chloroform*dämpfe in höherer Konzentration [ab 7,5%)[6])] bewirken nach LÖHR vom ersten Atemzuge an starke Bronchoconstriction, ebenso in TRENDELENBURGS Versuchen am überlebenden Ochsenbronchus. (DIXON und BRODIE geben sowohl für Chloroform wie für Äther leichte Bronchodilatation an.) *Äther*dämpfe fand LÖHR, und zwar schon in Konzentrationen, die zur Vollnarkose genügen, bronchoconstrictorisch wirksam, während TRENDELENBURG durch Äther immer nur reine Erschlaffung erzielte. Urethan erweitert (DIXON und BRODIE, TRENDELENBURG, LÖHR u. a.).

Kohlensäure (der Atemluft beigemischt) wirkt in niedrigen Konzentrationen (1,4—30%) erweiternd, in hohen Konzentrationen (über 30%) verengernd auf die Bronchen des überlebenden Lungenpräparates (LÖHR), bei Durchleitung durch die das überlebende TRENDELENBURGsche Bronchialpräparat umspülende Ringerlösung fand TRENDELENBURG Kohlensäure fast immer nur tonussteigernd. Die durch hohe Kohlensäurekonzentrationen hervorgerufenen Tonussteigerungen können durch Atropin und andere relaxierende Mittel nicht rückgängig gemacht werden, sind daher vermutlich durch direkte Muskelwirkung bedingt (LÖHR).

Bronchuserweiternd wirkt vor allem immer *Adrenalin*. Nur GOLLA und SYMES behaupten, daß es von Hause aus erschlaffte Bronchen *verengere*. LÖHR fand schon Adrenalinkonzentrationen von 1 : 15 000 000 relaxatorisch wirksam. Die Adrenalinwirkung kommt an vorher zur Kontraktion gebrachten Bronchen besonders gut zum Ausdruck. Darauf beruht sein therapeutischer Erfolg bei Asthma bronchiale [diesbezügl. Literatur bei BAYER[7])].

---

[1]) GUNN: Quart. journ. of med. Bd. 13. 1920.

[2]) HIGGINS u. MEANS: Journ. of pharmacol. a. exp. therapeut. Bd. 7. 1915.

[3]) LOEWIT: Arch. f. exp. Pathol. u. Pharmakol. Bd. 73, S. 15. 1913.

[4]) Nach BAEHR und PICK wirken Jodnatrium und Rhodanate dilatierend.

[5]) Daß Ca tonussteigernd wirkt, ist befremdend, da nach den Untersuchungen von S. G. ZONDECK (Biochem. Zeitschr. Bd. 132, S. 362. 1922) Calciumvermehrung wie Sympathicusreizung wirkt. Ein diesem Ergebnis entsprechendes Resultat ergaben die Versuche RITTMANNS (Wien. med. Wochenschr. 1924), der bei Hinzufügung einer der normalen Ca-Konzentration entsprechenden Calciummenge zu einem in Ca-freier Ringerlösung suspendierten Menschenbronchus *Dilatation* erhielt.

[6]) Zur Erzielung einer Vollnarkose genügt ein Gehalt der Respirationsluft von 1% (SPENCER, ROSENFELD).

[7]) BAYER, G., in WAGNER-JAUREGG u. BAYER: Lehrb. d. Organotherapie, S. 359. Leipzig 1914.

Von anderen sympathicotropen Substanzen erwiesen sich *Coffein* (Trendelenburg, Baehr und Pick, Löhr) und *Cocain* ebenfalls als Mittel zur Herabsetzung des Bronchotonus.

Entsprechend der parasympathischen Innervation wirkt *Atropin* erweiternd. Baehr und Pick sahen der Erweiterung häufig eine vorübergehende Kontraktion vorangehen, die sie unter Hinweis auf die Atropinwirkung am überlebenden Darm erklären, wo Atropin neben der Lähmung der excitomotorischen Vagusenden auch eine vorübergehende Reizung der Ganglien des Auerbachschen Plexus bewirkt. — Dilatierend wirken ferner *Chinin* (Trendelenburg, Baehr und Pick), das seinerzeit von Trousseau in die Asthmatherapie eingeführt worden war, *Jodnatrium* (Baehr und Pick), *Nitrite* (Gunn, Baehr und Pick), ebenso *Rhodanate* (vgl. Anm. S. 469) und *Ammoniumchlorid*. Ebenso hat nach Trendelenburg auch *Emetin* eine relaxierende Wirkung.

Nach Hanzlick[1]) bringt *Chelidonin* die Bronchialmuskulatur zur Erschlaffung und hebt die erregende Wirkung des so kräftig bronchoconstrictorischen Histamins auf. Jackson fand *Cotarnin* und noch in viel höherem Grade *Hydrastinin* bronchodilatierend wirksam. Sehr wirksam ist auch *Papaverin* [Pal[2])] und andere *Benzylpräparate*, die nach Macht und Storm van Leeuwen bei Asthma bronchiale gute Dienste leisten sollen. Ferner fanden Macht und Güi Ching Ting[3]) alle untersuchten Purinkörper, *Coffein*, *Theobromin*, *Theocin*, *Xanthin*, *Hypoxanthin*, *Guanin* und *Adenin* bronchodilatierend wirksam.

Von den Narkoticis der Fettreihe hat *Alkohol* (bei einer Konzentration von mehr als 2%) eine zuerst erregende, alsbald in eine sehr starke Bronchodilatation übergehende Wirkung, ebenso schon in geringerer ($^1/_3$%) Konzentration *Chloralhydrat*, während *Urethan* rein dilatierend wirkt (Trendelenburg).

III. Zur Pharmakologie der Atemmuskulatur.

Vom Standpunkte der Atmungspharmakologie kein Interesse haben diejenigen Stoffe, welche die Atmung dadurch beeinflussen, daß sie die Tätigkeit der Atemmuskel beeinträchtigen, indem sie entweder diese selbst oder die motorischen Nervenendigungen lähmen oder die sie versorgenden motorischen Spinalkerne schädigen. Hier soll nur auf die toxikologisch interessanten Empfindlichkeitsdifferenzen der Atemmuskulatur einerseits und der übrigen Körpermuskulatur andererseits kurz hingewiesen werden. So lähmt *Curare* die übrige Muskulatur früher als das Zwerchfell, so daß Tillie[4]) durch vorsichtig nacheinander injizierte, nichttödliche Curarindosen ein völlig gelähmtes Kaninchen ohne künstliche Respiration am Leben erhalten konnte[5]).

Umgekehrt sind wieder für eine Reihe von Giften das Zwerchfell bzw. seine motorischen Nervenendigungen empfindlicher als andere Muskel. Das ist der Fall beim *Spartein*, das die Phrenicusenden lähmt und die Reizung dieses Nerven

---

[1]) Hanzlick: Journ. of pharmacol. a. exp. therapeut. Bd. 7, S. 99. 1915.

[2]) Pal: Wien. med. Wochenschr. 1913, Nr. 17; Dtsch. Arch. f. klin. Med. 1913, Nr. 44.

[3]) Macht, D. u. Güi Ching Ting: Proc. of the soc. f. exp. biol. a. med. Bd. 19. 1922.

[4]) Tillie: Arch. f. exp. Pathol. u. Pharmakol. Bd. 27, S. 1. 1890.

[5]) Zu einem dem widersprechenden Resultate gelangte Chio (Arch. di farmacol. sperim. e scienze aff. Bd. 12. 1912; zit. nach einem Referat im Zentralbl. d. exp. Med. Bd. 1, S. 239. 1912). Er gibt an, daß nach Curareinjektion zuerst die Thoraxatmung eine Verminderung erfährt und zunächst als Kompensation die Zwerchfellbewegungen verstärkt werden. Dann nehmen auch diese ab, und es tritt eine Verstärkung der bei der Atmung mitwirkenden Bauchmuskeltätigkeit ein. Endlich werden auch diese von der Curarewirkung betroffen und erst in *letzter Linie* die Muskeln der Extremitäten.

unwirksam macht zu einer Zeit, da die übrige Körpermuskulatur noch in normalem Ausmaße indirekt erregbar ist[1]). Sehr ähnlich sind die Verhältnisse bei der *Fugufischvergiftung* (vgl. S. 467), wo die bei Applikation großer Mengen und insbesondere bei intravenöser Verabfolgung im Vordergrund des Vergiftungsbildes stehende curareartige Wirkung sich *zuerst* am Zwerchfell äußert [IWAKAWA und KIMURA[2])]. Ebenso wird nach HAGASHI und MUTO[3]) bei der Coniinvergiftung das Zwerchfell zuerst ergriffen.

IV. Pharmakologische Beeinflussung der Sekretionsvorgänge in den Atemwegen.

(Zur Pharmakologie der Expektorantien.)

Die Frage nach der pharmakologischen Beeinflußbarkeit der Sekretion der verschiedenen Drüsen des Respirationstraktus, besonders der Bronchialschleimhautdrüsen, hat ein beträchtliches praktisches Interesse, denn die Wirksamkeit der als *Expektorantien* benützten Heilmittel hängt wohl zum guten Teile von einer sekretionsvermehrenden Wirkung dieser Stoffe ab. Man stellt sich vor, daß das unter dem Einflusse der Expektorantien in reichlicher Menge gebildete Bronchialsekret dünnflüssig ist und leicht durch die Flimmertätigkeit und die sonstigen zur Hinaufbeförderung des Sputums durch die unteren Luftwege bestimmten Kräfte fortgeschafft werden kann, und daß in seinem Strome dann auch zähere in den Luftwegen liegende und wegen ihrer viscösen Beschaffenheit der Fortbewegung Widerstand leistende Schleimmassen weiter befördert werden können. Man faßt also die Expektorantien als sekretionsfördernde Stoffe auf. Dem entspricht die Tatsache, daß die Expektorantien vielfach auch als Förderer anderer parasympathisch gelenkter Sekretionsvorgänge (Magenschleimhaut, Speicheldrüsen der Mundhöhle) wirken. Und auch die allerdings nur sehr spärlichen experimentellen Untersuchungen über pharmakologische Beeinflussung der Sekretion der Respirationsschleimhaut lieferte dieser Vorstellung über die Wirkungsweise der Expektorantien entsprechende Ergebnisse.

ROSSBACH[4]) beobachtete diese Sekretbildung an der Oberfläche der bloßgelegten Trachealschleimhaut (von Hunden und Katzen — Kaninchen sind für diese Versuche nicht geeignet) und stellte die Zeit fest, in der sich die durch Betupfen mit Filtrierpapier getrocknete Schleimhaut wieder mit Sekret bedeckte, das eine Mal ohne pharmakologische Beeinflussung, das andere Mal nach einer solchen. Der gleichen Methode bediente sich CALVERT[5]). HENDERSON und TAYLOR[6]) fingen das, durch die Trachea einer vertikal mit abwärts gerichtetem Kopf aufgebundenen Katze abfließende Sekret in einem an die Trachealkanüle des tracheotomierten Tieres angeschlossenes Chlorcalciumrohr auf und wogen dieses in bestimmten Zeitabschnitten vor und nach Verabfolgung verschiedener Expektorantien.

Diese Versuche ergaben, daß *Jodide* (und nach den klinischen Erfahrungen gilt dies wahrscheinlich auch für die *Rhodanate*) die Sekretion befördern (CALVERT, HENDERSON und TAYLOR), wie die letztgenannten Autoren schließen, auf reflektorischem Wege. Intravenöse Injektion von *Sodalösung* förderte in CALVERTS, hemmte in ROSSBACHS Versuchen. *Ammoniumsalze* vermehren die

---

[1]) MUTO u. ISHIZAKA: Arch. f. exp. Pathol. u. Pharmakol. Bd. 50, S. 1. 1903.
[2]) IWAKAWA u. KIMURA: Arch. f. exp. Pathol. u. Pharmakol. Bd. 93, S. 317. 1922.
[3]) HAYASHI u. MUTO: Arch. f. exp. Pathol. u. Pharmakol. Bd. 48, S. 362. 1902.
[4]) ROSSBACH: Würzburger Festschr. Bd. I. 1882; Berlin. klin. Wochenschr. 1882.
[5]) CALVERT: Journ. of physiol. Bd. 20. 1896.
[6]) HENDERSON, V. u. TAYLOR: Journ. of pharmacol. a. exp. therapeut. Bd. 2. 1910.

Sekretion nach HENDERSON und TAYLOR reflektorisch vom Magen aus und möglicherweise in einem beschränkten Maße auch durch zentrale Einwirkung, nach ROSSBACH auch bei Injektion in die Blutbahn, und *Ammoniaklösung* auch bei direkter Aufbringung auf die Trachealschleimhaut. *Atropin* hemmte in ROSSBACHS Versuchen die Sekretion bis zum völligen Versiegen; die Hemmung dauerte $^1/_2$—1 Stunde lang an. *Pilocarpin* fördert mächtig; dabei vergrößern sich die Drüsen so, daß sie knötchenförmig über die Schleimhautoberfläche vorspringen. Es wird massenhaft sehr dünnflüssiges, wasserklares Sekret produziert, nicht nur in der Trachea, sondern auch in den feineren Bronchialverzweigungen, wo sich seine Anwesenheit durch über den ganzen Thorax des Tieres hörbare Rasselgeräusche verrät. Und auch beim Menschen sprechen die Bronchialdrüsen leicht auf Pilocarpin an, häufig, namentlich bei Kindern, sogar leichter als die Schweißdrüsen. — Auch *Muscarin* [GROSSMANN[1])] und *Physostigmin* [WESTERMANN[2])] wirken in analoger Weise. *Senegainfus* wirkt nach HENDERSON und TAYLOR nur reflektorisch vom Magen aus sekretionsanregend, ebenso wohl auch die übrigen saponinhaltigen Expektorantien (Cortex Quillajae, Radix Primulae); die *Saponine*, die vielfach von der Magendarmschleimhaut nicht resorbiert werden, wirken vom Blute aus auf die Drüsen des Respirationstractes nicht oder nur im Sinne einer Sekretionshemmung (CALVERT). Ebenso sollen auch *Brechweinstein* und zum Teil auch *Ipecacuanha* reflektorisch wirken. Das *Emetin* greift außerdem auch noch zentral am Bronchialdrüsenzentrum an. *Apomorphin* wirkt nur rein zentral. *Morphin* vermindert (ROSSBACH), *Cocain* vermehrt angeblich [KOKIN[3])] die Sekretion.

Ob außer durch Vermehrung der Sekretion, die zugleich auch eine Verdünnung des Sekrets bedeutet, die Expektorantien *noch in anderer Weise* auf die Herausbeförderung des Sputums wirken, ist kaum untersucht. Die Alkalien, die als Expektorantien verwendet werden, mögen vielleicht in der Weise wirken, daß sie, auf der Bronchialschleimhaut zur Ausscheidung kommend, als Lösungsmittel für das Mucin des Sputums wirken und so auch, abgesehen von einer beträchtlicheren Verdünnung, viscositätsvermindernd wirken. In gleicher Weise kann auch Chlorammonium wirken, weil das auf der Bronchialschleimhaut vielleicht spurweise gebildete Ammoniumcarbonat besonders geeignet wäre Mucin zu verflüssigen [H. MEYER[4])]. Das gleiche gilt wohl auch für die Rhodansalze.

Nichts Sicheres läßt sich über *pharmakologische Beeinflussung der Flimmertätigkeit* der Respirationsschleimhaut aussagen. ENGELMANNS Befund, daß sehr kleine Mengen Ammoniak die Flimmerung anregen und die günstige Wirkung reichlicher Sauerstoffzufuhr [GEBHARDT[5])], legen die Möglichkeit einer therapeutischen Beeinflussung nahe. Allerdings kamen HENDERSON und TAYLOR bei ihren Versuchen, in welchen sie die Wanderungsgeschwindigkeit von gefärbtem Schleim auf der pharmakologisch unbeeinflußten Trachealschleimhaut mit der Wanderungsgeschwindigkeit auf der mit verschiedenen Expektorantien befeuchteten Schleimhaut verglichen, zu keinem die Beantwortung der Frage gestattenden Resultat.

<hr>

[1]) GROSSMANN, M.: Zeitschr. f. klin. Med. Bd. 12, S. 550. 1887.
[2]) WESTERMANN: zit. BIBERFELD, S. 109 u. 112.
[3]) KOKIN: Pflügers Arch. f. d. ges. Physiol. Bd. 63. 1896.
[4]) MEYER, H., in MEYER-GOTTLIEB: Die experimentelle Pharmakologie. 3. Aufl. S. 329. Berlin u. Wien 1914.
[5]) v. GEBHARDT: Pflügers Arch. f. d. ges. Physiol. Bd. 130. 1909.

Durchlässigkeit der Lunge für fremde Stoffe.

Von

W. Heubner
Göttingen.

Die gesunde Oberfläche der Lunge besitzt ein außerordentlich großes Resorptionsvermögen. Diese Tatsache war bereits Claude Bernard[1]) bekannt und wurde von allen Forschern, die sich mit der Frage beschäftigt haben, in unzweideutiger Weise bestätigt. Vor allem ist wichtig, daß die Schleimhaut der Bronchien rascher resorbiert als die Schleimhaut des Darms.

I. Resorption von Flüssigkeit überhaupt.

Das Gewebe der Lungen (einschließlich Bronchien) vermag eingedrungene Flüssigkeit aus ihren Hohlräumen so weit wegzusaugen, bis sich diese Hohlräume wieder mit *Luft* füllen. Die vitale Bedeutung dieser Fähigkeit mag mit ihrer hohen Ausbildung zusammenhängen. Wenn man einem Tiere Wasser oder osmotisch indifferente Salzlösung in die Luftröhre spritzt, so verschwindet die Flüssigkeit in kurzer Zeit. E. Laqueur und de Vries-Reilingh[2]) vermochten nicht, mit diesem Verfahren eine länger dauernde Anfüllung der Lunge mit Flüssigkeit zu erzielen. Nach Injektion von 20 ccm Wasser in die Luftwege von $1\frac{1}{2}$ kg schweren Kaninchen fand sich $1\frac{1}{2}$ Stunden später nur noch eine Gewichtsvermehrung der Lunge gegenüber dem normalen Durchschnitt, die etwa 3 ccm, also einem *Siebentel* der injizierten Menge entsprach. Aus dem „klinischen" Verhalten der Tiere, die auf Flüssigkeitsanhäufung in den Hohlräumen der Lunge mit äußerster Vermeidung jeder Muskelbewegung reagieren, ließ sich nach $\frac{1}{2}$ bis 1 Stunde, zuweilen auch noch früher, erkennen, daß der *größte* Teil der störenden Flüssigkeitsmasse bereits beseitigt war. Laqueur folgert aus seinen Beobachtungen, daß die *Hauptmenge* der zugeführten Flüssigkeit sehr rasch aufgesogen wird, während sich ein Rest etwas länger hält. Physiologische Kochsalzlösung beansprucht unter sonst gleichen Bedingungen etwas längere Zeit als Wasser; Laqueur gibt für einen Vergleichsversuch nach $1\frac{3}{4}$ Stunden 48% Resorption bei Kochsalzlösung, 89% bei reinem Wasser an. Andere Zahlen sind: 86% Wasser nach 9 Minuten, 42% hypotonische Kochsalzlösung nach 17 Minuten; ferner als Durchschnittswerte: 40% isotonische Kochsalzlösung nach $1\frac{2}{3}$ Stunden, 80% nach 25 Stunden. (Bei Beurteilung dieser Zahlen wird man die Schwan-

---

[1]) Leçons sur les effets des substances toxiques et mé dicamenteuses, S. 288. Paris 1857. — Zitiert nach Sehrwald: Dtsch. Arch. f. klin. Med. Bd. 39, S. 192. 1886.
[2]) Münch. med. Wochenschr. 1919, S. 1221; Dtsch. Arch. f. klin. Med. Bd. 131, S. 310. 1920; Pflügers Arch. f. d. ges. Physiol. Bd. 184, S. 104. 1920; Verhandl. der deutschen pharmakolog. Gesellschaft Nr. 1, VI, VII.

kungsbreite der normalen Lungengewichte von 3—5,2 g je kg um das zur Rechnung dienende Mittel von 4,26 g je kg berücksichtigen müssen; andererseits betrug die injizierte Menge 20 ccm, also wohl 10—15 g je kg.)

Recht bemerkenswert ist, daß aus isotonischer *Glucoselösung* binnen 15 Minuten keine Wasserresorption, sondern eher eine *Vermehrung* des Flüssigkeitsvolumens eintrat, obwohl gleichzeitig Zucker resorbiert und gegen Chlorid ausgetauscht wurde. Aus 10% Stärkelösung wurde in einer Stunde die Hälfte des Wassers, dagegen nur sehr wenig Stärke resorbiert, aus inaktiviertem Kaninchenserum bis zu einem Drittel des Wassers. (Dabei tritt Chlor in die wässerige Stärkelösung über, verschwindet jedoch aus dem Serum.)

Ältere Versuche von Peiper[1]) und Sehrwald[2]) beschäftigten sich mehr mit der Frage, wieviel Flüssigkeit einem Tiere überhaupt in die Atemwege eingebracht werden kann, ohne daß Lebensgefahr eintritt. Immerhin kann man auch aus diesen Befunden folgern, daß ein rasches Tempo der Resorption besteht: so injizierte z. B. Peiper einem „mittelgroßen" Kaninchen von 10 zu 10 Minuten jeweils 10 ccm erwärmten destillierten Wassers in die Trachea, beobachtete jedoch erst nach 70 Minuten, also nach Injektion von 70 ccm dyspnoische Unruhe; rechnet man das Lungengewicht des Tieres zu 10 g, was bereits hochgegriffen ist, und beachtet, daß bei toxischem Lungenödem im Augenblick des Erstickungstodes nur das *4—5fache* des Lungengewichts als Flüssigkeit angetroffen wird[3]), so ergibt sich zwingend, daß nach jenen 70 Minuten bereits größere Anteile der anfangs injizierten Flüssigkeit resorbiert worden waren. Ein anderes „größeres" Kaninchen von Peiper erhielt binnen 30 Minuten 60 ccm Wasser intratracheal ohne dyspnoische Erscheinungen, ein „mittelgroßer" Hund im Laufe 1 Stunde 250 ccm in Einzelportionen zu 30—50 ccm.

Sehrwald konnte einem, allerdings mehrfach vorbehandelten, also vielleicht besonders „geübten" Hunde von 8 kg unter der Wirkung von 0,4 g Morphin im Laufe von 2 Stunden 775 ccm einer 1 proz. Lösung von Ferrocyankalium einzuspritzen, ehe vollste Bewegungsscheu und höchste Atemnot eintraten; der mittlere Luftgehalt der Lungen dieses Tieres war auf 250 ccm zu schätzen, also auf weniger als $^1/_3$ der eingeführten Flüssigkeitsmenge. Am folgenden Tage waren Blähung und Dämpfung so weit zurückgegangen, daß der größte Teil der Flüssigkeit verschwunden sein mußte; nach 5 Tagen wurde das Tier bei völligem Wohlbefinden getötet, die Lunge war frei von abnormer Flüssigkeit und wog 179 g. Ein anderer kleinerer Hund von 5 kg geriet schon durch die (erstmalige) Injektion von 255 ccm der gleichen Flüssigkeit in einen schweren Zustand, in dem es nach einigen Tagen zugrunde ging; doch fand sich bei der Sektion keine abnorme Flüssigkeit, auch keine Reaktion auf Ferrocyanid in der 147 g schweren Lunge.

Eine andere Methode Sehrwalds zum Nachweis der raschen Flüssigkeitsresorption war folgende: Er injizierte kleinere Mengen einer Farblösung (Gentianaviolett) und ließ „gleich darauf" Lycopodiumpulver einatmen; nach der Tötung zeigte sich in zahlreichen kleineren Bronchien eine Färbung der Schleimhaut und darauf liegend *ungefärbte* Lycopodiumstäubchen, die auch noch peripher von den gefärbten Partien anzutreffen waren; die färbende Flüssigkeit mußte also bis zu diesen kleinen Bronchien vorgedrungen, dort aber außerordentlich rasch verschwunden sein. Da in der Trachea und den großen Bronchien das Lycopodiumpulver gefärbt wurde, schließt Sehrwald auf bessere Resorptionsfähigkeit der *kleinen* Bronchien; wahrscheinlich ist dies richtig, obwohl der genannte Befund dies nicht beweist: denn bei Sehrwalds Schlußfolgerung ist die

[1]) Zeitschr. f. klin. Med. Bd. 8, S. 293, 295. 1884.
[2]) Dtsch. Arch. f. klin. Med. Bd. 39, S. 162, 169. 1886.
[3]) Laqueur u. Magnus: Zeitschr. f. d. ges. exp. Med. Bd. 13. S. 31, 55 f., 244. 1921.

größere Flüssigkeits*menge*, die sich bei solchen Injektionen naturgemäß in den oberen Luftwegen findet, nicht hinreichend gewürdigt.

Über den feineren Mechanismus der Flüssigkeitsresorption in den Lungen ist wenig bekannt. Gewiß ist nur, daß die Lunge außer ihrer äußerst reichen Versorgung mit Blutgefäßen auch ein weitverzweigtes und hochentwickeltes Lymphgefäßsystem besitzt. Die Menge des Blutes in einer normal durchbluteten Lunge kann auf etwa die *Hälfte* des ganzen Lungengewichts geschätzt werden; wenigstens fand ich an einer lebend abgebundenen Katzenlunge, daß sie durch die unvollständige, beim Kollabieren eintretende Entblutung nicht weniger als 40% ihres Gewichts verlor[1]). Über die Beteiligung der Lymphwege (und sonstiger intercellulärer Einrichtungen oder Räume) bei der Resorption sind auch heute noch die Beobachtungen von SIKORSKY[2]), J. WITTICH[3]) und KÜTTNER[4]) von Wert: sie fanden nach Aspiration von Lösungen ,,carminsauren Ammoniaks'' oder indigschwefelsauren Natriums, sofortiger geeigneter Fixation und histologischer Untersuchung, daß die Farbstoffe ein Netz von feinen Kanälchen erfüllten, die *zwischen* den Zellen, und zwar auch zwischen den *Epithelien* der Bronchien und der Alveolen gelegen waren; die Zellen selbst blieben völlig ungefärbt.

Mit diesen an wässerigen Lösungen erhobenen Befunden stimmt durchaus überein, daß NOTHNAGEL[5]) aspirierte Blutkörperchen in die Bronchialwand eindringen sah und ich selbst Öltropfen aus dem Lumen zwischen die Epithelzellen der Bronchialschleimhaut aufgenommen fand[6]). Wie es für die Blutcapillaren wahrscheinlich ist, daß der Flüssigkeitsdurchtritt vorwiegend an den gleichen Orten (*zwischen* den Endothelzellen) erfolgt, an denen auch sichtbare Elemente die Wand passieren können, so darf man wohl auch solche Beobachtungen über die Aufnahme corpusculärer Teilchen verwenden, um sich eine genauere Vorstellung über die Aufsaugung von Flüssigkeit in Bronchien und Alveolen zu bilden. Man muß annehmen, daß Flüssigkeiten aus dem Lumen der Luftwege ohne Vermittlung der obersten Zellage *unmittelbar* in Kanälchen aufgenommen werden, in denen sie den größeren Lymphräumen und von da auch dem Innern der Blutcapillaren zuströmen.

II. Resorption gelöster Substanzen.

Viel größeres experimentelles Material liegt über die Resorption von *Substanzen* vor, die in *Lösung* auf die Oberfläche der Luftwege gebracht wurden. Man wird nach den geschilderten Erfahrungen über die Resorption von *Wasser* diese Resorption gelöster Substanzen im allgemeinen so gut wie ausschließlich einer Resorption *der Lösung* gleichzusetzen haben und Diffusionsprozessen nur ausnahmsweise eine größere Bedeutung zumessen dürfen.

Daß Diffusionsprozesse unter gewissen Bedingungen zwischen intraalveolärer und Blutflüssigkeit einsetzen können, ist selbstverständlich; die Bedingungen dafür sind ja wegen der großen Berührungsfläche oder — was dasselbe ist — wegen der geringen Dicke der Gewebsschichten zwischen den beiden Flüssigkeiten besser als irgendwo sonst im Organismus. LAQUEUR[7]) betonte, daß sich die Lunge etwa wie eine seröse Haut und abweichend vom Darm verhält, der das Spiel der rein physikalischen Kräfte stärker modifiziert.

Am raschesten treten unter den Diffusionsvorgängen natürlich die *osmotischen* in Erscheinung, d. h. die auf Ausgleich der *Gesamt*konzentration gerichteten

---

[1]) GILDEMEISTER u. HEUBNER: Zeitschr. f. d. ges. exp. Med. Bd. 13, S. 318. 1921.
[2]) Centralbl. f. d. med. Wiss. Bd. 8, S. 817. 1870.
[3]) Ebenda Bd. 12, Nr. 58. 1874; Bd. 13, S. 784. 1875.
[4]) Ebenda Bd. 13, S. 689. 1875.
[5]) Virchows Arch. f. pathol. Anat. u. Physiol. Bd. 71, S. 414, 417. 1877.
[6]) Zeitschr. f. d. ges. exp. Med. Bd. 10, S. 269, 277, 332, Tafel X. 1920.
[7]) Münch. med. Wochenschr. 1919, S. 1221.

Stoffbewegungen. Laqueur und de Vries Reilingh[1]) erzielten starkes Lungenödem durch intratracheale Injektion von *wenig* hypertonischer Flüssigkeit (z. B. 1 ccm 50 proz. Traubenzuckerlösung an Kaninchen und Katzen).

Der Flüssigkeitsaustritt aus dem Blute ist dabei oft auch durch einen Anstieg des Hämoglobinwertes markiert. Analysen der Ödemflüssigkeit ergaben, daß die Flüssigkeit in den Hohlräumen der Lunge sehr rasch blutisotonisch wird. Laqueur beobachtete, daß eine dem Blut osmotisch 10 mal überlegene Traubenzuckerlösung binnen 8 Minuten 20 fach verdünnt wurde, um erst dann resorbiert zu werden; der Vorgang des Ausgleichs ist nicht rein osmotisch, sondern mit dem Wasser treten Kochsalz und andere gelöste Substanzen in das Ödem über, während zugleich Zucker verschwindet.

Der Grad der Ödembildung hängt — wie verständlich — nicht allein von der osmotischen Konzentration der injizierten Flüssigkeit ab, sondern auch von besonderen physikalisch-chemischen Eigenschaften der in Lösung befindlichen Substanz. Laqueur fand 20% Kochsalz weniger wirksam als 50% Traubenzucker, obwohl diese Lösung rein osmotisch weniger konzentriert ist; er sieht den Grund in der geringeren Permeabilität des Traubenzuckers. Jedoch tritt Wasser auch anfangs in eine *isotonische* Traubenzuckerlösung über.

Auch eine wässerige Stärkelösung führt nach vorheriger Wasserresorption und Salzaufnahme nachträglich zu erneutem Flüssigkeitsaustritt, ehe eine reichlichere Resorption der Stärke erfolgt[2]). Man darf dies wohl so deuten, daß die krystalloid-osmotischen Vorgänge früher zum Gleichgewicht führen als die kolloid-osmotischen.

Interessant ist es, daß osmotische Vorgänge zwischen Blut und intraalveolärer Flüssigkeit auch in *umgekehrter* Richtung künstlich herbeigeführt werden können. Ellinger und Lipschitz[3]) behandelten Kaninchen, die mit tödlichen Dosen Phosgen vergiftet waren und daher ein toxisches Lungenödem bekommen hatten, intravenös mit ca. 40 ccm 25 proz. Traubenzuckerlösung, und erzielten dadurch bei der Hälfte der behandelten 16 Tiere Erholung, während 15 unbehandelte, doch gleichartig vergiftete Kontrolltiere ausnahmslos zugrunde gingen. Das Lungengewicht der 8 gestorbenen behandelten Tiere betrug im Durchschnitt 17,9 g je kg, das der Kontrolltiere 22,9; die behandelten hatten also im Augenblick des Todes nur das 3,2 fache, die Kontrolltiere das 4,4 fache ihres Lungengewichts an Ödemflüssigkeit in ihren Lungen.

Die günstigen Wirkungen der Traubenzuckerinfusionen waren *nicht* zu erzielen bei trocken gefütterten Kaninchen und bei Katzen, wahrscheinlich deswegen, weil der *Gesamtzustand* solcher Tiere durch die Infusion eine neue Schädigung erlitt[4]).

Die rasche *Resorption gelöster Substanzen* vom Tracheobronchialbaum aus wurde vielfach nachgewiesen, und zwar unter Anwendung von 3 verschiedenen Methoden:

1. Man brachte in die Luftwege durch Injektion oder Inhalation *Farbstoffe* oder andere Substanzen, die sich leicht nachweisen lassen (wie Ferrocyanid, Jodid u. dgl.), und untersuchte nach Tötung des Versuchstieres die Bronchien und das Lungengewebe auf die Gegenwart des zugeführten Materials.

2. Man applizierte solche Substanzen, die im Harn rasch ausgeschieden werden und dort leicht erkannt werden können, oder solche, die im *Blut* festgestellt werden können.

3. Man verwandte *Gifte* mit rasch eintretender und auffälliger Wirkung, indem man Dosierung, Geschwindigkeit und Grad des Effektes mit den gleichen Größen bei der Applikation an *anderen* Körperstellen verglich.

---

[1]) Zitiert S. 473.

[2]) Laqueur und J. van Went: Verhandl. der deutschen pharmakologischen Gesellschaft Freiburg 1921, VII.

[3]) Zeitschr. f. d. ges. exp. Med. Bd. 13, S. 234. 1921.

[4]) Vgl. dazu Ellinger und Lipschitz, S. 245, sowie Lipschitz: Arch. f. exp. Pathol. u. Pharmakol. Bd. 85, S. 359. 1920.

Am frühesten wurde die letztgenannte Methode geübt, die bereits CLAUDE BERNARD[1]) über die rasche Resorption von den Luftwegen aus belehrte; sie brachte ihn weiterhin zu der Ansicht, daß die feineren Bronchien rascher resorbierten als die großen, weil er nämlich einen tödlichen Erfolg mit Curare binnen *einer* Minute herbeiführen konnte, wenn er das Gift mit einer feinen Sonde tief in den Bronchialbaum einführte, während er bei einfacher Einträufelung in die Luftröhre 7—8 Minuten brauchte. Jedoch gab später PEIPER[2]) eine andere, vielleicht plausiblere Erklärung: er fand regelmäßig eine *raschere* Resorption von der Trachealschleimhaut aus, wenn die Tiere so gestellt wurden, daß ihre Trachea aufrecht stand, als wenn sie horizontal lagen, und wies zur Erklärung auf die bessere Ausbreitung der Giftlösungen auf der vielverzweigten Oberfläche der kleineren Bronchien hin. Vielleicht kommt auch noch in Frage, daß bei horizontaler Lage ein Teil der Flüssigkeit aufwärts in den Kehlkopf fließt und von da in den Schlund und Magen gelangt, wo natürlich die Resorptionsbedingungen unverhältnismäßig viel schlechter sind; freilich scheint dies nach LAQUEUR[3]) nur dann vorzukommen, wenn die Flüssigkeitsmengen etwas größer sind.

J. WASBUTZKY[4]) verglich unter Leitung v. WITTICHS mit Hilfe der Methoden 2 und 3 systematisch subcutane und intratracheale Injektion an Kaninchen und fand regelmäßig die erhebliche Überlegenheit der zweitgenannten. So verlor er z. B. 6 Tiere nach intratrachealer Injektion von 0,2—0,5 g Jodkalium, und zwar offenbar an Kaliumvergiftung des Herzens, während er subcutan eine Menge von 2,4 g für den gleichen Erfolg brauchte. Atropin bewirkte wesentlich schneller Mydriasis von der Trachea als vom subcutanen Gewebe aus, ebenso Chloralhydrat Narkose. Die wirksamen, auch tödlichen Dosen des Strychnins und Curares lagen für die intratracheale Injektion näher der intravenösen als der subcutanen Applikation. Ferrocyanid war (ebenso wie Jodid) stets nach 5—10 Minuten im Harn nachzuweisen, wenn es intratracheal injiziert wurde. Diese grundlegenden Feststellungen WASBUTZKYS wurden mehrfach bestätigt, zuerst von PEIPER[5]); er fand z. B. nach Applikation von $^1/_8$ mg Strychnin intratracheal bei 2 Tieren Reflexkrämpfe nach $^1/_4$, Tod nach $2^1/_2$ Minuten, subcutan bei einem 3. Tier Krämpfe nach 6, Tod nach 9 Minuten.

Daß auch kolloidal gelöste Stoffe von den Atemwegen resorbiert und ins Blut weitergegeben werden, zeigte PEIPER mit Lösungen von Hämoglobin oder Hühnereiweiß, die etwa $^3/_4$ Stunden später im Harn von Hunden nachweisbar wurden. (An Kaninchen hatte WASBUTZKY keinen Übergang von Hämoglobin in den Harn gefunden.) LAQUEUR und VAN WENT[6]) fanden aus Kaninchenserum nach einer Stunde höchstens ein Drittel, nach 25 Stunden vier Fünftel des Eiweißes resorbiert. Von 1,5 g Stärke in 15 ccm Wasser verschwand binnen einer Stunde etwa 6%, nach 23 Stunden etwa 84%.

Die Durchschneidung der beiden Nervi vagi oder sympathici fand PEIPER ohne Einfluß auf die Resorptionsgeschwindigkeit.

Mit Hilfe von Analysen des *Blutes* konnte ich gemeinsam mit RONA[7]) feststellen, daß *Chlorcalcium* von den Luftwegen aus rasch ins Innere des Körpers gelangt: nach intratrachealer Injektion von etwa 0,05 g Ca je kg an einer Katze fanden wir den Wert von 16,2 mg-% Ca im Gesamtblute, während in einem nach Dosis und Zeitablauf sehr ähnlichen Versuch mit *subcutaner* Injektion der Wert 13,1 betrug und die Normalzahlen zwischen 7 und 10 mg-% schwankten.

LAQUEUR und GREVENSTUK[8]) fanden eine ausgezeichnete, durch die Wirkung auf den Blutzucker erkennbare Resorption des *Insulins* nach intratrachealer Injektion an Kaninchen, während die Substanz vom Magendarmkanal aus so gut wie unwirksam ist.

---

[1]) Leçons sur les effets des substances toxiques et médicamenteuses, S. 288. Paris 1857. — Zitiert nach SEHRWALD: Dtsch. Arch. f. klin. Med. Bd. 39, S. 192. 1886.
[2]) Zitiert S. 474.   [3]) Pflügers Arch. f. d. ges. Physiol. Bd. 184, S. 106. 1920.
[4]) Über die Resorption durch die Lungen. Inaug.-Diss. Königsberg 1879.
[5]) Zitiert S. 474.   [6]) Zitiert S. 476.   [7]) Biochem. Zeitschr. Bd. 93, S. 187, 205 ff. 1919.
[8]) Klin. Wochenschr. 1924, S. 1273.

Die *erste* der 3 oben aufgezählten Methoden wurde von Sehrwald[1]) zu systematischen Studien verwendet. Er wünschte u. a. die Ausbreitungswege einer intratracheal beigebrachten Flüssigkeit kennenzulernen und versuchte dies zuerst mit Hilfe von Ferrocyankalium. Sehr bald mußte er jedoch davon abstehen, da er bemerkte, daß dieses Salz durch Resorption viel zu schnell von der Oberfläche der Bronchien verschwand, um für seinen Zweck brauchbar zu sein. Auch ich habe später diese Erfahrung gemacht[2]), die mich vor genauer Kenntnis des Gegenstandes um so mehr in Erstaunen setzte, als Ferrocyanid bekanntlich im *Darm* zu den *schwer* resorbierbaren, geradezu abführenden Salzen gehört.

Ich ließ Katzen eine 20 proz. Lösung von Ferrocyankalium mit Hilfe eines „Verneblers" nach Spiess-Dräger 2—3 Stunden inhalieren, tötete die Tiere durch intravenöse Injektion und sezierte sofort unter Benutzung von Eisenalaun als Indicator für das Ferrocyanid. Bei tracheotomierten Tieren zeigte sich der charakteristische Befund, daß Schleimstreifen im Lumen der Bronchien tief zu bläuen waren, während die benachbarte Schleimhaut keine oder kaum angedeutete Färbung aufwies. Im Harn war nach 20—30 Minuten Ferrocyanid nachweisbar. Fast noch lehrreicher war der Befund bei der Inhalation ohne Tracheotomie: während die Schleimhaut der Mundhöhle, des Rachens, der Speiseröhre und des Kehlkopfeingangs die blaue Reaktion gaben, fehlte diese vollständig auf der gesamten Nasenschleimhaut und auf der Trachealschleimhaut von den Stimmbändern ab; das Flimmerepithel hatte also überall sehr prompt resorbiert, das Plattenepithel dagegen nicht.

Allerdings muß gesagt werden, daß andere Autoren mit Ferrocyanid Befunde erhoben haben, die von den vorgenannten abweichen: Reitz[3]) fand an narkotisierten Hunden und Kaninchen nach Inhalation von Ferrocyanid die Berlinerblaureaktion an allen Bronchien und selbst an den Alveolen positiv. Kaestle[4]) ließ einen Hund 70 Minuten in einem Inhalationsraum frei umherlaufen, in dem eine 1 proz. Ferrocyankaliumlösung zerstäubt wurde; nach der Tötung fand er an allen Bifurkationsstellen der Bronchien positive Reaktion, ebenso in der Nasenhöhle, natürlich auch im Maul, Kehlkopf und Oesophagus, während Trachea und Bronchien sonst frei blieben; es ist nicht ausgeschlossen, daß bei diesem Verfahren die Tröpfchen der Lösung eintrocknen und *Kryställchen* zur Inhalation kommen, deren Auflösung wohl etwas längere Zeit braucht als die Resorption der fertigen Lösung. Trotzdem läßt sich, da auch Sehrwald an Hunden arbeitete, kaum verschweigen, daß hier noch Widersprüche oder wenigstens individuelle Unterschiede vorliegen, deren Deutung noch aussteht.

Mit den ebenfalls im Darm schwer resorbierbaren *Sulfaten* des Natriums und Magnesiums arbeiteten Grevenstuk und Sluyters[5]); sie injizierten intratracheal an Kaninchen etwa 15 ccm isotonischer, hypo- oder hypertonischer Lösungen. Stets war die Neigung zur Herstellung eines osmotischen Gleichgewichts vor der Resorption zu erkennen, das allerdings bei Magnesiumsulfat etwas in hypotonischer Richtung verschoben lag. Die injizierte Flüssigkeitsmenge blieb auch bei primärem osmotischen Gleichgewicht etwa eine Stunde unverändert, während jedoch bereits Austausch von Sulfat gegen Chlorid erfolgte. Magnesium und Sulfat wurde stets in äquivalenten Mengen resorbiert. Übrigens war die Resorption des Magnesiumsulfats im ganzen geringfügiger als die des Natriumsulfats.

Ein interessanter Nebenbefund war, daß die Natriumsulfatlungen (nach Herausnahme aus den Leichen) stets schlechter kollabierten als die Magnesiumsulfatlungen.

Mit Farblösung (Gentianaviolett) fand Sehrwald ebenfalls rasche Resorption, doch eine längere Beständigkeit der Anfärbung in den Gewebselementen, so daß der Weg der Flüssigkeit besser zu verfolgen war; die histologische Unter-

---

[1]) Zitiert S. 474.   [2]) Zeitschr. f. d. ges. exp. Med. Bd. 10, S. 273. 1920.
[3]) Verhandl. d. 21. dtsch. Kongr. f. inn. Med. Leipzig 1904, S. 314, 323, 326.
[4]) Zeitschr. f. phys. u. diätet. Ther. Bd. 11, S. 276, 302, 364. 1907/08.
[5]) Verhandl. der deutschen pharmakolog. Gesellsch. Freiburg 1921, VII.

suchung bot nichts Charakteristisches, weil offenbar, wie ich bei ähnlichen Versuchen ebenfalls erlebte, sich der Farbstoff durch Imbibition in der Nachbarschaft überall hin verbreitet; wichtiger ist, daß 3 Stunden nach Injektion von 10 ccm einer „konzentrierten" Gentianaviolettlösung (am Hund) die retrotrachealen und die hinteren bronchialen Lymphdrüsen, und zwar *zentral* am stärksten gefärbt waren und daß auch die Niere Farbstoff aufgenommen hatte.

In einem Versuch mit Malachitgrün[1]) in physiologischer Kochsalzlösung sah ich nach intratrachealer Injektion an der Katze 16 Minuten nach Beginn der Injektion eine weitverbreitete Färbung zahlreicher Gewebe im ganzen Tier; es mußten also beträchtliche Mengen des Farbstoffes resorbiert worden sein, und zwar waren andere Wege durch Abbinden der Trachea oberhalb einer Kanüle abgeschnitten. Bei einer oder zwei Wiederholungen des Versuchs, die Dr. ZUCKER in Göttingen ausführte, wurde allerdings dieselbe Geschwindigkeit der Resorption nicht beobachtet; auch hier begegnet man wieder einem bisher noch nicht genauer definierbaren, wie es scheint, individuellen Faktor.

Von vielen Autoren wurden zahlreiche Versuche mit Hilfe der *Inhalation* zerstäubter Flüssigkeiten angestellt; sie dienten im allgemeinen der Untersuchung der Eindringungstiefe der Inhalationsnebel, wobei die hohe Resorptionsleistung ja eher störend ist, obwohl sie nicht immer bewußt als solche empfunden wurde. Es ist nicht verwunderlich, daß manche Versuchsreihen zu einem vom Autor als negativ bezeichneten Ergebnis führten, weil die inhalierten Substanzen im Verhältnis zu der zugeführten Menge und zu der Geschwindigkeit ihrer Resorption nicht fein genug nachweisbar waren. Daß die inhalierte Substanz überhaupt nicht in den Bronchialbaum gelangt sei, weil der *Nachweis* nicht erbracht werden konnte, ist zuweilen ohne Berechtigung gefolgert worden. Da ich selbst manche erfolglosen Versuche in dieser Hinsicht zu verzeichnen hatte, ehe ich den positiven Befund eingedrungener Substanz in den tieferen Bronchien erheben konnte, glaube ich Recht zu diesem Urteil zu haben.

III. Resorption von Ammoniak.

Eine lange und interessante wissenschaftliche Diskussion ist über die Frage entstanden, ob „gasförmiges Ammoniak" die Lungenepithelien passieren könne oder nicht. Tatsächlich ist die Frage in dieser Form wohl nicht ganz korrekt, denn die „Gasform" des Ammoniaks beginnt oder endet unter allen Umständen an der Grenze zwischen Gasraum und feuchter Gewebsoberfläche, also an dem der Blutbahn abgekehrten Rande des Epithelbelags und der einzelnen Zellen. Daß auf dieser feuchten Oberfläche Ammoniak in Lösung geht oder abdunstet, folgt notwendig aus dem jeweiligen Verhältnis der Konzentrationen im Gasraum und in der flüssigen Phase sowie der Reaktion in dieser — nach zwingenden physikalischen und chemischen Gesetzen. Es kann sich also überhaupt nur um die Frage handeln, ob *gelöstes* Ammoniak als Molekül oder Ion in der Diffusion von der inneren Lungenoberfläche bis zum strömenden Blut — oder umgekehrt — stärker behindert ist als andere verwandte Substanzen. Die Frage ist heute dahin beantwortet, daß dies *nicht* der Fall ist und daß nur ungenügende Beherrschung der experimentellen Bedingungen Anlaß gegeben hat, an der Einordnung des Ammoniaks unter die geläufigen Regeln zu zweifeln. R. MAGNUS, der zuerst diesen Zweifel aussprach, ist es schließlich auch gewesen, der ihn endgültig behob.

MAGNUS[2]) ging von der Beobachtung KNOLLS[3]) aus, daß vago- und tracheotomierte Kaninchen ammoniakhaltige Luft inhalieren können, ohne die bekannten

---

[1]) Zitiert S. 478.   [2]) Arch. f. exp. Pathol. u. Pharmakol. Bd. 48, S. 100. 1902.
[3]) Sitzungsberichte der Wiener Akademie III, Bd. 68, S. 245. 1873.

Symptome der Ammoniumvergiftung zu erleiden, bestätigte dies und fügte die Feststellung hinzu, daß auch nach Injektion von reichlich Ammoniak ins *Blut* die Tiere eine Luft ausatmen, die Nesslers Reagens nicht trübt. Er schloß daraus, daß die Lunge undurchlässig für Ammoniak sei. Einwände von Höber[1]) bezogen sich im wesentlichen darauf, daß Magnus bei seiner Schlußfolgerung die hohe Löslichkeit des Ammoniaks in Wasser nicht hinreichend in Rechnung gesetzt habe; ferner zeigte er eine wesentliche Erhöhung des Ammoniakgehaltes im Blute, wenn die Tiere Ammoniak einatmeten. Darauf führte Magnus mit Sorgdrager und Storm van Leeuwen[2]) eine neue Reihe von Versuchen an Kaninchen und isolierten Katzenlungen aus, die zwar mancherlei Beanstandungen an Höbers Methodik begründen konnten, jedoch das eine Ergebnis bestätigen mußten, daß nach Atmung ammoniakhaltiger Luft der Gehalt des Blutes an Ammoniak steigt; allerdings wurde als Resorptionsstätte dieser Ammoniakmenge die Schleimhaut der Trachea und der Bronchien, nicht die Alveolarwand angesehen; an der isolierten Lunge wurde bei der Durchströmung mit ammoniakreichem Blut (bis 0,024% NH_3) *keine* alkalische Reaktion der Ausatmungsluft an vorgehaltenem Lakmuspapier erhalten, während die Luft dicht über der Pleura diese Reaktion zeigte. Die Ursache für diesen Unterschied fand Magnus später zusammen mit Liljestrand und de Lind van Wijngaarden[3]) einfach darin, daß der Strom der bei den Experimenten erforderlichen künstlichen Atmung das in die Hohlräume der Lunge abdunstende Ammoniak zu stark verdünnte; die technische Abänderung dieses Fehlers genügte, um die Alkalescenz der Ausatmungsluft erkennbar zu machen.

An Versuchen von McGuigan[4]), der u. a. durch Einatmen von Ammoniak bei Hunden Krämpfe und Tod erzeugte, hatte Magnus nicht ohne Grund das wenig schonende Verfahren auszusetzen. Dagegen brachten Herzfeld und Klinger[5]), sowie Lipschitz[6]) Gesichtspunkte vor, deren Berechtigung sich durchsetzte. Die erstgenannten betonten die höhere Kohlensäurespannung der Alveolarluft gegenüber der freien Luft über einer bloßgelegten Pleura und zeigten im Modellversuch, daß die Gegenwart von Kohlensäure einen recht großen Einfluß auf die Flüchtigkeit des Ammoniaks hat. Konnte Magnus (1922) auch diesen Faktor für die Verhältnisse an der isolierten Lunge wegen der geringen Kohlensäurespannung als unwesentlich erweisen, so behält er doch seine Bedeutung am intakten Tier, wo er das Auftreten freien Ammoniaks in der Ausatmungsluft einschränkt, auch wenn im Blute der Ammoniakgehalt relativ hoch ist. Lipschitz zeigte durch Vorlegung von Ausatmungsventilen und Analyse des eingeatmeten und ausgeatmeten Ammoniaks, daß ein erheblicher Anteil des Gases in der Ausatmungsluft erscheint, daher die vom Körper aufgenommene Menge viel kleiner ist, als nach der *zugeführten* Ammoniakmenge erwartet werden könnte; in der Tat erscheint es nach seinen Befunden kaum möglich, einem Tier eine zur Vergiftung ausreichende Menge durch Inhalation beizubringen, ohne daß *lokale* Schädigungen durch Verätzung, mindestens an den oberen Luftwegen, gesetzt werden. Bei Berücksichtigung der quantitativen Momente fanden Liljestrand, de Lind van Wijngaarden und Magnus auch an der isolierten Lunge, daß ein merklicher Anteil des mit der Atemluft zugeführten Ammoniaks in das die Lunge durchströmende Blut übergeht, so daß sie nunmehr den Durchtritt der Substanz aus dem Gasraum in das Blut anerkannten.

[1]) Pflügers Arch. f. d. ges. Physiol. Bd. 149, S. 87. 1912.
[2]) Ebenda Bd. 155, S. 275. 1914.　　[3]) Ebenda Bd. 196, S. 247. 1922.
[4]) Journ. of pharmacol. a. exp. therap. Bd. 4, S. 453. 1913.
[5]) Pflügers Arch. f. d. ges. Physiol. Bd. 173, S. 385. 1918.
[6]) Ebenda Bd. 176, S. 1. 1919.

Grundlagen der Inhalationstherapie.

Zusammenfassende Darstellungen.

LEWIN: Beiträge zur Inhalationstherapie. Berlin 1863. — WALDENBURG: Die lokale Behandlung der Krankheiten der Atmungsorgane. 1872. — OERTEL, M. J.: Respiratorische Therapie. Handb. der allg. Therapie von H. v. ZIEMSZEN. Bd. 1, 4. Teil. Leipzig 1882. — SCHMID, A.: Inhalationsbehandlung der Erkrankungen der Atmungsorgane in Penzoldt-Stintzings Handb. der Therapie innerer Krankheiten. 3. Aufl. 1902. — LOMMEL, F.: Dasselbe. 4. Aufl. 1910. — POESCHEL: Über die Anwendung der Inhalation bei Haustieren. Diss. Bern 1905. — HERYNG: Über neue Inhalationsmethoden und neue Inhalationsapparate. Berliner klin. Wochenschr. S. 323, 358. 1906. — HEUBNER, W.: Über Inhalation zerstäubter Flüssigkeiten. Zeitschr. f. d. ges. exp. Med. Bd. 10, S. 269. 1920. — HEUBNER, W.: Theoretische Voraussetzungen der Inhalationstherapie in LOEWENSTEINS Handbuch der gesamten Tuberkulosetherapie. Bd. 1, S. 385. Berlin-Wien 1923. — OSTERMANN, M.: Praktische Inhalations- und Pneumatotherapie. Ebenda S. 399. — MUSZKAT, A.: Technik der Inhalationstherapie. Berlin 1923. — v. KAPFF: Die Säuretherapie. München 1924.

Zu Heilzwecken können Substanzen jedes Aggregatzustandes mit der Atemluft in die Luftwege eingeführt werden. In allen 3 Fällen kann es sich dabei um *lokale* oder *resorptive* Wirkungen handeln. Dies allein bietet bereits eine Reihe von Kombinationen, deren Abgrenzung gegeneinander erforderlich ist, wenn die Therapie ihrem Zweck entsprechen soll; da vielfach *technische* Fragen dazukommen, so ergibt sich im ganzen ein vielgestaltiges Gebiet, das zu allerlei Unklarheiten Anlaß geben kann und tatsächlich gibt, wenn die an sich einfachen theoretischen Grundlagen nicht beachtet werden.

Für *alle* Formen der Inhalation gilt folgendes: Alle pharmakologischen Wirkungen sind in irgendeiner Weise abhängig von der *Konzentration* des wirksamen Stoffes in unmittelbarer Nachbarschaft des empfindlichen Gewebselements; je nachdem, ob dieses oberflächlich auf der Schleimhaut der Atemwege liegt oder in der Tiefe des Gewebes, wenn auch noch in der Lunge selbst und vor allem im Bereich ihres Lymphgefäßnetzes, oder endlich irgendwo sonst im Körper, gelten verschiedene Regeln für die *Dosierung*. Am einfachsten liegt der zuerst genannte Fall, weil hier die physikalische Abhängigkeit der Konzentrationen im Gasraum und in der oberflächlichen Flüssigkeitsschicht der Schleimhaut fast rein zur Geltung kommt; ist die Konzentration im Gasraum klar und einfach definiert, wie z. B. durch den Partiardruck eines Gases oder Dampfes, so ist die erzielte Wirkung allein abhängig von dieser Konzentration. Dies gilt z. B. für die Reizwirkung an sensiblen Nerven durch ein Gas. Sobald die Wirkung in die *Tiefe* reichen soll, sei es etwa nur bis zu den motorischen Nervenendigungen für die Bronchialmuskeln oder gar bis zu den Coronargefäßen des Herzens u. dgl., kann durch die Vorgänge der Resorption, Verteilung im Körper, Abbau und Ausscheidung die einfache Beziehung zwischen inhalierter Konzentration und Wirkung gestört werden; dies hängt aber außerordentlich von der besonderen Natur des zugeführten Stoffes ab: unter Umständen tritt nur an die Stelle der oberflächlichen Schleimhautschicht die Gesamtmasse des Körpers, während einfache Beziehungen zwischen Konzentration im Gasraum und Wirkungsgrad bestehen bleiben, so bei den Inhalationsnarkoticis; der einzige Unterschied besteht darin, daß ein Stadium eingeschaltet werden muß, während dessen die allmähliche Anhäufung im Organismus bis zu der wirksamen Konzentration des Giftes erfolgt; denn wenn auch das in der Narkose bestehende Gleichgewicht selbst *im wesentlichen* physikalisch bedingt bleibt, so erfordert doch die größere Masse, die an diesem Gleichgewicht zwischen vergiftetem Gewebselement und Gasraum beteiligt ist, eine längere *Zeit* bis zu seiner Einstellung.

Dieser *Zeitfaktor* geht also überall in die Dosierung ein, wo die Wirkung tiefer angreifen soll als an der obersten Zellschicht der Luftwege. Und zwar ist es selbstverständlich, daß bis zur Erreichung der erforderlichen Konzentration in der unmittelbaren Nachbarschaft der empfindlichen Elemente die Konzentration an der Applikationsstelle nicht *absinken* darf, d. h. solange weiter inhaliert werden muß; dies ist ein Unterschied gegenüber oraler, rectaler, cutaner oder subcutaner Applikation, wo ein Depot gesetzt wird, von dem ein bestimmtes Konzentrationsgefälle von selbst ausgeht.

Für manche Indikationen ein Vorteil, für andere ein Nachteil ist die außerordentlich hohe Resorptionsfähigkeit der Luftwege; sie bedeutet mit anderen Worten, daß die selbsttätige Herabsetzung der künstlich gesetzten Konzentration in rascherem Tempo erfolgt als an anderen Applikationsstellen. Ein *Nachteil* ist dies, wenn es sich um Wirkungen in der *Nähe* der Applikationsstelle handelt, also z. B. auf die Bronchialmuskeln, weil dann ja gerade in einem lokal beschränkten Abschnitt eine möglichst hohe Konzentration angestrebt werden muß. Die Wichtigkeit von Substanzen, die — wie Adrenalin — die lokale Zirkulation einschränken, springt in die Augen, auch wenn man von ihrer Eigenwirkung auf die erkrankten Elemente absieht.

Noch eine andere Bedeutung gewinnt der Zeitfaktor bei der Inhalation, wenn es sich nicht um sog. Gleichgewichtsgifte handelt, wie es die Narkotica und Lokalanaesthetica sind, sondern um solche Substanzen, die nach Einverleibung einer bestimmten Dosis sich gewissermaßen bestimmte Elemente auswählen, in denen sie haften und deren Funktion sie für geraume Zeit abändern. Da jeder Atemzug nur eine begrenzte Menge Substanz tragen kann und von dieser je nach Verteilungsgrad, Löslichkeit usw. auch nur ein bestimmter Anteil auf der Schleimhautoberfläche haften bleibt, so bestimmt die *Dauer* der Inhalation auch die dem Körper zugeführte *Gesamtdosis*. Im allgemeinen sind ja Arzneimittel dieses Typus nur selten inhaliert worden — eben wegen der besonderen Wichtigkeit der Gesamtdosis und der Schwierigkeit, diese bei der Inhalation richtig zu bemessen; doch wird die praktische Bedeutung der Frage z. B. dadurch beleuchtet, daß bei der Inhalation von Atropin, dessen Wirkung in der *Lunge* man wünscht, die Überschreitung einer bestimmten *Gesamtdosis* zu unbequemen Nebenwirkungen (am Auge u. dgl.) führen kann.

I. Gase und Dämpfe.

Gas- und dampfförmige Stoffe sind natürlich am ehesten geeignet, durch die Atemwege zugeführt zu werden, da sie sich in der Luft molekular verteilen und von selbst in die Lunge eindringen. Als Beispiel eines Gases mit *lokaler* Wirkung sei die schweflige Säure genannt, die z. B. aus dem als „Lignosulfit" bezeichneten Produkt entweicht; als ein Gas mit resorptiver Wirkung die Radiumemanation.

Die sorgfältige Abstufung von Gaskonzentrationen in der Atemluft erfordert kostspielige oder unbequeme Einrichtungen; deshalb hilft man sich mit praktisch befriedigendem Erfolge mit der Dosierung „nach der Wirkung", wie es als Musterbeispiel der Gebrauch der Inhalationsnarkotica zeigt. Die Intensität und Verbreitung einer *lokalen* Wirkung ist von den Eigenschaften der zugeführten Substanzen, vor allem der *Wasserlöslichkeit*, aber auch von der Dampfspannung in der Lösung, der Adsorbierbarkeit u. dgl., stark abhängig. Zahlreiche Untersuchungen über diese Verhältnisse hat K. B. Lehmann[1]) mit seinen Schülern an Fabrikgasen ausgeführt. Im ganzen gilt die Regel, daß *leicht* absorbierbare

---

[1]) Vgl. Lehrbuch der Arbeits- und Gewerbehygiene. S. 133. Leipzig 1919.

Stoffe dem Luftstrom schon in den obersten Abschnitten der Atemwege ent-
rissen werden und daher nur in geringer Konzentration die tieferen Verzweigungen des Bronchialbaums erreichen; jedoch verlassen sie auch den Körper
nur in sehr geringer Menge mit der Ausatmungsluft.

Bei den *Dämpfen* ist das Maximum der anwendbaren Konzentration natürlich
durch die Sättigungsgrenze bei der Inhalationstemperatur gegeben, die nur ausnahmsweise die Raumtemperatur überschreiten wird[1]).

II. Nebel und Rauch.

Die Inhalation von festen und flüssigen Substanzen ist an Maßnahmen ge-
knüpft, die eine so feine Verteilung bewirken, daß die einzelnen Partikelchen
den Bewegungen der Inspirationsluft einigermaßen folgen und überdies keinen
mechanischen Reiz für die Schleimhaut der Luftwege mehr bilden. Selbstverständlich bleibt immer ein gewaltiger Abstand von der molekularen Aufteilung
in Gasen und Dämpfen und damit auch von deren Eindringungsvermögen. Man
kann kaum bezweifeln, daß von einem in Wasser wenig löslichen Gas oder Dampf
recht beträchtliche Mengen bis in die Alveolen eindringen, während die mikroskopischen Teilchen der Nebel in weit überwiegender Zahl in den oberen und
mittleren Abschnitten des Bronchialbaums niedergeschlagen werden. Sie folgen
in ganz anderem Ausmaße der *Schwerkraft,* werden in dem reichverzweigten
Röhrensystem durch die Wirbel der Luft an die feuchten Wände geschleudert
und bleiben dann an ihnen hängen. Je *größer* die Teilchen sind, um so früher
und vollständiger geschieht dies, je feiner sie sind, um so später; jenseits einer
gewissen Grenze wächst aber auch die Möglichkeit, daß die Teilchen *gar* nicht
niedergeschlagen werden und mit der Ausatmungsluft ungenutzt entweichen.

Bei der technischen Herstellung von Inhalationsnebeln entstehen häufig
Gemische von Partikelchen verschiedener Größe. Da es leicht ist, durch Abfang-
vorrichtungen alle Teilchen *oberhalb* einer bestimmten Größe zu eliminieren,
bilden die *größten* Teilchen eines Nebels ein gewisses Charakteristicum — natürlich
neben dem noch von anderen Faktoren abhängigen Mischungsverhältnis der
übrigbleibenden Größen.

Außer der mittleren Größe der einzelnen Nebelpartikelchen, die als praktisch
brauchbarer Anhalt für den eigentlichen *Zerstäubungsgrad,* d. h. das Integral
der vorkommenden Teilchengrößen, dienen kann, gehört zur Charakterisierung
eines Inhalationsnebels auch die *Nebeldichte,* d. h. die in der Volumeneinheit
vorhandene Menge zerstäubten Materials (am bequemsten als Kubikmillimeter
im Liter). Für die Beurteilung der therapeutischen Leistungsfähigkeit eines
bestimmten Nebels ist ferner die Kenntnis der Konzentration wirksamer Substanz in dem zerstäubten Material sowie der in der Zeiteinheit inhalierten *Nebel-
menge* notwendig. Diese ist am einfachsten zu ermitteln, wenn *nur* der Nebel
und keine sonstige Luft eingeatmet wird, also in sog. Rauminhalatorien oder
an Apparaten, die so viel Nebel liefern, daß der Atembedarf dadurch gedeckt
wird (also etwa 6—10 l je Minute für die Inspirationsphasen).

Die *Erzeugung* von Inhalationsnebeln ist nach zwei Verfahren möglich:
durch Kondensation übersättigter Dämpfe oder durch mechanische Zerreißung
von Flüssigkeiten. Zu den erstgenannten ist der sog. „Wasserdampf" zu rechnen,
der als Temperaturträger Anwendung in der Inhalationstherapie findet, ferner
der Rauch von Stramoniumzigaretten, von geschmolzenem Kochsalz[2]) usw.

---

[1]) Vgl. dazu bes. HERYNG: Berliner klin. Wochenschr. 1906. S. 323, 358.
[2]) Vgl. dazu E. MAYERHOFER: Dtsch. med. Wochenschr. 1912, S. 2262; NIEMANN:
Zeitschr. f. physikal. u. diätet. Therapie Bd. 24, S. 81. 1920.

Viel verbreiteter ist die „Zerstäubung“ oder „Vernebelung“ von Lösungen, fast regelmäßig mit Hilfe eines Luft- oder Sauerstoffstroms.

Die meisten brauchbaren Untersuchungen über Inhalation sind an solchen zerstäubten Lösungen angestellt. Quantitativ wurde über die Dichte der Nebel ermittelt, daß sie in Rauminhalatorien nur wenige (maximal $7^1/_2$) Kubikmillimeter im Liter betrug[1]) und durch die besten Einzelapparate bis höchstens 25 cmm/l zu treiben war[2]). Die Teilchengröße bewegte sich meist unter 0,05 mm Durchmesser, selten bis 0,1 mm hinauf. Jedoch gilt dies nicht für die gewöhnlichen sog. Inhalationskessel und andere primitive Apparate, die zur Besprengung des Rachens, aber niemals für eine eigentliche Inhalation zu brauchen sind. Bei den besten im Handel befindlichen Modellen von Inhalationsapparaten läßt es sich erreichen, daß größere Tröpfchendurchmesser als 0,002 mm überhaupt nicht mehr vorkommen[3]).

Versuche über das Eindringen solcher Inhalationsnebel in die bronchialen Verzweigungen schlugen aus früher erörterten Gründen[4]) vielfach fehl, doch wurde unzweifelhaft der Nachweis geführt, daß unter geeigneten Bedingungen sehr kleine Bronchien, ja selbst Alveolen erreicht werden. Immerhin ist dieser Anteil stets nur gering im Verhältnis zu der gesamten inhalierten Menge; denn von dieser bleibt unweigerlich, wie oben (S. 483) ausgeführt wurde, auf dem Wege von der Mundöffnung in die Tiefe der Bronchien von Strecke zu Strecke etwas haften.

Sehr wichtig ist auch, daß ja die Lunge stets Residual- und meist auch Reserveluft enthält, daß also unter gewöhnlichen Bedingungen nur etwa zwei Drittel der durch die Atemöffnung in den Körper eingezogenen Luft bis zu den Alveolen vordringen und dort durch die bereits vorhandene Gasmenge auf etwa ein Siebentel der ursprünglichen Ausgangskonzentration verdünnt werden. Niemals kann also im Alveolargebiet auch nur annähernd die gleiche Konzentration an Inhalationsnebel vorhanden sein wie in den Bronchien. Ein Ausgleich durch *wiederholte* Atemzüge kann — im Gegensatz zu den Verhältnissen bei vielen Gasen und Dämpfen — bei den Inhalations*nebeln* nicht erfolgen, denn jeder einzelne Atemzug schafft fast wieder die Ausgangsbedingungen: die *Umkehr* des Luftstroms nämlich — beim Übergang der Einatmung in die Ausatmung — bewirkt immer außerordentlich lebhafte *Wirbelbewegungen* der Luft, die als die *wesentlichste* Ursache des Niederschlags von Inhalationsnebel auf der Schleimhaut der Luftwege angesehen werden müssen. Solche Wirbel entstehen natürlich auch bei der Einatmung überall da, wo die Bahn der Luft stärkere Knickungen erleidet; daher ist es verständlich, daß auf relativ *geraden* Strecken der Inhalationsnebel tiefer eindringt als auf mehrfach gewundenen, wie ich im Tierversuch unmittelbar beobachten konnte.

Selbstverständlich spielt der Atemtypus ebenfalls eine große Rolle. Nicht unbeachtet darf auch bleiben, daß die Bronchiallumina ja durch ihre Muskulatur alternierend verengt werden, so daß zu verschiedenen Zeiten *verschiedene* Gebiete der letzten Verzweigungen dem Luft- und Inhalationsstrom offen stehen. Endlich verdient es Berücksichtigung, daß krankhaft veränderte Gebiete der Lunge meist in viel unvollkommenerer Weise zu aspirieren vermögen als die gesunden[5]).

Eine mehrfach bestätigte Erscheinung ist es, daß nach Inhalation von Farbstofflösungen vorwiegend und in weiten Gebieten *ausschließlich* die Zungen zwischen zwei Bronchial-

[1]) Emmerich: Münch. med. Wochenschr. 1901, S. 1051.
[2]) Heubner: Zeitschr. f. d. ges. exp. Med. Bd. 10, S. 306. 1920; sowie neuere, noch nicht publizierte, gemeinsame mit R. Hückel ausgeführte Untersuchungen; vgl. dazu Münch. med. Wochenschr. 1925, S. 244.
[3]) Hückel, R.: Unveröffentlichte Versuche.   [4]) Vgl. S. 478.
[5]) Vgl. Schreiber: Zeitschr. f. klin. Med. Bd. 13, S. 117. 1887.

Öffnungen an den Teilungsstellen gefärbt gefunden werden[1]). Nach meiner durch Modellversuche begründeten Ansicht dürfte die Wirbelbildung bei der *Ausatmung* einen wesentlichen Grund für die Bevorzugung dieser Stellen bilden, wenn ich auch nicht ausschließen will, daß besonders ungünstige Resorptionsbedingungen ein weiteres kausales Moment darstellen.

Relativ wenig Erfahrungen wurden bisher über den Anteil der verschiedenen Arten von Inhalationsnebeln gesammelt, der durch *Ausatmung* wieder entweicht. Nach unseren eigenen Untersuchungen beträgt er bei feinen Nebeln aus Salzlösungen die Hälfte bis 4 Fünftel der inhalierten Menge.

Durchlässigkeit der Lunge für Luft (Stickstoff).

In einer sehr interessanten und ausgezeichnet durchgeführten Arbeit haben J. R. EWALD und R. KOBERT[2]) eine Erscheinung studiert, die in theoretischer Beziehung recht bemerkenswert, aber auch praktisch wichtig ist: ich habe während des Krieges bei Konferenzen über die Krankheitserscheinungen bei kampfgasvergifteten Soldaten lange Debatten erlebt und mit geführt, die vollkommen unnötig gewesen wären, wenn die eben erwähnte Arbeit einem der Beteiligten bekannt gewesen wäre; sie ist jedoch unverdientermaßen dem Bewußtsein der medizinischen Welt entschwunden gewesen, vielleicht auch deshalb, weil die in Frage kommende klinische Erscheinung doch nur unter außergewöhnlichen Umständen zu beobachten ist.

Diese Erscheinung besteht darin, daß bei schwersten dyspnoischen Zuständen, wie sie eben bei Vergiftungen durch Kampfgas, z. B. Phosgen, leicht vorkommen, am Lebenden nicht selten *Hautemphysem* auftritt, das sich zuerst unmittelbar oberhalb des oberen Brustbeinendes zeigt, um sich dann am Halse und nach den Schultern zu weiter auszubreiten. Sektionen solcher Fälle zeigen regelmäßig ein starkes Emphysem des ganzen Mediastinums sowie Gasblasen in den Interstitien, besonders im peribronchialen Bindegewebe der Lunge, zuweilen auch im Herzbeutel. Ja, ich erinnere mich bestimmt, bei Sektionen phosgenvergifteter Tiere auch Gasblasen in Coronargefäßen gesehen zu haben. Für die unzweifelhaften Befunde wurden damals stets irgendwelche kleinen Rupturen der Lungenalveolen angeschuldigt, während viele weniger aufdringlichen Beobachtungen als Kunstprodukte infolge unvorsichtiger Sektion betrachtet wurden. O. HEITZMANN[3]) schrieb den Satz: „Das bei der Sektion von phosgenvergifteten Tieren und auch beim Menschen nach Eröffnung des Brustkorbs gefundene Emphysem des Mediastinums ist in den meisten Fällen ein Kunstprodukt", eine Behauptung, die im Lichte der Arbeit von EWALD und KOBERT zweifellos als irrig erscheint.

Diese Forscher ließen nämlich curaresierte Hunde und Kaninchen bei *hohem* Inspirationsdruck künstlich atmen und fanden dann bei Eröffnung des Thorax unter Wasser (während fortgehender künstlicher Atmung) *Luft* im Pleuraraum sowie im Innern des linken Herzens. Sie konnten nachweisen, daß unter diesen Umständen die Lunge nicht etwa mechanisch verletzt war, denn eine geringfügige Senkung des Inspirationsdruckes genügte, um weiteren Luftaustritt zu verhindern; bei der Eröffnung des Thorax war dann das Herz luftfrei, während periphere Gefäße Gasblasen enthielten. An herausgenommenen, unter Wasser

---

[1]) KAPRALIK u. v. SCHRÖTTER: Wien. klin. Wochenschr. 1904, S. 583. — KAESTLE: Zeitschr. f. physikal. u. diätet. Therapie Bd. 11, S. 274, 362. 1908. — HEUBNER, W.: Zeitschr. f. d. ges. exp. Med. Bd. 10, S. 280 f. 1920.
[2]) Pflügers Arch. f. d. ges. Physiol. Bd. 31, S. 160. 1883.
[3]) Zeitschr. f. d. ges. exp. Med. Bd. 13, S. 184. 1921.

aufgeblasenen Lungen ließ sich ermitteln, daß ein ganz bestimmter „kritischer" Druck notwendig ist, um an einigen Stellen das Durchperlen von Luftblasen zu veranlassen; wurde einer aufgeblasenen Lunge willkürlich auch nur der kleinste Nadelstich zugefügt, so genügte stets ein vielmals geringerer Druck, um an der lädierten Stelle Luft austreten zu lassen. An der unverletzten Lunge war ein relativ geringerer, aber *langdauernder* Druck wirksamer als sehr starke, aber kurze Druckstöße.

An lebenden Tieren wurde mit Hilfe von Minimum- und Maximummanometern (nach GOLTZ und GAULE) bestimmt, welche größten Druckwerte die Tiere bei der Exspiration und Inspiration leisten konnten; Kaninchen überwanden bei höchster Inspirationsstellung des Thorax durch ihre Exspirationsbewegung noch 15—30 mm Hg, Hunde 50—90 mm, wobei innerhalb einer Tierart die absolute Größe des Tieres keineswegs proportional seiner Exspirationsleistung war. Der maximale Inspirationsdruck war meist etwas (doch wenig) kleiner, bei jungen Hunden jedoch größer als der maximale Exspirationsdruck. Im Vergleich zu diesen Werten wurde an lebenden oder getöteten Tieren der „kritische" Druck ermittelt, der zum Durchtritt von Luft in die Pleura und ins Herz erforderlich war: er war bei Hunden regelmäßig und erheblich, bei Kaninchen meist und wenig *geringer* als der vom lebenden Tier geleistete maximale Inspirationsdruck, so daß damit der Nachweis geführt war, daß *bei lebhaft angestrengter Atmung vom lebenden Tier Luft, d. h. Stickstoff, in die serösen Räume und in die Blutbahn eingesogen werden kann.*

An Leichen wurde die Passage der Luft aus den Hohlräumen der Lunge in die Herzkammern genauer studiert, indem durch wechselnd angelegte Unterbindungen die verschiedenen möglichen Wege partiell verschlossen wurden; es zeigte sich, daß an der Leiche der Übertritt am leichtesten ins *rechte* Herz geschah, nach Unterbindung der Pulmonalis jedoch ins linke. Von jeder der beiden Herzhälften aus gelangte aber auch Luft in die andere, und zwar durch die Coronargefäße hindurch, die sich demnach in *beiden* Richtungen leicht durchgängig erwiesen, oft auch mit Luftbläschen erfüllt zu sehen waren.

EWALD und KOBERT hielten den Durchtritt von Luft in die Pleurahöhle und ins Blut bei Hustenstößen, Trompetenblasen usw. für ein häufiges, meist unschädliches Vorkommnis, glaubten aber andererseits gelegentliche, plötzliche, sonst unerklärliche Todesfälle durch eine auf solche Weise zustande kommende Luftembolie an lebenswichtiger Stelle erklären zu können.

Gasvergiftungen.

Von

FERDINAND FLURY
Würzburg.

Mit 2 Abbildungen.

Zusammenfassende Darstellungen.

BOCK, J.: Kohlenoxyd in Heffters Handb. d. exp. Pharmakol. Bd. 1. Berlin 1923. — DERS.: Stickstoffoxydul in Heffters Handb. d. exp. Pharmakol. Bd. 1. Berlin 1923. — DU BOIS-REYMOND, R.: Mechanik der Atmung. Ergebn. d. Physiol. Bd. 1, 2. Abt., S. 377. 1902. — BORUTTAU, H.: Innervation der Atmung. Ergebn. d. Physiol. Bd. 1, 2. Abt., S. 403. 1902. — HEFFTER, A.: Handb. d. exp. Pharmakol. — KOBERT, R.: Lehrb. d. Intoxikationen. 2. Aufl. Stuttgart. — KOCHMANN: Inhalationsanästhetika in Heffters Handb. d. exp. Pharmakol. Bd. 1. — KUNKEL: Handb. d. Toxikologie. Jena 1901. — LEWIN: Lehrb. d. Toxikologie. 2. Aufl. Wien u. Leipzig 1897. — DERS.: Kohlenoxydvergiftung. Berlin 1920. — LÖHR, H.: Untersuchungen zur Physiologie und Pharmakologie der Lunge. Zeitschr. f. d. ges. exp. Med. Bd. 39, S. 67. 1924. — LOEWY, A.: Kohlensäure in Heffters Handb. d. exp. Pharmakol. Bd. 1. — MAGNUS, R.: Pharmakologie der Atemmechanik. Ergebn. d. Physiol. Bd. 1, 2. Abt., S. 409. 1902. — NAGEL, W.: Handb. d. Physiol. d. Menschen. Bd. I. Braunschweig 1909. — OPPENHEIMER: Handb. d. Biochemie Bd. IV. — WINTERSTEIN: Die Narkose. Berlin 1919. — Zeitschr. f. d. ges. exp. Med. Bd. 13: Kampfgasvergiftungen.

Der normale Ablauf der Atmungsvorgänge kann durch pharmakologisch wirksame, flüchtige Substanzen, d. h. durch giftige Gase und Dämpfe, in mannigfacher Weise beeinflußt werden. Nach dem eingebürgerten Sprachgebrauch bezeichnet man als Gasvergiftungen, wissenschaftlich allerdings ungenau, die verderblichen Wirkungen nicht nur der Gase im engeren Sinne, sondern aller luftartigen Stoffe. Zu diesen rechnet man giftige Dämpfe und auch die als Nebel und Rauch bezeichneten Gemische, die neben Gasen auch fein verteilte Flüssigkeiten, ja selbst feste Körper enthalten. Wir bezeichnen deshalb als Atemgifte alle pharmakologisch wirksamen Substanzen, die auf den Körper, durch die Lungenatmung einverleibt, schädlich wirken. Durch die Art ihrer Aufnahme und ihrer Ausscheidung nehmen die gasförmigen Gifte eine Sonderstellung ein, die, abgesehen von der praktischen Bedeutung für die Gesundheit und das Leben der Menschen, auch rein theoretisch von hohem Interesse ist. Durch die rhythmisch erfolgende Atmung wird das Gift in einzelnen Schüben in einer mit jedem Atemzug steigenden Menge aufgenommen. Der Organismus wirkt bei der Einverleibung des Giftes aktiv mit, indem er sich gewissermaßen die schädlichen Substanzen selbst zuführt. Diese eigentümliche, unwillkürlich mit der Atmung erfolgende Giftaufnahme kann daher unter gewissen Verhältnissen nicht unterbrochen werden. Es kommt zu einer Anhäufung im Blute und in den Organen und damit zu bestimmten Funktionsstörungen.

Außer der Lunge kommen andere Eingangspforten in den Organismus, wie etwa die Haut oder der Magendarmkanal, kaum in Betracht. Deshalb stehen die Veränderungen der Lungentätigkeit im Vordergrunde. Diese Wirkungen sollen auch den Mittelpunkt der folgenden Ausführungen bilden.

Zum Verständnis wird es aber erforderlich sein, dabei auch kurz auf die vielseitigen Beziehungen der Lunge mit den übrigen Organen einzugehen. Die sich daraus ergebenden sekundären Folgen der Lungenschädigung können nur gestreift werden, da sie in anderen Abschnitten dieses Handbuches behandelt werden. Dies gilt vor allem von dem Einfluß der unverändert in das Blut übertretenden gasförmigen Gifte auf die Gesamtfunktionen des Körpers. Auch in anderer Hinsicht ist eine Beschränkung des Stoffes nötig. Die Zahl der heute bekannten chemischen Stoffe, die in Form von schädlichen Gasen und Dämpfen auftreten können, beträgt viele Tausende. Von diesen haben aber kaum hundert, z. B. die Inhalationsnarkotica, die gewerblichen Gifte und dergl., eine praktische Bedeutung gewonnen.

Jede Einteilung dieser chemisch überaus verschieden zusammengesetzten und mannigfaltig wirksamen Substanzen stößt auf Schwierigkeiten und wird stets bis zu einem gewissen Grade unvollkommen und unbefriedigend sein. Es ist unmöglich, die „Luftarten", wie es früher üblich war, in schädliche und unschädliche zu trennen. Die aus älteren Zeiten stammende Bezeichnung gewisser Gase als „irrespirabel" ist ebenfalls mangelhaft und irreführend. So wurden früher zu den irrespirabeln Gasen der völlig indifferente Stickstoff und der Wasserstoff gerechnet, weil sie die Atmung nicht unterhalten können. Später verstanden die meisten Autoren darunter die Reizgase, bei deren Einatmung gewisse die Atmung hemmende Abwehrvorrichtungen des Organismus in Tätigkeit treten. Dieser Schutz ist aber ganz vorübergehend, so daß den Gasen dieser Art der Eintritt in die Lunge nicht dauernd verwehrt werden kann. Auch die Abtrennung gewisser durch Erstickung („suffokatorisch") tötender Gase von den eigentlich giftigen („toxicämischen") Gasen[1]) ist unbefriedigend.

Zwischen allen diesen mehr oder weniger künstlich gebildeten Gruppen bestehen Übergänge. Dazu kommt aber noch, daß ein und dasselbe Gas je nach den Versuchsbedingungen (Konzentration und Einatmungszeit) ganz verschieden wirken kann. Daraus ergibt sich die Notwendigkeit, auch die Gase ebenso wie alle übrigen pharmakologischen Agentien nach dem Vorgange von BUCHHEIM und SCHMIEDEBERG in pharmakologische Gruppen einzuteilen, wobei ein besonders charakteristischer Vertreter der Gruppe den Namen gibt.

Die giftigen Gase wirken entweder direkt oder indirekt auf die Lunge ein. Die periphere Wirkung trifft in erster Linie die sensiblen Nerven, die Lungencapillaren und die Bronchialmuskulatur. Dagegen treten die Einwirkungen auf die motorischen Nerven und die quergestreifte Atmungsmuskulatur bei Gasvergiftungen im allgemeinen stark zurück. Bei der Analyse der Angriffspunkte sind von besonderer Bedeutung die Versuche mit Durchschneidung der Lungennerven und die Untersuchung der isolierten, künstlich durchbluteten Lunge. Nur dadurch ist es möglich, direkte, also lokal bedingte Atmungsveränderungen von den reflektorischen und den vom Atemzentrum ausgehenden Erscheinungen zu trennen.

Die Innervation der Lunge erfolgt wie bei anderen Eingeweiden durch Vagus und Sympathicus und außerdem durch eigene Nervengeflechte, die an der Luftröhre und den großen Bronchien liegen und mit den Brustganglien in Verbindung stehen. Auch die Fasern dieser Geflechte gehören wahrscheinlich dem sympathischen und parasympathischen Nervensystem an. Es ist daher anzunehmen, daß der Verlauf der Lungennerven ebenso wie bei Drüsen und glatt-

---

[1]) EULENBERG, A.: Die Lehre von den schädlichen und giftigen Gasen. Braunschweig 1865.

muskeligen Organen durch intrapulmonale Ganglien in präganglionäre und postganglionäre Fasern zu trennen ist. Bekanntlich nehmen die Blutgefäße der Lungen in pharmakologischer Hinsicht eine besondere Stellung ein. Wie es scheint, werden sie nicht vom Vagus versorgt.

Zwei Gruppen von Gefäßen kommen bei der Lunge in Betracht, von denen die eine der Ernährung des Organs, die andere dem Gasaustausch dient. Eine scharfe Trennung im Capillargebiet besteht aber nicht, da die Capillaren der beiden Bezirke, des nutritiven und des respiratorischen Kreislaufs ineinander übergehen. Die Lungencapillaren reagieren außerordentlich fein auf chemische Einflüsse, besonders auf Änderungen in der Wasserstoffionenkonzentration des Blutes, auf entzündungserregende Stoffe und sensible Reize jeder Art.

Außer den Capillaren sind für die Beurteilung der Gaswirkungen von Bedeutung die elastischen Elemente und Muskelzüge, die allenthalben in den Alveolen und kleinen Bronchien eingelagert sind und auf pharmakologische Agentien mit Änderung des Tonus antworten. Auch die Bewegungsformen der Atmung können bei Gasvergiftungen vom Blut oder von der Lunge aus stark beeinflußt werden. In der Lunge sind es vor allem die sensiblen Vagusendigungen, welche die Veränderungen in den einzelnen Phasen der Atmung vermitteln. Verstärkte Sekretion und entzündliche Reizung der Schleimhäute führen zu Störungen der Atmungsmechanik. Daß durch Bronchialkrämpfe die Inspiration wesentlich beeinflußt werden muß, versteht sich von selbst. Die Exspiration ist erschwert, wenn durch gasförmige Gifte die Elastizität der Lunge geschädigt wird.

Bei jeder Gasvergiftung wird ferner die Zusammensetzung der Atemluft geändert. Es kommt dadurch zu einer Verringerung der Sauerstoffzufuhr. Die Bedeutung dieser Wirkung ist aber meistens geringer als vielfach angenommen wird. Die Schwankung des Sauerstoffgehaltes darf für das Zustandekommen von Gasvergiftungen nicht zu hoch eingeschätzt werden. Nach unseren Erfahrungen über Einatmung von sauerstoffarmer Luft genügt die Selbstregulierung der Atmung noch bei recht erheblicher Minderung des zugeführten Sauerstoffes. Daß die Einatmung sehr hoher Konzentrationen von giftigen Gasen, ja selbst von den völlig indifferenten Wasserstoff oder Stickstoff, zu Erstickung infolge von Sauerstoffmangel führen muß, ist selbstverständlich.

Die meisten lokal schädigenden Gase führen früher oder später zu einer *Verkleinerung der gasaustauschenden Lungenfläche.* Entweder kommt es nur zu Schleimhautschwellungen, bei denen das Lumen der feinen Bronchiolen verschwindet, oder aber zu starken Entzündungen mit Bildung von Exsudaten, wodurch ein Teil der Lunge mit Flüssigkeit angefüllt und luftleer gemacht wird. Das Epithel der Alveolen erfährt durch die Einwirkung reizender Gase mehr oder weniger tiefgreifende Änderungen in seinem chemischen und physikalischen Zustande. Die geänderte Beschaffenheit der Atmungsoberfläche muß zu Störungen der Diffusionsvorgänge und des Stoffaustausches führen. Der Austritt von Flüssigkeit in die Alveolen verursacht Stauung und Behinderung der Blut- und Lymphströmung.

Trotz dieser verschiedenen Wirkungen auf die Atmung besitzt der Organismus die Fähigkeit, noch lange Zeit hindurch einen genügenden Gaswechsel zu unterhalten. Bei jeder Atmungsinsuffizienz steigt die Leistung der Atmung. Die Ausgleichsmöglichkeit besteht aber immerhin nur bis zu einem gewissen Grade. Man könnte annehmen, daß beim Sinken der Atemtiefe auf die Hälfte durch Verdoppelung der Frequenz wieder normale Versorgung mit Sauerstoff einträte. In Wirklichkeit ist aber durch den toten Raum der oberen Atemwege die beschleunigte und verflachte Atmung viel weniger ergiebig. Dazu kommt, daß giftige Gase den feinen Regulationsmechanismus der Atmung in verschiedener Weise stören können. Dies kann geschehen durch direkte Reizwirkung auf die Lunge oder durch sekundäre Beeinflussung des nervösen Zentralorgans.

Beeinflussung des Atemzentrums.

Gasförmige Substanzen können die Erregbarkeit des Atemzentrums steigern oder herabsetzen. Am bekanntesten ist die physiologisch wichtige Reizung durch Kohlensäure. Alle Säuredämpfe wirken in gleicher Weise, so daß die Kohlensäurereizung nur als ein spezieller Fall von Säurewirkung erscheint. Durch zahlreiche Erfahrungen wissen wir seit den klassischen Versuchen von WALTER[1]) über die Wirkung der Säuren nach Einspritzung in das Blut, daß jede Steigerung der p_H im Blute zu Erregung des Atemzentrums führt. Auch die Inhalationsnarkotica führen bei Beginn der Einatmung zu Erscheinungen, die vielleicht als Erregungen des Atemzentrums zu deuten sind (CUSHNY). Im Excitationsstadium der Chloroformnarkose treten unter wechselnden Erscheinungen vorübergehend Beschleunigung der Atmung und Steigerung der Atemgröße auf. Diese Wirkungen bleiben nach Ausschaltung der Reflexe und nach Durchschneidung der Vagi unverändert. Bekannt ist die hochgradige Erregung der Atmung im ersten Stadium der Blausäurevergiftung. Ganz ähnlich wirkt auch Schwefelwasserstoff. Auch die Einatmung von Alkoholen, Estern usw. steigert die Atemgröße durch Einwirkung auf das Zentrum. Es ist aber nicht immer leicht, hier die zentrale Wirkung von der sensiblen, peripher bedingten Reizung abzutrennen.

Man stellt solche zentrale Wirkungen dadurch fest, daß man die Reflexe ausschaltet. Leitet man Gase vorsichtig durch tiefe Tracheotomie in die Lunge, so fallen die von dem oberen Atemwege ausgelösten exspiratorischen Reflexe aus. Die inspiratorischen Reflexe verschwinden nach Durchschneidung des Vagus.

Eine brauchbare Methode[2]) zum Studium pharmakologischer Wirkungen am Atemzentrum ist die Messung der Erregbarkeit dieses Zentrums durch Kohlensäure. Der Grad der Beeinflussung des Atemzentrums wird gemessen durch Feststellung der bewegten Luftmengen und durch die Kraft und Arbeit der Atemmuskulatur. Fast alle giftigen Gase bewirken Änderung der Frequenz der Atemgröße, der in der Zeiteinheit bewegten Luftmenge und der Atemtiefe, also des Volumens eines einzelnen Atemzuges.

Die Wirkung auf das Atemzentrum kann eine primäre oder eine sekundäre sein. Wir sprechen von primären Wirkungen, wenn das Atemzentrum direkt beeinflußt bzw. wenn seine Erregbarkeit geändert wird.

Die meisten Gase und Dämpfe, die in schwacher Konzentration die Atmung erregen, setzen bei Einwirkung größerer Mengen die Erregbarkeit des Atemzentrums herab. Am genauesten studiert sind hier die flüchtigen Narkotica. Ihnen schließen sich die Gase an, die auf das gesamte Zentralnervensystem lähmend wirken. Sekundäre Wirkungen werden vom veränderten Blut aus vermittelt. Die bekanntesten Beispiele hierfür sind die Schädigungen der Atmung bei den schweren Funktionsstörungen des Blutes durch Kohlenoxyd und methämoglobinbildende Gifte. Es kommt dadurch zur Erstickung des Atemzentrums. Durch primäre Schädigung des Herzens bedingte indirekte Wirkungen auf das Atemzentrum spielen bei Gasvergiftungen kaum eine Rolle. Wenn derartige, von seiten des Herzens und des Kreislaufes ausgelöste Störungen eintreten, wie dies beispielsweise bei der Reizgasvergiftung der Fall ist, so ist die erste Ursache doch in der lokalen Schädigung der Lunge zu suchen. Die für die praktische

[1]) WALTER, F.: Untersuchungen über die Wirkungen der Säuren auf den tierischen Organismus. Arch. f. exp. Pathol. u. Pharmakol. Bd. 7, S. 148. 1877.
[2]) WIELAND, H.: Arch. f. exp. Pathol. u. Pharmakol. Bd. 92, S. 96. 1922.

Anwendung der Narkotica so bedeutungsvolle Reihenfolge der Wirkung auf Gehirn, Rückenmark und Medulla zeigt sich nicht immer so deutlich und regelmäßig bei den übrigen zentral lähmenden Gasen, so wird z. B. bei der Blausäuregruppe das Atemzentrum bereits sehr frühzeitig ergriffen und es kommt bei noch erhaltenem Bewußtsein schon zu hochgradiger Atemnot.

Innere Atmung.

Es ist selbstverständlich, daß jede Änderung der Lungenatmung auch den Gaswechsel des Blutes und damit der Zellen in Mitleidenschaft zieht. Man muß hierbei berücksichtigen, daß die Regulierung der Lungenatmung von bestimmten nervösen Organen aus erfolgt, denen aber selbst eine innere Atmung zukommt. Dadurch ergeben sich weitere gegenseitige Beziehungen zwischen der äußeren und inneren Atmung.

Wie die Vorgänge des Gasaustausches zwischen den Capillargebieten des Kreislaufes und den verschiedenen Geweben im einzelnen verlaufen, ist heute noch nicht eindeutig aufgeklärt. Der Austausch der Meinungen hierüber ist noch im Fluß. Die Gewebsatmung soll nach WARBURG[1]) eine an Oberflächen ablaufende Schwermetallkatalyse darstellen. Im Gegensatz dazu sieht H. WIELAND[2]) das Wesentliche in einer Dehydrierung, also einer Abspaltung von Wasserstoff und nicht in direkter Sauerstoffanlagerung. Es ist die Frage, ob der molekulare Sauerstoff mit Eisen (WARBURG) oder mit dem Wasserstoff (WIELAND) der in den Zellen enthaltenen organischen Substanz in Reaktion tritt. Von grundlegender Bedeutung für die Förderung unserer Kenntnisse auf dem Gebiete der biologischen Oxydationen sind die Untersuchungen über die Wirkung der *Blausäure* und der *Narkotica* geworden[3]).

Der Nachweis der gestörten Gewebsatmung läßt sich durch verschiedene Methoden erbringen. Hierher gehört z. B. die Analyse der Blutgase. Aus dem Unterschied zwischen dem Gehalt des arteriellen Blutes an Sauerstoff und dem Sauerstoffgehalt des venösen Blutes lassen sich Schlüsse auf den Sauerstoffverbrauch der Körpergewebe ziehen. Eine andere Methode besteht in der Untersuchung des Sauerstoffverbrauches von isolierten Blutkörperchen, anderer Zellen und zerkleinertem Muskel- und Organgewebe.

Bei manchen Oxydationsprozessen in vitro läßt sich der molekulare Sauerstoff durch Sauerstoffverbindungen, z. B. Chinon, aromatische Nitroverbindungen, Methylenblau und dergl., ersetzen. Es ist höchstwahrscheinlich, daß auch im Organismus bei der Atmung der Zellen und Gewebe sauerstoffübertragende Gruppen eine Rolle spielen. Wichtige Funktionen scheinen den Schwefelverbindungen[4]) zuzukommen. Eine Zusammenstellung der wichtigsten Untersuchungen über diese Fragen findet sich bei THUNBERG[5]).

Nach MEYERHOF[6]) soll der Sulfhydrylrest (SH) im System mit gewissen Lipoiden, vor allem ungesättigten Fettsäuren, nach HOPKINS[7]) das in den

---

[1]) WARBURG, O.: Physikalische Chemie der Zellatmung. Biochem. Zeitschr. Bd. 119, S. 134. 1921.

[2]) WIELAND, H.: Ber. d. Dtsch. Chem. Ges. Bd. 54, S. 2553. 1921; LIPSCHITZ, W.: Kap. A I dieses Handbuches.

[3]) ELLINGER, Ph. und M. LANDSBERGER: Zur Pharmakologie der Zellatmung II. Mitt. Zeitschr. f. physiol. Chem. Bd. 123, S. 246. 1922.

[4]) HEFFTER, A. u. M. HAUSMANN: Hofmeisters Beitr. Bd. 5, S. 213. 1904; MATHEWS u. WALKER: Journ. of biol. chem. Bd. 6, S. 29. 1909.

[5]) THUNBERG, T.: Die biologische Bedeutung der Sulfhydrylgruppe. Ergebn. d. Physiol. Bd. 11, S. 328. 1911.

[6]) MEYERHOF, O.: Über Blausäurehemmung in autoxydablen Sulfhydrylsystemen. Pflügers Arch. f. d. ges. Physiol. Bd. 200, S. 1. 1923.

[7]) HOPKINS, F. G.: Biochem. journ. Bd. 15, S. 286. 1921.

Geweben vorhandene Glutathionsystem (Cystein-Glutaminsäure) die Atmung vermitteln, vorübergend sollen sich hierbei Superoxyde bilden, welche die Übertragung des Sauerstoffs bewirken. Wie weit Autoxydationen durch gewisse chemische, noch nicht bekannte Stoffe („Kofermente") beteiligt sind, läßt sich noch nicht übersehen (ABDERHALDEN und WERTHEIMER[1]). Die verschiedenen Zellen des Organismus sind nicht von gleicher Empfindlichkeit gegen Eingriffe in ihre Versorgung mit Sauerstoff. Wie es scheint, reagieren die Zellen des Atemzentrums am stärksten auf Sauerstoffmangel.

Der Organismus der höheren Tiere antwortet auf die Einatmung der weitaus meisten giftigen Gase mit zweckmäßigen *Schutzreflexen*. Diese dienen zur Abhaltung der schädlichen Reizung und wirken im Sinne einer vorübergehenden Hemmung der Atmungsvorgänge. Alle sensiblen Reize, welche die oberen Luftwege, besonders die Nasenschleimhaut, treffen, hemmen die Atmung in Exspirationsstellung, während die Reizung der tiefen Luftwege, also des Bronchialbaumes und der Lunge, die inspiratorisch wirkenden Muskeln zur Kontraktion bringt. Wie alle Reflexe, werden auch die Schutzreflexe der Atmung durch narkotisch wirkende Gase abgeschwächt und aufgehoben. Die Schutzreflexe fehlen bei der Einatmung von Kohlenoxyd, Stickoxydul, Äthylen, Acetylen und von sehr geringen Mengen hochgiftiger Gase mit schwacher lokaler Reizwirkung, z. B. Phosgen, Dichloräthylsulfid. Durch das Zusammentreffen von zentralen Wirkungen mit peripheren von verschiedenen Abschnitten der Atemwege ausgelösten Reflexvorgängen können bei Gasvergiftungen sehr verwickelte Bilder auftreten. Die unwillkürlichen Schutzeinrichtungen der Atmung (exspiratorische und inspiratorische Hemmung, Glottisverschluß, Kontraktion der Bronchialmuskulatur) werden vorwiegend vom Trigeminus beherrscht. Neben den eigentlichen Atemreflexen müssen auch Geruchsreize und willkürliche Hemmungen berücksichtigt werden. Beim Nies- und Hustenreflex ist auf die vermehrte Absonderung der Drüsen zu achten. Es ist kein Zweifel, daß sogar verstärkte Schleimhautsekretion den Ablauf der Atmung ändern kann. In enger Beziehung damit steht auch das nach Einatmung reizender Gase häufig beobachtete Erbrechen. Es kann von den Schleimhäuten des Pharynx, beim Verschlucken von gelösten Substanzen vom Magen, bei resorptiv wirkenden Stoffen vielleicht auch vom Brechzentrum ausgelöst werden.

Endlich ist noch daran zu denken, daß gasförmige Stoffe auch vom Blut aus bei der Ausscheidung durch die Lunge in die Reflexvorgänge eingreifen können. Bei intravenöser Einspritzung gewisser Gifte treten oft Atemveränderungen auf, die von den obenerwähnten Schutzreflexen nicht zu unterscheiden sind.

Die Atemreflexe sind besonders seit den Mitteilungen von HOLMGREN und KRATSCHMER eingehend studiert worden. Die Literatur darüber[2]) ist reich an

---

[1]) ABDERHALDEN, E. u. E. WERTHEIMER: Studien über Autoxydationen. Pflügers Arch. f. d. ges. Physiol. Bd. 197, S. 131. 1922; Bd. 198, S. 122. 1923.

[2]) Literatur über die bei Einatmung von Gasen und Dämpfen auftretenden Schutzreflexe: DOGIEL: Reicherts Arch. 1866, S. 231; HOLMGREN: Läk. Sällsk. Handl. Upsala Bd. 2, Nr. 3; zit. nach R. MAGNUS; BRUNTON, LAUDER: Ber. sächs. Akad. Leipzig 1869, S. 285 (Amylnitrit); KRATSCHMER: Wien. akad. Ber. Bd. 62, 2. Abt., S. 147. 1870; KNOLL, PH.: Über Reflexe auf die Atmung usw. Sitzungsber. d. Akad. Wien Bd. 68, 3. Abt., S. 245. 1874; DERS.: I. Mitteilung: Über die Wirkung von Chloroform und Äther auf Atmung und Kreislauf. Sitzungsber. d. Akad. Wien Bd. 74, 3. Abt., S. 233. 1877; DERS.: Beiträge zur Lehre von der Atmungsinnervation. Sitzungsber. d. Akad. Wien, Mathem.-naturw. Kl. Bd. 88, 3. Abt., S. 479. 1883; DERS.: Atmung bei Erregung sensibler Nerven. V. Mitteilung. Sitzungsber. d. Akad. Wien, Mathem.-naturw. Kl., Bd. 92, 3. Abt., S. 306. 1885; FRANCK, FRANÇOIS: Arch. de physiol. norm. et pathol. 1889, S. 538, S. 546, 1890; zit. EINTHOVEN, S. 377; SANDMANN: Arch. f. Physiol,. 1890, S. 252 (Ammoniak); EINTHOVEN: Pflügers Arch.

Widersprüchen, so daß es dringend erwünscht ist, die bisherigen Befunde unter
Berücksichtigung der zahlreichen, heute zum größten Teil bekannten Fehlerquellen mit verschiedener Methodik nachzuprüfen. In erster Linie sollten die
verwendeten Konzentrationen analytisch bestimmt werden, weiter ist außer
dem Versuch am ganzen Tier auch das Verhalten der isolierten Organe, der
Bronchien, der Lungengefäße und der isolierten Bronchialmuskulatur zu berücksichtigen. Es bestehen, wie es scheint, auch bei pharmakologisch zusammengehörigen Gasen beträchtliche Unterschiede. Nach TRENDELENBURG[1]) lassen
sich beispielsweise unter den nicht einheitlich wirkenden flüchtigen Narkoticis
drei Typen aufstellen, deren Vertreter der Äther, das Chloroform und der Alkohol
sind. Äther bewirkt an der Bronchialmuskulatur Erschlaffung, Chloroform
starke Tonusvermehrung, der gelegentlich eine geringe Wiederausdehnung
folgen kann. Alkohol löst zuerst Tonussteigerung, dann starke Senkung aus.
DIXON und BRODIE fanden, daß sowohl Äther als auch Chloroform die Bronchien
der isolierten Lunge erweitern. Im Widerspruch dazu steht der Befund von
H. LÖHR[2]), der beim Äther schon bei 6 Volum Prozent Verengerung beobachtete.
Diese Beispiele mögen genügen um zu zeigen, daß jede Verallgemeinerung selbst
innerhalb so nahe verwandter Gruppen unstatthaft ist.

Eine bei vielen Gasvergiftungen zu beobachtende Erscheinung ist die
Dyspnöe. Sie ist charakterisiert nicht nur durch Frequenzänderungen, sondern
auch durch die Vertiefung der Atmung bei gleichzeitiger Anstrengung der Hilfsmuskulatur. Aus Änderungen der Frequenz läßt sich der Grad der Dyspnöe
nur unzuverlässig beurteilen. Die Dyspnöe bei Gasvergiftungen beruht entweder
auf Sauerstoffmangel oder auf Anhäufung von Kohlensäure. Bei Sauerstoffmangel ist der arterielle Blutdruck durch den zentral bedingten Krampf der
Gefäße erhöht, der Puls infolge Reizung des Vaguszentrums verlangsamt. Bei
hochgradiger Dyspnöe kommt es schließlich zu allgemeiner Erregung der Medulla,
Pupillenerweiterung und anderen Zeichen der Erstickung.

Die Anhäufung von Kohlensäure erklärt sich bei der Atemnot durch die
verstärkten Bewegungen der Atmungsmuskulatur. Hierbei wird mehr Sauerstoff
verbraucht als unter normalen Verhältnissen. Im Vordergrunde stehen also
bei der Atemnot zunächst Erregungserscheinungen. Nach einiger Zeit gesellen
sich mannigfache Symptome der Lähmung hinzu. Das Vergiftungsbild kann
dadurch immer verwickelter werden, besonders wenn noch resorptive Wirkungen
von zentral angreifenden Gasen hinzutreten.

Die meisten giftigen Gase führen bei genügend hoher Konzentration zu
Erstickung, die gewöhnlich auch die Todesursache ist. Bei den lokalwirkenden
Gasen tritt sie dann ein, wenn die respiratorische Funktion der Lunge ungenügend
wird, bei resorptiv wirkenden Giften dagegen, wenn die Schädigungen des Atemzentrums, der Gewebsatmung oder des Blutes einen bestimmten Grad erreichen.
Die Erscheinungen der Erstickung hängen ab von dem Grade des Luftmangels
und den zeitlichen Faktoren. Wenn beim Lungenödem die Alveolen mit Flüssigkeit gefüllt sind und die Luftwege bei den Atembewegungen durch schaumige

---

f. d. ges. Physiol. Bd. 51, S. 367. 1892 (Kohlensäure, schweflige Säure); ZAGARI: Arch. f.
Physiol. 1891, S. 37 (Kohlensäure, Chloroform, Ammoniak, Bromäthyl); SCHENCK, F.: Über
Atemreflex bei Apnöe und Dyspnöe. Pflügers Arch. f. d. ges. Physiol. Bd. 76, S. 427. 1899
u. Bd. 79, S. 319. 1900; BEYER, H.: Atemreflexe auf Olfactoriusreiz. Engelmanns Arch.
S. 261, zit. nach MAGNUS u. BORUTTAU; DIXON, W. E. u. T. G. BRODIE: Journ. of physiol.
Bd. 29, S. 97. 1903.

[1]) TRENDELENBURG, P.: Physiologische und pharmakologische Untersuchungen an der
isolierten Bronchialmuskulatur. Arch. f. exp. Pathol. u. Pharmakol. Bd. 69, S. 79. 1912.

[2]) LÖHR, H.: Untersuchungen zur Physiologie und Pharmakologie der Lunge. Zeitschr.
f. d. ges. exp. Med. Bd. 39, S. 67. 1924.

Flüssigkeit verlegt werden, kann es ganz plötzlich zu höchster Atemnot kommen. Auch bei starker Verätzung der Lunge durch ganz hohe Konzentrationen reizender Gase, z. B. Halogene, Säuredämpfe, tritt die Gefahr der plötzlichen Erstickung auf. Die Erscheinungen sind dann die gleichen wie bei akuter Erstickung durch mechanische Ursachen. Im Vordergrund steht immer der Sauerstoffmangel. Die Atmungstätigkeit ist auf das höchste gesteigert. Durch die Blutverschiebung in einzelnen Gebieten kommt es zu Kreislaufstörungen. Die plötzliche Steigerung des Blutdruckes ist auf das engste verknüpft mit hochgradiger Erregung der Zentren des Vagus und der Vasomotoren. Heftige Erstickungskrämpfe treten auf, der Puls ist verlangsamt und trotz höchster Anspannung der Regulationsvorrichtungen, die auf eine genügende Sauerstoffversorgung des Gehirns wirken sollen, kommt es schnell zu allgemeiner Lähmung und zum Tode.

Im Gegensatz dazu beobachtet man bei langsamem und allmählichem Eintritt des Sauerstoffmangels nur wenig charakteristische Funktionsänderungen. Die Regulierung reicht noch eine Zeitlang aus. Schließlich büßen lebenswichtige Teile des Zentralnervensystems ihre Erregbarkeit ein. Dies gibt sich bei betäubenden Gasen nicht zuerst am Atemzentrum, sondern an anderen Funktionsgebieten (Bewußtsein, Schmerzempfindung, willkürliche Bewegungen) zu erkennen. Durch die Narkose verschiedener Teile des Zentralnervensystems können unter Umständen manche Erscheinungen des Luftmangels verdeckt werden.

Einteilung der Gase.

In großen Zügen kann man die flüchtigen Stoffe einteilen in *indifferente Gase*, z. B. Wasserstoff, Stickstoff, die keinerlei Wirkung auf die Zelle besitzen, sondern lediglich nach Art von Fremdkörpern den Ablauf von Lebensvorgängen stören. Bei der Lungenatmung schädigen sie den Organismus in ähnlicher Weise wie beliebige flüssige und feste Stoffe, die den Luftzutritt erschweren oder unmöglich machen. Sie haben also keine eigentliche pharmakologische und toxikologische Bedeutung.

Dann läßt sich aus der Fülle des Materials eine Gruppe von *flüchtigen Stoffen mit lokaler Wirkung* herausschälen. Zu diesen gehören überaus zahlreiche chemische Stoffe, wie Halogene, Säuredämpfe, Säurechloride, Aldehyde, Halogenderivate der Äther, Ester, Aldehyde, Ketone, ferner Cyanhalogenverbindungen, Isocyansäureester, Senföle, Ketene, zahlreiche Halogenderivate der aromatischen Reihe, organische Arsen- und Antimonverbindungen und sonstige Stoffe der anorganischen und organischen Reihe. Weiter können wir eine Anzahl von *flüchtigen Stoffen mit resorptiver Wirkung* zusammenfassen, und zwar Substanzen, die im Gegensatz zu den vorhergehenden keine oder nur geringe örtliche Zellwirkung besitzen.

Daran schließen sich endlich die *verschiedenen Übergangsformen*.

Die Vergiftung durch Reizgase.

I. Phosgen[1]).

Für das Verständnis der Wirkung lokal angreifender Gase sind die Erscheinungen der Phosgenvergiftung von grundlegender Bedeutung. Das Phosgen

---

[1]) Über Kampfgasvergiftungen. III. Experimentelle Pathologie der Phosgenvergiftung. Nach Versuchen und Berichten von ASCHOFF, FLURY, GILDEMEISTER, HEITZMANN, HEUBNER, KOCH, LAQUEUR, MAGNUS, A. MAYER, RICKER, RONA, SOIKA u. a. bearbeitet von E. LAQUEUR u. R. MAGNUS. Zeitschr. f. d. ges. exp. Med. Bd. 13, S. 31. 1921.

kann als der einfachste Vertreter der säureabspaltenden Reizgase angesehen werden. Es zerfällt bei Berührung mit Wasser und wässerigen Flüssigkeiten in Kohlensäure und Salzsäure. Resorptive Giftwirkungen fehlen oder sind ganz unbedeutend. Es führt zur Gaserkrankung in reiner Form, die sich in einer örtlichen Wirkung auf die Lungenwandung erschöpft. Alle übrigen Erscheinungen sind nur sekundäre Folgen der lokalen Lungenschädigung. Nur durch den Vergleich mit dem wenig verwickelten Bild der Phosgenvergiftung läßt sich die Wirkung anderer Gase, bei denen neben der Reizwirkung auch allgemeine Giftwirkungen ausgelöst werden, vollkommen verstehen.

Die Phosgenvergiftung weist mancherlei Analogien mit anderen Krankheiten, die durch Erstickung verursacht sind, auf und ist deshalb auch für die Erkenntnis sonstiger pathologischer Vorgänge wertvoll. Phosgen gehört zu den giftigsten Gasen, die wir kennen. Die Einatmung eines Bruchteiles von einem Milligramm reicht bereits aus, um eine Katze zu töten. Läßt man Katzen oder Kaninchen in einem Gasraum, der im Luftgemenge 20—30 mg Phosgen im Kubikmeter Luft enthält, längere Zeit atmen, so treten bei den niederen Konzentrationen meist zunächst gar keine Erscheinungen auf. Die Tiere sitzen entweder von Anfang an ruhig oder beruhigen sich nach 5—10 Minuten wieder vollkommen. Bei höheren Konzentrationen beobachtet man, besonders bei Katzen, Tränenfluß, Speichelabsonderung, Schweißbildung an den Pfoten, häufigeren Lidschluß. Die Atmung ist fast gar nicht verändert, bei höheren Konzentrationen (100—120 mg) häufig abgeflachter und kürzer, meist schneller als normal, etwa 40—60 Atemzüge in der Minute (normal im Durchschnitt 30). Da die Schutzreflexe der Atmung in der Regel fehlen, kann das Gas ungehindert in die Tiefe der Lungen eingeatmet werden. Werden die Tiere dann, je nach der verwendeten Konzentration z. B. nach 20—30 Minuten wieder in die frische Luft gebracht, so sind zunächst krankhafte Veränderungen nicht festzustellen. Allmählich, meist nach 2—6 Stunden, entwickelt sich eine objektiv wahrnehmbare Dyspnoe, die sich immer mehr steigert. Es zeigt sich verstärkte Flankenatmung; am Jugulum treten Einziehungen auf, die Nasenflügel beteiligen sich an der Atmung, die Frequenz steigt auf 100 und mehr in der Minute („beginnende Dyspnöe"). Kurz vor dem Tode wird die Atmung langsam, krampfhaft, das Tier öffnet das Maul bei jeder Inspiration, es tritt unter Röcheln schaumige Flüssigkeit aus dem Maul aus („starke Dyspnöe"). Das Tier wird cyanotisch und legt sich, die Pupillen sind erweitert. Schließlich tritt der Tod durch Atemstillstand im Kollaps oder unter Erstickungskrämpfen ein, das Herz schlägt noch einige Minuten weiter.

Die Entwicklung der Lungenveränderung wurde von R. Magnus und seinen Mitarbeitern durch größere Versuchsreihen aufgeklärt, bei denen eine Anzahl von Tieren gleichzeitig und unter gleichen Versuchsbedingungen vergiftet wurde.

In bestimmten Abständen von Stunden oder Tagen wurde je ein Tier durch Chloroform oder Nackenstich schnell getötet und einer eingehenden Obduktion und histologischen Untersuchung der Organe unterworfen. Durch diese Versuchsanordnung entstand ein klares Bild von den Veränderungen, die sich im Innern der vergifteten Tiere abspielen. Im Laufe von Stunden entwickelt sich schrittweise eine Lungenerkrankung, bei der es *infolge Schädigung der Alveolarwand zu einem hochgradigen Austritt von Flüssigkeit in die Lunge* kommt. Die Entwicklung des Lungenödems läuft parallel mit einer Gewichts- und Größenzunahme der Lunge.

Aus einem solchen Reihenversuch an 11 Katzen seien folgende Daten entnommen:

Lfde. Nr.	Getötet nach	Gewicht der Lungen pro kg	Sektionsbefund (Auszug)
1	1 Stunde	9,1	Lunge kollabiert. Kein Ödem.
2	3 „	11,0	„ „ Vereinzelte Ödemherde in Alveolen.
3	5 „	23,5	Lunge deutlich vergrößert. Beginnendes Ödem um Arterien und Venen.
4	7 „	33,0	Lunge kollabiert nicht, reichliches Ödem in Alveolen.
5	9 „	37,5	⎫ Sehr reichliches Ödem in Alveolen. Sehr starkes Ödem um
6	9¹/₄ „	40,0	⎬ Arterien und Venen.
7	1 Tag	30,0	⎭
8	2 „	37,0	Reichliches Ödem in Alveolen. Ödem um Arterien und Venen geringer.
9	3 „	25,0	Ödem in Alveolen nimmt ab, in Arterien und Venen gering.
10	4 „	21,7	Ödem in Alveolen gering, kein Ödem in Arterien und Venen.
11	6 „	10,0	Lunge kollabiert, kein Ödem.

Die Ödemflüssigkeit ist zunächst zellfrei, nach etwa 5 Stunden treten Leukocyten und vereinzelte Erythrocyten sowie Alveolarepithelien auf. Schon zu dieser Zeit beginnt die Abscheidung von feinfädigem Fibrin im Exsudat, die pneumonischen Herdchen werden allmählich deutlicher, ihre Alveolen füllen sich mit Fibrinpfröpfen. Mit der 9. und 10. Stunde erreicht das Exsudat seinen Höhepunkt, die Lungen erscheinen schließlich im Laufe des 1. Tages fast gänzlich mit der Flüssigkeit ausgefüllt.

Bereits am 2. Tage beginnt die *Resorption* des Exsudates und führt nach einer Woche zum völligen Verschwinden. Es handelt sich dabei wohl um einen dauernden Zustrom und gleichzeitige Resorption durch die Lymphwege, vielleicht auch durch die Lungencapillaren. Die Exsudation überwiegt, wie es scheint, die Resorption bis etwa zur 9. Stunde, dann halten sich Exsudation und Resorption annähernd das Gleichgewicht. Vom 3. Tage ab überwiegt die Resorption.

Näheres über die pathologisch-anatomischen Befunde (C. BENDA, HEITZMANN, ASCHOFF) bei E. LAQUEUR und R. MAGNUS.

Daß die Gewichtszunahme der Lunge überwiegend auf der in die Alveolen übergetretenen Flüssigkeit und nicht etwa auf Blutstauung oder auf festem Infiltrat beruht, ergibt sich daraus, daß durch Abpressen aus der Lunge wie aus einem Schwamm die farblose oder rötliche Flüssigkeit annähernd vollkommen entfernt werden kann.

Ihr Eiweißgehalt beträgt bei Katzen 5,92—7,79%, bei Menschen 6,4 bis 7,8%, ist also etwa gleich hoch wie im Blutserum. Auch der Chlorgehalt der ausgepreßten Lungenflüssigkeit ist ähnlich wie der im Blutserum. Das bei der Phosgenvergiftung austretende entzündliche Exsudat kommt also *in seiner Zusammensetzung dem Blutplasma nahe.*

Durchschneidet man bei Katzen beide Vagi, so bleibt das Lungenödem aus oder es finden sich nur weit geringere Veränderungen als bei Kontrolltieren mit erhaltenen Vagis. Diese Erscheinung ist nicht darauf zurückzuführen, daß die motorischen Nerven durchschnitten werden und infolgedessen Stridor und Stenosenatmung entstehen. Beide sind für das Nichteintreten des Phosgen-Ödems bedeutungslos.

Zur Analyse wurde von LAQUEUR und MAGNUS der Vagus unterhalb des Abgangs der Recurrens durchschnitten. Dadurch wurden vagotomierte Tiere *ohne Stridor* erhalten. Bei der Mehrzahl derselben trat das typische Bild der Phosgenvergiftung auf. Bei einer weiteren Gruppe von Katzen wurde der Recurrens beiderseits durchschnitten, so daß Tiere *mit intaktem Vagus*, aber *mit Stridor* zur Verfügung standen. Hier zeigte sich bei allen Tieren nach Vergiftung durch Phosgen die typische Lungenveränderung. Es kann sich also nur um die Folgen der Vagusdurchschneidung und nicht um mechanische Atemhindernisse handeln. Auch eine Verminderung der Atemgröße und dadurch bedingte Verringerung der eingeatmeten Gasmenge kommt, wie Messungen der Atemgröße nach doppelter Vagotomie ergaben, nicht in Frage. Da die Ausschaltung der efferenten motorischen und sekretorischen Vagusfasern durch Atropin ohne Einfluß auf den Eintritt des Ödems war, ist die Ursache in der *Ausschaltung der sensiblen Äste* des Lungenvagus zu suchen. Wie es scheint, handelt es sich um eine ähnliche Erscheinung wie bei der Hemmung von Entzündungsprozessen nach Fortfall sensibler Erregungen.

In der Abb. 121 ist das Verhalten von 32 Versuchstieren hinsichtlich der prozentualen Veränderungen von Frequenz, Atemgröße und Atemtiefe gegenüber der Norm graphisch zusammengestellt. Die Kurven sind erhalten .aus einer Tabelle, die sämtliche Versuchsergebnisse vereinigt. Atemgröße und Atemtiefe wurden dabei für 1 kg Tier berechnet. Es ergibt sich auch daraus, daß durch das steile Absinken der Atemtiefe trotz der erheblichen Zunahme der Frequenz das Minutenvolum (die Atemgröße) nicht nur nicht steigt, sondern beträchtlich unter dem normalen Wert bleibt.

Die *Ursachen der Atemveränderungen* im Beginn der Vergiftung, wo bei beschleunigter und flacher Atmung noch das Lungenödem und die objektive Dyspnöe fehlen, können nicht auf mechanische Lungenveränderungen zurückgeführt werden. Weiter ist eine direkte Giftwirkung auf das Atemzentrum bei der schnellen Zersetzung des Phosgens so gut wie ausgeschlossen. Die danach noch verbleibende Vermutung, daß *reflektorisch bedingte Atemveränderungen* vorliegen, wurde durch die Vagusdurchschneidnug bestätigt.

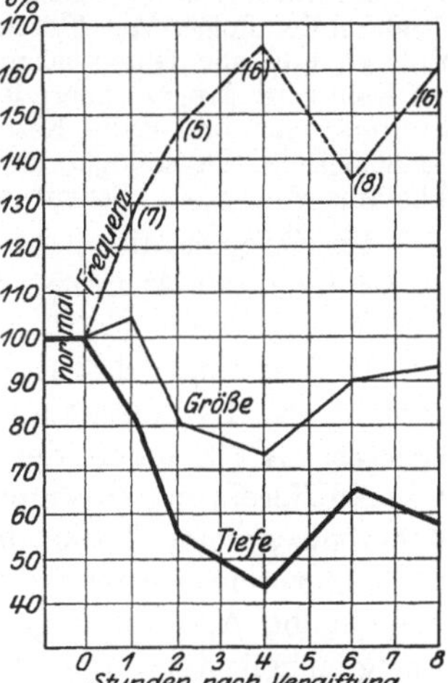

Abb. 121. Veränderung der Atmung bei Katzen. Phosgenvergiftung.

Zunächst wurde der rechte Vagus unterhalb der Subclavia unter Schonung des Recurrens und etwa 8 Tage später der linke Vagus am Halse durchtrennt. Nach Erholung der Tiere wurden die Phosgenvergiftungen durchgeführt, worauf Beschleunigung und Verflachung ausblieben Die vagotomierten Tiere zeigen keine wesentlichen Änderungen der Atemtiefe und Atemfrequenz. Durch den negativen Ausfall einer vorübergehenden Atropinisierung der Versuchstiere konnte dann noch nachgewiesen werden, daß diese Erscheinung nicht durch die motorischen Vagusfasern, sondern durch Vermittlung der *sensiblen Vagusfasern* zustande kommt. Durch die Phosgeneinatmung werden letztere gereizt und es wird dann infolge ihrer erhöhten Erregbarkeit der HERING-BREUERsche Reflex schon bei einem geringeren Blähungsgrad der Lunge ausgelöst. Daß es sich um einen reflektorischen Vorgang handelt, ließ sich auch daraus schließen, daß die beschleunigte Atmung durch Äthernarkose verlangsamt wird.

Bei Einatmung schwacher, aber immerhin noch tödlich wirkender Konzentrationen von Phosgen *fehlen die Schutzreflexe.* Bei hinreichend hoher Konzentration kommt es dagegen wie bei anderen Reizgasen zu vorübergehendem Atemstillstand, Bronchialmuskelkrampf und starken Atemänderungen. Die Bronchialkrämpfe lassen sich durch Atropin unterdrücken. Ein wesentlicher Anteil an der Phosgenvergiftung kommt dem Bronchialkrampf jedenfalls nicht zu.

Zu den genannten Störungen der Atmung treten weiter die *Folgen der Ödementwicklung.* Die Füllung der Lunge mit Flüssigkeit führt zu einer Volumenzunahme des Organs und zu einer Elastizitätsverminderung. Letztere kann durch die *Abnahme* des *Donderschen Druckes* gemessen werden. Die Lunge wird starrer, die Tätigkeit der Atemmuskulatur immer angestrengter und damit werden die Druckschwankungen in der Pleurahöhle bei der Ein- und Ausatmung größer. Von hohem Interesse und praktisch klinischer Bedeutung ist die Beobachtung, daß selbst eine verhältnismäßig starke Füllung der Lungen mit

Flüssigkeit (Wismutcarbonataufschwemmung, Ödemflüssigkeit) nicht notwendigerweise starke objektive Dyspnöe bedingt. Bei erheblichen Lungenfüllungen fehlten manchmal schwerere klinische Erscheinungen. Vgl. die Röntgenaufnahmen von LAQUEUR und MAGNUS.

Weiter wurde auch die künstliche *Einführung* von großen *Flüssigkeitsmengen* in die *normale* Lunge geprüft.

Zu diesem Zwecke wurde einer Reihe von leicht narkotisierten Katzen physiologische Kochsalzlösung durch eine feine Kanüle in die freigelegte Trachea eingespritzt. Der Oesophagus wurde durchschnitten, sein unteres Ende abgebunden und versenkt, das obere Ende in die Halswunde eingenäht, um das Zurücktreten von Flüssigkeit aus der Luftröhre in die Mundhöhle beobachten zu können. Der Recurrens muß hierbei sorgfältig geschont werden.

Da isotonische Kochsalzlösungen in der Lunge leicht resorbiert werden, eignen sich zum Studium der Folgen der Flüssigkeitsfüllung der Lunge besser hypotonische Lösungen. Nach Einspritzung von Glucoselösungen (5 ccm 10% oder 1 ccm 50%) in die Trachea entsteht bei Kaninchen länger dauerndes Lungenödem[1]. Dem Studium der Einwirkung des primären Lungenödems und seine Resorption bei ganz gesunden Tieren kommt nicht nur für die pathologische Physiologie und Pharmakologie der Lunge, sondern auch für Klinik und Therapie eine große Bedeutung zu.

Im Ödemstadium der Phosgenvergiftung findet man genau dieselben Veränderungen der Atmung wie nach Einlaufenlassen von Flüssigkeit in die normale Lunge.

Daraus folgt, daß die Dyspnöe in erster Linie durch das Lungenödem verursacht ist. Es kommt auch hier zu einer *Zunahme* der *Schwankung* des *Pleuradruckes*. Als Zeichen der vermehrten Atemanstrengungen finden sich enorme Druckdifferenzen zwischen Ein- und Ausatmung. Durch die angestrengten Atembewegungen kann der Eindruck besonders tiefer und großer Atemzüge hervorgerufen werden; die genaue Analyse ergibt aber, daß es sich nur um vergebliche Anstrengungen der Muskulatur handelt. Infolge der fortdauernden Erregbarkeitssteigerung der sensiblen Vagusendigungen nimmt die Verflachung und Beschleunigung der Atmung weiter zu.

Im schwersten Ödemstadium kommt es häufig zu Zerreißungen von Lungengewebe und dadurch zum Austritt von Luft, die durch das Bindegewebe der Lungenwurzel bis in das Mediastinum dringt und selbst Hautemphysem hervorrufen kann. Die Lymphwege der Lunge sind infolge des Abtransportes der Ödemflüssigkeit stark gefüllt und erweitert.

Bei der Phosgenvergiftung von Katzen beobachtet man von Anfang an *Abnahme* der *Körperwärme*. Die Normaltemperatur der Katze liegt zwischen 38 und 39,6°, fällt auf 33—34°, ja selbst auf 25°, hebt sich aber wieder mit Besserung der Dyspnöe. Der Grad der Temperatursenkung ist ein guter Maßstab für die Schwere der Vergiftung.

Bei Menschen werden im Gegensatz dazu häufig Temperatursteigerungen, viel seltener niedere Temperaturen beobachtet.

Von Wichtigkeit sind auch die *Veränderungen des Blutes*. Die Phosgenvergiftung hat mit Kohlenoxydvergiftung, wie früher vielfach angenommen wurde, nichts zu tun. Bei tödlichen Phosgenvergiftungen waren nachweisbare Mengen CO nicht aufzufinden (MAGNUS, FLURY).

Auch für die Bildung von giftigen Verbindungen bei der Berührung von Phosgen mit Blut ließ sich nicht der geringste Anhaltspunkt ermitteln. Es entsteht im Blut, ebenso wie bei der Zersetzung durch Wasser, Salzsäure; dieselbe kommt aber bei der ungemein hohen Giftigkeit des Phosgens für die Erklärung der Wirkung nicht in Frage. Phosgen ist etwa 800 mal giftiger als Salzsäure.

---

[1] LAQUEUR, E.: Pflügers Arch. f. d. ges. Physiol. Bd. 184, S. 104. 1920; Münch. med. Wochenschr. Jg. 66, S. 1221. 1919. Vgl. FR. KRAUS: Zeitschr. f. exp. Pathol. u. Therapie Bd. 14, S. 402. 1910.

Die Einatmung von hohen Phosgenkonzentrationen führt schnell zum Tode. Hierbei treten wie bei Einatmung von Salzsäure Verätzung der Lunge, Zerstörung des Blutes und Braunfärbung der Lunge infolge Hämatinbildung auf (ASCHOFF, RICKER). Der Tod erfolgt durch Behinderung des Gasaustausches, durch Erstickung. Nach Einatmung von Phosgen in schwacher Konzentration wird das Blut nicht direkt verändert. Im Laufe der Vergiftung treten aber indirekte Veränderungen auf. Die Ödemflüssigkeit, die sich allmählich in der Lunge ansammelt, stammt aus dem Blut. Infolgedessen kommt es zu einem *Anstieg* der *Hämoglobinwerte*. Nach den Messungen von LAQUEUR und MAGNUS entspricht der *Flüssigkeitsverlust des Blutes* fast genau der Gewichtszunahme der Lunge. Im Mittel tritt etwa die Hälfte des gesamten Blutplasmas aus der Blutbahn in die Lunge über, das Blut wird eingedickt, so daß die *innere Reibung* oder Viscosität beträchtlich zunimmt. Als wesentlicher Faktor ist hierbei die Steigerung der Erythrocytenzahl anzusehen. Die innere Reibung kann bis auf das Doppelte steigen, sie ändert sich im allgemeinen gleichsinnig wie der Hämoglobingehalt. Bei Menschen ist das Blut auf der Höhe der Gasvergiftung zähe und teerartig. Auch die *Gerinnbarkeit* des eingedickten Blutes ist verstärkt. Es besteht dabei die Gefahr der Thrombosenbildung.

Die Folgen der schweren Atemnot zeigen sich auch im *Verhalten der Blutgase*. LAQUEUR und MAGNUS fanden den *Sauerstoffgehalt* des arteriellen Blutes in allen Fällen herabgesetzt. Der Gehalt an *Kohlensäure* im arteriellen Blut war bei mittlerer Dyspnöe normal, es kann sich aber auch nach diesen Befunden hier nicht um eine Säurevergiftung handeln, weil bei letzterer die Werte der Kohlensäure abnorm niedrig sind. Infolge des verlangsamten Blutkreislaufes findet eine *abnorm hohe Ausnutzung des Sauerstoffes* statt.

Auch im venösen Blut ist der O-Gehalt geringer als normal. Während unter normalen Bedingungen der arterielle Sauerstoff zu etwa $^1/_3$ ausgenutzt wird, überstieg hier die Ausnutzung die Hälfte (in einem Fall 52,6%). Von besonderer Wichtigkeit ist die Feststellung, daß auf der Höhe der Phosgenvergiftung bei mittlerer Dyspnöe der Kohlensäuregehalt des arteriellen Blutes nicht verändert ist. Erst bei den höchsten Vergiftungsgraden kommt es zur *Kohlensäurestauung*. Berücksichtigt man den dabei noch auftretenden *Sauerstoffmangel*, dann wird das Gesamtbild der Gaserkrankung als eine *langsame Erstickung* mit *sekundärem Versagen des Kreislaufes* erst vervollständigt.

Durch das zähe, eingedickte Blut wird der *Kreislauf* schwer geschädigt, die Strömung wird verlangsamt, die Regulationsvorrichtungen des Organismus, wie Gefäßerweiterung, Nachströmen von Flüssigkeit aus Geweben usw., versagen.

Auch die Anforderungen an das Herz nehmen fortwährend zu. Zur Fortbewegung des Blutes ist größere Arbeit nötig. Die Erstickung liefert außerdem ungünstige Bedingungen für die Ernährung des Herzens. Dazu tritt der erhöhte Widerstand im Lungenkreislauf.

Das *Herz* ist bei Leichen meist kontrahiert. Bei Tod im Ödemstadium fehlt die Sonderung des Blutes in Cruor und Speckhaut, weil die Gerinnung vor dem Absetzen der roten Blutkörperchen eintritt. Auch die kleinsten Arterien, die man nach dem Tode gewöhnlich kontrahiert und fast leer findet, sind bei Gasvergiftungen mit gleichmäßig geronnenem Blut gefüllt (HEITZMANN).

Phosgen schädigt, weil es schon in der Lunge und bei der ersten Berührung mit Blut zersetzt und unwirksam wird, das Herz nicht durch direkte Giftwirkung.

Am isolierten Herzlungenkreislauf nach STARLING fanden GILDEMEISTER und HEUBNER bei Einatmung relativ hoher Phosgendosen (etwa 7 mg) zunächst keinerlei Änderung der Herztätigkeit an Druck, Pulsfrequenz und Volumkurve. Erst beim Auftreten von Ödem und Stauung kommt es ebenso wie im Verlauf der Gasvergiftung zu *sekundären Schädigungen* infolge von Erstickung, Zunahme der inneren Reibung des Blutes, Überanstrengung der Atemmuskulatur und Kreislaufhinderung in der Lunge. Beim Menschen findet man bei Beginn der Gasvergiftung oft Verlangsamung des Pulses, deren Ursache noch nicht aufgeklärt ist. Sie fehlt bei Tieren. Das Herz versagt meist allmählich, es kommt zur Überlastung und Stauung mit Erweiterung des rechten Herzens. Der Puls wird dabei unregelmäßig und immer schwächer.

Bei der Phosgenvergiftung kommt es merkwürdigerweise nicht, wie man erwarten könnte, infolge der Erstickung zur Steigerung des *Blutdruckes*. Untersuchungen bei vergifteten Tieren ergaben eine schrittweise zunehmende *Blut-*

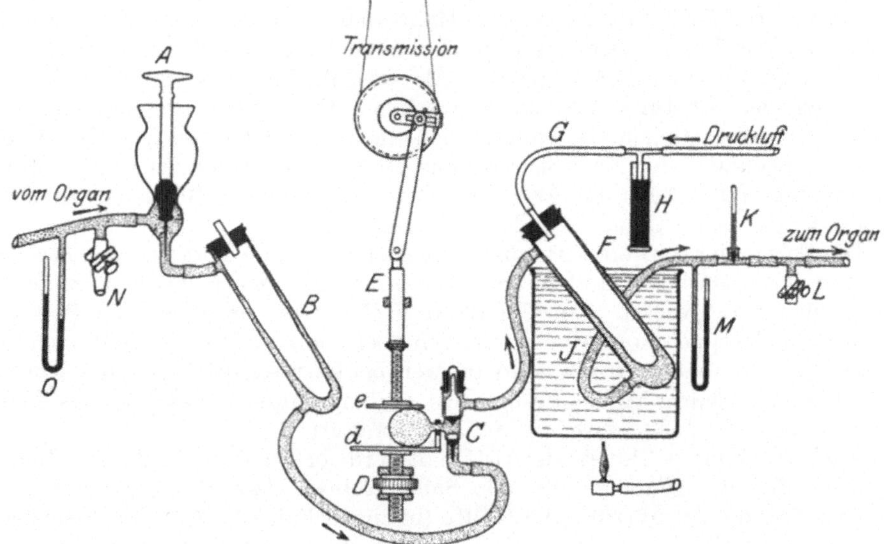

Abb. 122. Apparat nach BRODIE zur Durchblutung der ausgeschnittenen Lunge.

drucksenkung. Klinische Beobachtungen bei Menschen bestätigen die obigen an Tieren gemachten Befunde (JAMIN, ROSTOSKI u. a.).

Der Blutdruck sinkt bei Tieren, auch bei der stärksten Dyspnöe, immer weiter. Die fortlaufende unblutige Messung desselben an Katzen nach GÄRTNER, die etwas niedrigere Werte liefert als der gewöhnliche Blutdruckversuch, bestätigte diesen Befund. Bei Menschen dagegen kann es zu asphyktischer Blutdrucksteigerung kommen, die durch Sauerstoffzufuhr behoben wird.

LAQUEUR und MAGNUS haben sich bemüht, die Blutdrucksenkung in den verschiedenen Stadien der Erkrankung aufzuklären.

Sie ist danach *unabhängig vom Vagus*, da sie auch eintritt, wenn vor der Vergiftung· beide Vagi durchschnitten werden. Auch Atropin hebt die Senkung nicht auf. Letztere ist auch unabhängig von einer Lähmung des *Vasomotorenzentrums*, da sich der Blutdruck durch beliebige Erregung dieses Zentrums leicht in die Höhe treiben läßt. Auch die Kreislaufhindernisse in der Lunge, die Herzschwäche, der Plasmaverlust des Blutes, die zunehmende Viscosität bieten für die Anfangsstadien keine Erklärungsmöglichkeiten, da sie erst spät auftreten.

Von hoher Wichtigkeit sind ferner die Versuche an der überlebenden künstlich durchbluteten Lunge.

Die Methode der Untersuchung von Gasvergiftungen am *isolierten Organ* gestattet eine genaue Analyse des Vergiftungsbildes, insbesondere die Beantwortung der Frage, wieweit die am ganzen Tier beobachteten Erscheinungen auf örtlichen Wirkungen beruhen. Wie die Versuche von

Magnus[1]) zeigen, lassen sich dadurch alle wesentlichen, hier in Betracht kommenden Fragen befriedigend lösen. Am besten eignet sich nach den Erfahrungen im Utrechter Pharmakologischen Institut zu solchen Versuchen der Durchblutungsapparat von Brodie.

Am brauchbarsten ist die isolierte Katzenlunge. Die Katzen werden narkotisiert, hierauf tracheotomiert. Dann wird die Trachealkanüle mit der künstlichen Atmung verbunden, das Tier entblutet und das defibrinierte Blut zur Füllung des Apparates verwendet. In die Arteria pulmonalis wird eine Glaskanüle eingebunden, desgleichen eine zweite Kanüle in den linken Vorhof für die Vena pulmonalis. Nach Durchspülung der Kanüle mit Ringerlösung zur Entfernung von Gerinnseln wird die Lunge aus dem Thorax herausgenommen und immer unter fortdauernder künstlicher Atmung durch die Trachealkanüle in einen Plethysmographen gebracht. Letzterer besteht aus einem Glaszylinder, der durch einen mehrfach durchbohrten Stopfen für die verschiedenen Kanülen verschlossen ist. Der Brodie-Apparat hat je einen Schlauch für die arterielle Blutzufuhr und für die venöse Abfuhr. Er ist in folgender Weise angeordnet (vgl. Abb. 122.)

Das Blut strömt aus der Vene des Organs in das Sammelgefäß A, von hier aus wird auch der Apparat mit Blut gefüllt. Das Blut tritt in das venöse Reservoir B und dann zu der Pumpe C, dem „Herzen". Von hier aus wird das Blut in das arterielle Reservoir F gepumpt und von da aus wieder zum Organ getrieben. O und M sind Quecksilbermanometer. Die Reservoire B und F enthalten einen Gummikondom, der je nach der Füllung des Gefäßes mit Blut ausweicht oder der Wand anliegt. Damit ist ein Pistonrekorder verbunden, der die Änderungen des Blutstromes anzeigt. Das Herz C ist ein Gummiballon mit 2 Glasventilen, die das Blut nur in 2 Richtungen fließen lassen. Der Ballon wird durch eine Metallplatte e rhythmisch zusammengedrückt. H ist ein Quecksilberventil, das den Druck im arteriellen Reservoir F konstant hält, K ist ein Thermometer. Wegen der technischen Einzelheiten muß auf die Originalarbeiten verwiesen werden. Die Atmung wird durch Seitenverbindung von der Trachealkanüle aus registriert. Die Durchströmung läßt sich durch Abfließenlassen des Blutes durch ein T-Rohr N messen. Die Durchblutungsgröße ergibt sich aus dem Produkt von Schlagvolumen und Pulszahl.

Der Brodiesche Apparat gestattet eine einfache Prüfung und Variierung aller Faktoren, die im Kreislauf eine Rolle spielen. Durch die künstlich geatmete Lunge wird die Arterialisierung des Blutes besorgt.

Die bei der künstlichen Atmung zugeführte Luft wird durch eine Glühlampe erwärmt und mit Wasserdampf gesättigt.

Bei den Versuchen wurden normale Lungen von Katzen mit normalem, unverdünntem Katzenblut durchströmt und dabei die Atembewegungen und die Durchblutungsgröße graphisch registriert bzw. direkt gemessen.

Es ergab sich, daß die Einblasung von Phosgen in den geringen, aber bei längerer Einatmung bereits tödlich wirkenden Konzentrationen von 20—100 mg pro Kubikmeter Luft weder die Atembewegungen noch die Durchblutung der gesunden Lunge beeinflußt. Bei 300—400 mg im cbm trat in einigen Versuchen vorübergehender schwacher Krampf der Bronchialmuskulatur auf. Dieser kann aber bei 600—800 mg noch fehlen. Hier handelt es sich zweifellos um *direkte* Erregung der Muskeln bzw. ihrer Nerven. Die Durchblutung wird im akuten Versuch bei noch höherer Konzentration (bis zu 800 mg im cbm) nicht beeinflußt.

Bei Einatmung von stark konzentrierten Phosgenmischungen treten hochgradige Veränderungen, heftiger Bronchialmuskelkrampf, starke Verengerung und stellenweise völliger Verschluß der Lungengefäße, örtliche Säureverätzungen des Lungengewebes, Zerstörung der roten Blutkörperchen usw. auf. Die Lungendurchblutung nimmt bis auf ein Viertel ab, der Widerstand im Lungenkreislauf steigt erheblich an. Durch die starke Kontraktion der Bronchialmuskulatur wird das Eindringen des Phosgens in einzelne Lungenbezirke völlig verhindert, so daß letztere unvergiftet bleiben.

Weiter läßt sich am Durchblutungsapparat der Eintritt und die *Zunahme des Lungenödems* vortrefflich *sehen und verfolgen*. Bei Versuchen dieser Art werden die Katzen vorher vergiftet und die ausgeschnittenen Lungen nach verschiedenen Stunden, also bei wechselnden Vergiftungsstadien im Apparat mit *nor-*

---

[1]) Magnus, R., B. Sorgdrager u. W. Storm van Leeuwen: Pflügers Arch. f. d. ges. Physiol. Bd. 155, S. 275. 1914. Über die Technik vgl. G. Modrakowski: Beobachtungen an der überlebenden Säugetierlunge. Pflügers Arch. f. d. ges. Physiol. Bd. 158, S. 509. 1914; Bd. 158, S. 527. 1914.

malem Blut durchströmt. Die Lungen nehmen während des Versuches an Größe zu, an ihrer Oberfläche entstehen die charakteristischen fleckigen Verfärbungen, Randemphysem wird sichtbar, die Ansammlung von Ödemflüssigkeit läßt sich schließlich auch am Auftreten von schaumiger Flüssigkeit in der Luftröhre erkennen. Die *Durchblutung* ist stark *verschlechtert*. Im Ödemstadium besteht im Lungenkreislauf ein hochgradiges *Strömungshindernis*, dessen Ursachen einerseits in der mechanischen Hinderung durch das Ödem selbst, in den späteren Stadien auch in der *Bluteindickung* und in der *Erkrankung* der Lunge an sich zu suchen sind. Es könnte auch eine *Kontraktion* der Lungengefäße[1]) beteiligt sein.

Die Einwirkung auf die Lungengefäße hängt in erster Linie von der *Dosierung* ab. G. RICKER[2]) beobachtete durch Einwirkung von Phosgen auf die Capillaren des Kaninchenpankreas zunächst *Gefäßerweiterung*. Vielleicht wird diese Erweiterung durch gleichzeitige Verengerung in anderen Gefäßgebieten ausgeglichen, sonst könnte es wohl doch nicht zu einer Abnahme des Blutstromes (MAGNUS) kommen. Hierüber können nur genauere Versuche mit direkter mikroskopischer Beobachtung Klarheit bringen. Auch die Frage, ob bei der erhöhten Durchlässigkeit der Lungenwand die Capillaren oder die Alveolarwand bzw. beide betroffen werden, ist noch ungelöst. Eine Gefäßschädigung ist aber so gut wie sichergestellt.

An der normalen Lunge läßt sich nach MODRAKOWSKI[3]) durch hohe arterielle Drucke (bis zu 82 mm Hg) kein Lungenödem erzeugen; wenn aber gleichzeitig venöse Stauung besteht, tritt schon bei einem Druck von 35 mm Hg Flüssigkeit durch. Die Phosgenlunge läßt als pathologisch verändertes Organ bereits bei einem arteriellen Druck von 40 mm Hg ohne Stauung das Plasma durch ihre Wände hindurchtreten.

In den Lungen können sich unter Umständen sehr große Blutungen, etwa bis zur Hälfte des gesamten Blutes, anstauen (G. MODRAKOWSKI[3]).

An den *Nieren* zeigt sich keine direkte toxische Wirkung. Doch kommt es bei schweren Vergiftungen zu den bekannten Folgen der Erstickung und Stauung, zu Erweiterung und starker Füllung der Gefäße mit Blut. Im Harn finden sich dann Eiweiß, Zylinder, Epithelien, rote Blutkörperchen, bei starker Asphyxie auch Zucker. Mit dem Rückgang der übrigen Krankheitserscheinungen hören auch die Veränderungen der Nierenfunktion auf. Die Störung des Wasserhaushaltes und der damit eng verknüpften Vorgänge im Blut äußert sich in der Zusammensetzung und in der Menge des Harns. Wenn das Lungenödem resorbiert wird, kommt es vorübergehend zu verstärkter Wasserausscheidung durch die Niere.

Von seiten des *Verdauungskanals* treten, wahrscheinlich reflektorisch bedingt, Würgbewegungen und Erbrechen auf. Man kann auch daran denken, daß durch das Verschlucken von Speichel und sonstiger Sekrete der Luftwege gelöste Gifte in den Magen gelangen und dann zu Erbrechen führen. Bei der Phosgenvergiftung sind Durchfälle nicht häufig. Sie kommen aber ebenso wie nach Einatmung anderer Reizgase vor. Blutungen aus dem Darm sind wohl als Schleimhautschädigungen infolge von Stauung anzusehen.

Das Phosgen übt nach allem Anschein auch keine direkten Wirkungen auf das *Zentralnervensystem* aus. Die manchmal auftretenden Frühsymptome lassen

---

[1]) Vgl. hierüber E. A. SCHÄFER: Brit. med. journ. 1915, II, 4. Aug. und L. HILL: Brit. med. journ. 1915, II, S. 801; zit. nach LAQUEUR u. MAGNUS.

[2]) RICKER, G.: Volkmanns klin. Vorträge, N. F. Inn. Med., Nr. 265, S. 60.

[3]) MODRAKOWSKI, G.: Beobachtungen an der überlebenden Säugetierlunge. I. Mitteilung. Pflügers Arch. f. d. ges. Physiol. Bd. 158, S. 509. 1914; DERS.: II. Mitteilung. Über die experimentelle Erzeugung von Lungenödem. Pflügers Arch. f. d. ges. Physiol. Bd. 158. S. 527. 1914.

sich als reflektorische, von den Atmungsorganen ausgehende Wirkungen erklären. Die Benommenheit und Schlafsucht auf der Höhe der Vergiftung sind
wahrscheinlich durch Mangel an Sauerstoff, Anhäufung von Kohlensäure und
sonstige Erstickungssymptome infolge der allgemeinen Stauung verursacht.
Im Gegensatz dazu äußern zahlreiche andere Reizstoffe, die nicht wie das Phosgen
beim Durchtritt durch die Lunge schnell in ungiftige Bestandteile zerfallen,
resorptive Wirkungen auf das Zentralorgan, wenn sie dieses noch in genügend
hoher Konzentration erreichen.

II. Andere Reizgase.

Nicht alle Reizgase verhalten sich wie Phosgen. Ihre Wirkung ist abhängig
von ihrer Wasserbeständigkeit bzw. von der Schnelligkeit der Zersetzung in
Berührung mit Körperflüssigkeiten.

Manche von ihnen gelangen im Gegensatz zum Phosgen ins Blut und entfalten dort resorptive Wirkungen. Diese „Allgemeinwirkungen" treten zu den
lokalen Erscheinungen hinzu und schaffen verwickelte Bilder, deren Deutung
in jedem Falle eine besondere Prüfung erfordert.

Im folgenden sollen nur einige typische Beispiele ausgewählt werden.
Weitere Einzelheiten finden sich in der toxikologischen Literatur.

Daß die *Schutzreflexe* hier in besonders starker Form auftreten, bedarf kaum
der Erwähnung. Die darauf folgende Erregung der Atmung erreicht in einzelnen
Anfällen vorübergehend viel höhere Grade als beim Phosgen. Gewöhnlich wechseln Erregungen und Hemmungen periodisch miteinander ab. Im weiteren
Verlauf entwickelt sich immer deutlicher die *Atemnot*.

Eines der hervorstechendsten Merkmale ist auch bei diesen Gasvergiftungen
das Lungenödem, das bei Besprechung der Phosgenvergiftung ausführlich behandelt ist. Manche der hierher gehörigen Reizstoffe erzeugen, wenn sie nicht
durch Wasser oder durch Blut und Gewebsflüssigkeit in unwirksame Bestandteile zerlegt werden, auch *vom Blutweg aus* Lungenödem. Das nach der Einspritzung von Reizstoffen (Chlorpikrin, organische Arsenverbindungen) entstandene Lungenödem ist durch seine gleichmäßige Verteilung in der ganzen
Lunge ausgezeichnet und trägt nicht den fleckigen Charakter wie das durch
Einatmung entstandene, bei dem in der marmoriert aussehenden Lunge homogene,
mit Flüssigkeit gefüllte Bezirke von blauroter Farbe mit weißen, luftgefüllten
Stellen abwechseln. Manche Reizgase, z. B. Arsenverbindungen, führen daneben
zu hochgradigen *Hyperämien* der *Capillaren* mit Blutaustritten, so daß die
Lunge ebenso wie die Schleimhaut von Luftröhre und Bronchien gleichmäßig
dunkelrot erscheint.

Auch nach der Einatmung von *Säuredämpfen* (Salzsäure, schweflige Säure,
Salpetersäure[1]) kann es zu Lungenödemen mit allen Folgeerscheinungen kommen.
Die Unterschiede gegenüber den organischen Reizgasen vom Typus des Phosgens
sind mehr quantitativer Art. Bei Säuredämpfen sind im allgemeinen zur Bildung
von Ödem weit höhere Mengen nötig als von jenen. Dies hat seinen Grund zum Teil
darin, daß sie in Wasser leicht löslich sind und deshalb von den großen Schleim-
hautflächen des Nasenrachenraums resorbiert werden. Über die außerordentlich
hohe Resorptionskraft der oberen Atemwege, besonders auch der Trachea und
der Bronchien, vgl. W. Heubner[2]). Zweifellos spielt auch die Lipoidlöslichkeit
und der Teilungskoeffizient bei der Giftwirkung auf die Lunge eine Rolle. Am

---

[1]) Lit. bei K. B. Lehmann: Lehrb. d. Arbeits- u. Gewerbehygiene. Leipzig 1919.
[2]) Heubner, W.: Zeitschr. f. d. ges. exp. Med. Bd. 10, S. 269. 1920. Lit. bei J. M.
van Went: Resorptie van enkele coll. Vloeist. usw. Dissert. Amsterdam 1922.

stärksten wirksam sind im allgemeinen die in Wasser schwer oder nicht löslichen, dagegen in Lipoiden leicht löslichen Stoffe. Den resorbierten Säuremengen kommt im allgemeinen wegen ihrer geringen Menge eine besondere Bedeutung für die Vergiftung nicht zu. Die Wirkungen der Säuredämpfe beruhen im wesentlichen auf der lokalen Lungenschädigung.

Anders liegen aber die Verhältnisse bei der Einatmung von *Chlor*, *Brom* und *Ozon*, die mehr oder weniger deutliche cerebrale Erscheinungen, wie Schlafsucht und narkoseähnliche Lähmungssymptome, auslösen. Daneben kommt es auch hier zu Lungenödem, aber mit stärkeren Blutaustritten.

Auch die Einatmung von *Ammoniak* erzeugt Lungenödem[1]). Seine Sonderstellung unter den giftigen Gasen beruht auf der Wirkung von Hydroxylionen im Lungengewebe. Wegen seiner großen Löslichkeit in Wasser wird es ebenso wie die Säuren in den oberen Teilen der Atemwege stark resorbiert. Nach MAGNUS sollte die Lunge für Ammoniak undurchgängig sein.

Die Diskussion über die Frage der Durchlässigkeit der Lunge für Ammoniak ist sehr lehrreich. Sie zeigt, wie schwer solche Versuche zu deuten sind. Bei scheinbar gleicher Methodik kamen hierbei verschiedene Autoren zu widersprechenden Befunden. So ist z. B. die Stelle der Einatmung des Gases in die Lunge sehr wichtig (Sitz der Trachealkanüle!). Während des Versuches kann sich die Durchlässigkeit des sehr empfindlichen Organes infolge von Kreislaufschädigungen, z. B. schon durch einfache Blutentnahme, ändern. Daß die lebende normale Lunge sich anders verhält als die erkrankte oder ein ausgeschnittenes Organ, ist wohl verständlich.

Beim Ammoniak ist auf den außerordentlich hohen Absorptionskoeffizienten dieses Gases, seine Lipoidlöslichkeit und die hohe Resorption in den oberen Atemwegen Rücksicht zu nehmen. Versuche von MAGNUS und SORGDRAGER an der künstlich durchbluteten Lunge der Katze lieferten schließlich eindeutige und übersichtliche Versuchsbedingungen. Ammoniak tritt jedenfalls sehr schwer durch das ungeschädigte Alveolarepithel und offenbar viel schwieriger als viele andere Gase, z. B. Blausäure, Schwefelwasserstoff, Kohlensäure, Kohlenoxyd und Sauerstoff. Ammoniak ist ein erregendes Gift, das nach Resorption größerer Mengen charakteristische Erscheinungen auslöst. Nach MAGNUS[2]) treten bei Kaninchen Krämpfe auf, sobald der Ammoniakgehalt des Blutes 0,008% beträgt. Die nach Einatmung von Ammoniak auftretenden Reflexe sind vielfach studiert worden[3]). An der isolierten, überlebenden Bronchialmuskulatur bewirkt es nach TRENDELENBURG vorübergehende Contractur und Erschlaffung.

Bei der Untersuchung der Atemreflexe wurden aus den oben angeführten Gründen, je nach der Konzentration und wohl auch nach dem vorzugsweise gereizten Schleimhautstellen, bald inspiratorische, bald exspiratorische Reflexe beobachtet. Nach Vagusdurchschneidung hörten diese Wirkungen auf. Bei Prüfung an der isolierten Bronchialmuskulatur wirkten Ammoniakdämpfe evenfalls inkonstant. TRENDELENBURG erklärt dies durch den Antagonismus der tonussteigernden OH-Ionen und der tonusherabsetzenden NH_4-Ionen. Der

---

[1]) LEHMANN, K. B.: Arch. f. Hyg. Bd. 5, S. 1. 1886 u. Bd. 34, S. 272. 1899; MAGNUS, R.: Über die Undurchgängigkeit der Lunge für Ammoniak. I. Mitteilung. Arch. f. exp. Pathol. u. Pharmakol. Bd. 48, S. 100. 1902; MAGNUS, R., G. B. SORGDRAGER u. W. STORM VAN LEEUWEN: Pflügers Arch. f. d. ges. Physiol. Bd. 155, S. 275. 1914; HOEBER, R.: ebenda Bd. 147, S. 87. 1912; MAGNUS, R. u. G. B. SORGDRAGER: ebenda Bd. 155, S. 292. 1914.

[2]) MAGNUS: Pflügers Arch. f. d. ges. Physiol. Bd. 155, S. 308. 1914.

[3]) Lit. bei P. TRENDELENBURG: Ammoniak und Ammoniumsalze. In A. Heffters Handb. d. exp. Pharmakol. Bd. I, S. 492. Berlin 1923.

Tonus der Bronchialmuskulatur wird durch OH-Ionen gesteigert, während die H-Ionen erschlaffend wirken.

Einzelne Reizstoffe weisen im Gegensatz zum Phosgen elektive Wirkungen auf die *Capillaren* auf, die auch in anderen Gefäßgebieten, z. B. am isolierten Kaninchenohr, am Froschgefäßapparat nach TRENDELENBURG und am intakten Tier nachweisbar sind. Diese Gefäßwirkung ist beim Chlorpikrin genauer studiert worden. Injiziert man solche Reizstoffe in die Gewebe, so entsteht nicht nur an der Injektionsstelle lokales Ödem mit Blutaustritten, sondern auch an entfernten Körperstellen. In serösen Höhlen bilden sich Exsudate. Auch *Lungenödem* läßt sich durch solche Stoffe *vom Blut aus*, also nicht durch Einatmung, erzeugen. Die Blutaustritte in der Lunge sind viel häufiger und stärker als bei der Phosgenvergiftung, wo sie nur selten beobachtet werden. Es kommt außer der gesteigerten Durchlässigkeit zu Schädigung der Contractilität, zu Tonusverlust, Erschlaffung und maximaler Erweiterung. Durch Verengerung der kleinen Arterien erweitern sich die Capillaren, und es tritt Stase der Lungengefäße ein (RICKER). Besonders auffallend sind die Capillarwirkungen nach Einatmung lokalreizender organischer *Arsenverbindungen*[1]). Man findet hier in der Regel eine überaus starke Hyperämie der Lungen und ausgedehnte Blutungen. Die Lungen erscheinen oft tief dunkelrot, zum Unterschied von der hell gefärbten marmorierten Phosgenlunge.

Man könnte hier in erster Linie an eine spezifische Wirkung des Arseniks, als des Typus der Capillargifte, denken. Möglicherweise handelt es sich aber um Wirkungen des unzersetzten Moleküls infolge der überaus starken sensiblen Reizwirkung dieser Arsenderivate. Auch bei der Wirkung vieler arsenfreier Reizgase, z. B. des Bromxylols in hohen Konzentrationen, findet man die gleichen Lungenbilder. Die Rötung der Lunge beruht weniger auf Blutaustritt als auf dem hohen Gehalt der stark erweiterten Gefäße an geronnenem Blut.

Ein gutes Beispiel für einen organischen Reizstoff ist das *Chlorpikrin*[2]) oder Nitrochloroform CCl_3NO_2. Dasselbe ist eine schwere Flüssigkeit, deren Dämpfe überaus heftige Reizwirkungen verursachen. Seine Löslichkeit in Wasser ist sehr gering, und es wird im Gegensatz zu Phosgen und seinen Verwandten durch *Wasser nicht zerlegt*[3]). Dadurch kann es unzersetzt durch die Lunge in das Blut übertreten und resorptive Wirkungen entfalten. So bildet es gewissermaßen den Typus einer Reihe von Reizstoffen, deren Wirkungsmechanismus verwickelter ist als der des Phosgens. Auch hier entsteht Lungenödem, daneben aber noch weitere, histologisch nachweisbare Zellveränderungen in anderen Organen. So findet sich Degeneration in den Parenchymzellen von Leber, Niere und Herz.

Chlorpikrin liefert keine sauren Spaltungsprodukte wie die meisten durch Wasser zersetzbaren Reizstoffe. Dadurch wird es auch wenig wahrscheinlich, daß das Wesen der Reizstoffwirkung in einer intracellulären Abspaltung von Säure bestehe. Sicher ist die chemische Reaktionsfähigkeit für das Zustandekommen der Wirkung von hoher Bedeutung. Beim Chlorpikrin dürfte das ausgesprochene Oxydationsvermögen dieser Substanz beteiligt sein.

Im Gegensatz zum Phosgen läßt sich bei der Einatmung von Chlorpikrin eine *primäre Herzschädigung* feststellen. Als erstes Zeichen tritt bei Versuchen am isolierten Herz-Lungenkreislauf nach *Starling* eine Erweiterung des Herzens auf, die bei leichteren Vergiftungen reversibel ist. In der schwersten Vergiftungs-

---

[1]) FLURY, F.: Zeitschr. f. d. ges. exp. Med. Bd. 13, S. 523. 1921.
[2]) Über Kampfgasvergiftungen. VI. Die Chlorpikrinvergiftung. Nach Untersuchungen von FLURY, GILDEMEISTER, GROS, HEITZMANN, HEUBNER, LOEWE, SOIKA u. a. bearbeitet von M. GILDEMEISTER u. W. HEUBNER. Zeitschr. f. d. ges. exp. Med. Bd. 13, S. 291. 1921.
[3]) RONA, P.: Zeitschr. f. d. ges. exp. Med. Bd. 13, S. 16. 1921.

form kommt es zu einer deutlichen Schädigung des Herzmuskels und zu einer Muskelstarre, die an die Wirkung des Chloroforms auf den Muskel erinnert.

Auch im Verhalten des *Blutdrucks* sind gewisse Unterschiede gegenüber der Phosgenvergiftung zu erkennen. Vorübergehend treten hohe Blutdrucksteigerungen auf. Im großen ganzen zeigt aber auch hier der Blutdruck Neigung zu fortdauerndem Sinken.

Das *Blut* wird durch Chlorpikrin in vitro stark geschädigt, es kommt vor allem zur Bildung von Methämoglobin, zu Hämolyse und zu beschleunigter Gerinnung.

Von seiten des *Zentralnervensystems* treten heftige Erregungssymptome auf, die nicht allein reflektorisch ausgelöst sein können. Denn auch nach Einspritzung von Chlorpikrin unter die Haut oder ins Blut, ja sogar bei percutaner Einverleibung, beobachtet man Unruhe, krampfhafte Muskelkontraktionen und Andeutung von Krämpfen, bei höheren Dosen schließlich Lähmungserscheinungen.

Alle diese Wirkungen spielen aber bei der Einatmung geringer Dosen nur eine untergeordnete Rolle. Im Mittelpunkt steht auch hier das Lungenödem mit seinen Folgen.

Nach Einatmung von Reizgasen treten häufig meist schnell vorübergehende und geringfügige Erscheinungen auf, die auf eine zentrale Wirkung schließen lassen, z. B. Schwäche, Taumeln, Schwindel, Kopfschmerzen, Benommenheit. Diese Symptome dürfen nicht ohne weiteres als direkte Giftwirkungen auf das *Zentralnervensystem* angesehen werden. Man wird hier stets zunächst an eine reflektorische Beeinflussung des Zentralorgans, etwa an eine Blutverschiebung im Gehirn infolge der Reizwirkung auf die Gefäße der Lunge und die Nebenhöhlen der oberen Atemwege, denken müssen. Selbst schwerere Zustände, wie Bewußtlosigkeit und vorübergehender Herzstillstand, lassen sich noch durch Vagusreflexe erklären. Davon zu unterscheiden sind aber die Reizstoffe mit zweifellos *narkotischer* Wirksamkeit. Hierher gehören z. B. die *Halogenderivate der Ester, Aldehyde* und *Ketone*, die in dieser Hinsicht Verwandtschaft mit der Gruppe des Alkohols und Chloroforms erkennen lassen. Der plötzliche Tod bei Einatmung von hochkonzentrierten Säuredämpfen und dgl. ist die Folge einer akuten Hinderung des Lungenkreislaufes durch die Verätzung, die Zerstörung des Blutes und des Bronchialkrampfes. Wenn man vom Herztod durch Überlastung des Kreislaufes beim Lungenödem oder durch Überschwemmung des Herzens mit Gift absieht, findet man, daß bei der Mehrzahl der Gasvergiftungen die Todesursache auf ein Versagen des Atemzentrums zurückgeht: dieses erstickt entweder direkt durch Erlöschen seiner eigenen Zellatmung oder indirekt infolge der primären Schädigung der Lunge oder des Blutes.

Die Folgen der allgemeinen Zellschädigung zeigen sich auch im *Stoffwechsel*, der schon durch kleine, nicht ernstlich krankmachende Störungen geändert wird[1]). Die Störung der chemischen Körperfunktionen erscheint hier zunächst als Einschränkung des Zerfalls von Körpereiweiß. Infolge der Lungenerkrankung, die den Stoffzerfall steigert, können diese Wirkungen aber überdeckt werden. Im weiteren Verlauf der Gasvergiftung kommt es wie bei allen chronischen Vergiftungen überhaupt zu starken Gewichtsverlusten, die nicht allein auf Störungen der Nahrungsaufnahme zurückzuführen sind. Besonders stark ist in dieser Hinsicht die Wirkung der arsenhaltigen Reizstoffe. Ein gesteigerter Zerfall von Körpergewebe ließ sich auch an Hunden, besonders deutlich im Hungerzustand, nach Einwirkung von Dichloräthylsulfid zeigen (Heubner und Soika[2]).

---

[1]) Heubner u. Soika: Zeitschr. f. d. ges. exp. Med. Bd. 13, S. 351. 1921.
[2]) Heubner u. Soika: Zeitschr. f. d. ges. exp. Med. Bd. 13, S. 432. 1921.

Daß bei den Stoffwechselwirkungen giftiger Gase auch Fermentschädigungen eine Rolle spielen, ist wahrscheinlich. Solche sind vielfach experimentell festgestellt, vor allem bei dem klassischen Fermentgift Blausäure, beim Chloroform und anderen Narkoticis[1]), Arsenverbindungen[2]), Dichloräthylsulfid[3]). Bei anderen giftigen Gasen, wie beim *Chlorpikrin*[4]), soll dagegen die Fermentwirkung, abgesehen von einer Schädigung der Urease, fehlen.

Anhangsweise sei als Vertreter einer besonderen Gruppe von flüchtigen Substanzen mit sehr hoher lokaler Giftwirkung das *Dichloräthylsulfid* (Thiodiglykolchlorid[5]) genannt.

Dasselbe ist dadurch ausgezeichnet, daß seine Dämpfe schon in so geringer Konzentration, die keinerlei sensible Reizung der zugänglichen Schleimhäute und Atemwege bewirken, ja kaum durch den Geruch zu erkennen sind, überaus heftige und lange Zeit nachwirkende Zellschädigungen verursachen.

Infolge der geringen Flüchtigkeit der Substanz stehen im Vordergrund schwere Schleimhautzerstörungen der *oberen Atemwege*, besonders des Kehlkopfes und der Luftröhre, die sich auffallend spät, meist erst nach Tagen, zeigen.

In der Lunge kommt es nach der Einatmung überhaupt nicht oder doch verhältnismäßig selten zu Ödem, sondern vorwiegend zu *Emphysem* mit Blutaustritten. Durch sekundäre Infektion entwickeln sich eitrige Entzündungen und Bronchopneumonien von hämorrhagischem Charakter.

Da die Substanz durch Wasser und Blut nur langsam zersetzt wird, äußert sie auch resorptive Giftwirkungen auf Blutzellen und entfernte Organe.

Sie ist ein allgemeines Zellgift, dessen Wirkungen sich besonders deutlich an den Epithelzellen und Capillaren zeigen.

Auch hier lassen sich infolgedessen nach der Einatmung charakteristische, auf gesteigertem Gewebszerfall beruhende Stoffwechselstörungen nachweisen (HEUBNER und SOIKA).

Gasförmige Nervengifte.

Jede Inhalationsnarkose kann als reversible Gasvergiftung aufgefaßt werden. Außer Chloroform, Äther und den sonstigen in der Heilkunde verwendeten flüchtigen Stoffen kennen wir Hunderte von Substanzen mit ähnlicher Wirkung. Ihnen allen gemeinsam ist die vorübergehende Aufhebung verschiedener Großhirn- und Rückenmarksfunktionen, während die lebenswichtigen Zentren der Atmung und des Kreislaufes erst spät ergriffen werden. Grundsätzlich dem Alkohol und Chloroform vergleichbar sind die verschiedenen Halogenalkyle, wie die Chlorderivate des Methans, Äthans, Äthylens, Acetylens, Propans, dann die Alkohole, Aldehyde, Ketone, Äther, Ester und Kohlenwasserstoffe der Fettreihe, soweit sie genügend hohen Dampfdruck und Flüchtigkeit besitzen. Sogar durch Blausäure läßt sich bei vorsichtiger Dosierung ein der Narkose sehr ähnlicher, längere Zeit andauernder reversibler Vergiftungszustand erzeugen, wobei das

---

[1]) Lit. bei M. KOCHMANN: Inhalationsanästhetica, in A. Heffters Handb. d. exp. Pharmakol. Bd. I, S. 142. Berlin 1923.

[2]) RONA, P. u. P. GYÖRGY: Zur Kenntnis der Urease. Zugleich ein Beitrag zum Studium der Giftwirkung. Biochem. Zeitschr. Bd. 111, S. 115. 1920. — RONA, P. u. H. PETOW: Biochem. Zeitschr. Bd. 111, S. 134. 1920.

[3]) FLURY, F.: Zeitschr. f. d. ges. exp. Med. Bd. 13, S. 572. 1921.

[4]) BERTRAND, u. G. ROSENBLATT: Cpt. rend. hebdom. des séances de l'acad. des sciences Bd. 171, S. 137. 1920.

[5]) LYNCH, V., H. W. SMITH u. E. K. MARSHALL: On Dichlorethylsulphide (Mustard Gas). Journ. of pharmacol. a. exp. therapeut. Bd. 12, S. 265. 1919. Vgl. FLURY, F. u. H. WIELAND: Zeitschr. f. d. ges. exp. Med. Bd. 13, S. 367. 1921; HEITZMANN, O.: ebenda Bd. 13, S. 484. 1921.

Bewußtsein, die willkürlichen Bewegungen und die Reflexe erloschen sind, dagegen die Atmung noch hinreichend erhalten ist.

Zwischen der „Inhalationsnarkose" der Blausäure auf der einen Seite und der betäubenden Wirkung des Äthylens auf der anderen Seite bestehen große quantitative Verschiedenheiten. Von ersterer genügt schon ein Gehalt von 0,005 Volumprozent in der Luft, von dem letztgenannten Gas können 90 Volumprozent ohne Gefahr stundenlang eingeatmet werden. Solche Inhalationsnarkosen wären unbegrenzt lange durchführbar, wenn eine bestimmte Konzentration des Narkoticums im Blut bzw. Zentralnervensystem eingehalten wird. In Wirklichkeit kommt es aber je nach der eingeatmeten Substanz früher oder später zu allgemeinen Schädigungen. Diese beruhen in erster Linie wohl darauf, daß außer dem Zentralnervensystem auch andere Zellen des Organismus in Mitleidenschaft gezogen werden. Man darf annehmen, daß alle narkotisch wirkenden Gase die Vorgänge der Zellatmung, wenn auch in sehr verschiedenem Maße, beeinträchtigen. Die betäubende Konzentration im Blute schwankt demnach in ihrer Breite außerordentlich. Bei einzelnen Gasen ist sie ganz ungewöhnlich hoch. So beträgt für das Acetylen die zwischen der gerade noch narkotisch und der lebensgefährdend wirkenden Dosis liegende. Konzentrationsbreite 20—50 Volumprozent Acetylen im Blut; bei einem Gehalt des Blutes von 40 Volumprozent besteht tiefe Narkose[1]). Der große Unterschied gegenüber den anderen Inhalationsnarkoticis ist sehr eindrucksvoll. So liegt beispielsweise die Breite der ungefährlichen, aber betäubenden Konzentrationen im Blute für Chloroform bei 0,03 bis 0,05%[2]), für Äther 0,11 bis 0,16%[2]).

Wie das Acetylen (WIELAND-GAUSS) wird neuerdings das *Äthylen*, besonders in Amerika, zur Inhalationsnarkose verwendet. Für Menschen und andere Warmblüter gebraucht man Mischungen mit Sauerstoff, die 80—90% Äthylen enthalten[3])[4]). LUCKHARDT und CARTER[5]) haben das Äthylen in die Klinik eingeführt. Bei der normal verlaufenden Äthylennarkose von Menschen wird die Atmung regelmäßig und etwas abgeflacht. Bei tödlicher Vergiftung an Hunden kommt es zum Atemstillstand zu einer Zeit, in der die Herzkraft und die Pulsfrequenz noch normal erscheinen. Durch künstliche Atmung gelingt es meistens die Tiere zu retten. Das Gas reizt die Atemwege nicht. Wie bei Acetylen tritt die Narkose außerordentlich schnell ein, das Erbrechen erfolgt durch die schnelle Ausscheidung der Hauptmenge des Anästheticums bereits 1—2 Minuten nach dem Aufhören der Äthylenzufuhr. Geringe Spuren des Äthylens sind aber noch 1—2 Tage in der Atemluft zu erkennen. Auch die Gesichtsfarbe ist wenig verändert. Bei langdauernder Narkose erscheinen Haut und Schleimhäute dagegen abnorm hellrot. Eine Äthylen-Hämoglobinverbindung scheint nicht zu existieren. Der Blutdruck fällt nicht so stark wie bei Äther und bleibt bei leichter Narkose praktisch unverändert. Cyanose tritt erst auf, wenn weniger als 10% Sauerstoff vorhanden sind.

Bei der Einatmung von Äthylen und Acetylen fehlen schädliche Wirkungen auf Atmung und Kreislauf, ebenso die gefährlichen Nachwirkungen des Chloroforms auf die parenchymatösen Organe. Mischungen mit Luft oder Sauerstoff sind ebenso wie bei Äther stark explosiv.

---

[1]) WIELAND, H.: Über den Wirkungsmechanismus betäubender Gase. Arch. f. exp. Pathol. u. Pharmakol. Bd. 92, S. 96. 1922; SCHOEN, R.: Münch. med. Wochenschr. Jg. 71, Nr. 27, S. 889. 1924.

[2]) STORM VAN LEEUWEN u. RONZONI: zit. von SCHOEN.

[3]) LUESSEN: Zeitschr. f. klin. Med. Bd. 9, S. 397. 1885.

[4]) LUCKHARDT u. TOMPSON: zit. bei A. LUCKHARDT u. D. LEWIS: Journ. of the Americ. med. assoc. Bd. 81, S. 1851. 1923.

[5]) LUCKHARDT u. CARTER: Ethylene as a Gas Anesthetic. Journ. of the Americ. med. assoc. Bd. 80, S. 1440. 1923.

Beim Acetylen ist für die Narkose beim Menschen ein Gehalt von mindestens 25 Vol.-Proz in der Atemluft notwendig (Schoen), für Mäuse liegt die betäubende Grenzkonzentration bei etwa 45 Vol.-Proz. (Sliwka). Beim Äthylen reicht eine Konzentration von 80 Vol.-Proz. für Mäuse eben zur Narkose aus (K. H. Meyer und H. Hopff[1]). Propylen ist schon bei 50—60 Vol.-Proz. wirksam. Im Gegensatz zu diesen ungesättigten Kohlenwasserstoffen ist Methan bei Atmosphärendruck unwirksam, es führt erst bei 3,5—4 Atmosphären bei der Maus zur Narkose. Unter Druck zeigt aber sogar der völlig indifferente Stickstoff an Fröschen narkotische Wirkung.

Die Wirkung flüchtiger ringförmiger Kohlenwasserstoffe ist viel stärker als die der aliphatischen. *Benzol* wirkt viermal so stark als Benzin und ist beispielsweise etwa so stark wie Chloroform (Fühner[2]).

Die Geschwindigkeit der Aufnahme des Acetylens bei Menschen wurde von Schoen[3]) gemessen. Das Blut sättigt sich danach im Körper nach denselben Gesetzen wie in vitro. Die Sättigung ist abhängig von der Löslichkeit des Gases im Blut bei Körpertemperatur und dem Druck in der Alveolarluft. Während das arterielle Blut bereits nach 5 Minuten im Gleichgewicht mit der eingeatmeten Gaskonzentration steht, wird die Sättigung im Venenblut erst nach 10—15 Min. erreicht. Zu dieser Zeit ist der ganze Körper etwa zu 90% mit Acetylen gesättigt. Das Acetylen wird auch sehr rasch wieder ausgeschieden. Bereits 5 Min. nach Beendigung der Zuführung kreisen nur mehr 10% der vorher vorhandenen Acetylenmenge im Blute. Kurze Zeit später ist Acetylen überhaupt nicht mehr nachweisbar.

Im übrigen paßt sich der Organismus jeder Änderung der Gaszufuhr schnell an, wenn er sich einmal im Gleichgewicht mit Acetylen befindet.

Der Mechanismus der Wirkung des Stickoxyduls und des Acetylens ist noch nicht völlig klar. Beide Gase werden neuerdings von H. Wieland[4]) als „betäubende" Gase von den Inhalationsnarkoticis abgetrennt. Gemeinsam ist ihnen die hohe Löslichkeit in Wasser und der chemisch indifferente Charakter. Ihre Wirkung erinnert an die Erscheinungen bei Anoxämie (Bergkrankheit) und soll darauf beruhen, daß die Oxydationsprozesse im Gehirn gestört werden. Eine Wirkung auf das Hämoglobin wie bei Kohlenoxyd kommt nicht in Frage. Sie beeinflussen anoxybiotische Prozesse nicht. Die Acetylenbetäubung an sich ändert den Sauerstoffgehalt des Blutes nicht, dagegen zeigt der Kohlensäuregehalt im arteriellen Blut starke Schwankungen, im allgemeinen aber im Laufe der Betäubung eine deutliche Abnahme. Narkotica beeinflussen jede lebende Substanz, während die Wirkung der „betäubenden Gase" nur „sauerstoffbedürftige" Systeme betreffen soll. Gegen die scharfe Trennung zwischen den „echten" Narkoticis und den betäubenden Gasen haben sich Bart[5]) sowie K. H. Meyer und Hopff[6]), offenbar nicht mit Unrecht, ausgesprochen. Die Unterschiede sind nicht scharf, und es bestehen fließende Übergänge zwischen den zahlreichen, im Grunde doch zusammengehörigen Stoffen.

---

[1]) Meyer, Kurt H. u. H. Hopff: Hoppe-Seylers Zeitschr. f. physiol. Chem. Bd. 126, S. 281. 1923.

[2]) Fühner: Biochem. Zeitschr. Bd. 115, S. 235. 1921.

[3]) Schoen, R.: Das Verhalten der Blutgase bei der Betäubung des Menschen mit Acetylen. Münch. med. Wochenschr. Jg. 71, Nr. 27, S. 889. 1924. — Schoen, R. u. G. Sliwka: Zur Kenntnis der Acetylenwirkung. III. Mitteilung. Hoppe-Seylers Zeitschr. f. physiol. Chem. Bd. 131, S. 131. 1923.

[4]) Wieland, H.: Über den Wirkungsmechanismus betäubender Gase. Arch. f. exp. Pathol. u. Pharmakol. Bd. 92, S. 96. 1922.

[5]) Bart, H.: Zur Analyse der pharmakologischen Wirkung des Stickoxyduls und der asphyktischen Narkose. Biochem. Zeitschr. Bd. 139, S. 114. 1923.

[6]) Meyer, K. H. u. H. Hopff: Theorie der Narkose durch Inhalationsnarkotica. Hoppe-Seylers Zeitschr. f. physiol. Chem. Bd. 126, S. 281. 1923.

Die Inhalationsnarkotica besitzen mit Ausnahme des Stickoxyduls und der niederen Kohlenwasserstoffe lokale Reizwirkung. Sie lösen deshalb ähnlich wie die Reizgase im engeren Sinne bei der Einatmung die besprochenen Schutzreflexe aus. Außer den reflektorisch bedingten Änderungen der Atmung kommt es im Verlaufe der Narkose zu weiterer Beeinflussung des Atmungsmechanismus.

Alle narkotischen Gase und Dämpfe setzen die Erregbarkeit des Atemzentrums mehr oder weniger herab. Um die Erregbarkeit dieses Zentrums zu messen, muß die Reizgröße ermittelt werden, die gerade noch erregend wirkt. Unter den verschiedenen Methoden eignet sich für die genaue Bestimmung der Wirkung von Gasen die Prüfung an Tieren, die durch Lufteinblasung in Apnöe versetzt sind oder das Studium der Atmungsänderungen bei Hinzufügung von Kohlensäure als neuer quantitativ bestimmbarer Reiz. Wieland[1] erzeugt nach der Methode von Bieletzky an der Taubenlunge Apnöe, indem er nach Eröffnung eines pneumatischen Knochens Luft durch die Lunge bläst. Dabei zeigt sich, daß die Reizschwelle der Kohlensäure durch Narkotica herabgesetzt wird. Diese Methode erscheint auch für andere Gase verwendbar.

Die Wirkung besonders der Chloroformnarkose auf den *Stoffwechsel*[2] bei Menschen und Tieren ist vielfach untersucht worden. Es besteht bei den meisten Autoren Übereinstimmung hinsichtlich der Stickstoffausfuhr, der vermehrten Ausscheidung von Harnstoff und Ammoniak. Die häufig beobachtete Gewichtsabnahme wird durch toxischen Eiweißzerfall erklärt. Auch bei anderen Inhalationsnarkoticis kommt es zu analogen Störungen des Stoffwechsels. Je nach der Eigenart der einzelnen Stoffe ist sie graduell verschieden. Die häufig beobachtete Glykosurie und Hyperglykämie beweist auch, daß der Kohlenhydratstoffwechsel gestört wird. Äther ruft geringere Änderungen hervor als Chloroform.

Außer den medizinisch wichtigen Narkoticis sind bisher nur wenige Substanzen dieser Reihe eingehend nach allen Richtungen hin geprüft. Ein Musterbeispiel für solche Untersuchungen hat in jüngster Zeit Paul D. Lamson[3] an Tetrachlorkohlenstoff durchgeführt.

Die Störungen des *Wärmehaushaltes* nach Gasvergiftungen sind allgemein bekannt und von zahlreichen Untersuchern bestätigt. Die Erwärmung Gasvergifteter durch Einhüllung in Decken und dergleichen ist eine wichtige therapeutische Maßnahme. Jede Narkose führt zu Temperaturabfall. Hierher gehört auch der Wärmeverlust beim Alkoholrausch. Diese Störungen von Wärmeregulation sind als Teilerscheinungen der zentralen Lähmung aufzufassen. Dazu kommt wohl aber auch noch der Fortfall der willkürlichen Bewegungen in der Narkose. Die geringere Wärmeproduktion steht in engem Zusammenhang mit den obenerwähnten Stoffwechseländerungen. Besonders auffallend sind die enormen Temperatursenkungen durch gewisse giftige Gase, z. B. Nickelcarbonyl, und bei der Resorption von Reizgasen, z. B. Chlorpikrin.

Auch die *Kohlensäure* muß zu den resorptiv wirkenden Gasen gerechnet werden. Wie fast alle narkotischen Gase übt sie eine sensible Reizung an Schleim-

---

[1] Wieland, H.: Pharmakologische Untersuchungen am Atemzentrum. Arch. f. exp. Pathol. u. Pharmakol. Bd. 79, S. 95. 1916; Wieland, H., u. R. Mayer: ebenda Bd. 92, S. 195. 1922; Loewy, A.: Zur Kenntnis der Erregbarkeit des Atemzentrums. Pflügers Arch. f. d. ges. Physiol. Bd. 47, S. 601. 1890.

[2] Lit. bei Strübing, P.: Arch. f. exp. Pathol. u. Pharmakol. Bd. 6, S. 266. 1877 (erste Untersuchungen über die Stoffwechselwirkungen des Chloroforms); Kochmann, M.: Inhalationsnarkotica, in A. Heffters Handb. d. exp. Pharmakol.

[3] Lamson, Paul D., G. H. Gardner, R. K. Gustafson, E. D. Maire, A. J. Mc Lean u. H. S. Wells: The Pharmac. and Toxicol. of Carbon Tetrachloride. Journ. of pharmacol. a. exp. therapeut. Bd. 22, S. 215. 1923 (200 Hunde, 4000 Sektionen).

häuten, in hoher Konzentration sogar an der äußeren Körperhaut aus. Die Schutzreflexe auf die Atmung werden aber erst bei einem Gehalt von etwa 50% in der Atemluft ausgelöst. Ihre Reizwirkung auf das Atemzentrum gehört zu den bekanntesten Grundtatsachen der Atmungsphysiologie (F. Miescher). Schon eine geringe Steigerung des Kohlensäuregehaltes im Blut führt zu Atmungserregung, hohe Konzentrationen zu Dyspnöe. Der Sauerstoffmangel spielt hierbei nur eine untergeordnete Rolle, da er erst bei sehr hohem Grade das Atemzentrum erregt. Narkose durch Kohlensäure tritt erst ein, wenn in der Einatmungsluft etwa 40—45% Kohlensäure enthalten sind.

Der zentrale Angriffspunkt der Kohlensäure wurde durch L. Frédericq[1]) nachgewiesen, indem er bei Säugetieren mit gekreuzter Zirkulation durch künstliche Atmung des einen Tieres beim anderen Apnoe erzeugte.

Die lokalen Wirkungen der Kohlensäure auf die oberen Atemwege und die Lunge sind häufig Gegenstand von Untersuchungen gewesen (vgl. das Kapitel B. I, 11, dieses Handbuches über Atemreflexe).

Die Kohlensäure greift also auch an peripheren Organen und an der Lunge an. Untersuchungen aus der jüngsten Zeit von H. Löhr und R. Magnus[2]) an der nach Brodie und Dixon durchströmten Lunge haben ergeben, daß Kohlensäure in geringer Konzentration (von 1,4—30%) auf die Bronchien erweiternd wirkt, dagegen in Konzentrationen von mehr als 30% starken Bronchospasmus mit gleichzeitigem Volumen pulmonum auctum hervorruft. Vermutlich handelt es sich nicht um Nervenwirkungen, sondern um eine direkte Beeinflussung der Bronchialmuskulatur selbst. Dies ist besonders daraus zu schließen, daß Atropin, Adrenalin, Papaverin, Coffein, Urethan usw. die spastische Wirkung der Kohlensäure nicht zu hemmen vermögen. Die *Lungengefäße* reagieren auf Zufuhr von Kohlensäure in allen Konzentrationen mit Zusammenziehung. Durch Adrenalin läßt sich die Vasoconstriction in eine Gefäßerweiterung umkehren.

Wieland und Mayer[3]) glauben nach ihren Beobachtungen über den Verlauf der Kohlensäurevergiftung, daß die scharfe Unterscheidung zwischen Atem- und Krampfzentrum unnötig sei. Man könne den Krampf als Ausdruck höchster Atemerregung oder die normalen Atembewegungen als letzte Andeutung des Erstickungskrampfes auffassen.

Narkose und Erstickung sind jedenfalls verschiedene Vorgänge, wenngleich ihnen auch manche Erscheinungen gemeinsam sind. Während die Erstickung beim Versagen der normalen Lungenatmung, also beim hochgradigen Sauerstoffmangel eintritt, kann in der Narkose die Lungenatmung lange Zeit normal weiter erfolgen. Man muß aber doch annehmen, daß die Narkose von einer Hemmung der Oxydationsprozesse begleitet wird. Diese ist aber nicht die Ursache sondern die Folge der Narkose. Hierfür sprechen besonders die Versuche von Winterstein[4]) über die Narkose anoxybiotischer Lebensvorgänge. Bis zu einem gewissen Grade sind Erregbarkeit und Oxydationsgeschwindigkeit voneinander unabhängig.

Die Blausäurewirkung gehört seit den klassischen Versuchen von Geppert[5]) zu den am besten bekannten Gasvergiftungen. Auch mit *Blausäure* läßt sich

---

[1]) Frédericq, L.: Arch. de biol. Bd. 17, zit. nach A. Loewy: Kohlensäure, in A. Heffters Handb. d. exp. Pharmakol. Bd. I, S. 73. Berlin 1923.

[2]) Löhr, Hanns: Untersuchungen zur Physiologie und Pharmakologie der Lunge. Zeitschr. f. d. ges. exp. Med. Bd. 39, S. 67. 1924.

[3]) Wieland, H. u. Rudolf L. Mayer: Der Anteil der Kohlensäure an der Wirkung der Hirnkrampfgifte. Arch. f. exp. Pathol. u. Pharmakol. Bd. 95, S. 5. 1922.

[4]) Winterstein, H.: Biochem. Zeitschr. Bd. 51, S. 143. 1913; Bd. 61, S. 81. 1914; Bd. 70, S. 130. 1915.

[5]) Geppert, J.: Über das Wesen der Blausäurevergiftung. Zeitschr. f. klin. Med. Bd. 15, S. 307. 1889.

stundenlang eine Art von Inhalationsnarkose[1]) durchführen, wenn man Tiere, z. B. Katzen, sehr geringe Mengen, etwa 0,1 mg im Liter Luft, atmen läßt. Es kommt dabei zu Bewußtlosigkeit bei langsamer, etwas krampfhafter Atmung; die Vergiftung zeigt ausgesprochen reversiblen Charakter, jedoch erholen sich die Tiere schwerer als bei anderen Narkosen und gehen oft nachträglich zugrunde. Diese Beobachtung zeigt jedenfalls, daß die Lähmung der Oxydationsfermente die Wirkung auf die Atmung überdauern kann. Die zentrale Wirkung der Blausäure kann danach also nicht hauptsächlich die Folge der gestörten Oxydation sein.

Am stärksten greift wohl die Blausäure in die normalen Oxydationsvorgänge ein. Bei diesen offenbar sehr verwickelten Prozessen dürfte auch der bekannten Reaktion der Blausäure mit Schwefel eine wichtige Rolle zukommen. Höchstwahrscheinlich liegt dabei der Angriffspunkt der Blausäure in der Thiogruppe des für die Sauerstoffübertragung bedeutsamen Cysteins. Nach ABDERHALDEN und WERTHEIMER wird die Oxydation des Cysteins auch durch Narkotica beeinflußt. Anfänglich tritt eine Beschleunigung ein, später dagegen kommt es zu einer Hemmung des Vorganges. LIPSCHITZ nimmt an, daß bei der Blausäurewirkung eine Umschaltung von atmungsartigen Vorgängen in gärungsartige erfolgt. Vgl. Abschnitte A I, 1 und 2 dieses Handbuches.

Bei den hier in Frage kommenden Gasvergiftungen beobachtet man häufig *durch Stauung bedingte Lungen-Ödeme.* Sie entstehen nicht durch Reizwirkung der Gase, sondern erst sekundär infolge schwerer Schädigungen des Kreislaufes, also des Herzens und der Gefäße. Überall wo der kleine Kreislauf lange Zeit überlastet wird und Gewebsschädigungen eintreten, kann ein solches nicht von der Lunge, sondern vom Herzen ausgehendes Stauungsödem eintreten, z. B. bei Kohlenoxyd- oder Blausäurevergiftungen.

Die Wirkung der gasförmigen Nervengifte unterscheidet sich von anderen an den gleichen Erfolgsorganen angreifenden Stoffen durch den Mechanismus der Giftaufnahme und der Ausscheidung.

Für die Ausscheidung flüchtiger Stoffe aus dem Blut kommt vor allem die Lungenoberfläche in Betracht. Außerdem werden sehr geringe Mengen im Magendarmkanal, durch die Nieren und die übrigen Körperdrüsen ausgeschieden. Als Beispiel für das Schicksal der unzersetzt resorbierbaren Gase überhaupt kann die gut studierte Verteilung der flüchtigen Narkotica aus der Alkohol- und Chloroformreihe[2]) dienen. Auch diese werden zum Teil unzersetzt wieder durch die Lunge ausgeatmet, ein anderer Teil ist im Harn, im Verdauungskanal, in der Milch und sonstigen Drüsensekreten nachweisbar. In besonderen Fällen gelingt es, die eingeatmeten Substanzen in den einzelnen Organen unverändert oder in Form von Zersetzungsprodukten wieder zu finden. Bei ihrer gewöhnlich nur geringfügigen Menge ist dieser Nachweis aber nur möglich, wenn empfindliche Analysenmethoden zur Verfügung stehen. Letzteres ist der Fall bei Gasen, die Arsen, Cyan, Brom, Jod enthalten.

Wegen der Einzelheiten und der Wirkung bestimmter Substanzen wird auf die umfangreiche pharmakologische und toxikologische Literatur verwiesen.

Gasförmige Blutgifte.

Die Veränderungen des Blutes nach Einatmung von Gasen sind entweder primärer oder sekundärer Art. Die meisten *Reizgase* führen zu Änderungen des Blutbildes, in der Regel zu einer Vermehrung der weißen Blutkörperchen (Leukocytose). Als Nachkrankheiten sind bei den meisten Gasvergiftungen anämische Zustände zu nennen. Daß die Zusammensetzung des Blutes, besonders beim Auftreten von Lungenödem tiefgreifend verändert wird, ist

---

[1]) FLURY, F. u. W. HEUBNER: Biochem. Zeitschr. Bd. 95, S. 250. 1919.
[2]) Lit. bei KOCHMANN: in A. Heffters Handb. d. exp. Pharmakol. Bd. I, S. 163.

bei der Phosgenvergiftung ausführlich besprochen. Die Änderungen infolge der Eindickung durch die Wasserabgabe äußern sich in einer Vermehrung der festen Bestandteile. Daneben tritt aber auch eine Verschiebung anderer Stoffe, wie des Blutzuckers, auf. Die Gesamtblutmenge erfährt beim Ödem eine Verringerung bis zur Hälfte. Mit der Eindickung des Blutes geht eine Zunahme der Gerinnbarkeit des Blutes einher. Auch die *Narkotica* schädigen das Blut in verschiedener Art. In vitro wirken sie hämolytisch. Bei der Narkose treten Verschiebungen des Blutbildes und mannigfache physikalisch-chemische Änderungen auf. Ihre Bedeutung für das Zustandekommen der Narkose ist jedoch ganz untergeordnet.

Sieht man von diesen Wirkungen ab, so bleiben noch die schweren Störungen der Funktion des Blutes, die als *sekundäre Folgen der Erstickung* ihren Ausdruck in vermehrter Eiweißzersetzung, im respiratorischen Gaswechsel und im Gesamtstoffwechsel finden.

Eine Gruppe für sich bilden die *gasförmigen Blutgifte*. Als solche bezeichnet man diejenigen Substanzen, die durch eigenartige chemische Reaktionen mit dem Farbstoff des Blutes dessen respiratorische Funktion stören.

An erster Stelle ist hier das *Kohlenoxyd* zu nennen. Die einzige Ursache der Kohlenoxydvergiftung liegt in der Bildung des Kohlenoxydhämoglobins. Dadurch wird das Blut seiner wichtigsten Aufgabe, den Sauerstoff auf Zellen und Gewebe zu übertragen, beraubt und es kommt zu einem überaus vielgestaltigen Vergiftungsbild. Zunächst treten Störungen von seiten des Nervensystems auf, das gegen Sauerstoffmangel am empfindlichsten ist. Bei jeder schweren Kohlenoxydvergiftung wird die Atmung empfindlich geschädigt. Die Dyspnöe gehört zu den charakteristischen Erscheinungen der schnell verlaufenden Kohlenoxydvergiftung. Schließlich wird das Atemzentrum infolge des Sauerstoffmangels gelähmt. Die oft aufgestellte Behauptung, daß dem Kohlenoxyd außer seiner Wirkung auf das Blut noch spezifische Wirkungen auf andere Organe, vor allem das Zentralnervensystem, zukommen, läßt sich nicht aufrecht erhalten. Die verschiedenen Symptome der akuten Vergiftung und der sich daran anschließen den Nachkrankheiten sind ohne Schwierigkeit erklärbar als direkte und indirekte Folgen der ungenügenden Sauerstoffversorgung des Organismus. Vgl. Kapitel C I 1d dieses Handbuches (Kohlenoxydhämoglobin und Kohlenoxydvergiftung).

Eine weitere wichtige Gruppe liefern die *Methämoglobinbildner*[1]). Von gasförmigen Substanzen gehören hierher die Dämpfe der salpetrigen Säure, die sogenannten nitrosen Gase, dann die aromatischen Nitrokörper (Nitrobenzol), das Anilin und seine Verwandten, soweit sie in Form von Dämpfen eingeatmet werden. Daß auch Nitroverbindungen der Fettreihe Methämoglobin bilden können, lehren die Beispiele des Chlorpikrins (Trichlornitromethan), des Tetranitromethans und ähnlicher Stoffe. Weiter sind hier die Ester der salpetrigen Säure, wie das medizinisch wichtige Amylnitrit, zu nennen.

Auch *Arsenwasserstoff* bildet Methämoglobin. Die verschiedenen methämoglobinbildenden Gifte reagieren mit dem Farbstoff weder in gleicher Stärke noch in derselben Weise. Durch die neueren Untersuchungen hat sich ergeben, daß die Verhältnisse bei der Methämoglobinbildung recht verwickelt sind. Die hierhergehörenden Substanzen greifen durch ihre Reaktion mit dem Blutfarbstoff in die energieliefernden Vorgänge, in die Zelle, in Atmung und Gärung ein (W. LIPSCHITZ). Der Blutfarbstoff wird hierbei oxydiert, beteiligt sich aber gleichzeitig als Katalysator bei der Reaktion. Nach KÜSTER stellt die Methämoglobinbildung einen Oxydationsprozeß dar, bei dem die Ferrostufe des Blutfarbstoffes in die Ferristufe übergeführt wird. Dadurch müßten die Methämoglobinbildner reduziert werden. Bei den Nitroverbindungen und verwandten

---

[1]) Lit. im Abschnitt C I 1 dieses Handbuches (Methämoglobinbildung und Vergiftung).

oxydierend wirkenden Stoffen, die leicht reduzierbar sind, ist dieser Vorgang gut verständlich. Beim Arsenwasserstoff, der nicht oxydierend wirken kann, stößt diese Erklärung aber auf Schwierigkeiten. Hier ist die Methämoglobinbildung an die Mitwirkung von Sauerstoff gebunden. Wichtige Untersuchungen von HEUBNER befassen sich mit dem Mechanismus der Methämoglobinbildung unter Ausschluß von Sauerstoff. Dabei hat sich gezeigt, daß ein Teil der bekannten Methämoglobinbildner, z. B. die Nitrite, auch bei Sauerstoffabschluß wirksam sind. Die stöchiometrische Berechnung der Vorgänge bei der Methämoglobinbildung ist unsicher, da es sich nicht um einfache chemische Prozesse handelt. Es ist anzunehmen, daß der Blutfarbstoff die Oxydationen katalytisch zu beschleunigen vermag. Hierbei wird der Sauerstoff des Blutes aktiviert. Vermutlich spielt auch bei diesen Prozessen die Ansammlung von Wasserstoffsuperoxyd eine Rolle. Die Methämoglobinbildung führt zu Zerstörung der roten Blutkörperchen. Ihre Zahl wird stark vermindert, das Hämoglobin kann auf sehr niedrige Werte sinken. Daß es infolgedessen zu schwersten Störungen des Stoffwechsels kommen muß, ergibt sich ohne weiteres. Ein Beispiel hierfür sind die protrahiert verlaufenden Vergiftungen durch hierher gehörige Gase, z. B. den sehr gefährlichen Arsenwasserstoff. Nach seiner Einatmung treten Hämolyse und Entleerung von blutigem Harn auf. Es ist aber fraglich, ob die Wirkung auf das Blut die einzige Ursache der schweren Schädigungen ist. Auch der Phosphorwasserstoff, der sich in seiner Nervenwirkung eng an den Arsenwasserstoff anschließt, führt zu schweren Störungen des Stoffwechsels, die so charakteristisch für die Gruppe des Arsens und Phosphors sind. Hier fehlt aber im Vergiftungsbild die Veränderung des Blutfarbstoffes und die Hämoglobinurie.

Die Methämoglobinbildung läßt sich an der künstlich durchströmten Lunge schön demonstrieren. Setzt man der Trachealluft etwas Amylnitrit zu, so kommt es neben Erweiterung der Gefäße und der Bronchien schon bei dem ersten Atemzug zu braungrüner oder schokoladeähnlicher Verfärbung der Lunge, die bei Zufuhr von reiner Luft wieder verschwindet (H. LÖHR). Das gleiche tritt auch bei Chlorpikrineinatmung auf (W. HEUBNER).

Den eigentlichen Blutgiften werden vielfach noch manche giftige Gase zugezählt, die in vitro das Blut bzw. seinen Farbstoff verändern, z. B. der Schwefelwasserstoff und die Blausäure. Es kann aber als sicher gelten, daß bei der Schwefelwasserstoffvergiftung die Schädigung des Blutes keine Rolle spielt. Wie bei der Blausäure und ihren Verwandten ist auch hier das Wesen der Vergiftung, abgesehen von Fermentschädigungen, in der Einwirkung auf lebenswichtige nervöse Zentren zu suchen. Schwefelwasserstoff kann bei subakuter Vergiftung ebenso wie die Reizgase Lungenödem hervorrufen.

Übergänge.

Die vorstehenden Ausführungen haben gezeigt, daß die giftigen Gase sich nach ihren Wirkungen in einige große Gruppen einteilen lassen. Wir finden aber innerhalb jeder Gruppe einzelne Glieder, die verschiedene Merkmale in sich vereinigen. Die stark lokal reizenden Gase haben zum Teil auch resorptive Wirkungen, andererseits besitzen manche Narkotica recht erhebliche örtliche Reizwirkung. Außerdem gibt es noch Stoffe, die stärkste Reizwirkung mit hoher resorptiver Giftigkeit verbinden. Vor allem sind dies Verbindungen, die Arsen oder Cyan enthalten, und solche, in deren Molekül sich diese beiden gleichzeitig vorfinden. Es seien nur erwähnt die Derivate der Cyankohlensäure, die Halogencyanide und die Cyan- und Rhodanverbindungen der Kakodylreihe. Eine weitere Schwierigkeit ergibt sich endlich daraus, daß bei vielen hierhergehörigen Verbindungen die Wirkungsart von der Konzentration abhängt. Je nach den Versuchsbedingungen tritt dann bald die eine, bald die andere Komponente der Wirkung in den Vordergrund.

Staubinhalation.

Von

R. STAEHELIN
Basel.

Zusammenfassende Darstellungen.

SOMMERFELD: Handb. d. Gewerbekrankh. Berlin 1898. — KOELSCH: Gewerbepathol.
u. -Hyg. in WEYLS Handb. d. Hyg., 2. Aufl., Bd. 7. Berlin 1914. — KOELSCH: Handwörterb.
d. soz. Hyg. Bd. 2. Leipzig 1912. — LEHMANN: Gewerbehyg. Bd. 4, Abt. 2c des Handb.
d. Hyg. von RUBNER, v. GRUBER u. FICKER. Leipzig 1919. — STICKER: Staubkrankheiten.
Realencyclop. d. ges. Heilk., 4. Aufl., Bd. 13, S. 888. Berlin 1913. — ARNOLD: Untersuchungen über Staubinhalation und Staubmetastasen. Leipzig 1885. — HART: Die anat. Grundlagen
der Disp. der Lunge zu tuberkul. Erkrankungen. LUBARSCH-OSTERTAG: Ergebn. d. Pathol.
Bd. 14/I, S. 337. 1910. — Dtsch. Ges. f. Gewerbehyg., Tagung 25./26. IX. 1924. Thema:
Schädl. Staub. Ref. Münch. med. Wochenschr. 1924, S. 1008. — CLAISSE: Pneumonoconioses,
in BROUARDEL-GILBERT-THOINOT: Nouveau traité de méd. Bd. 29, S. 283. Paris 1910. —
LÖWY: Die Klinik der Berufskrankh. Wien 1924. — The relation of atmosph. Smoke and
Health, Bull. Nr. 9 Smoke Investigation, Mellon Inst. of Indus. Research, Pittsburgh 1914.
— AUFRECHT: Die Lungenentzündungen. Nothnagels spez. Pathol. u. Therap. Bd. 14, Tl. 2.
Wien 1899. — WEYL: Handb. d. Arbeiterkrankh. Jena 1908.

Die Staubinhalation ist ein physiologischer Vorgang, der infolge unserer
Zivilisation allgemein verbreitet ist und bei der Mehrzahl der Menschen eine
Intensität erreicht, die in früheren Jahrhunderten höchstens zeitweise bei einzelnen Berufsklassen erreicht wurde. Die Einrichtungen des Organismus sind
aber derart, daß er fast immer über die Schädlichkeit Meister wird und nur in
relativ seltenen Fällen eine Erkrankung auftritt.

Historisches. Die ersten, die unabhängig voneinander die Ablagerung von Staub,
speziell von Kohle in den Lungen und Bronchialdrüsen angenommen haben, waren PEARSON
und LAENNEC (1813 und 1806 bzw. 1817). Ihre Auffassung wurde aber vielfach (z. B. von
ANDRAL) bestritten und das „normale" Lungenschwarz als Produkt des Organismus erklärt.
Auch VIRCHOW war ursprünglich dieser Ansicht. Er änderte sie aber, da er sich auf Grund
der Mitteilungen TRAUBES von der Identität der Pigmentpartikel in den Lungen und der
Rußkörner überzeugen konnte. ZENKER[1]), KUSSMAUL[2]) und andere haben dann der Lehre von
der Ablagerung von Staub und von der wirklichen Natur des „Lungenschwarzes" zum
Durchbruch verholfen.

Den ersten Fall einer Erkrankung der Lunge durch Kohlenstaub hat GREGORY 1831
publiziert, nachdem schon 1649 DIEMENBROECK die Anwesenheit von Steinstaub in
den Lungen von Steinhauern nachgewiesen und 1703 RAMAZZINI die Steinhauerkrankheit
beschrieben hatte[3]). Namentlich war es aber W. THOMSON, der solche Fälle systematisch

---

[1]) ZENKER: Über Staubinhalationskrankheiten der Lungen. Dtsch. Arch. f. klin. Med.
Bd. 2, S. 116. 1866.

[2]) KUSSMAUL: Die Aschenbestandteile der Lungen und Bronchialdrüsen. Dtsch. Arch.
f. klin. Med. Bd. 2, S. 89. 1866.

[3]) Anatome corporis humani Isbrandi DIEMENBROECK. Lugduvi 1683; zit. nach MERKEL:
Die tuberkulösen Erkrankungen siderotischer Lungen. Dtsch. Arch. f. klin. Med. Bd. 42,
S. 179. 1887. — RAMAZZINI: De morbis artificum diatribe. Ultrojesti 1703.

untersuchte, nachdem er einzelne davon schon vor Gregory gesehen hatte. In Deutschland hat Erdmann 1831 den ersten Fall veröffentlicht. Den Namen Anthrakosis hat Stratton 1837 als erster gebraucht. Zenker führte 1867 den Namen Pneumonokoniosen ein und unterschied Pneumonoconiosis anthracotica, siderotica usw. bzw. Anthrakosis, Siderosis usw. (Übersicht über die ältere Literatur bei Zenker und Arnold). Der Name Chalicosis stammt von Meinel[1]) (1869).

Einen großen Fortschritt brachten die Untersuchungen Arnolds über Staubinhalation (1885). In den wichtigsten Fragen ist man trotz der großen neuen Literatur nicht über ihn hinausgekommen.

I. Die physiologische Staubinhalation.

Der *Staubgehalt der Einatmunsgluft* schwankt selbstverständlich in weiten Grenzen und entstammt verschiedenen Quellen.

Der meiste Staub stammt vom Boden der Straßen und besteht aus anorganischen Materialien (Partikelchen des Pflasters, von Hufeisen, Wagenreifen usw.) und aus organischen Substanzen (Partikelchen von Pferdemist, Kleidungsstoffen, Papier, Kautschuk, Pflanzenteilchen, Insektenkadavern, Hautschuppen, Pollenkörner, Mikroorganismen, Kohle). Dazu kommt der sog. kosmische Staub, der sich durch schwarze oder rote Farbe auszeichnet und als Reste von Meteorsteinen erklärt wird.

Die Luft kann aber auch Staub aus entfernten Erdteilen herbeiführen, der von vulkanischen Ausbrüchen oder Sandstürmen herrührt. So werden die wegen ihrer roten Farbe als „Blutregen" bezeichneten Staubfälle auf die Sahara zurückgeführt.

Der Staubgehalt der Atmosphäre ist, entsprechend der Herkunft des Staubes, örtlich und zeitlich recht verschieden. Am geringsten ist er auf hoher See, in der Polargegend und auf großen Bergeshöhen. Am größten ist er in dichtbewohnten Städten, namentlich nach längerer Trockenperiode. Hier kommt es aber sehr auf die Art der Straßenkonstruktion und -reinigung und auf die Art der Vermengung des Straßenstaubes mit den Produkten der Heizung und der Industrie an. Der Ruß tritt gegenüber dem mineralischen Staub auch in den dichtbevölkerten Städten ganz bedeutend zurück. So wurden z. B. im Berliner Staub nur 25—34% verbrennbare Substanz, 75—66% Asche gefunden. Übrigens entstammt der meiste Ruß der Städte nicht den großen Fabrikkaminen, sondern den Wohnungsheizungen. Der Staub von Zementfabriken und ähnlichen Anlagen macht sich immer nur in einem ziemlich beschränkten Umkreise bemerkbar.

Besonders große Unterschiede im Staubgehalt finden sich natürlich im Innern der Häuser, namentlich in den Arbeitsräumen. In den Innenräumen setzt sich der Staubgehalt aus dem von der Straße eingedrungenen und dem an Ort und Stelle erzeugten Staub zusammen. Der Straßenstaub geht nur zum Teil in höhere Luftschichten über, und sogar der leichteste Teil des Staubes, die lebenden Keime, nimmt in der Höhe rasch ab. Auf dem Berliner Rathausturm (100 m) fand Hesse nur $^1/_3$ der Keime der Luft aus dem Rathaushof. In 5 m Höhe fand Fodor in Budapest minimal 0,24 (Winter), maximal 0,77 (September) mg Staub pro m³ Luft, während die Untersuchungen Tissandiers für Pariser Stadtluft 6 mg, 23 mg nach 8 tägiger Trockenheit ergaben, auf dem Lande normal 0,25 mg, nach trockenem Wetter 3—4,5 mg.

Ich lasse einige Zahlen für den Staubgehalt der Luft folgen. Ausführliche Angaben finden sich bei Lehmann, teilweise auch bei Lode (Rubners Handbuch der Hygiene).

Landluft (St. Marie du Mont) normal	0,25	mg	pro m³
nach trockenem Wetter	3—4,5	„	„ „
Stadtluft (Paris) nach Regen	6	„	„ „
nach 8 tägiger Trockenheit	23	„	„ „
Wohn- und Kinderzimmer	bis 1,6	„	„ „
Laboratorium	1,4	„	„ „
Schulzimmer	8—10	„	„ „
Roßhaarspinnerei	10	„	„ „
Andere Roßhaarspinnerei, je nach Arbeit	19—102	„	„ „
Sägewerk	15— 17	„	„ „
Mahlmühle	22— 28	„	„ „
Tabakfabrik, je nach Arbeit und Absaugevorrichtung	19—122	„	„ „
Steinmetzwerkstatt, je nach Arbeit	17— 60	„	„ „
Metalldreherei, je nach Arbeit	5— 25	„	„ „
Eisengießerei, je nach Arbeit	1,5— 28	„	„ „
Eisengießerei, Putzraum	71,7	„	„ „

---

[1]) Meinel: Über die Erkrankung der Lungen durch Staubinhalation. Inaug.-Dissert. Erlangen 1869.

In den Arbeitsräumen können je nach der Arbeit ganz bedeutende Staubmengen entstehen. So fand KOELSCH in älteren chemischen Fabriken mit schlecht funktionierender Staubabsaugung Werte von 100—200 mg, unter besonders ungünstigen Umständen sogar bis zu 1720 mg pro m³. In den Kohlenbunkern der Kriegsschiffe fand DIRKSEN beim Kohleneinladen meist· 200—600, einmal sogar 2289 mg pro m³.

LEHMANN bezeichnet einen Staubgehalt bis zu 5 mg im Gewerbebetrieb als bescheiden, bis 10 mg als erträglich, bis 20 mg als unerfreulich und von 30 mg an als bedenklich.

Für den Staubgehalt der Luft ist nicht nur die Menge des aufgewirbelten Staubes von Bedeutung, sondern auch die Größe der Staubpartikel, ihr spezifisches Gewicht und ihre Oberfläche. Große, schwere und glatte Körperchen sinken rascher zu Boden, kleine, feuchte und unregelmäßig gestaltete bleiben länger flugfähig.

Um sich der eingeatmeten Staubpartikel zu entledigen, stehen dem Körper verschiedene *Schutzeinrichtungen* zur Verfügung. Am wichtigsten ist die *Filtration in den oberen Luftwegen.* Diese sind so gestaltet, daß die Einatmungsluft in turbulente Strömung versetzt und dadurch möglichst vollkommen mit der Schleimhaut in Berührung gebracht wird. Hier bleiben die Staubteile am Schleim kleben und werden teils durch Flimmerbewegung, teils durch grobe mechanische Bewegung des Hustens, Niesens und Schneuzens nach außen befördert, oder auch verschluckt. Auch die Phagocytose spielt eine Rolle, namentlich für die auf den Tonsillen niedergeschlagenen feineren Partikel.

Dichter Staub, namentlich solcher mit groben oder spitzen Körnern, erzeugt *Hustenreiz,* wenn er in den Rachen, in den Kehlkopf oder in die Luftröhre gelangt. Mit der Verteilung der Bronchien nimmt deren hustenerzeugende Eigenschaft rasch ab, was damit übereinstimmt, daß der Luftstrom in den feineren Bronchien auch beim Husten viel zu gering ist, um feste Körper fortzuschleudern. In den Bronchien ist deshalb die *Flimmerbewegung* das einzige Mittel der Reinigung. Sie kann aber auch eine ganz bedeutende Arbeit leisten, wie aus den Versuchen *Lommels*[1]) hervorgeht, der bei Hunden feststellen konnte, daß Lycopodiumsamen in der Trachea den Weg von 0,3—0,4 mm in der Sekunde zurücklegte, und daß die Luftröhre 10 Minuten nach dem Eindringen von Lycopodiumsamen in die Bifurkationsgegend sich gereinigt hatte.

Die Frage, ob in den *Bronchien* eine Resorption von Staubkörnchen stattfinde, wird heutzutage verneint. Allerdings können spitze Partikel zwischen den Epithelzellen eindringen und werden bisweilen bei der mikroskopischen Untersuchung hier gefunden. Aber groß ist die Menge, die auf diesem Wege in die Lymphwege gelangen kann, keinesfalls. Neben freiem Staub sieht man in der Bronchialschleimhaut auch Körnerzellen, und früher nahm man an, daß diese die phagocytierten Partikel aus dem Bronchiallumen in die abführenden Lymphgefäße transportieren. Aber man sieht ihnen, wie schon ARNOLD betont hat, nicht an, in welcher Richtung sie wandern, und es ist ebensowohl möglich, nach MAVROGORDATO sogar sicher, daß sie den Staub in den peribronchialen Lymphbahnen aufgenommen haben und nach dem Bronchus transportieren.

Durch *kleinste* Bronchien ist ein Eindringen von Staub leichter möglich, ebenso durch eine erkrankte Wand größerer Äste, wie es in der Abbildung AUFRECHTS zu sehen ist. Doch handelt es sich hier nicht mehr um physiologische Vorgänge. Gegen ein nennenswertes Eindringen von Staub in die Bronchialwand spricht auch die sehr geringe Resorptionsfähigkeit anderer Schleimhäute gegenüber festen Partikeln [vgl. SCHULTZE[2]), BEITZKE[3]) usw.].

[1]) LOMMEL: Zur Physiologie und Pathologie des Flimmerepithels der Atmungsorgane. Dtsch. Arch. f. klin. Med. Bd. 94. 1908.

[2]) SCHULTZE, W. H.: Gibt es einen intestinalen Ursprung der Lungenanthrakose? Zeitschr. f. Tuberkul. Bd. 9, S. 425. 1906 u. Verhandl. d. dtsch. pathol. Ges., 10. Tagung 1906, S. 185.

[3]) BEITZKE: Über den Ursprung der Lungenanthrakose. Virchows Arch. f. pathol. Anat. u. Physiol. Bd. 187, S. 183. 1906.

Auch Becherzellen können Staub aufnehmen und mit diesen beladen in das Bronchiallumen abgestoßen werden. Arnold weist darauf hin, daß auch andere Epithelzellen der Trachea und der Bronchien, „namentlich wenn sie in den Zustand der Proliferation gelangen", phagocytieren können.

Die Hauptmenge des Staubes bleibt frei an dem — auf den Reiz vermehrt ausgeschiedenen — Schleim kleben und wird zusammen mit den aus Bronchialschleimhaut und Alveolen stammenden staubhaltigen Zellen nach außen befördert oder verschluckt. Wieviel von dem eingeatmeten Staub in den Luftwegen niedergeschlagen wird, hängt von der Dichte und Art des Staubes, von der Strömungsgeschwindigkeit bei der Atmung und von der (je nach Tierart und Individuum wechselnden) Beschaffenheit der Nase und der übrigen Luftwege ab. Schwerere und unregelmäßig gestaltete Flugkörner werden schon weiter oben niedergeschlagen, aber auch von den leichteren gelangt, wenigstens bei mäßiger Staubdichte, in den Bronchien nur ein kleiner Teil in die Alveolen. So fand Katayama[1]) von eingeatmeten Schimmelsporen in der Trachea und in den gröberen Bronchien 10—20 Kulturen pro qcm Schleimhaut, in der Lunge 0—2—7 Kulturen pro $^1/_3$ ccm Lungengewebe, das doch eine mindestens 50 mal größere Oberfläche enthalten dürfte. Nach den Versuchen Lehmanns und seiner Schüler[2]) werden 1—10% des eingeatmeten Staubes wieder ausgeatmet, mindestens 50% in der Nase abgefangen, und von dem Rest gelangt nur ein Teil in die Lungen. Nach längerer Staubinhalation fand Katayama $^2/_3$—$^9/_{10}$ des gesamten im Körper vorhandenen Staubes in Magen und Darm, $^1/_{10}$—$^1/_3$ in den Lungen.

Der in die *Alveolen* gelangende Staub kann teilweise wieder ausgeatmet werden, doch ist anzunehmen, daß ein großer Teil sich niederschlägt. Er kann entweder von Zellen aufgenommen und wieder durch die Bronchien herausbefördert werden oder in das Lungengewebe eindringen.

Obschon ältere Untersuchungen längst bewiesen haben, daß die „physiologische" Anthrakose und die Pneumonokoniosen auf diese Weise zustande kommen, sind noch besondere Versuche angestellt worden, um die von Calmette und seinen Schülern Vansteenberghe und Crysez von neuem behauptete Villaretsche Lehre vom *enterogenen Ursprung der Lungenanthrakose* nachzuprüfen [W. H. Schultze[3]), Kuss und Lobstein[4]), Maciesza[5]), Benecke[6]), Beitzke[7])]. Sie haben die aerogene Entstehung der Lungenanthrakose und der übrigen Pneumonokoniosen bewiesen, wennschon bei sehr schwerer Überbelastung des Darmlymphapparates durch Kohlefütterung ebenso wie durch Zufuhr durch das Peritoneum unter die Haut oder das Gefäßsystem (Arbeiter, Rona[8]) neben der Anthrakose der übrigen Organe auch eine solche der Lungen zustande kommen kann.

Die *Zellen*, die die Staubkörnchen in den Alveolen aufnehmen, sind, wie schon Arnold betont hat, von zweierlei Natur. Die kleineren (rundlich, mit rundem oder ovalem Kern) werden allgemein als Leukocyten (Monocyten) auf-

---

[1]) Katayama: Neue Versuche über die quantitative Absorption von Staub durch Versuchstiere. Arch. f. Hyg. Bd. 85, S. 309. 1916.

[2]) Lehmann, Saito u. Gfrörer: Über die quantitative Absorption von Staub aus der Luft durch den Menschen. Arch. f. Hyg. Bd. 75, S. 152. 1912.

[3]) Schultze, W. H: Gibt es einen intestinalen Ursprung der Lungenanthrakose? Zeitschr. f. Tuberkul. Bd. 9, S. 425, 1906 u. Verhandl. der dtsch. Pathol. Ges. 10. Tagung 1906, S. 185.

[4]) Kuss und Lobstein: Recherches expérimentales etc. Cpt. rend. hebdom. des séances de l'acad. des sciences Bd. 143, S. 790. 1906.

[5]) Maciesza: Welche Bedeutung kann dem Darmtraktus bei Entstehung der Lungen- und Bauchorgananthrakose zugeschrieben werden? Wien. klin. Wochenschr. 1909, S. 488.

[6]) Benecke: Über Rußinhalationen bei Tieren. Beitr. z. Klin. d. Tuberkul. Bd. 6. S. 139. 1906.

[7]) Beitzke: Über den Ursprung der Lungenanthrakose. Virchows Arch. f. pathol. Anat. u. Physiol. Bd. 187, S. 183. 1906.

[8]) Arbeiter: Über die Permeabilität des menschlichen Darmes. Virchows Arch. f. pathol. Anat. u. Physiol. Bd. 200, S. 321. 1910. — Rona: Künstliche Staublunge. Beitr. z. Klin. d. Tuberkul. Bd. 57, S. 321. 1924.

gefaßt. Über die größeren sind die Meinungen noch ebenso geteilt wie zur Zeit ARNOLDS. Die Mehrzahl der Forscher faßt sie als Alveolarepithelien auf. Dafür spricht nicht nur ihre Gestalt, sondern namentlich, wie ASCHOFF betont, die von WESTHUES gefundene Tatsache, daß die Phagocytose des Rußes durch diese Zellen schon nach 20 Minuten erfolgt, und daß auch die Bakterien außerordentlich rasch von ihnen aufgenommen werden, noch bevor die Leukocyten erscheinen. Es kann sich also unter keinen Umständen um Zellen handeln, die aus dem Gewebe ausgewandert sind. Für die Erklärung der Zellen als Alveolarepithelien stützt sich ASCHOFF[1]) auch auf die Arbeiten von SACKS (Eingießen von lipoidhaltigen Lösungen in die Luftwege, Unterscheidung der großen Zellen von Histiocyten durch die Gestalt, von Capillarendothelien durch die Lipoidspeicherung) und von BRISCOE. Dieser injizierte Taubenblutkörperchen, die teilweise durch Amboceptoren beladen waren, teilweise nicht, in die Trachea von normalen und sensibilisierten Tieren. Von den Alveolarepithelien der immunisierten Tiere wurden die mit Amboceptor beladenen Blutkörperchen in geringer Menge hämolytisch aufgelöst und viel rascher phagocytiert als die gleichen Blutkörperchen von normalen Tieren oder normalen Taubenblutkörperchen von immunisierten Tieren. Das zeigt, daß auch chemische Vorgänge bei der Beseitigung des eingedrungenen Staubes eine Rolle spielen können. Auch BRISCOE findet, daß die Phagocytose durch die großen Zellen sehr viel rascher erfolgt als das Eindringen der Leukocyten und schließt daraus, daß die großen Zellen Alveolarepithelien sind.

Auch die Tatsache, daß die Epithelien der Alveolarwandung Quellung, Vakuolenbildung und Kernvermehrung zeigen, beweist, daß zahlreiche Alveolarepithelien abgestoßen werden und für die Phagocytose zur Verfügung stehen.

Amerikanische (HAYTHORN, PERMAR) und japanische (KIYONO) Forscher fassen aber die großen Staubzellen als ausgewanderte Gewebszellen (Capillarendothelien, Histiocyten) auf. Nach VAN WENT[2]) findet man alle Übergänge dieser großen Zellen bis zu *Lymphocyten.*

Daß *die in den Alveolen liegenden Staubzellen durch die Bronchien heraufbefördert* werden, ist unbestritten. An der Tatsache kann nicht gezweifelt werden, wie das Auftreten der Herzfehlerzellen im Sputum beweist, die ja sicher aus den Alveolen stammen (wenn nicht diese etwa immer durch Ödemflüssigkeit ausgeschwemmt werden). Mit welchen Kräften aber dieser Transport besorgt wird, ist scheinbar noch wenig untersucht worden. Und doch ist die Erklärung recht schwierig. In den Alveolarsäcken und -gängen fehlt das Flimmerepithel, das die Zellen befördern könnte, und die Energie des Luftstromes ist wohl zu gering, um Zellen loszureißen. Ausgeschlossen ist es freilich nicht, daß Luftwirbel mit solcher Geschwindigkeit entstehen, daß die kinetische Energie zum Aufwirbeln von Zellen genügt. Aber man kann sich auch vorstellen, daß der Luftstrom bei der Inspiration etwas andere Wege einschlägt als bei der Exspiration. Bei der Inspiration muß die Strömung (falls sie nicht vollkommen turbulent ist) axial die größte Geschwindigkeit besitzen, weil das Durchströmen durch das Röhrensystem der Bronchien eine axial gerichtete Strömungsenergie erzeugt. Die Luft wird deshalb der Ansaugung in der Richtung der endständigen Bläschen rascher folgen und die seitlichen Alveolen langsamer füllen. Bei der Exspiration fällt das Vorwiegen der axialen Strömung wenigstens im Anfang fort, die seitlichen Alveolen entleeren sich ebenso rasch wie die endständigen. Auf diese Weise kommt eine (auch dem Gasaustausch förderliche) Abspülung

---

[1]) ASCHOFF: Das reticulo-endotheliale System. Ergebn. d. inn. Med. Bd. 26, S. 1. 1924.
[2]) VAN WENT: Phagocytose in der Lunge. Nederlandsch tijdschr. v. geneesk. Jg. 67, 2. Hälfte. S. 2263.

der Alveolarwand in der Richtung gegen die Bronchien zustande, die geeignet sein dürfte, auch corcuspuläre Elemente wie Zellen weiterzubefördern [vgl. Dreser[1]), Beitzke[2]), dagegen Loeschcke und Fleisch[3])].

Die Selbstreinigung der Alveolen kann aber auf diesem Wege, schon wegen der geringen Energie der wirksamen Kräfte, keine vollständige sein. In der Tat bleibt ein Teil des eingeatmeten Staubes in den Alveolen liegen und dringt in das Lungengewebe ein.

Über die Frage, *wie die Staubteilchen aus dem Lumen der Alveolen in das Lungengewebe gelangen,* herrscht noch keine vollständige Klarheit. Man kann sich vorstellen, daß sie sich in die Wände der Lungenbläschen einbohren und durch die erweitersten Stomata oder die Kittlinien eindringen. Aber die Tatsache, daß sie sowohl innerhalb der Alveolen als auch im Lungengewebe in Zellen abgelagert werden, legte den Gedanken nahe, es könne sich um die gleichen Zellen handeln, die sich innerhalb der Lungenbläschen mit Staub beladen und diesen in das Gewebe hineintransportieren. Dieser Annahme stehen jedoch gewichtige Bedenken gegenüber. Von den Alveolarepithelien ist von vornherein nicht anzunehmen, daß sie in die Gewebsspalten abwandern, und die Leukocyten erscheinen dazu auch kaum fähig. Thorel[4]) sagt mit Recht:

„Ganz abgesehen davon, daß dieses Hin- und Herwandern von Leukocyten doch schließlich ein tendenziöser Prozeß und alias nichts anderes wäre, als den Leukocyten freien Willen und freie Absicht zuzugestehen, was bei aller Achtung vor den Leistungen der Leukocyten etwas zu weit getrieben wäre, steht im übrigen einem solchen Übertritt schon ein mechanisches Hindernis von seiten intakter Alveolarwände gegenüber."

Diesem Argument könnte man allerdings entgegenhalten, daß bei der Pneumonie die Leukocyten auch durchwandern können, aber ein Hin- und Herwandern wäre doch kaum denkbar. Die meisten Autoren nehmen deshalb an, daß die Partikel rein mechanisch durch die Alveolarwand hindurch gelangen. Schon Traube stellte sich vor, daß die spitzen Körperchen sich einboren können, und auch Arnold kam zum gleichen Resultat, wenn er es auch nicht für unmöglich hielt, daß daneben auch Zellen mit aktiver Bewegung die Körnchen aus den Alveolen in die Gewebsspalten bringen könnten. Aufrecht führt als Argument die Größe der Körnchen im Lungengewebe, die in den Zellen gar keinen Platz haben. Man kann sich in der Tat nicht vorstellen, daß alle diese großen Partikel sekundär im Lungengewebe durch Konfluierung entstanden sind. Gegenwärtig betrachten die meisten Autoren es als wahrscheinlicher, daß die Aufnahme nur durch mechanische Kräfte erfolgt. Haythorn[5]) hält dagegen an der cellulären Verschleppung fest.

Tendeloo[6]) nimmt an, daß bei der Aufnahme des Staubes in das Lungengewebe und seine Saftbahnen zwei physikalische Kräfte in Betracht kommen, nämlich „eine abwechselnde respiratorische Verdünnung und Verdichtung des Protoplasmas der Alveolarepithelien, und mehr noch die ihrer Zwischensubstanz, einigermaßen wie amöboide Bewegungen" und der Unterschied zwischen dem alveolaren Luftdruck und dem intrathorakalen Druck. Diese Druckdifferenz

---

[1]) Dreser: Die Bewegung der Atemluft in den Alveolargängen der Lungen. Zeitschr. f. d. ges. exp. Med. Bd. 25, S. 223. 1921.

[2]) Beitzke: Zur Mechanik des Gaswechsels beim Lungenemphysem. Dtsch. Arch. f. klin. Med. Bd. 146, S. 91. 1924.

[3]) Loeschcke: Verhandl. d. Ges. dtsch. Naturforsch. u. Ärzte, pathol. Sekt., Innsbruck 1924. — Fleisch: Entst. des Vesiculäratmens. Dtsch. Arch. f. klin. Med. Bd. 142, S. 63.

[4]) Thorel: Die Specksteinlunge. Zieglers Beiträge z. pathol. Anat. u. allg. Pathol. Bd. 20, S. 85. 1896.

[5]) Haythorn: Some histological evidences of the disease importance of pulmonary anthracosis. Journ. of med research Bd. 29, S. 259. 1913.

[6]) Tendeloo: Studien über die Ursachen der Lungenkrankheiten. Wiesbaden 1902.

bewirkt, daß in den Lymphgefäßen und Lymphräumen, aber auch in den Gewebsspalten der Druck während der Inspiration niedriger ist als in den Alveolen und deshalb corpusculäre Elemente angesaugt werden können. TENDELOO vermutet, daß auch einzelne Alveolarepithelien abgestoßen werden und durch die entstehenden Lücken die Staubaufnahme ins Lungengewebe erleichtert wird.

Der in die Gewebsspalten der Alveolarsepten eingedrungene Staub kann, wie TENDELOO betont, durch rein mechanische Kräfte, ohne Mitwirkung von Zellen, durch die Lymphgefäße der Lungen abgeführt werden. Der Lymphstrom kann ihn einfach mit sich fortschwemmen. Das Lymphgefäßnetzwerk um die Alveolen steht mit den wandungslosen Saftkanälchen in den Alveolarwänden in Verbindung und ergießt die Lymphe durch die Sammelgefäße in die großen peribronchialen Lymphbahnen. In diese münden auch die Lymphgefäße der feineren Bronchien, die mit ihren Verzweigungen nur bis zu den Alveolargängen reichen. Bei den Bewegungen der Lymphe spielen die intrathorakalen Druckschwankungen eine große Rolle, ähnlich wie für die Blutbewegung in den Lungen.

In den Lymphgefäßen findet man aber nur einen Teil des Pigmentes frei. Der größere Teil ist in Zellen enthalten. Auch für die Herkunft dieser Zellen herrscht noch keine Einigkeit. Meistens werden sie zu den Zellen gerechnet, die ASCHOFF als Histiocyten bezeichnet, „die beweglichen Bewohner des Bindegewebes". FOOT und HAYTHORN leiten sie von den Capillarendothelien ab.

Für die Klassifizierung der Staubzellen wird hauptsächlich ihr Speicherungsvermögen für Farbstoffe als maßgebend betrachtet. Während die Färbung von Zellen durch Tuschekörner nur die Fähigkeit der Phagocytose beweist, kann man aus der Färbung durch gelöste Farbstoffe (bzw. Niederschlag von Farbkörnern in den Zellen) auf die Zugehörigkeit zu einem bestimmten System schließen. Der Widerspruch zwischen FOOT und ASCHOFF besteht darin, daß FOOT aus seinen Versuchen mit Niagarablau schließt, daß die Blutgefäßendothelien imstande sind, sich in Staubzellen, Epitheloidzellen der Tuberkel usw. umzuwandeln, während das ASCHOFF bestreitet, gestützt auf die Untersuchungen seines Schülers WESTHUES mit Lithioncarmin. WESTHUES fand bei den meisten Injektionen von Tusche und Lithioncarmin uur wenige Zellen in der Lunge, die neben der Tusche auch noch Lithioncarmin enthielten, er konnte aber nachweisen, daß das nur durch die rasche Aufnahme von Tuschekörnern bedingt ist, die die langsamer erfolgende Färbung durch Lithioncarmin nicht mehr zustandekommen läßt. Die Zahl der Histiocyten in der Lunge ist also groß genug, um die Phagocytose zu erklären. Aus dem Verhalten der tuschebeladenen Zellen gegenüber Lithioncarmin schließt WESTHUES, daß sie durch die Phagocytose geschädigt werden.

Die mit Staub beladenen Histiocyten der Lunge gelangen nicht alle mit der Lymphe in die Lymphknoten, sondern werden teilweise an andere Stellen verschleppt. Auch freie Staubkeime werden weiter transportiert. Der Transport wird hauptsächlich durch die zeitweise auch zentrifugal vor sich gehende (TENDELOO) Lymphströmung besorgt. So gelangen sie durch die Saugwirkung des intrathorakischen Druckes an andere Stellen der Lunge, häufen sich da, wo die respiratorischen Verschiebungen geringer sind, an (TENDELOO, KYRIELEIS) und dringen auch ins subpleurale Gewebe, wo sie die bekannten schwarzen Intercostalstreifen erzeugen, die nach BEITZKE aber nicht dem Intercostalraum, sondern dem Verlauf der Rippen entsprechen. Von der Pleura pulmonalis kann der Staub auch in die Pleura costalis eindringen. Ein Teil des Staubes bleibt im Gewebe liegen und kann hier eine reaktive Entzündung hervorrufen. Die durch Zugrundegehen der Zellen frei werdenden Körnchen können später wieder von anderen Zellen aufgenommen werden. Wenn die Lymphgefäße sehr stark von Staubzellen oder freien Staubkörnchen erfüllt sind, können sie verstopft werden und veröden. Doch ist gewöhnlich die Staubabfuhr eine so vollkommene, daß selbst die Lungen von Heizern, die ihren Beruf einige Jahre nicht mehr ausgeübt haben, wieder depigmentiert werden können. ARNOLD fand bei der Sektion von Gold- und Silberarbeitern in den Bronchialdrüsen regelmäßig vielmehr

Metall als in den Lungen. Die Selbstreinigung wurde auch im Tierexperiment nachgewiesen [Arnold, Lubenau[1])].

Die *Verteilung des Staubes in den verschiedenen Lungenteilen* ist nicht gleichmäßig, ebensowenig die Selbstreinigung der Lungenteile. Am genauesten hat Arnold diese Verhältnisse untersucht. Er kommt zum Schluß, „daß der Staub am frühesten an den oberen, in größter Menge an den unteren Lappen deponiert wird und in beiden Hinsichten (beim Kaninchen wenigstens) die rechte Seite begünstigt ist". Wie Tendeloo[2]) gezeigt hat, kommt man nur zu einer Erklärung der Befunde, wenn man die Resultate der einzelnen Versuchsgruppen Arnolds genauer vergleicht. Tendeloo hat diese folgendermaßen zusammengefaßt:

1. Ruß und Ultramarin. 1. *Hoher* Staubgehalt. Tier sofort getötet. Entweder alle Lappen gleich oder die „Unterlappen" stärker gefärbt.

2. *Niedriger* Staubgehalt.

a) Einmalige Inhalation *kurzer Dauer.* Tier sofort getötet. „Oberlappen" stärker gefärbt.

b) *Lange* Inhalationsdauer bzw. *mehrere* Inhalationen.

γ) Tier sofort nach der letzten Inhalation getötet. Befunde = sub 1.

δ) Tier überlebt einige Zeit die letzte Inhalation. Caudokraniale Aufhellung dem Überlebungstermin proportional, wodurch Befunde schließlich = sub 2a werden.

2. Schmirgel. Befunde den oben sub 1 genannten gleich.

3. Sandstein. Befunde undeutlich. Mehr graue Knötchen im unteren als im oberen Lappen.

Diese Befunde erklärt Tendeloo, indem er von der Tatsache ausgeht, daß der gebildete Niederschlag proportional ist dem spezifischen Gewicht des Staubes, dem Staubgehalt der Luft und der Durchströmungsdauer, umgekehrt proportional der Geschwindigkeit des Luftstromes. Berücksichtigt man, daß der eine Faktor, die Durchströmungsdauer, sich aus der Einatmung, der Wendung des Luftstromes und der Ausatmung zusammensetzt, so muß die Staubablagerung da am größten sein, wo die respiratorischen Volumschwankungen am geringsten sind, also in den kranialen Partien. Dem entsprechen die Befunde sub 2a. Die für die Staubabfuhr wichtige Lymphbewegung muß da am größten angenommen werden, wo die respiratorischen Volumschwankungen am größten sind, also in den caudalen Partien. Daraus resultieren die Befunde sub 2bδ. Die Befunde sub 1 und sub 2bγ erklärt Tendeloo dadurch, daß bei übermäßiger Staubzufuhr durch Kompression von Alveolen und Verlegung von Bronchien die Luftzufuhr relativ insuffizient wird, was natürlich in den Partien mit der geringsten Energie der Luftströmung, also in den kranialen Partien, zuerst eintreten muß.

Dem entsprechen die wechselnden Befunde beim Menschen. Arnold[3]) fand in der Mehrzahl der Fälle von Gold- und Silberablagerung mehr Metall in den Oberlappen, Boer[4]) mehr Kohle in den Oberlappen als in den Unterlappen, während Rosenfeld[5]) u. a. entweder keine regelmäßigen Unterschiede oder eine häufigere Beteiligung der Unterlappen feststellten.

---

[1]) Lubenau: Experimentelle Staubinhalationskrankheiten der Lunge. Arch. f. Hyg. Bd. 63, S. 391. 1907.

[2]) Tendeloo: Studien über die Ursachen der Lungenkrankheiten. Wiesbaden 1902.

[3]) Arnold: Die Geschicke des eingeatmeten Metallstaubes. Zieglers Beitr. z. pathol. Anat. u. z. allg. Pathol. Bd. 8, S. 1. 1889.

[4]) Boer: Über quantitative Bestimmung des anthrakotischen Lungenpigments. Arch. f. Hyg. Bd. 74, S. 73. 1911.

[5]) Rosenfeld: Kalk- und Kohlengehalt der Lungen bei Tuberkulose. Biochem. Zeitschrift Bd. 142, S. 239. 1923.

In den Bronchialdrüsen sammelt sich der Staub, wie schon ARNOLD gezeigt hat, zuerst in den perifollikulären Lymphsinus und dringt von außen in die Follikel und in die Markstränge und von hier aus in die angrenzenden Lymphgänge ein, geht aber auch in die Kapsel und selbst in das umliegende Fettgewebe über. Die Körnchen sind größtenteils in Zellen eingeschlossen, teilweise aber auch frei [nach SHINGU[1]) meistens frei].

Von den Bronchialdrüsen aus kann sich der Staub auch auf benachbarte Lymphknoten, selbst retrograd [BEITZKE[2])] verbreiten. Er kann aber auch auf dem Blutwege in die anderen Organe verschleppt werden. ARNOLD[3]) fand bei Gold- und Silberarbeitern das Metall im ganzen Körper. Ob der Transport auf den natürlichen Abflußwegen, d. h. durch den Ductus thoracicus vor sich geht oder ob Durchbrüche in Blutgefäße (also pathologische Vorgänge) nötig sind, ist nicht zu entscheiden [vgl. CHRIST[4])].

Über die in den Lungen und anderen Organen *abgelagerten Staubmengen* gibt die Tabelle am Schluß eine Übersicht.

Die Zeit, die zur Staubablagerung nötig ist, ist recht kurz. Schon nach 10 Minuten findet man Staubzellen in den Alveolen [WESTHUES[5])], und nach 3 Stunden läßt er sich schon in den Bronchialdrüsen nachweisen. Die *Selbstreinigung* vollzieht sich je nach der Art des eingetretenen Staubes verschieden und kann selbst nach reichlicher Einatmung, z. B. von Sandstein und Schamotte, schon nach einem halben Jahr in der Lunge beendigt sein, während zu dieser Zeit von anderen Steinarten (Marmor, Granit usw.) sogar noch Reste in den Alveolen nachweisbar sein können [LUBENAU[6])].

Die Ablagerung in den Lungen beginnt schon in recht früher Jugend. SCHLODTMANN[7]) fand bei 35 Fällen mit Ausnahme eines 5 Monate alten Kindes immer Sand in Lungen und Bronchialdrüsen, SHINGU[8]) fand bis zum Alter Alter von 21 Tagen noch keine Spur von Kohle in den Lungen, von da an aber regelmäßig, von 5 Monaten an reichlich, von $2^1/_2$ Jahren an besonders reichlich in perivasculärem und subpleuralem Bindegewebe. In den Bronchialdrüsen konnte er bis zu 2 Monaten noch keine Kohle nachweisen, von 4 Monaten an konstant.

II. Staubinhalationskrankheiten.

Schon die „physiologische" Staubinhalation stellt eine Schädigung des Körpers dar, gegen die sich dieser durch von der Norm abweichende — also pathologische — Vorgänge wehrt. Von Krankheiten darf man aber erst sprechen, wenn die Funktion eines Organes beeinträchtigt wird.

ARNOLD unterschied zwischen den *unmittelbar* durch den Staub erzeugten Krankheiten und *akzessorischen* Prozessen, bei denen noch eine andere Ursache

---

[1]) SHINGU: Über die Staubinhalation bei Kindern. Virchows Arch. f. pathol. Anat. u. Physiol. Bd. 200, S. 207. 1910.

[2]) BEITZKE: Über lymphogene retrograde Staubmetastase. Verhandl. d. dtsch. pathol. Ges., 12. Tagung 1908; Zentralbl. f. allg. Pathol. u. pathol. Anat. Bd. 195, S. 415. 1908.

[3]) ARNOLD: Die Geschicke des eingeatmeten Metallstaubes. Zieglers Beiträge z. allg. Pathol. u. pathol. Anat. Bd. 8, S. 1. 1889.

[4]) CHRIST: Staubmetastasen und Staubtransport bei Steinhauern. Frankfurt. Zeitschr. f. Pathol. Bd. 29, S. 398. 1923.

[5]) WESTHUES: Herkunft der Phagocyten in der Lunge. Zieglers Beiträge z. pathol. Anat. u. allg. Pathol. Bd. 70, S. 223. 1922.

[6]) LUBENAU: l. c.

[7]) SCHLEDTMANN: Ein Beitrag zur Staubinhalationslehre. Zentralbl. f. allg. Pathol. u. pathol. Anat. Bd. 16, S. 649. 1895.

[8]) SHINGU: Über die Staubinhalation bei Kindern. Virch. Arch. f. pathol. Anat. u. Physiol. Bd. 200, S. 207. 1910.

(Infektion) mitwirkt. Unter die akzessorischen Prozesse rechnete er die akuten Pneumonien und die Tuberkulose. Wie Lubenau[1]) betont, ist die Unterscheidung bei akuten Schädigungen der Bronchien und Lungen schwierig, und wenn auch Enderlen[2]) bei der menschlichen Thomasschlackenpneumonie Pneumokokken nachgewiesen hat, so ist es ihm doch auch gelungen, Pneumonien durch die Substanz allein zu erzeugen, so daß es gekünstelt wäre, sie praktisch von den nicht infektiösen zu trennen, so sehr auch der Unterschied theoretisch berechtigt ist. Anders verhält es sich bei der Tuberkulose, bei der es schon mit Rücksicht auf die Bekämpfung notwendig ist, die Infektion von der direkten Lungenschädigung durch den Staub zu trennen und die kausalen Beziehungen genau zu untersuchen. Auch die Entstehung maligner Tumoren durch Staubinhalation verlangt eine besondere Besprechung. Unter den anderen Affektionen nehmen die Pneumonokoniosen eine besondere Stellung ein, indem sie sich durch pathologisch-anatomische Veränderungen und klinischen Verlauf als besondere Krankheiten kennzeichnen, während die akuten Lungenentzündungen und alle Erkrankungen der oberen Luftwege außer der Ätiologie nichts Charakteristisches darbieten.

Welche von diesen Krankheiten auftreten, hängt zum Teil von der Intensität der Inhalation ab, indem der gleiche Staub im Tierexperiment bei großer Dichte akute, bei geringerer chronische Prozesse hervorrufen kann. Das Wichtigste ist aber, namentlich für die tatsächlich durch die Arbeitsverhältnisse gegebenen Bedingungen, die Art des Staubes. Auch im Tierversuch ist diese spezifische Wirkung zu beobachten.

Lubenau[1]) zeigte, daß besonders animalischer Staub die oberen Luftwege reizt und zu Bronchopneumonien führt. Nach Einatmung von Holzstaub starben alle Tiere, z. T. an Pneumonie, z. T. an Bronchitis. Auch Elfenbein-, Horn-, Mehl- und Filzstaub führten zu Lungenentzündungen, obschon speziell Mehl- und Filzstaub bei den überlebenden Tieren nur sehr geringe chronische Veränderungen an den Lungen zurückließen. Von den mineralischen Staubarten, die zu Pneumonokoniosen führten, verursachten Erzgestein, Tonschiefer und Grauwacke, besonders aber Schamotte, Thomasschlacke und Chausseestaub (sterilisiert und unsterilisiert) bei einzelnen Tieren tödliche Pneumonien.

Als *Ursache* der Schädigungen gilt vorwiegend die *mechanische* Reiz- und Fremdkörperwirkung (vgl. Hart). Nur in Ausnahmefällen steht die chemische Wirkung im Vordergrund, z. B. durch das Ätzkali bei der Thomasphosphatpneumonie, durch die Chromsäure bei den Nasenseptumgeschwüren der Arbeiter in Chromatfabriken und der Drechsler, durch Eiweißkörper beim Müllerasthma. Doch gehört nur die Thomasphosphatpneumonie zu den Staubinhalationskrankheiten, da hier die mechanische Wirkung von der chemischen nicht zu trennen ist. Bei den anderen Leiden handelt es sich um direkte Giftwirkung, bei der die Stauberzeugung nur als unterstützendes Moment in Frage kommt.

Heim und Agasse-Lafont[3]) teilen die Staubarten ein in „poussières actives" (toxisch, kaustisch oder infektiös) und „inertes" (weich oder hart). Zu den „Staubinhalationskrankheiten" gehören die Schädigungen durch „aktiven" Staub nur insofern, als neben der infektiösen oder toxischen noch eine mechanische Wirkung vorhanden ist, also z. B. die Thomasschlackenpneumonie, dagegen nicht Krankheiten wie der Lungenmilzbrand der Hadernarbeiter, bei dem der Staub nur die Rolle des Infektionsträgers spielt.

---

[1]) Lubenau: l. c.
[2]) Enderlen: Experimentelle Untersuchungen über die Wirkung des Thomasschlackenstaubes auf die Lungen. Münch. med. Wochenschr. 1892, S. 869.
[3]) Heim u. Agasse-Lafont: Les aff. des pouss. industr. dans la prod. des aff. bronchopulm. Arch. gén. de Méd. 1914. S. 111.

Allerdings messen einzelne Autoren der *chemischen Wirkung* des inhalierten Staubes eine große Bedeutung bei. So nehmen GUYE und KETTLE[1]) an, daß die Kieselsäure das Lungengewebe in erster Linie chemisch schädige, und auch RÖSSLE[2]) denkt an eine chemische Wirkung, durch die die Kieselsäure die Bindegewebsneubildung fördert und dadurch die Lungentuberkulose günstig beeinflußt. Für die Bedeutung des *mechanischen Traumas* spricht die Tatsache, daß spitze und harte Partikel schwerere Veränderungen hervorrufen als runde und weiche. So ist Quarz viel gefährlicher als Porzellanstaub, überhaupt eine der gefährlichsten Staubarten. KOOPMANN[3]) erklärt die relative Harmlosigkeit des Graphites dadurch, daß die spitzen Krystalle weich sind und im Gewebe rasch abgestumpft werden, so daß sie in den Metastasen keine scharfen Spitzen mehr zeigen. Dazu kommt noch die Größe und das spezifische Gewicht der Teilchen, die dafür maßgebend sind, wieviel von dem eingeatmeten Staub in den oberen Luftwegen niedergeschlagen wird. Die Verhältnisse sind also schon in bezug auf die mechanischen Wirkungen recht kompliziert, und chemische Wirkungen brauchen auch für die Erklärung der Tatsache nicht herangezogen zu werden, daß Kohle eine viel lebhaftere Reizung hervorruft und viel rascher und ausgiebiger phagocytiert wird als Quarz, der infolgedessen mehr liegen bleibt und zu Pneumonokoniose führt [HALDANE[4]), MAVROGORDATO[5])]. Diese zeigten auch, daß Beimengung von Kohle und Tonstaub die Phagocytose der Quarzkrystalle fördert (vgl. u. unter Tuberkulose).

Die Gefährlichkeit der einzelnen Staubarten schätzt LUBENAU[6]) nach den Ergebnissen seiner Tierversuche folgendermaßen ein:

Am schädlichsten: Schamotte, Thomasschlacke, Kalkspat, Erzgestein, Dolomit und Bleiglanz, Bronze, Holz, Elfenbein, Hanf, Tabak, Korn.

Weniger gefährlich: Sandstein, Porzellan, Zement, Glas, Chausseestaub, Tonschiefer und Grauwacke, Galmei, Staub aus einer Getreidemühle.

Relativ ungefährlich: Granit, Marmor, Gips, Ziegel, Blende, Leder, Papier, Filz und besonders Kohlenruß.

Die Reihenfolge stimmt, soweit es sich um mineralischen Staub handelt, mit den Erfahrungen am Menschen gut überein. Dagegen sind die pflanzlichen und tierischen Staubarten im Gewerbe viel weniger gefährlich, weil sie vorwiegend auf die oberen Luftwege wirken und der beim Einatmen auftretende Hustenreiz bei einer solchen Staubdichte, wie sie im Tierversuch hergestellt werden kann, das Verweilen oder gar das Atmen in der Staubatmosphäre einfach unmöglich macht. Die Gewerbebetriebe haben sich deshalb so einrichten müssen, daß der Staub nicht zu schlimm wird, und die Schädigungen, die man zu sehen bekommt, im Verhältnis zu den Resultaten der Tierversuche recht gering sind. Wo dagegen diese Reizung der oberen Luftwege erträglich ist wie beim mineralischen Staub, entstehen die Pneumonokoniosen in einer Häufigkeit und Schwere, die der Lubenauschen Reihenfolge ungefähr entspricht. So ist es eine allgemeine Erfahrung, daß der Sandsteinstaub viel gefährlicher ist als der Marmorstaub, der Quarzstaub der gefährlichste[7]),

---

[1]) GUYE und KETTLE: The Pathology of Miners-Phthisis. Lancet 1922, II, S. 855.

[2]) RÖSSLE: Über die Tuberkulose der Staubarbeiter, insbesondere im Porzellangewerbe. Beitr. z. Klin. d. Tuberkul. Bd. 47, S. 325. 1921.

[3]) KOOPMANN: Beitrag zur Frage der Pneumokoniosen. Virchows Arch. f. pathol. Anat. u. Physiol. Bd. 253, S. 423. 1924.

[4]) HALDANE: Effects of Dust Inhalation. Engineer. a. mining journ. 1918. Übers. von JUNGHANS: Zentralbl. f. Gewerbehyg. 1919, H. 10/11.

[5]) MAVROGORDATO: Exp. on Eff. of Dust Inhal. Journ. of hyg. Bd. 17, S. 439. 1918.

[6]) LUBENAU: l. c.

[7]) PURDY: Pneumonok. in Quartz Miners, Hobart, Tasmania, 1911. Vgl. auch LANDIS: Journ. of industr. hyg. 1919, S. 117. — COLLIS: The infl. of dust inhal. on the incidence of Phthisis. Lancet 1921, I, S. 179. — KOELSCH: Zeitschr. f. Tub. Bd. 39, S. 116. — MAVROGORDATO: l. c. u. a.

und daß der Kohlenruß keine schweren Lungenveränderungen hervorruft, wenn nicht gleichzeitig andere Staubarten eingeatmet werden wie in den Kohlenbergwerken, wo neben dem Kohlenruß immer auch Steinstaub entsteht.

Überhaupt kommt für die einzelnen Gewerbe nicht nur das Ausgangsmaterial und die fertige Ware, sondern auch Zwischenprodukte und Hilfsmaterial als Ursache der Staubschädigung in Betracht. Die Metallschleifer können eine reine „Steinlunge" bekommen, in der die Untersuchung der am stärksten cirrhotischen Stellen kein Eisen, sondern nur Staub und Ruß ergibt [STAUB-OETIKER[1])].

Die *einzelnen Berufsarten*, die zu Staubinhalationskrankheiten führen, können hier nicht alle aufgezählt werden. Außerdem ist die Statistik über die Häufigkeit der Staubschädigungen sehr mangelhaft. In wenigen Gewerbebetrieben ist die Zahl der an Staubinhalationskrankheiten Leidenden durch Untersuchung aller Arbeiter festgestellt [z. B. in der Wiesentaler Baumwollspinnerei durch K. SCHILLING[2]) und J. SCHMIDT[3]), in einer Metallschleiferei durch STAUB-OETIKER, in den Bergwerken von Südafrika[4])]. Die Statistiken auf Grund der Fabrikkrankenlisten, der amtlichen Todesursachenangaben usw. sind, wie KOELSCH[5]), HOLTZMANN und HARMS[6]), LEHMANN u. a. betonen, wenig brauchbar, namentlich für unseren Zweck, da die Pneumonokoniosen oft mit Tuberkulose verwechselt werden. Außerdem kommt es innerhalb des gleichen Gewerbes ganz wesentlich auf die technischen und hygienischen Einrichtungen, auf das Menschenmaterial, aus dem sich die Arbeiterschaft rekrutiert, usw. an. Erfahrungen von Krankenhäusern, Polikliniken und Fürsorgestellen sind nur teilweise brauchbar.

Besser sind systematische Untersuchungen aus pathologisch-anatomischen Instituten [RÖSSLE[7])], auch wenn sie relativ kleine Zahlen ergeben. Auf Grund der von LEHMANN berücksichtigten Arbeiten, der Statistik RÖSSLES, der Angaben NEISSERS[8]), KOELSCHS[9]) usw. kommt man zu folgenden Resultaten:

Arbeit in animalischem oder vegetabilischem Staub macht viel Erkrankungen der oberen Luftwege, aber wenig oder gar keine Pneumonokoniosen (abgesehen von Anthrakose). Das gilt für Haararbeiter, Hutmacher, Müller, Holzarbeiter, Spinner, Weber und Zigarrenarbeiter. [Die zwei von ZENKER[10]) beschriebenen „Tabaklungen" — braune Flecke in atrophischer Lunge — sind Unica geblieben und in ihrer Erklärung zweifelhaft — vgl. HART — und auch der neuerdings von PALITZSCH[11]) mitgeteilte Fall ist, weil nur klinisch untersucht, nicht beweisend.] Fast überall wird beobachtet, daß ein Teil der Arbeiter in der ersten Zeit erkrankt und entweder die Arbeit verläßt oder sich daran gewöhnt, so daß

---

[1]) STAUB-OETIKER: Die Pneumokoniose der Metallschleifer. Dtsch. Arch. f. klin. Med. Bd. 119, S. 469. 1916.

[2]) SCHILLING, K.: Über die schädliche Einwirkung des Baumwollstaubes auf die Atmungsorgane. Dtsch. Arch. f. klin. Med. Bd. 146, S. 163. 1925.

[3]) SCHMIDT, L.: Zur Gewerbehygiene des Baumwollspinnereiberufs. Arch. f. Hyg. Bd. 94, S. 105. 1924.

[4]) WATKINS-PITCHFORD: Silicosis on the Rand. Lancet 1921, I, S. 37.

[5]) KOELSCH: Porzellanindustrie und Tuberkulose. Beitr. z. Klin. d. Tuberkul. Bd. 42, S. 184. 1919.

[6]) HOLTZMANN und HARMS: Zur Frage der Staubeinwirkung auf die Lungen der Porzellanarbeiter. Tuberkul.-Bibl., Beihefte zur Zeitschr. f. Tuberkul. Nr. 10. 1923.

[7]) RÖSSLE: l. c.

[8]) NEISSER, E. J.: Tuberkulose, Lungenschwindsucht und Erkrankungen der Atmungsorgane. Nach dem Bericht der Gewerbeinsp. der Kulturländer. Tuberculosis Bd. 7, S. 385. 1908.

[9]) KOELSCH: Zur Staubfrage. Jahreskurse f. ärztl. Fortbild. 1920, Sept., S. 5.

[10]) ZENKER: Bericht über die 40. Vers. dtsch. Naturforsch. u. Ärzte in Hannover 1865, S. 271.

[11]) PALITZSCH: Tabakpneumonokoniose. Zentralbl. f. Gewerbehyg. Jg. 9, S. 225. 1921.

die älteren Arbeiter im ganzen geringere Erkrankungsziffern aufweisen. Eine Ausnahme machen die Perlmutterarbeiter, bei denen die spitzen Calciumcarbonatkrystalle Pneumonokoniosen [auch viele Lungenentzündungen — Neisser[1])] verursachen.

Kohlenarbeiter leiden viel an Entzündungen der Luftwege. Besonders von Kaminfegern wird die Neigung zu akuten Katarrhen erwähnt. Anthrakose der Lungen tritt selbstverständlich ein, doch wird dabei die Gesundheit verhältnismäßig wenig geschädigt, und selbst bei ausgedehnten Lungenveränderungen, sogar mit Kavernenbildung, sind die Beschwerden oft recht gering.

Mineralischer Staub führt zwar auch oft zu Katarrhen der Luftwege, hauptsächlich aber zu Pneumonokoniosen. Von den Arbeitern in Steinbrüchen, Steinhauern usw. erkranken hauptsächlich die, die dem Sandstein und Quarzstaub ausgesetzt sind. Besonders gefährdet sind die Mühlsteinbehauer. Bei den Bergleuten ist es besonders die Gesteinsarbeit, die den Lungen schädlich ist [Ickert[2]), Patschkowski[3]) u. a.]. Die Porzellanarbeiter leiden weniger an Pneumonokoniosen, und diese verursachen wenig Beschwerden [siehe besonders Holtzmann und Harms[4]), May und Petri[5])]. Eine Ausnahme machen die Schamottenmühlenarbeiter [Scheder[6])]. Stärker gefährdet sind die Glasschleifer. Die Metallschleifer leiden besonders an Pneumonokoniosen, wenn sie infolge mangelhafter Einrichtungen den Staub des Schleifsteins einatmen müssen. Das Metall selbst macht verhältnismäßig wenig Pneumonokoniosen, wenn auch schwere Siderosis vorkommt. Besonders gefährlich scheint der Staub von Englischrot, denn solche „rote Eisenlungen" schwerster Art sind von Zenker[7]) und Dürck[8]) beschrieben. Bei vielen Eisenarbeitern kommt die gleichzeitige Einatmung von Kohlenruß hinzu. Neben den Pneumonokoniosen spielen bei einzelnen Berufsarten noch andere Erkrankungen eine große Rolle, so bei den Arbeitern in Zementfabriken und bei den Stahlschleifern die Nasenaffektionen, bei der Thomasschlacke die Pneumonie, bei den Schneeberger Bergleuten der Lungenkrebs.

Eine besondere *Disposition* einzelner Individuen wird z. B. von Staub-Oetiker[9]) geleugnet, weil in dem von ihm untersuchten Betrieb sämtliche Arbeiter nach einer gewissen Zeit Pneumonokoniosen aufwiesen. Es ist allerdings selbstverständlich, daß bei starker Inhalation von gefährlichem Staub jede Lunge von diesem erfüllt und mehr oder weniger geschädigt wird. Es ist aber ebenso selbstverständlich, daß der Grad der Erkrankung von individuellen Faktoren abhängig ist, und daß bei geringerer Staubeinwirkung nur ein besonders disponierter Teil der Einatmenden erkrankt, wie z. B. aus den Untersuchungen von Holtzmann und Harms[4]), Patschkowski[3]) usw. ersichtlich ist und wie auch aus den oben erwähnten Beobachtungen über die Gewöhnung der Arbeiter an den tierischen und pflanzlichen Staub hervorgeht. Als besondere Disposition zu Pneumokoniosen

---

[1]) Neisser, E. J.: l. c.

[2]) Ickert: Staublunge und Tuberkulose bei den Bergleuten des Mansfelder Kupferschieferbergbaus. Tuberkul.-Bibl., Beihefte zur Zeitschr. f. Tuberkul. H. 15. 1924 u. Dtsch. med. Wochenschr. 1924, Nr. 25.

[3]) Patschkowski: Pneumokoniosen bei den Bergarbeitern des rhein.-westfäl. Steinkohlenreviers. Beitr. z. Klin. d. Tuberkul. Bd. 57, S. 113. 1923.

[4]) Holtzmann und Harms: l. c.

[5]) May und Petri: Beiträge zur Frage der Pneumonokoniosen. Beitr. z. Klin. d. Tuberkul. Bd. 58, S. 168. 1924.

[6]) Scheder, H.: Über Entstehung und Verlauf der Lungentuberkulose bei Staubinhalationen. Inaug.-Dissert. Erlangen 1919.

[7]) Zenker: Dtsch. Arch. f. klin. Med. Bd. 2.

[8]) Dürck: Über Gewerbekrankheiten. Bayer. Industrie- u. Gewerbeblatt 1898.

[9]) Staub-Oetiker: l. c. S. 475.

gibt Jarvis[1]) den lymphatischen Habitus (hypertrophische Rhinitis, Tonsillen-
vergrößerung und Wucherungen des lymphatischen Gewebes am Pharynx) an.

Die einzelnen Krankheiten, die durch Staubinhalation entstehen, sind (abgesehen von der Erstickung durch große Staubmassen) folgende:

1. *Katarrhe der oberen Luftwege.* Sie unterscheiden sich nicht von Katarrhen
anderer Ätiologie, abgesehen vom Befund der Staubpartikel auf der Schleimhaut
und im Sekret, das dadurch unter Umständen eine charakteristische Färbung
erhält. Bei den akuten Katarrhen bildet die Staubschädigung oft nur das dis-
ponierende Moment, das eine Infektion oder Erkältung leichter zur Wirkung
gelangen läßt oder die Krankheit verlängert und verschlimmert. Bei Zementarbeitern und Stahlschleifern wird besonders Rhinitis erwähnt, Atrophie der
Nasenschleimhaut und mit Erosionen und Geschwüren am Septum, die bei einem
Teil der Arbeiter (1,7% der Arbeiter in Zementfabriken, Koelsch) zu Perforation führen. Durch die Atrophie wird die Nasenschleimhaut weniger empfindlich gegen den Staub, aber auch die Hypertrophie der Schleimhaut kann die
Schutztätigkeit der Luftwege beeinträchtigen, indem sich die Arbeiter an die
Mundatmung gewöhnen [Moritz und Roepke[2])].

Verkleisterung der Bronchien durch Mehlstaub beschrieb C. Gerhardt[3]).
Neuerdings hat Gade[4]) zahlreiche Fälle von *Bronchialasthma bei Holzsägearbeitern*
mitgeteilt, teilweise mit typischem Asthmasputum und Eosinophilie des Blutes.
Er faßt es nicht als anaphylaktisches Asthma auf, sondern als Folge des chronischen Bronchialkatarrhs, wobei die Disposition einzelner Individuen (die sich
z. B. in der Eosinophilie des Blutes äußert) die Bedingung für die Entstehung
des Asthmas aus der Bronchitis ist.

Daß der chronische Staubkatarrh zu den gewöhnlichen Folgen der Bronchitis,
Emphysem, Bronchiektasie, putride Bronchitis usw. führen kann, ist selbstverständlich.

2. *Pneumonien.* Im Tierexperiment kann fast jede Staubart, die Bronchitis
hervorruft, auch Bronchopneumonien erzeugen. Beim Menschen kommt eine
Bronchopneumonie durch plötzliche Staubinhalation vor; das Beispiel eines
Kindes, das bei einem Brand bewußtlos wurde und 4 Tage später an einer Bronchopneumonie starb, erwähnt Aufrecht. Sehr viel häufiger wird die Staubbronchitis
die Ursache dafür sein, daß eine Infektion zu Bronchopneumonie führt. Diese
Begünstigung der Infektion ist auch die Ursache für die *Thomasschlackenpneumonien.* Bei der Fabrikation von Thomasphosphatmehl (das durch Hinzufügen
von überschüssigem Kalk zum glühenden Eisen als phosphatreiche Schlacke
gewonnen, gemahlen und als Düngemittel benützt wird) wurden, worauf Er-
hardt[5]) zuerst aufmerksam machte, in *den ersten* Jahren erschreckend viele,
schwer verlaufende Lungenentzündungen beobachtet. Enderlen[6]) wies nach,
daß es typische croupöse Pneumonien sind, die den Pneumokokkus enthalten.
Dagegen erhielt er im Tierversuch nur Bronchopneumonien ohne Pneumokokken.
Französische Autoren beschreiben auch Bronchopneumonien bei Thomasschlacken-

---

[1]) Jarvis: A conception of chest X-ray densities based on a study of granite dust
inhalation. Americ. journ. of roentgenol. Bd. 9, S. 226. 1922.

[2]) Moritz und Röpke: Über die Gesundheitsverhältnisse der Metallschleifer im Kreise
Solingen. Zeitschr. f. Hyg. Bd. 31, S. 231. 1899.

[3]) Gerhardt, C.: Über Verkleisterung der Luftröhrenäste. Zentralbl. f. inn. Med. 1896,
Nr. 20. Vgl. v. Jacksch: Über Amyloidosis der Lungen. 23. Kongreß f. inn. Med. 1906,
S. 426.

[4]) Gade: Über Pneumonokoniosen mit Asthma bei Holzsägearbeitern. Münch. med.
Wochenschr. 1921, S. 1144.

[5]) Ehrhardt: Thomasschlackenpneumonie. Festschr. z. 50jähr. Jubil. d. pfälz. Ärzte-
Ver. Frankenthal 1889.

[6]) Enderlen: l. c.

arbeitern[1]). Das Lungengewebe wird also durch das ätzkalkreiche Thomasphosphatmehl gegen die Infektion weniger widerstandsfähig gemacht. Das zeigte sich auch in den Versuchen RONZANIS[2]), der durch Inhalation von Schmirgelstaub ein viel reichlicheres Wachstum von eingeatmeten Prodigiosuskulturen erhielt als in der ungeschädigten Lunge, während Lykopodiumstaub nur wenig schädigende Wirkung zeigte. Die Verminderung der Resistenz des Lungengewebes ist also weder dem Pneumokokkus spezifisch, noch dem Thomasphosphatmehl eigentümlich, sondern nur graduell verschieden. Deshalb kommen bei gewissen Staubarbeitern Pneumonien häufiger vor als bei anderen Berufsarten, so nach NEISSER[3]) bei den Veltener Kachelschleifern. Allerdings ist bei allen Statistiken nicht ersichtlich, ob es sich um croupöse oder Bronchopneumonien handelt. Die Thomasschlackpneneumonie ist übrigens dank der Verbesserung des Betriebes selten geworden, nur während des Krieges, als Frauen bei der Arbeit verwendet wurden, erkrankten diese häufig an Pneumonien (neben Bronchitiden) und zeigten auch eine vermehrte Grippemorbidität gegenüber anderen Betrieben [OPITZ[4])]. Ähnliche Pneumonien wie bei Thomasschlackenarbeitern beschreibt WATKINS-PITCHFORD auch bei Minenarbeitern als „acute pulmonary silicosis".

3. *Pneumonokoniosen.* Seit ZENKER[5]) faßt man unter dem Namen Pneumonokoniosen die Anthrakose, Siderose und Chalikose zusammen.

Statt Chalicosis wird auch der Ausdruck Silicosis gebraucht ($\chi\acute{\alpha}\lambda\iota\hat{\xi}$ = silex). Dagegen sind Wörter wie Aluminosis nicht zu empfehlen, weil sie weder die chemische Natur des Staubes in der Lunge, noch die Art der gewerblichen Schädigung eindeutig zum Ausdruck bringen. Vom Tonstaub ist das schädlichste die darin enthaltenen Quarzkrystalle, und die Tonarbeiter werden je nach der Art ihrer Tätigkeit in verschiedenem Maße von Pneumonokoniosen befallen. Man spricht deshalb besser von Sandsteinhauer-, Schamotte- oder Porzellanarbeiterlunge, Specksteinlunge usw., wenn man innerhalb der Chalikose Unterabteilungen machen will. Daß die „Tabakosis" bisher nur historische Bedeutung erlangen konnte, wurde schon erwähnt.

Anatomisch sind Anthrakose, Chalikose und Siderose gut charakterisierte Krankheiten, doch sind die Mischformen viel häufiger. Insbesondere fehlt ein schwächerer oder stärkerer Grad von Anthrakose bei den anderen Koniosen nie. In der von LANGGUTH[6]) beschriebenen Bergmannslunge, die den höchsten Gehalt von Eisenoxyd in der Literatur aufweist (7,9% der Trockensubstanz), wurde auch mehr Kieselsäure gefunden als in allen übrigen bisher untersuchten Lungen (11,9% der Trockensubstanz).

a) *Anthracosis.* Die Grenzen zwischen der „normalen" Anthrakose und der Pneumonoconiosis anthracotica sind nicht scharf. Als *normal* müssen wir die Anthrakose bezeichnen, die sich auf die bekannte felderförmige Zeichnung der Lungenoberfläche mit den dunkleren Intercostalstreifen und auf die Bildung kleiner Knötchen beschränkt. Diese Knötchen stellen die Ablagerung von Ruß in Lymphknoten dar. Auch sonst folgt die Anhäufung den Lymphwegen, sowohl in dem Interlobärsepta als auch im peribronchialen Lymphgewebe und in den

---

[1]) GAUTRET: Les pneumonies à scories. Thèse Nantes 1899: HEIM u. AGASSE-LAFONT: l. c. Dort auch ältere französische Literatur.

[2]) RONZANI: Über das Verhalten des bactericiden Vermögens der Lungen. Arch. f. Hyg. Bd. 63, S. 339. 1907.

[3]) NEISSER, E. J.: l. c.

[4]) OPITZ: Über Lungenentzündung bei Thomasschlackenmehrarbeitern. Zentralbl. f. Gewerbehyg. Jg. 8, S. 223. 1920.

[5]) ZENKER: l. c.

[6]) LANGGUTH: Über die Siderosis pulmonum. Dtsch. Arch. f. inn. Med. Bd. 55, S. 255. 1895.

periarteriellen Lymphbahnen. Ein gewisser Grad von Bindegewebsvermehrung entsteht dabei immer. Auch die Vergrößerung und Sklerosierung der Lymphdrüsen infolge der Rußfiltration ist noch als physiologisch zu betrachten.

Als pathologisch muß man den *zweiten Grad* der Anthrakose bezeichnen, bei dem Teile der Lunge — teils in diffuser Ausbreitung, teils mit Knotenbildung — derb und luftleer werden. Die ergriffenen Teile sind schwarz oder grauschwarz. Bisweilen sind sie nicht derb, sondern torfartig bröckelig. Mikroskopisch kann man erkennen: 1. Desquamativpneumonie, oft in herdförmiger Verteilung; 2. Lymphangitis und Obstruktion von Lymphgefäßen durch Rußkörner und Staubzellen; 3. interstitielle Pneumonie.

Der dritte Grad der Anthrakose ist gekennzeichnet durch die Nekrose der schwieligen Herde. Wenn die Verödung der Lymphgefäße fortschreitet und sich immer mehr Bindegewebe in der Umgebung eines Knotens bilden, so wird dessen Zentrum schließlich nicht mehr ernährt und zerfällt. So entstehen unregelmäßige Kavernen, die von bröckligen Massen umgeben sind und oft mit Bronchiektasien in Verbindung stehen („Phthisis atra"). (Die genaue Beschreibung eines Falles von schwerster Anthrakose bei einem 68jährigen Graphitarbeiter hat KOOPMANN[1]) neuerdings mitgeteilt.) Der Zerfall kann, wie unten ausgeführt wird, auch ohne Mitwirkung von Tuberkelbacillen zustande kommen. Dagegen ist oft die Beteiligung von Steinstaub (besonders Kieselsäure) nicht auszuschließen, da der Kohlenstaub nicht aus reinem Kohlenstoff besteht.

b) *Chalicosis*. Auch die Chalicosis macht herdförmige Pneumonien, die chronisch werden, Lymphangitis und Perilymphangitis und proliferierende interstitielle Pneumonie. Es entstehen oft massenhafte miliare oder größere weißliche und graubläuliche Knötchen, schrotkörnerähnliche Gebilde, deren Peripherie durch Kohleneinlagerung eine grauschwarze Farbe annehmen kann. Besondere Staubarten können eigentümliche blaue und grüne Färbungen erzeugen (Porzellan- und Specksteinlunge). Oft entstehen größere Knoten und diffusere Infiltrate, und die Lunge kann so hart werden, daß sie nicht zu schneiden ist. Schließlich bilden sich Kavernen und Bronchiektasien, während andere Lungenteile emphysematös werden. Die Pleura beteiligt sich durch ausgedehnte Schwielenbildung [genaue Beschreibung aus neuer Zeit durch ARAI[2])].

c) *Siderosis*. Die Eisenlunge wird kaum mehr beobachtet. (Die Pneumonokoniose der Metallarbeiter ist Chalikose, vgl. STAUB-OETIKER.) Ihre Farbe ist durch Eisenoxyd rot oder durch Eisenoxydul oder Eisenphosphat schwarz. Sie unterscheidet sich von der Chalikose durch die mehr diffuse Induration.

Die *Bronchialdrüsen* sind bei den Pneumonokoniosen vergrößert, derb, sie können erweichen und in Blutgefäße (Lungenarterien und -venen, Azygos usw.) oder in die Trachea oder Bronchien durchbrechen.

Metastasen in entfernten Organen (besonders Lymphdrüsen, Milz, Leber, Nieren) können auf diese Weise entstehen. Sie sind aber in Form von selbst makroskopisch sichtbaren schwarzen Knötchen bei der Anthrakose so häufig [zuerst von WEIGERT[3]) beschrieben], daß eine andere Entstehungsweise die Regel sein muß. Möglich wäre der Blutweg oder der Lymphweg. In das *Blut* könnten die Staubkörner auch ohne grobe Perforation gelangen, indem sie in der Lunge selbst in die Capillaren eindringen, oder indem sie die bronchialen und mediastinalen Lymphdrüsen passieren und in den Ductus thoracicus eingeschwemmt

---

[1]) KOOPMANN: l. c.

[2]) ARAI: Über Chalicosis pulmonum. Virchows Arch. f. pathol. Anat. u. Physiol. Bd. 228, S. 510. 1920.

[3]) WEIGERT: Über den Eintritt des Kohlepigments aus den Atmungsorganen in den Blutkreislauf. Fortschr. d. Med. 1883, S. 441.

werden. Ein Transport auf dem *Lymphweg* ist in verschiedener Weise denkbar. Die präformierten Lymphbahnen der Pleura costalis und diaphragmatica (nach einzelnen Autoren auch Lymphgefäße, die normalerweise die Lymphe aus den Brustorganen direkt in die abdominalen Lymphdrüsen führen) könnten Staub in die Lymphknoten des Abdomens und der Axilla verschleppen. Dann ist aber auch anzunehmen, daß sich infolge der Verödung von alten Lymphgefäßen neue bilden, die einen anderen Anschluß finden. Endlich ist ein retrograder Transport nach anderen Erfahrungen der Pathologie (Geschwülste, Tuberkulose) nichts Seltenes. CHRIST[1]) nimmt für seine Fälle von Kieselsäuremetastasen einen Transport durch das Zwerchfell in die abdominalen Lymphknoten und eine retrograde Wanderung in die Cervical- und Axillardrüsen an. Nachdem aber KOOPMANN[2]) bei Anthrakose den Ruß in den Lungencapillaren gefunden hat, ist eine direkte Einwanderung der Staubkörner in die Blutbahn nicht von der Hand zu weisen. (Literatur über Staubmetastasen bei CHRIST.)

Ob die früher bei *Perlmutterdrechslern* und *Jutespinnerinnen* beobachteten *Knochenerkrankungen* wirklich auf Staubmetastasen beruht haben, ist nicht erwiesen (s. LEHMANN und STICKER).

Das klinische Bild der Pneumonokoniosen ist hier insofern zu berücksichtigen, als es allgemeinpathologisches Interesse bietet.

Man kann vier Stadien im Krankheitsverlauf unterscheiden, die im ganzen der früher von uns gegebenen Einteilung in ein bronchitisches, emphysematöses und ein kavernöses Stadium[3]) sowie den Einteilungen von KLEHMET[4]), LEGGE[5]) usw. folgt, nur daß das symptomlose, aber prophylaktisch außerordentlich wichtige Frühstadium berücksichtigt ist.

Das *erste* Stadium verläuft symptomlos, außer daß etwa eine Neigung zu akuten oder subakuten Bronchialkatarrhen besteht. Nur die Röntgenuntersuchung läßt die Pneumonokoniose erkennen. Die Zeit der Beschäftigung im Staub, die zur Entstehung röntgenologisch nachweisbarer Veränderungen nötig ist, ist recht verschieden, ebenso die Dauer dieses Stadiums. HOLTZMANN und HARMS[6]) fanden bei Porzellanarbeitern nach geringerer als 5jähriger Berufstätigkeit noch keine Veränderung im Röntgenbild, von 10jähriger an mäßige bis mittlere Grade, z. B. bei einem 58jährigen Mann nach 44 Jahren Dreharbeit ausgesprochene Staublunge ohne die geringsten Beschwerden. STAUB-OETIKER[7]) konnte bei den Metallschleifern einer Fabrik schon vom 5. Jahre an regelmäßig Veränderungen im Röntgenbild nachweisen. Bei einzelnen Berufsarbeitern (besonders bei Quarzstaub) können sie noch viel früher eintreten. KOELSCH fand bei Zementarbeitern in 15%, bei Stahlkugelschleifern in 31%, bei Porzellanmachern in 45%, bei Sandsteinhauern in 63% der untersuchten Arbeiter nachweisbare Lungenveränderungen.

Im *zweiten* Stadium stellen sich Beschwerden ein, die noch wenig beachtet werden. Die ersten Klagen pflegen Dyspnöe bei Anstrengungen zu betreffen. Daneben besteht leichter Husten mit Sputum, das je nach der Art des Staubes charakteristisch gefärbt ist. Gelegentlich enthält es auch Blut. Die Temperatur kann zeitweise etwas erhöht sein.

Das *dritte* Stadium muß von dem Zeitpunkte an gerechnet werden, an dem die Arbeitsfähigkeit zu leiden beginnt. Stärkere katarrhalische Beschwerden, oft mit Temperatursteigerung, werfen den Arbeiter zeitweise aufs Krankenlager, oder die zunehmende Dyspnöe zwingt ihn, eine leichtere Beschäftigung zu suchen. Der Husten wird chronisch, der Auswurf reichlicher, öfter mit Blut gemischt, selten rein blutig. Blässe und Abmagerung stellen sich ein, die Temperatur ist oft erhöht. Nachtschweiße sind nicht selten. In der Regel klagen die Patienten über Brustschmerzen, besonders in der Herzgegend. Die Perkussion ergibt noch wenig Veränderungen, die Auskultation zuerst nur Pfeifen und Schnurren von wechselnder Intensität und Lokalisation, seltener Symptome von Verdichtung oder gar Zerfall des Lungengewebes. Dieses Stadium entwickelt sich aus dem vorhergehenden meistens allmählich, bisweilen aber auch plötzlich [PATSCHKOWSKI[8])] und kann Jahrzehnte dauern, aber auch nach kurzer Zeit in das folgende übergehen.

---

[1]) CHRIST: l. c., S. 412.   [2]) KOOPMANN: l. c.

[3]) STAEHELIN: Pneumonokoniosen, in MOHR-STAEHELIN: Handb. d. inn. Med. Bd. 2, S. 653. 1914.

[4]) KLEHMET: Zur Diagnose der Pneumonokoniosen. Beitr. z. Klin. d. Tuberkul. Bd. 46, S. 153. 1920.

[5]) LEGGE: Miners' Silicosis. Journ. of the Americ. med. assoc. Bd. 81, S. 809. 1923.

[6]) HOLTZMANN und HARMS: l. c.   [7]) STAUB-OETIKER: l. c.   [8]) PATSCHKOWSKI: l. c.

Das *vierte* (End-) Stadium gleicht vollkommen dem einer chronischen Lungenschwindsucht mit Abmagerung, Husten und Auswurf. Nur ist die Temperatur gewöhnlich nur wenig erhöht. Die Untersuchung der Brustorgane ergibt mangelhafte Erweiterungsfähigkeit des Thorax, tiefstehende Lungengrenzen, mehr oder weniger intensive Dämpfungen, klingende und nichtklingende Rasselgeräusche, sogar Kavernensymptome. Häufig liefern aber Perkussion und Auskultation nur geringe Resultate. Begleitende Pleuritiden, namentlich trockene, sind häufig. Gegenüber der Phthise ist oft die Dyspnöe auffallend. Der Patient von Arai[1]) konnte mit tiefliegendem Kopf am besten atmen. Der Tod tritt infolge von Herzschwäche oder allgemeiner Entkräftung ein, wenn nicht eine Bronchopneumonie, eine putride Bronchitis oder sonst eine Krankheit dem Leiden ein Ende macht.

Die *Röntgenuntersuchung* der Lungen ist nicht nur diagnostisch von größter Wichtigkeit, sondern ergänzt in wertvoller Weise die Kenntnisse, die uns die pathologische Anatomie und das Tierexperiment liefern. Neben zahlreichen kasuistischen Beiträgen der neueren Zeit [Assmann[2]), Entin[3]), Pokorny-Weil[4]), Jaensch[5]), Picheral[6]), de la Camp[7]), Küchemann[8]), Stepp[9]), Böhme[10]), Beltz[11]), Weil[12]), Braunschweig[13]), Edling[14]), usw.] liegen systematische Untersuchungen von Krankenhausinsassen in Bergbau- und Industriegegenden vor [Klehmet, Patschkowski, Ickert usw.]. Besonders wichtig sind die systematischen Untersuchungen der Arbeiter in Betrieben (Holtzmann und Harms, Staub-Oetiker). Jarvis hat durch Serienuntersuchungen an Granitarbeitern, die sich über 2 Jahre erstreckten, und durch Vergleich mit Autopsien die Bedeutung des Röntgenbildes für die Pathogenese der Pneumonokoniosen darzulegen versucht. Er unterscheidet 6 Stadien: 1. Verdichtung des Hilusschattens, bedingt durch Lymphstauungen, zurückgehend beim Sistieren der Staubarbeit und beim Auftreten der Zeichen von Pleuraverdickungen (nach Jarvis Nachlassen des Lymphstroms von der Peripherie); 2. vermehrte Strangzeichnung, bedingt durch Veränderungen der peribronchialen Lymphgefäße; 3. Auftreten von kleinen runden Schattenflecken; 4. fächerförmige, interlobulär bedingte Verschleierungen und wolkige Schatten; 5. periphere Nebel; 6. Verdichtung der peripheren Schatten. Staub-Oetiker und May und Petry unterscheiden 3 bzw. 4 Stadien, von denen die drei ersten den Stadien 1 bis 3 von Jarvis ungefähr entsprechen, das vierte durch größere, unregelmäßige Schattenflecke gekennzeichnet ist. Andere Autoren sprechen von zwei Formen (nicht Stadien), der kleinknotigen und der grobknotigen. Die kleinknotige Form kann einer Miliartuberkulose sehr ähnlich sehen, die grobknotige einer vorgeschrittenen nodösen Phthise, nur sind die Schatten gleichmäßiger über beide Lungen verteilt. Kavernen kann man selten erkennen. Die meisten Autoren geben an, daß die Veränderungen in den mittleren Partien am stärksten sind (z. B. Legge, Patschkowski), nach anderen ist die Bevorzugung der unteren (Staub-Oetiker) oder der oberen (Holtzmann-Harms) das Charakteristische. Nach meinen Erfahrungen (teilweise mitgeteilt von Entin) sind bei mäßiger Intensität die oberen Lungenteile stärker ergriffen, bei größerer die mittleren. Das stimmt auch beim Vergleich der schwächeren Befunde von Holtzmann und Harms und der schwereren von Staub-Oetiker und entspricht den oben besprochenen

---

[1]) Arai: l. c.

[2]) Assmann: Klinische Röntgendiagnostik der inneren Erkrankungen. 3. Aufl. Leipzig 1924.

[3]) Entin: Über Pneumonokoniosen. Inaug.-Dissert. Basel 1915 u. Fortschr. a. d. Geb. d. Röntgenstr. Bd. 22. 1915.

[4]) Pokorny-Weil: Kenntnis der grobknotigen Form der Pneumonokoniosen. Fortschr. a. d. Geb. d. Röntgenstr. Bd. 31, S. 22. 1923.

[5]) Jaensch: Über das Röntgenbild der Pneumonokoniosen. Fortschr. a. d. Geb. d. Röntgenstr. Bd. 28, S. 299. 1921.

[6]) Picheral: Lés. ét. de pneumonoc. anthrac. av. absence absolue de signes phys. Journ. de radiol. et d'électrol. Bd. 4, S. 34. 1920.

[7]) de la Camp: Lungenentzündungen, in Kraus-Brugsch: Spez. Pathol. u. Therap. d. inn. Krankh. Bd. III. Berlin. 1921.

[8]) Küchemann: Zur Kasuistik und Symptomatologie der Lungenanthrakose. Fortschr. a. d. Geb. d. Röntgenstr. Bd. 32, S. 23. 1924.

[9]) Stepp: Zur Kasuistik der Staubinhalationskrankheiten. Med. Klinik 1916, S. 589.

[10]) Böhme: Zur Kenntnis des Röntgenbildes der Lungenanthrakose. Fortschr. a. d. Geb. d. Röntgenstr. Bd. 29, S. 301. 1922.

[11]) Beltz: Die Pneumonok. im Röntgenbild. Münch. med. Wochenschr. 1914. S. 1706.

[12]) Weil: Die Siderosis der Lunge im Röntgenbild. Fortschr. a. d. Geb. d. Röntgenstr. Bd. 24, S. 111. 1916.

[13]) Braunschweig: Z. Kenntn. d. Pneumonok. Dtsch. med. Wochenschr. 1918. S. 1375.

[14]) Edling: Z. Kenntn. d. Röntgenbildes bei Anthrac. pulm. Fortschr. a. d. Geb. d. Röntgenstr. Bd. 25, S. 508. 1918.

Erklärungen TENDELOOS. Eine, allerdings geringfügige, Bevorzugung der rechten Lunge fanden HOLTZMANN und HARMS, entsprechend den experimentellen Ergebnissen ARNOLDS.

Die Veränderungen im Röntgenbild sind nur zum geringsten Teil durch den abgelagerten Staub bedingt, hauptsächlich durch das neugebildete Gewebe, wie aus den Tabellen am Schluß hervorgeht, die einen relativ geringen Staubgehalt der koniotischen Lungen zeigen.

Die Lungenveränderungen, die wir im Röntgenbilde sehen, stehen oft in gar keinem Verhältnis zu den klinischen Erscheinungen. Ausgedehnte Befunde kann man zufällig bei Leuten erheben, die gar keine Beschwerden haben, und die klinischen Stadien folgen den röntgenologischen erst spät nach. Wenn das zweite Stadium unserer Einteilung beginnt, sind die 6 Stadien von JARVIS oft längst durchlaufen, und bei einem Arbeiter mit sehr geringen Beschwerden kann man das gleiche Röntgenbild erhalten wie bei einem Moribunden. Es ist merkwürdig, daß die Starre, die man bei solchen Lungen voraussetzen muß, keine stärkere Dyspnöe verursacht. Man kann das nur so erklären, daß die „Lungenstarre", wenigstens wenn sie keinen sehr hohen Grad erreicht, bei den Pneumonokoniosen wie bei anderen Krankheiten (Stauungslunge Emphysem) durch die Atmungskräfte leicht überwunden wird und daß die Krankheitserscheinungen in erster Linie durch sekundäre Momente, Bronchitiden, Pneumonien, Pleuraverwachsungen, schwielige Mediastinoperikarditis usw., bedingt sind. Auf die Intensität der Beschwerden hat übrigens auch die Art des Staubes einen großen Einfluß. So wird schwere und ausgedehnte Anthrakose offenbar viel leichter ertragen als Chalikose oder Siderose. Zu erwähnen ist noch, daß Entfernung aus der Staubatmosphäre die Beschwerden und selbst die im Röntgenbild sichtbaren Veränderungen zur Rückbilduug bringen kann, während andererseits auch die Entwicklung der Pneumonokoniose nach der Beseitigung der Staubwirkung beobachtet wurde (WATKINS-PITCHFORD bei südafrikanischen Minenarbeitern während des Kriegsdienstes in Europa).

4. *Tuberkulose.* Seit man die hohe Tuberkulosesterblichkeit der Steinhauer kannte, nahm man allgemein an, daß die Staubinhalation die Ansiedlung der Tuberkulose begünstige. Diese Ansicht hat sich aber allmählich etwas geändert. Zunächst wußte man schon seit langem, daß die einzelnen Staubarten nicht gleich gefährlich sind, daß die Kohlenarbeiter auffallend wenig an Schwindsucht erkranken, und von Steinstaub gilt schon lange der Sandsteinstaub als der schlimmste. Ferner fand man, daß die Kalkarbeiter von der Tuberkulose fast ganz verschont werden, und nahm deshalb eine schützende Wirkung des Kalks und des Gipses an [HALTER[1]), GRAB[2]), SELKIRK[3]), FISAC[4])]. Aber auch in den Industrien, die von Lungenschwindsucht besonders heimgesucht sind, fing man an, den Zusammenhang dieser Krankheit mit der Staubinhalation kritisch zu betrachten. Zweifel in die Zuverlässigkeit der Sommerfeldschen Statistik, die als Grundlage diente, tauchte auf (s. LEHMANN), und die genauere Untersuchung einzelner Gewerbe ergab, daß die Verhältnisse teilweise schon früher viel günstiger lagen, teilweise sich gebessert haben, daß vieles, was als Tuberkulose gedeutet wurde, nur Pneumonokoniosen sind, und daß die Schwindsucht da, wo sie vorhanden ist, durch andere berufliche oder außerberufliche Schädlichkeiten (schlechte Ernährung und Wohnung) erklärt werden muß.

Besonders genau sind die Verhältnisse in der *Porzellanindustrie* untersucht.

---

[1]) HALTER: Über die Immunität von Kalköfenarbeitern gegen Lungenschwindsucht. Berlin. klin. Wochenschr. 1888, Nr. 36/38.

[2]) GRAB: Über die Immunität der Bevölkerung mit Kalkindustrie gegen Lungenschwindsucht. Prager med. Wochenschr. Bd. 15, S. 290. 1890.

[3]) SELKIRK: Tuberculosis in lime workers. Brit. med. journ. 1908, II, S. 1493.

[4]) FISAC: Immunidad a la tuberculosis. Rev. de hig. y de tubercul. Bd. 5. 1909.

Entgegen den Angaben von Koelsch[1]) und H. Scheder[2]) fanden Leymann[3]), Vollrath[4]) und Holtzmann und Harms[5]) die Tuberkulosesterblichkeit und -morbidität bei den Porzellanarbeitern nicht größer, sondern eher geringer als bei der übrigen Bevölkerung. Vollrath beobachtete große Unterschiede an einzelnen Orten, die beweisen, daß die Staubschädlichkeit nicht das Maßgebende ist. Rössle[6]) hat die Arbeit seines Schülers Vollrath durch anatomische und experimentelle Untersuchungen ergänzt. Er stellte unter seinem Sektionsmaterial bei Porzellanarbeitern trotz verhältnismäßig zahlreichen Koniosen eine sehr geringe Zahl von Tuberkulosen fest, unter diesen keine einzige akute, dagegen auffallend viel stark fibröse und geheilte. Das spricht für einen narbenfördernden Einfluß der Kieselsäure, und die auf Anregung Rössles von Kahle[7]) durchgeführten Tierversuche ergaben einen günstigen Einfluß der Behandlung mit einem löslichen Kieselsäurepräparat auf die Meerschweinchentuberkulose. Rössle schließt daraus, daß die chemische Wirkung für die Tuberkulosehemmung und die Bindegewebsentwicklung von Bedeutung ist, wie dies auch Massini[8]) auf Grund seiner und früherer Versuche für das Calcium annimmt. Daß daneben die mechanische Wirkung des Staubes auch von Bedeutung sein kann, ist nicht zu bestreiten. Schon Thorel hat darauf hingewiesen, daß in der von ihm beschriebenen Specksteinlunge die tuberkulösen Veränderungen nicht an den koniotischen Stellen zu finden waren, und daß da, wo sich das Pigment von außen um die tuberkulösen Herde gelagert hatte, eine bindegewebige Abkapselung eingetreten war. Dagegen ist das Verschwinden der physiologischen Anthrakose aus tuberkulösen Lungenteilen, die Rosenfeld[9]) zum Ausgangspunkt von therapeutischen Versuchen mit kolloidaler Kohle genommen hat, weder als ein Beweis für eine schützende Wirkung der Kohle noch als das Gegenteil verwertbar, sondern als Anregung der Phagocytose durch die eingedrungenen Bacillen zu erklären.

Wenn wir also Gründe haben, um eine schützende und heilende Wirkung der Pneumonokoniose gegenüber der Lungentuberkulose anzunehmen, so schließt das nicht aus, daß die Staubinhalation auch die Ansiedlung der Tuberkulose begünstigen kann. Nicht nur können sich die einzelnen Staubarten verschieden verhalten, sondern die gleiche Substanz kann verschieden wirken, je nach den zeitlichen und quantitativen Verhältnissen der Bacillen- und Staubinvasion. Die Narbenbildung stellt die Reaktion auf eine Schädigung dar, und wenn eine zweite Schädigung, die bakterielle, hinzukommt, so kann die Reaktion verstärkt werden. Tierversuche haben tatsächlich eine Begünstigung der Tuberkulose durch Staubinhalation ergeben. Cesa-Bianchi[10]) erhielt mit verschiedenen

[1]) Koelsch: Zur Frage der Staubeinwirkung der Lungen der Porzellanarbeiter. Zeitschr. f. Tuberkul. Bd. 39, S. 116. 1923.

[2]) Scheder, H.: l. c.

[3]) Leymann: Die Gesundheitsverhältnisse der Arbeiter der keramischen Industrie (Heft 3) und insbesondere der Porzellanarbeiter (Heft 6—9). Zentralbl. f. Gewerbehyg. 1913.

[4]) Vollrath: Die Tuberkulosesterblichkeit der Porzellanarbeiter Thüringens. Beitr. z. Klin. d. Tuberkul. Bd. 47, S. 237. 1921.

[5]) Holtzmann und Harms: l. c.; vgl. auch Brinkmann: Zum Problem der Porzellanertub. Münch. med. Wochenschr. 1924, S. 1233.

[6]) Rössle: l. c.

[7]) Kahle: Über die Beziehungen des Pankreas zum Kieselsäurestoffwechsel und Versuche über therapeutische Beeinflussung experimenteller Meerschweinchentuberkulose durch Kieselsäuredarreichung. Beitr. z. Klin. d. Tuberkul. Bd. 47, S. 296. 1921.

[8]) Massini: Calcium und Tuberkulose beim Kaninchen. Schweiz. med. Wochenschr. 1921, S. 223.

[9]) Rosenfeld: l. c.

[10]) Cesa-Bianchi: Staubinhalation und Lungentuberkulose. Zeitschr. f. Hyg. Bd. 73, S. 166. 1912.

Staubarten (außer Kalk und Gips) eine in der Regel chronische Lungentuberkulose, während die mit gleichen Tuberkelbacillenmengen geimpften Kontrollmeerschweinchen meistens gesund blieben. GARDNER und seine Mitarbeiter[1]) erhielten durch Inhalation von Granitstaub bei schwach infizierten Meerschweinchen mehr Knötchen als bei den Kontrolltieren, bei Carborundeinatmung dagegen eine viel stärkere Empfindlichkeit der Lunge und schließen auf chemische Schädigung durch das Silicium. In den Versuchen von WILLIS[2]) zeigten die subcutan geimpften Meerschweinchen bei Kohlenstaubinhalation etwa die Hälfte mehr Tuberkel in den Lungen als die Kontrolltiere. KETTLE[3]) untersuchte die Wirkung von Kalk- und Silicatstaub auf die Entzündung und die Tuberkuloseentwicklung durch gleichzeitige Injektion von Terpentin (subcutan) und intravenöse Tuberkelbacilleninfektion und erhielt eine Anreicherung der Tuberkelbacillen im Absceß, die bei Silicatstaub trotz der geringsten Entzündung am stärksten war. GUYE und KETTLE[4]) verglichen die Folgen der subcutanen Injektion von kolloidaler Kieselsäure und von Tuberkelbacillen bei Mäusen und fanden, daß Siliciumoxyd allein Nekrose erzeugte, Tuberkelbacillen eine geringe Reaktion hervorriefen, beides zusammen eine rasche Entwicklung der Tuberkelbacillen unter starker Gewebsreaktion zur Folge hatte. Sie nehmen an, daß die Kieselsäure im Körper gelöst werden kann, Nekrosen macht und so die Ansiedelung der Tuberkelbacillen begünstigt, die dann in den Polyblasten symbiotisch weiterleben und von ihnen verschleppt werden. Eine kurative Wirkung der Kieselsäure auf die Tuberkulose verneinen sie auf Grund von Kaninchenversuchen. COLLIS[5]) hält die kolloidal gelösten Silicate für das Schädliche und nimmt an, daß die Beimengung von anderen Säuren im Tonstaub deren Bildung verhüte und so die Lungen schütze.

Wir müssen also annehmen, daß es nicht nur auf die chemische Natur eines einzelnen Staubbestandteils, sondern auf die Mischung des Staubes, auf die Intensität seiner Einwirkung und auf die Stärke der tuberkulösen Infektion ankommt, ob eine Lungentuberkulose ausbricht oder ob die Schutzwirkung der Pneumonokoniose diese verhindert, und ob die Schwindsucht rasch zum Tode führt oder so chronisch verläuft, wie es RÖSSLE, VOLLRATH, HOLTZMANN und HARMS und SCHEDER bei Porzellanarbeitern, PATSCHKOWSKI bei Kohlenbergleuten, ICKERT bei Kupferschieferbergleuten beschreiben. Eine vermehrte Tuberkulosesterblichkeit der Steinhauer, Metallschleifer usw. ist nicht zu bestreiten, selbst wenn wir annehmen, daß in der Statistik der Leipziger Ortskrankenkasse, die bei der Steinbearbeitung $3-3^{1}/_{2}$ mal soviel Tuberkulosetodesfälle angibt als im Gesamtdurchschnitt, als Tuberkulose auch Pneumonokoniosen mitgezählt worden sind. Dagegen ist bei gewissen Staubarbeitern, z. B. im Porzellangewerbe (RÖSSLE, VOLLRATH, HOLTZMANN und HARMS) das Sterbealter der Schwindsüchtigen auffallend hoch als Zeichen dafür, daß die Koniose den Verlauf chronisch gestaltet (vgl. auch KLOTZ und WHITE).

---

[1]) BALDWIN und GARDNER: Reinfection in tub. Experimental arrested tub. and subs. infections. Americ. review of tubercul. Bd. 5, S. 429. 1921. — GARDNER und DWORSKI: Studies on the relation of mineral dusts on tub. II. The relatively early lesions prod. by the inhal. of marble dust and their infl. on pulmonary tub. Americ. review of tubercul. Bd. 6, S. 782. 1922. — GARDNER: III. The relatively early lesions in exp. pneumoc. prod. by carborundum inhal. and their infl. on pulm. tub. Americ. review of tubercul. Bd. 7, S. 344. 1923.

[2]) WILLIS: Studies on tub. infection. IX. The infl. of dust on tub. inf. in geninea pig. Americ. review of tubercul. Bd. 6, S. 789. 1922.

[3]) KETTLE: The demonstr. by the fixation abscess of the silica in determ. Bac. tub. infections. Brit. journ. of exp. pathol. Bd. 5, S. 158. 1924.

[4]) GUYE u. KETTLE: l. c.   [5]) COLLIS: l. c.

Tabelle 1. Gehalt der Lunge, der Bronchialdrüsen und der Milz an Staub.

	Lungen			Bronchialdrüsen		Milz	
	Proz. der Trockensubstanz	Proz. d. frischen Substanz	Proz. der Asche	Proz. der Trockensubstanz	Proz. der Asche	Proz. der Trockensubst.	
1. Kalk:							
Porzellanarbeiter	—	0,089	—	—	—	—	Koelsch: l. c. (1919)
Steinhauer	—	—	2,9	—	—	—	Kussmaul: l. c.
„	0,3—3,1	—	8,6	0,3—1,8	4,2	0,09—0,33	Christ: l. c.
Stahlschleifer	0,215	—	2,25				Hodenpyl[1]
Normal	0,05—0,13	—	1,9	—	—	—	Kussmaul: l. c.
„	0,48	—	—	—	—	—	Christ: l. c.
„	0,13	0,026	2,1	—	—	—	Robin[2]
Nichttuberkulöse	0,55 (0,03—1,5) *)	—	—	—	—	—	Rosenfeld: l. c.
Tuberkulose	0,08—0,16	—	1,5—3,33	—	—	—	Kussmaul: l. c.[3]
„	—	—	—	—	22—50	—	Ott, Caldwellc.
„	0,41 (0,05—1,2)	—	—	—	—	—	Rosenfeld: l. c.
Pneumonische Lunge	2,48	—	—	—	—	—	Rosenfeld: l. c.
2. Magnesia:							
Steinhauerlunge	—	0,024	3,97	—	—	—	Kussmaul: l. c.
Specksteinlunge	—	2,43 **)	74,4 **)	—	—	—	Thorel: l. c.
Normal	0,03—0,14	0,017	1,3—1,9	—	—	—	Kussmaul: l. c.
	0,076	0,015	1,2	—	—	—	Robin[2]
Tuberkulose	0,13	0,016—0,092	1,6—2,6	—	—	—	Kussmaul: l. c.
3. Kieselsäure:							
Bergmann (Roteisenstein)	11,9	—	—	—	—	—	Langguth: l. c.
Steinhauer	1,6—3,3	—	37—58	—	—	—	Riegel[4]
„	1,0	0,15	25	—	—	—	Kussmaul: l. c.
Mühlsteinbehauer in Ultramarinfabrik	0,72	—	—	—	—	—	Merkel[5]
Porzellanarbeiter	—	0,73	—	—	—	—	Koelsch: l. c. (1919)
Glasschleifer	—	1,39	31	3,14 d. frisch.Subst.	41,1	—	Meinel: l. c.
Steinhauer	—	0,21	23	1,0 „ „ „	27,3	—	Meinel: l. c.
Stahlschleifer	2,69	—	28,1	—	—	—	Hodenpyl[1]
Bahnwärter aus sandiger Gegend	—	0,07	28	0,21 „ „ „	23,3	—	Meinel: l. c.
Steinhauer	0,6—1,1	—	18	0,7—0,9	1,6	0,8—1,1	Christ: l. c.
65 jähr. Müller	—	—	33,7	—	55,6	—	Woskressensky[6]
Normal Erwachsene	0,6—0,9	—	13—17	—	—	—	Riegel[4]
„ „	0,48—0,9	—	13—17	—	3,0	—	Kussmaul: l. c.
„ „	0—0,1	—	0—2	—	—	—	Robin[2]
„ „	0,3	—	—	—	—	—	Christ: l. c.
„ „	—	—	3,5—9,7	—	6,0—36,3	—	Woskressensky[6]
„ „	—	—	—	—	—	0,01—0,03	Oidtmann, Schulz[7]
Normale Kinder, 4 Jahre alt	0,09	—	2,4	—	—	—	Riegel[4]
„ „ 4 Wochen alt	0	—	—	—	—	—	Riegel[4]
„ „ 2 „ „	0	—	—	—	—	—	Kussmaul: l. c.

Tuberkulose	0,32—0,45	0,04—0,09	7—9,5	—	3,1	—	KUSSMAUL: l. c.
Hund, 65 Tage Staub inhaliert . .	16,9	—	79	0,8	67	—	VON INS[8]
„ 28 „ „ „ . .	1,7	—	39	0,4	60	—	VON INS[8]
„ Kontrolle	Spur	—	Spur	0,2	73	—	VON INS[8]
„ normal	0,6	—	14,3	—	—	—	KUSSMAUL: l. c.
4. Eisenoxyd:							
Bergmann (Roteisenstein)	7,6—7,9	1,5	—	—	—	—	LANGGUTH: l. c.
Eisenarbeiter	—	1,45	—	—	—	—	ZENKER: l. c.
„	0,883	—	—	—	—	—	MERKEL[5]
Mühlsteinbehauer in Ultramarinfabrik	0,14	—	—	—	—	—	MERKEL[5]
Steinhauer	—	0,092	15,5	—	—	—	KUSSMAUL: l. c.
Stahlschleifer	0,196 ***)	—	2,05 ***)	—	—	—	HODENPYL[1]
Normal	0,18—0,21	0,08	3,2—6,6	—	—	—	KUSSMAUL: l. c.
„	0,23	—	3,8	—	—	—	ROBIN[2]
„	1,01	—	28,4	—	—	—	GRANBOOM[9]
Tuberkulose	0,14—0,15	0,02—0,05	3,0—6,0	—	—	—	KUSSMAUL: l. c.
„	0 02	—	0,5	—	—	—	GRANBOOM[9]
5. Gold und Silber:							
Gold- und Silberarbeiter	0,001—0,025	—	0,015—2,193	0,007—0,03	0,53—3,30	0—0,012	ARNOLD: l. c. (1889)
6. Tonerde:							
Porzellanarbeiter	—	0,85	—	—	—	—	KOELSCH: l. c. (1919)
Mühlsteinbehauer in Ultramarinfabrik	0,72	—	—	—	—	—	MERKEL[5]
Stahlschleifer	3,265	—	34,19	—	—	—	HODENPYL[1]
7. Kohle:							
Schwere Anthrakose	12,93 †)	—	—	—	—	—	KOOPMANN: l. c.
Kohlenlunge	5,3—6,45	0,9—1	—	—	—	—	HANNA[10]
Pigmentarme Lunge	1,0—1,3	0,1—0,2	—	—	—	—	HANNA[10]
Stahlschleifer	—	16,1	—	—	—	—	HODENPYL[1]
Nichttuberkulöse, Mittel	0,462	—	—	—	—	—	ROSENFELD: l. c.
„ 18—28 Jahre . .	0,41 (0,34—0,86)	—	—	—	—	—	ROSENFELD: l. c.
„ über 40 „ . .	0,53 (0,32—0,80)	—	—	—	—	—	ROSENFELD: l. c.
Tuberkulöse, Mittel	0,363 (0,23—0,51)	—	—	—	—	—	ROSENFELD: l. c.
Normal: 2 Fälle 1— 2 Jahre . . .			0,02—0,05 mg pro 3 ccm Lungengewebe ††)				BOER: l. c.
„ 4 „ 9—15 „			0,05—0,3				BOER: l. c.
„ 4 „ 20—40 „			0,3 —0,7				BOER: l. c.
„ „ 40—60 „			0,3 —1,2				BOER: l. c.
„ „ 60—82 „			0,3 —3,2				BOER: l. c.
„ 22 jähr. Landwirt, zuletzt 2 Jahre Soldat .			0,1 —0,14				BOER: l. c.
„ 39 „ Former			0,6 —1,2				BOER: l. c.
„ 49 „ Schornsteinfeger . .			2,2 —3,2				BOER: l. c.
„ 59 „ Former			6,4 —8,0				BOER: l. c.
„ 72 „ Pensionär, früher Bahnhofsgepäckträger			0,2 —4,0				BOER: l. c.

*) In einzelnen Versuchen sehr große Differenzen zwischen rechter und linker Lunge. **) Magnesiumsilicat mit wenig Aluminium und sehr wenig Eisen (Speckstein). ***) Der Gehalt der ganzen Lunge an Eisenoxyd, aus dem die Prozentzahlen berechnet sind, wird mit 0,0879 g angegeben. Dem widerspricht die wiederholte Angabe im Text, daß die Asche (4,2903 g) zu einem Viertel aus Eisenoxyd bestanden habe. †) 0,1293 g Graphit pro Gramm lufttrockenes Lungengewebe. ††) Verschiedene Partien beider Lungen.

Tabelle 2. In einer ganzen Lunge sind gefunden worden (in Gramm).

		CaO	MgO	SiO$_2$	Fe$_2$O$_3$	
Steinhauer . . .	4,49	0,13	0,18	0,11	0,69	KUSSMAUL: l. c.
Stahlschleifer . .	4,29	0,10	—	1,20	0,09 *)	HODENPYL[1])
Mühlsteinbehauer in Ultramarin-fabrik	—	—	—	1,6	0,33	MERKEL[5])
Steinhauer . . .	8,66	—	—	1,97	—	MEINEL: l. c.
Goldminenarbeiter	9—21,7	—	—	20—48% der Asche	—	MAC CRAE[11])
Normal	2,7—4,8	0,05—0,09	0,03—0.09	0,46—0,64	0,15—0,18	KUSSMAUL: l. c.
Normal i. Chicago	—	0,02—0,45	—	0,04—0,69	—	HIRSCH[12])
Emphysem . . .	6,3	0,04	0,08	0,27	0,35	KUSSMAUL: l. c.
Croupöse Pneu-monie	9,2	0,19	0,09	0,55	0,51	KUSSMAUL: l. c.
Tuberkulose . . .	4,4—8,3	0,10—0,23	0,11—0,22	0,31—0,70	0,25—0,38	KUSSMAUL: l. c.

*) Vgl. Anm. ***) zu Tabelle 1.

Tabelle 3. Kohlemengen in der ganzen Lunge.

HANNA[10]):
    Pigmentarm: Frau,   28 Jahre alt, beide Lungen   1,01 g,
         „   Kind,   5   „   „ rechte Lunge   0,40 g,
    Kohlenlunge: Töpfer, 28   „   „ beide Lungen   9,5 g,
         „   Linke Lunge unbekannter Herkunft   3,7 g,
    Rindslunge: 0,34—0,44 g.
HIRSCH[12]):
    In Chicago: In einer Lunge   0,19—2,72 g.
KLOTZ[13]):
    In Pittsburg: In einer Lunge   1,2—5,3 g,
    „ Annarbor: „   „   „   0,145—0,405 g,
HODENPYL[1]):
    In New York: In einer Stahlschleiferlunge   7,2 g.

Tabelle 4. Gold und Silber in den Organen.

Nach ARNOLD (Zieglers Beitr. Bd. 8, 1889): Bei Gold- und Silberarbeitern
              in den Lungen: 1,5—17,7 mg,
              in den Bronchialdrüsen: 0,75—2 mg,
               in der Milz: 1—2 mg.

---

[1]) HODENPYL: Report of a chem. exam. of a knife-grindess lung. Medical record 1899, S. 942.

[2]) ROBIN: Zit. nach PINCUSSEN, Lunge, in Oppenheimers Handb. d. Biochemie. 2. Aufl., Bd. 4, S. 288. 1923.

[3]) OTT: Die chem. Pathol. der Tub. Berlin 1903. — CALDWELL: Journ. Infect. Dis. Bd. 25, S. 81. 1919.

[4]) RIEGEL: Zur Chalicosis pulmonum. Dtsch. Arch. f. klin. Med. Bd. 15, S. 215. 1875.

[5]) MERKEL: Die Staubinhalationskrankh. Handb. d. Hyg. v. Pettenkofer u. Ziemssen. 1882.

[6]) WOSKROSSENSKY: Untersuchungen der Lungen u. Bronchialdr. auf Silicate. Zentralbl. f. allg. Pathol. Bd. 9, S. 296. 1898.

[7]) SCHULZ: Über den Kieselsäuregeh. menschl. u. tier. Org. Pflügers Arch. f. d. ges. Physiol. Bd. 84. 1901.

[8]) v. INS: Exp. Unters. in Kieselstaubinhal. Arch. f. exp. Pathol. u. Pharmakol. Bd. 5. 1876.

[9]) GRANBOOM: Z. quant. chem. Zus. einiger menschl. Org. Arch. f. exp. Pathol. u. Pharmakol. Bd. 15. 1881.

[10]) HANNA: Arch. f. Hyg. Bd. 30, S. 335.

[11]) MAC CRAE: The ash of Silicotic Lungs. Johannesburg 1914; zit. nach WELLS, DE WITT u. LONG: The Chemistry of Tub. Baltimore 1923.

[12]) HIRSCH: Journ. Americ. Med. Ass. Bd. 66, S. 950. 1916.

[13]) KLOTZ: General review on arthracosis. Americ. Journ. of Publ. Health. S. 887. 1914.

Ickert versucht alle Pneumonokoniosen, wenigstens die seiner Bergleute, auf Tuberkulose zurückzuführen und hält diese für die Vorbedingung der Staubanhäufung. Er stützt sich dabei auf Ribbert, der früher den Gedanken geäußert hat[1]), daß die anthrakotischen Herde tuberkulöse Bildungen seien, in denen sich die Kohle abgelagert hat. Diese Anschauung, die der unbefangenen klinischen Beobachtung und allen experimentellen Ergebnissen widerspricht, ist durch Ickerts Ausführungen, auch durch die Ergebnisse der Komplementbindungsreaktion, in keiner Weise gestützt. Ähnliche Anschauungen haben französische Autoren geäußert, nur daß sie neben der tuberkulösen auch andere Infektionen als Ursache für die Nekrosen bei sekundärer Staubablagerung gelten lassen (Lit. bei Claisse).

5. *Maligne Tumoren.* In den Schneeberger Kobaltbergwerken kommen, wie seit 1879 durch Hesse und Härting allgemein bekannt ist, aber schon 1770 beschrieben wurde [Uhlig[2])], bei einer auffallend großen Anzahl der Bergleute Lungenkrebse vor. Auch jetzt noch werden sie dort beobachtet [Arnstein[3]), Rostoski[4]), Uhlig, Assmann[5])]. Meist handelt es sich um Carcinome, doch kommen auch andere Tumoren (bes. Lymphosarkome) vor. Während früher das Arsen allein als Ursache angeschuldigt wurde, denkt Assmann an die Pneumonokoniose als solche, was damit stimmen würde, daß nach meinen Erfahrungen die Carcinome sich in mehr als der Hälfte der Fälle in einer chronisch geschädigten Lunge entwickeln [s. Diss. J. Sachs[6])]. Wenn aber Rostoski unter 143 Schneeberger Bergarbeitern 7 Tumoren und nur 17 mal eine Pneumonokoniose röntgenologisch feststellen konnte, so liegt darin ein so offenbarer Unterschied gegenüber den Verhältnissen an anderen Orten, daß man eine besondere, wahrscheinlich chemische Ursache (Uhlig denkt auch an Infektion) voraussetzen muß. Das läßt vermuten, daß vielleicht für die allgemein beobachtete Zunahme des Lungenkrebses nicht nur der vermehrte Straßenstaub [v. Hampeln[7])], sondern noch ein besonders chemisches Agens in Betracht kommt.

Therapie und Prophylaxe. Für die Therapie ist wichtig, daß die Entfernung aus der Staubatmosphäre die Veränderungen der Lungen, wenn sie noch nicht weit fortgeschritten sind, wieder rückgängig machen kann, wie Jarvis durch Röntgenaufnahmen zeigen konnte. Die Fragen der Prophylaxe gehören, soweit sie technischer Natur sind (Beseitigung des Staubes durch Absaugung oder Befeuchtung) nicht hierher, dagegen ist zu erwähnen, daß einfache physiologische Überlegungen erklären, warum die Atemschutzmasken praktisch auf unüberwindlichen Widerstand stoßen. Die bei der Arbeit nötige Ventilationsgröße ist derart, daß die Atmung beim geringsten Widerstand bedeutend erschwert wird, und eine Filtration des feinen Staubes, der ja für die Lunge das Gefährlichste ist, ist kaum denkbar, ohne daß Widerstände entstehen, selbst wenn man die Absaugeflächen möglichst vergrößert [Kerber[8])].

Interessant ist der durch die oben erwähnten Tierexperimente[9]) begründete Vorschlag von Haldane[10]), Oliver[11]) und Koelsch[12]), den gefährlichen Staubarten ungefährliche (z. B. Kohle) beizumengen, um dadurch die natürliche Selbstreinigung zu befördern. Ob es technisch leichter auszuführen ist als die Absaugung des Staubes, kann ich nicht beurteilen.

---

[1]) Ribbert: Über primäre Tuberkulose und über Anthrakose der Lungen und Bronchialdrüsen. Dtsch. med. Wochenschr. 1906, S. 1615.

[2]) Uhlig: Über den Schneeberger Lungenkrebs. Virchows Arch. f. pathol. Anat. u. Physiol. Bd. 82, S. 76. 1921.

[3]) Arnstein: Über den sog. Schneeberger Lungenkrebs. Wien. klin. Wochenschr. 1913, S. 748.

[4]) Rostoski: Lungentumoren bei Bergarbeitern. Verhandl. d. dtsch. Ges. f. inn. Med. 1923, S. 234.

[5]) Assmann: Zur Frage der Pathogenese und zur Klinik des Bronchialcarcinoms. Med. Klinik 1924, Nr. 50/51.

[6]) Sachs, J.: Über die primären malignen Lungentumoren. Inaug.-Dissert. Basel 1924 u. Schweiz. med. Wochenschr. 1924, Nr. 47.

[7]) Hampeln; Häufigkeit und Ursache des primären Lungencarcinoms. Mitt. a. d. Grenzgeb. d. Med. u. Chir. Bd. 36, S. 145. 1922.

[8]) Kerber: Über Atemschutzvorrichtungen im Gewerbe. Inaug.-Dissert. Leipzig 1920.

[9]) Mavrogordato: l. c.   [10]) Haldane: l. c.

[11]) Oliver: Phthisis and occupation. Journ. of ind. hyg. 1920, II, S. 50.

[12]) Koelsch: Jahresk. f. ärztl. Fortb. Sept. 1920.

Atmungsvorrichtungen bei Pflanzen.

Von

O. RENNER
Jena.

Zusammenfassende Darstellungen.

PFEFFER, W.: Pflanzenphysiologie. 2. Aufl. I. Bd. Leipzig 1897. — JOST, L.: Vorlesungen über Pflanzenphysiologie. 3. Aufl. Jena 1913. — BENECKE, W. und L. JOST: Pflanzenphysiologie. 4. Aufl. der „Vorlesungen" von JOST. Jena 1924. — HABERLANDT, G.: Physiologische Pflanzenanatomie. 6. Aufl. Leipzig 1924. — GOEBEL, K.: Pflanzenbiologische Schilderungen. Marburg 1889—1893. — OLTMANNS, FR.: Morphologie und Biologie der Algen. 3. Bd. Jena 1923.

Dem Gaswechsel im ganzen, der bei den grünen Pflanzen außer der Atmung auch deren Umkehrung in der Photosynthese, nämlich Kohlensäureaufnahme und Sauerstoffabgabe, umfaßt, dienen bei massigerer Gewebebildung lufterfüllte *Intercellularräume*, die durch lokale Spaltung von Zellmembranen im ursprünglich lückenlosen Gewebe entstehen und es den Gasen erlauben, durch Aerodiffusion statt durch Hydrodiffusion in die tieferen Gewebeschichten hinein- bzw. aus ihnen herauszuwandern. Konvektionsströme zur Zu- und Abführung von Gas werden nicht unterhalten, wenn auch im Wind, bei Temperaturwechsel oft genug Gasströmung in den Intercellularen vorkommen mag[1]). Der Gewinn an Geschwindigkeit ist schon sehr beträchtlich, wenn die Binnengewebe eines Blattes oder gar eines Baumstammes, einer dicken Frucht die Gase durch Intercellulargänge, die mit der Atmosphäre in Verbindung stehen, zugeleitet erhalten und abführen können; ist ja doch die Diffusionsgeschwindigkeit der Kohlensäure in Luft 8000mal größer als in Wasser. Und wenn etwa in einem Baumstamm die Atmungskohlensäure in gelöster Form in das Wasser der Gefäße übertritt, können sogar langsame zentrifugale Massenströme zustande kommen.

Die gewöhnlichsten Ausführungsgänge des Intercellularensystems sind die *Spaltöffnungen* (Stomata). Ein Spaltöffnungsapparat besteht aus einem Paar nierenförmiger Epidermiszellen, die an beiden Enden zusammenhängen, in der Mitte durch Spaltung der gemeinsamen Längswand sich voneinander getrennt haben und innerhalb der übrigen lückenlosen Epidermis Bewegungen auszuführen vermögen: Wenn ihr Turgordruck dem der Nachbarzellen etwa gleich ist, berühren sie sich auf ihrer ganzen Länge und halten den Spalt (Porus) geschlossen, steigt ihr Turgordruck über den der Nachbarschaft, so blähen sie sich unter Krümmung auf und öffnen die Spalte. Die den Schließzellen der Spaltöffnungen eigenen Turgorschwankungen werden meist durch Verzuckerung bzw. Regeneration von Stärke ausgeführt.

---

[1]) Unter besonderen Bedingungen, die selten verwirklicht sind, auch infolge starker Transpiration; vgl. A. URSPRUNG: Zur Kenntnis der Gasdiffusion der Pflanzen. Flora Bd. 104, 129. 1912.

Daß die Spaltöffnungen in erster Linie dem Assimilations-, nicht dem Atmungs-gaswechsel dienen, geht daraus hervor, daß Spaltöffnungen vor allem den grünen Organen zukommen und an nicht grünen oft ganz fehlen. Bemerkenswerterweise besitzt ein ungewöhnlich intensiv atmendes und dabei massiges nicht grünes Organ Spaltöffnungen über einem reichen Intercellularensystem: die nackte Keule am Blütenstand des Aronstabs (Arum maculatum), deren ganze biologische Bedeutung in der durch Verbrennung großer Stärkemengen erzielten Wärme-produktion zu liegen scheint. Dazu sind die Epidermiszellen der Keule zu langen, spitz kegelförmigen Papillen ausgezogen, wodurch die Oberfläche erheblich ver-größert wird, und haben so gut wie keine Cuticula, sodaß die Epidermis selber auch energischen Gaswechsel unterhalten kann. Die meisten Epidermen ober-irdischer Organe besitzen nämlich in dem Cuticula genannten wachsartigen Häut-chen einen kaum quellbaren, deshalb für Gase wenig durchlässigen Überzug über ihrer wasserreichen Cellulosehaut. Die stark atmenden Keimlinge in keimen-den Samen müssen sich zunächst ohne Spaltöffnungen behelfen, aber dafür ist bei ihnen die Cuticula noch sehr zart. Wo die Cuticula im Interesse des Ver-dunstungsschutzes kräftig ausgebildet ist, können auch bei nicht grünen Organen, z. B. Blumenblättern, einzelne Spaltöffnungen die Epidermis durchsetzen.

Die Spaltöffnungen der grünen Blätter werden bei Wassermangel oft für lange Zeit hermetisch verschlossen, ohne daß die Blätter nachweislich durch Sauerstoffmangel geschädigt werden. Bei nicht zu großer Mächtigkeit der Cuti-cula wird augenscheinlich auch so der Sauerstoff den Binnengeweben in aus-reichender Menge zugeführt. Freilich findet unter solchen Umständen auch ein Kreislauf der Gase innerhalb des Pflanzenkörpers statt, insofern als im Licht die sich bildende Atmungskohlensäure sofort, und die während der Nacht an-gehäufte Kohlensäure mit dem Hellwerden, der photosynthetischen Reduktion anheimfällt und so für die Unterhaltung der Atmung freien Sauerstoff liefert. Bei den Succulenten (Fettpflanzen, z. B. Cactaceen, Crassulaceen, Mesembrian-themen) wird oxydables Material[1]) während der Nacht sogar nur zu Pflanzen-säuren, wie Oxalsäure, Äpfelsäure, oxydiert, so daß die Gewebesäfte sich stark ansäuern, und wenn dann die organischen Säuren im Licht unter Bildung von Kohlensäure zerfallen, wird diese sofort von den Chlorophyllkörpern beschlag-nahmt.

In den Erdwurzeln stehen die Intercellularräume dort, wo die im Zentral-zylinder angelegten Seitenwurzeln die parenchymatische Rinde der Haupt-wurzel durchbrechen, mit der Bodenluft in Verbindung. Vor dem Durchbruch einer Seitenwurzel haben die Lufträume des Rindengewebes in der betreffenden Zone gewöhnlich keine Öffnung nach außen, aber es genügt ja, daß die bis in die jüngsten Gewebe der Wurzelspitze vordringenden Intercellularkanäle in der Längsrichtung mit den nach außen geöffneten Räumen der älteren Teile zusammen-hängen. Zudem ist die Cuticula der Wurzeln immer sehr zart.

Wenn das primäre Hautgewebe, die Epidermis, durch ein viel kräftigeres sekundäres, den Kork, ersetzt wird, vor allem an holzigen Zweigen, Stämmen, Wurzeln, bilden sich zugleich die Rindenporen (Lenticellen), die den sonst inter-cellularenlosen Kork mit scharf abgegrenzten Scharen von Intercellulargängen durchsetzen und so den Zugang der Außenluft zu den Lufträumen der Binnen-gewebe offen halten.

Besonders mächtige Ausbildung gewinnen die Intercellularräume bei solchen Pflanzen, deren Wurzeln in nassem, sauerstoffarmem Boden leben, während die Blätter ganz in die Luft ragen oder als Schwimmblätter auf dem Wasser liegen

---

[1]) Daß es sich dabei um Kohlenhydrate handelt, wie bisher angenommen wurde, be-zweifelt S. KOSTYTSCHEW: Pflanzenatmung, Berlin 1924, S. 132.

(Seerosen), jedenfalls in freier Luft atmen und assimilieren können. Die Intercellularen dringen hier als weite Längskanäle von den Blättern bis in die Wurzelstöcke und in die Wurzeln vor und versorgen diese Organe so von oben her mit Luft. Wenn ein Teil der durch Atmung gebildeten Kohlensäure die Wurzel in gelöster Form verläßt, statt sich in den Intercellularen an Stelle des verschwundenen Sauerstoffs auszuscheiden, muß Luft von oben nach unten strömen, nicht bloß Sauerstoff nach unten diffundieren; und solche wurzelwärts gerichteten, wenn auch langsamen Konvektionsströme werden zuzeiten starker Transpiration noch dadurch gefördert, daß infolge der langsamen Diffusion des Wasserdampfes sich in den Intercellularen der Blätter eine Drucksteigerung einstellt, die mehr als 10 cm Wasser betragen kann[1]). Einige krautige und vor allem mehrere holzige Gewächse der warmen Zonen, besonders der sog. Mangroveformation an schlammigen Küsten der tropischen Meere, entwickeln *Atemwurzeln*, intercellularenreiche Wurzelorgane, die negativ geotropisch aus dem nassen Boden hervorbrechen und so die Luftzuführung zu den im Boden steckenden Organen auf dem kürzesten Weg besorgen. Dasselbe Prinzip ist in den „Atemzäpfchen" eines javanischen Farns verwirklicht: Die unentwickelten Blätter sind von einer dicken Schleimschicht bedeckt, die den Gaswechsel sehr erschweren muß, aber der Schleim wird von zäpfchenförmigen, aus sehr lockerem Gewebe aufgebauten, spaltöffnungsreichen Emergenzen durchsetzt.

Bei vollkommen untergetaucht lebenden Wasserpflanzen wird der gesamte Stoffaustausch und so auch die Atmung durch Herstellung *großer Oberflächen* gefördert, wie sie in den fein zerteilten Blättern vieler Samenpflanzen (Typus: Myriophyllum, Tausendblatt), in den reich und fein gegliederten Thalli vieler Algen, in den durchlöcherten, ein zierliches Gitterwerk darstellenden Blättern von Aponogeton fenestralis gegeben sind. Intercellularensysteme sind bei den Samenpflanzen immer vorhanden, ausgenommen die seltsamen in tropischen Wasserfällen lebenden Podostemonaceen, deren algenähnliche Vegetationsorgane (anders als die Achsen der Blütenstände) intercellularenfrei sind. Die Lufträume dienen einerseits dem Auftrieb, der die assimilierenden Organe dem Licht entgegenträgt, andererseits, wenn im Boden lebende Wurzeln vorhanden sind, der Versorgung der Wurzeln mit bei der Photosynthese gewonnenem Sauerstoff. Spaltöffnungen fehlen an den untergetauchten Blättern, wie verständlich, meistens ganz; wo sie vorkommen, pflegen sie rudimentär zu sein.

Ein vergängliches „Kiemenorgan" mit durch Verzweigung und Behaarung vergrößerter Oberfläche ist an den Keimlingen einiger großen unter Wasser keimenden Samen gefunden worden, bei Euryale und Victoria, Verwandten unserer Seerosen; auch die Haarbüschel der schon genannten Podostemonaceen und andere fein verästelte Anhangsorgane derselben Pflanzen sind als *Kiemen* gedeutet worden (Goebel).

Selbst die größten braunen Meeresalgen haben gar keine lufterfüllten Intercellularräume, wie Laminaria, oder wenn solche vorhanden sind, wie beim Blasentang (Fucus vesiculosus) oder den riesenhaften Macrocystis und Nereocystis, handelt es sich um scharf abgegrenzte isolierte Schwimmblasen, die Auftrieb erzeugen. Längskanäle fehlen durchaus. Die Wurzelorgane dienen ja nur der Festheftung, nicht der Ernährung, und dringen nicht ins Substrat ein. Und sonst können lufterfüllte Räume bei einem ganz untergetauchten Pflanzenkörper den Gasaustausch wenig befördern, am ehesten könnten sie als Sauerstoffmagazine nützlich werden. Daß bei aller Trägheit des Stoffwechsels diese massigen Algen mitunter wegen Sauerstoffmangels zu intramolekularer Atmung greifen müssen, ist allerdings wahrscheinlich.

----

[1]) Ursprung: zitiert S. 540.

Sachverzeichnis.

Abdomen, Druckausbreitung 119.
—, hydraulischer Druckausgleich 93.
—, hydrostatische Druckschichtung 107.
—, physikalische Eigenschaften des Inhalts 92.
Abdominaldruck 89, 90, 91, 118.
—· s. Bauchhöhlendruck 94.
— bei Bauchpresse 91.
—, Einfluß d. Körperlage 106.
— bei künstl. Atmung 120.
— s. Peritonealdruck 94.
— und Pleuradruck 106, 115, 119.
—, respiratorische Schwankung 118.
Abdominaldruckkurve 115.
Aceton, Diffusion durch die Lunge 229.
— in Exspirationsluft 198.
Achsen der Rippenwirbelgelenke 40.
Acetylen 508.
Acidose 427.
Adenofibrom 320.
Adenoide Wucherungen 319.
Adenoides Gewebe (Schlundkopf) 164.
Adenotomie 320.
Adrenalin, Wirkung auf Atmung 284.
Aerobe Atmung 3.
Aerodrometer 152.
Aerodromographen 152.
Affekte, Einfluß auf Atmung, 255.
Agger nasi 315.
Agophonie 300.
Akapnie 345.
Akklimatisation an das Hochgebirge 267.
Aktive Bewegungen des Tracheobronchialbaumes 186.
Aktiver Dehnungsbogen 81.
Alae nasi 310.
Alveolar- (u. Gaumen-) Fortsätze des Oberkiefers 320.
Alveolare Kohlensäurespannung 204.
Alveolarluft 201.
— während eines Atemzuges 202.
—, direkte Bestimmung der 201, 202.
—, direkte und undirekte Bestimmung 209.
—, Schwankungen der 208.

Alveolarluft, Temperatur und Feuchtigkeit der 201.
—, tiefe (nach Haldane) 204.
Alveolen 484.
— und Staub 518.
Alveolendruck 109, 110.
—, Topographie 117.
Ammoniak, Diffusion durch die Lunge 229.
— in Exspirationsluft 197.
Amphibien (Atemreiz) 31, 33.
—, Atmung 19.
Amphorisches Atmen 298.
Anaerobe Atmung 3.
Anatomische Grundlagen der Atmung 37.
Anordnung der glatten Muskeln in der Lunge 64.
Anorganische Stoffe, Wirkung auf Atemzentren 456.
Anoxämie 343.
Anthracosis 529.
Apneustic center 232.
Apnöe 277.
—, alveolare Kohlensäurespannung 206.
— fötale 282.
— bei Vögeln 22, 24, 29, 30, 34.
Aprosexia nasalis 320.
Arbeitsdyspnöe 257, 408.
Arsenverbindungen 505.
Arsenwasserstoff 513.
Arrhythmie der Atmung 355.
Ascidien (Atemreflexe) 27.
Aspiration von Fremdkörpern 117.
Assimilation der Pflanzen 3.
Asthma 116.
—, alimentäres 377.
—, anaphylaktisches 381.
—, bakterielles 377.
— bronchiale 373, 420.
—, familiäres 379.
— kardiale 261.
—, nasales 317.
Asthmaanfall 117.
Asthmatische Disposition 374.
Asthmoid, korprostatisches 381.
Atelektase 336.
Atelektasen (Lunge) 99, 100.
Atemarbeit, äußere 121.
— (Bestimmung aus Stoffwechsel) 121.
—, Berechnung 122.
—, experiment. Messung 122.
—, Formel 123.
Atemapparat, mangelhafte Ausbildung 337.

Atemapparat, funktionelle Genese organischer Veränderungen 384.
— u. Genitaltraktus, Zusammenhang zwischen 382.
—, funktion. Prüfung des 371.
Atemapparate, gegenseitige Vertretbarkeit 13.
Atembeschleunigung 343.
Atembewegungen, alterierende beider Thoraxhälften 233.
—, Dissoziation auf Thorax und Zwerchfell 254.
— des Foetus 282.
— (Ursache der) 29.
Atembewegung und Lokomotion 17.
—, Merkmale derselben 78.
—, paradoxe 88.
— (lokale Störungen) 363.
—, Strömungsgeschwindigkeit 91.
—, Topographie 76.
—, rhythmische Unterbrechung der 353.
—, Untersuchungsmethoden 86.
—, Untersuchungsvorrichtung 71.
—, zeitlicher und räumlicher Verlauf 86.
Atembewegungsvorgang 72.
Atemdruck, maximaler 103.
Atemfolge, Störungen der 353.
Atemfrequenz 78.
—, Herabsetzung der (Bradypnöe) 363.
—, Regulation der 71, 124.
—, Störungen der 362.
Atemgeräusche 286.
Atemgifte 487.
Atemhilfsmuskeln 91.
Atemkräfte, dynamische 108.
—, dynamische (Einfluß auf Dehnungslage und Atemtypus) 120.
—, dynamische (Trägheitswiderstand) 111.
—, elastische 92.
—, Gewichtskräfte 94.
—, muskuläre 95.
—, passive Topographie 103.
—, statische 74, 92, 101.
—, statische (Einfluß auf Atembewegung) 103.
—, statische, von Lunge und Brustwand 101.
—, statische der Brusthöhlenwandung 102.

Atemkräfte, statische (Einfluß auf Brusthöhlenwandung) 106.
—, statische (Einfluß der Körperlage) 101.
—, statische (Summe von aktiven und passiven Kräften) 103.
—, statische, Messung 95.
—, Ströme an Gesamtoberfläche der Brusthöhle 104.
—, Zusammenhang derselben 73.
Atemleistung, Herabsetzung der 385.
—, Steigerung der 385.
— als widerstandsfördernder und formverändernder Faktor 390.
Atemluft 83.
—, Erwärmung der 21.
—, Reinigung der 321.
—, spezifisches Gewicht 109.
—, Temperatur 116.
—, Viscosität 109.
Atemmuskeln, Innervation der 236.
—, maximale Kraft 105.
—, Nebenfunktion 91.
Atemmuskulatur, Pharmakologie der 470.
Atemnot 120.
Atemorgane, aktive, Ruhelagen 80.
—, Bewegungslagen 81.
—, Deformationswiderstand 112.
—, funktionelle Anpassung 125.
—, Flächengrößen 77.
—, Formenunterschied 81.
—, Formenunterschied aktiver Dehnungslagen 107.
— (Gleichung des statischen Kräftezusammenhanges) 95, 108.
—, Normallage 81.
—, passive Ruhelagen 80.
—, plastische Anpassung 126.
—, Summenwert der passiven Kräfte 101.
—, Volumverhältnisse 80.
Atempause 87.
Atemphänomen (Cheyne-Stokessches) 349.
Atemreflex 27, 91.
—, Kehlkopf 179.
Atemreize 29.
Atemstillstand, Eindringen schädlicher Gase 336.
— beim Untertauchen 27.
Atemstörung (Cheyne-Stokessche) 351.
Atemstörungen, Nierenkranke 427.

Atemtätigkeit, Störung der 406.
— (Veränderung der) 421.
Atemtherapeutische Beeinflußbarkeit 406.
Atemtiefe 79, 343.
—, Änderung der 353.
—, periodisch auftretende Störungen der 349.
Atemtypus 88, 103.
—, Einfluß dynamischer Kräfte 120.
—, Einfluß der statischen Atemkräfte 103.
Atemvolumen 443.
Atemvolum, maximales 84.
—, maximales, in der Minute 121.
Atemvolumkurve 86.
Atemwege, Luftröhre und Bronchien 187.
— (pharmakologische Beeinflussung der Sekretionsvorgänge in den) 471.
— im Schlundkopf 174.
—, Strömungsgleichung 109.
—, Strömungswiderstand 108, 117.
—, Strömungswiderstand (experimentelle Bestimmung) 110.
—, topographische Verteilung der Strömungswiderstände 116.
—, unregelmäßige Verzweigung 117.
Atemwurzeln 542.
Atemzäpfchen 542.
Atemzentren 35.
Atemzentrum 230.
—, Beeinflussung 490.
—, bulbäres 230.
—, Einfluß anorganischer Stoffe auf das 456.
—, Einfluß organischer Stoffe auf das 458.
—, Einwirkung von Calcium auf die Erregbarkeit 245.
—, mesencephales 255.
—, Reizbildung 241.
—, spinales 234.
Atemzüge (rhythmische Größenschwankung) 350.
Atmen, pueriles 294.
—, sakkadiertes 296.
Äther, Einfluß auf Atemzentrum 463.
Atmosphärische Luft, quantitative Zusammensetzung der 191.
Atmung, angestrengte 91.
—, äußere 8.
—, Bedeutung des Nervus vagus für die 280.
—, Beeinflussung der 232.

Atmung, Beeinflussung durch anatomische Veränderungen im Gehirn 232, 275.
—, bei Bronchitis 277.
—, Chemie der 2.
—, Dynamik der 317.
—, Einfluß von Affekten auf 255.
—, Einfluß der Aufmerksamkeit 255.
— (Einfluß von Lichteindrücken) 251.
—, Einfluß der Wärme 272.
—, einseitige 5.
— im Fieber 274.
—, fötale 282.
—, forcierte 212.
—, innere, bei Gasvergiftungen 491.
—, Geruchseindrücke 250.
— in Höhenklima 264.
—, innere 2, 8.
—, inverse 3, 5, 11.
—, Kälteeinfluß 252.
—, künstliche 119.
—, Labyrintherregung 252.
—, maximale 79.
—, Minutenvolum 79.
— durch Mund 161.
— durch Nase 150.
—, paradoxe 451.
—, periodische 350.
—, Pharmakologie der 455.
—, primäre und sekundäre 9.
—, ruhige 88.
—, Schalleindrücke 252.
—, Schmerzeinfluß 253.
—, Selbststeuerung 241.
—, Sympathicus, Einwirkung des, auf 254.
—, Tiefensensibilität, Einfluß der, auf 254.
—, Verflachung 349.
—, vertiefte 90.
—, Vertiefung 349.
—, Wärmeeinfluß 252.
— im Winterschlaf 283.
—, Wirkung von Kohlensäure 271.
—, wogende 350.
Atmungsbewegung 37.
Atmungseinrichtungen, Übersicht der 12.
Atmungsfermente 4.
Atmungsgeräusche, metamorphosierende 295.
—, krankhafte Veränderungen 294.
Atmungsluft, Geschwindigkeit 286.
Atmungsorgan, Kehlkopf als 175.
Atmungsregulation 344.
—, Gültigkeit der RGT.-Regel 273.

Atmungsregulation im Schlaf 256.
—, Sauerstoffmangel 264.
—, Wintersteins Theorie der 243.
Atmungsreflexe 246.
Atmungszentren, Pharmakologie der 455.
Atresien 310.
Ausatemdruck 104.
Ausatmung 67, 91, 485.
—, aktive 90.
—, inspiratorisch gebremste 87.
—, passive 89.
Ausatmungsdauer, Verkürzung der 359.
—, Verlängerung der 359.
Auswurf, Adhäsion 303.
—, Dispersionsgrad 302.
—, Kohäsion 303.
—, kolloidchemische Beschaffenheit 302.
—, Zähigkeit 303.
Autoskopie des Kehlkopfs 182.
Autolaryngoskopie 182.
Automatie, zentrale, bei Atmung 33.
Autotuberkuline 384.
Autotuberkulinisation 408.

Bactericide Kraft 314.
Bariumchlorid, Wirkung auf Atmung 284.
Bauchatmung, verkehrte 346, 349.
Bauchdecken, Spannung der 67.
Bauchhöhle s. auch Abdomen 92.
Bauchhöhlendruck s. Abdominaldruck 94.
Bauchhöhleninhalt, Gewicht 94.
Bauchlage (Knieellbogenlage) 373.
Bauchmuskulatur (exspiratorische Hilfskraft) 348.
Bauchpresse 91.
Becher- bzw. Schleimzellen 314.
Benzylalkohol, Wirkung auf Atmung 284.
Bergkrankheit 268.
Bernoulli, Satz von (Atmung) 288.
Beruf und Staubgehalt der Lunge 536.
— und Staubinhalation 526.
Bestimmung der direkten und indirekten Alveolarluft 209.
Bioxie 5.
Bitterstoffe 465.

Bläschenatmen und Lungenperkussion, Tonhöhe 292.
Blasenspringen (Atmung) 303.
Blausäure 508.
Blepharospasmus 316.
Blut, Selbstreduktion des 215.
Blutdruck bei künstlicher Atmung 120.
— bei Phosgenvergiftung 500.
Blutfülle, Herabsetzung der 385.
—, vermehrte 385.
Blutgase bei Phosgenvergiftung 499.
Blutgifte, gasförmige 512.
Blutresorption in den Bronchien 475.
Blutveränderungen bei Gasvergiftungen 498.
Bolustod (Fremdkörper) 331.
Borkenbildung, fötide Zersetzung der 313.
Bradypnöe 363.
Bronchektasie 419.
Bronchektasien 446.
Bronchialatmen 286.
—, Resonanztheorie 298.
—, Vorkommen 290.
Bronchialbaum, Gesamtquerschnitt 183.
Bronchialfistel 447.
Bronchialer Beiklang 297.
Bronchialer Hauch 297.
Bronchiales Flüstern 300.
Bronchialdrüsen 406.
—, Staubgehalt 536.
— bei den Pneumonokoniosen 530.
Bronchialmuskeln 64.
Bronchialmuskulatur, pharmakologische Beeinflussung 467.
—, Wirkung der Chemikalien auf die 468.
—, Innervation der 237.
Bronchialsekretion 471, 472.
—, Wirkung von Pharmaka auf die 472.
Bronchien 182, 474, 484.
—, Blutresorption in den 475.
—, Eindringen von Staub 517.
—, Elastizität 98.
—, Muskulatur 484.
—, Resorption durch das Epithel der 475.
Bronchiolitis 303.
Bronchitis, Atmung bei 277.
— diffusa 304.
— fibrinosa 419.
— als auslösende Ursache 401.
— putrida 419.
Bronchitiden 318.
Bronchioskopie 185, 333.

Bronchophonie 300.
Bronchusstenose 420.
Bronchusunterbindung 445.
Brummen (Atmung) 302.
Brünningsches Elektroskop 321.
Brustapertur, paradoxe Atembewegung der unteren 348.
Brustbein 45.
Brustfell 62.
Brustfellsäcke 38.
Brusthöhlenform, Einfluß der statischen Kräfte 105.
Brusthöhlenoberfläche 105.
Brusthöhlenwände 37.
Brustkorb, Bewegung des 50.
—, kyphoskoliotischer 395.
—, rachitisch 398.
Brustkorbverbildung, postpleuritische 396.
Brustraum, bewegende Kräfte 57.
—, Druckausbreitung 118.
—, Inhalt 85.
—, Oberfläche 77.
Brustraumspitze 57.
Brustwand, knöcherne 366.
Brustwandbewegung, Herabsetzung der respiratorischen 366.
—, Steigerung der 366.
Brustwirbelsäule 38.

Chalicosis 530.
Capillaren bei Reizgasvergiftungen 505.
Cartilago quadrangularis 312.
Cavum, Drüsen im 313.
Centrum tendineum 53.
—, respiratorische Bewegung des 347.
Cephalopoden (Atmung) 17, 30.
Ch-Atmen 287, 297.
Cheyne-Stokessche Atemphänomen 349.
— Atemstörung, prognostischer Wert der 351.
Chilaidittis Manöver 346.
Chlorpikrin 505.
Chondromalacie der Knorpelrinde 334.
Christa- und Spinalbildung 310.
Circulus vitiosus 312.
Cobitis 11.
Cocain (auf Atmung) 32.
Coffein, Wirkung auf Atmung 284.
Concretio pleurae 417.
Conjunctiva 316.
Coronargefäße 485.
—, motorische Nervenendigungen für die Bronchialmuskeln 481.

Corpusculäre Elemente 314.
Coryza nervosa 312.
Cricoarythaenoidgelenk 328.
Cuticula 541.

Darmatmung 11.
Dämpfe 482, 487.
Definition der Atmung 1, 4.
Deformationswiderstände der Atemorgane 112.
— von Lunge und Brustwand 112.
Deformationswiderstand im Lungengewebe 112.
Dehnungslage, Einfluß auf Lungenelastizität 96.
Dekapoden (Atemreflexe) 27.
Deviatio physiologica septi 134.
Deviatio septi 310.
Diagramm der Atemarbeit 122.
Diaphragma 329, 387.
—, Hochstand 386.
—, Tiefstand 386.
Diastole des linken Vorhofes 64.
— des rechten Vorhofes 64.
Diät (Atmung) 211.
Dichloräthylsulfid 507.
Diffusionskoeffizient 6.
Diffusionskoeffizienten (Atmung) 224.
Diffusionskonstante (Atmung) 225, 226.
Diffusionstheorie (Atmung) 219.
Diffusionstracheen 18.
Diskontinuierliche Schwingungen 299.
Diskontinuität (Atmung) 299.
Dispersionsgrad (Atmung) 303.
Dissoziation der Atembewegungen 254.
— der Thoraxwand 254.
— des Zwerchfells 254.
Disposition (Atmung) 370.
Dispositionen zu Staubinhalationskrankheiten 527.
Dorsobronchien 22.
Druck, autoskopischer 327.
Druckdifferenzverfahren 100.
Druckschwankung im Oesophagus 100.
—, kardiopneumatische 100.
Drüsen im Cavum 313.
Drüsenfieber 406.
Drüsenschädigung 313.
Drüsen, Schädigung durch Grippe 330.
Drüsenprodukte 383.
Ductus nasopalatini 141.
Dynamik der Atmung 317.
— der Atembewegung 108.

Dyspnöe bei Gasvergiftungen 493.
—, kardiale 260, 342.
— und Kohlenoxyd 513.
— bei Nephritis 262.
— infolge Stenosierung der Luftwege 276.
—, urämische 430.
— bei Verblutung 270.
— bei Vögeln 25.
—, zentralanoxämische 270.
—, zentrogene, durch Sauerstoffmangel 430.

Einatemdruck 104.
Einatmung von Ammoniak 504.
—, Inspiration 58.
Einatmungsdauer, Verkürzung der 357.
Einfluß der Dehnungslage 101.
Eiweisstoffe, asthmaauslösende 378.
Ejektionsreflex 27.
Elastische Atemkräfte 92.
— Elemente der Lunge 63.
— Fasern der Lunge 67.
Elektroskop, Brünningsches 321.
Embryo, Atembewegungen des 282.
Emphysem 76, 100, 400, 418, 485.
—, bullöses 395.
— bei Gasvergiftung 507.
—, funktionelle Genese des 401.
—, vikariierendes 400.
Emphysematiker 93.
—, stark dilatierter Thorax 413.
Emphysemherz 411.
Energetik der Atmung 120.
Engbrüstigkeit 389, 390.
—, Vererbbarkeit 392.
„Engelflügel"stellung, Schulterblätter 396.
Entfaltungsknistern, Lunge 99.
Entwicklung, intelektuelle, der Kinder 320.
Epipharynx 319.
Erbfaktoren 310.
Ergänzungsluft oder Komplementärluft 83.
Ersatzexsudat 447.
Erstickung, sekundäre Folgen 513.
— bei Gasvergiftungen 493.
Erstickungsanfälle 322.
Enuresis nocturna 321.
Expektorantien, Wirkungsmechanismus der 471.
Expektoration 332, 361, 449.

Exspiration 67.
—, passive 80, 81, 89.
Exspirationszentrum 233.
Exspirationsdruck 486.
Exspirationsluft 193.
—, Ätheralkohol 198.
—, chemische Zusammensetzung 194.
—, Einfluß der 196.
—, Feuchtigkeit der 194.
—, Temperatur der 194.
—, Wirkung der Muskelarbeit 197.
—, Zusammensetzung der, bei verschiedener Frequenz 195.
Exspirationsmuskeln 67, 236.
Exspirium, unbestimmtes 293.

Facialislähmungen 310.
Ferngeräusche 285.
Fieber, Atmung im 274.
Fische, Atmung 13.
Flächengröße bei Atmung 15.
Flaschensausen 298.
Flattern des Mediastinums 366.
Flimmerbewegung in den Bronchien 517.
Flimmerepithelien, Funktion der 314.
Flimmerzellen des Respirationstraktus 472.
Flüssigkeitsresorption in der Lunge 474.
Flüsterstimme 293.
Fötale Apnöe 282.
Fötale Atmung 282.
Foetus, Kohlensäurespannung 282.
Fremdkörper, infizierte, quellbare, vegetabilische usw. 336.
— im Luftwege 420.
—, Reflexe zum Schutz gegen das Eindringen der 330.
Fremdkörperextraktionen 336.
Frosch, Atmung 13, 19, 33.
Funktion als Wachstumsreiz 385.
Funktionelle Anpassung der Atemorgane 125.
Funktionsstörung als pathogenetische Ursache 389.

Ganglion Gasseri 315.
— spheno-palatinum 311.
Ganglioneurom 446.
Gärung 3, 5.
Gase 482.
—, giftige 487.
—, giftige, Ausscheidung 512.
—, indifferente 494.
—, irrespirabele 488.

Gasaustausch 219.
Gasblasen 485.
Gasdiffusion durch die Lungen 223, 229.
— durch die Lunge, indifferente Narkotica 229.
Gasping center 233.
Gassekretion 7.
— in den Lungen, nervöse Beeinflußbarkeit 220.
Gasspannungen im rechten Herzen 217.
Gaswechsel, assimilatorischer 3.
Gaumen und Alveolarfortsätze des Oberkiefers 320.
—, gewölbter und schmaler 322.
Gaumenpapille 141.
Gaumensegel 321.
—, Störungen der motorischen Innervation 323.
Gaumentonsillen 324.
Gefäßschädigungen bei Phosgenvergiftung 502.
Gehirn- und Gesichtsschädel 310.
Gekoppelte Schwingungen, Atmung 288.
Gekoppeltes System, Atmung 288.
Genitalsphäre und asthmatische Zustände 382.
Geräusch des fallenden Tropfens, Atmung 303.
Geruchseindrücke, Einfluß auf Atmung 250.
Gewicht, Bauchhöhleninhalt 94.
Gewichtskräfte, Atemkräfte 94.
—, Lunge 94.
Giemen, bei Atmung 302.
Gifte, tierische, Einfluß auf Atemzentrum 467.
Glandula nasalis 136.
Glottis 177.
— phonatoria 177.
— respiratoria 177.
Glottiskrämpfe 331.
—, psychogene 333.
Gravidität, Kohlensäurespannung 213.
Grippe 313.
Grundton 288.
Gutzmannscher Atemgürtel 309.

Habitus, krankhafter, Atmung 338.
—, pathologischer 389.
—, phthisischer 413.
Hämatopneumothorax 388.
Hämatothorax 388.
H-Atmen 287, 295.

Haifisch, Atemreflexe 27.
Haifische, Atemreiz 31.
Hauchscheibe, Atmung, nach Zwaardemaker 322.
Hauptbronchus 336.
Hautatembewegung, Einfluß der 345.
Hautemphysem 485.
Herderkrankungen 318.
Herz, rechtes, Gasspannung 217.
—, Kaliumvergiftung 477.
—, Verdrängung 386.
Herzhypertrophie bei Lungenkrankheiten 411.
— bei pleuralen Erkrankungen 410.
Herzkranke, Bestleistung 421.
Herzleerheit 293.
Herzstillstand, reflektorischer 331.
Herzsystolisches Zucken des Zwerchfells 366.
Herzveränderungen beim Pneumothorax 410.
Hypokapnie, Nierenkranke 428.
Heuasthma 382.
Heufieber 379.
Hiebton 287.
Hilfsluft oder Reserveluft 83.
Hilusdrüsen 406.
Hiluspartien, Empfänglichkeit der 392.
Hilusschatten 407, 408.
Hirnabsceß 433.
Hirnblutung 433.
Höhenklima, Atmung in 264.
Holothurien 11, 13.
Husten 179, 249, 301, 335, 360.
—, Knistern 99.
Hustenattacken, frustane 361.
Hustenmechanik 92, 109, 117.
Hustenmuskel 360.
Hustenreiz 517.
—, frustaner 373.
Hydrops ex vacuo 319.
Hyperkinesen 332.
Hypertrophie, kompensatorische 444.
Hyperventilation 444.
Hypnotica, Einfluß auf Atemzentrum 463.
Hypokapnie 345.
Hypophyse 318, 320, 322.
Hypophysenextrakt 320.
Hypophysenextrakte, Wirkung auf Atmung 284.
Hysterische Tachypnöe 256.

Innervation der Atemmuskeln 236.
Infektion, lymphograde 408.
Infektionen, Abwehr von 324.

Inhalationsnarkose 508.
Inhalation 482.
Inhalationsnebel, Teilchengröße 483.
Inhalationstherapie 481.
Injektion, intratracheale 477, 479.
Insekten, Atmung 18, 30.
Inspiration 58.
—, passive 80, 81.
—, Zeitdauer 291.
Inspirationsdauer, Verlängerung der 356.
Inspirationsdruck, maximaler 486.
Inspirationslage 82.
Inspirationsluft 190.
Inspirationsmuskeln 58.
Inspirium, vesiculäres 294.
Insuffizienz, respiratorische 390.
Intercellularräume 540.
Intrathorakale Saugkraft 367.
Ionenwirkungen auf Atemzentrum 456.

Jacobsonsches Organ 140.

Kälte, Einfluß auf Atmung 252.
Kalcium, Einfluß auf die Erregbarkeit des Atemzentrums 245.
Kampfgas 485.
Kampfgase, Luftwege 330.
Kardiale Dyspnöe 260.
Kardiopneumatische Druckschwankung 100.
Kavernen 304.
Kehlkopf, Atmungsreflexe 179.
—, Autoskopie 182.
—, hintere Comissur 325.
—, respiratorische Bewegungen 176.
—, Sensibilität 176.
—, Untersuchung des 325.
Kehlkopfreflexe 178.
Kehlkopfhinterwand, Spiegelung der 326.
Kehlkopfschleimhaut, Beläge 330.
Keilbeinhöhle 318, 320.
Kenotoxin 198.
Keuchzentrum 233.
Kiemengröße 15.
Kiemenorgane bei Wasserpflanzen 542.
Killiansche Punkte 315, 316.
Klang 299.
—, Atmung 287.
Klinophobie 372.
Knieellbogenlage, Atmung 373.
Knistern nach Husten 99.
—, Crepitation 303.

35*

Knisterrasseln 303.
Knochen, Umformung infolge geänderter Druckrichtung 390.
Knochenfische, Atemreiz 33.
Kohlenoxyd und Dyspnöe 513.
Kohlenoxydmethode, Gasaustausch in den Lungen 222.
Kohlensäure als Atemreiz 29.
—, Diffusion durch die Lunge 228.
—, narkotische Wirkung 30, 32, 33.
— und isolierte Lunge 511.
—, Wirkung auf Atmung 271.
Kohlensäurebad 211.
Kohlensäuregehalt der Atmosphäre 192.
Kohlensäurespannung 204.
— bei Alkalose und Acidose 213.
—, alveolare, und Diät 212.
— alveolare, bei Gesunden 208.
—, alveolare, und Gravidität 213.
—, alveolare, und Nahrungsaufnahme 212.
—, alveolare, im Schlafe 210.
—, alveolare, und sensible Reize 210.
—, alveolare, Schwankungen mit den Jahreszeiten 209.
—, alveolare, Wirkung von Histamin 213.
—, alveolare, Wirkung von ultraviolettem Licht auf 209.
—, arterielle 216.
— des Blutes beim Foetus 282.
— des Blutes im Winterschlaf 283.
— und Körpertemperatur 210.
— und Kohlensäurevorrat 211.
— und Muskelarbeit 213.
Komplementärluft 340.
—, Ergänzungsluft 83.
Kommunikationsröhren 289.
—, Übergang in die Wand 289.
Konkomittierende Atembewegungen 116.
Konsonanz 287.
Konsonanzerscheinung 287.
Kork 541.
Körperlage, Einfluß auf Atemorgane 94.
Körperwärme bei Phosgenvergiftung 498.
Kreislaufinsuffizienz 421.

Kreislaufschädigungen bei Gasvergiftung 499.
Kreuzfuchsphänomen 117.
Kropf, intrathorakaler 420.
Krugatmen 298.
Künstliche Atmung 119.
—, Abdominaldruck 120.
—, Atemtiefe 119.
—, Blutdruck 120.
—, Pleuradruck 119.
Kurzatmigkeit, Überfüllung der Lunge bei der 347.
Kyphoskoliose der Hals- bzw. Brustwirbelsäule 414.

Labyrintherregung, Einfluß auf Atmung 252.
Laryngo-Endoskopie 326.
Laryngoskopie 181.
Larynxhinterwand 326.
Larynxstenosen 329.
Leitungsfähigkeit für Schall 289.
Lenticellen (Rindensporen) 541.
Lichteindrücke, Einfluß auf Atmung 251.
Lichtscheu 316.
Limulus, Atmung 31.
Lippenpfeife 286.
Lispeln, bronchiales 300.
Locus coeruleus, Bedeutung für Atmung 255.
Luft, Feuchtigkeit der 192.
—, resorbierte 319.
—, Wirbelbewegungen bei der Atmung 484.
Luftcapillaren der Vögel 22.
Luftembolie 486.
Lufterwärmung in Nase 159.
Luftröhre 182.
—, Beweglichkeit 185.
Luftsäcke der Vögel 21, 24.
Luftstrom, Geschwindigkeit des 132.
—, physikalische Zustandsänderungen 307.
Luftwege 128.
—, obere 193.
—, Fremdkörper in 420.
—, zentripetale Nervenendigungen 307.
—, Resorptionsfähigkeit 482.
— und Staubinhalation 528.
—, Verengerungen 294, 419.
Luftzusammensetzung bei Mundatmung 163.
Lunge, Atelektasen 99.
— und Bauchwandelastizität, Synergismus 93.
—, Blutmenge in der durchbluteten 475.
—, Durchlässigkeit 473.
—, Durchlässigkeit für Luft (Stickstoff) 485.

Lunge, Elastizität 96.
—, elastische Beanspruchung im Brustraum 98.
—, elastische Druckfortpflanzung 72.
—, elastische Spannung 74.
—, elastischer Spannungsausgleich 76.
—, Entfaltungsknistern 99.
—, Erkrankungen der 417.
—, Formelelastizität 98.
—, Gewichtskräfte 94, 99.
—, isolierte, bei Phosgenvergiftung 500.
—, kollabierte 97.
—, Lappeneinteilung, funktionelle Bedeutung 100.
—, Leitungsfähigkeit für Schall 288.
—, Lymphwege 475.
—, pneumatischer Druck, Einfluß auf Brustwand 106.
—, pneumatischer Druckausgleich 76.
—, pneumatische Druckfortpflanzung 72, 73, 74.
—, Resorptionsvermögen 473.
—, respiratorische Oberfläche 443.
—, Schwingungsfähigkeit 288.
—, Spannungsausgleich 75.
—, statische Kräfte 95.
— und Staubgehalt 536.
—, Strömungsdruck 76.
Lungenabsceß 417.
— durch Fremdkörper 336.
Lungenblähung, exspiratorische 117.
Lungenbläschen, Zahl der 291.
Lungenblut, Gasspannung 215.
Lungendehnung, Topographie 117.
—, Topographie bei ruhiger Atmung 99.
—, Topographie bei tiefer Atmung 100.
—, Topographie unter dynamischen Verhältnissen 100.
Lungenelastizität, Einfluß der Blutfüllung 97.
—, Einfluß der Bronchialmuskeln 98.
—, Einfluß der Dehnungslage 97.
—, Topographie 98.
— und Brustwand 105.
Lungenemphysem 399.
Lungengangrän 417.
— durch Fremdkörper 336.
Lungengeräusche 285.
Lungengewebe, erschlafftes 297.

Lungengewebe, innerer Reibungswiderstand 112.
Lungenkollaps, Verblutung des 100.
—, Verhütung des 100.
Lungenlappenexstirpation 447.
Lungenmenge, zum Leben notwendige 441.
Lungenödem 303, 476.
— bei Gasvergiftungen 495.
— an der isolierten Lunge 501.
—, toxisches 474.
Lungenödeme und Stauung bei Gasvergiftungen 512.
Lungenpfeifen 22.
Lungenresektion 446.
Lungenschwellung 385.
Lungenspannung 367, 368.
Lungenspitzen, Disposition der 392.
—, Prädilektion der 392.
Lungentuberkulose 410.
Lungenverkleinerung 446.
—, operative 441.
—, Rückwirkung der 443.
Lungenzirkulation, Änderungen im Hochgebirge 270.
Lungenzug, Einfluß auf Wirbelsäule 106.
Lymphatisches Gewebe 314.
Lymphatischer Rachenring 164.
Lymphdrüsen, bronchiale 479.
Lymphknötchen der Rachenhöhle 165.
Lymphwege, Lunge 475.

Maligne Tumoren und Staubinhalation 539.
Mantelfläche der Brusthöhlenwände 37.
Maximalkapazität (Totalkapazität) 83, 85.
Maximalleistungen, sportliche 412.
Mediastinalflattern 416.
Mediastinitis 448.
Mediastinum 100, 366, 485.
—, Flattern des 366.
—, Verschiebung 386.
—, Verschiebung des, infolge von Fremdkörpern 336.
Mediastinalflattern 100.
Mediastinalhernien 100.
Medusen 30.
Meltzer-Insufflation 278.
Meningitis 434.
Menses, vikariierende, Nasenblutungen 317.
Mesencephales Atemzentrum 255.
Mesobronchien 22.
Metallische Obertöne 298.
Metallklang 299.

Metastasen 530.
— bei Pneumonokoniosen 530.
Methämoglobin, bildende Gase 513.
Methan 509.
— in Exspirationsluft 197.
Methämoglobinbildung und isolierte Lunge 514.
Milchdrüsenvergrößerung und Hilusschatten 408.
Milz, Staubgehalt 536.
Minutenvolumen 341.
Mittelfell (Atmung), inspiratorische Wanderung des 366.
Mittelfellflattern 451.
Mittelkapazität 82.
Mittelohrkatarrh 319.
Morbus Basedowii 435.
Morphinderivate, Wirkung auf Atemzentrum 458.
M. azygos uvulae 171.
— glossopalatinus 171.
— latissimus dorsi 60.
— levator veli palatini 171.
— palatopharyngeus 171.
— rectus abdominis 68.
— sacrospinalis 69.
— serratus post. 60.
— sterno-cleido-mastoideus 59.
— subclavius 60.
— transversus abdominis 68.
— transversus thoracis 68.
Mm. intercostales interni interossei 68.
— levatores costarum 60.
— obliqui abdominis externi und interni 68.
— pectorales 60.
— scaleni 59.
Mundatmung 309, 321, 419.
—, Form des Thorax 322.
Muscarin, Wirkung auf Atmung 284.
Muskelarbeit, Kohlensäurespannung 213.
Mikrometer von Krogh 221.
Muskelkräfte, maximale bei der Atmung 104.
Muskuläre Atemkräfte 95.

Nahrungsaufnahme, behinderte, bei Säuglingen 322.
Nares 129.
Narkose 481.
Narkotica, Diffusion durch die Lunge 229.
Narkotin, Einfluß auf Atemzentrum 459.
Nasale Dysmenorrhöe 316, 317.
— Reflexwirkungen 144.
Nasales Asthma 317.
Nase, Durchlässigkeit der 322.

Nase, Erwärmung d. Luft 159.
—, Nebenhöhlen 143, 317, 318.
—, Strömungswiderstand 116.
—, Topographie der Luftströmung 116.
—, Verstopfung 399.
—, Vorhöfe der 129.
Nasenatmung 150.
—, Insuffizienz während des Schlafes 311.
Nasenblutungen, vikariierende Menses 317.
Nasenflügel, Bewegungen des 131.
—, Spiel der 309.
Nasenflügelmuskeln 310.
Nasenhöhlen 134.
Nasenhöhle, Stromgeschwindigkeit 150.
Nasenknorpel 130.
Nasenmuskeln 130.
Nasenöffnungen, äußere 129.
Nasenrachenraum 318, 319.
Nasenschleimhaut, Blutraum der 309.
—, Durchblutung der 311.
—, Sensibilität 137.
Nasensekret 313.
—, Analyse 135.
Nasenweite 316.
Nebel 483, 487.
Nebeldichte 483.
Nebengeräusche, Atmung 301.
Nebenhöhlen der Nase 156, 317, 318.
Nephritis, Dyspnöe bei 262.
Nervenendigungen der Bronchialmuskeln 481.
Nervengifte, gasförmige 507.
N. ethmoidalis anterior 315.
N. infraorbitalis 318.
N. laryngei sup. 331.
N. opticus, Beziehungen zur Nase 318.
N. vagi, Einfluß auf Resorptionsgeschwindigkeit 477.
N. vagus, Bedeutung des, für die Atmung 280.
Nicotinabusus 435.
Nierenkranke, Atemstörungen 427.
—, Hypokapnie 428.
Niesen 173, 314.
Nieskrämpfe 316.
Niesreflex 147, 251, 316.
Niesreiz 170.
Normalkapazität 83, 85.
Nutzbares Minutenvolumen 124.

Oberfläche, Brustraum 77.
—, respiratorische, der Lunge 443.
Oberflächen, respiratorische 10, 14, 77.

Oberflächengesetz (Rubner) 14.
Oberflächenvergrößerung bei Wasserpflanzen 542.
Oberkieferhöhle 318.
— und Zähne 318.
Ohrgeräusche, subjektive 319.
Ohrtube, Funktion der 319.
Ökonomie der Atemarbeitsleistung 124.
Olfactorius, Nasenreflexe 145.
Orbita 318.
Orthopnöe 371.
Ostium pharyngeum tubae auditivae 173, 319.
Oxydationsfermente 3.
Ozaena 318.
—, genuine 313.

Paradoxe Atembewegungen der Lungenspitze 69.
Parästhesien 323.
Partiardruck der Gase 192.
Passavantscher Wulst 172.
Pathogenese, Atmung 351.
Pectoriloquie 300.
Pendelluft 451.
Peritonealdruck s. Bauchhöhlendruck 94.
Perkussion 285.
Pertussis 249.
—, Herzmuskelerkrankung 413.
Pfeifen, Atmung 302.
—, Gesetz der offenen und der gedeckten 288.
Pharmaka, Wirkung von, auf die Bronchialsekretion 472.
—, Einfluß auf Wärmetachypnöe 274.
Pharmakologie der Atmung 455.
— der Atmungszentren 455.
Pharyngoskopie 321.
Phosgen 485.
Phosgenvergiftung 495.
Phosphorwasserstoff 514.
Phrenicotomie, radikale 449.
Phrenicusexairese 448.
Phthisischer Habitus 385.
—, Atmung 338.
Plastische Anpassung der Atemorgane 126.
Pleura mediastinalis 63.
— parietalis 62.
Pleuradruck, dynamischer 75.
—, dynamischer, Topographie 118.
— bei künstl. Atmung 120.
— beim Neugeborenen 96.
— bei Phosgenvergiftung 498.
—, statischer 75.
—, statischer, Einfluß aktiver Atemkräfte 104.

Pleuradruck, statischer, Einfluß der Dehnungslage 97.
—, Topographie 99.
Pleuradruckkurve 113, 114, 119.
Pleurahöhle, Durchtritt von Luft 486.
Pleuraraum, Reibungswiderstand 111.
Pleuraspaltraum, mechanische Verhältnisse 93.
Pleuritis 416.
— durch Fremdkörper 336.
Plombierung, Pneumolyse 453.
Pneumoabdomen 118.
Pneumographische Kurve 113.
Pneumolyse, extrapleurale 453.
Pneumonie, croupöse 303.
— durch Fremdkörper 336.
—, hypostatische 410.
Pneumonien durch Staubinhalation 528.
Pneumonokoniosen 529.
—, klinisches Bild 531.
Pneumotaxie center 232.
Pneumothorax 94, 118, 410, 415.
—, doppelseitiger 442.
Pneumatotherapie 481.
Pressen, Atmung 362.
Pseudophthise 318, 320.
Psychogene Basis 323.
Pueriles Atmen 294.
Pulmonalisunterbindung 448.
Pulmonalstenose 248.
Pulmonararterien, Sauerstoffspannung und Kohlensäurespannung 218.
Pyopneumothorax 304, 365.

Quadratus lumborum 69.

Rachenmandel 319.
Rachenring, lymphatischer 164.
Ramus internus 331.
Rasselgeräusche 302.
—, klingend 303.
—, klirrend 303.
—, metallisch 303.
Rasseln, feinblasig 303.
—, grobblasig 303.
—, subcrepitierendes 303.
Rauch 483, 487.
Reaktionstheorie 344.
Recessus Morgagni 327.
Reduktionsfermente 3.
Reflexasthma 377.
Reflexerregbarkeit, Steigerung durch O_2-Mangel 17.
Refraktionskraft, vitale 368.
Regelmäßige Einatmer 57.

Regulation der Atemfrequenz 124.
— der Atemfrequenz, Übungsstadium 125.
Reibegeräusche 304.
Reiben, pleuritisches, Atmung 306.
Reibung, gleitende, Atmung 304.
Reibungsgeräusche 305.
—, feinere und gröbere 305, 306.
—, Lautheit 305.
—, musikalische Höhe 305.
Reibungskoeffizient, Atmung 305.
Reizbildung im Atemzentrum 241.
— im Atemzentrum, Abhängigkeit von der Blutbeschaffenheit 241.
Reizgase 494.
Reptilien, Atmung 20.
Reserveluft 83, 340, 484.
Residualluft 83, 84, 484.
Resonanz 287.
—, allgemeine 287.
—, auswählende 287.
Resonanztheorie, Bronchialatmen 298.
Resorption, Ammoniak 479.
—, Lunge 474.
—, gelöster Substanzen in der Lunge 475.
— kolloidaler Stoffe 315.
Respiratio alternans 350.
Respirationstracheen 18.
Respirationstraktus, Flimmerzellen, pharm. Beeinflussung 472.
Respiratorische Bewegungen von Luftröhre und Bronchien 185.
— Oberflächen 10, 14.
Respiratorischer Quotient 196.
— Quotient, Frosch 14.
— Quotient bei Muskelarbeit 197.
Respiratorisches Epithel 66.
Restleistung, Atmung 340.
Restluft od. Residualluft 340.
RGT.-Regel, Gültigkeit der bei der Atmungsregulation 273.
Riechnerven 307.
Rhinitis atrophicans 309.
— sicca anterior 313.
— vasomotoria 311.
Rhonchi, Atmung 302.
— sibilantes 302, 304.
— sonori 302, 304.
Rindensporen (Lenticellen) 541.
Rippenbogen 38.

Rippenbrustbeinverbindung 46.
Rippenfell, Erkrankung des 414.
Rippenknorpel, Degeneration 401.
Rippenring, Stellung im Brustkorb 47.
—, Ursachen der Schrägstellung 48.
Rippenwirbelgelenke, Bänder 43.
Röhre, Eigenton einer 287.
—, Querdurchmesser, Einfluß auf Schall 288.
Röhren, einseitig geschlossene 288.
Röhrenatmen 286.
Röhrenatmung 121.
Röntgendiagnostik der Pneumonokoniosen 532.
Rückenmark, Erkrankungen 434.
Ruderflug, Atmung beim 25.
„Ruhe" des Zwerchfells 365.

Saccobronchien 22.
Sauerstoff, Darstellung des 191.
Sauerstoffdefizit 196.
Sauerstoffdiffusion durch die Lunge 227.
Sauerstoffgehalt der Atmosphäre 191.
Sauerstoffhunger 342.
Sauerstoffinhalation 343.
Sauerstoffmangel als Atemreiz 29.
—, Atmungsregulation bei 264.
Sauerstoffspannung, arterielle 216.
—, Pulmonararterien 218.
Saugkraft, intrathorakale 367.
Säuglinge, Atmung 322.
Säuredämpfe 490, 503.
Second wind 257, 258.
Segmentale Atmung 35.
Seitenlage, Atmung 372.
Sekretionstheorie, Atmung 219.
Sekretionsvorgänge, pharmakologische Beeinflussung in den Atemwegen 471.
Selachier 31.
Selbstreduktion des Blutes 215.
Selbststeuerung 31, 241. 316.
—, chemische, der Atmung 241.
Sensibilität der Kehlkopfschleimhaut 176.
Septumverkrümmung 310.
Siderosis 530.
Siebbeinlabyrinth 318.

Singstimme 293.
Singultus 357.
Sinnesorgane im Schlundkopf 168.
Sinus phrenico-costalis 56, 65.
Sinusschwingungen, Atmung 299.
Skoliose 399, 453.
— und Tuberkulosedisposition 393.
Spannungspneumothorax 447.
Speireflex 27, 29.
Sphenoidalneurosen 316.
Spiritus nitro-aereus 190.
Spirographische Kurve 86, 87.
Spirometerwerte, schematische, Darstellung der 338.
Spontanperforationen, knorpeliger Septumabschnitte 313.
Substantia ferruginea, Bedeutung für Atmung 255.
Succulenten, nächtliche Säuerung der 541.
„Succussio Hippokratis" 285, 304.
Sukkusionsgeräusch 285.
Sympathicus, Bedeutung für den Zwerchfelltonus 236.
—, Einfluß auf Atmung 254.
Synergismus, Lunge und Bauchwandelastizität 93.
Schädlicher Raum 124, 194, 344.
— der Atemwege 117.
— bei der Atmung 198.
Schalleindrücke, Einfluß auf Atmung 252.
Schalleitung 289.
Schallwellen, Totalreflektion 289.
Schlaf, Atmungsregulation in 256.
Schlammpeitzger 11, 13.
Schlangengifte, Einfluß auf Atemzentrum 467.
Schleim in den oberen Luftwegen 517.
Schleimhaut 314.
— der Luftwege 478.
—, Überempfindlichkeit der 321.
Schleimhauthypertrophien 311.
Schleimhautpolypen 318.
Schleimzellen (Becherzellen) 314.
Schluckakt und Stimmbildung 324.
Schluckapnöe 283.
Schluckmechanismus 331.
Schluckpneumonie 331.
Schlunddrüsen des Schlundkopfs 164.

Schlundkopf, Bewegungsapparat 171.
—, Sinnesorgane 169.
Schmerz, Einfluß auf Atmung 253.
Schneidezähne, Wechsel in bezug auf Atmung 322.
Schnüffelbewegungen 158.
Schnurren, Atmung 302.
Schulter, Hängen der 396.
Schulterblätter, „Engelflügel"stellung 396.
Schutzreflexe bei giftigen Gasen 492.
Schwäche, konstitutionelle, Atmung 338.
Schwebelaryngoskopie 327.
Schwellgewebe, reflektorische Beeinflußbarkeit 140.
Schwellkörper der Nase 138.
Schwerhörigkeit 319.
Schwirrton 286.
Statik der Atemorgane 92.
Staubfang in Nase 160.
Staubgehalt der Atmosphäre 516.
Staubinhalation 515.
Staubinhalationskrankheiten 523.
—, Therapie und Prophylaxe 539.
Staubmetastasen 523.
Staubzellen 518.
Stauungslunge 97.
Stauungsvorgänge, Nase 317.
Stehende Schwingungen 287.
Stenosen 116, 117, 120.
— der unteren Luftwege 334.
— der Trachea 301.
— der Trachea und der Stammbronchien 301.
Stenosendyspnöe 276.
Stenosengeräusch 286.
Stereo-Laryngoskopie 326.
Stickoxydul 509.
Stickstoffaufnahme oder Abgabe durch die Atmung 195.
Stickstoffresorption bei Pneumothorax 319.
Stickstoffspannung, alveolare 209.
Stigmen der Insekten 18.
Stimme, Bildung der 293.
Stimmbänder, Stellungswechsel der 327.
Stimmbildung, Schluckakt 324.
Stimmgebung, Organ der 307.
Stimmlippenbewegungen, perverse 180.
Stoffwechsel und Gasvergiftung 506, 510.
Stomata, Spaltöffnungen 540.
Stramoniumzigaretten 483.
Stridor 301, 334.

Stridor, exspiratorischer 360.
—, inspiratorischer 329.
Strömungsgeschwindigkeit in den Atemwegen, Topographie 92.
Strombahn in der Nase 154.

Tabes dorsalis 434.
Tachypnöe 362.
Tamponade, extrapleurale 454.
Tauchvögel, Atemreflexe 28, 34.
Thomasschlackenpneumonien 528.
Thorax, Form 322.
—, organisch ausgelöste Vorwölbung 386.
— piriformis 397.
Thoraxkonstruktionsmethode 339.
Thorakoplastik 106.
—, extrapleurale 450.
Thoraxwand, Einsinken der 388.
Thymus, vergrößert 420.
Tiefensensibilität, Einfluß auf Atmung 254.
Tonsillektomie 324.
Tonsillen 167.
—, Buchten 324.
—, chronische Entzündung 324.
—, innere Sekretion 324.
Tonsillitis, chronische 324.
Topographie des Alveolardruckes 117.
— der Atembewegung 76.
— der Brustwandbewegung, Atemtypus 87, 88, 103, 120.
— der Druckausbreitung in den Körperhöhlen 118.
— der Lungenatmung, tiefe Atmung 100, 117.
— der Lungendehnung, ruhige Atmung 99.
— der Lungenelastizität 98.
— der passiven Atemkräfte 103.
— des Pleuradruckes 75, 99, 118.
— der respiratorischen Abdominaldruckschwankung 118.
— des statischen Abdominaldruckes 94, 107.
— der Strömungsgeschwindigkeit in den Luftwegen 91.
— des Strömungswiderstandes in den Luftwegen 115.
— der Verteilung der Atemarbeit 122.
Totalkapazität (Maximalkapazität) 83.

„Totwasser" 299.
Trachea 325, 474.
—, Innervation der Muscularis der 238.
Trachealatmen 286.
Trachealfistel 332.
Trachealstenose 331.
Tracheen 25.
Tracheensystem 8, 18.
Tracheobronchialbaum, Schleimhaut des 184.
Tracheobronchoskopie 327.
Tränengang 160.
Tränenträufeln 316.
Tränenweg 161.
Tränenzustrom 315.
Trichterbrust 398.
Trigeminus und Nasenreflex 145.
Trigeminusfasern 313.
Trommelfell, Einziehung des 319.
Tubenverschluß, chronischer 319.
Tuberkulose 76, 408, 417.
—, Primäraffekt 325.
— und Staubinhalation 533.
Tuberculum septi 315.
Tumor cerebelli 433.
— pleurae 417.

Ultraviolettes Licht, Kohlensäurespannung 209.

Vagusapnöe 281.
Vasomotoren, reizbare Schwäche der 374.
Vasomotorische Schwellung 311.
Ventilationseinrichtung, Atmung 16.
Ventilstenose 330.
Ventrobronchien 22.
Verblutung, Dyspnöe bei 270.
Vesiculäratmen 291.
—, laut und scharf 294.
Vesiculäres Atemgeräusch 291.
Vestibulum nasi 313.
Vitale Kapazität 83.
Vitalkapazität, Bestleistung 340.
Vögel, Atemreiz 34.
—, Atmung 20.
Volumen pulmonum auctum 400.
Vorhöfe der Nase 129.

Wachstumsreiz, Funktion als 385.
Waldeyerscher Rachenring 323.
Wangenweichteile, Zug der 322.
Wärme, Einfluß auf Atmung 252, 272.

Wärmehaushalt und Gasvergiftung 510.
Wärmepolypnöe 32.
Wärmetachypnöe 272.
—, Beeinflussung durch Pharmaca 274.
Wasserdampf 483.
Wasserdampfsättigung in Nase 159.
Wasserlungen 11, 13.
Wasserpflanzen, Kiemenorgane 542.
Wasserstoff in Exspirationsluft 197.
Wasserstoffexponenten 344.
Wasserstoffzahl (H·) 344.
Winterschlaf, Atmung im 283.
—, Kohlensäurespannung 283.
Wintersteins Theorie von der Atmungsregulation 243.
Wintrichscher Schallwechsel 288.
Wirbel 286.
Wirbelsäule, abnorme Länge des Lendensegments 391.
—, chron. Versteifung 414.
Würgreflex 170.

Zellatmung 2.
Zentralnervensystem und Gasvergiftung 506.
Zerstäubungsgrad 483.
Ziegenmeckern 300.
Zirkulation, Beziehung zur Atmung 9.
Zischen, Atmung 302.
Zoochlorellen 11.
Zungendruck 322.
Zungenpfeife 300.
Zwangslagen, Atmung 371.
Zwerchfell, anatomisch 53.
— als Atemmuskel 60.
—, Entspannung des 67.
—, Gewölbeform 105.
—, herzsystolisches Zucken 266.
— und Körperlage 107.
Zwerchfellatrophie 449.
Zwerchfellbewegung, paradoxe 365.
—, pseudoparadoxe 346.
Zwerchfellbewegungen bei Seitenlagerung 364.
Zwerchfelldruck 317.
Zwerchfellage, Einfluß des Abdominaldruckes 106.
Zwerchfellähmung, künstliche 448.
Zwerchfellphänomene, Sittensches 105.
Zwerchfelltätigkeit, aktive 89.
Zwerchfellwölbung, Erhaltenbleiben bei Atmung 107.
Zwerchfellzug 322.